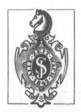

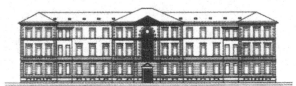

Peter Fritsch

Dermatologie

3., überarbeitete und korrigierte Auflage
mit 176 Abbildungen und 88 Tabellen

Springer-Verlag
Berlin Heidelberg New York
London Paris Tokyo
Hong Kong Barcelona

Univ.-Professor Dr. med. PETER FRITSCH
Vorstand der Universitäts-Hautklinik
Anichstraße 35
A-6020 Innsbruck

ISBN-13: 978-3-540-52686-5   e-ISBN-13: 978-3-642-75769-3
DOI: 10.1007/978-3-642-75769-3

Cip-Kurztitelaufnahme der Deutschen Bibliothek
Fritsch, Peter Dermatologie / Peter Fritsch - 3., überarb u. korrigierte Aufl -
Berlin , Heidelberg , New York ; London ; Paris , Tokyo ; Hong Kong , Barcelona :
Springer, 1990 (Springer-Lehrbuch)

Einbandgestaltung W Eisenschink, Heddesheim

Satz Appl, Wemding

2117/3145-543210 - Gedruckt auf saurefreiem Papier

Morborum, qui cutem humanam affligunt multitudo, atque
varietas, cauſſarum, a quibus ii proveniunt, obſcuritas, & quæ
inde naſcitur ſanandi difficultas, diverſitasque, hanc medicinæ,
chirurgiæque doctrinam tyronibus difficillimam & vix
extricabilem reddidere. Authores demum, quos conſultum adire
licet, pauci ſunt, quorum alii hoc, licet omnis ævi frequens
morborum genus, niſi citiſſimo tetigere calamo; alii vago ac non
conſtanti nominum uſu diagnoſim, curandique rationem
effecere incertam.

Joseph Jakob Plenck
Doctrina de morbis cutaneis
Wien, 1776

Vorwort zur dritten Auflage

Die positive Resonanz auf die 2. Auflage hat schon nach nur zwei Jahren eine Neuauflage notwendig gemacht.

Die Gelegenheit wurde genutzt, den Text zu überarbeiten und zahlreiche Anregungen und Korrekturvorschläge aufmerksamer Leser zu berücksichtigen.

Innsbruck, im Juli 1990   PETER FRITSCH

Vorwort zur zweiten Auflage

Dieses Buch, ursprünglich für die Innsbrucker Medizinstudenten geschrieben, erschien 1983 als Heidelberger Taschenbuch. Das Echo machte mir deutlich, daß sein Grundkonzept akzeptiert worden war: dem Lernenden die Hintergründe und Zusammenhänge als zumindest ebenso wichtig wie die phänomenologischen Details nahezubringen, um ihn damit zum Verständnis der Dermatologie und nicht nur zu ihrer rezeptmäßigen Ausübung zu führen. Jetzt geht das Buch als Springer-Lehrbuch in die 2. Auflage. Ich habe dadurch Gelegenheit, manche aus Raumnot offengebliebenen Lücken zu schließen, den Stoff auf den letzten Stand zu bringen, die Zahl der Abbildungen zu verdoppeln und eine große Zahl tabellarischer Darstellungen einzufügen. Als besonders wichtige Neuerung sehe ich die Einführung der differentialdiagnostischen und therapeutischen Tafeln an. Gleichgeblieben sind die Stilmittel der Darstellung, die der Lesbarkeit und der Lernbarkeit dienen sollten: abstrakte, strenge Gliederung und deren gleichzeitige ständige Durchbrechung mit anschaulichen Perspektiven. Letztere benützte ich dazu, persönliche Erfahrungen einzubringen und gelegentlich zu zeigen, daß das dermatologische Auge nicht nur schauen muß, sondern auch zwinkern darf. Diese 2. Auflage handelt die gesamte klinische Dermatologie mit den Seitenfächern der Phlebologie und Proktologie ab und erfüllt alle Voraussetzungen der deutschen und österreichischen Ausbildungskataloge. Venerologie und Andrologie – die andere Hälfte unseres Faches – sind im gleichnamigen Heidelberger-Basistext dargestellt.

Zu den alten Mitarbeitern der 1. Auflage sind einige neue gestoßen (siehe Mitarbeiterverzeichnis); diesen wie jenen möchte ich für ihre Hilfe herzlich danken, ebenso wie den zahlreichen Studenten und Kollegen, die mir brieflich oder mündlich ihre beratende Anteilnahme bekundeten bzw. Druckfehlerlisten übersandten. Danken möchte ich ferner Herrn Dr. Norbert Hilty aus unserer Klinik, der sein künstlerisches Talent bei der Neuzeichnung der Schemata zur Verfügung stellte, Frau Janet Gschnitzer, die das Manuskript verfertigte und allen anderen, die mir halfen oder rieten.

Innsbruck, im August 1988　　　　　　　　　　PETER FRITSCH

Inhaltsverzeichnis

Spezieller Teil

Mitarbeiterverzeichnis

AUBÖCK, JOSEF, Dr. med., Dozent
Universitätsklinik für Dermatologie und Venerologie
Anichstraße 35, A-6020 Innsbruck

CZARNECKI, NIKOLAUS, Dr. med.
Hauptstraße 29, A-5600 St. Johann/P.

HAPPLE, RUDOLF, Prof. Dr. med.
Katholike Universitait Nijmegen, Sint Radboudziekenhuis
Afdeling Huidziekten, Javastraat 104, NL-6524 MJ Nijmegen

HINTNER, HELMUT, Dr. med., Dozent
Universitätsklinik für Dermatologie und Venerologie
Anichstraße 35, A-6020 Innsbruck

KERL, HELMUT, Prof. Dr. med.
Universitätsklinik für Dermatologie und Venerologie
Auenbruggerstraße 8, A-8036 Graz

KLEIN, GEORG, Dr. med.
Universitätsklinik für Dermatologie und Venerologie
Anichstraße 35, A-6020 Innsbruck

KOFLER, HEINZ, Dr. med.
Universitätsklinik für Dermatologie und Venerologie
Anichstraße 35, A-6020 Innsbruck

MAY, ROBERT (†), Prof. Dr. med.
Hohenstraße 90, A-6020 Innsbruck

PARTSCH, HUGO, Prof. Dr. med.
Vorstand der Dermatologischen Abteilung
Wilhelminenspital Wien, Montleartstraße 37, A-1171 Wien

RUZICKA, THOMAS, Dr. med., Dozent
Dermatologische Universitätsklinik München
Frauenlobstraße 9–11, D-8000 München 2

SCHULER, GEROLD, Dr. med., Dozent
Universitätsklinik für Dermatologie und Venerologie
Anichstraße 35, A-6020 Innsbruck

STINGL, GEORG, Prof. Dr. med.
1. Universitätshautklinik Wien, Alserstraße 4, A-1090 Wien

TRENKWALDER, BURGHARD, Dr. med.
Kramergasse 31, A-6460 Imst

UNTERKIRCHER, SIDI, Dr. med.
Wieshoferstraße 9, A-6380 St. Johann/Tirol

Allgemeiner Teil

Aufbau und Funktion der normalen Haut

Allgemeines

Die Haut (Abb. 1) besteht aus 3 Schichten: *Epidermis* (epithelial), *Dermis* (bindegewebig) und *Subkutis* (Fettgewebe). Epidermaler Abkunft, jedoch tief in die Dermis eingebettet, sind die Anhangsgebilde der Haut (Haare, Nägel, Talg- und Schweißdrüsen). Die Subkutis ruht in der Tiefe den Faszien auf.

Die Haut des erwachsenen Menschen ist durchschnittlich 2 m^2 groß und wiegt 3, unter Einrechnung des Fettgewebes bis zu 20 kg. Ihre Dicke schwankt zwischen 1,5 und 4 mm, wovon etwa 0,1 mm auf die Epidermis entfallen. Dieser allgemeine Aufbau ist starken regionalen Unterschieden hinsichtlich Größenverhältnissen, Architektur sowie Dichte der Hautanhangsgebilde unterworfen. Die regionalen Unterschiede sind ontogenetisch determiniert und bleiben bei Transplantation auch in der neuen Umgebung erhalten (Abb. 2).

Die Haut ist das Grenzorgan des Organismus zur Umwelt und besitzt als solches Kontakt- (Sinnes-) und Schutzfunktionen. Die *Kontaktfunktion* ergibt sich aus dem Vorhandensein der Sinnesrezeptoren für Wärme, Schmerz und Tastreize. Die *Schutzfunktion* ist eine sehr komplexe:

- Mechanischer Schutz: Das straffe, reißfeste Fasergeflecht der Dermis schützt vor scherenden und reibenden mechanischen Noxen; das subkutane Fett fängt als Schutzpolster stumpfe Gewalteinwirkung auf, verteilt sie und mildert sie dadurch ab.
- Thermoregulation: Die Haut besitzt eine äußere (das abortive Haarkleid) und eine innere Isolationsschicht (Fettschicht); zur Wärmeabgabe dienen das feinregulierbare Kühlungssystem der Gefäßplexus und die Schweißdrüsen.
- Schutz gegenüber Mikroorganismen durch die Hornschicht und das keimfeindliche (trockene und saure) Milieu der Hautoberfläche.
- Schutz vor UV-Licht durch die Melaninpigmentierung.
- Die wesentlichste Funktion der Haut ist die sog. Barrierefunktion, also die Unterbindung des Stoffaustausches zwischen Organismus und Umwelt. Die Barrierefunktion verhindert das Austrocknen des Körpers und das Eindringen körperfremder Substanzen.

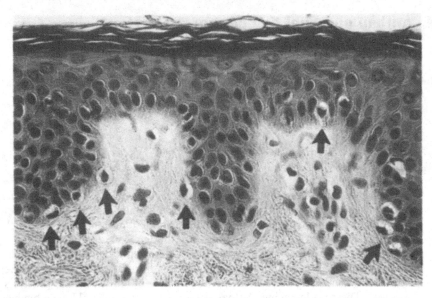

Abb. 1. Normale Haut, Unterarm *(Beschreibung s. Text)*. ↑ Melanozyten. HE, Vergr. 45:1

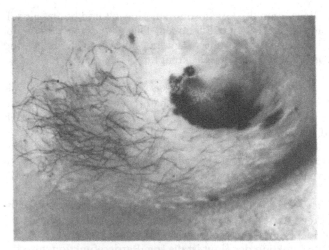

Abb. 2. Beispiel der regionalen Determination der Haut. Dieses Bild stellt die linke Brust eines 12jährigen Mädchens dar, bei dem im Frühkindesalter durch einen Chirurgen ein Naevus pigmentosus (inkomplett) exzidiert und der Defekt durch ein Transplantat aus der Inguinalregion gedeckt worden war. Mit Beginn der Pubertät begannen im bislang unauffälligen Transplantat die charakteristisch gekräuselten Schamhaare zu wachsen

Epidermis

Die Epidermis (Abb. 3) ist ein geschichtetes, verhornendes Plattenepithel und funktioniert als holokrines Organ: am Ende des Differenzierungsganges wandeln sich die Keratinozyten – sie stellen 90 % der epidermalen Zellpopulation – zur Gänze in die funktionstragenden, toten Korneozyten (Hornzellen) um. Man unterscheidet 4 Schichten der Epidermis: Das *Stratum basale* (Matrixschichte) besteht aus zylindrischen Zellen und sitzt der Basalmembran auf. Darüber das 2–5 Zellagen breite *Stratum spinosum;* hier tritt eine allmähliche horizontale Umorientierung der Zellachse ein. Darüber das *Stratum granulosum:* eine 1–3 Zellagen umfassende Schicht, die durch die tief basophilen Keratohyalinkörner (Vorläufer der Matrixsubstanz des Keratins) gekennzeichnet ist. Das Stratum granulosum ist der Schauplatz der rapide ablaufenden Differenzierungsvorgänge: Abplattung der Zellen, Verschwinden der Zellkerne, eingreifende Veränderungen im Fettstoffwechsel mit Aus-

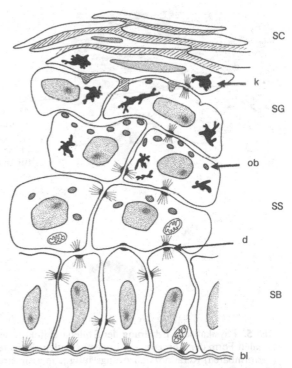

Abb. 3. Differenzierungsgang in der Epidermis *(s. Text). SB* Stratum basale, *SS* Stratum spinosum, *SG* Stratum granulosum, *SC* Stratum corneum, *bl* Basallamina, *d* Desmosomen (beachte die nur angedeutet eingezeichneten inserierenden Tonofilamente), *ob* Odland bodies, *k* Keratohyalingranula

bildung einer zementartigen Lipidsubstanz im Interzellularraum, Verhornung. Hier werden die Zellen starr, immobil und in einer streng geometrischen Anordnung aneinander fixiert. Das Stratum granulosum geht abrupt in die äußerste Zellschicht, das *Stratum corneum*, über. Dieses besteht aus fest kohärenten plättchenartigen, kernlosen, hexagonalen Korneozyten (10-20 Zellagen, die zu einander überlappenden und ineinander verzahnten geldrollenähnlichen Säulen angeordnet sind; Abb.4 und 5). Die Hornzellen bestehen zur Gänze aus Keratin (ein filamentöses Protein in einer amorphen Matrix).

Ultrastruktur der Keratinozyten. Außer den üblichen Zellorganellen besitzen die Keratinozyten 5 charakteristische Strukturen (s.Abb.3 und 6):

● Tonofilamentbündel (Keratinfilamente, das Zytoskeleton), die kreuz und quer durch die Keratinozyten verlaufen und beidseits an Desmosomen inserieren; sie gehören zur Gruppe der *intermediären Filamente* (10 nm-

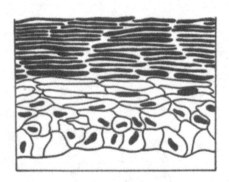

Abb.4. In der Höhe des Stratum granulosum geht die bislang regellose Anordnung der Keratinozyten in die regelmäßige Säulenarchitektur der Hornschicht über

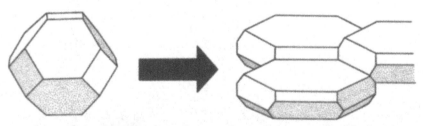

Abb.5. Physikalische Erklärung der Säulenarchitektur der Hornschicht und der hexagonalen Form der Korneozyten. In den lebenden Schichten der Epidermis nehmen die (verformbaren) Keratinozyten zwangsläufig jene geometrische Form an, bei der sie am oberflächensparendsten, zwischenraumlos gepackt werden können; dies ist ein sog. Tetrakaidekaeder (Körper mit 8 hexagonalen und 6 quadratischen Seitenflächen). Im Zuge der Differenzierung kommt es zur Abplattung und Erstarrung der Zellen unter Erhaltung der Grundform. Resultat: hexagonale Plättchen

Filamente), sie haben mechanische Funktion (Verspannungssystem der Keratinozyten) und sind die Vorstufe des fibrillären Anteils des Keratin.

- Desmosomen („Haftplatten"): Spezifikationen der Zelloberfläche zur Kohäsion benachbarter Keratinozyten; sie bestehen aus umschriebenen plattenartigen Verdickungen der Zellmembran, von denen symmetrisch je 2 – getrennt durch den Interzellularraum – einander gegenüberliegen (simplifizierender Vergleich: „Druckknöpfe"). Desmosomen sind keine permanenten Strukturen, sondern werden dauernd neu gebildet und abgebaut (sonst wäre keine aktive Zellbewegung möglich). Jeder Keratinozyt besitzt Hunderte solcher Desmosomen, die nach Fixierung im histologischen Präparat den Zellen ein stacheliges („spinöses") Aussehen geben (Zelle schrumpft, bleibt aber mit den Desmosomen an der Nachbarzelle hängen: Auszipfelung).
- Keratohyalinkörner: amorphe, elektronendichte, rundliche Strukturen (s. oben).
- Odland-bodies: kleine, lamellierte Zellorganellen des oberen Stratum spinosum und Stratum granulosum, die Lipide und reichlich Enzyme enthalten; werden in den Interzellularraum ausgestoßen und induzieren hier den Aufbau der Barrierefunktion (s. unten).
- Das „cornified envelope": eine Verdichtung des inneren Anteils der Zellmembran der Hornzellen; (eine) Ursache ihrer rigiden Beschaffenheit.

Epidermaler Interzellularraum. Schmales Spaltsystem von konstanter Breite (18 nm), das bis in die Höhe des Stratum granulosum auch für höhermolekulare Stoffe (auch zwischen den Desmosomen!) durchgängig ist (Stoffwechselfunktion!). Ab dem Eintritt der Odland-bodies in den Interzellularraum wird dieser undurchlässig (s. unten).

Dermoepidermale Junktionszone (Abb. 6). Zone der Verankerung der Epidermis an der Dermis und Schauplatz zahlreicher pathologischer Vorgänge („Wetterwinkel"). Die Basalzellen sitzen der bandartigen sog. *Basallamina* auf; dazwischen ein elektronenheller Zwischenraum, der dem epidermalen Interzellularraum analog ist und mit diesem kommuniziert *(Lamina lucida);* allerdings sind diese beiden Räume in ihren Inhaltsstoffen nicht identisch (Antigenunterschiede!). Die Haftung der Basalzellen an der Basallamina erfolgt durch sog. *Halbdesmosomen* (entspricht einem halbseitigen Desmosom; es fehlt ja die Nachbarzelle!), die Haftung der Basallamina am dermalen Kollagen durch eine besondere, morphologisch distinkte Faserform: die „anchoring fibrils". Kontinuitätstrennungen in der Junktionszone können durch Schäden in jeder der genannten Strukturen bedingt sein, sehen lichtmikroskopisch jedoch ähnlich oder gleich aus, weshalb sie summarisch als „junktionale" Blasen bezeichnet werden (s. unter Blasenbildung, S. 35, 40).

Aufbau und Funktionen der Junktionszone (Abb. 7). Diese ist aus einer Hierarchie von untereinander und mit den benachbarten Zellen interagierenden Bausteinen aufgebaut. Zuoberst in der Lamina lucida liegt das *bullöses Pem-*

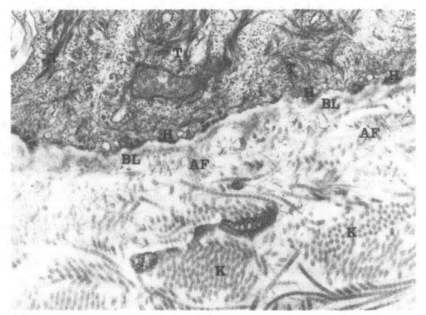

Abb. 6. Ultrastrukturelles Bild der dermoepidermalen Junktionszone. Die obere Hälfte des Bildes wird von einem Keratinozyten mit seinen charakteristischen Tonofilament-bündeln *(T)* eingenommen, die in den Hemidesmosomen *(H)* inserieren. Die Basalla-mina *(BL)* verläuft parallel zur Zellmembran des Keratinozyten, von dieser durch eine helle Zone, die sog. Lamina lucida, getrennt. In die Basallamina inserieren auf der der-malen Seite die Ankerfibrillen *(AF)*, die ihrerseits wieder im dermalen Kollagen *(K)* verankert sind. Vergr. 45 000 : 1

phigoid-Antigen, ein für die Epidermis (und wenige andere Organe) spezi-fisches, mit der Unterfläche der Hemidesmosomen assoziiertes Protein (220 Kd). Dieses dient wahrscheinlich der Zelladhäsion und ist die Zielstruk-tur der Autoimmunreaktion beim bullösen Pemphigoid. Den Hauptteil der Lamina lucida füllt *Laminin* aus, ein nicht-kollagenes Protein (400 Kd) von kreuzförmiger Molekülform; Laminin besitzt Haftstellen für die Keratinozy-tenmembran, Kollagen IV und Heparin. Hier finden sich weiters *Fibronectin, Nidogen und Entactin,* Proteine mit multiplen Bindungseigenschaften (noch nicht gänzlich geklärt). Fibronectin ist (auch) ein Serumbestandteil (cold-insoluble globulin) mit Funktionen bei der Zelladhäsion (Wundheilung). Das Fundament bildet die aus dem netzartigen Kollagen IV bestehende *Basal-lamina,* die wieder mittels verschiedener Fasersysteme (Ankerfibrillen-Kolla-gen Typ VII, Oxytalanfasern und dermale Mikrofibrillen) mit dem Kollagen-geflecht der Dermis verwoben ist. Ober- und Unterfläche der Basallamina werden von einer Lage Heparansulfat-Proteoglycan bedeckt, dem eine selek-tive Ionenfilterfunktion zugeschrieben wird.

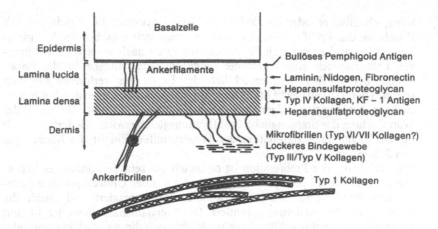

Abb. 7. Modell der dermoepidermalen Junktionszone *(siehe Text).* (Nach Krieg und Timpl 1983)

Epidermale Kinetik

Die Hornschicht steht durch ständige Abschilferung nach außen und Rekrutierung von unten in einem Fließgleichgewicht. In der Epidermis sind daher, anders als bei den meisten Organen, Regeneration und Funktion gekoppelt. Mitosen laufen lediglich in der Basalschicht ab, und zwar in den sogenannten *Stammzellen* (selbsterneuernde Zellpopulation; sitzen vorwiegend in den Retezapfen). Von hier steigt ein ständiger Strom von Zellen in die höheren Zellschichten auf; sie verlieren dabei die Fähigkeit zur Zellteilung (einige *„Amplifikationsmitosen"* können noch stattfinden – sogar suprabasal) und differenzieren. Die Bewegung der Zellen im Stratum spinosum ist individuell und aktiv (die Vis a tergo nachrückender Zellen ist *nicht* die treibende Kraft der Zellwanderung). Die Transitzeit eines Keratinozyten durch das Stratum spinosum beträgt etwa 14 Tage, die Erneuerungszeit der Hornschicht („turnover") beträgt gleichfalls etwa 2 Wochen. Die durchschnittliche Zeit zwischen Mitose und Abschilferung eines Keratinozyten an der Hautoberfläche ist daher etwa 1 Monat.

Die Mitoserate normaler Haut beträgt etwa 1 % der Basalzellen. Der 3H-Thymidin-Markierungsindex (der Anteil von in der DNS-Synthesephase befindlichen Zellen) liegt zwischen 2 und 4 %. Die Dauer des Zellzyklus wurde früher unter der Annahme, daß alle Basalzellen einen gemeinsamen proliferativen Zellpool bilden, mit etwa 450 h berechnet. Heute weiß man jedoch, daß nur ein Teil der Basalzellen an der Proliferation beteiligt ist, während der größere Teil (etwa 60 %) eine ruhende Population darstellt. Unter Einrechnung dieses Umstands ergibt sich eine Dauer des Zellzyklus von ungefähr 200 h. Auf jegliche Alteration traumatischer, thermischer, aktinischer, chemischer oder entzündlicher Natur antwortet die Epidermis mit Erhöhung der Proliferation. Am klarsten zeigt sich dies bei der Wundheilung: Kleinste Verletzungen der Epidermis rufen nach einer etwa 24stündigen Latenzperiode eine vehemente synchronisierte Mitosewelle der Basalschicht hervor. Ziel ist offensichtlich der Ersatz des verlorengegangenen epidermalen Gewebes und die Schließung des Defekts. Der ersten Welle synchroner Proliferation folgen weitere, schwächere, bis mit Abschluß der Wundheilung das ursprüngliche Proliferationsgleichgewicht wiederhergestellt ist. Die sichtbare Manifestation der Hyperproliferation ist die Ausbildung von Schuppen.

Die Steigerung der Proliferation ist demnach ein sehr empfindliches Instrument, mit dem die Epidermis auf den ständig aus der Umwelt auf sie zukommenden Flux mechanischer und anderer Reize reagiert und damit die Homöostase der Epidermis garantiert. Die Mechanismen dieser Regulation sind noch nicht völlig geklärt. Man weiß, daß sich die Basalschicht normaler Haut in einem Zustand der proliferativen Repression befindet, der durch bislang noch nicht rein dargestellte Gewebshormone (Chalone) aufrechterhalten wird. Diese Chalone werden von den differenzierenden Keratinozyten gebildet und sind in Gewebsextrakten der Epidermis nachweisbar. Man unterscheidet 2 Klassen von Chalonen: ein den Eintritt der Zellen in die Synthesephase verhinderndes oder verzögerndes G_1-Chalon und ein den Eintritt in die Mitosephase blockierendes G_2-Chalon. Die Chalone wirken organ-, aber nicht speziesspezifisch. Traumen der Epidermis führen zu lokaler Abnahme der Chalonkonzentration und damit zur Derepression der Basalschicht. Die ruhende Zellpopulation (G_0-Population) stellt die strategische Reserve der Epidermis dar, die bei Auftreten eines exogenen oder endogenen Stimulus in den Zellzyklus geworfen wird und rasch zur Erneuerung der Epidermis führt. Die Synchronisation der Proliferation wird demnach vorwiegend durch Rekrutierung ruhender Zellen erreicht (Abb. 8).

Änderungen der Proliferationstätigkeit der Epidermis sind nach dem Gesagten bei den meisten Hautkrankheiten zu erwarten, und zwar vorwiegend im Sinne der Hyperproliferation. Während dies bei den meisten pathologischen Zuständen als klar sekundäres Phänomen, nämlich als Folge irritativer oder entzündlicher Prozesse in Epidermis oder auch im Bindegewebe zu erkennen ist, kann die Hyperproliferation auch, bei einigen genetisch determinierten Krankheiten, ohne ersichtlichen Grund oft erheblich gesteigert und der Ausdruck einer angeborenen metabolischen Störung sein. Das eindrucksvollste Beispiel hierfür ist die Psoriasis mit einem bis auf 20 % gesteigerten Markierungsindex. Die Grundlage dieser hohen Inzidenz von Zellen in der S-Phase ist nicht, wie früher - ohne Berücksichtigung einer ruhenden Zellpopulation - angenommen, eine enorme Verkürzung des Zellzyklus auf $\frac{1}{12}$ (37 h), sondern die gänzliche Rekrutierung der G_0-Zellen in das proliferative Geschehen. Die Folge ist eine drastisch erhöhte Transit- und Turnoverzeit der Epidermis und deren mangelhafte Differenzierung. Ähnliche, weniger stark ausgeprägte genetisch bedingte Hyperproliferationen finden sich bei verschiedenen Ichthyosen.

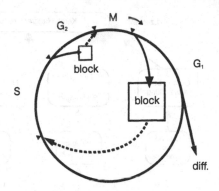

Abb. 8. Der Zellzyklus der Keratinozyten besteht, wie bei jeder Zellart, aus 4 Phasen: Mitose *(M)*, G_1-Phase (Interphase), DNS-Synthesephase *(S)* und G_2-Phase. „G" bedeutet „gap", das heißt etwa „Aktivitätsloch" des Zellkerns (der Kern scheint inaktiv, da er weder DNS synthetisiert noch in Teilung begriffen ist). In der G_1-Phase beginnt ein Teil der Zellen zu differenzieren *(diff.)* und fällt daher unwiderruflich aus dem Zellzyklus heraus. Durch die Wirkung der G_1 (und G_2)-Chalone werden Teile der Zellpopulation in einem Ruhezustand blockiert (G_0-Population)

Differenzierung der Keratinozyten

Die Umwandlung lebender Keratinozyten in die funktionstragende Hornschicht ist ein sich schlagartig abspielener Prozeß (Stunden). In ihm werden synchron Syntheseprodukte zur wechselseitigen Interaktion freigesetzt, die während der zweiwöchigen Reise der Keratinozyten in das Stratum granulosum langsam auf vier getrennten, aber parallel ablaufenden Reaktionswegen vorbereitet wurden. Diese Wege sind (Abb. 9):

1. Synthese der Keratinfilamentproteine (Zytokeratine)

Keratinfilamente werden aus Zytokeratinen (Polypeptidketten von 40–70 Kd, bestehend aus helikalen und nonhelikalen Domänen), den hauptsächlichen epidermalen Strukturproteinen, aufgebaut. Zumindest 19 verschiedene solcher Zytokeratine sind bekannt, die zwei Familien bilden: Familie I umfaßt die sauren und kleineren, Familie II die größeren und neutralen bis alkalischen Polypeptide. Wahrscheinlich sind stets je ein Vertreter der beiden Familien paarweise am Aufbau der Keratinfilamente beteiligt. Ein allgemein anerkanntes molekulares Modell der Keratinfilamente liegt noch nicht vor.

Während der Differenzierung der Keratinozyten werden die niedermolekularen „basalen" zugunsten der höhermolekularen Zytokeratine (Keratinisationsmarker) zurückgedrängt (auf transkriptaler Ebene).

Haar-, Nagel-, (Federn- und Huf-)-Keratine sind im Gegensatz zu den epidermalen (zytoskeletalen) Keratinen aus sehr regelmäßig angeordneten, kleineren (6–20 Kd) Keratinfilamenten aufgebaut („mikrofibrilläres Keratin").

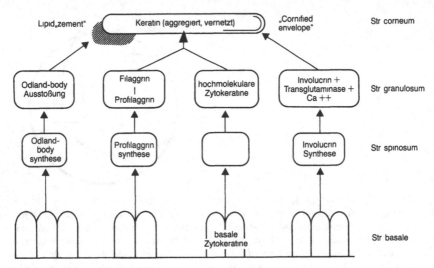

Abb. 9. Differenzierungsgang der Keratinozyten *(siehe Text)*

2. Synthese von Filaggrin

Filaggrine sind eine Gruppe stark basischer Proteine (35 Kd), die aus einem Vorläuferprotein (dem hochmolekularen „Profilaggrin" – 300 Kd) hervorgehen. Profilaggrin wird im oberen Stratum spinosum synthetisiert und bildet vorerst mit Keratinfilamenten zusammen klumpige Aggregate (Keratohyalingranula); im Stratum granulosum kommt es zum plötzlichen Zerfall von Profilaggrin und zur Dispersion der Bruchstücke im Zytoplasma. Das hierbei freigesetzte hochreaktive Filaggrin führt zur sofortigen Aggregation der Keratinfilamente und deren Vernetzung durch Disulfidbrücken. Hierdurch ist die *Bildung des Keratins* abgeschlossen, das nun als unlöslicher Komplex filamentärer und interfilamentärer Proteine vorliegt.

▶ **Merke:** Die Filaggrine zerfallen noch weiter unter Bildung von Aminosäuren (Funktion: Wasserretention) und der *Urokaninsäure* (natürliche photoprotektive Substanz der Hornschichte).

3. Synthese des „Cornified Envelope"

Im oberen Stratum spinosum erscheint das Protein Involukrin (92 Kd): es lagert sich am Übergang des Stratum granulosum zur Hornschichte an die Innenseite der Zellmembran an und wird dort durch das Enzym Transglutaminase (Kofaktor: Kalziumionen) in hohem Maß quervernetzt (Glutamin-Lysin-Reste). Die Quervernetzung führt einerseits zu hoher Rigidität („steifes Innenfutter" der Hornzelle), andererseits zu beträchtlicher chemischer Resistenz gegen Keratolytika (Alkalien, Detergenzien, reduzierende Substanzen) und organische Lösungsmittel, nicht aber proteolytische Enzyme. Wahrscheinlich sind an der Bildung des „Cornified envelope" neben Involukrin noch andere Proteine beteiligt (z.B. Keratolinin).

4. Lipidsynthese

In den unteren Schichten der Epidermis überwiegen (wie in den meisten Geweben) die membrangebundenen Phospholipide. Im oberen Stratum spinosum erfolgt die Synthese der Odland-Körperchen, die (neben verschiedenen Enzymen) reichlich Ceramide, Sterolester und auch Hydrokarbone enthalten. Diese Lipide liegen in Form von parallelen Plättchen vor und werden am Übergang des Stratum granulosum in das Stratum corneum durch Exozytose in den Interzellularraum ausgestoßen (Abb.10). Hier formen sie sich zu breiten, parallel gerichteten Lipidlamellen um, die den Interzellularraum wasserdicht abschließen. Die Fette sind zusammen mit den (in der Hornschicht erhaltenen) Desmosomen für die Kohärenz der Hornschicht verantwortlich.

▶ **Merke:** Bei der Bildung der Lipidlamellen sind die essentiellen Fettsäuren unerläßlich. Bei deren Defizienz wird daher eine mangelhafte Barriere aufgebaut.

Am Ende des epidermalen Differenzierungsganges liegt die fertige Hornschicht vor, die mit einer Ziegelmauer verglichen wird: regelmäßig angeordnete, starre, Keratin-gefüllte Bausteine, die mit undurchlässigem Lipid-„Zement" verbunden sind.

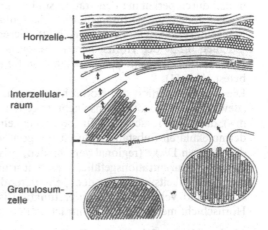

Abb. 10. Bildung des „Lipid-Zements" der Hornschicht. Im Str. granulosum werden die lipidhältigen Odland-Körperchen *(LB)* synthetisiert, verschmelzen mit der Zellmembran *(GCM)* und ergießen ihren Inhalt in den Interzellularraum. Hier schichten sich die Lipide zu breiten, interzellulären Lamellen *(ICL)* um. *HEC* „Cornified envelope", *KF* Keratinfilamente. (Nach Wertz 1983)

Hornschicht und Barrierefunktion

Die Hornschicht ist ein dünnes (10 µ), reißfestes und fast völlig undurchlässiges Häutchen, das die Epidermis wie eine Plastikmembran überzieht. Sie ist in ihrer Gesamtheit Träger der Barrierefunktion (Beweis: Sukzessive Verdünnung der Hornschicht führt zu exponentieller Zunahme der Durchlässigkeit). Durch Zerfall der Dichtsubstanz in der obersten Hornschicht zerbröckelt die Hornschicht in Einzelzellen („Stratum disjunctum", unmerkliche Abschilferung). Bei Störungen des Abbaus der Dichtsubstanz entsteht die sog. „Retentionshyperkeratose".

Die Hornschicht ist sehr widerstandsfähig gegen physikalische (mechanisch, thermisch, aktinisch) und chemische Noxen (Säuren, weniger Laugen). Relativ empfindlich ist sie gegen organische Lösungsmittel (Extraktion der Lipide) und Detergenzien (Zerstörung der Zellmembran); beides bewirkt eine Störung der Barrierefunktion (Grundlage der degenerativen Ekzeme!). Wegen des Proteincharakters der Hornzellen ist die Hornschicht hygroskopisch; bei längerer Wasserexposition kommt es zur Schwellung der Hornschicht (Wäscherinnenhände!) und damit zu einer drastischen Änderung der physikalischen Eigenschaften [Abnahme der Reißfestigkeit: feuchte Haut ist verletzlicher (!), Zunahme der Plastizität, Beeinträchtigung der Barrierefunktion (Grundlage der sog. „Okklusivverbände")].

Die Barrierefunktion der Hornschicht hat physiologische Lücken: Sie gewährt einen minimalen Flüssigkeits- und Stoffaustausch zwischen Organismus und Umwelt (die sog. Perspiratio insensibilis); andererseits kann jeder niedermolekulare Stoff in geringem Umfang durch die Haut eindringen, wobei lipidlösliche Substanzen vor wasserlöslichen bevorzugt sind. Intoxikationen durch perkutane Penetration sind möglich (z. B. Phenol!). Eine weitere Lücke stellen die Öffnungen der Hautanhangsgebilde dar (Haarfollikel, Schweißdrüsen). Da der Querschnitt dieser Kontinuitätsunterbrechungen lediglich 0,1 % der Hornschichtfläche beträgt, fällt er quantitativ nicht ins Gewicht. Ausnahmen: hochwirksame Stoffe (gewisse Kontaktantigene: Reibetest, Abb. 11).

Die Barrierefunktion der Hornschicht ist ein rein physikalisches Phänomen (Beweis: Isolierte, tote Hornschicht ist genau so effektiv wie lebende Epidermis), das dem Fickschen Diffusionsgesetz gehorcht. Die Penetration von niedermolekularen Substanzen durch die gesunde Hornschicht wird bestimmt durch deren Dicke (regional verschieden; privilegierte Stellen: Intertrigostellen), das Konzentrationsgefälle, Temperatur und den sog. Teilungskoeffizienten (Löslichkeitsverhältnis der penetrierenden Substanz zwischen Hornschicht und Vehikel). Die Barrierefunktion ist bei pathologisch veränderter Hornschicht meist schwer beeinträchtigt!

▶ **Merke:** Hochmolekulare Stoffe (Eiweiße) können durch die intakte Hornschicht nicht penetrieren! Versuche, die Haut „von außen zu ernähren" (Kosmetik), sind sinnlos.

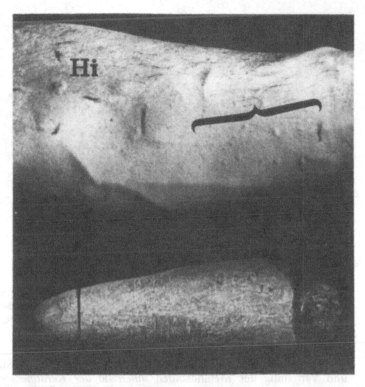

Abb. 11. „Reibetest". Demonstration der Rolle der Hautadnexe als Permeationsroute. Dieser Patient leidet an einer Kontakturtikaria auf Inhaltsstoffe von Karotten. Minuten nach Einreiben mit einer frischen Schnittstelle dieses Gemüses entstehen multiple, kleine, follikuläre Quaddeln *(Klammer)*. *Hi* Histaminkontrollquaddel

Epidermale Symbionten

Die Epidermis besteht zu etwa 90 % aus Keratinozyten; der Rest verteilt sich auf folgende mit den Keratinozyten „in Symbiose" lebende Zellen:

Melanozyten (Abb. 12). Pigment (Melanin) produzierende Dendritenzellen. Sie sitzen unmittelbar der Basalmembran von Epidermis und Haarfollikel auf und erscheinen im histologischen Schnitt hell. In ihrer Dichte schwanken sie zwischen 1000 und 2000/mm^2 Hautoberfläche; am dichtesten bestanden sind die belichteten Hautregionen und das Genitale. Das synthetisierte Melanin wird im Melanozyten in Partikel paketiert (Melanosomen, Abb. 13) und mittels der Dendriten an die umgebenden Keratinozyten abgegeben (Pigmenttransfer). Jeder Melanozyt versorgt etwa 30 Keratinozyten („epidermale Melanineinheit").

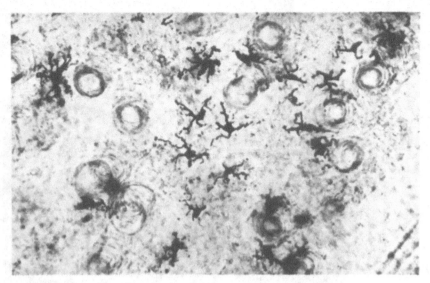

Abb. 12. „Sheet"präparation der Epidermis, Dopafärbung. Die Epidermis wurde von der Unterlage abgelöst, gefärbt und von der dermalen Seite her betrachtet. Die Melanozyten erscheinen als einzelliegende schwarzgefärbte Dendritenzellen. Vergr. 45:1

Die Farbe der Haut und ihre Schattierungen werden durch Anzahl, Größe und Verteilung der Melanosomen *innerhalb der Keratinozyten* bestimmt. Neger besitzen mehr, ovale und größere Melanosomen als Kaukasier, jedoch die *gleiche* Zahl von Melanozyten. Die Anordnung der Melanosomen in den Keratinozyten ist bei Negern einzeln, bei Kaukasiern hingegen mehr in Form sog. Melanosomenkomplexe (Folge: Die Dispersion und Absorption von Licht durch wenige große Melanosomenkomplexe ist geringer als durch viele kleinere einzeln liegende Melanosomen; Neger erscheinen daher dunkler).
Melanozyten vermehren sich sehr langsam und sind sehr wenig mobil; nach Gewebszerstörung dauert es lange, bis die neugebildete Haut wieder mit Melanozyten repopularisiert ist, wobei meistens erhalten gebliebene Haarfollikel als Melanozytenreservoir fungieren. Narben sind daher häufig depigmentiert. Nach UV-Bestrahlung erfolgt eine Mitosewelle der Melanozyten.
Melanozyten sind neuroektodermaler Abkunft und wandern ab der 8. Schwangerschaftswoche über die Dermis in die Basalzone der Haut des Feten ein. Am Wege liegengebliebene Melanozyten sind wahrscheinliche Keime für die Entstehung der sog. *dermalen Melanozytosen* (Zustände, wo dendritische Melanozyten in der Dermis, also ektop, vorhanden sind). Man unterscheidet diffuse (Mongolenfleck, Ota-Nävus) und tumorartige dermale Melanozytosen (blauer Nävus). Bei niederen Tieren, etwa Amphibien, aber auch manchen Säugern, sind dermale Melanozyten ein physiologischer Befund.

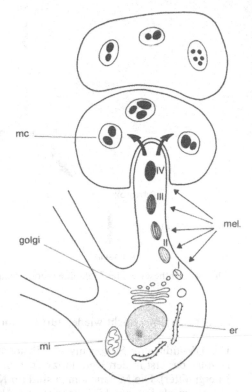

Abb. 13. Melanosomenauf- und -abbau. Melanosomen *(mel.)* entstehen im Zelleib der Melanozyten aus dem endoplasmatischen Retikulum *(er)* und dem Golgi-Apparat *(golgi).* Sie sind von ovaler Gestalt, enthalten Tyrosinase und lagern im Zuge der Reifung mehr und mehr Melanin in ihre Proteinmatrix ein (Reifungsstadien *I–IV*). Während der Reifung wandern sie in den Dendriten peripherwärts, gelangen in benachbarte Keratinozyten und werden dort zu mehreren in Melanosomenkomplexen *(mc)* paketiert. Durch Verschmelzung der Melanosomenkomplexe mit Lysosomen wird der Abbau der Melanosomen eingeleitet

Melanin ist ein unlösliches Polymerisationsprodukt von Tyrosin, das in den Melanozyten durch Tyrosinase, einer Kupfer enthaltenden, aeroben Oxydase, gebildet wird (Abb. 14). Man unterscheidet das braunschwarze, nahezu unlösliche und gegenüber fast allen Chemikalien resistente *Eumelanin* von der Gruppe der gelblich-rötlichen, schwefelhaltigen, in verdünnten Alkalien löslichen *Phäomelanine* (dominierende Pigmente bei der sog. „keltischen Komplexion"). Die menschlichen Pigmentzellen, auch von Individuen mit dunkler Komplexion, erzeugen sowohl Eu- als auch Phäomelanine in wechselnder, aber regional determinierter Mengenrelation (rote Strähnen in dunklem Bart!). Die Vorstufe der Phäomelanine, das 5S-Cysteinyldopa, hat in der Diagnostik metastasierender Melanome eine gewisse Bedeutung erlangt. Melanin ist in den unteren Zellagen der Epidermis am dichtesten und unterliegt in den oberen Schichten einem (noch unbekannten) Abbauvorgang. Die Hornschicht von Kaukasiern ist normalerweise pigmentfrei.
Die Melaninproduktion wird durch UV-Bestrahlung stimuliert (Sonnenbräunung); diese setzt erst nach einigen Tagen ein und muß von der Sofortbräunung („immediate pigment darkening") unterschieden werden. Diese tritt noch während der UV-Bestrahlung auf, ist von vorübergehendem Charakter

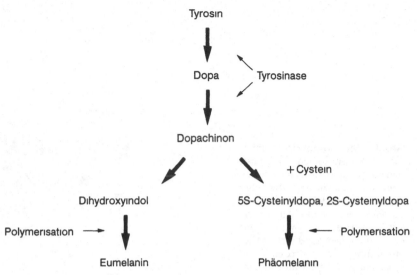

Tyrosin

Dopa   Tyrosinase

Dopachinon

+ Cystein

Dihydroxyindol   5S-Cysteinyldopa, 2S-Cysteinyldopa

Polymerisation ⟶   ⟵ Polymerisation

Eumelanin   Phäomelanin

Abb. 14. Syntheseweg der Melanine (vereinfacht)

(bildet sich über Nacht wieder zurück) und beruht auf unbekannten Mechanismen.

Die UV-induzierte Steigerung der Pigmentproduktion ist ein Schutzmechanismus, der erst in den Keratinozyten zum Tragen kommt (Melanin wirkt als Energiefilter). Die Melanosomen sind im Keratinozyten im Perinuklearraum, gleichsam als Schutzschild, kappenartig über dem oberen Kernpol angeordnet.

Langerhans-Zellen (G. Schuler). Suprabasale Zellen der Epidermis dendritischer Morphologie, die eine zentrale Rolle im „Immunorgan" Haut spielen. Elektronenmikroskopisch sind sie durch hochcharakteristische zytoplasmatische, tennisschlägerartige Zellorganellen gekennzeichnet (Langerhanszellgranula), deren Funktion mit rezeptorspezifischen Endozytosevorgängen dieser Zellen assoziiert ist (Abb. 15). Langerhans-Zellen stammen aus dem Knochenmark, sind Klasse II Antigen tragende Leukozyten, besiedeln die Epidermis im Gegensatz zu den Melanozyten gleichmäßig (ca. 700 Zellen/mm^2) und stellen den periphersten Posten des Immunsystems dar. Langerhans-Zellen entsprechen in situ immunologisch noch unreifen lymphoiden dendritischen Zellen (Steinmanzellen); dieser distinkte Zelltyp gehört ebenso wie Granulozyten und Makrophagen der myeloischen Zellreihe an und ist darauf spezialisiert, ruhende Helfer-T-Lymphozyten zu stimulieren und somit (als „Adjuvans der Natur") primäre T-Zell-abhängige Immunantworten einzuleiten. Langerhans-Zellen spielen daher eine tragende Rolle bei der Kontaktsensibilisierung, der Transplantatabstoßungsreaktion und einer Reihe anderer immunologischer Prozesse der Haut. Nach derzeitiger Anschauung

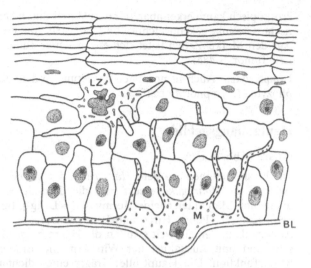

Abb. 15. Die Epidermis besitzt 2 verschiedenartige Populationen von symbiontischen Dendritenzellen: die basalen Melanozyten *(M)* und die suprabasalen Langerhans-Zellen *(LZ)*; *BL* Basallamina. Beide Zelltypen stehen mit ihrem durch den Interzellularraum laufenden Dendritensystem mit einer Gruppe benachbarter Keratinozyten in funktioneller Verbindung

verlassen die Langerhans-Zellen nach Kontakt mit Antigen und Durchlaufen eines Reifungsprozesses die Epidermis (der Nachschub aus dem Knochenmark sorgt für die Homöostase) und gelangen über die afferente Lymphe in den Lymphknoten. Dort aktivieren sie als reife, immunologisch hochaktive dendritische Zellen (hier als interdigitierende Retikulumzellen bezeichnet) Helfer-T-Zellen mit dem passenden antigen-spezifischen Rezeptor und leiten somit die Immunantwort ein (gegen virale, Tumor-, Kontakt-Allergene oder gegen Allotransplantate). Physikochemische Agentien (UV-Bestrahlung, Photochemotherapie, Kortikosteroide) sowie von den Keratinozyten produzierte lösliche Faktoren (Zytokine) modulieren die Funktion der Langerhans-Zellen. Langerhans-Zellen spielen vermutlich bei der Pathogenese zahlreicher Erkrankungen eine Rolle. Sie können vom HIV-Virus befallen werden und stellen möglicherweise ein Erregerreservoir dar. Langerhans-Zellen können auch Ausgangspunkt einer proliferativen Erkrankung sein (Histiocytosis X).

Hinweis: Die Langerhans-Zelle wurde 1868 von Paul Langerhans noch als Medizinstudent entdeckt. Ein nachahmenswertes Beispiel.

Merkel-Zellen. Einzeln oder als Aggregate („Haarscheibe") im Stratum basale gelegene Sinneszellen (langsam adaptierende Mechanorezeptoren). Sie entstammen wahrscheinlich der Neuralleiste und gelten als neuroendokrine Zellen (Teil des „APUD"-Systems). Sie sind spärlich (<1 %), lichtmikroskopisch kaum erkennbar, ultrastrukturell durch charakteristische sekretorische Granula gekennzeichnet und fast stets mit Nervenfasern verbunden. Aus den Merkel-Zellen leitet sich ein maligner Tumor der Haut ab (Merkel-Zell-Tumor, S.484).

Lymphozyten. Auch in normaler Epidermis finden sich einige wenige Lymphozyten („lymphocyte traffic").

Hautanhangsgebilde

Haare (Abb. 16 a–c)

Die Haare bestehen aus dem *Haarschaft,* der mittels des *Haarbulbus* (Haarzwiebel) im *Haarfollikel* steckt und die dermale *Haarpapille* glockenartig überwölbt. Man unterscheidet Terminal- (= Lang-), Borsten- (Zilien, Superzilien), Kräusel- (Pubes, Hirci) und Lanugohaare.
Anders als in der Tierwelt erfüllen die Haare beim Menschen keine thermische und (mit Ausnahme der Wimpern und Brauen) keine mechanische Schutzfunktion. Die Hauptrolle: Träger eines dichten Netzes sensorischer Nervenfasern um die Follikel, das diesen zum Augmentationsorgan der Sinnesperzeption macht. Anatomische Beschaffenheit (Kaliber, Länge, Kräuselung) unterliegen ebenso wie mechanische Eigenschaften, Wachstumsrate, Dauer und Phasenverteilung des Haarzyklus, sowie Dichte der Haarfollikel einer ausgeprägten regionalen Variation.
Die Produktion des Haars erfolgt zyklisch in der aus dem epithelialen Haarbulbus und der dermalen Papille zusammengesetzten Matrix. Der Lebenszyklus eines Haars setzt sich aus der Anagen- (Wachstums-) und der Telogen- (Ruhe-)Phase zusammen; zwischen ihnen die kurze Katagen- (Rückbildungs-)Phase. In der Telogenphase löst sich die Verankerung des Haars im Follikel; dies führt zum physiologischen Haarausfall (etwa 60–100 Kopfhaare/Tag). Im Gegensatz zu manchen Tieren verlaufen diese Zyklusphasen beim Menschen asynchron.
Die Dauer der einzelnen Phasen ist für die verschiedenen Haartypen verschieden (*Faustregel:* Je länger der Haartyp, desto länger die Anagenphase); am Kapillitium dauert die Anagenphase etwa 3 Jahre, die Telogenphase etwa 3 Monate; der Prozentsatz der Telogenhaare am gesunden Kapillitium ist demnach etwa 10 %.
Die biologische Charakteristik eines Haars wird durch die regionale Determination bestimmt; sie bleibt auch nach Transplantation in eine neue Umgebung unverändert. Zusätzlich greifen jedoch eine Reihe regulierender Faktoren in das Haarwachstum ein, von denen Hormone die bei weitem wichtigsten sind. Auch diesbezüglich spielt jedoch die regionale Determination eine wichtige Rolle: Androgene beispielsweise stimulieren in der Bart- und Genitalregion das Haarwachstum; am Kapillitium führen sie hingegen zum Gegenteil, nämlich zur Verdünnung und schließlich Umwandlung der Terminalhaare in Lanugohaare („male pattern alopecia"). Diese paradoxe, gegensinnige Wirkung der Androgene beruht wahrscheinlich auf der regional

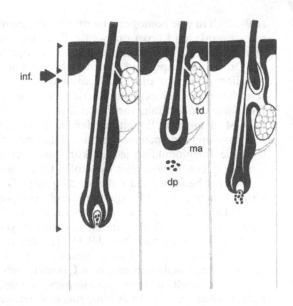

Abb. 16a–c. Schematische Darstellung des Haars und des Haarzyklus (vereinfacht). **a** Anagenphase, **b** Telogenphase, **c** beginnende Anagenphase; im Haarfollikel stekkend das in Abstoßung begriffene alte Haar („Kolbenhaar"). *dp* dermale Papille, *ma* M. arrector pili, *td* Talgdrüse. Die Höhe der Einmündung der Talgdrüse *(inf.)* teilt den Haarfollikel in 2 anatomisch und physiologisch verschiedene Anteile: der obere, „infundibuläre" Anteil verhornt wie die Epidermis (Stratum granulosum, lamellierte Hornschicht), der untere, „infrainfundibuläre" Anteil verhornt „trichilemmal" (ohne Stratum granulosum, kompakte Hornschicht). Der erstere stellt eine konstante, der letztere eine im Rahmen des Haarzyklus veränderliche Struktur dar. Die Grenze zwischen den beiden Anteilen fällt mit der Grenze zwischen oberflächlichen und tiefen Follikulitiden zusammen

verschieden ausgeprägten Fähigkeit der Haut, Testosteron in seine aktiven Metaboliten (hauptsächlich Dihydrotestosteron) umzuformen.

Außer den Androgenen greifen noch eine Reihe anderer Hormone in die Haarbildung ein. Thyroxin etwa bewirkt eine Akzeleration des Haarwachstums und damit eine Verdünnung des Haarbestandes durch Verkürzung sowohl der Anagen- als auch Telogenphase. Östrogene verlängern die Anagenphase und wirken sich damit in eine Verdichtung des Haarbestandes aus.

Talgdrüsen

Talgdrüsen sind, mit Ausnahme der wenigen sog. freien Talgdrüsen der Genitalien und der Mundschleimhaut, an den Follikelapparat gebundene und in den infundibulären Anteil des Follikels mündende holokrine Drüsen. Die Drüsenkörper besitzen eine periphere Lage von Matrixzellen, gegen das Zentrum zu werden die Zellen immer stärker von Fettvakuolen durchsetzt und

21

schließlich in eine homogene Talgmasse umgewandelt. Die Zahl der Talgdrüsen schwankt am Körper nur wenig, ihre Größe ist jedoch regional verschieden: an den sog. seborrhoischen Arealen (Kopfhaut, Gesicht und Brust) sind die Drüsen viellappig und hypertroph. Die Funktion des Talgs in der Tierwelt liegt offenbar darin, das Haarkleid geschmeidig, wasserabstoßend und sein chemisches Milieu keimfeindlich zu gestalten.

Die Kontrolle der Talgproduktion erfolgt möglicherweise über einen Feedback-Mechanismus: Entfettung der Hautoberfläche bewirkt verstärkte Talgsekretion und, im späteren Verlauf, Talgproduktion. Nach neuerer Ansicht läuft die Talgproduktion jedoch kontinuierlich ab und steht lediglich unter sehr komplexer hormoneller Kontrolle. Den größten Einfluß auf die Talgdrüsenaktivität besitzen wieder die Androgene: Mit Beginn der Pubertät setzen Größenwachstum und Produktionsbeschleunigung ein und werden erst wieder im Laufe des Alterungsprozesses rückläufig. Diese Entwicklung bleibt bei Kastraten und bei Androgendefizienz aus. Eigentlich wirksamer Metabolit des Testosterons ist auch hier das Dihydrotestosteron, das aus diesem durch die 5α-Reduktase gebildet wird; dieses Enzym ist in den Talgdrüsen wie auch in den anderen androgensensitiven Organen, beispielsweise der Prostata, enthalten und spielt in deren Funktionsmechanismus eine Schlüsselrolle. Dihydrotestosteron wird an Androgenrezeptoren gebunden. Östrogene wirken hemmend auf die talgdrüsenstimulierende Aktion von Androgenen, jedoch nur in unphysiologisch hohen Dosen.

Stimulierenden Effekt auf die Talgdrüsenproduktion haben ferner eine Reihe von Hypophysenhormonen, wie MSH, ACTH, TSH und ein bislang noch hypothetisches „Sebotropin". Die Wirkungsweise dieser Hormone ist noch nicht völlig geklärt, erfolgt jedoch wahrscheinlich über Augmentation des Effekts von Androgenen oder über Stimulierung endokriner Organe.

Die Zusammensetzung des Talgs ist unabhängig von der produzierten Quantität; diese Regel trifft auch auf hyperproduktive Zustände wie Seborrhö und Akne zu. Das Studium der Lipidzusammensetzung des Talgs ist dadurch erschwert, daß das Hautoberflächenfett eine Mischung von Talg und Hornschichtenfett darstellt. Demzufolge variiert die Zusammensetzung des Talgs nach dem Alter des Individuums sowie nach der Lokalisation der untersuchten Hautregion, da der Anteil des Hornschichtenfetts in etwa konstant, der des Talgdrüsenfetts jedoch androgen- und regionsabhängig ist.

Der Hauptbestandteil des Hornschichtenfetts sind *Cholesterin und andere Sterole,* die beim kindlichen Hautoberflächenfett bis zu 25 % der Gesamtlipide ausmachen können. Das qualitativ charakteristische Lipid des Talgs ist *Squalen,* seine Hauptmasse wird jedoch durch verschiedene *Triglyzeride* gebildet. Letztere werden durch Esterasen von in der Haut, insbesondere den Haarfollikeln, residenten Korynebakterien gespalten; die entstandenen freien Fettsäuren bewirken das physiologische, saure Milieu der Hautoberfläche.

Nägel (Abb. 17)

Die *Nagelplatten* liegen dem *Nagelbett* (Hyponychium) auf und stecken seitlich und proximal im *Nagelfalz* (Paronychium), der sich distal in das *Nagel-*

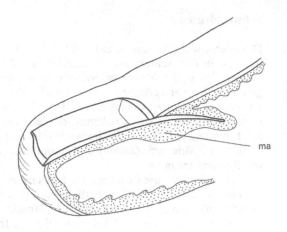

Abb. 17. Schematischer Längsschnitt durch einen Nagel *(Erklärung s. Text)*.
ma Matrix

häutchen (Kutikula) fortsetzt (Infektionsschutz der Matrix!). Die *Nagelmatrix* liegt unmittelbar unter dem Nagelfalz. Die Nagelplatte hat proximal einen halbmondförmigen blasseren Anteil: die *Lunula* („keratogene Zone" der Nagelmatrix).

Nagelbildung. Die Nagelmatrix entspricht dem Boden des Nagelfalzes, wobei die proximalen Anteile der Matrix für die oberflächlichen, die distalen Anteile für die tiefen Anteile der Nagelplatte zuständig sind. Der Nagel wächst distal, dem Nagelbett tangential aufliegend, aus. Dies wird dadurch erreicht, daß die vom Nagelbett gebildeten Hornzellen fest in die Unterfläche des Nagels inkorporiert werden (wirkt wie ein „Segelniederholer"). Würde man ein Stück Nagelmatrix *ohne* Nagelbett z. B. in die Bauchhaut transplantieren, entstünde ein senkrecht aufragender Hornkegel.

Nagelwachstum. Im Lauf des Lebens verlangsamt sich das Wachstum, zusätzlich wird der Nagel dünner. Die Wachstumsgeschwindigkeit ist individuell verschieden, auch zwischen den Nägeln eines Individuums (0,5–1,2 mm/ Woche). Faustregel: je länger der Finger (Zehe), desto schneller das Nagelwachstum. Durchschnittlicher Turnover eines Fingernagels: 6 Monate. Fußnägel wachsen etwa halb so rasch wie Fingernägel. Die Dicke eines Nagels ist nicht Funktion der Wachstumsgeschwindigkeit sondern der Anzahl der Matrixzellen!

Die Nägel bestehen aus kernlosen Korneozyten; die Zusammensetzung des Nagelkeratins unterscheidet sich von der des Hautkeratins (größerer Anteil an Schwefel). Man unterscheidet 2 Schichten des Nagels: eine oberflächliche, harte und eine tiefere, weiche; zwischen beiden befindet sich eine natürliche Spaltungsebene, entlang der der Nagel bei externer Traumatisierung (Entfettung!) longitudinal aufgespalten werden kann (Onychoschisis).

23

Schweißdrüsen

Der menschliche Organismus besitzt 2 Typen von Schweißdrüsen: die vorwiegend in der Achsel- und Perigenitalgegend lokalisierten, in Haarfollikel mündenden und *adrenerg innervierten apokrinen* Drüsen und die über den gesamten Körper verteilten, von Haarfollikeln unabhängigen und *cholinerg innervierten ekkrinen* Schweißdrüsen. Über Funktion und Wirkungsmechanismen der ersteren ist wenig bekannt; die letzteren spielen eine wichtige Rolle zur Erhaltung des Wärmegleichgewichts des Organismus, erhalten die Hornschicht in hydriertem Zustand und damit geschmeidig und schützen sie so vor Reibungstraumen.

Ekkrine Schweißdrüsen sind mit ca. $600/cm^2$ am dichtesten an den Fußsohlen und mit ca. $100/cm^2$ am spärlichsten am Oberschenkel. Obwohl bei der Geburt völlig ausgebildet, stellt sich die Fähigkeit zu schwitzen beim Neugeborenen erst innerhalb der 1. Lebenswoche ein. In den Endstücken der ekkrinen Schweißdrüsen wird von den sog. klaren Zellen ein gegenüber Plasma isotoner oder leicht hypertoner *Primärschweiß* sezerniert. Als Mechanismus vermutet man aktiven Transport von Natriumionen aus dem Extrazellularraum mit nachfolgender passiver Diffusion von Wasser; die Aktivität der Natriumpumpe und damit die Menge der Schweißproduktion wird von den Zentren der Wärmeregulation im Hypothalamus kontrolliert. Der isotone Primärschweiß wird im Ausführungsgang wieder teilweise rückresorbiert; da jedoch Natriumionen ungleich mehr als Wasser rückresorbiert werden, resultiert ein hypotoner Schweiß. Die Natriumrückresorption läuft gleichförmig und unabhängig von der Durchflußmenge an Primärschweiß ab, bei höherer Schweißproduktion steigt daher die Natriumkonzentration des Schweißes.

Die nervöse Kontrolle der Schweißproduktion erfolgt durch cholinerge Fasern. Intrakutane Injektion von Azetylcholin triggert bei intaktem peripherem Nerv und Ganglion innerhalb weniger Sekunden die Schweißproduktion; dieses Phänomen kann zur Unterscheidung prä- und postganglionärer Läsionen von Nerven verwendet werden. Im Gegensatz zu Acetylcholin kann Pilokarpin auch die denervierte Drüse zur Schweißproduktion stimulieren.

Neben Elektrolyten beinhaltet Schweiß viele andere Bestandteile des Plasmas, wie diverse Proteine, Aminosäuren, Immunglobuline der meisten Klassen sowie viele harnpflichtige Substanzen (exkretorische Funktion). Viele Drogen können im Schweiß in Konzentrationen nachgewiesen werden, die denjenigen im Plasma nahekommen. Ein gutes Beispiel für die exkretorische Funktion des Schweißes liefert der Äthylalkohol: nach Erreichung des Verteilungsgleichgewichtes im Körper wird er in Harn und Schweiß in derselben Konzentration ausgeschieden. Da der Organismus unter extremen Bedingungen 10–12 l Schweiß/Tag produzieren kann, kann dies eine teilweise Erklärung der bekannten erhöhten Alkoholtoleranz in Gebieten mit heißem Klima abgeben.

Auch Hepatitis-B-Antigen wurde im Schweiß erkrankter Individuen nachgewiesen; direkter Kontakt mit erkrankten Patienten kann daher zur Infektion führen.

Dermis (Korium)

Die Dermis ist ein fibroelastisches Gewebe von hoher Reißfestigkeit und Elastizität und Träger der die Haut versorgenden Gefäße und Nerven. Es besteht aus lose ineinander verfilzten Kollagenfaserbündeln mit einer gewissen Tendenz zur Parallelrichtung (Langer'sche Spaltlinien) sowie elastischen Fasern. In der oberen Dermis *(Stratum papillare)* sind die Kollagenfasern lockerer gewebt als in der tiefen Dermis *(Stratum reticulare),* die elastischen Fasern zeigen einen umgekehrten Verteilungstyp. In der gesamten Breite der Dermis findet sich Kollagen vom Typ I; in der papillären Dermis und in einer dünnen Schicht um die Hautanhangsgebilde findet sich zusätzlich Kollagen vom Typ III. Zwischen den Maschen des Fasernetzes liegen die Fibroblasten, Mastzellen und andere Gewebszellen. Die Fasern sind in eine gelartige Grundsubstanz aus Proteoglykanen eingebettet (hauptsächliche Bestandteile: die sauren Mucopolysaccharide Hyaluronsäure, Dermatansulfat, Chondroitin 6-sulfat u. a. m.). Funktionen der Grundsubstanz: Rahmenfunktion für das Fasersystem, Erhaltung des Gleichgewichts im Wasser- und Salzhaushalt, Regulation bei Entwicklung, Differenzierung und Zellmigration.

Kollagen

Kollagene sind eine Familie nahe verwandter fibrillärer Proteine (derzeit ca. 12 Typen bekannt, Tabelle 1), kommen in allen Organen des Körpers vor und sind dessen hauptsächliches Stütz- und Struktur-Protein. In der Dermis machen sie etwa 70 % des Trockengewichts aus, hauptsächlich Kollagen Typ-I. Die Kollagentypen I, II und III sind zu langen Kollagenfasern gebündelt, die Typen VI und VII formen Mikrofibrillen. Kollagen Typ-IV liegt als netzartiges Grundgeflecht der Basallaminae vor.

Das *Kollagenmolekül* (Abb. 18) ist ein unlösliches, stabartiges, aus drei im Sinne einer Tripel-Helix ineinander gewundenen Polypeptidketten aufgebau-

Tabelle 1. Kollagentypen

Kollagentyp	Vorkommen
I	Haut (Hauptbestandteil), Knochen, Sehnen
II	Knorpel, Glaskörper
III	fötale Haut; Erwachsenenhaut in oberer papillärer Dermis und periappendikal; um Blutgefäße, Magen-Darm-Trakt
IV	Basalmembranen
V	ubiquitär im Bindegewebe, perizellulär
VI	„Intimakollagen"; Aorta, Gefäße, Uterus, Plazenta
VII	Ankerfibrillen, Amnion
VIII	Endothelzellen
4 restliche Typen (inkomplett charakterisiert)	Knorpel

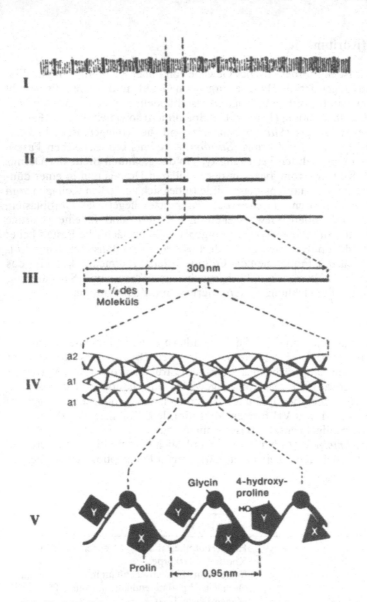

Abb. 18. Molekulares Modell einer Kollagen Typ-I-Fibrille. Baustein ist die α-Polypeptidkette *(V)*; drei solcher Ketten (im Falle des Kollagen-Typ I, zwei a1- und eine a2-Kette – Heterotrimer) formen eine Tripel-Helix *(IV)*, das Kollagen-I-Molekül *(III)*. Durch parallele Ausrichtung und periodische Versetzung *(II)* bilden sich die charakteristisch gebänderten Kollagenfibrillen. (Nach Uitto 1983)

tes Gebilde; die Polypeptidketten sind entweder (wie bei Kollagen II und III) identisch (Homopolymer) oder (wie bei Kollagen I, IV, V) unterschiedlich (Heterotrimer), reich an den Aminosäuren Glycin, Prolin und Hydroxyprolin und durch Cross-links (meist in Form von Schiff'schen Basen) untereinander und mit Nachbarmolekülen kovalent verbunden. Die einzelnen Moleküle formen – parallel gelagert und zueinander in regelmäßigen Abständen versetzt (Grundlage der Bänderung) – Fibrillen, die zu Kollagenfasern gebündelt sind. Diese sind schließlich netzartig miteinander verflochten.

Kollagenbiosynthese. Produktionsort sind die Fibroblasten. Die Polypeptidketten werden in den Ribosomen synthetisiert, in die Zisternen des rauhen endoplasmatischen Retikulums verbracht und dort nach einigen posttranslationalen Modifikationen (Hydroxylierung, Glykosylierung u. a. m.) zur Tripel-Helix assembliert. Das so entstandene *Prokollagenmolekül* hat an beiden Enden nicht-kollagene sogenannte *„Extensionspeptide"* anhängen, die die Bündelung der Moleküle zu Fibrillen verhindern und damit ihre Löslichkeit gewährleisten. Das Prokollagenmolekül wird nun in den Extrazellulärraum ausgeschleust und hier durch *Prokollagenproteinasen* von den Extensionspeptiden befreit. Hierauf erfolgt gleichzeitig der Verlust der Löslichkeit und die spontane Bündelung zu Kollagenfibrillen. Bei Defizienz der Prokollagenproteinasen, also bei nur partieller Umformung von Prokollagen in Kollagen, bleibt eine regelrechte Faserbildung aus; es resultiert eine hohe Zerreißlichkeit des Bindegewebes (*„Dermatosparaxis"* der Rinder). Als letzter Schritt wird das neugeformte Fibrillensystem durch Cross-links in sich und aneinander gefestigt. Dieser Schritt wird durch die *Lysyloxydase* katalysiert. Defizienz dieses Enzyms ist die biochemische Basis mancher hereditärer Bindegewebsschwächen (s. Ehlers-Danlos-Syndrom).

Die *Kontrollmechanismen* der Kollagenproduktion, die etwa zu deren Stimulation im Rahmen der Wundheilung oder bei Entgleisung zur Keloidbildung oder Sklerose führen, sind unklar, jedenfalls aber komplex. Sie wirken wahrscheinlich sowohl auf dem Weg der Transkription, der Translation und auch posttranslational. Kürzlich wurde ein Feed-back-Mechanismus postuliert, der auf einer Hemmung der Synthese-Aktivität durch das N-terminale Extensionspeptid beruhen soll; bei Nichterkennung dieses Signals durch den Fibroblasten erfolgt Überproduktion von Kollagen (Sklerodermie).

Kollagenabbau. Dieser erfolgt durch das Metalloenzym Kollagenase, das gleichfalls von Fibroblasten in einer Proenzymform produziert und extrazellulär wirksam wird. Im Extrazellulärraum herrscht ein komplexes System von aktivierenden (Gewebsproteasen, physiologische Aktivatoren, Autoaktivationsprozesse, Endotoxine und Lymphokine) und inhibierenden (Alpha-2-Makroglobulin, Kortikosteroide) Faktoren, deren Regulation gleichfalls unbekannt ist. Das aktive Enzym schneidet das Kollagenmolekül an einer spezifischen Stelle in zwei Bruchstücke, die nunmehr löslich sind (Gelatine) und von Gewebsproteasen weiter abgebaut werden. Der Turnover des Kollagengewebes ist sehr langsam, die katalytische Rate der Kollagenase sehr gering (das langsamste Enzym des Säugetierorganismus).

Elastin

Elastin ist ein unlösliches fibrilläres Protein, das in manchen extrakutanen Strukturen (z. B. Achillessehne, Aorta) einen hohen, in der Haut jedoch nur einen geringen Teil des Trockengewichts beträgt (2 %). Bislang ist nur ein einziger genetischer Typ von Elastin bekannt, ein molekulares Modell besteht noch nicht, die molekulare Grundlage der Elastizität des Moleküls ist ungeklärt. Eine spezifische (und möglicherweise funktionsrelevante) Eigenschaft von Elastin ist die Ausbildung besonderer Cross-links, die durch Verknüpfung von jeweils vier Polypeptidketten an einem zentralen Pyrimidinnukleus charakterisiert sind: Desmosin bzw. Isodesmosin. Die elastischen Fasern sind verzweigte Strukturen, die aus einem zentralen amorphen Anteil (Elastin) und peripher angeordneten Fibrillen (mikrofibrilläres elastisches Protein) bestehen. Bei der Fibrillogenese werden erst die Mikrofibrillen synthetisiert („Oxytalanfasern"), in der Folge kommt die Elastinmatrix hinzu („Elauninfasern"). Reife Elastikafasern bestehen zu 90 % aus Elastin. Oxytalanfasern finden sich vorwiegend nahe der Junktionszone, reife elastische Fasern in der tiefen Dermis.

Elastinbiosynthese. Diese erfolgt wieder in den Ribosomen; die Polypeptidketten werden über das rauhe endoplasmatische Retikulum in den Extrazellulärraum transportiert. Hier erfolgt mit Hilfe einer Lysyloxydase (selbes Enzym wie bei der Kollagensynthese?) die Quervernetzung mit Ausbildung von Desmosin und Isodesmosinformationen. Ein dem Prokollagen analoges „Proelastin" wurde bisher nicht nachgewiesen.

Elastinabbau. Dieser erfolgt über das Enzym Elastase, eine Serinprotease, die von Aktivatoren und Serum-Inhibitoren (Alpha-1-Antitrypsin, Alpha-2-Makroglobulin) kontrolliert wird. Der Turnover des elastischen Gewebes ist sehr langsam.

Mechanische Eigenschaften der Haut

Die Haut ist durch hohe Reißfestigkeit und Elastizität ausgezeichnet. Diese Eigenschaften sind fast ausschließlich eine Leistung der retikulären Dermis.

Die physikalische Elastizität von Materialen wird durch den Elastizitätsmodul ausgedrückt, der durch den Quotient von der pro Querschnitteinheit aufgewendeten Zugkraft und relativem Längenzuwachs definiert ist. Physikalische Begriffe sind allerdings nur bedingt auf die Verhältnisse der Haut übertragbar, da Reißfestigkeit und Elastizität hier die Resultierende verschiedener Gewebskomponenten sowie architektonischer und physikalischer Faktoren repräsentieren. Die Haut besitzt im Normalzustand einen sehr geringen „biologischen" Elastizitätsmodul und ist daher ideal geeignet, scherenden Kräften oder der Beanspruchung in Gelenknähe nachzukommen. Mit zunehmender Anspannung steigt der Elastizitätsmodul steil an. Der Elastizitätsmodul isolierter Kollagenfaserbündel ist etwa 600 000mal und der der elasti-

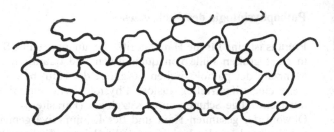

Abb. 19. Die Grundlage der Elastizität des dermalen Kollagengeflechts liegt in der räumlichen Anordnung der Fasern (Vergleich: Nylonstrumpf)

schen Fasern immerhin noch 20mal so hoch wie der der entspannten Haut. Die Erklärung für diese paradoxe Situation liegt darin, daß die Elastizität der Haut in den ersten Phasen der Dehnung durch architektonische Umformungen und nicht durch Dehnung der einzelnen Bestandteile erfolgt.

Die Kollagenfasern sind in Form eines lockeren Netzwerks angeordnet (Abb. 19). Bei Dehnung der Haut tritt zunächst eine Straffung und Parallelausrichtung der Kollagenfasern ein, wobei bei wachsendem Zug immer mehr Fasern rekrutiert werden. Im selben Maß wächst der Dehnungswiderstand, der bei völliger Anspannung der Fasern sein Maximum erreicht.

Hält der Zug weiter an, kommt es zum „Fließen" der Fasern, und eine bleibende Dehnung der Haut ist die Folge. Ein solcher Mechanismus wird, im Zusammenspiel mit hormonbedingten Veränderungen an der Grundsubstanz, für das Zustandekommen von Striae gravidarum vermutet.

Die Straffheit und die Dehnbarkeit der Haut sind daher Funktion der Kollagenfasern; das Rückschnellen in die Ausgangslage (Verstreichen von Falten) ist hingegen Funktion der elastischen Fasern.

Gefäße der Haut

Sie formen einen *oberflächlichen* und einen *tiefen horizontalen Plexus* jeweils an den Grenzflächen der retikulären Dermis zur papillären Dermis und zur Subkutis, die durch vertikale Verbindungsgefäße verbunden sind. Vom oberen Plexus verlaufen vertikale Kapillarschleifen in die Papillenspitzen. Arterielle und venöse Schenkel sind durch zahlreiche arteriovenöse Anastomosen miteinander verbunden. Die Dichte der Gefäßnetze ist für die bloße Versorgung der Haut überproportioniert *(thermoregulatorische Funktion!)*.

Nerven der Haut

Diese sind ausschließlich autonomer und sensibler Natur. Es finden sich Nervenfasergeflechte um Hautanhangsgebilde, reichlich freie Nervenendigungen (Rezeptoren für Schmerz- und Juckreiz) und eine Reihe mit Nervenfasern versorgter Sinnesrezeptoren.

Pathophysiologie des Juckreizes

Pruritus ist eine für die Haut spezifische, unangenehme Sinnesperzeption, die in einer großen Fülle von qualitativen und quantitativen Abstufungen die Mehrzahl der pathologischen Vorgänge der Haut begleitet und fast zwangsweise einen Kratzreflex auslöst. Physiologische Funktion: Alarmsystem für unterschwellige Schmerz- und Kitzelreize (Parasiten!).

Obwohl der gesamten Haut und der Konjunktiva gemein, ist die Fähigkeit zur Empfindung des Juckreizes nicht gleichmäßig verteilt: Gemessen an der Intensität des erforderlichen pruritogenen Reizes sind die Hautpartien um die Orificien, also die Haut des Gesichts – und insbesondere Augenlider, Naseneingang, Ohrkanal – und die Perianal- und Perigenitalregionen deutlich bevorzugt. Ähnlich wie die Sinnesperzeption für Temperatur-, Berührungs- und Schmerzreize ist auch die Empfindung des Juckreizes punktweise verteilt, wobei die Dichte der „Juckpunkte" die Höhe der Juckreizschwelle der betreffenden Region bedingt. Die Verteilung dieser Juckpunkte korreliert mit jener der Schmerzpunkte.

Die Juckpunkte entsprechen nicht etwa spezifischen Sinnesorganen sondern wahrscheinlich Überlappungspunkten von Versorgungsgebieten verschiedener Hautnerven innerhalb des sensorischen Nervengeflechts der papillären Dermis. Die Juckreizempfindung kommt ausschließlich in dieser anatomischen Schicht zustande; sie wird in denselben freien Nervenendigungen wie der Oberflächenschmerz erregt, und in denselben Nervenbahnen zum Zentralnervensystem weitergeleitet. Die gemeinsame strukturelle Basis von Schmerz und Juckreiz wird dadurch illustriert, daß Ausfälle dieser Sinnesqualitäten, auf angeborener ebenso wie erworbener Grundlage (etwa bei Lepra), stets gekoppelt auftreten. Trotzdem ist Juckreiz keineswegs lediglich identisch mit schwachem Schmerz, da beide Empfindungen ihre eigene Qualität und ihr eigenes Intensitätsspektrum besitzen, nicht ineinander übergehen und dissoziierbar sind. Erwärmen der Haut auf 41 °C etwa blockiert Juckreiz, aber verstärkt die Schmerzempfindung.

Hinsichtlich der Qualität läßt sich grob ein heller, gut lokalisierbarer *epikritischer* von einem dumpfen, quälenden, schwer lokalisierbaren *protopathischen* Juckreiz unterscheiden. Der erstere läuft vorwiegend über Aδ-Fasern, während der letztere über die marklosen C-Fasern mediiert wird.

Die Auslösung des Juckreizes erfolgt durch chemische Mediatoren, von denen die wichtigsten Histamin und ein Spektrum kininähnlicher Peptide (Bradykinin) sind. Eine Reihe von Proteasen, etwa Trypsin, Papain, Plasmin u. a. m., wirken nach intradermaler Injektion pruritogen; der Wirkungsmechanismus ist wahrscheinlich die Freisetzung der genannten pruritogenen Peptide.

Die Entstehungsmechanismen des pathologischen, spontanen Juckreizes sind unklar. Möglicherweise ist er der Ausdruck eines gestörten Musters von Impulsen aus dem partiell geschädigten Geflecht der oberflächlichen Schmerzrezeptoren in die zentralen Neuronensysteme, Änderung des Exzitationszustands der letzteren und Senkung der Juckreizschwelle. Läsionen des

Nervengeflechts der Haut sind somit häufig mit einer niederen Juckreiz-schwelle verbunden. Chronisch ekzematöse Haut etwa erweist sich häufig als hypästhetisch und ist dennoch höchst empfindlich gegenüber pruritogenen Reizen. Morphologisches Korrelat: Verminderung der Nervenendigungen.

Niedrige Juckreizschwellen sind charakteristisch für sehr viele und pathoge-netisch verschiedene Krankheiten: chronisch entzündliche Veränderungen wie diverse Manifestationsformen von Ekzemen, chronisch venöse Insuffi-zienz, Lymphome der Haut u.a.m. Von besonderem Interesse sind Zustände, bei denen die Haut zwar unauffällig wirkt, aber doch heftigst juckt (Pruritus sine materia). Diese Zustände sind oft mit Stoffwechselstörungen (Abb.20, Tabelle 2), hormonellen Dysregulationen und mit malignen Tumoren assozi-iert, doch sind die Mediatoren des Juckreizes nur in den wenigsten dieser Fälle bekannt; so wirken etwa angeblich bei der biliären Zirrhose zirkulie-rende freie Gallensäuren pruritogen. Denkbar ist ferner eine zentralnervöse Auslösung des Juckreizes.

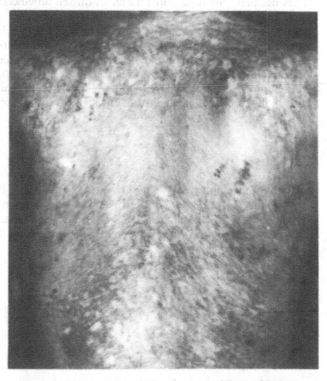

Abb. 20. Pruritus sine materia bei Urämie. Der Patient ist von zahllosen frischen und vernarbten Kratzeffekten übersät; ausgespart sind lediglich die interskapulären Areale, die außerhalb der Reichweite der Hände liegen

Tabelle 2. Pruritus sine materia

Exsikkose der Haut
Cholestase, Zirrhose
Niereninsuffizienz
Diabetes mellitus
Lymphome (M. Hodgkin)
Polycythämia vera
okkulte Neoplasmen
Hyperthyreose
Menopause
Medikamente (Opiate, Phenothiazin)
Darmparasiten
Hypereosinophiles Syndrom
Parasitophobie

Attacken von Juckreiz werden bei Erniedrigung der Juckreizschwelle (typisches Beispiel: Neurodermitis) durch ansonsten unwirksame oder noch nicht ausreichende chemische, physikalische oder sonstige Reize ausgelöst. Der nahezu zwanghaft folgende Kratzreflex birgt die Möglichkeit eines Circulus vitiosus in sich, da durch die mechanische Irritation ihrerseits wieder neue Hautläsionen (Lichenifikation, Nervenendschäden) gesetzt werden, die die Juckreizschwelle weiter herabsetzen können. Ein wesentlicher Faktor in der Einstellung der Höhe der Juckreizschwelle ist die psychische Hinwendung; auch in ihr ist die Möglichkeit zur Entwicklung eines Circulus vitiosus vorgegeben.

Subkutis

Sie besteht aus läppchenartig aufgebautem Fettgewebe. Bindegewebige Septen sind die Träger der Gefäß- und Nervenversorgung und bilden das straffe Grundgerüst der Fettläppchen. Die Funktionen des subkutanen Fettgewebes sind Wärmeisolierung, die Rolle eines mechanischen Schutzpolsters und eines Energiespeichers.

Dermatologische Begriffsbestimmung

Klinische Begriffe

Effloreszenzenlehre. Traditionelle Terminologie der Hautläsionen; historisch die Grundlage der deskriptiven Dermatologie, hat heute vorwiegend Verständigungswert. Die Zuordnung von Läsionen zu einem Effloreszenztyp präjudiziert nicht deren Natur (Abb. 21-23).

Primäreffloreszenzen

Macula (Fleck):	umschriebene Farbveränderung, nicht tastbar.
Papula (Knötchen):	kleine solide Erhabenheit der Haut.
Urtica (Quaddel):	beetartige Erhabenheit der Haut, flüchtig.
Vesicula (Bläschen):	kleiner, mit Flüssigkeit (Plasma, Blut) gefüllter oberflächlicher Hohlraum der Haut.
Pustula (Pustel):	mit Eiter gefüllter oberflächlicher Hohlraum der Haut.

Sekundäreffloreszenzen

Squama (Schuppe):	in Ablösung befindliche Hornschichtlamellen.
Crusta (Kruste):	Auflagerungen nach Eintrocknen von Serum, Eiter oder Blut.

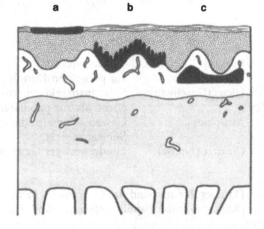

a   b   c

Abb. 21 a-c. Gleichartigen Primäreffloreszenzen können verschiedenartige pathologische Substrate zugrunde liegen. Eine Makula kann etwa **a** durch Farbstoffe in der Hornschicht, **b** durch Pigmentierung der Epidermis im Junktionsbereich (Beispiel: Lentigo, Junktionsnävus) oder **c** durch Farbstoffe in der Dermis (Beispiele: Melanophagennester, Teleangiektasien) hervorgerufen werden

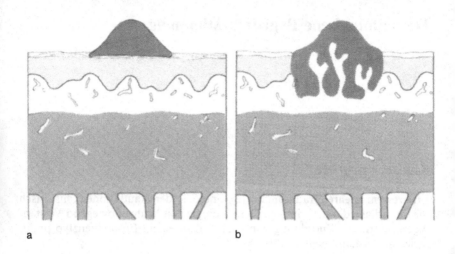

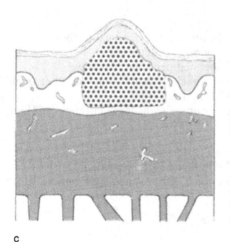

Abb. 22 a–c. Gleichartigen Primäreffloreszenzen können verschiedenartige pathologische Substrate zugrunde liegen: Papeln können **a** durch Verdickung der Hornschicht (Hyperkeratose), **b** durch Verbreiterung der gesamten Epidermis (Akanthose, Papillomatose) und **c** durch raumfordernde Prozesse der Dermis (entzündliches Infiltrat, Ablagerungen diverser Natur) bedingt sein

Erosion:	Substanzdefekt in vorgeschädigter Haut bis maximal zur papillären Dermis; heilt narbenlos.
Ulcus (Geschwür):	Substanzdefekt in vorgeschädigter Haut, tiefer reichend als zur papillären Dermis; heilt mit Narben.
Atrophie:	Gewebsschwund der Haut ohne vorhergegangenen Substanzdefekt.
Cicatrix (Narbe):	minderwertiger Gewebsersatz nach Substanzdefekt.

Darüber hinaus sind in Gebrauch: *Bulla* (Blase = große Vesicula), *Tuber* (Knoten = große Papula), *Rhagade* und *Fissur* (schlitzförmige Ulzera durch

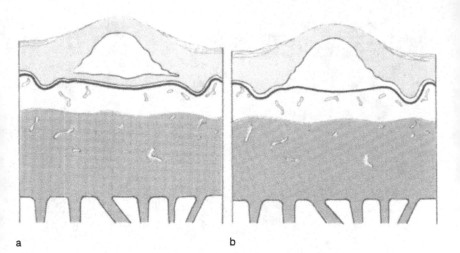

a   b

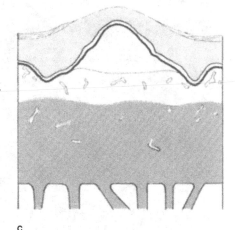

c

Einriß quer zur Zugrichtung), *Excoriation* (Substanzdefekt in normaler Haut bis in papilläre Dermis, heilt ohne Narben), *Erythem* (umschriebene Rötung der Haut), *Erythrodermie* (universelle Rötung der Haut).

Läsionen der Haut können *lokalisiert, generalisiert* (alle Körperregionen) oder *universell* (überall) auftreten. Es handelt sich entweder um *diffuse* (großflächige, gleichförmige), *disseminierte* (regellos verstreute = *exanthematische*) oder *gruppierte* Veränderungen. Letztere sind *lichenoid* (in Gruppen stehende Papeln) oder *herpetiform* (in Gruppen stehende Bläschen), *linear, streifig* oder *retikuliert* angeordnet, können *anuläre, gemmenartige, zirzinäre* (bogige), *polyzyklische* oder *girlandenförmige* Figuren ausbilden oder auch *segmental* oder *systemisiert* (Dermatomen oder Nervenversorgungsgebieten folgend) verlau-

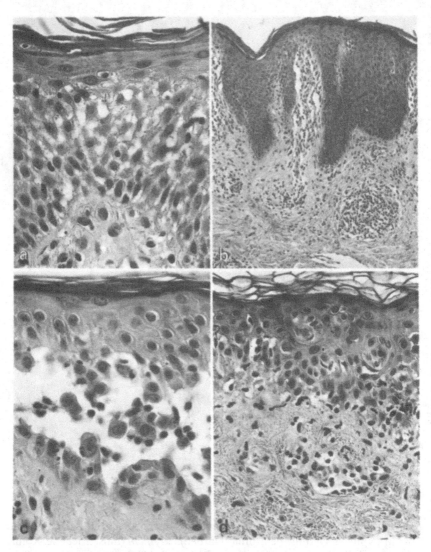

Abb. 24 a–d. Vier histopathologische Grundmuster der Epidermis: **a** Spongiose (Dermatitis, Mykosen etc.), **b** psoriasiforme Hyperplasie (Psoriasis, chronische Ekzeme etc.), **c** Akantholyse (Pemphigus, manche artifizielle Blasen, manche aktinische Keratosen), **d** „Interphasendermatitis" (Erythema multiforme, fixes Arzneimittelexanthem etc.). HE, **b** Vergr. 10:1; **a, c, d** Vergr. 25:1

fen. Läsionen können *diskret* (einzelstehend) sein oder *konfluieren;* konfluierte Papeln ergeben *Plaques.*
Eine reiche Begriffswelt liegt auch zur Beschreibung der Schuppen vor: *groß-* und *kleinflächig, handschuhartig, grob-* und *feinlamellös, kleieartig* (pityriasiform), *fest* und *locker haftend, colleretteartig* (halskrausenartig) etc.
Beschreibung von Läsionen. Sitz, Zahl, Ausbreitung, Verteilungstyp, Beurteilung der Effloreszenzen, Farbton, Oberflächenbeschaffenheit (matt, glänzend), Begrenzung (scharf, unscharf), Rand (regelmäßig, unregelmäßig, polyzyklisch, Ausläufer), Konsistenz (weich, derb, hart).

Histologische Begriffe

Akanthose:	Verbreiterung der Epidermis (Abb. 24 b).
Hyperkeratose:	Verdickung der Hornschicht.
Parakeratose:	mangelhaft verhornte Hornschicht mit Kernresten (Abb. 24 b).
Dyskeratose:	Einzelzellverhornung innerhalb der Malpighi'schen Schichten.
Papillomatose:	Vermehrung, Verlängerung und Verdünnung der dermalen Papillen und dadurch spiegelbildlich der Retezapfen (Abb. 24 b).
Spongiose:	Interzelluläres Ödem der Epidermis mit Erweiterung des Interzellularraums, Abreißen der Interzellularbrücken und Bläschenbildung (Abb. 24 a).
Akantholyse:	Abrunden und Loslösen der Epidermalzellen voneinander (Abb. 24 c).

Pathophysiologische Grundreaktionen

Die sprichwörtliche Vielfalt der Krankheitsbilder der Haut läßt sich in eine begrenzte Anzahl typischer pathophysiologischer Reaktionsabläufe aufgliedern. Die Haut zerfällt – vereinfachend – in 3 funktionelle Untereinheiten, von denen jede auf die entsprechende Noxe mit einer für sie typischen Reaktionskette antwortet:

1. Epidermis und papilläre Dermis mit dem oberflächlichen Gefäßplexus;
2. retikuläre Dermis;
3. Fettgewebe.

Epidermopapilläre Funktionseinheit

Diese ist am komplexesten und am reaktionsfreudigsten. Die Hauptrolle spielt der Gefäßplexus; auf ein Spektrum physikalischer, toxischer, entzündlicher, pharmakologischer oder nervöser Reize reagiert er mit Weitstellung: *Erythem. Mechanismen:* Sowohl vermehrtes arterielles Angebot (akute Entzündung, Histaminfreisetzung etc.) wie venöse Stase. Erytheme ziehen meist keine weiteren Reaktionen nach sich; unter gewissen Umständen erfolgt jedoch ein Proliferationsstimulus auf die Epidermis (Abschuppen) oder ein Pigmentierungsstimulus (Beispiel: Livedo calorica).
Kommt es zusätzlich zu einer Permeabilitätssteigerung der Gefäße, ergibt sich ein Ödem des Stratum papillare: *Urtica.* Quaddeln sind Symptom pathogenetisch sehr verschiedener Vorgänge, etwa exogener Zuführung vasoaktiver Substanzen (Insektenstich, Kontakturtikaria), Bindung von IgE an Mastzellen und Basophile, Ablagerung zirkulierender Immunkomplexe (Serumkrankheit, Lupus erythematodes) oder von Toxinen mit vasoaktiver Wirkung. Gemeinsam ist allen diesen Fällen: Freisetzung von Histamin und anderen Mediatoren aus den Mastzellen, der als zweiter Schritt Freisetzung von Kininen und verschiedenen Prostaglandinen folgen kann. Auch die urtikarielle Reaktion ist zumeist auf den Gefäßapparat beschränkt; intraepidermale Ödembildung (Blasen) und epidermaler Proliferationsstimulus (Abschuppen) sind selten, aber möglich.
Noch stärkere Schädigung der Gefäßwände mit Kontinuitätstrennung führt zum Austritt von Blut: *Purpura.* Diese Wandschäden können degenerativer (senile und Kortikoidpurpura) oder entzündlicher Natur sein (Immunkom-

plexablagerungen und Wandnekrosen bei nekrotisierender Vaskulitis). Purpuraformen durch Blutungsübel laufen hingegen ohne Gefäßschaden ab. Entzündliche Vorgänge der epidermopapillären Funktionseinheit treten bei einem Spektrum infektiöser wie nichtinfektiöser Prozesse auf und folgen den aus der allgemeinen Pathologie bekannten Regeln. Mehrere Hauptwege entzündlicher Reaktionsmuster können beschritten werden. Bakterielle Infektionen, aber auch bestimmte chemische Noxen führen zu Komplementaktivierung, Chemotaxis von Leukozyten und Makrophagen, Phagozytose, Freisetzung hydrolytischer Enzyme, Kininaktivierung und Aktivierung des Gerinnungs- und fibrinolytischen Systems. Thrombusbildung kann zu Anoxie, Azidose und Gewebsnekrose führen. Klinisches Korrelat: abszedierende Entzündung (*Pusteln* etc.).

Andere entzündliche Reaktionen, meist von subakutem oder chronischem Charakter, werden von Lymphozyten und Lymphokinen mediiert. Der morphologische Ausdruck wechselt hierbei je nach Intensität und Chronizität des Prozesses und kann von *entzündlichen Knötchen* mit geringer Mitreaktion der Epidermis (etwa bei verschiedenen papulösen Exanthemen, Lichen ruber) über entzündliche Knötchen mit Mitreaktion der Epidermis (schuppende Knötchen, z. B. Prurigoknötchen, Pityriasis lichenoides) bis zu heftigen Entzündungen mit stark schuppender bis *bullöser* Reaktion der Epidermis reichen. Musterbeispiel: allergische Kontaktdermatitis (bei Exposition eines sensibilisierten Individuums kommt es zuerst zur Antigenpräsentation durch Langerhanszellen bzw. Makrophagen, zur sekundären Immunantwort mit Generation von zytotoxischen T-Lymphozyten und Aktivierung der Entzündungskaskaden und erst dann zur Mitreaktion der Epidermis: Spongiose, Blasenbildung).

In anderen Fällen ist die Epidermis das Zielorgan, und der papilläre Gefäßplexus spielt lediglich die Rolle des Mitbeteiligten. Prototyp ist die toxische (irritative) Kontaktdermatitis: ein exogenes Agens führt zur Irritation der Epidermalzellen, es entsteht ein intraepidermales Ödem, Spongiose, Bläschenbildung. Gleichzeitig Auslösung der Kaskade der entzündlichen Reaktionen der Dermis. Irritation der freien sensorischen Nervenendigungen bewirkt Juckreiz und Schmerz.

Die frühere Modellvorstellung, daß Keratinozyten nur passiv bzw. als Rahmen der entzündlichen Reaktionen am Geschehen beteiligt sind, ist in den letzten Jahren gründlich revidiert worden. Keratinozyten produzieren die Interleukine 1 und 3, γ-Interferon, verschiedene Lymphozyten-stimulierende und -hemmende Faktoren und schließlich natürlich alle Mediatoren, die aus der Arachidonsäure der Zellmembran gebildet werden (Prostaglandine, Leukotriene). Sie sind dadurch imstande, Impulse an alle zellulären Bausteine der Immunreaktion abzugeben und möglicherweise durch Mediatorfreisetzung Auswirkungen auf den Gesamtorganismus zu nehmen (z. B. Fieber durch IL-1-Freisetzung bei Sonnenbrand). Eine aktive Rolle der Keratinozyten im „Immunorgan Epidermis" liegt wahrscheinlich den meisten entzündlichen Dermatosen zugrunde.

Als unausbleibliche Folge entzündlicher Veränderungen - ungeachtet der

Verschiedenheit der Ursachen – reagiert die Epidermis nach einer kurzen Latenzperiode mit Hyperproliferation (Ziel: Regeneration). Der Proliferationsstimulus bewirkt Zellvermehrung und dadurch Verdickung der Epidermis, schnellere Aufwärtswanderung der Keratinozyten innerhalb der Epidermis und damit überstürzte Differenzierung, die sich in mangelhafter Verhornung und Persistenz von Kernresten (Parakeratose) manifestiert. Klinisches Korrelat: *Abschuppung*. Die parakeratotische Hornschicht ist in Architektur und wahrscheinlich Biochemie gegenüber der normalen Hornschicht gestört und in der Barrierefunktion minderwertig. Folge: vermehrte Durchwanderung von Gewebsflüssigkeit, evtl. *Krustenbildung*. Fällt die auslösende Ursache weg, wandelt sich die Parakeratose innerhalb weniger Tage in Orthohyperkeratose und schließlich in Orthokeratose um.

Die Kettenreaktion von entzündlicher Irritation der epidermopapillären Funktionseinheit, Hyperproliferation, Schuppenbildung, Störung der Barrierefunktion und Exsudation führt zur Störung der Homöostase der Hautoberfläche. Normalerweise ist die Hornschicht durch Transsudation und Schweiß nur mäßig durchfeuchtet; der Schweiß und durch den Abbau von Triglyzeriden entstandene freie Fettsäuren bewirken einen sauren pH (etwa 5,5). Die Trockenheit, niedriger pH und transsudierte physiologische bakterizide Substanzen verhindern die Vermehrung pathologischer Anflugkeime und erlauben lediglich den Bestand einer bodenständigen symbiontischen Keimflora (hauptsächlich apathogene Korynebakterien und Mikrokokken). Exsudation von Serum schafft hier einen dramatischen Wandel: der pH steigt, reichlich Eiweißstoffe werden in die um ein Vielfaches erhöhte Oberfläche der Schuppen imbibiert. Folge: rapider Anstieg der residenten (apathogenen) Keimpopulation und Proliferation pathogener Keime. Mögliche Konsequenzen: Sekundärinfektion oder Irritation durch Bakterientoxine und dadurch Auslösung eines Circulus vitiosus der entzündlichen Vorgänge.

Ein weiterer Reaktionstyp der epidermopapillären Funktionseinheit ist die *Blasenbildung*. Blasen sind flüssigkeitsgefüllte Hohlräume innerhalb der Epidermis (intraepidermale Blasen) oder der dermoepidermalen Junktionszone (junktionale Blasen). Voraussetzung zur Entstehung von Blasen sind:

- Kontinuitätstrennungen (Spaltbildung)
- Influx von Gewebsflüssigkeit (meist entzündlich bedingt)

Kontinuitätstrennung kann die *Folge* von Influx der Gewebsflüssigkeit sein (Beispiel: spongiotisches Bläschen bei Dermatitis). Alternativ können Blasen durch primäre Schäden der interzellulären epidermalen oder junktionalen Kohäsion, Zytolyse der Epidermalzellen oder durch degenerative Prozesse der obersten Dermis mit sekundärem Influx entstehen. Der Influx von Flüssigkeit ist dann ein nichtobligatorisches Begleitphänomen. Beispiele: Friktionsblasen, Pemphigus.

Die papilläre Dermis ist auch Hauptschauplatz der Alterungsvorgänge der Haut. Der bei Geburt hohe Gewebsturgor beruht auf einem hohen Gehalt der bindegewebigen Grundsubstanz an Hyaluronsäure (hohe Viskosität und enormes Speichervermögen für Wasser und Elektrolyte). Der Hyaluronsäuregehalt nimmt sprungartig nach der Geburt und dann während des Lebens weiterhin langsam ab; die Haut des alten Menschen erscheint daher schlaff und neigt zur *Faltenbildung*. Dieser Effekt wird durch ultraviolettbedingte Degeneration der elastischen Fasern verstärkt (solare Elastose). Die Dermis ist schließlich ein *Abraum- und Speicherorgan*. Histiozyten phagozytieren molekulare und kleinkorpuskuläre Abfallstoffe endogener wie exogener Provenienz und speichern diese nahezu unbegrenzt. Beispiele: Hämosiderinablagerungen nach Hautblutungen, posttraumatische oder artifizielle Tätowierungen. Bei systemischen Stoffwechselstörungen, z. B. Lipidosen, erfolgt in den Histiozyten Lipidspeicherung (Xanthome). Andere Stoffwechselkrankheiten bevorzugen die Grundsubstanz der Dermis (Amyloidose, Lipidproteinose), die Kapillarendothelzellen (M. Fabry) oder die dermalen Nerven und Schweißdrüsen (Mukopolysaccharidosen) als Speicher.

Retikuläre Dermis

Diese ist eher reaktionsträge. Abgesehen von der Mitbeteiligung an entzündlichen Prozessen (Granulombildung!) und bei atrophisierenden Vorgängen verschiedener Genese weist sie nur eine charakteristische pathophysiologische Reaktion auf: die *Sklerosierung,* die häufig Ausdruck von Systemkrankheiten ist. Klassisches Beispiel: Sklerodermie; darüber hinaus findet sich Sklerosierung bei einer Reihe kausal sehr verschiedener „pseudosklerodermiformer" Zustände. Es handelt sich um eine Konsistenzzunahme der Haut durch Vermehrung und Vergröberung der Kollagenfaserbündel, wobei jedoch die biochemische Zusammensetzung des fehlerhaften Kollagens der des normalen entspricht. Angeborene Synthese- oder Differenzierungsstörungen der dermalen Kollagen- und elastischen Fasern bedingen eine Reihe charakteristischer Syndrome, die durch mechanische Minderwertigkeit des Bindegewebes der Haut wie auch von inneren Organen gekennzeichnet sind (etwa Ehlers-Danlos-Syndrom, Pseudoxanthoma elasticum, Cutis laxa).

Subkutanes Fettgewebe

Es zeichnet sich durch ein besonders monotones Reaktionsmuster aus: es reagiert auf Noxen sehr verschiedener Art (mechanisch, entzündlich, enzymatisch) mit Untergang von Fettzellen und Freisetzung freier Fettsäuren. Diese bewirken einen starken Entzündungsreiz, der einen Kettenmechanismus von Untergang weiteren Fettgewebes, Lipogranulomatose und schließlich Sklerosierung auslöst. Das klinische Korrelat sind tiefe, entzündliche, meist schmerzhafte Knoten *(Panniculitis).*

Immunologie und Allergologie

(G. Stingl)

Einführung

Im weitesten Sinn umfaßt Immunität alle physiologischen Mechanismen, die es dem Säugetierorganismus gestatten, Substanzen als fremd zu erkennen, sie zu neutralisieren, zu eliminieren oder so zu metabolisieren, daß dem Wirtsorganismus kein Schaden entsteht.

Zur besseren Begriffsbestimmung definieren wir heute die Immunantwort etwas unterschiedlich. Sie ist durch 3 wesentliche Charakteristika gekennzeichnet:

- Fremderkennung
- Spezifität
- Gedächtnis

Die *Erkennungsfunktion* des Immunsystems ist eine *ausschließliche* Eigenschaft von Lymphozyten, d.h. Lymphozyten sind die einzige Zellpopulation, die an ihrer Oberfläche antigenspezifische Erkennungsstrukturen aufweisen (Antigen-Rezeptoren). Nach erfolgter Bindung des Antigens an den zugehörigen Rezeptor kommt es zur Lymphozytenaktivierung und damit zur Immunantwort. Das Repertoire antigener Rezeptoren an Lymphozyten ist derart umfangreich, daß nahezu jedes denkbare Antigen spezifisch erkannt werden kann – sei es nun körpereigen oder fremd.

Wie ist aber nun die wohlbekannte Diskriminierungsfunktion des Immunsystems, d.h. die Unterscheidung von Fremdantigenen und körpereigenen Antigenen (Autoantigenen) mit dieser Aussage vereinbar? Sollte nicht jede Erkennung von Autoantigenen zur Autoaggression und damit zu einer für den Organismus höchst prekären Situation führen? Die Erklärung dieses scheinbaren Widerspruchs besteht anscheinend darin, daß jene Lymphozyten, die zur Antwort auf körpereigene Antigene programmiert sind, nach Kontakt mit dem Autoantigen (wahrscheinlich schon im Fetalleben) unterdrückt bzw. deletiert werden und damit nicht mehr zur *klonalen Expansion* befähigt sind.

Die zweite Kardinaleigenschaft der Immunantwort, die *Spezifität*, ergibt sich in direkter Konsequenz aus dem vorher Gesagten. Da ein einzelner Lymphozyt lediglich Rezeptoren für ein bestimmtes Antigen besitzt, kommt es nach Antigenkontakt zur Aktivierung und klonalen Expansion eben nur dieses betreffenden Lympozyten. Dies bedeutet, daß die Ausbildung einer Immunität gegenüber einer Fremdsubstanz nicht zum Schutz gegenüber einem anderen, nicht verwandten Agens führt.

Unter *Gedächtnis* versteht man die Fähigkeit des Immunsystems, nach erfolgtem Kontakt mit einem bestimmten Antigen, auf dieses Antigen über längere Zeit hinaus in erhöhter Reaktionsbereitschaft zu sein. Diese Information ist in Gedächtniszellen gespeichert. Erneuter Antigenstimulus führt zu einer rasch einsetzenden, massiven Immunantwort.

Der Begriff Gedächtnis sei an folgendem Beispiel erläutert: Injiziert man einem Kaninchen Staphylokokkentoxoid, so werden erst nach mehreren Tagen Antikörper im Serum nachweisbar. Der Antikörperspiegel erreicht in der zweiten bis dritten Woche sein Maximum und fällt schließlich wieder ab. Injiziert man nun diesem Tier nach einem Intervall von mehreren Wochen zum zweitenmal Toxoid, so steigt der Antikörperspiegel bereits nach 2–3 Tagen steil an, weit höher als bei der Primärantwort.

Jene Zellen, die am Zustandekommen einer der drei genannten Kriterien gehorchenden Immunantwort beteiligt sind, werden als Immunzellen bezeichnet. Im Säugetierorganismus sind dies einerseits Lymphozyten und andererseits mononukleäre Phagozyten (Monozyten-Makrophagen).

Mechanismus der Lymphozytenaktivierung

Die Antigenrezeptor-Spezifität jedes einzelnen Lymphozyten erklärt die ungeheure Vielfalt des Lymphozytenrepertoires und ermöglicht es diesem Zelltyp, auf nahezu jedes Antigen spezifisch zu reagieren. Dies gilt sowohl für B-Lymphozyten – die Vorläufer der Antikörper-produzierenden Plasmazellen –, als auch für die unter dem Einfluß des Thymus ausreifenden T-Lymphozyten.

Die Tatsache, daß sich die Rezeptoren für ein Antigen A (d.h. Antikörpermoleküle an der Oberfläche von B-Zellen bzw. Antigenrezeptoren an T-Zellen) in ihrer Aminosäuresequenz von jener für ein Antigen B unterscheiden, führte zur Annahme, daß jeder Antigenrezeptor von einem separaten Gen kodiert wird. Angesichts der oben erwähnten Breite des immunologischen Erkennungsrepertoires würde dies aber bedeuten, daß der überwiegende Teil der Säugetier-DNA ausschließlich zur Kodierung von Antigenrezeptoren an Lymphozyten Verwendung fände – eine doch äußerst unwahrscheinliche Annahme. Die Lösung dieser scheinbaren Diskrepanz besteht darin, daß in der DNA zwar nur eine beschränkte Zahl von Genen für die Antigenrezeptor-Synthese angelegt ist, daß aber in Lymphozyten diese einzelnen Genbezirke durch intrachromosomale Rekombination auf verschiedenartigste Weise „rearrangiert" werden, d.h. jedes rearrangierte Gen kodiert einen bestimmten Antigenrezeptor. Simplifizierend läßt sich also sagen, daß die Zahl der mathematisch möglichen Rekombinationsereignisse letztlich die Breite des immunologischen Repertoires bestimmt.

Aktivierung von T-Lymphozyten

T-Zellen entwickeln sich aus einer dem gesamten hämatopoetischen System gemeinsamen Stammzelle, die ursprünglich aus dem Dottersack stammt, aber schließlich auch andere hämatopoetische Organe wie Leber, Milz und Knochenmark besiedelt. Solche Stammzellen wandern nun in ein peripheres epitheliales Organ, das aus der 3. und 4. Schlundtasche stammt, ein, dem Thymus. Der Kontakt mit Thymusepithel führt einerseits zu massiver Proliferation dieser Prä-T-Zellen, andererseits zur Erlangung der Immunkompetenz, d.h. Rearrangement von Antigenrezeptor-Genen. Ein Teil dieser nun immunkompetenten Thymozyten wandert dann in die peripheren lymphatischen Gewebe aus und wird somit zu peripheren reifen T-Lymphozyten.

Was erkennt der Antigenrezeptor an T-Lymphozyten? Die lapidar-logische Antwort – „das Antigen" – ist jedoch nur teilweise richtig. T-Zellen – im Unterschied zu B-Zellen – erkennen Fremdantigene in Verbindung mit bestimmten körpereigenen Antigenen, den sogenannten HLA-Antigenen. Diese werden von Genen des Haupthistokompatibilitätskomplexes kodiert und lassen sich in 2 Hauptgruppen unterteilen: Klasse-I-Antigene (HLA-A, B, C), die an nahezu allen kernhaltigen Zellen vorhanden sind, und Klasse-II-Antigene (HLA-D), die vorzugsweise an Immunzellen exprimiert sind. Ein Fremdantigen führt also nur dann zur T-Zell-Aktivierung, wenn es der T-Zelle in konjugierter Form (d.h. mit HLA-Antigenen) angeboten bzw. präsentiert wird. Diese Antigenpräsentation ist vor allem eine Funktion von mononukleären Phagozyten (Monozyten-Makrophagen) und bestimmten dendritischen Zellen – in der Haut sind dies die epidermalen Langerhans-Zellen. Diese Zellen nehmen das Antigen auf, verarbeiten es („antigen processing") und präsentieren es in immunologisch relevanter Form (d.h. in Verbindung mit HLA-Antigenen) an die T-Zelle. Die Erkennung dieses Antigenkomplexes (Fremdantigen + HLA-Antigen) ist das wichtigste Signal zur T-Zell-Aktivierung, reicht aber alleine nicht aus. Antigenpräsentierende Zellen produzieren auch noch eine Reihe löslicher Faktoren (z.B. Interleukin-1), die als zusätzliche Aktivierungssignale dienen. Die Folge der T-Zell-Aktivierung durch Antigen ist die klonale Proliferation der Antigen-spezifischen T-Zelle. Sie wird hauptsächlich durch einen löslichen Faktor, das Lymphokin Interleukin-2 (IL-2), unterhalten. IL-2 bindet sich an spezifische Rezeptoren (IL-2-Rezeptoren) und setzt eine Reihe metabolischer Vorgänge in Gang, die letztlich zu DNA-Synthese und Zellteilung führen. Aktivierte, proliferierende T-Zellen können einerseits Regulatorfunktionen, andererseits Effektorfunktionen ausüben. Die Aufgabe von Regulator-T-Zellen besteht darin, die Effektormechanismen der Immunantwort (d.h. B-Zell-Reifung und Antikörpersynthese bzw. T-Zell-Zytotoxizität) zu steuern. Diese Steuerung wirkt sich entweder als Verstärkung (durch Helfer-T-Zellen) oder als Abschwächung (durch Suppressor-T-Zellen) der Immunreaktion aus. Sowohl Helfer- als auch Suppressor-Funktionen der Regulator-T-Zellen werden durch Lymphokine bewerkstelligt, wie beispielsweise Interleukin-2, BCGF (B-Zell-Wachstums-Faktor), Interferon-γ etc. Manche dieser Lymphokine (z.B. Interferon-γ, Interleukin-3, Colony-Stimulating-Factor) beeinflussen auch Wachstum, Differenzierung und Funktion anderer Zellsysteme (Makrophagen, Granulozyten, Mastzellen, Fibroblasten, Hepatozyten), d.h. die Auswirkungen einer Immunreaktion bleiben nicht auf die Zellen des Immunsystems beschränkt, sondern beeinflussen die Homöostase des Gesamtorganismus.

Aktivierung von B-Lymphozyten

Wie die T-Zelle stammt auch die B-Zelle von einer hämatopoetischen Stammzelle ab. Der früheste gut definierte Zelltyp der B-Zellreifung ist die Prä-B-Zelle. Prä-B-Zellen tragen noch keine Antikörpermoleküle an ihrer Membran, weisen aber in ihrem Zytoplasma zumindest die schwere Kette des Antikörpermoleküls auf. Die reife, ruhende B-Zelle ist durch Membrangebundene Immunglobulin(Antikörper)-Moleküle gekennzeichnet. Diese Antikörpermoleküle gehören fast ausschließlich den Immunglobulinklassen M und D an.
Die Aktivierung dieser ruhenden, immunkompetenten (d.h. rearrangierte Ig-Gene) B-Zellen erfordert zumindest zwei Signale:

- Antigen
- Helfer-T-Zellfaktoren (BCGF). Im Unterschied dazu können Faktoren von Suppressor-T-Zellen die B-Zell-Aktivierung unterdrücken.

Ähnlich wie bei der T-Zelle, äußert sich auch die B-Zell-Aktivierung in Proliferation (d.h. Produktion von Gedächtniszellen) und Ausreifung (Umwandlung in Antikörper-produzierende und -sezernierende Plasmazellen). Im Unterschied zu ruhenden B-Zellen weisen aktivierte B-Zellen und Plasmazellen Antikörpermoleküle aller fünf Immunglobulinklassen auf. Diese Umschaltung („switch") einer bestimmten Antigen-spezifischen ruhenden B-Zelle (IgM, IgD) in eine aktivierte B-Zelle (IgG, IgA oder IgE) mit derselben Antigenspezifität kommt wiederum durch intrachromosomale Genrekombination zustande.

Effektorphase der Immunantwort

Die Effektorphase der Immunantwort dient der Ausschaltung (Neutralisation bzw. Eliminierung) des auslösenden Antigens. Die Effektoren der Immunantwort (d.h. aktivierte T-Zellen bzw. Antikörper) können ihre Funktion sowohl direkt, als auch indirekt (Involvierung zusätzlicher Zell- bzw. Mediatorsysteme) ausüben.

Effektorfunktionen von T-Zellen

Vorwiegend jene T-Zellen, die durch ein Fremdantigen (z.B. Virusprotein, Hapten) in Verbindung mit Klasse-I-Antigenen aktiviert wurden, reifen unter dem Einfluß von Helferfaktoren zu zytotoxischen T-Zellen aus. Diese zytotoxischen T-Zellen sind imstande, jene Zielzellen, die das auslösende Antigen (+ Klasse-I-Antigen) tragen, *direkt* – also ohne Mithilfe anderer Zellen oder Faktoren – zu lysieren. Dieser Effektormechanismus spielt eine überragende Rolle in der Abstoßung von Allotransplantaten, in der Abwehr von Virusinfektionen, aber auch in der Ausschaltung Tumorantigen-tragender Zellklone („Immunüberwachungsfunktion"). Ein anderer direkter Effektormechanismus besteht in der Produktion bestimmter Lymphokine (z. B. Lymphotoxin = Tumor necrosis factor B), die möglicherweise für die Schädigung der Epidermis beim allergischen Kontaktekzem mitverantwortlich sind. Die *indirekten* Effektorfunktionen von T-Zellen sind ebenfalls eine Folge ihrer Lymphokinproduktion, seien es nun die Verstärkung der bakteriziden und tumoriziden Eigenschaften von Makrophagen durch Interferon-γ, die Aktivierung von Mastzellen (Mediatorspeicher!) durch Interleukin-3 oder die B-Zell-Aktivierung durch BCGF – um nur einige Beispiele zu nennen.

Effektorfunktionen von B-Lymphozyten

Die Effektormoleküle der B-Zell-Reihe sind die Antikörpermoleküle. Da sie vornehmlich mit der γ-Globulinfraktion des Serums assoziiert sind, werden sie als Immunglobuline bezeichnet. Beim Menschen werden Antikörper 5 verschiedener Immunglobulinklassen unterschieden: IgG, IgM, IgA, IgD und IgE. Trotz wesentlicher Unterschiede zwischen den einzelnen Ig-Klassen (etwa im Molekulargewicht) gibt es doch eine allen Ig gemeinsame Grundstruktur, die durch 2 schwere und 2 leichte symmetrisch angeordnete Polypeptidketten bestimmt wird. Diese Polypeptidketten sind durch Disulfidbrücken untereinander zusammengehalten. Im Elektronenmikroskop stellen sich solche Antikörper als Y-förmige Moleküle dar, wobei die freien Arme des Y als Fab- („fragment antigen binding") Stück und das Restfragment als Fc („fragment crystallizable") bezeichnet werden. Im Fab-Stück lokalisieren sich die variablen Regionen (sowohl auf schwerer als auch auf leichter Kette), die die Antikörperspezifität bestimmen, d. h. die Antigenbindungsstellen darstellen. Im Unterschied dazu bestimmt die Fc-Struktur wichtige biologische Aktivitäten des Antikörpermoleküls, wie beispielsweise die Fähigkeit, sich an Leukozyten zu binden oder auch die Fähigkeit der Komplementbindung (v. a. IgG und IgM). Die letztgenannten biologischen Aktivitäten treten üblicherweise erst nach erfolgter Antigen-Antikörper-Reaktion (Immunkomplexbildung) ein. Dies ist auch durchaus sinnvoll, da ja z. B. die Aktivierung des Komplementsystems durch freien, nicht komplexierten Antikörper verheerende Folgen nach sich zöge.

Das *Komplementsystem* ist ein aus etwa 20 verschiedenen Proteinen bestehendes Effektorsystem, dessen einzelne Komponenten (ähnlich der Blutgerinnung) in einer Kaskade aktiviert werden. Die Aktivierung kann entweder über antigengebundene Antikörper (klassischer Weg) aber auch durch Substanzen wie Endotoxine, Lipopolysaccharide (alternativer Weg) erfolgen. Im Laufe dieser Aktivierung der Komplementkaskade werden Mechanismen in

Gang gesetzt, die letztlich dem Zweck dienen, die auslösende Noxe zu eliminieren bzw. zu neutralisieren: Chemotaxis, Aktivierung des Gerinnungssystems, Immunadhärenz, Freisetzung vasoaktiver Substanzen, osmotische Zytolyse.

Antikörper der Immunglobulinklasse E haben die Eigenschaft, sich in nichtkomplexierter Form mittels ihres Fc-Stückes an Mastzellen und zirkulierende basophile Leukozyten zu binden (Fc-IgE-Rezeptoren). Bindung des entsprechenden Antigens führt zur Vernetzung (cross-linking bzw. bridging) benachbarter IgE-Moleküle und löst die Degranulation von Mastzellen und damit die Freisetzung von Entzündungsmediatoren aus. Bestimmte Formen der Urtikaria und des Angioödems sind klinische Beispiele für diesen Reaktionsmechanismus.

„Allergische Reaktionen"

Die immunologischen Effektormechanismen zielen – wie oben gesagt – auf die Elimination des (exogenen oder endogenen) Antigens ab. Die durch diese Reaktion ausgelösten Begleit- und Folgereaktionen (Aktivierung von Mediatorsystemen, Entzündung, Zelltod etc.) stellen einen integrierenden Bestandteil der als „Krankheit" erlebten Auseinandersetzung dar. In diesem Sinne werden zahlreiche Hautkrankheiten von immunologischen Effektormechanismen zumindest mitgeprägt.

Richten sich immunologische Effektormechanismen gegen primär harmlose Antigene, etwa Milcheiweiß oder Penicillin, resultieren für den Betroffenen unverständliche und scheinbar sinnentleerte „Überempfindlichkeitsreaktionen". Um solche Reaktionen (allerdings noch ohne Kenntnis der immunologischen Grundlage) zu bezeichnen, wurde von Pirquet (1906) der Begriff der „Allergie" eingeführt. Dieser Begriff wurde immer schon und wird auch heute noch häufig unscharf verwendet, nämlich auch für Intoleranzreaktionen, deren immunologische Basis keineswegs erwiesen ist. Die Unterscheidung zwischen (im Sinne der Definition) echten Allergien und „Pseudoallergien" ist auch tatsächlich schwer, da klinisch nicht unterscheidbare Krankheitssymptome sowohl durch immunologische als auch durch nichtimmunologische Mechanismen ausgelöst werden können. Als Beispiele seien hier die allergische und die vasomotorische Rhinitis, das allergische und das nichtallergische Asthma bronchiale, die immunologisch mediierte und nichtimmunologisch mediierte Urtikaria sowie die allergische und die toxische Kontaktdermatitis genannt.

„Allergische" Überempfindlichkeitsreaktionen können sich an verschiedenen Organsystemen und in einer breiten Fülle klinischer Symptome manifestieren. Um diese verwirrende Vielfalt zu ordnen, wurde von Gell und Coombs (1969) eine Arbeitsklassifikation eingeführt, die vier Grundtypen von Überempfindlichkeitsreaktionen unterscheidet und trotz mancher Unzulänglichkeiten bis heute in Gebrauch steht:

Typ I: Anaphylaktische Reaktionen
Diese werden durch IgE-Antikörper (Reagine) vermittelt (s. oben). Durch Typ-I-Reaktionen werden neben dem anaphylaktischen Schock die allergische Rhinitis, das allergische Asthma bronchiale sowie bestimmte Formen von Urtikaria und Angioödem hervorgerufen.

Typ II: Zytotoxische Reaktionen
Zytotoxische Reaktionen sind bei zahlreichen (Autoimmun-)Krankheiten, wie etwa hämolytische Anämie, Hashimoto-Thyreoiditis, Goodpasture-Syndrom u. a., sowie bei der Transfusionsreaktion und bei gewissen Medikamentenüberempfindlichkeitsreaktionen im Spiel. Sie basieren auf der zytotoxischen Fähigkeit des Komplements bzw. bestimmter zytotoxischer Zellen (ADCC) gegenüber Antikörper-beladenen Zielzellen. Möglicherweise durch zytotoxische Reaktionen bedingte Dermatosen sind bullöses Pemphigoid und Herpes gestationis.

Typ III: Immunkomplex-mediierte Reaktionen
Antigen-Antikörperkomplexe lagern sich an bestimmten Stellen, meistens Basalmembranen von Gefäßen, an und führen dort durch Komplementaktivierung zu Entzündung und Gewebszerstörung. Hauptbeispiel dieses Reaktionstyps in der Dermatologie ist die nekrotisierende Vaskulitis.

Typ IV: Überempfindlichkeit vom verzögerten Typ (zellvermittelte Überempfindlichkeit)
Diese Reaktion ist durch lymphozytäre Infiltration (T-Zellen) um die antigentragenden Strukturen gekennzeichnet. Das klassische Beispiel dieses Reaktionstyps ist die Tuberkulinreaktion. Beispiele aus der Dermatologie: allergisches Kontaktekzem, Graft-vs-Host-Reaktion, Transplantatabstoßung.
Von manchen Autoren wird schließlich die granulomatöse Gewebsreaktion als ein 5. Typ immunologischer Überempfindlichkeitsreaktionen betrachtet.

Bemerkung: Dieses Einführungskapitel sollte den Leser lediglich mit den elementaren Bausteinen des Immunsystems und ihren wichtigsten Funktionsleistungen vertraut machen. Wenn auch die gewählte Darstellung aus Platzgründen bewußt simplifizierend war, so darf dies nicht über die enorme Komplexität und Verflechtung der verschiedenen Reaktionsmuster des Immunsystems hinwegtäuschen. Daher bleiben auch Einteilungssysteme der Immunreaktionen (wie beispielsweise das von Gell und Coombs geschaffene) letztlich unbefriedigend – und gerade die immunologisch (mit)verursachten Erkrankungen der Haut machen diese Komplexität deutlich. Die moderne Immunologie läßt uns heute die Pathogenese einer stets wachsenden Zahl von (Haut-)Erkrankungen verstehen. Darüber hinaus verfügen wir bereits über Substanzen (z. B. monoklonale Antikörper, durch DNA-Technologie hergestellte, biologisch hochwirksame Immunmediatoren), die eine gezielte Beeinflussung fehlgesteuerter Immunreaktionen ermöglichen. Der Einsatz solcher Substanzen am Patienten setzt eine profunde Kenntnis des Immunsystems voraus.

Entzündungsreaktionen und ihre Mediatoren

(T. Ruzicka)

Der Entzündungsvorgang in einem Gewebe ist gekennzeichnet durch eine akute, vaskuläre Reaktion mit Vasodilatation, gesteigerter Vasopermeabilität und Ödem, und durch eine chronische, zelluläre Phase mit Infiltration und Aktivierung von Entzündungszellen. Substanzen, die aufgrund ihrer vasoaktiven oder leukozytenaktivierenden Wirkung am Entzündungsvorgang beteiligt sind, werden als *Entzündungsmediatoren* bezeichnet. Ihre große medizinische Bedeutung liegt darin, daß häufig verwendete entzündungshemmende Pharmaka entweder als Rezeptorantagonisten von Mediatoren (z. B. Antihistaminika = H1-Rezeptorantagonisten) oder als Inhibitoren ihrer Biosynthese (z. B. Acetylsalicylsäure, Glukokortikosteroide) wirken. Die rasche Entwicklung der Grundlagenforschung und die Entdeckung neuer Mediatorsubstanzen wie der Leukotriene oder der Zytokine führt zum besseren Verständnis der Pathophysiologie der Entzündungsreaktion und bieten pharmakologische Ansatzpunkte für die Entwicklung neuer, spezifischer Antiphlogistika.

Die für die Dermatologie wichtigsten Mediatorsysteme sind das Histamin, die Eicosanoide (Stoffwechselprodukte der Arachidonsäure) und Produkte der Komplementkaskade.

Histamin

Histamin ist der klassische und am besten untersuchte Entzündungsmediator. Die Substanz wird vor allem in Mastzellen, basophilen Leukozyten und Magenschleimhautzellen gebildet. Sie gilt als der wichtigste Mediator der Entzündung bei allergischen Reaktionen vom Soforttyp. Die Histaminfreisetzung erfolgt als Folge einer Antigen-Antikörper(IgE)-Reaktion an der Zelloberfläche von Mastzellen und Basophilen. Auch nicht-immunologische Mechanismen können eine Histaminfreisetzung bewirken und zu sogenannten anaphylaktoiden Reaktionen, beispielsweise bei der intravenösen Injektion von Röntgenkontrastmitteln, Muskelrelaxantien oder Anästhetika, führen.

Die Histaminwirkung wird von spezifischen H1- und H2-Rezeptoren vermittelt. Die Aktivierung von *H1-Rezeptoren* an der glatten Muskulatur der Bronchien und Blutgefäße sowie an Endothelzellen führt zu den Symptomen der allergischen Soforttypreaktion:

- Bronchospasmus
- Vasodilatation, Blutdruckabfall
- Ödem

Die intrakutane Injektion von Histamin führt über die vasoaktive Wirkung der H1-Rezeptoren zur Ausbildung einer Quaddel (Urtika) mit umgebender Rötung („Reflexerythem") (Abb. 25). Daneben erzeugt Histamin durch die Stimulierung sensorischer Nervenfasern Juckreiz.

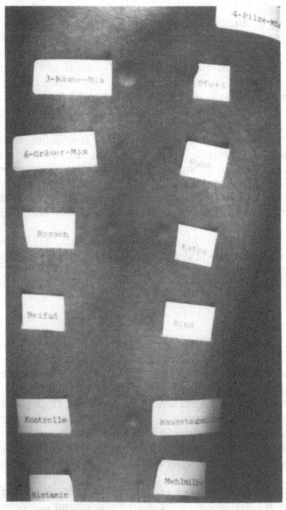

Abb. 25 Pricktest. Hoch positive Reaktion auf 3-Bäume-Mix, positive auf mehrere andere Allergene (Hausstaubmilde u. a. m.)

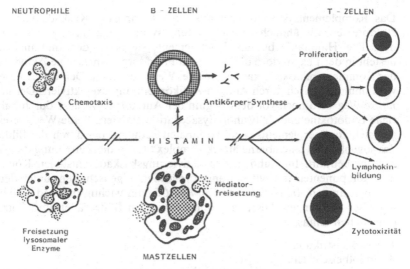

Abb. 26. Immunregulatorische Wirkungen des Histamins. Hemmung der zellulären Immunfunktionen durch die Wirkung des Histamins am H2-Rezeptor

Im Gegensatz zur *proinflammatorischen Wirkung* der H1-Rezeptoren führt die Aktivierung von *H2-Rezeptoren* an der Oberfläche von Leukozyten und Mastzellen zur *Hemmung der zellulären Immunfunktionen* (Abb. 26). Die entzündungshemmende Wirkung des Histamins am H2-Rezeptor dient somit der Modulation der Immunantwort. Daneben wird über H2-Rezeptoren der Magenschleimhaut die Magensekretion angeregt.

In der Dermatologie und Allergologie spielt das Histamin eine wichtige Rolle bei folgenden Erkrankungen und Symptomen:

- Urtikaria
- Juckreiz
- atopisches Ekzem
- Mastozytose
- anaphylaktische (IgE-vermittelte) und anaphylaktoide (pseudoallergische) Reaktionen
- Bronchialasthma, Rhinoconjunctivitis allergica

H1-Rezeptorantagonisten, sogenannte Antihistaminika, gehören neben den Glukokortikosteroiden zu den wichtigsten entzündungshemmenden Medikamenten in der Dermatologie. Sie werden insbesondere zur Behandlung verschiedener Urtikariaformen und zur Juckreizstillung beim atopischen Ekzem eingesetzt.

51

Komplement

Das Komplementsystem besteht aus einer komplexen Kaskade von etwa 20 Proteinen, die ähnlich dem Gerinnungssystem sequentiell aktiviert werden. Die Hauptaufgabe des Komplementsystems in der Immunabwehr besteht in der Phagozytose und Lyse von Fremdorganismen. Die Aktivierung der Komplementkaskade kann über zwei Wege verlaufen. Der *klassische* Weg wird immunologisch durch Antigen-Antikörperkomplexe aktiviert. Der *alternative* Weg wird noch vor dem Beginn der Antikörpersynthese durch bakterielle Endotoxine und Zellwandpolysaccharide aktiviert. Beide Wege vereinigen sich zu einer gemeinsamen, terminalen Sequenz, die durch die Bildung des sogenannten „membrane attack complex" C5-9 die Zerstörung der Zielzelle herbeiführt. Im Rahmen der Aktivierungskaskade entstehen Komplementkomponenten mit entzündungsfördernden Eigenschaften, unter denen die sogenannten *Anaphylatoxine C3a und C5a* am wichtigsten sind. Die biologischen Wirkungen dieser Peptidmediatoren an Blutgefäßen und Entzündungszellen umfassen:

- Vasokonstriktion
- Endothelschwellung
- Steigerung der Vasopermeabilität, Ödem
- Chemotaxis von Neutrophilen, Eosinophilen, Monozyten, Makrophagen (v. a. C5a)
- Mediatorfreisetzung aus Mastzellen und Basophilen (Histamin, Leukotriene u. a.)

Die Komplementaktivierung mit einer Steigerung der Entzündungsreaktion ist für den Wirtsorganismus von essentieller Bedeutung bei der Elimination von pathogenen Organismen. Andererseits kann die komplementinduzierte Entzündung auch krankhafte Bedeutung erlangen und zur Gewebszerstörung bei verschiedenen Erkrankungen führen. Die wichtigsten Zielorgane sind die Nieren (Glomerulonephritis), Gelenke (rheumatoide Arthritis) und die Haut. In der Dermatologie ist das Komplementsystem unter anderem an der Entstehung der Immunkomplexvaskulitis (Vasculitis allergica), des Lupus erythematodes und der Dermatomyositis sowie blasenbildender Dermatosen beteiligt. Bei diesen Erkrankungen können mit der direkten Immunfluoreszenztechnik Komplementspaltprodukte an den Basalmembranen der Haut und der Blutgefäße und im Interzellularraum der Epidermis nachgewiesen werden.

Eicosanoide

Die Stoffwechselprodukte der Arachidonsäure, einer aus 20 Kohlenstoffatomen bestehenden ungesättigten Fettsäure, werden als Eicosanoide bezeichnet. Die Bedeutung der Eicosanoide als Entzündungsmediatoren liegt in ihrer außerordentlichen biologischen Aktivität und der Tatsache, daß Schlüsselenzyme des Arachidonsäurestoffwechsels durch Glukokortikosteroide und nonsteroidale Antiphlogistica gehemmt werden.

Stoffwechsel der Arachidonsäure. Die Arachidonsäure ist ein Bestandteil der Membranphospholipide der meisten Zellen des Organismus. Die Freisetzung der Arachidonsäure erfolgt über die Aktivierung des Enzyms *Phospholipase A2* (Abb. 27). Dieses sogenannte Schrittmacherenzym wird durch Glukokortikosteroide gehemmt; es wird angenommen, daß die Phospholipasehemmung der antiphlogistischen Wirkung der Glukokortikosteroide zugrunde liegt. Die freigesetzte Arachidonsäure wird durch das Enzym *Cyclooxygenase* zu den Prostaglandinen PGE_2, PGD_2 und PGF_{2d} sowie zu Prostacyclin und Thromboxan umgewandelt. Ihre Synthese kann durch die Cyclooxygenasehemmer Acetylsalicylsäure, Indomethazin und andere nichtsteroidale Antiphlogistika unterdrückt werden. Daneben kann die Arachidonsäure durch die *5-* und *12-Lipoxygenasen* metabolisiert werden. Ihre Stoffwechselprodukte sind das 5- und 12-HETE (Abkürzung für Hydroxyeicosatetraensäure) sowie die Leukotriene LTB_4, LTC_4 und LTD_4.

Biologische Wirkungen der Eicosanoide. Die Prostaglandine beeinflussen die glatte Muskulatur der Blutgefäße. Injektion von PGE_2 in die Haut führt zu lang dauerndem Erythem. Daneben ist das PGE_2 in Analogie zum Histamin als Immunregulator an der negativen Rückkoppelung der Immunantwort beteiligt. Diese Wirkung wird durch die Aktivierung von Adenylcyclase mit einem Anstieg des intrazellulären cAMP bedingt. Auch das von den Gefäßendothelien gebildete Prostacyclin wirkt vasodilatierend, seine Hauptwirkung besteht jedoch in der Hemmung der Thrombozytenaggregation und damit der Verhinderung der Thrombusbildung. Im Gegensatz dazu wirkt das von den Thrombozyten selbst gebildete Thromboxan aggregationsfördernd.

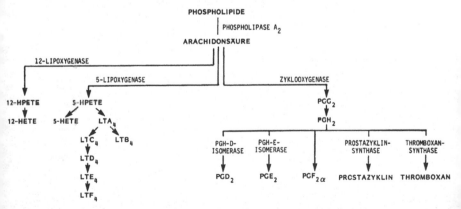

Abb. 27. Die wichtigsten Stoffwechselwege der Arachidonsäure

53

Die Lipoxygenaseprodukte 5- und 12-HETE sowie vor allem das LTB_4 üben eine chemotaktische Wirkung auf neutrophile und eosinophile Granulozyten sowie Makrophagen aus und sind somit an der zellulären Phase der Entzündungsreaktion beteiligt. Die intracutane Injektion von 12-HETE und LTB_4 bewirkt eine Verbreiterung der Epidermis (Akanthose) und ein dichtes entzündliches Infiltrat in der Dermis unter dem Bild einer leukozytoklastischen Vaskulitis. Die epikutane Applikation dieser Mediatoren bewirkt darüberhinaus die Ausbildung von intraepidermalen Neutrophilenansammlungen, die den Munro'schen Mikroabszessen bei der Psoriasis ähneln.

LTC_4 und LTD_4, die früher als slow reacting substance of anaphylaxis (SRS-A) bezeichnet wurden, spielen als Bronchokonstriktoren eine zentrale Rolle beim Bronchialasthma. Sie haben aber auch vasoaktive Wirkungen und führen über eine Steigerung der Gefäßpermeabilität zum Ödem.

Da Glukokortikosteroide, die die Bildung aller Eicosanoide blockieren, die wirksamsten entzündungshemmenden Pharmaka in der Dermatologie darstellen, wird den Arachidonsäuremetaboliten eine große Bedeutung in der Pathophysiologie entzündlicher Dermatosen zugeschrieben. Erhöhte Konzentrationen von 12-HETE und LTB_4 konnten in der Tat u.a. in befallener Haut bei der Psoriasis und dem atopischen Ekzem nachgewiesen werden. Auch bei der Vasculitis allergica scheint die leukozytenaktivierende Wirkung dieser Lipoxygenaseprodukte eine wichtige Rolle zu spielen. Gesicherte Erkenntnisse über die tatsächliche Bedeutung dieser Mediatoren bei entzündlichen Hautkrankheiten werden jedoch erst durch die Entwicklung spezifischer Lipoxygenaseinhibitoren ermöglicht werden, die derzeit noch nicht verfügbar sind.

Genetik und Embryonalentwicklung der Haut

(R. Happle)

Das Studium der genetisch bedingten Hautkrankheiten kann nicht nur zu einem besseren allgemeinen Verständnis der Prinzipien der klinischen Genetik beitragen, sondern darüber hinaus bietet die Haut wie kein anderes Organ auch die Möglichkeit, grundlegende Mechanismen der Embryonalentwicklung erkennbar und verstehbar zu machen.

Anwendung genetischer Grundbegriffe auf Hautkrankheiten

Dominante Genwirkung. Die dominant vererbten Hautleiden bestätigen die allgemeine Regel, daß dominante Gene Strukturproteine betreffen und zu Defekten der Organstruktur führen (Beispiele: Neurofibromatose, tuberöse Sklerose, Basalzellnävus-Syndrom). Die Suche nach einem zugrundeliegenden Enzymdefekt ist aussichtslos. Bei dominanten Erbleiden weist der Phänotyp eine stärkere Variabilität in der Ausprägung auf als bei rezessiven Leiden. Zum Beispiel kann bei Neurofibromatose oder tuberöser Sklerose im Einzelfall die Erkennung eines Genträgers schwierig sein.

Rezessive Genwirkung. Die rezessive Genwirkung äußert sich im allgemeinen im Defekt eines Enzyms. Da die Krankheit im homozygoten Zustand aufgrund dieses Enzymmangels zutagetritt, ist die phänotypische Ausprägung viel konstanter als bei dominanter Genwirkung (Beispiele: Xeroderma pigmentosum, okulokutaner Albinismus).

Polygene Vererbung. Viele Hautkrankheiten mit hereditärem Hintergrund werden nicht durch ein einziges Gen, sondern durch mehrere Gene verursacht (Psoriasis, atopisches Ekzem). Ein polygen vererbtes Merkmal ist auch die Männerglatze (androgenetische Alopezie). Im Gegensatz zur monogenen Vererbung nach Mendel ist das Risiko für die Kinder bei der polygenen Vererbung nicht konstant, sondern nimmt mit der Zahl der bereits betroffenen Familienmitglieder zu.

Pleiotropie. Mit dem Begriff der Pleiotropie bezeichnet man vielfältige und unterschiedliche Auswirkungen eines einzigen Gens auf verschiedene Gewebe und Organe. Zum Beispiel bewirkt der Gendefekt des Basalzellnävus-Syndroms unterschiedliche Veränderungen an der Haut, an den Zahnanlagen, am Skelett und im ZNS (S. 480). Im Grunde haben die meisten Gene eine pleiotrope Wirkung.

Heterogenie. Bei genauerer Untersuchung haben sich viele Phänotypen, die lange Zeit als einheitliches Krankheitsbild gegolten haben, als genetisch heterogen erwiesen (Ehlers-Danlos-Syndrom, Epidermolysis bullosa, Xeroderma pigmentosum, Ichthyosis). Aus genetischer Sicht handelt es sich dabei um verschiedene Entitäten, und deshalb sollte man sie nicht leichthin als „Varianten" bezeichnen.

Die Spuren der Embryogenese

Das Hautorgan entwickelt sich aus dem Ektoderm und dem darunterliegenden Mesoderm. Frühere Ärztegenerationen haben angesichts kongenitaler Fehlbildungssyndrome darüber spekuliert, welche Keimblätter primär betroffen sein mögen. So hat man beispielsweise versucht, ganz und gar heterogene Krankheitsbilder, bei denen Hirn und Haut beteiligt sind, unter dem Begriff „Phakomatosen" (phakos = Linsenfleck) zusammenzufassen. Dieses simplifizierende „Keimblattdenken" hat sich als unfruchtbar erwiesen und ist heute aus der klinischen Genetik weitgehend verschwunden. Auf der anderen Seite

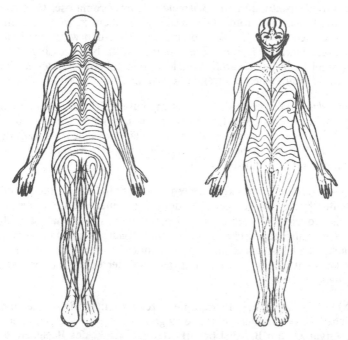

Abb. 28. Blaschko'sche Linien. (Blaschko 1901)

gibt es jedoch die folgenden Hinweise dafür, daß in verschiedenen nävoiden Hautkrankheiten die Spuren der Embryogenese zutage treten.

Die Blaschko-Linien. Es gibt eine Vielzahl nävoider streifenförmiger Dermatosen, und die meisten von ihnen folgen dem Muster der „Blaschko-Linien" (Abb. 28, 29). Im Gegensatz zu den Dermatomen bilden die Blaschko-Linien am Rücken ein Springbrunnenmuster und an den seitlichen Partien des Rumpfes eine S-Figur. Offenbar spiegeln diese Linien das klonale Auswachsen embryonaler Zellpopulationen in antero-lateraler Richtung wider. Durch das Längenwachstum des Embryos und durch seine zunehmende Krümmung werden die kutanen Wachstumsströme so verschoben, daß das bizarre Muster der Blaschko-Linien entsteht. Dermatosen, die den Blaschko-Linien folgen, sind zum Beispiel der epidermale Naevus verrucosus (s. Abb. 29), der Naevus comedonicus (S. 456), der Naevus depigmentosus (S. 447) und die streifenförmige Porokeratosis Mibelli (S. 100).

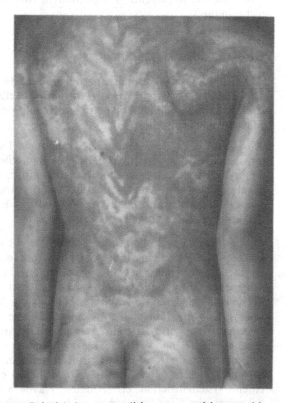

Abb. 29. Blaschko'sche Linien am Beispiel eines generalisierten systemisierten epidermalen Nävus

Die Dermatome. Die Dermatome entsprechen den Zonen der radikulären Innervation. Da diese Zonen nicht die bizarre Verschiebung der Blaschko-Linien aufweisen, muß man annehmen, daß die Innervation der Haut zu einem späteren Zeitpunkt erfolgt, nachdem das Muster der Blaschko-Linien bereits entstanden ist. Eine Dermatose, die sich in den Dermatomen manifestiert, ist der Herpes zoster (S. 225).

Überzählige Mamillen. In der vierten Embryonalwoche entsteht die Milchleiste, die von der Achsel zur Leistenregion verläuft und beim Menschen anschließend rasch wieder verschwindet. Häufig bleiben überzählige Mamillen im Verlauf der ehemaligen Milchleiste zurück, und zwar sowohl bei Frauen wie bei Männern.

„Geteilter Nävus". Der geteilte Nävuszellnävus sitzt an einander gegenüberliegenden Arealen am Ober- und Unterlid. Er spiegelt das Faktum wider, daß die Augenlider in der 9. Embryonalwoche fusionieren, um sich erst in der 20. Woche wieder vollständig voneinander zu lösen. Hieraus kann man schließen, daß der geteilte Nävuszellnävus vor der 20. Embryonalwoche angelegt sein muß.

Kutane Mosaikphänomene

Als Mosaik bezeichnet man ein Individuum, dessen Zellen genetisch unterschiedlich sind, obwohl sie aus ein und derselben Zygote hervorgegangen sind. Kutane Mosaikphänotypen können aufgrund verschiedener genetischer Mechanismen entstehen.

Nävi als Spuren einer somatischen Mutation. Die einfachste Erklärung für einen streifenförmigen Nävus ist eine somatische Mutation. Je früher in der Embryogenese die somatische Mutation auftritt, desto ausgedehnter wird die Haut befallen sein. Umgekehrt muß z. B. bei einem kleinen streifenförmigen Naevus sebaceus die somatische Mutation zu einem späteren Zeitpunkt in der Embryogenese aufgetreten sein.

Halbchromatidenmutation in der Gamete. Wenn eine Mutation in einer Gamete nur auf einem Strang der DNS vorhanden ist, dann entsteht in der Zygote durch semikonservative Replikation ein Chromosom mit zwei verschiedenen Chromatiden, die in die beiden Tochterzellen wandern. Auf diese Weise entsteht schon im Zweizellenstadium ein Mosaik.
Dieses Konzept läßt sich anwenden auf alle sporadisch vorkommenden systematisierten und generalisierten nävoiden Anomalien, wobei auch an die kutane Manifestation letaler Gene zu denken ist. Da bei dieser Form des Mosaiks auch die Keimbahn betroffen sein kann, läßt sich hiermit auch die folgende, mehrfach beobachtete Konstellation erklären: Eine Patientin mit einem systematisierten epidermalen Nävus vom epidermolytischen Typ bekommt ein Kind mit einer epidermolytischen Ichthyosis (S. 326). Das bedeutet, daß die Mutation vererbt werden kann, wobei es jedoch unmöglich

ist, daß sich die Krankheit in der folgenden Generation in Form eines generalisierten Nävus manifestiert, da beim Kind alle Körperzellen vom Gendefekt betroffen sind.

Kutane Manifestation letaler Gene. Es gibt einige Fehlbildungssyndrome, die nicht familiär, sondern grundsätzlich sporadisch auftreten und die durch nävoide Hautveränderungen in einer mosaikartigen Verteilung gekennzeichnet sind. Beispiele sind das Schimmelpenning-Feuerstein-Mims-Syndrom (Naevus sebaceus kombiniert mit Defekten des ZNS und des Auges) und das McCune-Albright-Syndrom (fibröse Knochendysplasie, Endokrinopathie und streifenförmige Hyperpigmentierungen). Da diese Syndrome niemals vererbt werden und da auch niemals Fälle beobachtet worden sind, in denen die gesamte Haut von der Veränderung diffus betroffen ist, bietet sich folgende Erklärung an: Die Krankheit wird verursacht durch eine Mutation, die dem Organismus nur dann die Lebensfähigkeit erlaubt, wenn sie im Mosaikverband zusammen mit einer normalen Zellpopulation auftritt. Das Mosaik kann entweder aus einer frühen, somatischen Mutation oder aus einer Halbchromatidenmutation in einer Gamete entstehen. Ein solches Letalgen kann grundsätzlich nicht weiter vererbt werden, da alle Zellen eines betroffenen Embryos die Mutation tragen.

Dieses ätiologische Konzept, das aus der klinischen Dermatologie entwickelt worden ist, hat wahrscheinlich allgemeinere Bedeutung für die Erklärung sporadischer Fehlbildungssyndrome.

Funktionelles X-chromosomales Mosaik. Bei der X-chromosomalen Vererbung wird der Unterschied zwischen den Begriffen „dominant" und „rezessiv" durch den *Lyon-Effekt* verwischt: In jeder weiblichen Säugetierzelle ist nur eines der beiden X-Chromosomen aktiv, während das andere inaktiviert wird und das Sexchromatin bildet. Hieraus resultiert ein funktionelles X-chromosomales Mosaik, und auf diese Weise können sich X-gekoppelte Gendefekte bei heterozygoten Frauen in einem Mosaikmuster an der Haut manifestieren. Zum Beispiel kann man die X-chromosomal „rezessive" hypohidrotische ektodermale Dysplasie (S. 321) als Mosaikphänotyp auch bei Konduktorinnen beobachten. Bei verschiedenen Gendefekten, die X-chromosomal dominant mit Letalwirkung für männliche Embryonen vererbt werden, manifestiert sich das funktionelle X-chromosomale Mosaik in einem Streifenmuster, das den Blaschko-Linien folgt. Beispiele sind die Incontinentia pigmenti (S. 442) und die X-chromosomal dominante Ichthyosis als kutanes Kennzeichen einer seltenen Knochenkrankheit (X-chromosomal dominante Chondrodysplasia punctata).

Eine für die Genetik bedeutsame Ausnahme stellt die X-chromosomal rezessive Ichthyosis (S. 324) dar. Diese Mutation unterliegt nicht dem Lyon-Effekt, da der entsprechende Bereich des X-Chromosoms nicht an der X-Inaktivierung teilnimmt. Konduktorinnen sind daher vollkommen frei von Hauterscheinungen.

Dermatologischer Untersuchungsgang

Allgemeines. Die dermatologische Diagnosestellung beruht auf dem Vergleich der Symptomatik des Patienten mit derjenigen einiger hundert dermatologischer Syndrome und der Auswahl des oder der Zustandsbilder, die dem gegebenen Fall am nächsten kommen. Die zur Anwendung gelangenden Kriterien sind überwiegend *morphologischer Natur,* da die klinische Dermatologie diagnostisch primär eine optisch-morphologisch ausgerichtete Disziplin ist. Aus diesen simplen Grundsätzlichkeiten ergeben sich 2 praktisch wichtige Konsequenzen:

- Die Anamnese spielt im Untersuchungsgang eine vergleichsweise bescheidene Rolle, es kommt ihr aber *nach* der Untersuchung und Festlegung einer vorläufigen Diagnose eine wesentliche Bedeutung bei der Verifikation dieser Diagnose zu (*gezielte* Anamnese).
- Die Fülle der morphologischen Kriterien erfordert einen wohlgeordneten und vollständigen Untersuchungsablauf, der nicht durch diagnostische „Abschneider" amputiert werden darf. *Blickdiagnosen* wirken souverän, sind aber nicht selten falsch und führen zu habitueller Unschärfe der Beobachtung (typischer Ausspruch: „Das schaut mich an wie ein Lichen ruber").

Anamnese

Die Anamnese dient der Bestimmung der ungefähren Dauer der vorliegenden Dermatose, Rezidivhäufigkeit, möglicher Beteiligung anderer Organsysteme und subjektiver Symptomatik. Sie dient also mehr zur Erhebung der *Ausprägung* des betreffenden Falles und weniger der Diagnosestellung selbst. Natürlich gibt es wesentliche Ausnahmen: etwa die Erhebung kausal bedeutsamer Ereignisse *vor* Auftreten der aktuellen Dermatose wie beispielsweise Herpes simplex als Auslöser eines Erythema multiforme, Hantieren mit rohem Fleisch vor Auftreten einer Erysipeloids, Einnahme von Drogen vor Auftreten eines Exanthems etc. Wichtig sind ferner die Familien- und Umgebungsanamnese (Infektionskrankheiten, Erbkrankheiten). Prinzipiell gilt: Anamnese erst *nach* klinischer Untersuchung.

Klinische Untersuchung

Diese soll die *gesamte* Haut umfassen (Patienten sehen dies häufig nicht ein).

Der erste Blick gilt einer *Übersichts-Bestandsaufnahme:* Zahl der Läsionen (eine einzige, wenige oder zahlreiche?). Sind es mehrere Läsionen, erhebt sich als nächstes die Frage, ob diese an einer bestimmten Körperstelle *lokalisiert* sind oder ob es sich um disseminierte (generalisierte oder universelle) *exanthematische* (Exanthem = Ausschlag) Läsionen handelt. Ferner muß festgestellt werden, ob die Dissemination *regellos* ist oder ob gewisse *Prädilektionsstellen* bevorzugt befallen werden.

Der nächste Schritt umfaßt die *Bestimmung der Einzeleffloreszenzen.* Folgende Fragen müssen sukzessive geklärt werden:

- *Art* der Primärläsion (Fleck, Papel, Vesikel etc.);
- *Farbe: Farbqualität* (weiß, braun, schwarz, rot, blau), *Homogenität* (homogen, fleckig);
- *Konsistenz* (weich, teigig, derb, hart);
- *Oberfläche* (glatt, rauh, papillär, vegetierend, glänzend, matt);
- *Begrenzung* (scharf, unscharf),
- *Außenkontur* (regelmäßig, unregelmäßig),
- *allgemeine Form* (rund, linear, retikulär, zosteriform etc.);
- *Verhältnis der Einzelläsionen zueinander* (regellos verteilt, gruppiert, diskret = einzelstehend, konfluierend, agminiert = übereinandergetürmt).

Ein wesentlicher weiterer Schritt ist die Untersuchung der *Hautanhangsgebilde* (Haare, Nägel), der *hautnahen Schleimhäute* sowie der *Lymphknoten.*

Simple Manipulationen im Rahmen der klinischen Untersuchung

Abgesehen von der optischen Beurteilung und der Konsistenzprüfung durch Palpation gibt es eine Reihe eher einfacher, häufig jedoch sehr wichtiger Untersuchungstechniken. Diese umfassen etwa die Bestimmung der *Art der Schuppung* (fein- oder groblamellös, locker- oder festhaftend), die Bestimmung der *Wegdrückbarkeit eines Erythems* mit Hilfe der *Glasspatel* (Erytheme lassen sich wegdrücken, Purpura hingegen nicht), Prüfung der *Ausziehbarkeit von Haaren* im Randbereich von Alopecia-areata-Herden (zur Bestimmung der Progredienz), Bestimmung der *Adhärenz* von dermalen oder subkutanen Knoten an der Haut oder den Faszien; *Diaskopie* (Glasspateldruck) bei Verdacht auf Lupus vulgaris (zur Bestimmung der apfelgeleeartigen Eigenfarbe des tuberkulösen Infiltrats) und ferner das sog. *Nikolski-Zeichen* (Abb. 30) bei bullösen Dermatosen: Man versucht mit zartem Fingerdruck, die Epidermis tangential zu verschieben; dies ist nur bei Schädigungen der Kohärenz verschiedener Ursache (Pemphigus, Epidermolysis bullosa etc., Tabelle 3) möglich. Schließlich kann man durch einen harten Gegenstand (Holzspatel) am Rücken des Patienten den sog. *Dermographismus* auslösen, der bei Urtikaria

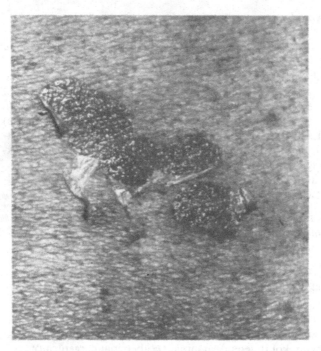

Abb. 30. Nikolski-Zeichen. Auf einer scheinbar gesunden Haut läßt sich durch tangentialen Fingerdruck die Epidermis fetzig abschieben

Tabelle 3. Dermatosen mit positivem Nikolskizeichen

Verbrühung, Verätzung
Nekrotische Epidermis
TEN
Epidermolysis bullosa hereditaria dystrophica
Pemphigusgruppe
Epidermolysis bullosa acquisita
SSSS

gewöhnlich intensiver ausfällt und bei Atopikern die abnorme Form des sog. *weißen* Dermographismus annimmt.

Etwas komplexere Untersuchungstechniken bedürfen *apparativer Hilfsmittel.* Der einfachste Fall ist die Betrachtung von Läsionen durch eine *Handlupe* bzw. – wenn höhere Auflösung erforderlich ist – mit einem *Auflichtmikroskop;* mit letzterem können insbesondere pigmentierte Läsionen fraglicher Malignität mit höherer Trefferquote diagnostiziert werden. Wichtig sind ferner eine Reihe von mikroskopischen *Erregernachweisen,* die entweder als *Nativpräparat* (Pilzbefund, Milbennachweis) oder als *Ausstrichpräparat* (etwa

Staphylokokkennachweis in einer Impetigoblase) durchgeführt werden. Eine wesentliche Untersuchungstechnik ist die sog. *exfoliative Zytologie,* bei der Ausstrichpräparate entweder von der Hautoberfläche (Nachweis parakeratotischer Zellen oder von Melanin in den Hornzellen) oder, bei bullösen Dermatosen, vom Blasengrund durchgeführt werden (*Tzanck-Test,* differentialdiagnostische Schnellmethode zur Unterscheidung von Pemphigus und Pemphigoid oder zwischen toxischer epidermaler Nekrolyse und dem Staphylococcal-scalded-skin-Syndrom). Eine besondere Rolle spielt die exfoliative Zytologie bei der Diagnostik von Virusbläschen (Virusakantholyse und Virusriesenzellen bei Herpes simplex und Zoster; Abb. 31).

Beim *Trichogramm* wird mit einer Pinzette ein kleines Büschel Haare *ausgerissen* (!) und im Mikroskop das Verhältnis von Anagen- zu Telogenhaaren ermittelt.

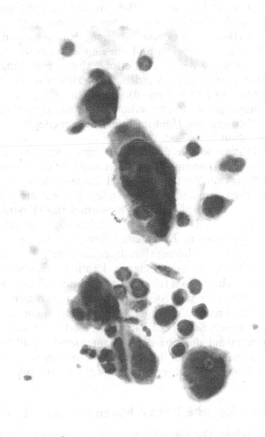

Abb. 31. Tzanck-Test aus einem Herpes-simplex-Bläschen. Neben mehreren akantholytischen Epidermalzellen typische Virusriesenzellen. Giemsa, Vergr. 100:1

Untersuchung mit dem Wood-Licht, einer langwelligen UV-Lichtquelle („Black-light"), die einerseits bei gewissen Infektionskrankheiten (Mikrosporie, Erythrasma) eine spezifische keimbedingte Fluoreszenz aufzeigt, andererseits hypo- und depigmentierte Hautareale mit besonderer Klarheit zutage treten läßt (Eschenlaubflecke bei M. Pringle!).

Photobiologische Testmethoden umfassen die Bestimmung der *Erythemschwellendosis* und der *Erythempersistenz* bei UV-A- und UV-B-Licht, die Bestimmung der *Phototoxizitätsschwellendosis* (bei Photochemotherapie) und den *Photopatchtest* (photoallergisches Kontaktekzem).

Invasive Untersuchungstechnik

Die **Hautbiopsie** wird bei diagnostischer Unklarheit in Lokalanästhesie unter sterilen Kautelen durchgeführt; sie kann als *Hautstanze* (nach dem Prinzip einer runden Teigstanze wird durch Drehen ein zwischen 3 und 5 mm messender Hautzylinder durch sämtliche Hautschichten bis in die Subkutis ausgeschnitten, angehoben und mit einer Schere im Fettgewebe abgeschnitten; die Schließung der Wunde erfolgt durch eine Einzelnaht) oder als *ovaläre Exzision* durchgeführt werden. Vorzuziehen ist die etwas aufwendigere letztere (bessere Beurteilbarkeit). Die richtige Auswahl der Biopsiestelle ist für die histologische Interpretation von besonderer Bedeutung; stets soll auch ein Stück gesunde Haut im Präparat sein (Beurteilung der Grenze ist besonders wichtig!).

Die **Histopathologie** der Haut ist eine komplexe, aber sehr aussagekräftige Untersuchungstechnik, deren Kenntnis für den Dermatologen eine unerläßliche Basis zum Verständnis der Hautkrankheiten darstellt.

Eine Routinemaßnahme bei vielen Dermatosen ist die **Immunfluoreszenz.** Diese wird an unfixiertem Biopsiematerial (Kryostatschnitte) durchgeführt und hat den Zweck, die bei vielen Dermatosen typische Bindung von Immunglobulinen, Komplementkomponenten und Fibrinogen an gewisse anatomische Strukturen (Basalmembranzone, Interzellularraum, Gefäße etc.) mit Hilfe fluoreszeinmarkierter, käuflich erwerbbarer entsprechender Antikörper nachzuweisen (*direkte* Immunfluoreszenz). Der Nachweis zirkulierender Antikörper mit Affinität für Hautstrukturen wird mit der *indirekten* Immunfluoreszenz durchgeführt (Inkubation von Kryostatschnitten gesunder Haut mit dem Serum des Patienten; hierbei gebundene Immunglobuline werden dann auf dieselbe Art mit markierten Antikörpern sichtbar gemacht). Eine Sonderform der indirekten Immunfluoreszenz ist die Bestimmung *antinukleärer Antikörper* (erfolgt an Rattenlebern oder Zellkulturen – Hep-Zellen).

Allergologische Testmethoden (N. Czarnecki, G. Klein)

Allgemeines. Die Grundlage jeder allergologischen Diagnostik ist eine ausführliche Anamnese; sie dient nicht nur als Richtlinie zur Auswahl der zu testenden Allergengruppen, sondern auch als obligatorisches Instrument zur

Interpretation der erhobenen Testbefunde. Jeder positive Testbefund muß durch die Anamnese auf seine *Krankheitsrelevanz* überprüft und das Resultat mit dem Patienten eingehend diskutiert werden. Das ärztliche Gespräch spielt daher bei der allergologischen Testung eine wesentliche Rolle und kann nicht durch Einsenden von Blutproben an Labors ersetzt werden (was leider nicht selten der Fall ist).

Grundsätzlich unterscheidet man zwischen klinischen Tests (Hauttests) und in-vitro-Tests. Die praktisch wichtigsten allergologischen Testmethoden sind auch heute noch Hauttests; sie erlauben die gleichzeitige Testung einer großen Anzahl von Allergenen, liefern rasche Resultate und sind kostengünstig. Von den in-vitro-Tests haben manche schon Eingang in die diagnostische Routine gefunden (Radioimmunoassays), sind aber für Screening-Untersuchungen zu teuer. Andere (z. B. Basophilendegranulationstest) sind technisch aufwendig und zeitraubend, ohne den Vorteil höherer Spezifität. Hauttests tragen bei vermuteten Typ I-Reaktionen allerdings das Risiko systemischer Nebenwirkungen (in seltenen Extremfällen anaphylaktischer Schock).

▶ **Merke:** Allergologische Testungen ohne Notfalleinrichtungen sind ein schwerer Kunstfehler!

Testmethoden zur Erfassung von Typ I-Reaktionen

Indikationen: Rhinitis allergica (Heuschnupfen, Pollinose), Conjunctivitis allergica, allergisches (exogenes) Asthma bronchiale, Insektengiftallergien, bestimmte Formen der Urtikaria, Nahrungsmittelallergien.

Pricktest

Die Testung erfolgt mit industriell hergestellten Extrakten (Pollen, Hausstaubmilbe, Schimmelpilze, Tierhaare, Nahrungsmittel, Insektengifte etc.; Abb. 32); wenn für ein vermutetes Allergen kein kommerziell erhältlicher

PRICKSTANDARD

	SAISONAL			PERENNIAL	
Pollen	3 - Baume [1]		Epithelien	Pferd	
	6 - Graser [2]			Hund	
	Roggen			Katze	
	Beifuß			Rind	
	Schimmelpilz-Mix [3]			Hausstaubmilbe	
	Kontrolle			Mehlmilbe	
	Histamin				

Abb. 32. Beispiel für eine als „Routineserie" eingesetzte Auswahl häufiger inhalatorischer Allergene für den Pricktest (Befundblatt). 1) Birke, Erle, Haselnuß; 2) Wiesenhafer, Knäuelgras, Schwingel, Wiesenlieschgras, Wiesenrispengras, Raygras; 3) Alternaria tenuis, Aspergillus fumigatus, Cladosporium herbarum, Penicillium expansum

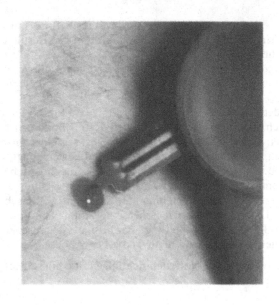

Extrakt zur Verfügung steht, können selbstverfertigte Präparationen getestet werden.

Technik (Abb. 33). Ein Tropfen der Testlösung wird auf die Haut des Unterarms (des Rückens) aufgebracht, und diese durch den Tropfen sodann mit einer Lanzette geritzt (= Epitheldefekt; etwa 3 μl, also nur geringste Allergenmengen gelangen in die Dermis!)

Ablesung des Tests (vgl. Abb. 25): nach 20 Minuten. Die Auswertung geschieht in Beziehung zur individuellen Hautreagibilität, die durch eine Negativkontrolle („Null-Quaddel", Testlösung ohne Antigen) und eine Positivkontrolle („Maximalquaddel", Histaminlösung 1:1000–1:10000) bestimmt wird. Eine Quantifizierung erfolgt durch Beurteilung der Quaddelfläche. Konventionsgemäß gelten Reaktionen dann als signifikant, wenn die Quaddel gleich oder größer ist als die der Histaminkontrolle. Pricktests sind zur Diagnostik bei allergischer Rhinitis und allergischem Asthma bronchiale meist ausreichend.

Intrakutantest

0,02 bis 0,1 ml des Testextraktes wird streng intradermal injiziert. Ablesung nach 20 Minuten (Maximum der Typ I-Reaktion) sowie nach 4–8 Stunden zur Erfassung etwaiger Spätreaktionen (Leukotrien-mediiert/Reaktionen vom Typ III). Der Intrakutantest ergibt stärkere Reaktionen als der Pricktest, darf also erst bei dessen negativem Ausfall durchgeführt werden. Es werden dabei geringere Allergenmengen appliziert, die allerdings zur Gänze in den Körper gelangen.

Hauttitration

Diese wird bei hochempfindlichen Patienten (z. B. Penicillin- und Insektengiftallergie) angewandt; das Allergen wird in Verdünnungsreihen getestet,
beginnend mit 1:10000, dann 1:1000, 1:100 etc. (zuerst Prick-, dann Intraku-
tan-Test). Der Test gilt als positiv, wenn zwei aufeinanderfolgende Verdün-
nungen eine Reaktion mit zunehmender Stärke auslösen.

Reibetest

Testmaterial wird 2 Minuten in die Unterarmhaut eingerieben, nach
20 Minuten positive Reaktion: juckende, follikuläre Quaddeln und Erythem
(s. Abb. 11). Allergene gelangen durch Hautanhangsgebilde in die Dermis!
Gelingt nur bei hochgradig sensibilisierten Patienten (10000 × weniger sensi-
tiv als Intrakutantest).

Provokationstest

Das (meist inhalatorische) Allergen wird direkt an die Schleimhaut appliziert; der aussagekräftigste Test, jedoch höherer Prozentsatz an Zwischenfäl-
len. Applikation erfolgt:

- konjunktival (Rötung, Jucken, Schwellung)
- nasal (Juckreiz, Niesen, Rhinitis; Messung von Temperatur und Atemwi-
  derstand mittels Rhinomanometrie)
- pulmonal (Atemvolumenbestimmung)
- oral (am besten doppelblind!) (zur Abklärung von Nahrungsmittelallergien). Bei positivem Ausfall kommt es hauptsächlich zu gastrointestinalen
  (Diarrhöen, Übelkeit, Erbrechen etc.), aber nicht selten auch zu Symptomen anderer Organe (etwa Rhinitis, Bronchospasmus, etc.). Die Interpretation ist daher schwierig und erfordert Erfahrung.

► **Merke:** Alle klinischen Tests sind nur sinnvoll, wenn der Patient nicht unter
Antihistaminica oder Kortikosteroiden steht.

In-vitro-Methoden

- Bestimmung des Gesamt-IgE im Serum. Dazu stehen heute eine Reihe
  von *RIA*-Tests (Radioimmunoassays) sowie auch einige *ELISA*-Tests
  (Enzyme linked immuno sorbent assay) zur Verfügung.
- Bestimmung der allergenspezifischen IgE.
  Im Serum: mittels seit langem etablierten Radioimmunoassays (z. B.
  RAST = Radioallergo-Sorbent-Test). Auch allergenspezifische ELISAs
  sind bereits in Verwendung.
  An basophile Granulozyten gebundene spezifische IgE-Antikörper können
  mit dem *Basophilen-Degranulationstest* und dem *Histaminrelease-Test*
  nachgewiesen werden. Beide Methoden sind technisch aufwendig und
  werden daher meist nur in der Beantwortung gezielter Fragestellungen
  eingesetzt.

Vorteil: keine Beeinflussung durch Antihistaminica, geringe Beeinflussung durch Kortikosteroide.

Ergänzung: Hyposensibilisierung.

Oberstes Gebot der Therapie von Typ I-vermittelten allergischen Erkrankungen ist die *Expositionsprophylaxe;* Medikamente (Kortikosteroide, Antihistaminica etc.) wirken immer nur symptomatisch. Eine *allergenspezifische Immuntherapie* (Hyposensibilisierungsbehandlung) soll dann erfolgen, wenn das auslösende Allergen nicht sicher oder nicht ausreichend gemieden werden kann. Sie stellt eine zwar nicht streng kausale, aber doch ursächliche Therapieform dar.

Indikationen. Rhinitis allergica, allergisches Asthma bronchiale, Insektengiftallergie. Atopische Dermatitis und Urtikaria sind *keine* Indikationen (wirkungslos!).

Wirkungsmechanismus. Unklar (wahrscheinlich Induktion blockierender IgE-Antikörper und/oder antiidiotypischer Antikörper). Spezifische IgE-Antikörper werden bei Beginn der Behandlung vermehrt, später jedoch weniger produziert.

Prinzip. Zufuhr *krankheitsrelevanter* Allergene in steigender Dosierung.
- per os (= orale Hyposensibilisierung): nur im Kindesalter wirksam, später ändern sich die Resorptionsverhältnisse im Darm;
- parenteral durch streng subkutane Injektionen in den Oberarm (Cave: i.v.- oder i.m.-Injektionen können anaphylaktischen Schock auslösen!). Die Therapielösung wird aufgrund der Testergebnisse vom testenden Arzt rezeptiert. Wegen der deutlich geringeren Nebenwirkungsrate werden heute vorwiegend *Semidepotpräparate* verwendet (Injektionsintervall anfangs 7–14-tägig, später monatlich). In bestimmten Situationen sind jedoch auch wäßrige Extrakte nützlich (Injektionsintervall 2× wöchentlich bis zum Erreichen der Höchstdosis, dann 1× wöchentlich, schließlich 14-tägig und monatlich).

Richtlinien
- maximal 4 Allergene (am besten nur eines) in eine Lösung
- niemals Pollen mit anderen Allergenen mischen
- Hyposensibilisierung mit Tierhaar und Schimmelpilzextrakten nur in strenger Indikationsstellung.

Hyposensibilisierungsmodus
- Milben, Insektengift: ganzjährig = saisonal.
- Pollen:
  - kosaisonal: Beginn der Behandlung nach der Blütezeit des betreffenden Allergens, Steigerung auf die individuelle Höchstdosis, Reduzierung der Höchstdosis auf ⅕ während der nächsten Blüteperiode, anschließend wieder Steigerung auf Höchstdosis und so fort. Diese Behandlungsform zeigt noch besseren Erfolg als

- präsaisonal: Beginn im Herbst, Abbrechen bei Beginn des Pollenfluges, Wiedereinsetzen nach der Blütezeit.

Hyposensibilisierungsdauer
- mindestens 3 Jahre.

Kontraindikationen
- Autoimmunerkrankungen, Herzinsuffizienz, Gravidität (relativ).

Testmethoden zur Erfassung von Typ IV-Reaktionen (Kontaktallergie)

Epikutan-Testung (Läppchen-Test, Patch-Test)

Die zu prüfende Testsubstanz wird in geeigneter Verdünnung auf vorgefertigte käufliche Testpflaster aufgebracht. Diese Testpflaster werden dann auf die *erscheinungsfreie* Rückenhaut der Testperson aufgeklebt (Cave: Konzentration der Testsubstanz muß so gewählt sein, daß sie auf der Haut *nicht*sensibilisierter Testpersonen nicht zur Irritation führt). Die Applikationsdauer der Testpflaster beträgt 48 Stunden. Die Ablesung der Reaktion erfolgt 30 Minuten nach Abnahme der Testpflaster und 24 Stunden später (in Zweifelsfällen ist auch eine Ablesung zu einem späteren Zeitpunkt erforderlich).

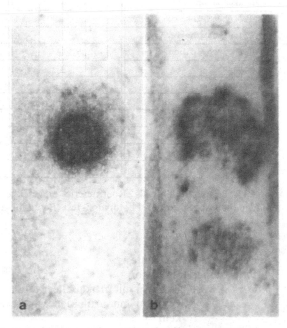

Abb. 34a, b. Epikutantest. Toxische Reaktion **(a)** und allergische Reaktion **(b)**

69

Substanz	Kontrolle						UV-A				
	48	72	96				24	48	72	96	
1 Bromsalicylanilid											
2 Bromsalicylchloranilid											
3 Buclosamid											
4 Fentichlor											
5 Hexachlorophen											
6 Bithionol											
7 Triclosan											
8 Sulfanilamid											
9 Chlorpromazin											
10 Promethazin											
11 Carprofen											
12 Chinidinsulfat											
13 Ambrette Moschus											
14 Moschus Mix											
15 6-Methylcumarin											
16 Paraaminobenzoesäure											
17 2-Hydroxy-4-methoxy-benzophenon											
18 3-(4-Methylbenzy-liden)-campher											
19 4-Isopropyldibenzoyl-methan											
20 Zyklamat											
21 Saccharin											
22 Holzteer											
23 Kolophonium											
24 Perubalsam											
25 Kompositen-Mix											

Abb. 35. Beispiel für eine als „Routineserie" eingesetzte Auswahl von lichtsensibilisierenden Substanzen für den Photopatch-Test (Befundblatt)

Bewertung des Epikutantests:
negativ: keinerlei Reaktion
positiv: + Erythem mit urtikarieller Note
       + + Erythem mit urtikarieller Note und einzelnen Papulovesikeln
       + + + Erythem, Papeln und zahlreiche Bläschen

Bei allergischen Reaktionen nimmt die Stärke von der 48. bis zur 72. Stunde nach Aufbringen der Testpflaster zu (*Crescendo*-Typ) und neigt zur Streuung in die unmittelbare Umgebung der Kontaktstelle (Abb. 34a). Im Gegensatz dazu ist eine *toxische* Reaktion (gilt nicht als positiv, da durch Toxizität der Testsubstanz hervorgerufen) streng auf den Kontaktbereich beschränkt und nimmt von der 48. bis zur 72. Stunde ab (Abb. 34b) (*Decrescendo*-Typ; Brennen, Erythem, Blasenbildung, im Extrem Nekrose). Ebenso nicht als positiv gilt die *Seifenreaktion:* Quellung der Haut bei Testung von Seifen, Waschmitteln etc.: kein Juckreiz, kein Brennen, Haut im Bereich des Testareals hellrot und gequollen; Decrescendoreaktion.

Die Epikutan-Testung erfolgt in der Regel mittels

- sogenannten Standardreihen (= Grundauflagen), in denen die in der Umwelt erfahrungsgemäß am häufigsten vorkommenden potentiellen Allergene enthalten sind
- Testreihen, nach Berufsgruppen geordnet: Friseurreihe (enthält Grundstoffe von Shampoos, Festigern, Dauerwellen und Haarfarben etc.); Plastik-Lack-Kleberreihe (Grundsubstanzen moderner Kunststoffe); Gummireihe, Metallreihe etc.
- Testung mit vom Patienten verwendeten und als ursächlich verdächtigten Substanzen.

Photopatch-Test

Der Test dient zur Erfassung photoallergischer, bzw. phototoxischer Reaktionen (s. unter Lichtdermatosen, S. 165).

Vorgehen. Die zu testenden Substanzen (Abb. 35) werden in zwei parallelen Serien mittels Testpflaster auf die Rückenhaut aufgebracht und mit einer schwarzen Folie (Lichtschutz) überklebt. Nach 24 Stunden wird die eine Pflasterserie abgenommen und mit UVA belichtet (unter der Erythemschwellendosis!). Nach weiteren 24 Stunden Ablesung sowohl der belichteten, als auch der unbelichteten Testareale. Kriterien für toxische und allergische Reaktionen wie oben; bei Photoallergien ist nur die belichtete Teststelle positiv, die unbelichtete negativ.

Therapie der Hautkrankheiten

Systemische medikamentöse Therapie

In der modernen Dermatologie hat die systemische Therapie einen zumindest ebenso hohen Stellenwert wie die traditionelle Lokaltherapie. Grundsätzlich kommen natürlich bei dermatologischen Patienten Medikamente aller Art zur Anwendung; nur ein Teil hiervon hat jedoch einen spezifischen Bezug zu Hautkrankheiten. Auf diese ist die folgende allgemeine Übersicht beschränkt. Spezifische Aspekte in Anwendung, Dosierung und Nebenwirkungen werden im jeweiligen Kapitel und in Anhang II (Therapeutische Tabellen) ausgeführt.

Antibiotika

werden bei bakteriellen Hautinfektionen nach den allgemein gültigen Grundsätzen eingesetzt. Dem zeitgemäßen Trend zu Polypragmatismus und zu Gebrauch des letzten „Modells" zum Trotz findet man in aller Regel mit erstaunlich einfachen und bewährten Mitteln das Auslangen. Grundstein der Therapie von massiven und grampositiven Infektionen ist immer noch *parenterales Penicillin-G*, gewöhnlich zusammen mit *Penicillinase-resistenten Penicillinen*. Das in anderen Fächern oft sehr häufig verabreichte Breitspektrumpenicillin *Ampicillin* (bzw. dessen Abkömmlinge) wird wegen der sehr häufigen toxischen Exantheme (bis zu $\frac{1}{3}$ der Fälle) weniger gerne angewendet. Akute Infektionen (z. B. Erysipel) sprechen nicht immer augenblicklich, sondern manchmal erst mit 2- bis 3-tägigem Verzug an. Leider wird in solchen Situationen häufig zu schnell und in weiterer Folge zu oft das Regimen gewechselt und damit wertvolles Terrain verloren. Bei Wechsel sind Mittel 2. Wahl *Erythromycin* (bzw. dessen Abkömmlinge) oder eine der bewährten Kombinationen von *Cephalosporinen und Aminoglykosiden* (etwa Cefamandol und Tobramycin). Bleibt auch hiermit der Erfolg aus, ist der Einsatz der hochspezifischen, modernen Antibiotika auf Basis eines Kulturbefunds und in konsiliarer Absprache mit Chemotherapeuten angezeigt.
Orale Penicilline und Cephalosporine sind zur ambulanten Beherrschung milder Pyodermien meist geeignet. *Gramnegative* Infektionen (etwa Bauchdeckenphlegmonen, Pyocyaneus-Sepsis) bedürfen einer aufgrund des Kulturbefunds gezielten Behandlung, und zwar stationär. Nicht unbedingt erforderlich ist dies für die *gramnegative Follikulitis,* eine nicht seltene Komplikation

der Akne vulgaris, die durch Zugabe von *Tobramycin* zur Basistherapie behandelt wird. *Tetracycline* werden als wesentlicher Teil der dermatologischen Routinetherapie bei Akne vulgaris und Akne-ähnlichen Dermatosen (periorale Dermatitis, Rosacea) angewendet. Dies beruht auf der hohen und immer noch gegebenen Empfindlichkeit der Diphtheroide des Haarfollikels (in anderen Fächern ist die Bedeutung der Tetracycline stark zurückgegangen). Hauptsächlich eingesetzt werden *Oxytetracyclin, Lymecyclin, Minocyclin und Doxycyclin.* Zusätzliche Indikationsgebiete auf empirischer Basis sind die Pityriasis lichenoides und verschiedene Formen von Pannikulitis. Stark wirksam in den gleichen Indikationen ist *Erythromycin* (sollte jedoch nicht im Routinefall verabreicht werden) sowie Clindamycin (wegen der seltenen Komplikation einer nekrotisierenden Gastroenteritis jedoch nur in Ausnahmefällen!). *Abzulehnen* ist die leider immer noch verbreitete Verwendung von *Chloramphenicol;* dieses Präparat ist für *keine* dermatologische Indikation unersetzlich, führt jedoch (selten) zur potentiell letalen Agranulozytose.

Sulfonamide

Sulfonamide sind als Trimethoprim-Sulfamethoxazol (TMPS) bei Pyodermien und bakteriellen Infektionen anderer Art oft sehr wirksam, jedoch als Routinemaßnahme wegen der hohen Inzidenz toxischer Exantheme abzulehnen. TMPS ist in Mitteleuropa der häufigste Trigger der toxischen epidermalen Nekrolyse. Gerechtfertigt ist die Anwendung jedoch bei Infektionen, die auf die gängigen Antibiotika nicht ansprechen.

Metronidazol

Neben seiner Wirkung auf Flagellaten (Trichomoniasis) ein hervorragendes Mittel gegen Anaerobier (Wirkmechanismus bei Rosacea und periorale Dermatitis). Vor der Anwendung muß der Patient auf die Antabus-ähnliche Nebenwirkung hingewiesen werden; längerfristige Anwendung soll wegen möglicher extrapyramidaler Nebenwirkungen und Neutropenie vermieden werden.

Lepramittel

Sulfone (Dapson) besitzen einen entzündungshemmenden Effekt, der vermutlich auf der Hemmung des alternativen Weges der Komplementaktivierung beruht. Dapson ist nahezu spezifisch wirksam bei Dermatitis herpetiformis und einigen weiteren bullösen Dermatosen. In bestimmten Fällen von Lupus erythematodes und als Zusatz zur Basis-Therapie von Akne vulgaris kann Dapson wertvolle Dienste leisten. Dapson ist ein Methämoglobinbildner und darf bei Glucose-6-Phosphatdehydrogenase-Mangel nicht verabreicht werden! Auch das Lepra-Mittel *Clofazimin* ist in anderen Indikationen als Lepra vorteilhaft: als Mittel 2. Wahl bei Pyoderma gangränosum, bestimmten Fällen von Lupus erythematodes und als verläßlichstes Mittel bei Cheilitis granulomatosa (Melkersson-Rosenthal-Syndrom).

Antimykotika

Griseofulvin ist gegen Fadenpilze, Ketokonazol gegen Faden- **und** Sproßpilze wirksam. Für beide Präparate gilt, daß sie bei oberflächlichen Mykosen, die durch Lokaltherapie alleine meist gut beherrschbar sind, *nicht* indiziert sind (Epidermomykosen, Pityriasis versicolor). Beide Präparate, wenn auch recht gut verträglich (Cave Transaminasenanstieg), werden zu häufig (ohne adäquate Diagnostik) eingesetzt. Nach Beginn der Therapie muß allerdings bis zur Abheilung weiterbehandelt werden (gilt insbesondere für Onychomykosen). *Nystatin,* obwohl oral eingenommen, wird vom Darm nicht resorbiert und hat daher *keine systemische* Wirkung (Behandlung der gastrointestinalen Candidiasis). *5-Fluorocytosin und Amphotericin-B* werden bei systemischen Mykosen nur auf Basis genauer Erregeridentifikation verabreicht.

Virustatika

Bis vor kurzem war eine kausale Therapie von Virusinfektionen nicht möglich. Nach dem inzwischen wieder weitgehend verlassenen *Adenin-arabinosid* hat heute *Acyclovir* eine drastische Verbesserung der Behandlung von Herpes simplex- und Varizella-Zoster-Virus-Infektionen gebracht. Acyclovir ist ein Thymidinanalog, das selbst inaktiv ist und erst innerhalb der infizierten Zelle durch die Virus-eigene Thymidin-Kinase zu Acyclovir-Monophosphat und durch körpereigene Kinasen weiter zu Acyclovir-Triphosphat (Hemmer der viralen DNS-Replikation) umgewandelt wird. Im frühen Stadium verabreicht, können schwere Herpes-Virus-Infektionen koupiert und der entstehende Schaden kleingehalten werden. Größte Bedeutung hat Acyclovir bei Immundefizienten (z.B. Transplantationspatienten, Lymphome) und bei schweren komplizierten Verläufen (Enzephalitis, Pneumonie). Da das Varicella-Zoster-Virus weniger empfindlich ist, muß die Dosis entsprechend höher gewählt werden. Acyclovir wirkt nur während der Virusreplikationsphase, die latente Virusinfektion bleibt daher unbeeinflußt. Rezidivmanifestationen (Herpes simplex recidivans, Zoster) können demnach durch Acyclovir nicht verhindert, im Fall des Auftretens jedoch beherrscht werden. Acyclovir ist wenig toxisch; Resistenzentwicklung ist zwar beschrieben, spielt jedoch keine praktische Rolle. Acyclovir ist bei Epstein-Barr-Virus wenig, bei Zytomegalie-Virus nicht wirksam; neue Analoge sind in Entwicklung. Ein ähnliches, kürzlich in die Therapie von AIDS eingeführtes Präparat ist *Azidothymidin.*

Antimalariamittel

(am meisten gebraucht: *Chloroquin*) haben eine hohe Bedeutung in der Behandlung des chronisch diskoiden und milder Verlaufsformen des subakut kutanen Lupus erythematodes. Die Wirkungsmechanismen beruhen z.T. auf UV-Filterung, zum anderen Teil sind sie unbekannt und die Anwendung empirischer Natur. Andere Indikationen sind die polymorphe Lichtdermatose, Pannikulitis (insbesondere Lupus-Pannikulitis) und die hepatischen Porphyrien (Wirkungsmechanismus: vermutlich Freisetzung von Porphyrindepots aus der Leber).

Kortikoide

sind eine unentbehrliche therapeutische Hilfe bei vielen Dermatosen. Grundsätzlich kann man zwei systemische Hauptanwendungsweisen unterscheiden: die langfristige oder *Dauertherapie* bei Autoimmunkrankheiten (Pemphigusgruppe, Lupus erythematodes u. ä.) und als *Stoßtherapie* zur Unterdrückung einer selbstlimitierten akuten Symptomatik (Beispiele: toxische Exantheme, generalisierter Lichen ruber, Pityriasis rosea u. a.).

Bei der *Dauerbehandlung* gelten die allgemein üblichen Kontraindikationen und Behandlungsprinzipien (Geringhaltung der unausbleiblichen Nebenwirkungen durch einmalige Kortikoiddosis am Morgen – Imitation der endogenen Kortikoidproduktion – und eventuell „Alternate day therapy", Vermeidung von Depotpräparaten). In der Therapie von Autoaggressionskrankheiten ist die Kombination von Kortikosteroiden mit Immunsuppressiva (z. B. Azathioprin) zur Routine geworden; hierdurch gelingt eine erhebliche Reduktion der Kortikoiddosis, manchmal auch völliges Absetzen.

▶ **Merke:** Die Behandlung chronischer benigner Dermatosen mit systemischen Kortikosteroiden ist *kontraindiziert* (Beispiele: Psoriasis, Neurodermitis, Urtikaria, chronischer Lichen ruber).

Kortikoidstöße werden möglichst nicht über zwei bis drei Wochen verabreicht, mit mittleren Dosen (etwa 40 mg Prednisolon/Tag) begonnen und relativ schnell abgebaut. Unter diesen Bedingungen kommt es *sehr selten* zu Nebenwirkungen und nur zu geringer Unterdrückung der körpereigenen Steroidproduktion. Die Indikation zu Kortikoidstößen kann daher großzügiger gestellt werden als die zur Dauerbehandlung.

Antihistaminika

Diese wirken durch Blockierung der Histamin-Rezeptoren und kommen bei Symptomen der Anaphylaxie und Atopie zur Anwendung. Alle heute verfügbaren Substanzen sind wenig toxisch, die „klassischen" H1-Rezeptorenblocker allerdings sedierend (*Diphenhydramin, Clemastin;* etwas weniger Chlorpheniramin), zum Teil auch tranquillierend *(Hydroxycin)*. Diese Nebenwirkungen sind manchmal therapeutisch nutzbar, meist aber unerwünscht. Einen beträchtlichen Fortschritt brachte daher die Entwicklung von neuen, in therapeutischen Dosen *nicht* sedierenden H1-Rezeptorenblockern *(Astemizol, Terfenadin)*. H2-Rezeptorenblocker haben sich in Monotherapie bei allergischen Symptomen nicht bewährt, sind aber in Kombination mit H1-Rezeptorenblockern bei manchen Indikationen (z. B. Prämedikation bei Kontrastmittelüberempfindlichkeit) von Nutzen.

Ketotifen entfaltet verschiedene Wirkmechanismen (H1-Rezeptorenblockierend, Calcium-antagonisierend, Mastzell-stabilisierend) und bewährt sich vor allem in der Langzeittherapie chronischer Urticaria und atopischer Dermatitis.

Andere Mastzell-stabilisierende Substanzen *(Cromoglicat, Theophyllin)* finden in der Dermatologie nur beschränkt Anwendung (z. B. Dinatrium-Cromoglicat bei systemischer Mastozytose mit gastrointestinalem Befall, bei Nahrungsmittelallergien).

Zytostatika und Immunsuppressiva

Außer dem schon genannten *Azathioprin* wird in der Therapie der Autoaggressionskrankheiten auch *Cyclophosphamid* verwendet (Beispiel: systemischer Lupus erythematodes mit Nierenbeteiligung). Ausgezeichnet wirksam und in vielen Fällen zur bleibenden Ausheilung führend ist Cyclophosphamid ferner bei den großen Systemvasculitiden (Wegener'sche Granulomatose, Panarteritis nodosa und Churg-Strauss-Granulomatose). Cyclophosphamid kann hier entweder als eine orale Dauertherapie oder als Bolustherapie in längeren Abständen (ein bis mehrere Monate) verabreicht werden; bei letzterer ist die Nebenwirkungsrate (Blutbild, Zystitis) geringer. Weniger häufig gebraucht, bei chronischen Verlaufsformen von Pemphigus (vegetans, seborrhoicus) jedoch sehr nützlich sind *Goldpräparate.* Noch nicht endgültig beurteilbar ist der Wert des *Cyclosporin-A* in der Dermatologie: Bei Lupus erythematodes, Pemphigus vulgaris, Sézary-Syndrom, Mykosis fungoides und sogar bei sehr schwerer Neurodermitis wurden günstige Wirkungen berichtet, doch oft von nur kurzer Dauer. Besonders bei Lymphomen scheint Cyclosporin-A problematisch, da es hierbei möglicherweise zu einer Selektion neoplastischer Lymphozytenklone kommt. Wirksam ist Cyclosporin-A ferner bei schwerer Psoriasis vulgaris. *Methotrexat* ist außerordentlich wirksam bei Psoriasis, wird hier wegen seiner Hepatotoxizität und Knochenmarksdepression aber lediglich in sonst unbeherrschbaren Fällen angewandt. Eine gute Wirksamkeit bei M. Behçet entfaltet *Chlorambucil.* Bei metastasierenden Plattenepithelkarzinomen wird *Bleomycin,* gewöhnlich im Rahmen einer Polychemotherapie, verabreicht. *Dacarbazin (DTIC)* ist das derzeit noch bestwirksame Mittel bei metastasierenden Melanomen. Morbus Kaposi spricht auf *Vinca-Alkaloide* (und Interferon-Alpha) an.

Immunmodulierende Substanzen

In diesem Hoffnungsgebiet medikamentöser Therapie ist derzeit noch kein abschließendes Urteil möglich. Erprobt werden Interferone; Interleukin-1, Tumornekrosis-faktor, etc.

Nicht-steroidale Antiphlogistika

haben ihren festen Platz als entzündungshemmende, fiebersenkende und schmerzlindernde Substanzen. Indikationen: Arthritiden in Begleitung von LE, Psoriasis arthropathica, Erythema nodosum, Thrombophlebitis, Herpes zoster, Tumorschmerz oder als Antipyretika bei fieberhaften Virusexanthemen. Empfehlenswerte Präparate sind (in der Reihenfolge ihrer Wirksamkeit): *Paracetamol* (nicht antiphlogistisch!), *Acetylsalicylsäure, Ibuprofen, Naproxen, Diclofenac und Indomethazin.* Sie sind alle – als Einzelmedikation – den populären aber meist risikoreicheren analgetischen Mischpräparaten vorzuziehen. Gegen Fieber und leichtere Schmerzen sowie bei Kindern ist

Paracetamol das Mittel der Wahl; es wird in der Regel sogar bei bekannter anaphylaktischer Reaktion auf andere nichtsteroidale Antiphlogistika problemlos vertragen. Kinder und Jugendliche (besonders mit Influenza und Varizellen!) sollten Acetylsalicylsäure wegen der Gefahr eines Reye-Syndroms (Hepato- und Enzephalopathie mit hoher Mortalität) keinesfalls erhalten. Von der häufig geübten leichtfertigen Verordnung von Pyrazolonen, insbesondere des Novamin-Sulfon (Metamizol) ist aufgrund der beträchtlichen Knochenmarkstoxizität unbedingt abzuraten. Antiphlogistika mit langer Wirkungs- (und Nebenwirkungs-)Dauer (Piroxicam: 1 Woche, Phenylbutazon: 3 Wochen!) sind wegen häufiger schwerwiegender Nebenwirkungen (auch Todesfälle!) zumindest in der Dermatologie überhaupt nicht gerechtfertigt. Ibuprofen, Sulindac und Tolmetin können bei Patienten mit SLE zu einer aseptischen Meningitis führen.

Retinoide

Diese synthetischen Derivate der Vitamin-A-Säure haben innerhalb weniger Jahre die Therapie vieler, bisher schlecht oder nicht behandelbarer Dermatosen revolutioniert. Die Retinoide greifen (nach Bindung an einen intrazellulären Rezeptor) in die Differenzierung von Keratinozyten und – zu einem weniger auffälligen Grad – der Bindegewebszellen ein: Sie drängen die Keratinisierung zurück (*antikeratinisierende* Wirkung), greifen hemmend an mehreren Punkten der malignen Transformation ein (*antineoplastische* Wirkung) und wirken zudem in nicht ganz definierter Weise *antiinflammatorisch* und *Chemotaxis-hemmend*. Die genannten Eigenschaften sind *beiden* heute im Handel erhältlichen Präparaten (*Etretinat* und *Isotretinoin*) gemeinsam. Besonders das erstere ist in der Behandlung von Ichthyosen und ichthyosiformen Krankheiten, am breitesten allerdings der Psoriasis unentbehrlich geworden (Psoriasis spricht auf Etretinat nicht so schnell an wie Ichthyosen, doch wird sie gegenüber Kombinationstherapie verschiedener Art merkbar responsiver). Hervorragend wirksam ist Etretinat auch bei Psoriasis pustulosa, im Langzeiteffekt auch günstig bei Psoriasis arthropathica. *Isotretinoin* hat darüber hinaus noch eine spezifische hemmende und atrophisierende Wirkung auf Talgdrüsen (*antiseborrhoische* Wirkung), die die Behandlung schwerer Akneformen auf eine neue Basis gestellt hat. Eine weitere bedeutsame Indikation ist die Tumorprophylaxe, die weniger bei den Routinefällen multipler aktinischer Keratosen als bei genetischen Syndromen wie Xeroderma pigmentosum oder Basalzellnaevus-Syndrom zum Tragen kommt. Die Limitationen der Retinoide liegen in ihrer embryotoxischen Wirkung, der langfristigen Speicherung im Fettgewebe (bei Etretinat) sowie in den Nebenwirkungen: Verknöcherung der Knochenligamente (nur bei langer und hoher Verabreichung), Erhöhung von Transaminasen und Triglyzeriden.

Lokale Pharmakotherapie

Allgemeines. Die Lokalbehandlung der Dermatosen mit verschiedenen Externa ist eine sehr traditionsreiche Kunde, die durch die Einführung lokaler Kortikoide revolutioniert und vereinfacht wurde. Dem Dermatologen früherer Tage stand eine Unzahl verschiedener Topika zur Verfügung, die er magistraliter zu sehr kunstvollen und oft auch wirkungsvollen Rezepten zusammenfügte, die auf den gegebenen Fall besonders zugeschnitten waren. Die Kunst der magistralen Rezeptur ist heute weitgehend verlorengegangen, und die Kenntnis von besonders glücklichen Zusammenstellungen – früher vom Schüler dem Lehrer abgelauscht oder nicht selten auch als Geheimnis gehütet – ist durch den freien Vertrieb von Spezialitäten weitgehend überflüssig geworden.

Viele jener Mittel der früheren Lokaltherapie, einst selbst „Wirksubstanz", haben heute nur mehr Bedeutung als „Vehikel", in dem der „Wirkstoff" (zumeist Kortikosteroide) inkorporiert ist. Trotzdem sind die Prinzipien der klassischen Lokaltherapie (die „galenischen" Prinzipien) heute noch insofern gültig, als nur durch ihre Beachtung die optimale Wirkung des Wirkstoffs erzielt werden kann.

Zubereitungsformen von Lokaltherapeutika

Die 6 klassischen Zubereitungsformen von Lokaltherapeutika, nämlich: Lösung, Creme, Salbe, Schüttelmixtur, Paste, Puder, basieren auf Grundstoffen von 3 „Aggregatzuständen": flüssig, fett, fest.

Flüssige Externa sind entweder wäßrig (Lotion), alkoholisch (Tinktur) oder ölig. *Fette* liegen in besonders reicher Auswahl vor; der Herkunft nach unterscheidet man zwischen pflanzlichen (etwa Kakaobutter), tierischen (Schweineschmalz, Wollfett der Schafe, Walrat) und mineralischen (Paraffin, Vaseline) Fetten; chemisch zwar kein Fett, aber in ähnlicher Weise eingesetzt werden höhere Wachse. Je nach ihrem Charakter werden aus diesen Fetten Salbengrundlagen mit verschiedener Charakteristik bereitet: Hydrophobe (zumeist mineralische) Fette werden zu *Fettsalben* verarbeitet (enthalten definitionsgemäß *kein Wasser*), weniger hydrophobe Fette werden zu *Salben* (Definition: Wasser-in-Öl-Emulsion, enthalten also *vorwiegend Fett*) oder zu *Cremes* verarbeitet (Definition: Öl-in-Wasser-Emulsion, enthalten also *vorwiegend Wasser*). Bei noch geringerem Fettanteil entstehen milchartige *flüssige Emulsionen*.

Als *Puder* werden hauptsächlich Talk und Zinkoxyd verwendet.

Durch Mischung kommen 2 weitere Grundzubereitungsformen zustande: die *Schüttelmischung* (= Trockenpinselung; Puder in alkoholischer Lösung) und *Paste* (Puder in Salbengrundlage).

Anwendungsgebiete der verschiedenen Zubereitungsformen (s. a. Tabelle 4)

Wäßrige Lösungen. Diese Lösungen (verschiedene Tees, Borwasser, normo- und hypertone Kochsalzlösung) dienen einerseits zur Spülung und Reini-

Tabelle 4. Zuordnung der Grundlagen verschiedener Darreichungsformen und ihre Anwendung (Aus Ring, 1985)

Darreichungsform	Grundlage	Anwendung nach Hautzustand und Körperregion	Wirkung	Beispiel bzw. Grundlage
Feuchter Umschlag	Wasser max. 10 % Alkohol	akut – nässend	abkühlend, trocknend entquellend	Wasser, Äthanol
Puder	Stärke, Talcum, ZnO, Lactose, Aerosil, Zn, Mg, Al-Salze	akut – trocken (nässend kontraindiziert)	kühlend, saugend abdeckend	Zinkoxid, Talcum, Stärke
Schüttelmixtur	Wasser, Glyzerin Spiritus, ZnO, Talcum, Stärke u. a.	akut – seborrhoisch	kühlend, trocknend (Dochteffekt) adstringierend	Zinkschüttelmixtur, DAC 79 Lotio Cordes
Paste (50 % Feststoff) Softpaste (15–30 % Feststoff)	Suspensionssalbe mit Lipo u. Carbogelen bzw. Ö/W Emulsion	subakut – seborrhoisch	trocknend, deckend fettend, abdeckend	Pasta-Zinci DAB 8 weiche Zinkpaste DAC 79 Zinkoxidöl DAC 79
Lösung	Wasser, Alkohol (evtl. Glyzerin, Rückfetter)	akut	trocknend	Äthanol, Äther, Glyzerin, Tinkturen
Gel	Hydrogele Alkoholgele	akut – behaarte große Flächen, Schleimhäute	kühlend	Brand- u. Wundgele, Venengele
Milch/Lotion	Ö/W-Emulsion oder Glyzerin/Wasser/Feststoff	akut – subakut nässend, fettig, behaart	kühlend, austrocknend, gut verträglich, gutes Eindringen und Verfügbarkeit	Reinigungsmilch, z. B. Linola
Creme Hydro-Lipo-	Ö/W-Emulsion W/Ö-Emulsion	akut – nässend sichtbare, behaarte Körperstellen	s. Milch/Lotion s. Basissalben	wasserhaltige, hydrophile Salbe DAB 8 wasserhaltige Wollwachssalbe DAB 8
Basissalbe	W/Ö-Emulsion (etwa 30 % Wasser)	subakut – chronisch	schonendes Anfetten ausgetrockneter Haut	Lanolin DAB 8
Kühlsalbe	W/Ö-Emulsion		schonend fettend, erweichend	Polyäthylenglykolsalbe
Salbe	Lipogele, Carbogel W/Ö-Emulsion	chronisch – weder nässend noch sehr trocken	fettend, nicht abwaschbar	
Fettsalben	Lipogele, Carbogel	sebostatisch chronisch	abdeckend, quellend	Vaselin
Pflaster, Okklusion	(wasserfrei)	chronisch	wärmestauend, quellend	

79

gung, andererseits zu Umschlägen. *Ziel:* Kühlung, Abtransport von Wundse-kret, Reinigung, Auflösen von Krusten (sog. *feuchte* Mazeration); die Maxi-malform der feuchten Lokaltherapie stellt die heute fast obsolete Wasserbett-behandlung dar (erhebliche Herz-Kreislauf-Belastung).

Tinkturen. Leicht adstringierender Effekt.

Trockenpinselungen. Kühlender und adstringierender Effekt; nach Abdun-stung der flüssigen Phase bleibt der Puder als Schutzschicht über der Haut zurück. Indikation: nicht nässende, erythematöse und pruriginöse Krankhei-ten (etwa Sonnenbrand, Urtikaria, Insektenstiche etc.).

Cremes, Salben, Fettsalben. Es handelt sich um ein Spektrum salbenartiger Externa mit sehr verschiedenem Wassergehalt; die Auswahl der entsprechen-den Zubereitungsform erfolgt im wesentlichen nach 2 Grundsätzen: Je näs-sender eine Hautläsion ist, desto mehr muß die flüssige Phase einer Salben-mischung überwiegen; je trockener eine Hautläsion ist, desto mehr muß die fette Phase überwiegen.

Wirkungsweise von Salben
Salben sind angezeigt, wenn es zu einer Verletzung der Integrität der Horn-schicht oder der gesamten Epidermis gekommen ist. Salben bilden einen Schutzfilm über der Läsion, lindern den Schmerz und führen (auf unspezifi-sche Weise) eine Proliferationssteigerung der Epidermis herbei (schnellere Wundheilung). Bei entzündlichen Dermatosen bewirken sie ferner eine Küh-lung durch Abdunstung der wäßrigen Phase (Entzug der Verdunstungs-wärme), wobei dieser Kühleffekt natürlich um so stärker ist, je wäßriger die betreffende Salbe ist. Gleichzeitig wird das von der Haut produzierte Exsu-dat in die Salbenemulsion aufgenommen und die Ausbildung von Krusten verhindert. Weniger entzündliche und exsudative Veränderungen werden mit fetteren Salben behandelt, da hier Schuppenbildung, Austrocknung und Sprödigkeit im Vordergrund stehen und von fetten Salbengrundlagen zumin-dest teilweise behoben werden können. Massive trockene Schuppenkrusten können durch Fettsalben gut durchdrungen und aufgelöst werden *(fette Mazeration).* Würde man (fehlerhafterweise) eine Fettsalbe auf eine nässende Dermatose auftragen, würde sie nicht „angehen", da das hydrophobe Fett sich mit dem wäßrigen entzündlichen Exsudat nicht mischt. Umgekehrt würde eine Creme auf chronisch entzündlichen, trockenen Veränderungen als unangenehm empfunden werden, da sie noch mehr „austrocknet".
Bemerkung: Der Laie ist geneigt, „Trockenheit" der Haut als Mangel an Durchfeuchtung der Hornschicht zu definieren (korrekt) und mit einem ver-mehrten Angebot von Feuchtigkeit zu kompensieren (falsch); Trockenheit der Haut wird nur durch exogene Applikation von *Fett* kompensiert, da die-ses die vermehrte Abdunstung verhindert. Bloßes Befeuchten macht eine trockene Haut noch trockener (bekanntes Phänomen nach dem Waschen). Die genannten Prinzipien der Lokalbehandlung (die sog. „phasengerechte Behandlung") sind im Grunde auf sämtliche Dermatosen anwendbar, kön-

nen jedoch am deutlichsten am Beispiel des Ekzems demonstriert werden: Eine Dermatitis im akuten Stadium wird mit Umschlägen, Lotionen oder Cremes behandelt, im subakuten Stadium mit Salben, im chronischen mit Fettsalben.

Pasten
Diese haben einen relativ geringen Anwendungsbereich; sie sind dadurch gekennzeichnet, daß sie „nicht einziehen" wie Salben (d.h. nach Eintrocknung bleibt ein fester Rückstand zurück, der meist mechanisch mit Öl entfernt werden muß) und deswegen kosmetisch weniger befriedigen. Eine wichtige Rolle erfüllen sie zum sog. „Abdecken", wenn Körperstellen durch einen wasserundurchlässigen Film gegen irritierende Flüssigkeiten geschützt werden sollen (typisches Beispiel: Windeldermatitis). Eine weitere Indikation ist das Abtrocknen von mäßig entzündlichen, mäßig exsudativen Läsionen (typisches Beispiel: milde verlaufender Herpes simplex). Allerdings können Pasten relativ leicht irritieren, wenn sie auf stark entzündliche Läsionen aufgetragen werden (so ist etwa Zinkpaste auf einem frischen Herpes zoster äußerst schmerzhaft); andererseits können Pastenpräparationen durch ihren adstringierenden Effekt, im richtigen Stadium verabreicht, Ulzera zum „Zuschießen" bringen (in früheren Zeiten galt der scherzhafte Lehrsatz, daß der Dermatologe dann fertig ausgebildet ist, wenn er weiß, wann man auf ein Ulkus Zinkpaste geben darf).

Wirkstoffe in Lokaltherapeutika

Von den zahlreichen Zusatzstoffen der klassischen Dermatologie haben nur relativ wenige in der modernen Lokaltherapie ihre Bedeutung bewahrt. Es handelt sich hauptsächlich um Keratolytika (Salizylsäure in Konzentrationen von 1–10 %, Urea), Desinfizientia und diverse Antimykotika und -biotika.

Lokalapplikation von Antibiotika ist weit verbreitet, aber nicht unproblematisch. Nachteile liegen nicht nur in der Förderung der Entstehung resistenter Keimspezies, sondern auch in der nicht seltenen allergischen Sensibilisierung (Neomycin!), der im Vergleich zu lokalen Antiseptika oft geringeren antibakteriellen Wirksamkeit und den nicht immer guten Penetrationseigenschaften.
Keinesfalls zu vertreten ist jedenfalls die Lokalanwendung auch systemisch wertvoller Antibiotika (Gentamicin!). Lokale antibakterielle Wirkung kann auf ausgezeichnete, hinsichtlich Resistenzentwicklung unbedenkliche und auch durchaus milde Weise durch Antiseptika erreicht werden. Die gebräuchlichsten sind Hexachlorophen, Oxychinolinderivate, ferner Chloramin (als verdünnte Lösung in Form von Umschlägen gebraucht), das eine ausgezeichnete desinfizierende Wirkung auch gegen gramnegative Keime (vor allem Pyocyaneus!) hat, und die Polyvinyl-Pyrrolidon-Jod-Präparationen; letztere vereinigen einen sehr geringen Sensibilisierungsindex mit hoher antibakterieller Wirksamkeit und ausgezeichneten galenischen Charakteristika (Lösung, Salbe, Seife). Unbestreitbar wirksam, aber stark verschmut-

zend, die Beurteilung des Lokalstatus erschwerend und potentiell irritierend sind die früher in großem Umfang eingesetzten Farbstoffe (Gentianaviolett, Acriflavin, Brillantgrün); von ihrem Gebrauch sollte heute Abstand genommen werden.

Von gewisser Bedeutung sind immer noch lokale *Teerpräparationen*. Obwohl im Äußeren wenig attraktiv (schwarz, herber Geruch), besitzen sie einen vorzüglichen juckreizstillenden und entzündungshemmenden Effekt v.a. bei subakuten und chronischen Dermatosen. Die Wirkungsmechanismen sind unbekannt; möglicherweise besteht ein Zusammenhang mit der *photosensibilisierenden Wirkung* des Teers (alte Spruchweisheit: „Teer ist das Röntgen des kleinen Mannes"); nach Lokalbehandlung mit Teer keine Sonnenexposition (sonst phototoxische Reaktion, sonnenbrandähnlich)! Unter kontrollierten Bedingungen ist kombinierte Teer- und UV-Behandlung außerordentlich wirkungsvoll (etwa bei Psoriasis; „Goeckermann-Therapie").

▶ **Merke:** Teerpräparate bewirken, richtig angewendet, viel eher eine tatsächliche Abheilung chronischer Dermatosen als Kortikoidpräparate!

Ein bei *Psoriasis* sehr wirksames, wegen seiner irritierenden Nebenwirkung früher nur stationär eingesetztes Externum mit teerähnlicher Wirkung ist *Cignolin (Dithranol)*. In den letzten Jahren erfolgte mit der Einführung einer neuen Verabreichungsstrategie (Kurzbehandlung-„Minutentherapie") eine Renaissance dieses traditionsreichen Präparates; Cignolin kann nunmehr auch ambulant eingesetzt werden – ist aber immer noch wegen der Gefahr der Verschmutzung von Wäsche etc. schwierig zu handhaben.

Unentbehrlich sind ferner manche klassische *Ätzmittel,* etwa *Podophyllin* (Condylomata acuminata), *Trichloressigsäure* (Condylomata acuminata, Xanthelasmen etc.), *Silbernitrat (Lapis)* (Caro luxurians, Granuloma pyogenicum, chronisch-rezidivierende Aphthen) etc. Streng auf stationären Gebrauch sind sogenannte *Schälbehandlungen* beschränkt: Oberflächliche Verätzung mit verdünnter Phenol- oder Trichloressigsäurelösung kann zur Entfernung altersbedingter flacher Läsionen (Lentigines, flache seborrhoische Warzen und aktinische Keratosen) und Straffung der Gesichtshaut führen. Gefahr bei unrichtiger Anwendung: Narben.

Der wichtigste Wirkstoff sind klarerweise topische *Kortikosteroide.*

Wirkungsweise lokaler Kortikosteroide

Ihr Wirkungsort ist sowohl die Dermis als auch die Epidermis; sie besitzen (simplifiziert ausgedrückt) einen *antiinflammatorischen, vasokonstriktiven* und *antiproliferativen* Effekt. Die Wirkung erfolgt über die Bindung der Kortikosteroide an spezifische intrazytoplasmatische Hormonrezeptoren.

Die Wirksamkeit eines lokalen Steroids hängt von seiner *Art* ab (durch verschiedene chemische Modifikationen, insbesondere durch Einbau eines oder mehrerer Fluoratome wurde die Wirkung der Steroide potenziert), darüber hinaus aber von der *Geschwindigkeit der Metabolisierung* innerhalb der Haut, von seinen *Resorptionseigenschaften* (und diese wieder z.T. vom Vehikel, in das es inkorporiert ist) und anderem mehr. Die Indikationen der lokalen

Kortikosteroide sind außerordentlich breit gestreut (sehr viele entzündliche Dermatosen und eine Reihe nicht entzündlicher Dermatosen). Wegen der weiten Anwendbarkeit und ihrer häufig vorzüglichen Wirksamkeit sind ihr unzweckmäßiger Einsatz und das Auftreten von Nebenwirkungen keine Seltenheit.

Prinzipien der lokalen Steroidmedikation

- Lokale Steroide wirken nur *symptomatisch* und *niemals kausal*. Dieser Gesichtspunkt ist nicht von wesentlicher Bedeutung, wenn die zu behandelnde Dermatose von episodischem, selbstlimitierten Charakter ist (da nach Abheilung kein Rezidiv zu erwarten ist), wohl aber, wenn es sich um chronische Dermatosen handelt; insbesondere bei Ekzemen macht das gute Ansprechen auf Steroide die Suche nach der auslösenden Ursache *nicht* überflüssig.
- Die Behandlung akuter, entzündlicher Dermatosen mit Steroiden soll im Anfangsstadium *energisch* sein (d. h. wiederholte und reichliche Applikation).
- Dauerbehandlung mit Steroiden (etwa bei der atopischen Dermatitis) anfangs gleichfalls energisch, möglichst bald aber Beschränkung auf ein minimales Erhaltungsquantum, nach Möglichkeit intermittierende Behandlung mit blanden Salbengrundlagen. Der Grund für die anfängliche Großzügigkeit und die spätere Knausrigkeit liegt darin, daß durch das Prinzip der „Stoßtherapie" eine baldige Gewöhnung an das Steroid („Tachyphylaxie") verhindert und die Nebenwirkungen gering gehalten werden können.
- *Prophylaktische Behandlung mit lokalen Steroiden ist sinnlos und daher kontraindiziert.* Die Verwendung von Kortikosteroidsalben als Pflegesalben ist absolut irrational (kommt nicht so selten vor).
- Kortikosteroidsalben *im Gesicht* sind mit Ausnahme kurzzeitiger Applikation bei episodischen Dermatosen *kontraindiziert* (führt häufig zur sog. perioralen Dermatitis).
- Kortikosteroidsalben sind bei atrophisierenden, ulzerösen und (den meisten) infektiösen Hautkrankheiten kontraindiziert.

Nebenwirkungen lokaler Kortikoidpräparationen

Nebenwirkungen treten fast stets erst nach langdauernder bzw. gewohnheitsmäßiger Applikation auf. Eine wesentliche Ausnahme ist die *Verschleierung* von Dermatosen, bei denen Steroide eigentlich *nicht* indiziert gewesen wären. Typisches Beispiel: Mykosen, die zwar unter Steroidsalben nicht abheilen, wegen der entzündungshemmenden Wirkung der Steroide jedoch *partiell* unterdrückt werden und sich gleichzeitig wegen lokaler Abwehrschwäche stark ausbreiten können. Das Resultat ist eine uncharakteristische, als Mykose kaum erkennbare Läsion (sog. „Tinea incognita").
Charakteristische Nebenwirkungen lokaler Kortikosteroidapplikation:

- *Teleangiektasien:* die häufigste Nebenwirkung, manchmal exzessiv stark und sehr auffällig (Rubeosis faciei). Nach Absetzen des Steroids partiell rückbildungsfähig.

- *Steroidpurpura:* erhöhte Fragilität der Hautgefäße, die schon bei geringen Traumen zu meist großflächigen Hautblutungen führt (nur am Ort der lokalen Kortikosteroideinwirkung).
- *Atrophie sämtlicher Hautschichten:* ein teilweise reversibles Phänomen, das sich durch Verdünnung und zigarettenpapierartige Fältelung der Haut ausdrückt; wird es durch eine subkutane Injektion eines Depotsteroids verursacht, kommt noch eine muldenartige Atrophie des Fettgewebes hinzu.
- *Hypertrichose:* reversibel.
- *Striae distensae:* irreversibel, auf den Ort der Steroideinwirkung beschränkt. Typische Lokalisation: Leistenbeuge (gewöhnliche Ursache: fälschliche Behandlung einer inguinalen Epidermomykose mit Steroidsalben).
- *Verschlechterung präexistenter Hautkrankheiten:* typisches Beispiel: periorale Dermatitis.
- *Systemische Nebenwirkungen* (Cushing-Syndrom etc.): Bei Lokalbehandlung von Hautläsionen mit Steroiden kommt es immer zur systemischen Resorption des Steroids, wobei dessen Menge meistens sehr geringfügig ist. Bei großflächiger und intensiver Behandlung kann es sehr wohl jedoch – insbesondere durch die bei Hautläsionen fast stets beeinträchtigte Barrierefunktion – zur Resorption systemisch wirksamer Quantitäten kommen. Die Entwicklung eines Cushing-Syndroms durch perkutane Steroidresorption ist daher am ehesten bei intensiver Behandlung (Okklusivverbände!) großflächiger Dermatosen zu erwarten (Erythrodermien).
- *Kortikoidsalbenabhängigkeit:* Unter diesem Begriff versteht man gewohnheitsmäßige Applikation von Kortikoidsalben von fast suchtartigem Charakter. Die typische Entwicklung ist folgende: Wegen einer milden, ekzemartigen Irritation der Haut (wie sie häufig etwa bei Unverträglichkeit von Kosmetikpräparaten auftritt) wird eine Steroidsalbe angewendet, die Läsionen bilden sich schnellstens zurück. Wegen des Weiterwirkens der Ursache kommt es sehr bald zum Rezidiv, die wiederholte Applikation hat einen ähnlich guten Erfolg, bei steigender Häufigkeit der Rezidive sind jedoch immer größere Quantitäten der Steroidpräparation notwendig. Es kommt zur Dauerbehandlung; Absetzen der Steroidsalbe ist nicht mehr möglich, da sofort ein Gefühl des Brennens und der Trockenheit auftritt (diese Symptome sind Folgen der Steroidwirkung, werden aber paradoxerweise durch Steroide kurzzeitig unterdrückt). Gleichzeitig hat sich auch der Charakter der Läsion vom Ekzem zur typischen „Steroidhaut" geändert: atrophe Haut, reichlich Teleangiektasien, entzündliche Papeln. Dieser Charakterwandel bleibt dem Patienten oft verborgen, und die Aufklärung über die Ursachen stößt oft auf Unglauben. Der einzige Ausweg aus diesem Circulus vitiosus ist sofortiges Absetzen der Kortikoidsalben, was meist eine erhebliche aber vorübergehende Verschlechterung der Symptomatik mit sich bringt.

Eine besonders wirksame Art lokaler Kortikoidapplikation bietet der sog. *Okklusivverband.* Hierbei wird die Haut mit einem impermeablen Plastikverband bedeckt; die Perspiratio insensibilis bewirkt eine maximale Schwellung der Hornschicht und damit eine etwa 10fach höhere Penetrierbarkeit durch den Wirkstoff.

Bemerkung: Die jahrelangen Warnungen, Kortikoide nicht im Übermaß zu applizieren, haben das Pendel nunmehr in die Gegenrichtung ausschlagen lassen: in die *Kortisonsalbenhysterie.* Diese bei richtiger Verwendung so segensreiche Errungenschaft gilt nun als der große Bösewicht der Dermatologie, den etwa fürsorgliche, aber wenig einsichtige Mütter von ihren Neurodermitis-gequälten Kindern fernhalten wollen. Sie werden dabei von Sendungsbewußten aller Art, auch aus dem Ärzte- und Apothekerstand, unterstützt.

Neuere Wirkstoffe zur externen Therapie

Minoxidil (ein derzeit sehr populäres Haarwuchsmittel); Virustatika (Acyclovir bei Herpes simplex); 5-Fluorouracil (Zytostatikum; sehr wirksam bei aktinischen Keratosen, M. Bowen; wegen irritierender Wirkung nur stationär einsetzbar!).

Bemerkung: Bei diesen (wie bei vielen anderen) Lokaltherapeutika hängt die Wirkung nicht so sehr davon ab, *ob,* sondern *wie* sie verwendet werden. Einem Patienten die 5-Fluorouracil-Salbe zur Selbstbehandlung mitzugeben, ist fast nie zielführend und sollte daher unterlassen werden. Schlechte Verwendung schädigt auch das Image guter Medikamente (typische Patientenfeststellung: „Das habe ich schon gehabt, das hilft auch nix!")

Dermatochirurgie

Die Dermatochirurgie umfaßt kleinere chirurgische Eingriffe wie Biopsien (s. oben), Exzision kleinerer Hauttumoren sowie die Durchführung von Spalthauttransplantationen (Deckung von Ulzera etc.). Daneben werden noch eine Reihe besonderer Techniken geübt:

Curettage mit dem scharfen Löffel (Verrucae vulgares, seborrhoische Warzen etc.)

Elektrokaustik und *Elektrokoagulation* (kleine Angiome, Papillome, Spidernävi etc.)

Hautfräsung (Schleifen): mit einer hochtourigen Fräse werden die oberflächlichen Hautschichten vorsichtig und möglichst uniform abgetragen. Mit dieser Technik kann man eine gewisse Einebnung von Narben, (zumindest vorübergehendes) Verschwinden von Teleangiektasien und die partielle Entfernung von Tätowierungen erreichen.

Kryotherapie: umschriebenes Einfrieren von Hautläsionen mit flüssigem Stickstoff ($-190\ °C$) oder Kohlensäureschnee ($-70\ °C$) (weniger wirksam, umständlicher, schmerzhafter).

Bei *völligem Einfrieren* kommt es zur Gewebszerstörung in der Epidermis und der oberen Dermis; es bildet sich in der Junktionszone eine Kälteblase (zweitgradige Erfrierung), die die epidermale Läsion abhebt und deren Entfernung ermöglicht. Dies wird angewendet bei Warzen, aktinischen Keratosen etc. Vorsichtige Behandlung *ohne* tiefe Einfrierung („Wischen") bringt lediglich eine Zerstörung entzündlicher Infiltrate der Dermis mit sich; Anwendungsgebiet: (chronisch-diskoider Lupus erythematodes), Rosazea.

Liposuktion: eine Methode zur Entfernung von umschriebenen Fettpolstern durch Absaugung. Das entgegengesetzte Ziel, nämlich die Auffüllung von umschriebenen Atrophien (Narben, Spalthauttransplantate, atrophe Endzustände nach Entzündungen) hat die *Lipoplastik;* hierbei werden abgesaugte intakte Fettläppchen in die gewünschte Stelle injiziert, wo sie zumeist monatelang erhalten bleiben. Eine ähnliche Indikation (atrophe Narben, Hautfalten) hat die intraläsionale Verabreichung von löslichen Kollagenpräparaten (mögliche, aber seltene Komplikation: Granulome). Auch hier ist der Effekt nur mittelfristig (Monate).

Sonstige Therapieformen

Röntgenbestrahlung

Früher in sehr weitem Umfang geübt, ist sie heute stark eingeschränkt, in gewissen Situationen jedoch noch unentbehrlich. Die Hauptindikationen der Röntgentherapie waren v. a. Hauttumoren (Basaliome, Plattenepithelkarzinome); dies wird heute seltener durchgeführt, da die Exzision erhebliche Vorteile bietet: schnellere Wundheilung, schönere Narbe, Vermeiden eines Locus minoris resistentiae (Strahlennarbe!), Möglichkeit der Aufarbeitung des Exzisionspräparates zur Feststellung, ob die Entfernung in toto erfolgte. Die Strahlenbehandlung von Epitheliomen wird heute dann noch angewandt, wenn chirurgische Therapie aus irgendwelchen Gründen nicht durchführbar ist. Nach wie vor ist die Röntgentherapie jedoch bei Keloiden und manchen Lymphomen unentbehrlich. Die Entwicklung der modernen Strahlentherapie (Ganzkörperbestrahlung, schnelle Elektronen) ist ein Hoffnungsgebiet bei kutanen T-Zell-Lymphomen.
Zusätzlich wurde früher eine lange Reihe benigner, meist chronisch entzündlicher Krankheiten einer für Oberflächenbestrahlung besonders geeigneten, langwelligen Röntgenbestrahlung („Bucky-Bestrahlung") unterzogen: chronische Ekzeme, Psoriasis der Kopfhaut, Acne vulgaris, chronische Paronychie etc. Auch diese Bestrahlungsindikationen sind heute wegen der Entwicklung zahlreicher harmloser und sehr wirkungsvoller Lokaltherapeutika wenig geübt.
Kontraindiziert ist hingegen die früher sehr häufig geübte Bestrahlung von Clavi plantares und Verrucae plantares; diese Läsionen sprechen zwar sehr gut auf Bestrahlung an, doch wird ein chronischer Strahlenschaden induziert, der bei Überbeanspruchung der betreffenden Region (aktinisch, aber auch

mechanisch: forcierte Märsche etc.) zu chronischen Ulzerationen führen kann. Kommt es zu einem Warzenrezidiv im bestrahlten Areal, ist dieses einer konventionellen Therapie praktisch unzugänglich („Warzen sind wie hineingenagelt"), eine abermalige Röntgenbehandlung verbietet sich zumeist, da die Strahlenbelastbarkeit der Region erschöpft ist.

Bemerkung: Die dermatologische Röntgentherapie ist bei manchen Dermatologen ein emotionsgeladenes Thema.

Ultraviolettbestrahlung

UV-Bestrahlung ist eine sehr gängige Therapieform, die bei verschiedenen Hautkrankheiten (etwa Psoriasis vulgaris, Neurodermitis, Pruritus bei Niereninsuffizienz, chronische Ekzeme, Formen der Parapsoriasis) recht gute Erfolge hat. Eine übertriebene unkontrollierte UV-Lichtbehandlung, wie sie derzeit zu kosmetischen Zwecken in sog. Bestrahlungssalons („Studios") durchgeführt wird, ist sehr problematisch, da die modernen hochenergetischen Lichtquellen bei langdauernder Anwendung zwangsläufig zu vorzeitiger Alterung der Haut und wahrscheinlich auch zur Entwicklung von Hautkarzinomen bzw. Melanomen führen müssen; die gängigen Bestrahlungsgeräte beinhalten zwar überwiegend das (harmlosere) UV-A-Licht, aber immer noch erhebliche Dosen vom (gefährlichen) UV-B-Licht. Die leichte Zugänglichkeit der Bestrahlung macht es dem Patienten heute möglich, sich viel höheren UV-Lichtdosen zu exponieren, als dies auf natürlichem Wege jemals möglich war.

Eine besondere Art der UV-Lichtbehandlung ist die *Photochemotherapie* (PUVA), die auf einer kontrollierten phototoxischen Reaktion zwischen systemisch verabreichten Psoralenen (8-Methoxypsoralen, Trisoralen) und langwelligem UV-Licht beruht.

Hauptindikationen: Psoriasis vulgaris, Mycosis fungoides, Pityriasis lichenoides, Parapsoriasis en plaques, Neurodermitis u.a.m. Als *Prophylaxe* wird PUVA bei Lichtdermatosen verwendet (polymorphe Lichtdermatose, Lichturtikaria, Hydroa vacciniformia) – „Bräunungsbehandlung". PUVA, allerdings besser mit dem derzeit nicht am Markt befindlichen 5-Methoxypsoralen oder Khellin (systemisch und/oder lokal appliziert), ist auch bei *Vitiligo* wirksam (allerdings nur meist partiell und nach langer Behandlungsdauer).

Risiken der Photochemotherapie: bei langfristiger Anwendung kommt es zu scheckiger, (grau)brauner Hyperpigmentation, Lentigines, Elastosis cutis, trockener Haut und – bei Vorhandensein zusätzlicher karzinogener Faktoren wie frühere Röntgen- oder Zytostatikatherapie – zu Epitheliomen der Haut.

Lasertherapie

Von den therapeutisch eingesetzten Lasertypen hat bisher lediglich der Argonlaser einen festen, wenn auch eng umschriebenen Platz in der Dermatologie erworben. Wirkprinzip: Die hochenergetischen Lichtimpulse werden

vom Hämoglobin absorbiert (ungefähre Übereinstimmung des Emissions-
bzw. Absorptionsspektrum von Argon und Hämoglobin - 500 nm); es
kommt zur Koagulation oberflächlicher Gefäße. *Indikation:* Naevus flammeus und andere oberflächliche vaskuläre Läsionen (Teleangiektasien, senile
Angiome etc.) sowie pigmentäre Läsionen. *Nachteil:* tiefere vaskuläre Läsionen werden nicht erfaßt.

Die Anwendung anderer Lasertypen (CO_2-, Neodym- Yag-, Farbstoff-) ist
derzeit noch in Erprobung; weitere Indikationsgebiete sind zu erwarten. Eine
Modeerscheinung zweifelhafter Wirksamkeit sind die sogenannten *Softlaser.*
Hier handelt es sich um sehr energieschwache Geräte, die zur „Gewebsstimu-
lation" führen sollen. Exakte Untersuchungen über den Effekt dieser Geräte
liegen bisher nicht vor.

Plasmapherese

Zyklisch durchgeführter Austausch von Plasma (jeweils etwa 1 Liter) mit
Ersatzlösungen unter Reinfusion der zellulären Blutbestandteile. Diese Technik erlaubt die Entfernung zirkulierender Toxine und hat bei Lupus erythematodes, Dermatomyositis und Pemphigusformen oft ausgezeichnete adju-
vante Wirksamkeit. Plasmapherese ist allerdings besonderen klinischen
Situationen vorbehalten (keine Routinemaßnahme).

Spezieller Teil

Erythemato-squamöse Dermatosen

Psoriasis vulgaris

Definition. Psoriasis ist eine chronische, durch charakteristische schuppende Herde gekennzeichnete exanthematische Krankheit mit ererbtem Prädispositionsfaktor, die durch epidermale Hyperproliferation unbekannter Ursache bedingt ist; Psoriasis verläuft zumeist harmlos, ist aber in seltenen Fällen von schweren extrakutanen Symptomen begleitet.

Allgemeines. Psoriasis tritt nur bei Individuen mit angeborener Anlage auf; diese Anlage ist relativ häufig (etwa 2 % der Bevölkerung) und wird multifaktoriell vererbt (simplifizierend: autosomal dominant mit unregelmäßiger Penetranz). Trotzdem ist Psoriasis keine Genodermatose, da erworbene und Umweltfaktoren eine sehr wichtige Rolle bei der Realisierung dieser Anlage spielen: Psoriasis wird nicht als solche vererbt, sondern die Neigung, auf verschiedenartige Stimuli (s. unten) mit Psoriasis zu reagieren. Daher sind Verlauf und Ausprägung der Psoriasis kapriziös und individuell sehr verschieden.

Verlauf. Psoriasis kann in jedem Alter erstmals auftreten, relativ am häufigsten im jüngeren Erwachsenenalter, und verläuft typischerweise schubartig. Häufigkeit, Dauer und Intensität der Schübe sind sehr unterschiedlich; das Spektrum reicht von einer einzigen Episode bis zu unausgesetzten lebenslangen Attacken oder einem chronisch-torpiden Verlaufstyp. Zwischen den Verlaufsformen bestehen fließende Übergänge. Zwei grundsätzliche Verlaufstypen werden unterschieden: eine *akut-exanthematische* und eine *chronisch-stabile.*

Die Krankheitsaktivität ist deutlich von exogenen Faktoren abhängig: *saisonale Schwankungen* mit Besserung im Sommer (UV-Bestrahlung), Auslösung von Psoriasisschüben durch *Streptokokkeninfekte* (Angina!); eindrucksvoller Ausdruck exogener Faktoren ist das sog. *Köbner-Phänomen* („isomorpher Reizeffekt"): Hautläsionen verschiedenster Ursache können sich spontan in psoriatische Läsionen umwandeln (mechanische Minimaltraumen wie Kratzeffekte etc., Exantheme, Sonnenbrand, Narben, Tätowierungen). Die Prädilektionsstellen der Psoriasis (Knie, Ellbogen) können z.T. durch das Köbner-Phänomen erklärt werden (mechanische Belastung).

Klinisches Bild. Die psoriatische Läsion ist ein anfangs runder, scharf begrenzter, ziegelroter Herd mit leichter Infiltration und charakteristischer

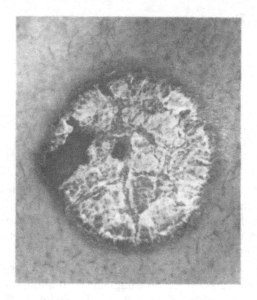

Abb. 36. Psoriasisplaque. Ein kreisrunder, scharf begrenzter, ziegelroter Herd mit groblamellöser, silbrigweißer, locker haftender Schuppung

silbrig-weißer, großer, groblamellöser Schuppung (Abb. 36). Die Schuppen sind nur locker haftend und lassen sich in toto abheben: *Kerzentropfphänomen.* Bei Abheben mehrerer Schuppenlagen kommt es zu punktförmigen Blutungen: *Auspitz-Phänomen* (Erklärung: Durch die Papillomatose der psoriatischen Läsion liegen die Papillenspitzen sehr oberflächlich und werden daher leicht aufgerissen). Der psoriatische Herd *juckt meist nicht*, Kratzeffekte und Impetiginisierung fehlen. Die psoriatische Läsion geht nach Abheilung in einen hypopigmentierten Flecken über *(psoriatisches Leukoderm),* der nach einigen weiteren Wochen repigmentiert (Abb. 37).

Prädilektionsstellen. Streckseiten der Extremitäten (Knie, Ellbogen), sakral, Kapillitium. Letzteres ist nicht selten großflächig befallen, wobei die Begrenzung der psoriatischen Plaques mit der Haargrenze typischerweise zusammenfällt.

Erscheinungsbild. Die Größe der Herde schwankt von punktförmig *(Psoriasis punctata)* über mittlere Größen *(Psoriasis guttata, nummularis)* zu großen, durch Konfluenz entstandenen Plaques mit polyzyklischen, bizarren Begrenzungen *(Psoriasis geographica).* Am Ende des Spektrums steht weitgehender oder völliger Befall des Integuments *(psoriatische Erythrodermie).* Kleine Herde (Punctata- oder Guttataformen) sind typisch für die exanthematische Psoriasis (Erstmanifestation, Rezidivschub), während die größeren Plaques gewöhnlich bei chronisch persistierender Psoriasis gefunden werden.

Hautanhangsgebilde. Die Haare sind trotz oft exzessivem Befall des Kapillitiums normal; es gibt *keine* psoriatische Alopezie.

Die *Nägel* zeigen hingegen 3 typische Arten von Veränderungen:

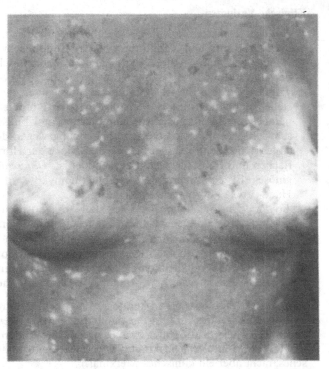

Abb. 37. Psoriatische Leukoderme bei einer Patientin mit Psoriasis guttata in Rückbildung. Psoriatische Herde pflegen im Zentrum zum Schluß abzuheilen (dunkle Areale inmitten einiger Leukoderme)

- *Tüpfelnägel:* multiple, kleine Eindellungen der Nagelplatte; häufig; sind nicht spezifisch für Psoriasis, sondern kommen auch bei Ekzemen sowie in geringer Zahl an normalen Nägeln vor. Entstehung: punktförmige Parakeratose der oberen Nagelplatte; das parakeratotische Hornmaterial zerfällt leicht und ergibt grübchenartige Einsenkungen.
- *Psoriatischer Ölfleck:* runde, gelblich-bräunliche Flecken an ansonsten normalen Nägeln; selten; Ursache: parakeratotisches Material innerhalb der Nagelplatte.
- *Subunguale Hyperkeratosen:* groblamellierte, weißgraue Schuppenmassen unter ansonsten normalem Nagel; häufig; führt bei starker Ausprägung zu Abhebung und Verkrüppelung des Nagels; Entstehung: Parakeratose des Nagelbettes.

Mundschleimhaut. Frei. In seltenen Fällen treten Mundschleimhautläsionen unter dem Bild der Exfoliatio areata linguae (s. Mundschleimhautkrankheiten, S. 453) auf; deren psoriatische Natur ist aber nicht gesichert.

Labor. Unauffällig.

Klinische Varianten

- *Psoriasis vom seborrhoischen Typ* („oberflächliche Psoriasis"): Exanthematisch an Rumpf und Kapillitium; blasser Rotton, sehr geringe Infiltration, wenig Schuppung, Differentialdiagnose: seborrhoisches Ekzem. Spricht besonders schnell auf Lokaltherapie an.
- *Psoriasis inversa:* Sie ist dadurch gekennzeichnet, daß die Prädilektionsstellen unbefallen und die ansonsten freien Körperstellen befallen sind, nämlich die Intertrigostellen, Handflächen und Fußsohlen. Diagnostisch schwierig, da die sonst typische Schuppung wegen des feuchten Milieus (Intertrigostellen) bzw. der besonderen Dicke der Hornschicht von Handflächen und Fußsohlen nicht ausgebildet ist. *Differentialdiagnose:* intertriginöses Ekzem, intertriginöse Epidermomykose und Candidamykose; Hand- und Fußsohlenekzem, Tinea pedis.
- *Erythrodermische Psoriasis:* Gleichfalls diagnostisch oft schwierig, da Erythrodermien anderer Genese ähnlich aussehen können. Wichtig ist die Psoriasis erythrodermatica deswegen, weil sie wegen des enormen Energieverbrauchs und hoher Beanspruchung des kardiovaskulären Systems eine schwere Krankheit darstellt, die zu Erschöpfung und Tod führen kann. Die psoriatische Erythrodermie ist oft enorm therapieresistent.

Histologie. Akanthose, Parakeratose und keulenförmige Papillomatose. Lympholeukozytäres Infiltrat der papillären Dermis, Weitstellung der Kapillaren. Exozytose neutrophiler Leukozyten in die Epidermis mit fokaler Verdichtung („Munro'sche Mikroabszesse"; diese sind lediglich ein histologisches, nicht aber ein klinisches Merkmal!).

Ätiologie und Pathogenese. Ursache unbekannt. Die Psoriasis ist charakterisiert durch eine starke Beschleunigung der Generationszeit der Epidermalzellen, dadurch bedingte Überbevölkerung der Epidermis, die sich in enorm beschleunigtem epidermalen Turnover und überstürzter Differenzierung äußert.
Differentialdiagnose. Siehe differentialdiagnostische Tabellen

Sonderformen der Psoriasis mit Systembeteiligung

Psoriasis pustulosa

Allgemeines. Die Psoriasis pustulosa ist *keine* superinfizierte Psoriasis, sondern eine exzessive Übersteigerung der schon bei der normalen Psoriasis vorhandenen Leukozytendiapedese (Mikroabszesse). Pustelbildung kann als dominierendes Symptom oder als Episode im Rahmen einer normalen Psoriasis auftreten. In letzterem Fall ist es manchmal die Folge aggressiver irritierender Therapie (etwa durch Dithranol).

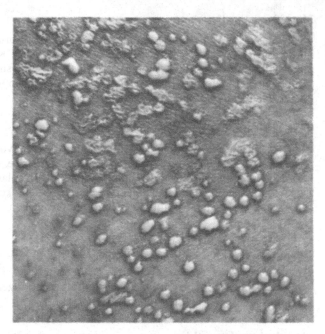

Abb. 38. Psoriasis pustulosa (Typ Zumbusch). Multiple, oberflächliche (dünnwandige), stecknadelkopfgroße, konfluierende Pusteln. Diese Läsionen sind sehr kurzlebig; nach einigen Stunden kommt es zum Platzen, Einsinken *(obere Bildhälfte!)*, Eintrocknen und Abschuppen

Generalisierte Psoriasis pustulosa (Typ Zumbusch) (Abb. 38)

Seltene, lebensgefährliche Krankheit, die sich unvermittelt im Rahmen einer Psoriasis vulgaris oder auch de novo einstellen kann. Morphologische Ähnlichkeiten mit der Psoriasis vulgaris bestehen nicht. Es handelt sich um eine Erythrodermie, auf der innerhalb von Stunden massive Schübe von teils konfluierenden oberflächlichen Pusteln entstehen, platzen und abschuppen. Diese Schübe sind von hohem Fieber (40 °C oder mehr) und hoher Leukozytose begleitet, können in kurzen Intervallen aufeinander folgen, erweisen sich als sehr therapieresistent und führen zu Entkräftung und potentiell zum Tod. Spontanremissionen sind jedoch die Regel; diese können Wochen bis Monate andauern, aber schließlich – ebenso unvermittelt wie die Erstmanifestation – durch Rezidivschübe ihr Ende finden.

Histologie. Intraepidermale Leukozytenansammlungen innerhalb vakuolisierter Epidermalzellen *(spongiforme Pustel);* subkorneale Eiterseen.

Pathogenese. Unbekannt; eine Störung der Leukozytenchemotaxis wird angenommen.

95

Impetigo herpetiformis

Schwangerschaftsdermatose; im klinischen Bild der Psoriasis pustulosa Zumbusch gleich, zusätzlich Hypokalzämie, evtl. tetanische Krämpfe. Die Impetigo herpetiformis wird hormonell ausgelöst (Mechanismen nicht bekannt); Impetigo herpetiformis ist eine Indikation zur Abruptio und Sterilisation. Kann in eine „gewöhnliche" Psoriasis übergehen.

Psoriasis pustulosa palmoplantaris (Barber)

Extrem chronische, therapieresistente lokale Affektion von Handflächen und Fußsohlen, die durch schubartig immer wiederkehrende, oberflächliche (subkorneale) sterile Pusteln und relativ festhaftende groblamellöse Schuppung gekennzeichnet ist. Wenig subjektive Beschwerden, keine Systemzeichen. Übergang in den Typ Zumbusch außerordentlich selten.

Akrodermatitis suppurativa (Hallopeau)

Ähnlicher Charakter und Morphologie wie Typ Barber, jedoch akral lokalisiert: Fingerspitzen, Paronychium, Dorsalseite der Finger. Bei langem Bestand Nagelverlust und Gelenkversteifung der Finger. Übergang in Typ Zumbusch außerordentlich selten.

Psoriasis arthropathica

Gelenkbefall bei Psoriasis ist nicht selten (Schätzungen zwischen 1-10 %), meist jedoch an wenigen Gelenken und nicht im Vordergrund stehend. Bei einem Teil der Fälle handelt es sich jedoch um ein langsam progressives Geschehen an vielen Gelenken, das zu schwerster Verkrüppelung und – wenn auch sehr selten und indirekt – zum Tode führen kann.

Charakteristika der Psoriasis arthropathica

- Rheumaserologie negativ. Assoziation mit HLA-B 27.
- Vorzugsweise Befall der Interphalangealgelenke, grundsätzlich jedoch bei jedem Gelenk möglich (Sacroiliacal-Gelenke!).
- Typische Erstmanifestation: Schwellung, Rötung, Schmerzhaftigkeit der Interphalangealgelenke, oft diffuse Schwellung des Fingers („Wurstfinger"). Morgendliche Steifigkeit, Arbeitsbehinderung.
- Röntgen: erosive Osteoarthritis mit Resorption des Knochens vom Gelenkspalt her.
- Verlauf: Verkürzungen der Phalangen, Einschrumpeln der Finger (können durch Zug wieder auf ursprüngliche Länge gedehnt werden, „Teleskopfinger"). Daneben unregelmäßige, vorzugsweise ulnare Deviationen der Finger; Synostosen und knöcherne Kontrakturen.

Therapie der Psoriasis

Allgemeine Prinzipien

Da es sich um eine chronische, meist lebenslange Krankheit handelt, muß man mit den jeweils mildesten Mitteln vorgehen und daher der Lokaltherapie so lange wie möglich den Vorrang geben. Alle systemischen Therapieformen sind relativ aggressiv und bergen die - allerdings meist milde - Gefahr der Toxizität.

Lokaltherapie

Kortikoidpräparationen: unterdrücken die psoriatischen Herde, führen jedoch nicht zur Abheilung (Rezidiv bei Absetzen). Geeignet als kosmetisch akzeptable, ambulant durchführbare Therapie milderer Fälle.

Teerpräparate: kosmetisch wenig attraktiv (schwarz), aber wirkungsvoll (Herde heilen - bis auf weiteres - ab). Obwohl Teer ein klassisches Karzinogen ist, wurde noch nie ein durch therapeutische Teerexposition verursachtes Hautkarzinom beobachtet!

Dithranol (Cignolin): wirksamstes Lokaltherapeuticum der Psoriasis. Synthetisches Chrysarobinanalog, das am psoriatischen Plaque eine Irritation mit abschließender Abheilung hervorruft („Psoriasis verbrennt im Feuer des Cignolin"). Wirkungsmechanismen unbekannt. Sachgerechte Behandlung mit Dithranol ist eine empirische Kunst, die früher nur stationär angewendet wurde (Gefahr starker Hautreizungen). Die seit einigen Jahren geübte „Minutentherapie" erlaubt auch die Heimbehandlung.
Prinzip: Eine wasserlösliche Cignolinpräparation wird 10-20 Minuten aufgetragen und anschließend mit einer Neutralseife abgewaschen. In dieser kurzen Zeit kann die Wirksubstanz *nur* an der Psoriasisplaque penetrieren (geschädigte Barriere), nicht aber an der gesunden Haut der Umgebung. Dies genügt zur Wirkung, die Irritation bleibt gering oder aus.

UV-B-Therapie: bei milderen Psoriasisformen wirksam.

Systemische Behandlung

- Die wesentlichste systemische Therapieform ist das synthetische Retinoid Etretinat. In Monotherapie nur langsam wirkend (ein Teil der Fälle heilt nach mehrmonatiger Verabreichung aus), übt es dennoch einen profunden Effekt auf den Psoriasisherd aus (Abschuppung, Abflachung) und macht ihn gegen zugleich verabreichte andere Therapieformen viel ansprechbarer (Phototherapie, Lokaltherapie). Hervorragend spricht meist die *pustulöse* Psoriasis, auf lange Sicht recht gut auch die *arthropathische* Psoriasis an. Etretinat ist wegen seiner Teratogenität bei geschlechtsreifen Frauen nur bei gleichzeitiger hormoneller Kontrazeption einzusetzen. Nebenwirkungen umfassen (reversible) Erhöhung der Transaminasen, der Triglyceride (besonders bei Diabetikern) und Symptome durch vermehrte Desquamation normaler Haut und Irritabilität hautnaher Schleimhäute (Cheilitis, Epistaxis, palmoplantare Schuppung, „Exsikkations"ekzem). Etretinat wird immer längerfristig (Monate) in Dosen zwischen 0,3–1,0 mg/kg Körpergewicht verabreicht.

- *Systemische Kortikosteroide sind immer und ausnahmslos kontraindiziert.* Das gilt auch für die lebensbedrohlichen Formen (erythrodermatische und pustulöse Psoriasis). Grund: Kortikosteroide können zwar die Psoriasis für den Augenblick unterbrechen, doch kommt es bei Reduktion der Dosis oder nach Absetzen zu einem Rezidiv, das oft schwerer als der Ausgangszustand ist *(Reboundeffekt).* Auf lange Sicht verschlechtert sich daher die Psoriasis; schließlich hat der Patient eine stärkere Psoriasis als je zuvor („den Patienten in eine Erythrodermie hineintreiben"). Zusätzlich treten durch die immer höheren nötigen Kortikoiddosen unweigerlich die entsprechenden potentiell lebensbedrohenden Nebenwirkungen auf.
- *Orale Photochemotherapie (PUVA = Psoralen + UV-A):* modernste und wirkungsvollste systemische Therapie. Beruht auf dem Umstand, daß sich Psoralen (oral vor der Bestrahlung verabreicht) unter Einwirkung von UV-A-Licht (365 nm) mit der DNS der Epidermalzellen zu Photoaddukten mit Quervernetzung des Doppelstrangs verbindet und so eine Zellteilung unmöglich macht. Relativ großer Aufwand; nur an schweren Psoriatikern sowie bei Psoriasis pustulosa anzuwenden. Exzessive Langzeittherapie führt zu schwerer aktinischer Elastose und birgt – einstweilen noch theoretisch – ein karzinogenes Risiko.
  Bemerkung: PUVA ist auch bei einer Reihe anderer Dermatosen wirksam (Pityriasis lichenoides, polymorphe Lichtdermatose, kutane Mastozytose etc.). Die Hauptindikationen von PUVA außer Psoriasis sind die frühen Stadien der Mycosis fungoides.
- *Methotrexat:* Zytostatikum (Folsäureantagonist); normalisiert schon bei niedrigen Gaben (etwa 1mal/Woche 3mal 5–10 mg in 8stündigen Intervallen) die epidermale Proliferation. Mit Methotrexat kann oft exzessiv therapieresistente schwere Psoriasis gut unterdrückt werden. Lebertoxizität!
- *Diverse andere Zytostatika:* Hydroxyurea (wenig verwendet) u. a. m.

▶ **Merke:** Psoriasis wird durch Betarezeptorenblocker und Lithium verschlechtert!

Parapsoriasisgruppe

Allgemeines. Eine heterogene Gruppe psoriasisähnlicher Krankheiten. Der Terminus „Parapsoriasis" stammt aus der deskriptiven Ära der Dermatologie und wird heute kaum mehr verwendet.

Pityriasis lichenoides

Definition. Selbstlimitierte, chronisch verlaufende exanthematische Dermatose von charakteristischer Morphologie und unbekannter Ursache; Pathologie: lymphozytäre Vaskulitis mit (psoriasiformer) Mitreaktion der Epidermis.

Man unterscheidet eine akute und eine chronische Verlaufsform; Übergänge sind möglich.

Pityriasis lichenoides acuta

Polymorphes generalisiertes, regellos disseminiertes Exanthem aus hell- bis braun-roten Papeln, teils mit Bläschen, Krusten, manchmal nekrotisierend. Prädilektionsstellen: Rumpf, Beugeseiten der Extremitäten. Plötzlicher Beginn, schubweiser Verlauf, Dauer zumindest Monate. Geringe Systemzeichen (mildes Fieber, Lymphknotenschwellung). Manifestationsalter: meist Jugend, frühes Erwachsenenalter. Das männliche Geschlecht ist bevorzugt. *Histologie:* dichte lymphozytäre Infiltrate um die Venolen der papillären Dermis mit Maximum an der Junktionszone. Epidermis: Diapedese von Lymphozyten, vakuolisierende Degeneration. *Keine* nekrotisierende Vaskulitis! *Lymphomatoide Papulose:* Besonders heftige Verlaufsform mit histologisch lymphomähnlichem Aufbau der Infiltrate (besonders dicht, atypische Zellen); in manchen Fällen entwickelt sich ein echtes Lymphom. Die Zugehörigkeit der lymphomatoiden Papulose zur Pityriasis lichenoides acuta wird nicht generell akzeptiert.

Pityriasis lichenoides chronica

Entsteht primär oder aus der Pityriasis lichenoides acuta. Verlauf sehr chronisch. Läsionen weniger entzündlich (grau-braune Farbe vorherrschend), weniger erhaben, keine Exsudation oder Nekrose. Typisches Zeichen: bei zartem Kratzen Abheben einer Schuppe von der gesamten Läsion, die am Gegenpol haftenbleibt ("Sargdeckelphänomen"). *Histologie:* lymphozytäre Vaskulitis, psoriasiforme Reaktion der Epidermis.

Therapie. Tetrazykline (Wirkungsmechanismus unbekannt); PUVA, bei intensiver Ausprägung Kortikoidstoß.

Parapsoriasis en plaques

Definition. Selten gebrauchter Sammelbegriff für 2 ähnliche, aber doch verschiedene Dermatosen, nämlich die *kleinfleckige* und die *großfleckige Parapsoriasis en plaques.* Erstere wird heute meist „chronic superficial dermatitis" genannt und stellt eine eminent chronische, benigne Dermatose dar. Letztere wird als „Prämykose" bezeichnet und ist die Vorstufe der Mycosis fungoides.

„Chronic superficial dermatitis"

Dermatose des reiferen Erwachsenenalters, Bevorzugung des männlichen Geschlechts. Einschleichender Beginn, sehr langsame Progredienz, einmal entstandene Herde bleiben bestehen. Sehr unauffällige Dermatose; rundliche, regellos über Rumpf und proximale Extremitäten verteilte Flecken von hellrot-gelblicher Farbe, zarter diffuser Schuppung und nur einigen Zentime-

tern Durchmesser (Vergleich mit Fingerabdrücken: „fingerprint dermatosis").
Während des Sommers werden die Herde durch Sonnenbräunung überdeckt,
kehren im Winter am selben Ort wieder. Trotz jahrzehntelangem Verlauf *niemals* Übergang in Mycosis fungoides. *Subjektiv:* keine Beschwerden.

Histologie. Uncharakteristisch (milde dermale Rundzellinfiltrate mit lymphozytärer Exocytose in Epidermis).

Therapie. Nicht erforderlich; Ansprechen auf UV-Bestrahlung. PUVA.

Prämykose. (Siehe unter Mycosis fungoides, S.542).

Porokeratosen

Definition. Eine Gruppe seltener Genodermatosen, die durch charakteristische nummuläre Hautherde mit wallartigem Rand gekennzeichnet sind; letzterem entspricht histologisch eine pathognomonische Verhornungsstörung
(kornoide Lamelle). Ätiologie unbekannt.

Allgemeines. Man unterscheidet die sehr seltene „klassische" *Porokeratose
(Mibelli)* und die häufigere *disseminierte aktinische Porokeratose.* Beide Varianten werden autosomal dominant vererbt; die erstere beginnt in der Kindheit und weist nur wenige große Herde auf; die letztere setzt erst im Erwachsenenalter ein, ist auf die sonnenbestrahlten Regionen limitiert und besteht
aus multiplen kleinen Läsionen.

Pityriasis rubra pilaris

Definition. Exzessiv chronische, von den Haarfollikeln ausgehende, erythe-
matosquamöse Dermatose unbekannter Ätiologie und von psoriasisähnli-
chem Aussehen.

Allgemeines. Relativ seltene, weltweit verbreitete Krankheit. Man unterscheidet eine *erbliche* (autosomal-dominant) und eine *erworbene* Form. Die erbliche Form setzt in der frühen Kindheit ein und bleibt meistens das gesamte
Leben erhalten. Die erworbene Form beginnt meist im mittleren Erwachsenenalter und neigt, nach jahrelangem Verlauf, zur Spontanheilung. Die Pityriasis rubra pilaris ist geradezu sprichwörtlich für einen extrem chronisch-
persistenten Verlauf bei gleichzeitigem Fehlen jeglicher Systembeteiligung.

Klinisches Bild. Das Erscheinungsbild wird geprägt durch das schubartige
Auftreten vorerst kleiner, hellroter *follikulärer, hyperkeratotischer Papeln* am
Kapillitium, den Streckseiten der Extremitäten mit Bevorzugung der Finger-
und Handrücken, seltener an Rumpf und Gesicht. Durch Übergreifen der
Hyperkeratose auf die interfollikuläre Haut und Konfluenz entstehen flächenhafte, gelbrote, psoriasiform schuppende Herde, die typischerweise
scharf und polyzyklisch begrenzt sind und im Extremfall in eine Erythroder-

mie übergehen können. Innerhalb der befallenen Haut finden sich scharf und polyzyklisch begrenzte, *inselartige Stellen normaler Haut* (typisches diagnostisches Zeichen). Gleichzeitig kommt es zu einer *diffusen Verdickung der Handflächen und Fußsohlen*. Subjektive Beschwerden, insbesondere Juckreiz, fehlen. Schleimhautbefall kommt nicht vor, das Haarwachstum ist nicht beeinträchtigt. Die Nägel zeigen ähnliche Veränderungen wie bei Psoriasis.

Histologie. Psoriasiformes Bild, Parakeratose jedoch nur im Follikelostium.

Differentialdiagnose. In frühen Formen ein seborrhoisches Ekzem, Lichen ruber, später Psoriasis vulgaris. Unterscheidungsmerkmal: Die typischen follikulären Papeln der Pityriasis rubra pilaris sind am Rand flächiger Läsionen erkennbar.

Therapie. Lokaltherapie wenig wirksam. In früheren Zeiten wurde oft eine aggressive Therapie durchgeführt (Methotrexat etc.). Mittel der Wahl: Etretinat.

Morbus Reiter

Definition. Durch unspezifische Urethritis, Konjunktivitis, Arthritis der großen Gelenke und psoriasisähnliche Hautläsionen gekennzeichneter Symptomkomplex unbekannter Ätiologie.

Allgemeines. Weltweit verbreitete, relativ seltene, hauptsächlich junge Männer erfassende Krankheit von charakteristischer klinischer Symptomatik und (oft eminent) chronisch-rezidivierendem Verlauf; ist sehr häufig mit HLA-B 27 und daher mit M. Bechterew und Psoriasis arthropathica (und Psoriasis überhaupt) assoziiert. M. Reiter ist ein *postinfektiöser Symptomkomplex*, jedoch *nicht selbst* eine Infektionskrankheit (obsolete Hypothese). Nach der Art der vorangegangenen Infektion unterscheidet man den *postdysenterischen* (nach Shigellendysenterie) und den *postvenerischen* (nach Gonorrhö oder Chlamydienurethritis) Typ des M. Reiter. Die jeweilige Infektion geht dem Ausbruch des M. Reiter 1–4 Wochen voraus.

Klinisches Bild. Die Teilsymptome treten meist gleichzeitig oder in unmittelbarer Folge auf: unter Fieberattacken, Abgeschlagenheit, Leukozytose und erhöhter Blutsenkung entwickeln sich oft sehr schmerzhafte *arthritische* Beschwerden (Rötung, Schwellung, Erguß), v.a. der Knie- und Fußgelenke sowie der Sakroiliakalgelenke; die Patienten sind bettlägerig und immobil. Gleichzeitig ein schleimiger, manchmal leicht eitrig eingetrübter *urethraler Ausfluß*, gelegentlich von milder Prostatitis und Zystitis begleitet. Die *Augensymptomatik* beschränkt sich zumeist auf eine milde und spontan abheilende, bilaterale seröse oder eitrige Konjunktivitis; in schweren Fällen Iridozyklitis.
Die Hautsymptome sind vielgestaltig und beginnen meist mit gruppierten,

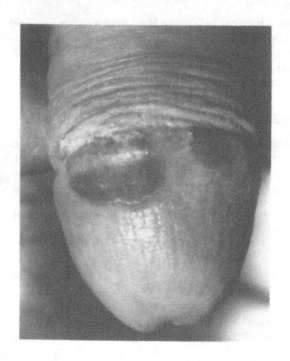

Abb. 39. Balanitis circinata bei Morbus Reiter

pustulierenden Erythemen an *Handflächen und Fußsohlen,* häufig auch um und unter den Nagelplatten. Die (sterilen!) Pusteln platzen bald, es entstehen hyperkeratotische, schuppende, nässende Herde (sog. *Keratoderma blennorrhagicum).* Weniger pustulierende psoriasiforme Herde können überall am Integument, v. a. *über den Gelenken* auftreten. An der *Mundschleimhaut* finden sich Läsionen ähnlich der Exfoliatio areata linguae (s. unter Mundschleimhautkrankheiten, S. 453) und an *Glans und Praeputium penis* scheibenförmige, polyzyklische, erosive, oft recht ausgedehnte Herde *(Balanitis circinata),* ein für das Reiter-Syndrom nahezu pathognomonisches Bild (Abb. 39).

Histologie der Hautläsionen. Psoriasiformes Bild.

Verlauf und *Therapie.* Unter Behandlung mit Kortikoidstößen und Antirheumatika (Indomethacin, Aspirin) erfolgt nach mehrwöchigem Verlauf langsame Abheilung. Etwa bei der Hälfte der Fälle bleibt es bei einer einzigen derartigen Attacke; die andere Hälfte mündet in einen chronisch-rezidivierenden Verlauf mit Spontanabheilung nach Monaten bis Jahren. Hartnäckig ist insbesondere die Gelenkssymptomatik, die fallweise in eine erosive Arthritis übergehen und dadurch zu Dauerschäden führen kann.

Pityriasis rosea

Definition. Selbstlimitierte, akut entzündliche exanthematische Dermatose wahrscheinlich viraler Genese.

Allgemeines. Weltweit verbreitete häufige Krankheit ohne Alters- und Geschlechtsprädilektion, ohne saisonale Häufung und von sporadischem Auftreten. Die virale Genese wurde nie nachgewiesen und gründet sich nur auf folgende Indizien: biphasischer Verlauf (Primärplaque, Stadium der Generalisation), lebenslange Immunität. Übertragbarkeit besteht nicht, alle Inokulationsversuche schlugen fehl.

Klinischer Verlauf. Erstsymptom ist ein kreisrunder, scharf begrenzter erythematöser *(lachsroter)* Herd mit peripherer Schuppenkrause („Collerette"; Ausdruck zentrifugaler Ausbreitung), gewöhnlich am Rumpf *(Primärplaque).* Tage bis Wochen später ein auf den Rumpf begrenztes Exanthem aus ovalen, in der Spaltrichtung der Haut ausgerichteten gleichartigen Herden. Juckreiz mittel bis stark. Bei komplikationslosem Verlauf Spontanheilung in 1–3 Monaten (unbehandelt; bei Behandlung innerhalb weniger Tage).

Pityriasis rosea irritata. Bei Irritation durch Schwitzen, heiße Bäder etc. drastische Verschlechterung durch Verdichtung der Läsionen, Ausbreitung auf Extremitäten und Gesicht sowie Umwandlung in ein polymorphes Bild aus Erythemen, Quaddeln und nässenden Plaques.

Differentialdiagnose. Seborrhoisches Ekzem (Typ vom sog. Eczema petaloides), Arzneimittelexantheme, Virusexantheme, Psoriasis guttata, Exantheme bei Lues II.

Histologie. Unspezifisches Bild. Fokale Spongiose, perivaskuläre Rundzellinfiltrate der Dermis

Labor. Unauffällig

Therapie. Kurzer Kortikoidstoß. Lokal: Kortikoidlotionen, Vermeidung von Irritation.

Erythrodermien

Definition. Erythrodermien sind universelle (das gesamte Integument betreffende) Rötungen der Haut.

Allgemeines. Der Begriff der Erythrodermie ist das Paradebeispiel einer deskriptiven Diagnose ohne Rücksicht auf die Ursache. Eine lange Reihe sehr verschiedener Dermatosen kann Erythrodermien verursachen; trotzdem ist der Sammelbegriff der Erythrodermie aus 2 Gründen wichtig und gerechtfertigt:

- *aus diagnostischen Gründen,* da viele Erythrodermien einander sehr ähnlich sehen und die ätiologische Diagnose oft erst nach ausgedehnten Laboruntersuchungen gestellt werden kann;
- Erythrodermien bedeuten stets, gleichgültig welcher Ursache, *ein schwerwiegendes Zustandsbild.*

Erythrodermien sind für den Organismus aus mehreren Gründen eine erhebliche Belastung: Einerseits ist allein die Aufrechterhaltung einer Erythrodermie, d.h. die Durchblutung des gesamten Hautgefäßsystems, eine schwere *Beanspruchung für Herz und Kreislauf;* andererseits ist bei längerdauernden Erythrodermien stets, in wechselndem Ausmaß, die *Barrierefunktion* der gesamten Haut *beeinträchtigt;* die Folge ist eine erhöhte Abdunstung, die gemeinsam mit dem Wärmeverlust durch die Gefäßweitstellung einen *hohen Energieverlust* bedeutet. Typischerweise *frieren* Patienten mit Erythrodermien. Schließlich kommt es durch die zumeist gesteigerte epidermale Proliferation und Desquamation und oft auch durch den Verlust von Serumproteinen zu manchmal erheblichen *Proteinverlusten* (typischer Befund: Hypoproteinämie). Erythrodermien sind daher stets ein Grund zu intensiver Abklärung der Ursache und Therapie.

Nach der Entwicklung der Erythrodermie unterscheidet man *primäre* (Entstehung auf vorher unbefallener Haut) und *sekundäre* (Entstehung durch universelle Ausbreitung präexistenter Dermatosen).

Primäre Erythrodermien

Hier unterscheidet man zweckmäßig wieder zwischen akuten und chronischen Verlaufsformen.

Akute primäre Erythrodermien

Sie sind gewöhnlich allergisch-toxischer Natur *(toxische Erythrodermie)* und können als Endzustände schnell konfluierender makulöser, toxischer Exantheme entstehen (meist durch Medikamente; besonders typisch ist dies für Gold- und Arsenpräparate); ähnliche, jedoch durch wechselnd intensive Neigung zu bullösen Reaktionen und Hautnekrosen unterschiedene Zustände sind das *erythrodermische fixe Arzneimittelexanthem,* das *Stevens-Johnson-Syndrom* (s. unter Erythema exsudativum multiforme, S. 141) und die *toxische epidermale Nekrolyse.* Die Unterscheidung dieser Zustandsbilder ist nicht leicht und richtet sich nach der Begleitsymptomatik (Schleimhautbefall, Auslösbarkeit des Nikolski-Zeichens), sowie nach gewissen morphologischen Kriterien (etwa der charakteristisch livide Farbton des fixen Arzneimittelexanthems). Alle akuten primären Erythrodermien sind, in wechselndem Ausmaß, von Systemsymptomen begleitet (Fieber, Arthralgien, Abgeschlagenheit, Organmanifestation etwa an Niere, Respirationstrakt, ZNS), manche lebensbedrohend (toxische epidermale Nekrolyse).

Therapie. Kortikoidstoß; zusätzlich, je nach der gegebenen Situation, Herz- und Kreislaufmittel bzw. die entsprechende Lokaltherapie.

Chronische primäre Erythrodermien

Diese laufen mit viel weniger dramatischen Begleiterscheinungen ab, sind in der Regel Ausdruck von Lymphomen, insbesondere von Leukämien und Mycosis fungoides (etwa beim Sézary-Syndrom). Therapie und Prognose solcher Fälle ist abhängig von der Grundkrankheit.

Chronische primäre Erythrodermien treten ferner bei gewissen Ichthyosen auf.

Sekundäre Erythrodermien

Diese sind häufiger als die primären, und ihre Natur ist wegen der sukzessiven Entwicklung meistens auch viel leichter erkennbar. Die häufigste Form der Erythrodermien überhaupt ist die *ekzematöse* Erythrodermie: Diese entwickelt sich durch Generalisation präexistenter Ekzeme sehr verschiedener Ursachen. Am häufigsten ist dies bei Kontaktekzemen mit Generalisation (Autosensibilisierungsphänomen?), nicht selten jedoch auch bei atopischer Dermatitis und seborrhoischem Ekzem der Fall. Die ekzematöse Erythrodermie zeigt die typischen Kriterien der Ekzemreaktion (Knötchen, Bläschen, Lichenifikation), die atopische Erythrodermie zusätzlich die atopischen Stigmata (s. unter Ekzeme, S. 122). Stets heftiger Juckreiz. Eine Sonderform der ekzematösen Erythrodermie ist die *Erythrodermia desquamativa* (Leiner), eine exzessive Verlaufsform der seborrhoischen Dermatitis bei Säuglingen.

Nicht selten ist ferner die *psoriatische Erythrodermie*, deren Schuppung die psoriatische Charakteristik meist nur undeutlich ausgeprägt hat. Seltenere Formen sekundärer Erythrodermie finden sich bei *Pityriasis rubra pilaris*, bei *Pemphigus foliaceus* und *Lichen ruber* (extrem selten!).

Von unklarer Ätiologie ist die sog. *Alterserythrodermie*, die durch universelle, scheckig pigmentierte, chronisch entzündliche, lichenifizierte Haut bei einer generalisierten (reaktiven) Lymphknotenvergrößerung gekennzeichnet ist.

Therapie. Richtet sich nach der zugrundeliegenden Dermatose.

Papulöse lichenoide Dermatosen

Lichen ruber planus

Definition. Chronische, selbstlimitierte, entzündliche Dermatose unbekannter Ursache von diagnostischer Morphologie und Histologie. Keine extrakutanen Symptome.

Allgemeines. Eine der häufigeren Dermatosen; kann alle Altersstufen befallen, zumeist jedoch zwischen 30. und 60. Lebensjahr. Keine Geschlechts-, saisonale oder geographische Prädilektion. Starker Juckreiz, v. a. bei der lokalisierten Form.

Verlauf. Typischerweise schubartig. Man unterscheidet einen *exanthematischen,* leichter beeinflußbaren und auch spontan kürzer dauernden von einem mehr *lokalisierten,* chronischeren und therapieresistenteren Verlaufstyp. Zwischenformen und Übergänge sind häufig. Durchschnittliche Bestandsdauer ohne Behandlung zwischen 6 und 12 Monaten.

Klinisches Bild

Primäreffloreszenz. Stecknadelkopfgroße, polygonale, abgeflachte („pyramidenstumpfartige") Papel von hell livider Farbe, mattem Glanz und ohne Schuppen (Abb. 40). Derartige Papeln stehen eng gedrängt (lichenoid) in Herden zusammen; Konfluenz der Herde ist nicht die Regel und bleibt meist unvollkommen; in diesem Fall sind die Grenzlinien zwischen den Papeln als netzartiges weißes Linienwerk erkennbar *(Wickham-Streifen).* Besonders deutlich treten die Wickham-Streifen an der Mundschleimhaut und am Genitale hervor (Abb. 41).

Erscheinungsbild. Beim exanthematischen Typ disseminierte Läsionen am Körper, v. a. an Prädilektionsstellen; beim chronisch-lokalisierten Typ lichenoide Herde nur an den letzteren. *Prädilektionsstellen:* Handbeugen, Genitale, Mundschleimhaut, Streckseiten der Unterschenkel, Sakrumregion. Keine Systemzeichen.

Mundschleimhaut. Bei einem Drittel der Fälle befallen; Lichen ruber der Mundschleimhaut kann auch isoliert (ohne Hautherde) auftreten. Hauptbefallen ist die Wangenschleimhaut unmittelbar hinter dem Mundwinkel. Im Gegensatz zu den Hautherden ist der Lichen ruber mucosae oris weiß (Erklärung: Verhornte Schleimhaut ist opak, läßt Eigenfarbe des gefäßreichen Bin-

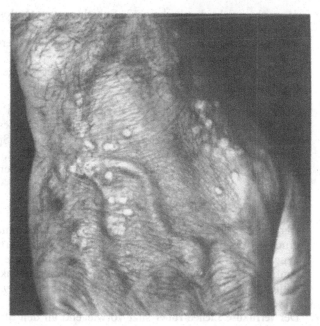

Abb. 40. Lichen ruber. Gruppiert angeordnete, polygonale, abgeflachte, teils konfluierende, lividrote Knötchen

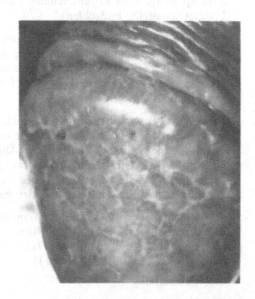

Abb. 41. Retikuläre Lichen ruber-Herde

degewebes nicht durchscheinen). Subjektiv symptomlos (vom Patienten oft unbemerkt). Drei Typen werden unterschieden:

- farnkrautartige streifige Zeichnungen (exzessive Übersteigerung der Wickham-Streifen, häufigste Art);
- diffuse weißliche Plaque ("Kaugummi an der Wange");
- disseminierte Papeln.

Anhangsgebilde der Haut. Haare selten betroffen; bei der sog. follikulären Variante des Lichen ruber (Lichen plano-pilaris) kann es zu einer vernarbenden Alopezie kommen; letztere stellt eine ätiologische Spielart der sog. Pseudopelade-Brocq dar. - *Nägel* typischerweise verdünnt, verkürzt, längsgeriefelt, Pterygium unguis. Völliger Nagelverlust selten, aber möglich.

Sonderformen des Lichen ruber

Der Lichen ruber besitzt eine besondere Vielfalt des morphologischen Ausdrucks. Neben den schon besprochenen disseminierten und lichenoiden Typen können die Läsionen auch *linear* oder *anulär* (besonders am Genitale) konfiguriert sein, können *atroph* oder *hypertroph* (verrukös) sein und können schließlich (selten) Blasen bilden *(bullöser Lichen ruber).*

Der **verruköse Lichen ruber** sitzt vorwiegend an den Streckseiten der Unterschenkel und ist durch extrem chronischen Verlauf und heftigen Juckreiz gekennzeichnet. Der **bullöse Lichen ruber** kann sich entweder als Bläschen innerhalb eines ansonsten typischen Lichen ruber manifestieren oder ausgedehnte Erosionen an der Mundschleimhaut ausbilden (schmerzhaft! *Cave:* saure Speisen!). Eine extrem seltene Variante ist der **ulzeröse Lichen ruber** (Prädilektionsstelle: Fußsohlen).

Histologie. Dichtes, bandartiges lymphozytäres Infiltrat der papillären Dermis, das die Epidermis plateauartig nach oben drängt. Die Epidermis ist akanthotisch, hyperkeratotisch, des Stratum basale vakuolisiert und stellenweise fehlend. Degenerierte Basalzellen finden sich gelegentlich in Form der "cytoid bodies".

Ätiologie und Pathogenese. Immunologische Mechanismen noch unbekannter Art werden vermutet (Grund: fleckige Immunglobulin- und Fibrinablagerungen in der Junktionszone; auffallende Ähnlichkeit mit dem klinischen Bild der chronischen Graft-versus-host-Reaktion). Hypothetische Pathogenese: Wechselspiel zwischen Zerstörung des Basalzellagers durch das lymphozytäre Infiltrat und Repopulation von den Basalzellen der Nachbarschaft.

Differentialdiagnose. Lichenoides Arzneimittelexanthem (Gold!), subakute und chronische Graft-versus-host-Reaktion, Pityriasis rubra pilaris, chronisch-lichenifizierte Ekzemplaques (Lichen simplex chronicus). Lichen ruber mucosae oris: Leukoplakien, Lues II.

Labor. Unauffällig.

Therapie. Lokaltherapie mäßig erfolgreich; kurze Kortikoidstöße bringen exanthematische Verlaufstypen meist zur Abheilung. Alternativen: PUVA, Etretinat. Verruköser Lichen ruber: Teerpräparate, keine systemischen Kortikoide.

Lichen nitidus

Definition. Eine seltene Dermatose unbekannter Ätiologie mit Ähnlichkeit zu Lichen ruber, die durch diskret stehende hautfarbene Knötchen mit charakteristischer Histologie ausgezeichnet ist und ohne Allgemeinsymptome oder Organmanifestationen abläuft.

Klinisches Bild. Die Läsionen unterscheiden sich von den Knötchen des Lichen ruber durch ihre halbkugelige bis zugespitzte Form, ihre fast stets diskrete (nicht konfluente) Anordnung, die Prädilektion für das männliche Genitale, das Fehlen von Mundschleimhautveränderungen, den sehr chronischen Verlauf und subjektive Symptomlosigkeit.

Histologie. Ein kugeliges lymphohistiozytäres Infiltrat, manchmal mit sarkoidalen Zeichen (Langhans'sche Riesenzellen) in der obersten Dermis, das vogelklauenartig von Epidermiszapfen umfaßt wird.

Therapie. Meist nicht erforderlich; teilweises Ansprechen auf lokale Kortikosteroide.

Differentialdiagnose. Lichen ruber, freie Talgdrüsen am Penisschaft, Verrucae planae, eruptive seborrhoische Warzen, Keratosis pilaris.

Lichen simplex chronicus

Definition. Meist einzelne, chronische, stark lichenifizierte (Ekzem)plaque.

Allgemeines. Ein im weitesten Sinne der Ekzemgruppe zugehöriges Krankheitsbild, das wegen der exzessiven Ausprägung der „Lichenifikation" (s. unter Ekzem, S. 115) vom Lichen ruber schwer unterscheidbar sein kann. Lichen simplex chronicus ist wahrscheinlich eine Sekundärveränderung, die durch gewohnheitsmäßiges Reiben und Kratzen (als Antwort auf einen milden vorgegebenen Juckreiz) hervorgerufen wird. Lichen simplex chronicus wurde früher auch als „Neurodermitis circumscripta" bezeichnet. Er tritt meist in Einzahl auf und bevorzugt die Nackengegend von Frauen mittleren Alters, kann jedoch bei beiden Geschlechtern und grundsätzlich an allen Lokalisationen vorkommen, insbesondere in der Perigenitalgegend, an Unterarmen und Unterschenkeln.

Klinisches Bild. Es findet sich ein relativ scharf abgegrenzter und meist rund konfigurierter Herd, der aus zerkratzten hautfarbenen Papeln inmitten einer grob texturierten Haut aufgebaut ist. Nicht selten findet sich ein peripherer Knötchensaum. Die Läsion ist hypopigmentiert, oft besteht heftigster Juckreiz.

Differentialdiagnose. Lichen ruber.

Therapie. Kortikosteroidsalben; am wichtigsten, gleichzeitig aber auch am hoffnungslosesten ist die Prophylaxe (Kratzen einstellen!).

Prurigoerkrankungen

Definition. Eine Gruppe ätiologisch wahrscheinlich unterschiedlicher Zustandsbilder, die durch stark juckende, disseminierte papulöse Läsionen aufgebaut sind. Die Primäreffloreszenz ist ein entzündliches Knötchen oder Bläschen, das auf einer urtikariellen Basis aufsitzt. Man unterscheidet:

Prurigo simplex acuta (Strophulus infantum)

Eine akute, oft in mehreren Schüben vorwiegend bei Kindern auftretende Eruption aus den genannten Primäreffloreszenzen, die jedoch einen deutlich exsudativen Charakter haben und nicht selten größere Blasen ausbilden. Die Ausbreitung ist meist exanthematisch, vorwiegend am Rumpf. Nach neuerer Auffassung handelt es sich um eine exogen getriggerte Reaktion (Kitzelreiz auslösende Agenzien wie Heu, Pollen, Staub oder Milben) bei atopischer Disposition.

Differentialdiagnose. Varizellen, Skabies.

Prurigo simplex subacuta (Urticaria papulosa, Lichen urticatus)

Eine chronisch-rezidivierende disseminierte Eruption der genannten Primäreffloreszenz („Seropapeln") unbekannter Ursache. Auch hier spielt das Kratzen eine sehr wichtige und möglicherweise bestimmende pathogenetische Rolle. Befallen sind vorwiegend Frauen jüngeren und mittleren Erwachsenenalters, nicht selten mit neurotischer Stigmatisierung (Selbstbestrafungstendenzen). Prädilektionsstellen sind Streckseiten der Oberarme und Oberschenkel, Mammae und obere Rückenpartien. An diesen Hautarealen finden sich reiskorn- bis linsengroße, entzündlich gerötete, intensiv juckende, urtikarielle Papeln, die häufig zerkratzt werden und dann unter Hinterlassung narbigatrophischer Herde mit hyperpigmentiertem Hof abheilen. Das bestimmende klinische Bild sind multiple Kratzeffekte. Typische Anamnese: an den betroffenen Stellen tritt zuerst ein ununterdrückbarer, punktförmiger Juckreiz auf, der erst nach Aufkratzen zum Stillstand kommt.

Differentialdiagnose. Skabies, Dermatitis herpetiformis.
Bemerkung: Die Grenze dieses Zustandsbildes zu Artefakten und auch zum Parasitenwahn ist oft nicht leicht zu ziehen, da viele Patienten der Meinung

sind, daß solche umschriebene Juckstellen eigentlich nur durch Parasiten hervorgerufen werden könnten. Die Hinzuziehung eines Psychiaters ist empfehlenswert.

Prurigo nodularis

Eine seltene Maximalform der Prurigo. Die Primäreffloreszenzen sind hier knotig, die Kratzeffekte oft sehr tief, die Abheilung erfolgt mit sehr auffälligen, hyper- und hypopigmentierten atrophen, z. T. hypertrophen Narben. Der Juckreiz bei dieser Verlaufsform ist besonders quälend und spricht auf übliche juckreizstillende Mittel nicht an (wirksam, aber verpönt: Thalidomid).

Histologie. Bei sämtlichen Vertretern der Prurigogruppe finden sich unspezifische Entzündungszeichen, Ödem der papillären Dermis, Spongiose und psoriasiforme Reaktion der Epidermis. Bei der Prurigo nodularis kommen als charakteristische Veränderungen neuromähnliche Verdickungen der Hautnerven hinzu.

Therapie. Externe Kortikoidpräparationen, Antihistaminika.

Intoleranzreaktionen der Haut

Begriffsbestimmung. Unter dieser Bezeichnung wird eine Gruppe von ätiologisch sehr heterogenen Zustandsbildern zusammengefaßt, deren Gemeinsames die meist entzündliche Auseinandersetzung des Organismus mit einer exogenen Noxe (stofflicher oder physikalischer, nicht aber infektiöser! Natur) auf dem Territorium der Haut darstellt; der Unterschied zu exogen bedingten Hautschäden (etwa Verätzungen, Verbrennungen etc.) liegt demzufolge darin, daß bei den Intoleranzreaktionen nicht der Schaden selbst, sondern die Reaktion des Körpers auf ihn die klinisch erkennbaren Symptome bestimmt. Gemeinsam ist den meisten Intoleranzreaktionen der Haut ferner der akute episodische Charakter und der manchmal klar auf der Hand liegende Zusammenhang mit der auslösenden Ursache; im wesentlichen umfaßt diese Krankheitsgruppe alle jene Zustände, die der Volksmund als „allergisch" abtut; es sei jedoch schon hier betont, daß diese Bezeichnung simplifizierend und auch unrichtig ist, da nur ein geringer Teil der so bezeichneten Zustände tatsächlich „allergisch" bedingt ist (d.h. auf einer klar definierbaren Immunreaktion basiert).

Ekzemgruppe

Definition. Ekzem (Dermatitis) ist eine entzündliche, nicht infektiöse Reaktion der Haut auf - meist - exogene Noxen mit Hauptsitz in der Epidermis.

Allgemeines. Die Bezeichnungen Ekzem und Dermatitis werden traditionsgemäß nahezu synonym gebraucht. Grundsätzlich besteht allerdings der Unterschied, daß Dermatitis ein viel abstrakterer Begriff ist („Hautentzündung"), der gelegentlich auch in ganz anderem Zusammenhang verwendet wird (Beispiel: Dermatitis herpetiformis Duhring). Die Bezeichnung Ekzem hingegen ist immer gleichbedeutend mit einem bestimmten klinischen Erscheinungsbild (s. unten). Zusätzlich besitzt der Ausdruck „Dermatitis" im Fachjargon einen „akuten" Klang, während „Ekzem" mehr „chronisch" klingt.
Ekzeme sind der häufigste Läsionstyp der Haut überhaupt; sie sind so häufig, daß sie mit dem Berufsbild des Dermatologen eng verquickt sind. Die Folge ist die häufig kritiklose Anwendung sowohl des Begriffs „Ekzem" als auch von dessen Therapeutikum, nämlich der Kortikoidexterna. Ätiologie und Pathogenese der zahlreichen verschiedenen Ekzemformen sind sehr

unterschiedlich, die klinischen Erscheinungsbilder weisen jedoch stets die gemeinsame Charakteristik der Ekzemreaktion auf.

Ekzemreaktion. Die klinischen Merkmale der Ekzemreaktion sind abhängig vom Akuitätsstadium; obwohl allen Ekzemtypen grundsätzlich gemeinsam, sind sie bei der Kontaktdermatitis (allergischer wie toxischer Natur) am klarsten ausgebildet; diese Ekzemvariante gilt daher als Musterbeispiel.

Das *akute Stadium* (Abb. 42) der Ekzemreaktion nach Einwirkung einer exogenen Noxe ist im mildesten Fall durch ein helles *Erythem* gekennzeichnet, das scharf auf den Ort der Einwirkung begrenzt ist (man kann beispielsweise Abrinnspuren o. a. erkennen) *(Stadium erythematosum)*. Dieses Erythem unterscheidet sich von Erythemen anderer Genese durch eine etwas matte Oberfläche, die durch das intraepidermale Ödem (= Spongiose) bedingt ist. Ist die Reaktion heftiger, kommt es zu spongiotischen Bläschen, die man besonders bei schräger Betrachtung als kleine, grießartige Erhabenheit der Haut erkennen kann. Bei noch intensiverer Ausprägung bestimmen solche Bläschen, die mit klarer Flüssigkeit gefüllt sind und meist heftig jucken, das klinische Bild *(Stadium vesiculosum)*. Die Größe der Bläschen ist selten mehr als stecknadelkopfgroß, doch können etwa bei besonders dicker Horn-

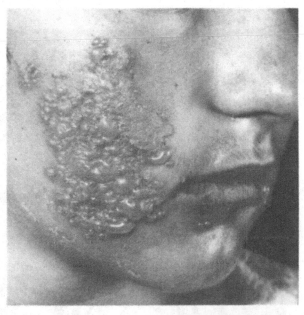

Abb. 42. Akute Dermatitis. Eine scharf begrenzte, erythematöse, mit zahlreichen konfluierenden Bläschen und Blasen bestandene Läsion. Die Dermatitis entstand durch Behandlung eines Herpes simplex (Reste sind noch an der Unterlippe zu sehen) mit einer stark sensibilisierenden virustatischen Salbe

schichte durch Konfluenz auch große Blasen entstehen (dyshidrotisches Ekzem der Handflächen und Fußsohlen!). Maximalvariante: Nekrose der Epidermis und der papillären Dermis. Die Bläschen sind meist nur kurzlebig; durch Platzen kommt es zu heftigem Nässen der Läsion *(Stadium madidans);* letzteres geht durch Eintrocknen des eiweißreichen Exsudats in das *Stadium crustosum* über. War die Exposition gegenüber der Noxe einmalig, beginnt innerhalb weniger Tage die Abheilung: Die Läsion beginnt abzuschuppen *(Stadium squamosum),* Restitutio ad integrum. Es handelt sich daher um eine in der gesamten Läsion *uniform ablaufende, synchrone Sequenz von pathologischen Ereignissen,* deren Grundlage im „Allgemeinen Teil" ausführlich beschrieben wurde. *Histologisch* findet man spongiotische Bläschenbildung der Epidermis und wechselnd intensive, fleckartig lymphozytäre entzündliche Infiltrate der papillären Dermis.

Das *chronische Stadium* (Abb. 43) der Ekzemreaktion entsteht, wenn die Noxe weiter fortwirkt und die spontane Abheilung des Ekzemherdes daher ausbleibt. Es kommt zu einer weiteren charakteristischen Entwicklung des klinischen Erscheinungsbildes: Die *Uniformität* der Ekzemplaque wird durch fokale Betonung mehr exsudativer oder mehr schuppiger Veränderungen aufgelöst, die früher scharfe Begrenzung wird *unscharf* („verdämmert in der

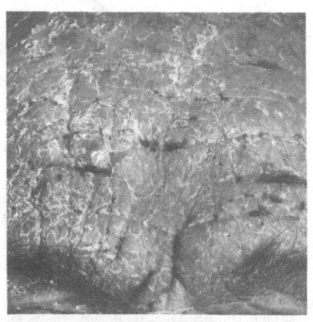

Abb. 43. Chronisches photoallergisches Ekzem. Die Stirnhaut (lichtexponiert!) ist in ihrer Textur vergröbert, zerfurcht, schuppig, fissuriert

Umgebung"); die Haut wird durch vermehrte Infiltration mit Entzündungszellen voluminöser, so daß aufgehobene Hautfalten dicker sind als die normaler Haut; die zwangsläufige Konsequenz ist eine Vergröberung der Hauttextur, die durch Einlagerung entzündlicher Papeln noch verstärkt wird. Der all diese Veränderungen bezeichnende Überbegriff, der die Charakteristik jedes chronischen Ekzemherdes ausmacht, lautet *Lichenifikation* (der Vergleich bezieht sich auf eine mit Flechten bedeckte, verwitterte Baumrinde). *Histologischer Befund:* psoriasiforme Reaktion der Epidermis mit wechselnder Ortho-, Hyper- und Parakeratose, fleckige lymphozytäre Infiltration der Dermis. Spongiose und spongiotische Bläschen treten in den Hintergrund.

Folgende Ekzemformen werden unterschieden:

Kontaktekzem

Es ist definiert als eine durch direkten Kontakt mit einer exogenen Substanz hervorgerufene ekzematöse Reaktion. Grundsätzlich können 2 verschiedene Pathomechanismen zu einem Kontaktekzem führen: a) die direkte Irritation durch die Substanz *(toxisches oder irritatives Kontaktekzem)* und b) eine auf Sensibilisierung des Organismus beruhende Reaktion vom Typ IV gegen die exogene Substanz *(allergisches Kontaktekzem).*

Toxisches Kontaktekzem

Definition. Ekzematöse Hautreaktion nach Kontakt mit primär irritierenden Substanzen; diese Reaktion kann sich entweder als akute Dermatitis manifestieren, wenn die ursächliche Substanz ein obligates Irritans ist, oder als sog. toxisch-degeneratives Ekzem, wenn die ursächliche Substanz eine nur unterschwellig irritierende Wirkung hat und erst der wiederholte oder langdauernde Kontakt zur ekzematösen Reaktion führt. In ersterem Fall sind individuell prädisponierende Faktoren von geringer, in letzterem Fall jedoch von großer Bedeutung.
Die **akute toxische Kontaktdermatitis** ist durch schnelles Auftreten (innerhalb von Stunden) nach der meist leicht zu eruierenden Exposition, durch schnellen Verlauf und gewöhnlich auch schnelle Rückbildung, durch ihr monomorphes und oft recht intensives Erscheinungsbild (bis zu Hautnekrosen!), die scharfe Begrenzung auf das Kontaktareal und das Fehlen von Streuphänomenen gekennzeichnet. Sie kann grundsätzlich überall lokalisiert sein, tritt jedoch meist an Händen und Unterarmen (Kontaktorgan zur Umwelt!) auf. Die Zeitspanne zwischen Exposition und Auftreten des toxischen Kontaktekzems ist kurz (Stunden).
Die ursächliche Exposition erfolgt meistens im Rahmen des Berufslebens. Die Zahl der obligat toxischen Kontaktsubstanzen ist außerordentlich groß; sie umfaßt die meisten Alkalien (Ammoniak, Natron- und Kalilauge, gelöschter Kalk, Phosphate, verschiedene Amine), Säuren, verschiedene

organische und anorganische Öle, organische Lösungsmittel (Nitroverdünnungen, Terpentin etc.), oxydierende (organische Peroxyde, Ammoniumpersulfat) und reduzierende Agenzien (Phenole, Thioglycolat etc.), pflanzliche Substanzen (Zitrusfruchtschalen, verschiedene Blumen, verschiedene durch die Luft fliegende Samen und Sporen: Compositae!) u. v. m. Klassisches Beispiel: Krotonöl.

Klinisches Bild und *Histologie*. Siehe oben.

Das **chronische toxisch-degenerative Ekzem** tritt erst nach einer manchmal bis Jahre dauernden Exposition auf und ist durch einen trockenen, schuppigen und kaum exsudativen Charakter gekennzeichnet; es verläuft langsam und heilt auch langsam ab, ist nur ungefähr auf das Kontaktareal beschränkt und neigt gleichfalls nicht zu Streuherden. Prädilektionsstellen sind wieder die Hände, wobei typischerweise die Initialsymptome an den Handrücken und Fingerzwischenseiten liegen (besonders dünne Hornschicht!).

Der Pathomechanismus des toxisch-degenerativen Ekzems ist komplexer als der der akuten toxischen Dermatitis: Zugrunde liegt eine *langsame Schädigung der Barrierefunktion* der Hornschicht, die den toxischen Effekt der jeweiligen Substanz in der Epidermis erst möglich macht und auch zu einer Austrocknung der Haut führt. Die Zahl der ursächlichen Substanzen ist wieder sehr groß, umfaßt aber im wesentlichen dieselben Gruppen wie bei der akuten toxischen Dermatitis; am wichtigsten sind die Alkalien, die Detergenzien und die organischen Lösungsmittel. Alle diese Stoffe extrahieren die Hautfette und damit das Barrierelipid. Es kommt zur Verdünnung der Hornschicht, zum Zusammenbruch des sog. „Säuremantels der Haut" und zur Beeinträchtigung der Barrierefunktion. Eine wesentliche zusätzliche Rolle spielen mechanische Faktoren (forciertes Reinigen der Hände durch Reiben, Bürsten, Waschsand etc.).

Typisches Beispiel des toxisch-degenerativen Ekzems: das sog. *Hausfrauenekzem*. Auslösende Ursache ist hier der häufige Kontakt mit den sehr alkalischen Waschmitteln. Das erste klinische Symptom ist das Gefühl der Trockenheit und der Spannung der Hände, das die Patienten zuerst durch Auftragen von Salben zu bekämpfen versuchen. Diese sind jedoch wenig wirksam, da einerseits nur paraffinähnliche Salbengrundlagen (nicht aber Wasser-in-Öl-Emulsionen) die Barrierefunktion teilweise ersetzen können, andererseits die Salben sehr schnell mechanisch und durch neuerliches Waschen von der Haut entfernt werden. Als nächstes kommt es zur Rötung, zum Juckreiz, Schuppen- und Rhagadenbildung. Kortikoidsalben bewirken in diesem Stadium eine deutliche Besserung, nicht aber die völlige Abheilung und auch nicht die Wiederherstellung der Barrierefunktion. Es kommt hingegen nach einiger Zeit zur Unwirksamkeit der Steroidsalbe durch Gewöhnung (Tachyphylaxie), so daß der Endzustand ein intensives chronisches Handekzem trotz massiver Anwendung lokaler Kortikosteroide ist. Die einzige zielführende therapeutische Maßnahme ist das konsequente Ausschalten weiterer Hautschädigung (Tragen von Schutzhandschuhen etc.). Ein solches chronisch-degeneratives Ekzem ist durch die defekte Barrierefunktion eine sehr gute Eintrittspforte für Allergene verschiedener Art und wandelt sich daher nicht selten im späteren Verlauf in ein echtes allergisches Kontaktekzem um (typische Beispiele: Seifeninhaltsstoffe, Chromatekzem bei Maurern etc.).

Zusätzlich zur primär irritierenden Natur der Kontaktsubstanz kommt noch nach Schädigung der Barrierefunktion die irritierende Wirkung von Wasser. Wasser wirkt deswegen irritierend, weil es hypoton ist und daher, falls es in ausreichender Menge durch die Barriereschicht penetrieren kann, einen direkten zytotoxischen Effekt ausübt. Wasser kann auch allein bei chronischem Kontakt ein degeneratives Ekzem bewirken: Wiederholtes Schwellen der Hornschicht (Wäscherinnenhände!) bewirkt eine Schädigung der Barrierefunktion, die den oben genannten Circulus vitiosus in Gang setzt. Am häufigsten beobachtet man diese Art von degenerativen Ekzemen bei Klein- und Schulkindern, die gewohnheitsmäßig im Wasser pritscheln und eine charakteristische trockene und squamöse Dermatitis der Hände entwickeln. Letztere wird so gut wie immer als „Pilz" fehldiagnostiziert und -behandelt.

Beim chronisch-degenerativen Ekzem sind individuelle Prädispositionen von besonderer Bedeutung; prädisponiert sind v.a. Menschen mit trockener Haut, wie sie sich fast physiologisch im Alter einstellt (Xerosis cutis) oder bei Ichthyosen gegeben ist; in beiden Fällen kommt es leicht zur Ekzematisation (sog. „asteatotisches" Ekzem bzw. Eczema in ichthyotico).

Das chronische toxisch-degenerative Ekzem tritt am häufigsten durch berufliche Exposition auf (Mechaniker, Maurer, schmutzige Arbeiten aller Art, Maler, Anstreicher etc.); seine Inzidenz ist viel häufiger als die des echten allergischen Kontaktekzems. Die weitere Entwicklung kann entweder zu einem Gewöhnungsphänomen und damit zur klinischen Erscheinungsfreiheit unter Fortbestand der beruflichen Exposition führen oder einen Arbeitsplatzwechsel erzwingen. In letzteren Fällen bleibt nicht selten noch für Jahre nach Ausschalten der ursächlichen Noxe ein sog. „Empfindlichkeitsekzem" zurück, worunter eine besondere Ekzemdisposition gegenüber allen möglichen Irritationen der Umwelt verstanden wird.

Allergisches Kontaktekzem (G. Stingl)

Definition. Entzündung der Epidermis und der oberen Dermis auf der Basis einer Typ-IV-Reaktion.

Klinik. Ähnlich wie beim toxischen Kontaktekzem kann man wieder zwischen einer *akuten* allergischen Kontaktdermatitis und einem *chronischen* allergischen Kontaktekzem unterscheiden. Das Erscheinungsbild entspricht der oben gegebenen Beschreibung (Abb. 44), doch besteht eine starke Neigung zur *Ausbildung von Streuherden* (besonders beim chronischen Verlaufstyp).

Histologie. Gleichfalls ähnlich dem toxischen Kontaktekzem, doch Umkehr der Sequenz der pathologischen Ereignisse: zuerst lymphozytäres Infiltrat der Dermis, anschließend epidermale Veränderungen (Spongiose).

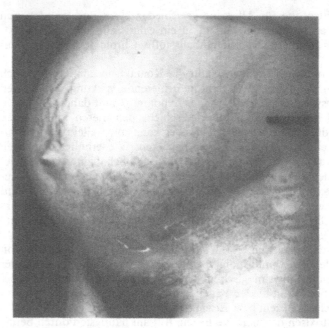

Abb. 44. Kontaktdermatitis der Unterbauchgegend bei einer hochschwangeren Frau. Dieses Bild demonstriert 1) die *scharfe Begrenzung* einer akuten Kontaktdermatitis (hier eine allergische Reaktion auf ein Quecksilber-haltiges Desinfiziens) 2) *Abrinnspuren;* häufig bei Kontaktdermatitis durch flüssige Agenzien; 3) *"symptomatische" Purpura* (typische Komplikation einer Kontaktdermatitis bei erhöhtem hydrostatischem Blutdruck – s. S. 387): zahlreiche punktförmige Petechien; 4) *Striae distensae* im Nabelbereich

Ätiologie und Pathogenese. Die Bereitschaft, auf gewisse Kontaktsubstanzen im Sinne einer Typ-IV-Reaktion zu antworten, ist wahrscheinlich genetisch determiniert (genetische Kontrolle der Immunantwort). Die auslösenden Substanzen sind meistens niedermolekular (MG 500–1000) wie beispielsweise Farben, Kosmetika, Arzneimittel, Kunststoffe für verschiedenste Industriezweige, Schwermetallsalze. Der Prozeß der Sensibilisierung ist nicht völlig aufgeklärt; einerseits herrscht die Ansicht, daß einfache Haptene sich mit epidermalen (z. B. Keratin) oder dermalen (z. B. Kollagen) Trägerproteinen verbinden müssen, um eine Kontaktsensibilisierung auszulösen. Andererseits weiß man von In-vitro-Untersuchungen, daß sich Haptene selbst an die Membran immunkompetenter Zellen binden können. Die *minimale Sensibilisierungsdauer* (nach Erstkontakt mit dem Kontaktallergen) beträgt bei Substanzen mit hohem Sensibilisierungsvermögen wie etwa Dinitrochlorobenzol, Parastoffen (Farbstoffe) oder Pflanzenallergenen ("poison ivy") *5 Tage;* manche Substanzen (z. B. Chromat) führen aber oft erst nach monate- oder jahrelangem Kontakt zur Sensibilisierung. Ist eine solche einmal eingetreten, bleibt sie meist für mehrere Jahre bestehen und betrifft das gesamte Integument. Beim sensibilisierten Individuum beträgt die Zeitspanne zwischen Allergenexposition und dem Auftreten des Ekzems 4–72 h (üblicherweise 12–48 h).

Vorgang der Sensibilisierung. Aufnahme von Haptenen bzw. Träger-Hapten-Komplexen durch mononukleäre Phagozyten (z. B. Langerhans-Zellen, dermale Makrophagen) und Weitergabe in veränderter Form an T-Lymphozyten. Es kommt zur Proliferation und Blastentransformation des antigenspezifischen T-Zellklons und schließlich zur Ausbildung zytotoxischer T-Zellen, die gegen allergentragende epidermale Zielstrukturen gerichtet sind. Darüber hinaus kommt es auch zur Freisetzung von Lymphokinen (wichtigste Aufgabe: Aktivierung von Makrophagen zur Ausschaltung der auslösenden Noxe). Die T-Zellsensibilisierung kann sowohl in der Haut (periphere Sensibilisierung) als auch in den ableitenden Lymphwegen (zentrale Sensibilisierung) erfolgen. Obwohl die Typ-IV-Reaktion das pathologische Geschehen beim allergischen Kontaktekzem entscheidend bestimmt, spielen auch B-Lymphozyten (Supprimierung der Kontaktallergie) sowie basophile Leukozyten (Ausschütten von Mediatorsubstanzen) eine wichtige Rolle im pathogenetischen Geschehen.

Diagnosestellung beim allergischen Kontaktekzem

- *Genaue Anamnese:* (Berufsanamnese!).
- *Beachtung der Lokalisation der Erscheinungen:* dadurch häufig Rückschluß auf auslösende Noxe.
- *Epikutantestung:* (s. „Allgemeiner Teil").
- *In-vitro-Testverfahren:* Sensibilisierung gegenüber bestimmten Allergenen ist im Lymphozytentransformationstest sowie im Makrophagen-Migrationsinhibitionstest nachweisbar. Standardisierung der In-vitro-Verfahren ist jedoch unbefriedigend.

Häufige Kontaktallergene

- *Neomycin:* als antibiotischer Zusatz in Lokaltherapeutika
- *Procain, Benzocain:* Lokalanästhetika, antipruriginöse und analgesierende Externa
- *Sulfonamide*
- *Terpentin:* Lösungsmittel, Farben, Lacke, Schuhcremes, Druckerschwärze
- *Perubalsam:* Lokaltherapeutika, Salben
- *Thiuramverbindungen:* Vulkanisationsbeschleuniger, in vielen Gummiartikeln
- *Formalin:* Desinfektionsmittel, schweißhemmende Mittel, Beizen, Kunststoffe
- *Sublimat:* Desinfektionsmittel, Imprägnierungsmittel für Hölzer und Fasern, Galvanisierung
- *Kaliumdichromat:* Zement, Antioxydans und Antikorrosivum, Farben, Öle, Gerbstofe, Streichhölzer

- *Nickelsulfat:* Metalle, Metallgegenstände an der Kleidung, Modeschmuck, Katalysatoren, Farben, Beizen
- *Kobaltsulfat:* Zement, Galvanisation, Öle, Kühlmittel, Lacke, Firnisse,
- *p-Phenylendiamin:* dunkle Farbstoffe in Textilien, Druckerschwärze
- *p-Hydroxybenzoesäureester:* Konservierungsmittel in Lebensmitteln und vielen Externa

Therapie. Vermeiden der auslösenden Noxe und lokaltherapeutische Maßnahmen.

Berufsdermatosen (N. Czarnecki)

Definition. Hautkrankheiten, die durch die berufliche Tätigkeit des Patienten verursacht werden.

Beruflich bedingte Kontaktekzeme

Allergische Kontaktekzeme

Maurerekzem (Chromatekzem, Zementekzem). Lokalisation: Hände, v. a. Handrücken, Fingerstreckseiten, Zwischenfingerräume, Daumen-Zeigefinger-Winkel, Unterarme, Knie und Streuherde. Genese: Chromatkontaktallergie. Verlauf: *chronisch.* Erstmanifestation meist Jahre nach Berufseintritt; *jahrelange Persistenz* nach Berufswechsel!

Friseurekzem. Lokalisation: Hände, v. a. Schwimmfalten, Zwischenfingerräume, Fingerspitzen, eher Beuge- als Streckseiten, eher palmar als dorsal, Unterarme. Verlauf: *akut.* Genese: Kontaktallergie auf Haarfarben (Parastoffe), Metall (Nickel), seltener Haarshampoo, Fixierung etc. *Erstmanifestation rasch,* oft Wochen nach Berufseintritt; *rasches Abklingen* nach Berufswechsel, aber häufig Übergehen in eine über Jahre persistierende Dyshidrose.

Kunstharzekzem. Lokalisation: Gesicht (weil flüchtige Substanzen), Hände. Genese: Kontaktallergie auf Kunstharz, Härter (Schiindustrie). Verlauf: *akut.* Charakter: rasches und meist *völliges Abklingen* nach Berufswechsel.

Diverse andere Kontaktekzeme. Bei medizinischem Personal (Gummi, Instrumente, Desinfektionsmittel etc.); Fotoindustrie (Entwickler); pharmazeutisch-kosmetische Industrie (Salbengrundlagen, Konservierungsmittel) etc.

Toxische Kontaktekzeme

Bedingt durch Zerstörung des Säuremantels der Haut; v. a. bei Berufen, die sich vorwiegend im feuchten Milieu abspielen und bei Kontakt mit stark alkalischen Substanzen. Meist an den Händen. Typisches Beispiel: degeneratives Friseurekzem. Verlauf: unterschiedlich, meist chronisch und therapieresistenter als das allergische Kontaktekzem.

► **Merke:** Toxische Kontaktekzeme begünstigen die Entwicklung einer Kontaktallergie und gehen häufig in ein allergisches Kontaktekzem über.

Seltenere Manifestationen

Ölakne. Bedingt durch ölige Kleidung (Mechaniker, Schlosser); Lokalisation an Nacken, Rücken, Thorax, Ober- und Unterarmen, aber auch Oberschenkeln. Genese: Verstopfung der Follikelausführungsgänge (schwarze Komedonen) mit furunkuloider Entzündung.

Vitiligoähnliche Depigmentationen. Hydrochinonderivate (als Antioxydanzien in Gummiindustrie etc.), *Vinylchlorid* (Plastikindustrie).

Röntgenkeratosen (Röntgenberufe).

Beruflich bedingte Inhalationsallergien

Häufigste Erscheinung: Bäckerasthma. Neben allen anderen Kriterien sind hier noch Lungenfunktionsprüfung und Provokationstests (nasal, pulmonal, konjunktival) von besonderer Bedeutung.

Verifizierung einer Berufsdermatose
- *Anamnese* mit besonderer Berücksichtigung der Art und des Beginns der beruflichen Tätigkeit sowie des Zeitpunktes der ersten Manifestation der Hautveränderungen.
- *Krankheitsverlauf:* Abhängigkeit der Hauterscheinungen von der beruflichen Tätigkeit (Besserung im Krankenstand, Urlaub etc. und Rezidiv nach Arbeitswiederaufnahme).
- *Klinisches Bild.*
- *Aktenunterlagen:* Übereinstimmung der Angaben des Patienten mit den zur Verfügung stehenden Aktenunterlagen (Ambulanzkarte, Krankengeschichte etc.). Dieser Punkt ist häufig zum Ausschluß eines Rentenbegehrens von Bedeutung.

Vorgehen bei Berufsdermatosen
- Prophylaxe: Einstellungsuntersuchungen; Arbeitsplatzbesichtigungen, Schutzmaßnahmen (Handschuhe, Hautschutzsalben, Entlüftungsanlagen etc.).
- Bereits bei *Verdacht* auf eine Berufskrankheit hat die Meldung an die Unfallversicherung zu erfolgen, die dann die Feststellung der Berufsdermatose einleitet. Liegt eine solche vor, entsteht der Versicherung die Verpflichtung zur Hilfestellung, die in Form einer (vorübergehenden oder dauernden) *Berentung,* in Hilfestellung bei der Umschulung des Geschädigten oder in Hilfestellung bei Schaffung geeigneter Umstände am Arbeitsplatz erfolgen kann. Regelmäßige Nachuntersuchungen!
- Allergenkarenz:
  a) Direkt: Entfernung des Allergens vom Arbeitsplatz (in den seltensten Fällen möglich);
  b) indirekt: Arbeitsplatzwechsel (Patient wird vom Allergen entfernt).

Atopisches Ekzem (G. Stingl)

Synonyme. Neurodermitis constitutionalis, endogenes Ekzem.

Definition. Der Begriff „Atopie" bezeichnet eine genetisch determinierte Bereitschaft, gegen bestimmte Allergene sensibilisiert zu werden und in der Folge klinische Erscheinungsbilder wie Bronchialasthma, Rhinitis, Urtikaria und Ekzeme zu entwickeln. Im immunologischen Sinne ist der Begriff „Atopie" unpräzise.

Allgemeines. Die atopische Dermatitis ist eine häufige, familiär gehäufte Erkrankung (1–3 % aller Kinder). Die atopische Diathese ist polygen determiniert.

Klinisches Bild. Die Krankheit beginnt häufig im Säuglingsalter und kann bis ins Erwachsenenalter, ja sogar bis ins Senium persistieren. Dabei ändert sich jedoch das klinische Bild so sehr, daß verschiedene Stadien unterschieden werden müssen.

Das **Säuglingsekzem** beginnt meist vom 3. Lebensmonat an und ist durch stark exsudativen Charakter gekennzeichnet. Es finden sich alle Charakteristika der akuten Dermatitis: entzündliche Rötung, Mikrovesikulation, Erosion, Krusten- und Schuppenbildung. Die Hautveränderungen beginnen häufig an den Wangen oder im Scheitelbereich, nehmen dann an Intensität zu und führen häufig zu symmetrischen, verkrusteten Herden („Milchschorf") an Gesicht und Kapillitium, in weiterer Folge an Rumpf und Extremitäten. Diese Hautveränderungen können einige Monate bis etwa 2 Jahre bestehenbleiben, dann spontan abheilen oder auch persistieren. Im letzteren Fall tritt der exsudative Charakter immer mehr in den Hintergrund, während entzündliche Infiltration und Lichenifikation das klinische Erscheinungsbild bestimmen.

Bei der **atopischen Dermatitis Jugendlicher oder Erwachsener** (Abb. 45) sind die Hauterscheinungen häufig symmetrisch angeordnet. Prädilektionsstellen sind Gesicht (Stirn, Augenlider, Perioralgegend), Hals (Nacken), oberer Brustbereich und Schultergürtel, Ellenbeugen, Kniekehlen, Handgelenke und Handrücken. Lichenifikation findet sich bevorzugt im Bereich der Beugen („Eczema flexurarum") und des Nackens. Die übrige Haut ist auffallend trocken, evtl. diffus entzündlich gerötet, unterschiedlich stark infiltriert und fein schuppend. Als Folge der entzündlichen Erscheinungen finden sich flächenhafte Hypo- bzw. Hyperpigmentierungen. Vorherrschendes subjektives Syndrom ist der quälende Juckreiz (manchmal nächtliche Juckkrisen), der die Patienten zum heftigen Kratzen veranlaßt (daher Erosionen, Exkoriationen, Verkrustung). Die Fingernägel werden durch dieses ständige Scheuern abgewetzt und poliert (Glanznägel). Eine besondere Verlaufsform der atopischen Dermatitis Erwachsener (besonders Frauen) ist die *Prurigoform,* die unter dem Bild einer Prurigo simplex subacuta abläuft. Bei Erwachsenen mit persistierender atopischer Dermatitis nimmt die Lichenifikation manchmal erhebliche Ausmaße an („Facies leonina").

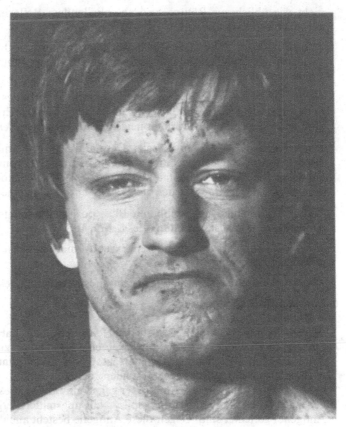

Abb. 45. Das Gesicht des Neurodermitikers. Diffus gerötet. lichenifiziert, von zahlreichen punkt- und strichförmigen Exkoriationen und Blutkrusten übersät, Lichtung der lateralen Augenbrauen (Hertoghe-Zeichen), Dennie-Morgan-Fältelung der Unterlider. Die leidende, introvertierte Miene ist ein nicht untypischer Ausdruck der Krankheit

Begleitsymptome der atopischen Dermatitis. Neben den ekzematösen und pruriginösen Veränderungen weisen Patienten mit atopischer Dermatitis fakultativ eine Reihe von diagnostisch wichtigen Begleitsymptomen auf. Die trockene Haut ist manchmal ichthyotisch (etwa 1–6 % Ichthyosis vulgaris) und zeigt follikuläre Hornpfröpfchen (Keratosis pilaris). Gesichtsblässe, seitliche Lichtung der Augenbrauen *(Hertoghe-Zeichen),* eine Alopecia-temporalis-triangularis-artige Haarlichtung, eine prominente infraorbitale Hautfalte *(Dennie-Morgan-Falte)* sind fakultative Befunde. Überdurchschnittlich häufig finden sich ferner subkapsuläre Katarakte sowie Keratokonus. Ein wichtiges diagnostisches Merkmal ist der weiße Dermographismus: In einem mit einem harten Gegenstand (z. B. Holzspatel) gezogenen Hautstrich kommt es

123

nicht wie üblich zur Rötung und anschließendem Reflexerythem, sondern zur anämischen Reaktion.

Komplikationen. Sekundäre Erythrodermie; gesteigerte Infektanfälligkeit: Pyodermien, virale Hautinfekte (Eczema herpeticatum, Eczema vaccinatum), Epidermomykosen.

Verlauf und Prognose. Die atopische Dermatitis des Kindesalters bildet sich in der überwiegenden Zahl bis etwa zur Pubertät zurück. Erst im Schulkindalter entstehende Verlaufsformen neigen *viel häufiger zur Persistenz!*

Differentialdiagnose. Seborrhoische Dermatitis, neurodermitisähnliche Ekzeme bei Ataxia teleangiectatica, Wiskott-Aldrich-Syndrom, geschlechtsgebundener Agammaglobulinämie, Histiozytose X, Phenylketonurie und Acrodermatitis enteropathica, ferner die meisten übrigen Ekzeme und *Skabies.*

Labor. Eosinophilie im peripheren Blut, positive Resultate auf zahlreiche Antigene im Pricktest, Erhöhung des Serum-IgE.

Histologie. Ähnlich wie bei anderen Ekzemformen; in chronischen Läsionen reichlich Mastzellen.

Ätiologie und Pathogenese. Die Entstehung ist letztlich unbekannt.

Immunologische Störungen

● *Humorale Immunantwort*

Hyperimmunoglobulinämie E: 80 % der Neurodermitiker haben erhöhte IgE-Serumspiegel; es ist umstritten, inwieweit eine Korrelation zur Krankheitsaktivität besteht. Bestehen noch weitere atopische Manifestationen (Rhinitis, Asthma) sind die IgE-Spiegel besonders deutlich erhöht. RAST-Analysen haben gezeigt, daß die IgE-Antikörper gegen ein breites Spektrum von häufigen Allergenen (Pollen, Schimmelpilz, Nahrungsmittelallergene, bakterielle Antigene) gerichtet sind. Gegen diese Antigene besteht auch deutliche Typ-I-Reaktivität im Hauttest.

Es ist unwahrscheinlich, daß diese IgE-Antikörper an der Ausbildung der Hauterscheinungen wesentlich beteiligt sind; der Grund hierfür ist einfach: Die atopische Dermatitis ist eine ekzematöse Erkrankung und keine Urtikaria (wie es für IgE-mediierte Immunantworten typisch ist)! Man glaubt heute vielmehr, daß die IgE-Überproduktion sekundär als Folge einer Regulator-T-Zelldysfunktion zustande kommt. Eine wenig bewiesene Annahme ist die Behauptung mancher Autoren, daß exzessive Zufuhr von Nahrungsmittelallergenen im Kleinkindalter zu einer transienten IgA-Defizienz führt, die pathologischerweise eine Überproduktion von IgE induzieren soll. Unbestritten ist jedoch die Tatsache, daß bestimmte Antigene (Hühnereiweiß, Kuhmilch, bestimmte Pollen, Schimmelpilze) bei manchen Patienten zur Exazerbation der Dermatitis führen, der pathogenetische Mechanismus ist einstweilen jedoch unbekannt.

● *Zelluläre Immunität*

T-Zelldefekt: quantitativ und qualitativ; im besonderen scheint ein Defekt von Suppressor-T-Zellen (mögliche Ursache der Hyperimmunoglobulin-

ämie E) und Effektor-T-Zellen (verminderte Typ-IV-Reaktivität auf ubiquitäre Antigene im Hauttest) vorzuliegen.
Phagozytosedefekt von neutrophilen Granulozyten und Monozyten.
Defekte der Neutrophilenchemotaxis (möglicherweise verantwortlich für die Infektanfälligkeit).

Störungen der Hautphysiologie
Verminderte Talgdrüsenaktivität. Gestörte Barrierefunktion, erhöhter transepidermaler Wasserverlust.
Neurodermitiker geben oft an, nicht ausreichend zu schwitzen. Die Schweißdrüsenaktivität ist jedoch normal, allerdings erfolgt durch die Störung der Barrierefunktion eine erhöhte Schweißabsorption durch das Stratum corneum. – Defekt der β-adrenergen Rezeptoren (bislang unbewiesen): überschießende Vasokonstriktion nach Gabe von α-adrenergen-Substanzen (z. B. Epinephrin); „paradoxe Weißreaktion" nach intrakutaner Applikation von Azetylcholin bzw. Nikotinsäureestern (bewirken normalerweise massive Vasodilatation).

Therapie
- *Lokaltherapie:* „phasengerechte" Behandlung mit kortikoidhaltigen Externa. Da es sich um eine chronische Dermatose handelt, sollen Kortikoide (v. a. im Kindesalter) möglichst kurzzeitig und stoßartig gegeben werden (Gefahr: Kortisonschäden der Haut); *pflegerische Maßnahmen stehen im Vordergrund* (Badeöle, regelmäßiges Nachfetten der Haut)!
- *Systemische Therapie:* Gabe von Antihistaminika bei starkem Juckreiz; systemische Kortikoidbehandlung soll unter allen Umständen vermieden werden! Bei Superinfektionen gegebenenfalls Gabe von Antibiotika bzw. Antimykotika.
- Ausschaltung belastender Umweltfaktoren:
  - Vermeidung extremer klimatischer Schwankungen
  - Vermeidung von reiner Wolle (!) und Synthetics; am besten wird üblicherweise Baumwolle vertragen. Bei Patienten mit atopischer Dermatitis ist die „Kitzelschwelle" stark herabgesetzt, alle Kitzelreize müssen daher vom Patienten ferngehalten werden.
  - Vermeidung von Detergenzien
  - Der Wert einer sog. „allergenarmen Diät" ist sehr umstritten. Die Durchführung einer Desensibilisierungsbehandlung gegenüber im Hauttest positiven Allergenen ist wirkungslos (im Gegensatz zu den gleichfalls „atopischen" Zuständen von Asthma bronchiale und Rhinitis allergica).

Sonderformen von Ekzemen

Allgemeines. Unter dieser Gruppe werden eine Reihe verschiedener Ekzemformen zusammengefaßt, die sich durch ein besonders charakteristisches klinisches Bild auszeichnen, in ihrer Ätiologie jedoch meist nicht zur Gänze abgeklärt sind und daher nicht zwanglos in die oben genannten Hauptgruppen eingeteilt werden können.

Dyshidrotisches Ekzem

Unter diesem Namen versteht man eine Ekzemart, die durch sagokornartige, prall gespannte, heftig juckende Bläschen an Handflächen und Fußsohlen mit gelegentlicher Konfluenz zu großen Blasen (Pompholyx) gekennzeichnet ist. Das dyshidrotische Ekzem hat nichts, wie man aus dem Namen vermuten könnte, mit einer Störung der Schweißdrüsen zu tun; es handelt sich um gewöhnliche spongiotische Bläschen der Epidermis, die jedoch wegen des besonders dicken Stratum corneum der Handflächen und Fußsohlen viel weniger leicht einreißen als Bläschen an der übrigen Körperhaut. Die Rolle der Schweißdrüsen bei der Genese des dyshidrotischen Ekzems ist vielmehr eine *auxiliäre;* bei Hyperhidrosis kommt es leichter zur Allergisierung, da der Schweiß potentielle Allergene in Lösung bringt und auch deren Penetration durch die angefeuchtete Hornschicht leichter erfolgen kann.

Das dyshidrotische Ekzem ist eine polyätiologische Einheit; die häufigste Ursache ist eine Kontaktallergie (insbesondere Nickel, Chromat etc.); eine weitere häufige Ursache ist die sog. Dermatophytidreaktion, d. h. ekzematöse Streuherde von einer mykotischen Infektion, gewöhnlich einer Tinea pedis. Nicht selten jedoch tritt ein dyshidrotisches Ekzem auch ohne erkennbare Ursachen auf. Bevorzugt ist das weibliche Geschlecht betroffen (4:1); besonders häufiges Auftreten im jungen Erwachsenenalter (zwischen 20 und 30 Jahren). Das dyshidrotische Ekzem zeigt einen chronisch-rezidivierenden Verlauf mit einer gewissen saisonalen Häufung im Frühjahr und Sommer. Starke Tendenz zur sekundären Impetiginisation.

Dyshidrosis lamellosa sicca: Minimalvariante der Dyshidrose, die durch trockene colleretteartige Schuppenkrausen der ansonsten blanden Handflächenhaut gekennzeichnet ist. Dieser Zustand sieht gewissen Verlaufsformen von Epidermomykose ähnlich und wird im Volksmund meist als „Pilz" abgestempelt.

Seborrhoisches Ekzem

Eine ätiologisch ungeklärte Gruppe von Ekzemen, die einerseits durch die Bevorzugung der sog. „seborrhoischen Areale" (behaarte Kopfhaut, Gesicht, vordere und hintere Schweißfurche), andererseits durch eine angedeutet gelblich-rote Farbe der Ekzemläsionen und eine fettige Beschaffenheit der Schuppen gekennzeichnet ist. Der Zusammenhang mit den Talgdrüsen ist unklar, da seborrhoische Ekzeme auch ohne Hyperfunktion der Talgdrüsen (Seborrhö) auftreten können. Bislang wurden zahlreiche unbewiesene Hypothesen über die Pathogenese aufgestellt; von Bedeutung dürften eine Neigung zu vermehrtem Schwitzen und eine dichte Besiedelung der talgdrüsentragenden Hautareale mit saprophytären Keimen sein.

Man unterscheidet folgende Typen:

Das **infantile seborrhoische Ekzem** ist durch nummuläre, oft zu polyzyklischen Herden konfluierende, scharf abgegrenzte, erythematöse, schuppende Herde am Kapillitium und Rumpf gekennzeichnet; oft exzessive, leicht fettige, groblamellöse Schuppung v. a. am Kapillitium („Gneis"; Abb. 46). Das infantile seborrhoische Ekzem tritt typischerweise in den ersten Lebenswochen auf und heilt nach einigen Wochen bis Monaten spontan ab (deshalb vermutet man, daß aus dem mütterlichen Organismus stammende zirkulierende Sexualhormone der auslösende Faktor seien). *Differentialdiagnose:* atopisches Ekzem. Die Maximalvariante des infantilen seborrhoischen Ekzems wird als *Erythrodermia desquamativa Leiner* bezeichnet.

Die häufigste Spielart ist das **seborrhoische Ekzem der Kopfhaut:** ein meist heftig juckendes, schuppendes Ekzem der gesamten Kopfhaut, das nicht selten durch folliküläre Pyodermien kompliziert wird. Es tritt zumeist bei jungen Männern auf und ist häufig ein Begleitsymptom des androgenetischen Effluviums. Bei Frauen treten ähnliche Erscheinungen im Rahmen der Menopause auf (relativer Androgenüberschuß). Gelegentlich, dies hauptsächlich bei Individuen mit mangelnder Hygiene, kommt es zu mächtigen Schuppenauflagerungen im Bereich der behaarten Kopfhaut (sog. „Tinea amiantacea").

▶ **Merke:** Bei der Entstehung des seborrhoischen Ekzems der Kopfhaut spielt wahrscheinlich Überwucherung durch Pityrosporum ovale eine wichtige

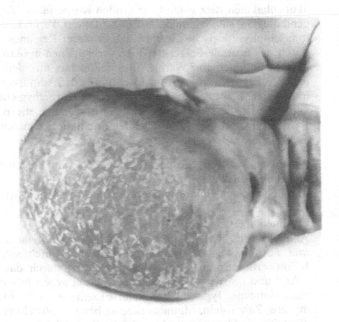

Abb. 46. Seborrhoisches Säuglingsekzem: großlamellöse, fettige Schuppung bei nur mäßigen Entzündungserscheinungen. Schwerpunkt: Scheitelbereich

Rolle. Hierfür spricht unter anderem das oft verblüffend gute Ansprechen auf Lokaltherapie mit Imidazol-antimykotika (als Shampoo).

Das sog. **Ekzema petaloides** (disseminiertes seborrhoisches Ekzem der Erwachsenen) besteht aus makulösen, konfluierenden, bräunlich-roten pityriasiform schuppenden Ekzemherden v.a. der vorderen und hinteren Schweißfurche und im Gesicht, besonders häufig bei jungen Erwachsenen mit seborrhoischer Konstitution. *Differentialdiagnose:* Pityriasis rosea, makulöse Exantheme bei Lues II, Psoriasis vom seborrhoischen Typ.

Mikrobielles Ekzem

Definition. Als „mikrobiell" wird eine Gruppe von Ekzemen bezeichnet, an deren Entstehung und Unterhaltung Keime oder deren Produkte maßgeblich beteiligt sind.

Diese Ekzemgruppe umfaßt eine Reihe heterogener klinischer Bilder, denen folgende Charakteristika gemeinsam sind: Chronizität, Neigung zu symmetrischem Auftreten und Streuung, betonte exsudative Komponente und das Zusammenspiel eines Spektrums im Einzelfall schwer abwägbarer pathogenetischer Faktoren (Milieufaktoren, Irritation, Sensibilisierung u.a.). Folgende Formen der mikrobiellen Ekzeme werden unterschieden:

Mikrobielle Ekzeme vorwiegend irritativer Natur. Das *intertriginöse Ekzem* ist ein Modellfall solcher Ekzeme. Es entsteht aus der sog. „Intertrigo", einem akut-subakuten Reizzustand der großen Körperfalten (Axillen, Leisten, Anogenitalregion, submammäre und Bauchfalten). Verursachend ist teils die anatomisch-physiologische Grundsituation dieser Regionen: neutraler Haut-pH durch das neutrale Sekret der hier vorhandenen apokrinen Schweißdrüsen, leichtes Eintreten von Wärme- und Sekretstau, mechanische Friktion. Akzidentelle Faktoren können auslösend wirken: Adipositas, Diabetes, Marasmus, feucht-heißes Klima sowie schlechte Körperhygiene. Die primäre Veränderung ist die Mazeration der Haut und damit die Beeinträchtigung der Barrierefunktion. Die Läsion besitzt eine hohe Keimdichte und birgt häufig auch Candida albicans.

Klinisches Bild: Eine düsterrote, zumeist scharf begrenzte, diffus nässende, von multiplen kleinen Erosionen durchsetzte Läsion, die von schmierigem und übelriechendem Hornmaterial bedeckt ist. Subjektiv: Brennen, Juckreiz. In der chronischen Phase Lichenifikation, unscharfe Begrenzung, Pigmentverschiebungen, Kratzeffekte.

Ähnlicher Morphologie und Entstehung sind *Ekzeme um chronische Ulzera und Fistelöffnungen.* Ursachen: Mazeration durch ständige Befeuchtung, Keimüberflutung aus dem Ulkus, Irritation durch das keimreiche, eitrige Sekret und möglicherweise Sensibilisierung gegen mikrobielle oder epidermale Antigene. Typische Beispiele: Ekzeme um Fistelöffnungen bei Osteomyelitis, Zahnfisteln, Mamillarekzeme bei Milchfisteln etc.

Periorifizielle Ekzeme entstehen gleichfalls durch Mazeration, Irritation durch Keimbesiedelung, zusätzlich jedoch durch die besondere mechanische Beanspruchung (Ausbildung radiärer Rhagaden) und individuelle Lokalisationsfaktoren. So tritt etwa beim *Analekzem* neben einer Fülle anderer Komponenten die der venösen Stase hinzu, beim *Naseneingangsekzem* die der exzessiven Abdunstung durch die Atmung und bei den *Anguli infectiosi* (Perlèche) die anatomische Gestaltung der seitlichen Mundfalten.

Nummuläres „mikrobielles" Ekzem („Ekzem en plaques"). Dieses ist im Gegensatz zu den irritativen mikrobiellen Ekzemen von *systemischem* Charakter („Autosensibilisierungsekzem"); die für die Namensgebung verantwortliche hypothetische Verursachung durch „mikrobielle Allergene" ist zweifelhaft. Es verläuft ungemein chronisch und neigt zu multiplen Streuherden.

Klinisches Bild. Mehrere münzgroße, kreisrunde, periodisch vesikulierende, unscharf begrenzte, lichenifizierte Herde, manchmal mit squamokrustösen psoriasiformen Auflagerungen. Deutliche Neigung zu symmetrischer Anordnung, Gruppierung und Konfluenz. *Prädilektionsstellen:* Unterschenkel, Unterarme, seltener Kopf und Gesicht. Häufig befallen sind Hausfrauen und Personen mit hoher Schmutzexposition (Bauarbeiter etc.).

Ätiologie. Nicht genau bekannt; möglicherweise handelt es sich um die Reaktion kontaktsensibilisierter Individuen auf hämatogen ausgeschwemmte Allergene (Chrom, Nickel, mikrobielle Antigene) und Autoantigene (epidermale Antigene). Über die Bedeutung mikrobieller Antigene (aus okkulten

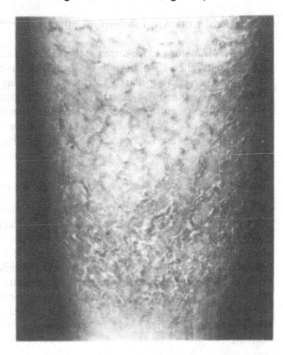

Abb. 47. Eczema craquelé (Exsikkationsekzem), Unterschenkel

Foci wie chronischer Tonsillitis, Zahngranulomen etc.) besteht keine Einigkeit. Es ist eine empirische Tatsache, daß die ansonsten sehr therapieresistenten nummulären Ekzeme nach Aufdeckung und Sanierung eines solchen Focus und nach geeigneter Antibiotikatherapie manchmal ausheilen.

Asteatotisches Ekzem (Exsikkationsekzem)

Allgemeines. Sehr häufige, ekzemähnliche Dermatose, die durch Austrocknung und Irritabilität der Haut infolge altersbedingter Beeinträchtigung der Barrierefunktion (Teilursache: Talgdrüseninvolution) bedingt ist.

Klinisches Bild. Die Haut des gesamten Körpers, insbesondere jedoch der Streckseiten der Unterschenkel, ist trocken, schuppend, zeigt ein „pseudoichthyosiformes" Aussehen und ist stark juckend („Ekzéme craquelé", Abb. 47). Durch Kratzen entstehen Exkoriationen und Lichenifikation verschiedenen Ausmaßes.

Therapie. Fetten der Haut, Unterlassen zu intensiver Körperpflege mit Seife.

▶ **Merke:** Bei Individuen mit Disposition zu trockener Haut kann im Winter (in der Kälte trocknet die Haut leichter aus) und durch zu reichlichen Seifengebrauch ein ähnliches Bild entstehen („winter itch").

Urtikaria und Angioödem (G. Stingl)

Begriffsbestimmung. Urtikaria ist ein Reaktionsmuster der Haut von sehr unterschiedlicher Ursache; sie ist durch massive, aber flüchtige ödematöse Schwellungen der papillären Dermis (Quaddeln) aufgrund vorübergehender, mediatorbedingter Erhöhung der Gefäßdurchlässigkeit gekennzeichnet; häufig kombiniert sind analoge Schwellungen der tiefen Dermis und Subkutis (Angioödem). Obwohl im Grunde ein harmloses Geschehen, kann Urtikaria potentiell durch ein Larynxödem zum Tode führen (Ersticken).
Urtikaria ist ein häufiges Krankheitsbild zumeist episodischen Charakters. Entgegen weitverbreiteter Meinung sind die meisten Fälle von Urtikaria wahrscheinlich *nicht* „allergischer" (immunologischer) Natur.

Klinisches Bild. Als *Primäreffloreszenz* erscheinen Quaddeln (Abb. 48, 49), d.h. beetartige Erhabenheiten der Haut, deren Größe von Millimetern („papulöse Urtikaria") bis Handflächengröße oder mehr („großflächige Urtikaria") reichen kann; die Farbe ist meist hellrot („Urtikaria rubra"), bei besonders starkem Ödem blaß („Urticaria porcellanea"). Typischer Ausdruck des papillären Ödems: scheinbare Einziehung der Follikelostien („peau d'orange"). Quaddeln sind flüchtig (Stunden) und jucken meist heftig. Besonders an Körperregionen mit lockerer Dermis (Lider, Mundschleimhaut) kann es zu massiven, tiefen, teigigen, grotesken Schwellungen kommen (Angioödem).

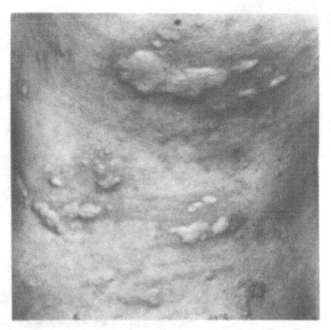

Abb. 48. Urtikaria. Unregelmäßig konfigurierte, (in diesem Fall) weißliche, beetartige Erhabenheiten der Haut, von Reflexerythemen umgeben

Verlauf. Urtikaria verläuft schubartig; je nach der auslösenden Ursache kommt es zu einem einzigen, zu mehreren oder zu immer wiederkehrenden Schüben; als willkürliche Trennlinie zwischen „akuter" und „chronisch rezidivierender" Urtikaria hat man eine Bestandsdauer von 6 Wochen gewählt. Die chronisch-rezidivierende Urtikaria ist ein kapriziöses, unvorhersehbares Geschehen, dessen Ursachen nicht selten unentdeckt bleiben.

Klinische Typen. Die Aktivität der Urtikaria, gemessen an der Zahl der Läsionen und Häufigkeit der Schübe, ist außerordentlich unterschiedlich; bei der akuten Urtikaria pflegt die Aktivität hoch, bei den Schüben der chronisch-rezidivierenden eher milde zu sein. Auch die Neigung zu begleitenden Angioödemen folgt meist dieser Regel; Angioödeme können aber auch bei der chronisch-rezidivierenden Form auftreten und sind gelegentlich auch deren einzige Manifestationsform. Ferner besteht eine ungefähre Beziehung zwischen dem klinischen Bild und der Ursache: medikamentös-allergisch ausgelöste Urtikaria ist häufig vom großflächigen Typ und mit starken Schwellungen von Gesicht und Akren (Penicillin!). „Toxische" Urtikaria durch Resorption von Darminhaltsstoffen ist meist weniger intensiv ausgeprägt und auf den Rumpf beschränkt. Die cholinergische Urtikaria ist durch kleine papulöse Quaddeln, die Kälte- und Druckurtikaria hingegen durch ausgedehnte, tiefe Schwellungen gekennzeichnet.

131

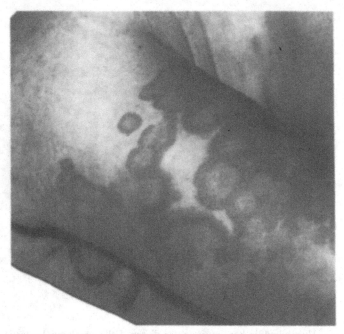

Abb. 49. Großflächige akute Urtikaria mit zentraler Rückbildung

Histologie. Weitstellung der Gefäße, Ödem; später lymphozytäre Infiltrate.

Chemische Mediatoren von Urtikaria und Angioödem
- *Histamin* (wichtigster Mediator, in Granula von Gewebsmastzellen und Basophilen),
- *Bradykinin* [als Vorstufe (-kininogen) in Plasma und Gewebe vorhanden],
- *Prostaglandine,*
- *SRS-A* („slow reacting substance of anaphylaxis") (LTC$_4$, LTD$_4$),
- *Anaphylatoxin* (=C3a; Fragment der 3. Komplementkomponente) sowie andere während der Komplementaktivierung entstehende Spaltprodukte,
- *ECF-A* („eosinophil chemotactic factor of anaphylaxis"),
- *PAFs* („platelet-activating factors").

Immunologisch bedingte Urtikariaformen

IgE-mediierte Urtikaria (Typ-I-Immunreaktion, anaphylaktischer Typ)

Pathogenetisches Prinzip. Auf die verschiedensten antigenen Stimuli (Proteine, Haptene, Polysaccharide) kommt es unter bestimmten Voraussetzungen zur IgE-Antikörperproduktion; IgE bindet sich mittels seines Fc-Stückes

132

an Fc-IgE-Rezeptoren von Mastzellen und basophilen Leukozyten. Antigenbedingte Verkettung („bridging") von mindestens 2 IgE-Molekülen führt zur Mastzelldegranulierung, d. h. zur Freisetzung der oben genannten Mediatoren.

IgE-mediierte Urtikaria kann gelegentlich als Begleitsymptom der Atopie auftreten, ist aber meistens Ausdruck einer *anaphylaktischen Reaktion.* Man unterscheidet:

- *Lokale Anaphylaxie:* wenige Minuten nach Allergeninjektion (häufig Intrakutantestung) Quaddelbildung um die Einstichstelle ohne wesentliche Allgemeinsymptomatik.
- *Anaphylaktischer Schock:* meist nach parenteraler, manchmal sogar nach oraler Allergenzufuhr. Grundlage: Entleerung der Mastzellen im *gesamten* Organismus; Kardinalsymptome seitens der sog. „Schockorgane" (Haut, Respirationstrakt, Gastrointestinaltrakt, Uterus). Bei Ausbleiben geeigneter Therapie Lebensgefahr!

Charakteristischer Verlauf
Prodrome: Brennen, Jucken und Hitzegefühl auf und unter der Zunge, im Pharynx sowie palmoplantar.
Allgemeinsymptomatik (Bild des akuten Kreislaufschocks): fahle, graublasse Zyanose; kleiner, kaum palpabler, hochfrequenter Puls; extreme Hypotonie; Bewußtlosigkeit, Erbrechen, Krampfneigung.
Haut- und Schleimhautsymptome: generalisierte Urtikaria oder Angioödem (*Cave:* Larynxödem, Erstickungsanfälle), evtl. schwere Asthmaanfälle.

Wichtige auslösende Allergene
Arzneimittel: Penicillin, Salizylate, Pyrazolonderivate, Lokalanästhetika, Allergenextrakte (Intrakutantestung, Hyposensibilisierung), ACTH, Seren.
Nahrungsmittel (eiweißhaltige!): Fische, Muscheln, bestimmte Fleisch- und Obstsorten (Nüsse) etc.
Inhalationsallergene: Dämpfe, Tierhaare, Pollen, Staub, Parfüms.
Parasitäre Antigene.

Urtikaria bei Immunkomplexerkrankungen (Serumkrankheitstyp, Typ-III-Immunreaktion)

Pathogenetisches Prinzip: Bildung von IgG- bzw. IgM-haltigen Immunkomplexen führt zur Komplementaktivierung, Freisetzung von C3 a (Anaphylatoxin) und dadurch Mastzelldegranulierung (Mediatorfreisetzung).
Auslösende Ursachen:
Heterologe Seren: Klassisches Beispiel: *Serumkrankheit;* etwa 7–12 Tage nach Verabreichung Auftreten von akuter Urtikaria mit folgenden typischen Allgemeinsymptomen: Gelenkbeschwerden, Fieber, Lymphknotenschwellung, Myalgien, Arthropathien.
Medikamente: Depotpräparate jeder Art, Antibiotika (Penicillin!), Sulfonamide, Thioharnstoffderivate, Insulin.
Urtikaria bei Kryoglobulinämie.

Diagnose immunologischer Urtikariaformen

- *Sorgfältige Anamnese.*
- *Karenztest:* kontrollierter Entzug des in Frage kommenden Antigens führt zum Abklingen der Hauterscheinungen.
- *Hauttestung.*
- *Bestimmung antigenspezifischer IgE-Antikörper* mittels radioimmunchemischer Methoden (RAST). Dieser In-vitro-Test hat sich zur Diagnose einer IgE-mediierten Überempfindlichkeit gegen eine Reihe von Antigenen (Penicillin, Pollen, gewisse Nahrungsmittel, Insektengifte etc.) ausgezeichnet bewährt.
- *Expositionstest:* Kontrollierte Zufuhr des fraglichen Antigens führt zur Auslösung der urtikariellen Eruption. Expositionstests sind oft gefährlich (anaphylaktischer Schock! Penicillin!) und dürfen daher nur stationär durchgeführt werden.

Therapie. Bei akuten anaphylaktischen Reaktionen ist sofortiges therapeutisches Eingreifen notwendig: Gabe von Epinephrin s.c. bzw. langsam i.v. Zusätzlich intravenöse Flüssigkeitszufuhr, Gabe von Kortikosteroiden, Antihistaminika, Diuretika und kreislaufstützende Maßnahmen. In manchen Fällen endotracheale Intubation bzw. Tracheotomie. Entscheidend ist die Bestimmung der auslösenden Noxe und deren Vermeidung.

Nichtimmunologische oder nicht mit Sicherheit durch Immunmechanismen ausgelöste Urtikariaformen

Urtikaria bei Störungen des Komplementsystems

Hereditäres Angioödem

Definition. Autosomal-dominant vererbte Erkrankung, die durch rezidivierende ödematöse Schwellungen der Haut, des Respirations- und des Gastrointestinaltraktes charakterisiert und durch einen genetischen Defekt des Cl-Esterase-Inhibitors (Cl-INH) bedingt ist. Hohe Letalität (30 %)!

Ätiologie und Pathogenese. 2 Formen des hereditären Angioödems sind bekannt: a) Fehlen des Cl-INH. b) Cl-INH funktionsuntüchtig (seltener).

Physiologische Rolle des Cl-INH. a) Verhinderung der Aktivierung bzw. Spaltung von C 4 und C 2, b) Inhibierung des Hageman-Faktors. Bei Cl-INH-Mangel entsteht durch die Aktivierung des Komplementsystems ein vasoaktives Polypeptid, andererseits kommt es zur vermehrten Umwandlung von Plasminogen in Plasmin; beides bewirkt erhöhte Gefäßpermeabilität.

Krankheitsbild. Plötzlich und unvorhersehbar auftretende (oft nach Traumen) mächtige, prall-elastische, kutane Schwellungen, v.a. im Gesichtsbereich (Abb. 50a, b). Gefahr von Larynxödem und Erstickung. Verdauungstrakt: Erbrechen, Darmkoliken, Diarrhöen.

Diagnose. Cl-INH im Serum bis auf 0–25 % des Normalwertes vermindert, C 2- und C 4-Spiegel drastisch erniedrigt.

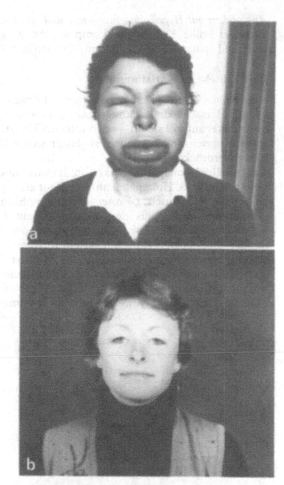

Abb. 50 a, b. Hereditäres Angioödem. **a** Mächtige Gesichtsschwellung anläßlich eines Anfalls **b** normales Aussehen der Patientin

Therapie. Während des Anfalls Gabe von Cl-INH; bei schwerem Larynx-ödem sind Intubation und Tracheotomie manchmal lebensrettend. Prophylaktisch: attenuierte Testosteronderivate (Danazol; bewirkt Synthese von funktionstüchtigem Cl-INH). Glukokortikosteroide und Antihistaminika sind wirkungslos.

Erworbenes Angioödem
Erworbener Cl-INH-Defekt. Sehr selten, bei Patienten mit lymphoproliferativen Erkrankungen (neoplastische Zellen aktivieren Cl und führen daher zur Cl-INH-Depletion).

Angioödem mit Hypokomplementämie und normalem Cl-INH. Äußerst selten.
Befunde: Frühe Komplementkomponenten (Clq, C4, C2) vermindert, Cl-INH und später Komplementkomponenten (C5-C9) hingegen normal.

Physikalische Urtikariaformen

Allgemeines. Die meisten der hierher gehörigen Zustandsbilder sind unbekannter Ursache und Pathogenese, erworbener Natur und treten ebenso unvermutet auf wie sie oft – nach monate- bis jahrelangem Bestand – wieder spontan verschwinden können; sie lassen sich relativ schwer mit Antihistaminika unterdrücken.

Urtikarieller Dermographismus (Abb. 51) wird durch Reiben mit einem harten Gegenstand (z. B. Holzspatel) auf der Haut erzeugt. Nach 15–20 s Rötung im gezogenen Hautstrich (= roter Dermographismus) infolge mechanischer Histaminfreisetzung aus den Mastzellen mit fokaler Vasodilatation. Als zweite Reaktion bildet sich um den gezogenen Hautstrich eine mehr oder minder großflächige Rötung (= Reflexerythem). Diese beiden Reaktionen sind bei nahezu allen Normalpersonen auslösbar. Etwa 4–5 % aller Personen entwickeln im gezogenen Hautstrich eine urtikarielle Reaktion (= urtikarieller Dermographismus), der für etwa 30–120 min bestehenbleiben kann. Manche dieser Patienten weisen erhöhte Histaminspiegel im Serum auf. Tre-

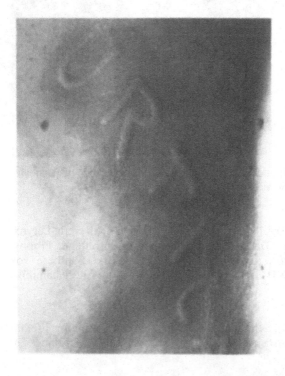

Abb. 51. Urtikarieller Dermographismus (Urticaria factitia)

ten auch außerhalb der Region des Reibetraumas Quaddeln auf, spricht man von *Dermographischer Urticaria* (= Urticaria factitia; häufigste Form der phys. Urticaria).

Druckurtikaria (Urticaria mechanica) entsteht sofort oder nach einem Intervall von mehreren Stunden nach Schlag, Reibung (z. B. Scheuerstellen der Kleidung), Stoß oder konstanter Druckeinwirkung. Diagnostisch führt Gewichtsbelastung (10 kg über 40 min) zur Klärung. Bei den meisten Formen der physikalischen Urtikaria, besonders ausgeprägt jedoch bei der Druckurtikaria, kommt es nach Abklingen an den betroffenen Stellen zu einer Stunden dauernden Refraktärperiode.

Cholinergische Urtikaria (= generalisierte Wärmeurtikaria) wird durch endogene Überwärmung des Organismus (erhöhte Arbeitsleistung, sportliche Betätigung, Fieber, Erregungszustände) oder durch äußerliche Wärmeeinwirkung (z. B. heißes Bad) ausgelöst.

Typisches klinisches Bild. 1-3 mm große, weißliche Quaddeln, die von Reflexerythemen umgeben sind.

Diagnose
● Wärmetest (Unterarmbad in heißem Wasser für 10 min).
● Belastungstest (Stiegenlaufen, Kniebeugen).
● Erhöhte Empfindlichkeit auf i. c. Injektion von Azetylcholin oder Pilocarpin.

Lokalisierte Wärmeurtikaria: Ausbildung von Quaddeln an Stellen umschriebener Hitzeeinwirkung.

Kälteurtikaria (Abb. 52): Auftreten von Quaddeln oder Angioödemen nach Kälteeinwirkung.

Familiäre Kälteurtikaria: autosomal dominant vererbt; Beginn in den ersten Lebenswochen. Auslösend wirken Senkungen der Lufttemperatur, *nicht jedoch lokale Kälteapplikationen.* Klinisches Bild: Urtikaria, Akrozyanose, Arthralgien, Fieber und Leukozytose. Pathogenese: unbekannt. Passiver Transfer nicht gelungen. Kryofibrinogen, Kälteagglutinine oder Kältehämolysine nicht nachweisbar.

Erworbene (idiopathische) Kälteurtikaria: Beginn zwischen dem 10. und 60. Lebensjahr. Auslösende Ursache: Kaltluft, kalte Gegenstände, Sprung ins kalte Wasser, eiskalte Getränke und Speisen. Plötzlicher Temperaturabfall bedeutsamer als absoluter Kältegrad! Klinisches Bild: lokalisierte oder generalisierte Urtikaria (seltener Angioödem), evtl. mit Allgemeinsymptomen (Kreislaufkollaps etc.). Ursache: unbekannt. In machen Fällen ist passiver Transfer gelungen. Mediatoren: Histamin und Leukotriene nicht jedoch Kinine oder Komplementkomponenten.

Diagnose. Anamnese und Kältetest (Unterarmbad in eiskaltem Wasser oder Auflegen eines Eisstückes für 10 min löst an der Kontaktstelle eine urtikarielle Reaktion aus).

Kälteurtikaria kann ferner als Begleitsymptom folgender Krankheiten auftreten: Kryoglobulinämie, Kryofibrinogenämie, Kälteagglutinin- bzw. Kältehämolysinsyndrom, Nahrungsmittelallergien, Arzneimittelallergien, Infektionen (z. B. Askaridiasis).

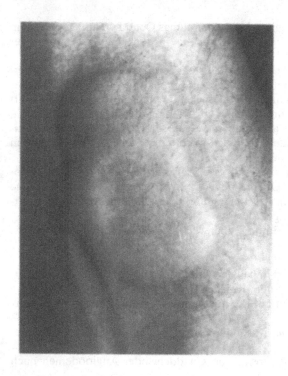

Abb. 52. Positiver Kältetest bei Kälteurtikaria. Die Quaddel entspricht genau der Auflagefläche des Eiswürfels; beachte die Abrinnspuren!

Kontakturtikaria

Meist unmittelbar nach exogenem Kontakt mit urtikariogenen Stoffen Auftreten von Quaddeln am Einwirkungsort, die für einige Stunden bestehenbleiben.

Ursachen. Immunologisch (Typ-I-Reaktion) oder nichtimmunologisch (Kontaktsubstanz führt zu überschießender Freisetzung von Mediatoren).

Auslösende Substanzen. Tierhaare, Bisse und Stiche von Insekten, Milben, Seetieren; pflanzliche Kontaktstoffe (Brennesseln, Primeln, Orangen- oder Zitronenschalen, Heu); Chemikalien (Farben und Medikamente).

Lichturtikaria

(Siehe unter Lichtdermatosen, S. 165)

Urtikaria durch mastzelldegranulierende Substanzen

Häufigste Gruppe aller Urtikariaformen. Eine Reihe von Substanzen führt durch direkte Wirkung auf Mastzellen und Basophile zur Histaminfreisetzung und manchmal zur Ausbildung von Urtikaria bzw. Angioödem: Darmtoxine, z. B. bei Hypazidität, gastrointestinale Candidiasis.

138

Nahrungsmittel: v. a. Meerestiere (Hummer, Muscheln).
Bakterielle Toxine (Fokalinfekte).
Medikamente: Opiate, Antibiotika (Polymyxin B), Curare.
Röntgenkontrastmittel.

Urtikaria bei Störungen der Prostaglandinsynthese

Manche Personen zeigen urtikarielle Intoleranzreaktionen auf folgende Substanzen: Acetylsalicylsäure, Tartrazine (Azofarbstoff, in der Nahrungsmittelindustrie verwendet), Benzoate (Konservierungsmittel), Indomethacin. Diese Substanzen sind chemisch nicht miteinander verwandt, einer ihrer gemeinsamen Wirkungsmechanismen ist jedoch die Hemmung der Cyclooxygenase, eines Enzyms, das die Umwandlung von Arachidonsäure in Prostaglandine katalysiert; die klinische Symptomatik ist wahrscheinlich durch Hemmung der Prostaglandinsynthese bedingt.
Am häufigsten ist zweifellos die Salizylatunverträglichkeit, die bei etwa 1 % aller Normalpersonen vorliegt. 20–50 % aller Patienten mit chronischer Urtikaria erleiden Exazerbationen nach Einnahme von Aspirin.

Krankheitsbild. Minuten bis Stunden nach der Einnahme der genannten Substanzen kommt es, je nach Schweregrad, zu Flushsymptomatik, Urtikaria oder Angioödem, Rhinorrhö, Bronchospasmen, bzw. Asthmaanfällen.

Befunde. Kein immunologisches Geschehen; Pricktest diagnostisch wertlos, passiver Transfer nicht möglich.

Urtikaria in Assoziation mit Systemkrankheiten

Urtikaria tritt gelegentlich bei systemischem Lupus erythematodes, Thyreotoxikose, Karzinomen und Lymphomen auf; ein kausaler Zusammenhang ist hierbei nicht nachgewiesen.

Figurierte Erytheme

Definition. Ätiologisch heterogenes Spektrum exanthematischer Krankheiten, die durch auffällig konfigurierte, wandernde und wechselhafte Erytheme gekennzeichnet sind.

Allgemeines. Die Neigung zur Ausbildung oft bizarr konfiguriert girlandenförmiger, anulärer, kringeliger und polyzyklischer Herde ist einer ganzen Reihe verschiedenartiger Dermatosen gemeinsam. Der morphologische Sammelbegriff „figurierte Erytheme" entstammt der traditionellen Dermatologie und wird auch heute noch gebraucht, da viele dieser Zustandsbilder unklar oder nur teilweise klar sind. Figurierte Erytheme können Ausdruck von viralen (Ringelröteln) und bakteriellen Infektionen (Erythema migrans, Erythema rheumaticum), von Genodermatosen (Erythrokeratodermia figurata variabilis) oder Paraneoplasien sein (Erythema gyratum repens, Glukagonomsyndrom) oder im Rahmen immunologischer Störungen (figurierte Erytheme bei systemischem Lupus erythematodes) auftreten. Hauptbeispiel ist die Gruppe des Erythema anulare centrifugum.

Erythema anulare centrifugum

Definition. Eine durch klinische Merkmale (langsam wandernde, polyzyklische erythematös-urtikarielle Läsionen) gekennzeichnete Untergruppe der figurierten Erytheme unklarer Genese.

Allgemeines. „Klassischer" Krankheitsbegriff, wahrscheinlich ein Sammelbecken ätiologisch heterogener Zustände. Sowohl im klinischen Bild als auch in der Assoziation mit internen Grundkrankheiten besteht eine gewisse Ähnlichkeit mit chronisch rezidivierender Urtikaria. Es handelt sich - wie bei dieser - um ein „kutanes Reaktionsmuster".

Klinisches Bild. Erythematöse oder urtikariell-plaqueartige Läsionen, die schubartig auftreten, sich langsam peripherwärts ausbreiten und dadurch polyzyklische Gestalt annehmen. Zentral blassen die Herde ab oder sinken ein, wodurch ringartige Figuren und Randwälle entstehen. Die Wanderungsgeschwindigkeit ist meist gering (einige Millimeter pro Tag; ein diagnostisches Hilfsmittel ist daher die Beobachtung der peripheren Progredienz durch tägliches Nachzeichnen der Konturen). Epidermale Beteiligung ist beim Erythema anulare centrifugum in unterschiedlicher Intensität vorhanden; manchmal fehlt sie völlig, manchmal besteht eine halskrausenartige Schuppung (typischerweise am inneren Abhang des Randwalls, da die Schuppung als Folgeerscheinung der Entzündung mehrere Tage nachhinkt), im Extremfall sogar vesikulöse und krustöse Veränderungen. Der Verlauf der Krankheit ist schubartig und kapriziös chronisch-rezidivierend.

Histologie. Ein sehr charakteristisches Zeichen sind scharf abgegrenzte („ärmelartige"), lymphozytäre, perivaskuläre Infiltrate; Spongiose und Parakeratose verschiedenen Ausmaßes.

Ätiologie und Pathogenese. Unbekannt; bei einigen Fällen findet man Assoziation mit verschiedenen chronischen Infektionskrankheiten, wie Tuberkulose, Candidiasis, Fokalinfekten, viralen Infekten (Epstein-Barr-Virus etc.). In anderen Fällen ist Erythema anulare centrifugum Begleiterscheinung von internen Neoplasmen, insbesondere von Lymphomen.

Therapie. Die Suche nach einer zugrundeliegenden internen Krankheit und deren Behandlung ist geboten; die symptomatische Therapie ist wenig erfolgreich. Kortikosteroide wirken unterdrückend, jedoch nur in hohen Dosen.

Erythema exsudativum multiforme

Definition. Polyätiologisches, akutes, selbstlimitiertes Reaktionsmuster der Haut, dessen typischer morphologischer Ausdruck die „Irisläsion" ist. Erythema multiforme wird durch sehr verschiedenartige Triggermechanismen ausgelöst, der Pathomechanismus ist nur teilweise klar. Es verläuft zumeist harmlos, doch kommen heftigste Verlaufsformen mit Lebensgefahr vor (Stevens-Johnson-Syndrom).

Allgemeines. Relativ häufig; bevorzugt Jugendliche und junge Erwachsene; die Geschlechter sind gleich häufig befallen. Der Charakter des Erythema multiforme ist entweder episodisch oder rezidivierend; Rezidive sind oft saisonal gehäuft (Frühjahr; Ursache hierfür entweder virale Infektionen oder auslösender Lichtfaktor).

Klinisches Bild
Primärläsion: Irisläsion (Abb. 53). Darunter versteht man eine lividrote, münzgroße Läsion, die in ihrer Charakteristik zwischen Fleck und Quaddel steht, sich peripher ausbreitet und gleichzeitig im Zentrum abblaßt (hier oft

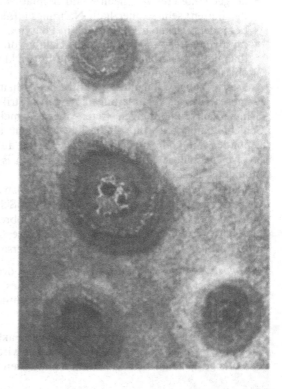

Abb. 53. Irisläsion. Quaddel-ähnliche Läsionen mit konzentrischen Ringen aus Bläschen, Krusten und Hämorrhagien

Purpurakomponente). Durch Rezidive im Zentrum manchmal Auftreten des sog. „Schießscheibenphänomens". Die Irisläsion unterscheidet sich von einem Fleck durch ihre Tastbarkeit und von einer Quaddel durch ihre Beständigkeit (mehr als 48 h). Irisläsionen treten in einer Skala von Intensitätsabstufungen auf: Im mildesten Extremfall sind sie (nahezu) erythematös, im heftigsten vesikulös oder bullös. Von dieser weit gestreuten Expression leitet sich der Terminus „multiforme" ab, doch bezieht sich dieser nicht auf ein buntes Bild im individuellen Fall; gewöhnlich herrscht nur ein einziger morphologischer Typ vor.

Prädilektionsstellen. Streckseiten der Extremitäten (besonders über Handgelenken, Ellbogen), Gesicht, sämtliche hautnahen Schleimhäute (Mund, anogenital, Konjunktiven). Klassische Schleimhautlokalisation: Lippen.

Verlaufstypen

1) Milder Verlaufstyp („Minorform"): Keine Schleimhautbeteiligung, keine Neigung zu Blasenbildung, keine oder geringe Systemzeichen, Spontanheilung nach einigen Tagen.

2) Schwerer Verlaufstyp („Majorform"): Ausgedehnter als 1); Neigung zu Blasenbildung verschiedenen Ausmaßes, Systemzeichen (Fieber, Leukozytose etc.), meist *schwere Schleimhautbeteiligung:*

- ausgedehnte erosive Cheilitis und Stomatitis als Folge schnell aufreißender Blasen; sehr schmerzhaft, Nahrungsaufnahme erschwert. Läsionen in besonders schweren Fällen auch in Pharynx, Larynx und Trachea;
- purulente, erosive Konjunktivitis; Gefahr von Ulcus corneae und Panophthalmie(!); bei Abheilung mögliche Entwicklung von Symblepharon, Trichiasis, Hornhauttrübungen;
- erosive Vulvitis, Balanitis, Proktitis; bei Abheilung Gefahr sekundärer Phimose, narbiger Veränderungen an Vulva, Strikturen etc.

Schleimhautveränderungen treten meist gemeinsam an allen hautnahen Schleimhäuten auf; ihre Intensität ist nicht an die Hautveränderungen gebunden. Sie können auch ohne Hautbefall auftreten (sog. „pluriorifizielle erosive Dermatose"), in seltenen Fällen auch isoliert (etwa sog. Fuchs'sche Stomatitis, Baader'sche Konjunktivitis).

3) Stevens-Johnson-Syndrom: Exzessive, lebensbedrohliche Verlaufsform mit weitausgedehnten Hautläsionen, schwerstem Schleimhautbefall und Beteiligung innerer Organe: nekrotisierende Tracheobronchitis, Pneumonie, Meningitis, Glomerulonephritis und Tubulusnekrose, schwerste Allgemeinerscheinungen (Fieber, Bewußtseinsverlust, Nierenversagen).

Histologie. Lymphozytäres Infiltrat mit Ödem der papillären Dermis; epidermale Mitbeteiligung verschiedenen Ausmaßes (Vakuolisierung der Basalschicht, Einzelzellnekrosen, basale Blasenbildung durch Zellyse, im Extremfall Nekrose). „Interphase dermatitis".

Ätiologie. Ein weites Spektrum auslösender Faktoren ist bekannt. Häufigste Trigger: *Infektionskrankheiten,* insbesondere virale (Herpes simplex!, daneben alle grippeähnlichen und exanthematischen Viruskrankheiten), Chlamydien- und Mycoplasmeninfektionen, seltener bakterielle (Streptokokken!, Tbc, Lepra, Tularämie, Yersinien u. a. m.) oder Pilzinfektionen (meist exotische Systemmykosen); *Medikamentenunverträglichkeit:* wichtig, jedoch seltener als meistens angenommen (Sulfonamide!, Butazone!, Antibiotika, Hydantoin, Barbiturate). *Ausnahmsweise Ursachen:* Kollagenosen, Lymphome, endokrine Faktoren (Menstruation), zerfallende Tumoren (Strahlentherapie!).

Pathogenese. Toxisch oder immunologisch mediierte Überempfindlichkeitsreaktion. Primäre Läsion ist ein durch Immunkomplexe und Fibrinniederschläge (beides in der direkten Immunfluoreszenz nachweisbar) verursachter Wandschaden der papillären Gefäße mit nachfolgender Schädigung der darüberliegenden Epidermis.

Therapie. Milde Formen werden lediglich symptomatisch behandelt (indifferente Lokaltherapie mit Schüttelpinselung, Puder etc.). Schwere Formen: Kortikoidstoß, Augentherapie (wichtig!), evtl. intravenöse Infusionstherapie (Flüssigkeitsgleichgewicht!).

Erythema nodosum

Definition. Polyätiologisches Reaktionsmuster der Haut, das durch tiefsitzende, entzündliche Knoten (pathologisch: septale Pannikulitis) an den Streckseiten der Extremitäten charakterisiert ist.

Allgemeines. Relativ seltene Dermatose; Bevorzugung des jugendlichen und frühen Erwachsenenalters und des weiblichen Geschlechts. Episodisch und rezidivierend, selbstlimitiert. Zeigt im Verlaufscharakter und in Triggermechanismen Ähnlichkeiten mit Erythema multiforme, mit dem es gelegentlich kombiniert auftritt. Manifestiert sich fast stets als akutes Geschehen, selten sind chronisch verlaufende Formen („chronic migratory panniculitis").

Klinisches Bild (Abb.54). Unscharf begrenzte, hellrote, heiße, sehr schmerzhafte („schon Berührung durch die Bettdecke schmerzt") flache Knoten bis Handtellergröße über den Schienbeinen, seltener auch den Oberschenkeln und Unterarmen. Meistens nur einige Knoten, immer bilateral und etwa symmetrisch. Die Knoten treten in einigen initialen Schüben auf und bilden sich nach einem bestimmten Muster zurück (ähnlich Hämatomen: Farbwechsel von rot über blau, grün zu gelb und braun. Treffender Name: *Erythema contusiforme*). Allgemeinerscheinungen: meist milde (leichtes Fieber, hohe Senkung, milde Leukozytose, Arthralgien, „grippiges Gefühl").

Histologie. Lympholeukozytäres Infiltrat der bindegewebigen Fettgewebssepten mit Vaskulitis. Manchmal granulomatöse Komponente (bei der chronischen Verlaufsform), Nekrosen selten.

Ätiologie. Es gilt hier fast dasselbe wie für das Erythema multiforme; 2 wichtige Unterschiede: a) das sog. *Löfgren-Syndrom* (Erythema nodosum und

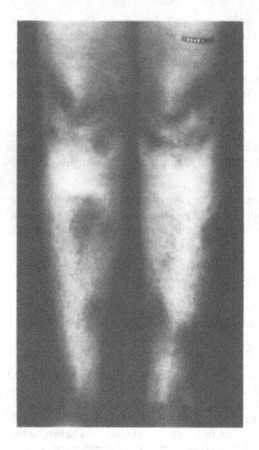

Abb. 54. Erythema nodosum: multiple, etwa symmetrische, unscharf begrenzte, hitzende und sehr druckschmerzhafte Erytheme an den Unterschenkelvorderseiten

bihiläre Lymphadenopathie) ist eine typische Frühmanifestation der *Sarkoidose;* b) wichtige medikamentöse Ursache: Kontrazeptiva (Gestagenkomponente?).

Pathogenese. Wahrscheinlich immunologisch mediierte Überempfindlichkeitsreaktion, möglicherweise vom Typ des Arthus-Phänomens. Im akuten Schub können IgM und C 3 in den Gefäßwänden gefunden werden.

Therapie. Entzündungshemmende Lokaltherapie, Bettruhe, Kortikoidstoß.

Toxische epidermale Nekrolyse (TEN)

Definition. Reaktionsmuster der Haut, das durch Erytheme, Blasen und Abschwimmen der Epidermis ein verbrühungsähnliches Bild bietet; lebensgefährlich, selten.

Allgemeines. Man unterscheidet einen multiformeartigen Typ von einem idiopathischen, und beide wieder von TEN-ähnlichen Zuständen (generalisiertes fixes Arzneimittelexanthem, bestimmte Arten von Verätzungen, wie etwa durch Paraffin, Benzin etc.). TEN wurde früher zusammen mit dem „staphylococcal scalded skin syndrome" unter dem Überbegriff „Lyell-Syndrom" subsumiert, ist diesem jedoch völlig wesensfremd. Der multiformartige Typ ist durch schwerste Schleimhautveränderungen und Allgemeinsymptome gekennzeichnet (ähnlich Stevens-Johnson-Syndrom; Unterschied: bei der TEN kommt es zu diffusem Abschwimmen der Epidermis, Nikolski-Zeichen positiv). Der idiopathische Typ tritt vorwiegend bei älteren Frauen auf, hat keine Schleimhautveränderungen, anfangs weniger Allgemeinsymptome, spricht schlechter auf die Therapie an und hat eine schlechtere Prognose.

Klinisches Bild. Grippeähnliche Prodrome, plötzlicher Beginn mit makulösem, schnell konfluierendem Exanthem. Innerhalb der erythematösen Herde positives Nikolski-Zeichen (Epidermis läßt sich auf leichten Fingerdruck abschieben), schlaffe Blasenbildung (Abb. 55). Massive erosive Veränderun-

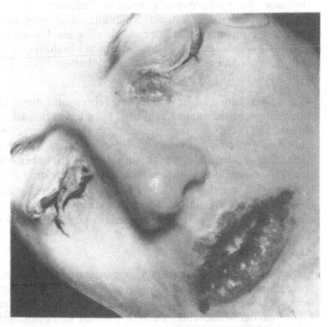

Abb. 55. Toxische epidermale Nekrolyse. Am Höhepunkt der akuten Phase kommt es zum diffusen Abschwimmen der nekrotischen Epidermis; am deutlichsten ist dies an den Augenlidern zu sehen. Beachte die gleichzeitige Abstoßung der Haare (Wimpern) und die diffuse erosive Cheilitis

gen an Mundschleimhaut, Anogenitalschleimhaut, Konjunktiven. Im weiteren Verlauf Erythrodermie und ausgedehnte Erosionen der Haut. Systemzeichen: Fieber, Leukozytose, Bewußtseinseinengung, evtl. Hämokonzentration, Azidose, Anurie. Mortalität etwa 30 %, Abheilung stets mit Narben (narbige Alopezie, permanenter Nagelverlust, Symblepharon, Trichiasis).

Histologie. Nekrose der Epidermis und basale Spaltbildung bei Fehlen entzündlicher Veränderungen im Korium („stumme Dermis").

Ätiologie. Meist Unverträglichkeitsreaktion gegenüber Medikamenten (Sulfonamide, Butazone, Antibiotika etc.), seltener Begleiterscheinung von Infektionskrankheiten, Impfungen, Tumoren.

Pathogenese. Unbekannt.

Therapie. Kortikoidstoß (hoch, schnell, lang). Besonders wichtig: entsprechende Augentherapie (Vermeiden des Ektropions).

Graft-vs-Host-Krankheit (GVHD)

Definition. Ein bei immunsupprimierten Patienten im Anschluß an Knochenmarkstransplantation, seltener Vollbluttransfusionen auftretender systemischer Symptomenkomplex, der durch allogene Immunzellen hervorgerufen wird, sich vorwiegend an Haut, Gastrointestinaltrakt und Leber manifestiert und in seiner Intensität von milden Erythemen bis zu letalem Ausgang reichen kann.

Allgemeines. Eine erst in den letzten Jahren und meist nur an Transplantationszentren beobachtete Krankheit. Man unterscheidet eine **akute** und eine **chronische** GVHD, die trotz mancher Ähnlichkeit verschiedener Pathogenese sind: Die erstere entsteht ein bis sieben Wochen nach Knochenmarkstransplantation und beruht auf dem Auftreten zytotoxischer Antikörper und Lymphozyten durch eine vorübergehende Unterdrückung der Suppressorzellen; letztere wird innerhalb von drei bis zwölf Monaten manifest und geht auf eine komplexere zelluläre Immunreaktion zurück. Die Entstehung einer chronischen GVHD setzt eine vorherige akute GVHD nicht voraus.

Akute GVHD

Fieber, Eosinophilie, Diarrhoen, hepatische Dysfunktion und charakteristische Hautläsionen: makulös-multiformeartige Exantheme, manchmal kleinfleckig (Lichen ruber-ähnlich). *Prädilektion:* Gesicht, oberer Rumpf, akral. Erosionen der Mundschleimhaut. Maximale Erscheinungsform: toxische epidermale Nekrolyse.

Histologie. Vakuolisierende Degeneration des Basallagers, Einzelzellnekrosen mit peripherer Lymphozytenaggregation („Satellitenzellnekrosen").

Therapie. In schwereren Fällen systemische Kortikoide und Antilymphozyten-Globulin. In leichteren Fällen Abwarten der Spontanheilung (einige Wochen).

Differentialdiagnose. Medikamentös-toxische Exantheme, Virusinfektionen (Mononukleose, Rubeolen, Zytomegalie), Urtikaria, Erythema multiforme.

Chronische GVHD

Sklerodermiforme Verdickung der Haut, Lichen ruber-ähnliche Papeln, trophische Ulzera, retikuläre Hyperpigmentierung, Alopezie. Mundschleimhaut: meist intensiv befallen; Lichen ruber-ähnliche retikuläre Papeln, Erosionen und Ulzera, Vernarbung.

Histologie. Ähnlich Lichen ruber und chronisch diskoidem Lupus erythematodes.

Therapie. Systemische Kortikosteroide, Azathioprin.

Differentialdiagnose. Lichen ruber, systemische Sklerodermie, zikatrizierendes Schleimhautpemphigoid.

Akute febrile neutrophile Dermatose (Sweet-Syndrom)

Definition. Eine als selten geltende, akute Intoleranzreaktion der Haut, die durch die Trias von charakteristischen Hautläsionen, Fieber und peripherer Leukozytose charakterisiert ist.

Allgemeines. Eine wahrscheinlich weniger seltene als selten erkannte Dermatose mit Ähnlichkeit zum Erythema multiforme. Prädilektion des weiblichen Geschlechtes und des mittleren Lebensalters.

Klinisches Bild. Die *Hautläsionen* sind sehr typisch: hell- bis lividrote, bis über münzgroße, aus einzelnen konfluierenden Papeln aufgebaute plattenförmige Infiltrate („Hügelland"). Durch pralle Ödembildung in der oberen Dermis sind diese Papeln oft derb, blaß bis weißlich, transparent und dadurch Bläschen täuschend ähnlich („Pseudovesikel"). Solche Läsionen erscheinen schubartig, einzeln oder multipel, unregelmäßig und asymmetrisch am Körper verteilt mit Bevorzugung von Gesicht, oberen Extremitäten und seltener Rumpf. *Systemische Symptome* bestehen in Form von Fieberschüben, Arthralgien, Krankheitsgefühl etc. Diese Symptome können den Hauterscheinungen vorausgehen, sind jedoch nicht immer (etwa 50 %) und nicht andauernd vorhanden und oft nur anamnestisch feststellbar.

Histologie. Dichtes, diffuses leuko-lymphozytäres Infiltrat und mächtiges Ödem der papillären Dermis.

Laborwerte. Periphere Leukozytose (bis 20000/mm^3, häufig nur phasenweise), erhöhte Senkung.

Ätiologie. Es handelt sich wahrscheinlich um ein unspezifisches Reaktionsmuster der Haut, das durch Trigger verschiedener Art ausgelöst werden kann. Häufig gehen (Fokal-)Infekte oder grippeähnliche Virusinfekte dem Ausbruch der Krankheit ein bis zwei Wochen voraus. Assoziationen bestehen ferner mit Colitis ulcerosa, Bowel-bypass-Syndrom, benigner monoklonaler Gammopathie und myeloischer Leukämie. Letztere Assoziation wurde relativ häufig berichtet, wobei die akute febrile neutrophile Dermatose dem Ausbruch der Leukämie oft Monate bis Jahre vorausgeht (Kontrollen sind daher über Jahre angezeigt!). Über den Pathomechanismus besteht Unklarheit; ein leukotaktisches Agens wird vermutet, ist jedoch bislang unbewiesen.

Verlauf und Therapie. Unbehandelt besteht die Krankheit Wochen bis Monate und klingt dann mit Restitutio ad integrum ab; Rezidivschübe sind häufig (etwa 30 %). Die akute neutrophile Dermatose spricht schlagartig auf systemische Kortikoidstöße mittlerer Dosierung (beginnend etwa mit 40 mg Prednisolon), jedoch auch auf Dapson an.

Differentialdiagnose. Die klinischen Läsionen sind oft unverwechselbar. Abgrenzungsschwierigkeiten können sich zum Herpes simplex (Unterscheidung: Das Sweet-Syndrom hat Pseudovesikel, die nicht punktiert werden können), zum Erythema multiforme sowie zu manchen Fällen von Granuloma anulare ergeben. Erstaunliche Ähnlichkeit besteht ferner mit den Hautherden der Kryptokokkose.

Intoleranzreaktionen gegen Medikamente

Allgemeines. Unverträglichkeitsreaktionen gegenüber Medikamenten sind ein häufiges Vorkommnis; nach großen Statistiken kommen sie bei etwa 30 % aller hospitalisierten Patienten zustande, davon der weitaus überwiegende Teil von harmloser Natur. Unverträglichkeitsreaktionen der Haut treten bei nur etwa 3 % der hospitalisierten Patienten auf, trotzdem gelten sie im Volksmund als das klassische Beispiel von „Medikamentenallergien". Die Natur solcher kutaner Medikamentenunverträglichkeiten ist jedoch *keinesfalls immer* allergisch, d.h. auf immunologischen Mechanismen basierend.

Bei den *immunologisch-mediierten* Intoleranzreaktionen gegen Medikamente kann jeder der 4 Haupttypen als ursächlicher Pathomechanismus vorliegen. *Typ-I- (IgE-mediierte) Reaktionen* äußern sich als Rhinitis, Konjunktivitis, Bronchospasmus, Urtikaria und Angioödem bis zum anaphylaktischen Schock. *Typ-II- (zytotoxische) Reaktionen* lösen *keine* direkten Hautreaktionen aus, treten jedoch als hämolytische Anämie, Thrombopenie oder Organsymptome seitens Leber, Lunge etc. in Erscheinung. *Typ-III- (Immunkomplexmediierte) Reaktionen* manifestieren sich als der Serumkrankheit ähnliche Zustandsbilder (Fieber, Arthritis, Nephritis, Ödeme, Urtikaria) und als nekrotisierende Vaskulitis (Schönlein-Henoch-Syndrom). Die Haupterscheinungsform von *Typ-IV- (zellmediierte) Reaktionen* ist die Kontaktdermatitis; möglicherweise liegen Typ-IV-Reaktionen auch manchen exanthematischen Reaktionen zugrunde (unbewiesen).

Voraussetzungen zur Entwicklung einer Allergie gegen Medikamente

Die meisten Medikamente sind (mit Ausnahme von höhermolekularen Substanzen wie Insulin, Immunseren etc.) sog. „einfache Chemikalien" (Tabelle 5), also organische Verbindungen mit einem MG <1000; solche Substanzen sind für sich nicht antigen wirksam, können jedoch sehr wohl zu Allergenen werden, wenn sie imstande sind, sich an Trägereiweiß kovalent zu binden; das Medikament wirkt als „Determinante". Die Reaktivität einer Droge mit Trägereiweiß ist daher die wichtigste Voraussetzung für ihre allergene Wirksamkeit. Bei manchen Drogen entstehen erst durch Metabolisierung derartige reaktive Spaltprodukte; das beste Beispiel hierfür ist Penicillin, das sich im Körper schnell in verschiedene Spaltprodukte zersetzt: Haptenkomplexe werden überwiegend (etwa 90 %) durch die Penicilloyl-Gruppe gebildet *(„major determinant"),* der Rest durch andere Penicillinderivate wie Penicillamin, Penicilloat etc. *(„minor determinants").*

Andere Voraussetzungen betreffen den *Organismus:* Allergische Medikamentenreaktionen sind am häufigsten in der mittleren Altersgruppe (mit einem vollfunktionsfähigen Immunsystem), während Kinder und alte Menschen selten Medikamentenallergien entwickeln. Von Bedeutung ist ferner die Applikationsart der Droge. Manche Allergene sind beispielsweise sehr potent bei lokaler Applikation, jedoch sehr gering allergen bei systemischer Verabreichung.

Schließlich sind auch *Begleitfaktoren* von Bedeutung, z. B. die Prädisposition von Patienten mit infektiöser Mononukleose zur Entwicklung von Ampicil-

Tabelle 5. Medikamente, die häufig zu kutanen Intoleranzreaktionen führen (nach Häufigkeit)

Trimethoprim-sulfamethoxazol
Ampicillin
Halbsynthetische Penicilline
Gentamicin
Cephalosporin
Erythromycin
Sulfonamide
Practolol
Nitrofurantoin
Chinidin
Heparin
Chloramphenicol
Quecksilberdiuretika
Phenazone
Barbiturate
Diazepam
Salizylate

linexanthemen oder das Entstehen von medikamentösen Allergenen unter Einwirkung von Licht (im Rahmen von Photoallergien).

Nichtimmunologische Unverträglichkeitsreaktionen auf Medikamente können auf einer Reihe von Pathomechanismen basieren: im wesentlichen handelt es sich um nichtimmunologische Aktivation von Effektormechanismen; etwa direkte Auslösung der Mastzelldegranulation und damit von Urtikaria und Angioödem (Opiate, Polymyxin-B, Röntgenkontrastmittel), direkte Ingangsetzung des alternativen Weges der Komplementaktivierung (Röntgenkontrastmittel; meistens urtikarielle Reaktionen), oder Interferenz von Medikamenten mit der Prostaglandinsynthese (Salizylate, Indomethacin; klinisches Bild: Urtikaria).

Die Feststellung „Jede Droge kann jeden Arzneimittelausschlag hervorrufen" ist sehr simplifizierend, im Grunde aber nicht falsch. Trotzdem gibt es für viele Medikamente ein ganz charakteristisches, wenn auch nicht zwangsweise korreliertes Erscheinungsbild der Unverträglichkeit (typische Beispiele: Penicillinurtikaria, morbilliformes Ampicillinexanthem, fixes Arzneimittelexanthem nach Phenolphthalein, phototoxische Reaktion nach Demethylchlortetrazyklin und viele andere; vgl. Tabelle 6).

Diagnostik. Da bei Auftreten einer kutanen Arzneimittelunverträglichkeit gewöhnlich mehrere Medikamente zur Auswahl stehen, ist die Erkennung des kausalen Agens auf *klinischer Basis* schwierig; auch *Labortests* ergeben mit Ausnahme von RAST-Untersuchungen bei Typ-I-Reaktionen meist keine aussagekräftigen Resultate. Der Wert des Pricktests auf verschiedene Medi-

Tabelle 6. Haupttypen kutaner Intoleranzreaktionen auf Medikamente (nach Häufigkeit)

Reaktion	Medikamente
Exantheme	Alle in Tabelle 5 genannten
Urtikaria	Alle in Tabelle 5 genannten
Erythema multiforme	Sulfonamide, Barbiturate, Phenothiazin etc.
Fixes Arzneimittelexanthem	Phenolphthalein, Barbiturate, Phenazetin etc.
Erythema nodosum	Ovulationshemmer, Sulfonamide, Salizylat, Halogene
Phototoxische Reaktion	Psoralene, Phenothiazin, Tetrazykline, Sulfonamide, Nalidixinsäure, Griseofulvin
Photoallergische Reaktion	Phenothiazide
Akneiforme Eruption	ACTH, Kortikoide, INH, Halogene
Lichenoide Eruption	Gold, Chloroquin, Thiazide
Vaskulitis	Gold, Sulfonamide, Thiazide, Hydantoin
Nekrosen	Cumarin, Pentazocin
Toxische epidermale Nekrolyse (TEN)	Butazone, Sulfonamide, Barbiturate etc.
Vesikobullöse Eruption	Barbiturate, Halogene, Penicillamin
Lupus erythematosus	Hydralazin, Sulfonamide, Hydantoin, Penicillamin
Pemphigus vulgaris	Penicillamin

kamente ist gering, da zumeist negative Reaktionen zustande kommen (Ursache: bei Reaktionen von Typ II, III und IV ergibt sich keine Lokalreaktion, bei Typ I nur dann, wenn der richtige Haptenkomplex zugeführt wird oder sich spontan an der Teststelle ausbildet). Die Bestimmung des ursächlichen Agens bei Arzneimittelexanthemen erfolgt daher wegen des solcherart gegebenen Beweisnotstandes vorwiegend nach der Wahrscheinlichkeit, d.h. nach: a) der empirischen *Rangliste der Häufigkeit,* in der die eingenommenen Medikamente Überempfindlichkeitsreaktionen auslösen und b) dem *Zeitpunkt der Einnahme.* Eine *Faustregel* sagt, daß das vor Ausbruch des Exanthems zuletzt eingenommene Medikament der wahrscheinlichste Schuldige ist; diese Regel gilt allerdings keinesfalls immer, da bei manchen Medikamenten gerade eine Latenzperiode von 1–2 Wochen besonders typisch ist *(Penicillin!).*

Der (einzige) direkte Test von Beweiskraft ist der *Expositionstest* (nur unter strenger Beobachtung und stationär!). Der Expositionstest wird wegen der möglichen heftigen Reaktionen nur als Ultima ratio durchgeführt und ist bei besonders gefährlichen Zustandsbildern fraglicher Medikamentengenese (toxische epidermale Nekrolyse!) *kontraindiziert.*

Medikamentenunverträglichkeitsreaktionen unter dem Bild von klassischen Dermatosen

Der häufigste Vertreter dieser Gruppe ist die medikamentös ausgelöste *Urtikaria;* kaum weniger häufig sind die sog. *medikamentös-toxischen Exantheme,* die von sehr verschiedenem Aussehen und Intensität sein können; die Exantheme sind makulös-, papulös- bzw. makulopapulo-urikariell und können oft verschiedenen Virusexanthemen verblüffend ähneln (morbilliforme, skarlatiniforme und rubeoliforme Exantheme). Generell sind diese Exantheme harmloser als medikamentös ausgelöste Urtikariaformen, da sie nicht in einen anaphylaktischen Schock übergehen; ihre maximale Ausprägung ist die *toxische exfoliative Erythrodermie.* Andere Beispiele sind medikamentenausgelöste *Erythema-multiformeartige* oder *Erythema-nodosum-artige* Exantheme sowie medikamentenausgelöste *nekrotisierende Vaskulitis* und *toxische epidermale Nekrolyse.* Wichtig sind ferner die *sonnenbrandähnlichen phototoxischen* (typischerweise durch gewisse Tetrazykline, Chlorpromazin etc. ausgelöst) und die *ekzemähnlichen photoallergischen* Reaktionen.

Kutane Medikamentenunverträglichkeitsreaktionen von eigener klinischer Charakteristik

Fixes Arzneimittelexanthem (Abb. 56)

Morphologisch charakteristisches, nicht sehr häufiges Krankheitsbild; meist eine einzige, selten einige wenige Läsionen; Prädilektionsstellen: Genitale, Intertrigostellen, Schleimhäute. Der Herd ist scheibenförmig, meist rund oder oval, hell-livide, wohl abgegrenzt; subjektive Beschwerden: Brennen, bei

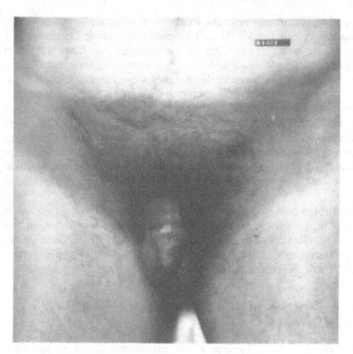

Abb. 56. Fixes Arzneimittelexanthem nach Barbiturateinnahme (Rezidiv): ein livide gerötetes, scharf begrenztes und exakt auf den Unterhosenbereich lokalisiertes Areal mit Erosionen (rechts inguinal, Penis). Über die Ursache dieser merkwürdigen Lokalisation kann nur spekuliert werden

Befall der Mundschleimhaut: erosive Stomatitis. Ein fixes Arzneimittelexanthem heilt nach 1- bis 2wöchigem Bestehen ab, rezidiviert aber bei neuerlicher Einnahme der verursachenden Droge *an derselben Stelle;* mit zunehmender Zahl der Rezidive verschärft sich die Symptomatik in der Qualität (bullöse, im Extremfall nekrotisierende Eruption) und in der Zahl der Läsionen. Im Extremfall können fixe Arzneimittelexantheme erythrodermatisch werden; in solchen Fällen muß die Differentialdiagnose zur toxischen epidermalen Nekrolyse gestellt werden (Schleimhäute *meist nicht* befallen, Nikolski-Zeichen negativ). *Histologie:* ähnlich dem Erythema multiforme.

Jododerm, Bromoderm

Eine selten gewordene Erscheinung, da die Medikation von Halogenen (Sedativa bzw. Expektorantia) sehr zurückgegangen ist. *Klinik:* pyodermieähnliche, vegetierende Herde.

Steroidakne

(Siehe unter Acne vulgaris, S. 303)

Cumarinnekrosen

Seltene, ätiologisch unklare Komplikation der Antikoagulation mit Cumarin; treten in der 1. Woche nach Beginn, fast ausschließlich bei Frauen am Rumpf auf; *Klinik:* mehrere bizarr konfigurierte, erythematöse, entzündlich infiltrierte Herde, die später hämorrhagische Blasen ausbilden und sich in zakkige Nekrosen umwandeln.

Pentazocinsklerosen

Vorwiegend bei Analgetikasüchtigen; um die intramuskuläre Einstichstelle von Pentazocin entwickelt sich eine bretthartе, entzündliche Infiltration des Muskel- und Fettgewebes, woraus Fibrosierung, Muskelkontraktur, tiefe, wie „ausgestanzte" Ulzera und eingezogene Narben resultieren.

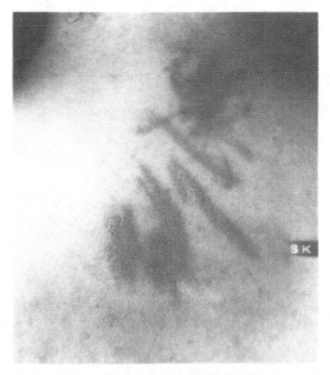

Abb. 57. Streifige Erytheme mit Übergang in Pigmentierung nach Bleomycin-Behandlung

153

Hyperpigmentationen

Diffuse *Melaninhyperpigmentierung* wird nach Busulfan, Cyclophosphamid und Methotrexat beobachtet; charakteristische, *streifenartige Hyperpigmentierungen* findet man nach Bleomycin (Abb. 57), gelegentlich nach Cyclophosphamid und 5-Fluorouracil. Nichtmelaninbedingte Hyperpigmentierungen findet man bei kutanen Ablagerungen von Silber und Gold (Argyriasis, Chrysiasis) sowie von Antimalariamitteln.

Physikalische und chemische Hautschäden

Thermische Schäden

Verbrennung (Combustio)

Allgemeines. Verbrennungen sind der akute Hitzeschaden der Haut; der gesetzte Schaden ist durch Grad, Ausdehnung, Tiefe und Vorhandensein von Allgemeinsymptomen (Verbrennungskrankheit) charakterisiert. Allgemeinsymptome treten meist ab Verbrennungen von 10% der Körperoberfläche (Grad II) auf, doch reagieren die Individuen sehr unterschiedlich (Kinder neigen mehr zu Allgemeinerscheinungen).

Gradeinteilung
I: Erythem. Heilt mit Restitutio ad integrum.
II: Erythem und Blasen. Die Blasen entstehen durch vakuolisierende Degeneration der Epidermalzellen (intraepidermal) wie auch durch Ablösen der Epidermis in der dermoepidermalen Junktionszone (junktionale Blasen). Sehr schmerzhaft. Heilt mit Restitutio ad integrum.
III: Koagulationsnekrose von Epidermis und – verschieden tief – Dermis. Weiße, trockene, anästhetische Areale, daneben meist Areale II. und I. Grades. Unterscheidung von Grad II und III oft schwierig (besonders in der Frühphase; endgültige Beurteilung nicht vor 24 h möglich). Unterscheidungsmöglichkeit: Nadelstich wird im III. verbrannten Areal nicht verspürt. Heilt mit Narben.
(IV: Verkohlung).

Der Schweregrad einer Verbrennung ist eine Funktion des Produkts von Temperatur und Einwirkungsdauer. Ein Teil des Schadens kann daher oft durch sofortige Behandlung mit kaltem Wasser verhindert werden. Verbrühungen durch Flüssigkeiten mit hohem Wärmespeichervermögen (visköse Flüssigkeiten) setzen schwerere Schäden als solche mit niedrigem.

Die Verbrennungskrankheit ist eine potentiell lebensbedrohliche, pathophysiologische Reaktion des Organismus auf Verbrennungen. Am Ort der Hitzeeinwirkung kommt es zu Weitstellung und Permeabilitätssteigerung der Gefäße, oft exzessiver Ödembildung und Anhäufung saurer toxischer Stoffwechselprodukte. Die Folge ist *Hämokonzentration* (Ansteigen des Hämatokrit), evtl. hämodynamischer Schock *(Verbrennungsschock)*. Additiv wirken können der *Unfallschock* und der *Schmerzschock* (maximale Steigerung des

Sympathikotonus mit Versacken des Blutes in den inneren Organen). *Kortikosteroide und Sympathikomimetika sind daher im Verbrennungsschock kontraindiziert!* Gleichzeitig entwickelt sich eine metabolische Azidose (durch regelmäßige Blutgasanalyse zu überwachen!), die entsprechend bekämpft werden muß.

Therapieprinzipien
Sofortmaßnahmen: Analgesie. Keine Brandsalben oder andere Hausmittel anwenden! Kleider entfernen, Abdecken mit sauberen Tüchern, Kälteschutz.
Beurteilung der Schwere: Bestimmung von Grad, Ausdehnung (Neunerregel nach Wallace: Kopf und Arme je 9% der Körperoberfläche, Beine je 18%, Rumpf 36%), Schockzeichen (Puls, RR, Durchblutung der Akren, Bewußtseinslage).
Anlegen der Dauerinfusion (ab 10% Ausdehnung II.Grades indiziert). Menge: Produkt von Ausdehnung (II. und III.Grad) mal Körpergewicht wird in Millilitern als Flüssigkeit in den ersten 8 h verabreicht, gleichviel in den folgenden 16 h, gleichviel in den folgenden 24 h. Art: in den ersten 8 h Glukose-Elektrolyt-Lösungen (keine Kolloide; diese würden durch die durchlässigen Gefäße in das Ödem permeieren und dasselbe noch verstärken!), im weiteren Verlauf zunehmend Kolloide und Serum. Zusätzlich: Antibiotika, bei Bedarf Azidosebehandlung (Bicarbonat- oder Trispufferlösungen).

▶ **Merke:** Die Therapie schwerer Verbrennungen ist komplex, bedarf großer Erfahrung und moderner Einrichtungen (Intensivmedizin, plastische Chirurgie). Sie sollte, wenn möglich, nur an spezialisierten Verbrennungszentren erfolgen. Die genannten Therapiegrundsätze sind Faustregeln, die jeweils den Gegebenheiten angepaßt werden müssen.

Chronischer Wärmeschaden (Erythema ab igne)

Unscharf begrenzte retikulierte Pigmentierung an Körperteilen mit chronischer Wärmeexposition (Wärmeflasche, Kamin- oder Lagerfeuer, Heizkörper). Entstehung: chronische Gefäßweitstellung, reaktive Melaninhyperpigmentierung. *Differentialdiagnose:* Livedo reticularis.

Erfrierung (Congelatio)

Allgemeines: Erfrierungen sind der akute Kälteschaden der Haut und entstehen durch Einfrieren; sie können von Symptomen von Unterkühlung des Körpers begleitet sein.
Gradeinteilung:
I: Erythem.
II: Erythem und Blasen. Letztere entstehen durch Abhebung der Epidermis in der Junktionszone (junktionale Blase) und sind häufig hämorrhagisch. Abheilung mit Restitutio ad integrum.

III: Nekrose. Weiße, steifgefrorene Bezirke, insbesondere Akren; nach Auftauen Übergang in Mumifikation (lederartige, schwarze, trockene Nekrosen) und Gewebsverlust. Abheilung mit Narben bzw. Verlust von Körpergliedern.

Pathophysiologie. Die erste Reaktion der Haut auf Kälte ist eine reflektorische Hyperämie, gefolgt von Vasokonstriktion (Weißverfärbung), und langsamem Einfrieren des Gewebes (Haut friert bei − 2 bis − 10 °C ein). Hierbei kommt es zur Ausbildung von intra- und extrazellulären Eiskristallen, die zu *mechanischer Destruktion* führen. Gleichzeitig *Konzentrationsanstieg* von Elektrolyten etc. im noch flüssigen Volumenanteil und teilweiser Ausfall der Enzymsysteme durch Inaktivierung bei unterschiedlichen Temperaturen; dadurch Ungleichgewicht des Metabolismus, *toxischer Gewebsschaden.*

▶ **Merke:** Der so entstandene Gewebsschaden ist teilweise reversibel, wenn schnell aufgetaut wird (warmes Wasser). Die alte Lehrmeinung, daß man langsam auftauen muß, ist falsch! Es ist zwar das Argument richtig, daß bei raschem Auftauen der Sauerstoffverbrauch des Gewebes schneller ansteigt als die noch nicht intakte Blutzirkulation mithalten kann, doch ist die dadurch bedingte Hypoxämie weniger schwerwiegend als der toxische Gewebsschaden, der bei langsamem Auftauen gesetzt wird. Das rasche Auftauen ist sehr schmerzhaft, z.T. wegen der plötzlichen Freisetzung von vasoaktiven Substanzen (Histamin u.ä.) durch kältebedingte Mastzelldegranulation. Besonders heftige Gewebsschäden entstehen bei wiederholtem Einfrieren und Auftauen. Es ist daher von sehr großer Wichtigkeit, daß eingefrorene Extremitäten *erst am Ziel* (Krankenhaus) aufgetaut werden.

Therapieprinzipien
- Rasches Auftauen (s. oben).
- Erwärmung von innen, durch Anheben der sog. Kerntemperatur (heiße Getränke etc.).
- Möglichst konservatives und geduldiges Vorgehen, da die Nekrosen häufig viel weniger tief gehen, als man vermutet. Möglichst trocken halten, um eine feuchte Gangrän zu verhindern. Spontandemarkation abwarten.
- Antibiotika. Schocktherapie nicht erforderlich.

Chronischer Kälteschaden (Perniones)

Rotlivide, teigige, schmerzhafte Schwellungen an kälteexponierten Körperteilen (Akren, Gesicht, Unterschenkel, Knie); treten bei Temperaturwechsel auf (typische Anamnese: „kaum komme ich in die Wärme, läuft mir das Ohr an und brennt"), können zwischendurch fast oder ganz verschwinden, rezidivieren über Jahre oder zeitlebens. Entstehung: Gefäßschaden durch langdauernde Kälteexposition (ohne Einfrieren!); Gefäße reagieren auf Temperaturreize mit Permeabilitätssteigerung; Mastzelldegranulation. Variante: „Erythrocyanosis crurum puellarum".

Differentialdiagnose. Atrophia cutis idiopathica.

Therapie. Wenig erfolgreich. Vermeiden abrupter Temperatursprünge, Antihistaminika, entzündungshemmende Salben (Zugsalben).

Aktinische Schäden

Schäden durch UV-Licht

Allgemeines. UV-Bestrahlung normaler Haut löst eine Fülle biologischer Effekte aus: Sofort nach Absorption von Lichtenergie setzen im Gewebe photochemische Reaktionen ein, die zu Änderungen von Zellmetabolismus, -funktion und -struktur führen. Nach einigen Stunden bis Tagen folgen Änderungen von Zellkinetik, Blutzirkulation und Melaninsynthese. Beinahe alle bekannten Effekte der UV-Strahlung sind Ausdruck eines molekularbiologischen Schadens (einzig gesicherter günstiger Effekt: die photochemische Konversion von 7-Dehydrocholesterin zu Vitamin D_3 in der Epidermis durch UV-B, 297 nm). Die Reaktion der Haut auf UV-Bestrahlung spiegelt daher reparative Vorgänge und Schutzmaßnahmen wider (Sonnenbrandreaktion: Vasodilatation und erhöhte Kapillarpermeabilität gestatten einen rascheren Metabolismus).

Das Spektrum der elektromagnetischen Wellen, die auf die Erdoberfläche auftreffen, reicht von Wellenlängen von ungefähr 290 nm über die Regionen des UV- und sichtbaren Lichts bis weit in den Infrarotbereich hinein (Abb. 58). Kurzwelliges UV-Licht (Wellenlängen unter 290 nm, UV-C)

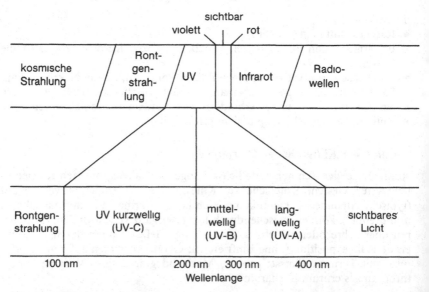

Abb. 58. Elektromagnetisches Spektrum mit gespreizter UV-Skala

gelangt wegen der filternden Ozonschicht in der Stratosphäre nicht auf die Erdoberfläche. Biologisch wirksam in der Haut ist v. a. das mittel- und langwellige UV-Licht (290–400 nm). Innerhalb dieser Grenzen unterscheiden sich einzelne Wellenlängenregionen beträchtlich in ihren physikalischen Eigenschaften und ihrer biologischen Aktivität. Die Region von 290–320 nm wird als UV-B ("Sonnenbrandspektrum"), die Region von 320–400 als UV-A bezeichnet.

Photobiologische Reaktionen. Diese laufen nur an lebendem Gewebe ab. Das Stratum corneum bleibt daher bei Bestrahlung unverändert, wirkt aber als schützender Filter für die lebenden Anteile der Haut (ein großer Teil der UV-Energie wird hier absorbiert bzw. reflektiert). In den tieferen Schichten bestimmt eine Reihe von Strukturen wie Melanin (wesentlichster Faktor), Nukleinsäuren und diverse Proteine, Peptide und Lipide, durch Streuung und Absorption die Eindringtiefe. Die kürzerwelligen UV-B-Strahlen penetrieren weniger tief als UV-A-Strahlen: in der Haut von Weißen erreichen etwa 20% der eingestrahlten UV-B-Energie das Stratum spinosum und etwa 10% das obere Korium; von UV-A- und sichtbarem Licht dringen hingegen 30% bis 50% in das obere Korium ein.

Unklar ist, welche Moleküle in der Haut Lichtenergie absorbieren und durch deren Übertragung folgenschwere photochemische Reaktionen verursachen; es entsteht jedenfalls eine Reihe photochemischer Produkte aus DNS (Pyrimidindimere!), RNS, Proteinen und Membranmolekülen, die letztlich eine Synthesehemmung von Makromolekülen und Proteinen bewirken. Zu massiven Schäden führt insbesondere UV-B; Schäden durch UV-A entstehen erst bei wesentlich höheren Dosen. UV-Schäden an der DNS können, falls nicht erfolgreich durch die zelleigenen Reparationsvorgänge behoben, eine Mutation des Genoms und den ersten Schritt der Karzinogenese bedeuten (s. unten).

Reparationsvorgänge. Sofort nach Entstehung der UV-Schäden beginnt die Zelle deren Behebung auf verschiedenen Ebenen (DNS, RNS, Proteine). Da die DNS die RNS-Synthese und diese ihrerseits die Proteinsynthese steuert, sind die Reparationsmechanismen an der DNS von zentraler Bedeutung.

Mehrere DNS-Reparationsmechanismen sind bekannt: Photoreaktivation, Exzisions- und Postreplikationsreparation. Die *Photoreaktivation* bildet die Grundlage für das Überleben bestimmter Mikroorganismen, Pflanzen und Insekten, die starker Lichtstrahlung ausgesetzt sind. Hierbei spaltet ein Enzym (Photoreaktivationsenzym) unter dem Einfluß von langwelligem UV- und sichtbarem Licht UV-induzierte Pyrimidindimere. Ein derartiges Enzym ist aus humanen Leukozyten isoliert worden, doch ist nicht bekannt, ob ihm eine wesentliche Funktion zukommt.

Die für Säuger wichtigste *Exzisionsreparation* ist ein komplizierter Mechanismus, der den Einsatz eines ganzen Enzymsystems erfordert. Da die Reaktion ohne Zufuhr von Lichtenergie vor sich geht, wird sie auch als "dark repair" bezeichnet. Der Vorgang läuft in 4 Schritten ab: Zuerst muß die Zelle den Defekt in der Struktur der DNS erkennen ("recognition"); auf welche Weise dies geschieht, ist unbekannt. Im folgenden Schritt wird mit Hilfe einer spezifischen Endonuklease in der DNS-Helix, nahe der Läsion, ein Einschnitt vorgenommen („incision"), anschließend das geschädigte Segment enzymatisch ausgeschnitten („excision") und ein neusynthetisiertes Teilstück eingesetzt („unscheduled DNA-synthesis"); zuletzt wird das eingesetzte Segment mit der DNS-Helix durch eine Polynukleotidligase verbunden („rejoining"). Das Exzisionseparationssystem ist nicht spezifisch für UV-Schäden, sondern tritt auch bei verschiedenen chemisch oder strahlungsbedingten DNS-Schäden in Aktion. Defekte in diesem System führen zu exzessiver Entwicklung UV-induzierter Hautkarzinome (s. Xeroderma pigmentosum, S.339).

Bei der *Postreplikationsreparation* wird der DNS-Schaden erst nach dem DNS-Replikationsvorgang korrigiert. Dieser Prozeß ist noch nicht genau aufgeklärt, scheint jedoch sowohl in Bakterien als auch in Säugerzellen vorzukommen.

Wirkungen von UV-Licht auf das Immunsystem (Photoimmunologie). Die Fähigkeit der Langerhans-Zellen, Antigen zu präsentieren, wird durch UV-Bestrahlung vorübergehend ausgeschaltet. Versuche, während dieser Zeit mit einem Kontaktallergen zu sensibilisieren, führen zu Toleranz, die durch antigenspezifische T-Suppressorzellen mediiert wird. Ein ähnlicher Vorgang wird bei experimentellen UV-induzierten Tumoren beobachtet: Die entstehende Unfähigkeit zur Tumorabstoßung wird durch T_S-Zellen hervorgerufen und kann auf syngene Tiere passiv transferiert werden (diese Tiere können im Gegensatz zu unbehandelten den Tumor nicht abstoßen). Viele Fragen hinsichtlich Auswirkungen von UV-Licht auf das Immunsystem als Ganzes, auf die Rolle der Keratinozyten und die von ihnen produzierten Lymphokine u.a.m. sowie die Extrapolierbarkeit der tierexperimentellen Daten auf klinische Fragen sind noch offen.

Akuter UV-Schaden

Sonnenbrand (Erythema solare). Sonnenlicht und künstliches UV-B verursachen ab einer bestimmten Schwellendosis (minimale Erythemdosis, MED) ein Erythem, das wenige Stunden nach der Bestrahlung einsetzt, nach 12–24 h ein Maximum erreicht und nach 48–72 h langsam abklingt. Die Intensität der Reaktion hängt von der wirksam werdenden Energiemenge und daher vom Grad der Pigmentierung und der Dicke der Hornschicht ab. Die UV-Empfindlichkeit ist daher individuell sehr verschieden; am empfindlichsten ist der sog. „keltische" Typ (hellhäutig, rotblond, blaue Augen, Epheliden). Verantwortlich sind vornehmlich die Wellenlängen von 290–320 nm. Erytheme können auch durch UV-A erzeugt werden, doch sind dazu bis zu 1000mal höhere Energiedosen notwendig.

Klinisches Bild. Hellrote Erytheme, scharf auf den Ort der Lichteinwirkung begrenzt. Bei stärkerer UV-Einwirkung blasige Reaktion und evtl. Nekrose (ähnlich Verbrennungen).

Histologie. Vakuolisierende Degeneration der Epidermis. Typischer Befund: „sunburn cells" (eosinophile Einzelzellnekrosen in der Epidermis).

Pathogenese. Primärer Schaden in Epidermis; Vasodilatation sekundär durch diffusible Mediatoren (wahrscheinlich Prostaglandine, da Sonnenbrand durch Prostaglandininhibitoren, wie etwa Indomethacin, teilweise unterdrückt werden kann).

Therapie. Kühlende, blande Lokalbehandlung. Kortison und Antihistaminika weitgehend oder ganz unwirksam!

Chronische UV-Schäden

Chronische UV-Exposition ist *der wichtigste exogene Akzelerationsfaktor des natürlichen Alterungsvorgangs* der Haut. Die UV-bedingten Schäden betreffen sämtliche Anteile der Haut, treten geschlechtsunabhängig etwa ab dem 5. Lebensjahrzehnt auf und sind scharf auf die sonnenexponierten Hautareale begrenzt. Ausgeprägte chronische UV-Hautschäden („Landmanns- bzw. Seemannshaut") treten um so früher und um so intensiver auf, je hellhäutiger das betroffene Individuum ist (keltische Komplexion). Bei dunkelhäutigen Rassen sind chronische UV-Schäden seltener und geringfügiger ausgeprägt.

Die auffälligste Veränderung ist die Degeneration des Bindegewebes unter dem Bild der *Elastosis cutis:* Der Anteil unlöslichen Kollagens nimmt ab, der von Elastin nimmt zu; es entstehen dicke, geknäuelte und fragmentierte Fasern mit der färberischen Charakteristik von Elastikafasern (entsprechen aber wahrscheinlich degenerierten Kollagenfasern), die später die gesamte Dermis mit Ausnahme eines schmalen Streifens unterhalb der Basallamina in Form einer groben körnigen Masse erfüllen. Folge: Die Haut ist *schlaff, faltig* und *gefeldert* und nimmt durch Einlagerung weicher, hautfarbener bis leicht gelblicher, flacher Vorwölbungen (entspricht Akkumulationen elastotischen Materials) eine pflastersteinartige Textur an (insbesondere an Wangen, Stirn, Hals). Eine besonders ausgeprägte Furchung der Haut findet sich häufig im Nackenbereich *(Cutis rhomboidalis nuchae).* Gesellen sich zu den genannten Veränderungen noch (gleichfalls UV-induzierte) senile Komedonen, v. a. an Schläfen, Wangen und Stirn, spricht man vom *Favre-Racouchot-Syndrom.*

Die Epidermis wird atroph, zigarettenpapierartig gefältelt und häufig von reichlich *Teleangiektasien* durchzogen. Letzteres ist besonders deutlich sichtbar in der Hals- und Brustausschnittgegend älterer Frauen; hier kommt es zu einer diffusen Rotverfärbung der Haut, aus der die Follikelöffnungen als weiße Tüpfchen herausstechen *(Erythrosis interfollicularis colli).* Ferner kommt es zur Atrophie der Talgdrüsen und daraus resultierender Trockenheit der Haut.

Charakteristischerweise kommt es ferner zu einer *scheckigen Hyper- und Hypopigmentierung,* die durch zahlreiche ephelidenartige Lentigines hervorgerufen wird. Eine besonders charakteristische Pigmentverschiebung bei chronischer UV-Exposition sind die sog. *sternartigen Pseudonarben:* zackige, scharf begrenzte, narbenähnliche, depigmentierte atrophische Areale, v. a. an Handrücken und Unterarmen. Die wichtigste Folge chronischer UV-Exposition ist die *UV-induzierte Karzinogenese,* deren Folgen *aktinische Keratosen, aktinische Cheilitis* und schließlich *UV-induzierte Plattenepithelkarzinome* sind (Näheres s. unter Hauttumoren, S. 460).

Schäden durch ionisierende Strahlen

Allgemeines. Hautschäden durch ionisierende Strahlen treten fast ausschließlich als unerwünschte Folge der Strahlentherapie oder durch chronische Exposition bei Röntgenpersonal auf (heute glücklicherweise sehr selten geworden). Es handelt sich meist um Schäden durch Röntgenstrahlen, seltener durch Gammastrahlen (Kobalt, Radium) oder andersartige ionisierende Strahlen. Man unterscheidet zwei grundsätzlich unterschiedliche Läsionstypen durch ionisierende Strahlen:

Akute Strahlenreaktion (Radiodermitis acuta)

Nach einer Latenzzeit zwischen 1-2 Wochen entsteht im bestrahlten Areal ein düsterrotes Erythem, das sich nach weiterer 1-3 Wochen langsam zurückbildet und zu einer meist fleckigen Hyperpigmentation umwandelt. Gleichzeitig kommt es zur vorübergehenden Blockierung der Talgdrüsen (Hauttrockenheit) und zum diffusen Effluvium (reversibler Haarverlust nach 3 Wochen; wurde früher als „Röntgenepilation" therapeutisch eingesetzt. Eine solche *Strahlenreaktion I. Grades* stellt sich bei Bestrahlung von Hauttumoren regelmäßig ein und ist auch durchaus akzeptabel; schon als *Nebenwirkung* zu bezeichnen ist hingegen eine *Strahlenreaktion II. Grades,* die mit Ödem, Bläschenbildung und Nässen einhergeht und später in eine Strahlenatrophie mit dauerndem Verlust der Anhangsgebilde der Haut mündet. Die maximale Nebenwirkung ist die *Strahlenreaktion III. Grades,* eine sehr schmerzhafte entzündliche Reaktion mit primärer tiefer Gewebsnekrose. Die Nekrosen zerfallen (akutes Röntgenulkus); diese Geschwüre haben einen sehr protrahierten und schlechten Heilungsverlauf und heilen letztlich mit atrophen Narben aus. Die Intensität der Strahlenreaktion ist von der *Dosis,* der *Strahlenqualität* (hart oder weich, „Gewebshalbwertstiefe") und schließlich von der *Modalität* der Bestrahlung abhängig (Fraktionierung der Strahlendosis ergibt denselben therapeutischen Effekt wie eine einmalige Applikation der vollen Dosis; die Nebenwirkungen sind jedoch erheblich geringer). *Je kürzer die Latenzzeit* zwischen Bestrahlung und Auftreten der Strahlenreaktion ist, *desto intensiver* ist die Strahlenreaktion.

Chronischer Strahlenschaden (Radiodermitis chronica)

Allgemeines. Jede Exposition mit ionisierenden Strahlen bewirkt einen permanenten DNS-Schaden, zu dem sich jede weitere Exposition addiert („verlustfreie Summation"). Der induzierte DNS-Schaden bleibt bei geringer

Strahlenbelastung klinisch unmerklich. Schon nach einer akuten Radiodermitis II. Grades oder einer Dauerbelastung vergleichbarer Dimension entsteht mit einer Latenzphase von Jahren bis Jahrzehnten der morphologisch charakteristische *chronische Röntgenschaden*, der einen Locus minoris resistentiae darstellt (nicht nur gegen weitere Expositionen mit ionisierenden Strahlen, sondern auch gegenüber UV-Licht, mechanische oder sonstige Traumatisierung).

Klinisches Bild. Auf das Bestrahlungsareal relativ scharf begrenzte Atrophie der Haut, des subkutanen Gewebes und (bei chronischen Röntgenschäden der Hände, wie in früheren Zeiten nicht selten bei Röntgenologen) auch der Muskulatur. Die Haut ist glatt, scheckig hyper- und hypopigmentiert (Hypopigmentierung überwiegt), haarlos, trocken (Talgdrüsenatrophie) und reichlich durchzogen mit Teleangiektasien („Röntgenpoikiloderm"). Im späteren Verlauf kommt es nicht selten durch die schlechte Durchblutung zum geschwürigen Zerfall, dem *chronischen Röntgenulkus* (ein wie ausgestanzt aussehendes nekrotisches Ulkus mit außerordentlich schlechter Heilungstendenz) sowie zum Auftreten von *Röntgenkeratosen* (kalkspritzerartige, harte, rauhe Knötchen analog den aktinischen Keratosen). Aus den Röntgenkeratosen entwickeln sich nach monate- bis jahrelangem Verlauf relativ gut differenzierte Plattenepithelkarzinome.

Chemische Schäden (Verätzung, Kauterisation)

Definition. Gewebszerstörung durch Kontakt mit aggressiven Chemikalien.

Allgemeines. Auftreten meist durch beruflich bedingten Unfall. Das Ausmaß hängt von der Art der Chemikalien, ihrer Konzentration und ihrer Einwirkungsdauer ab. Verätzungen mit *Säuren* führen zu Koagulationsnekrosen, der entstehende Schorf bildet eine Barriere gegen weiteres Eindringen der Säure, die Verätzung bleibt daher eher limitiert. Bei *Laugenverätzungen* entstehen Kolliquationsnekrosen, die eine weitere Ausbreitung von Laugen im Gewebe erlauben.

Klinisches Bild. Bei *Säure*verätzungen ein – verschieden tief reichender – trockener, lederartiger, scharf begrenzter, zuerst weiß-gelblicher, dann braunschwärzlicher Schorf, der sich (unbehandelt) nach Wochen spontan demarkiert, abstößt und unter hyper- und atropher Narbenbildung abheilt. Bei *Laugen*verätzungen ein unscharf abgegrenzter, weicher, gequollener, gallertiger Schorf, der zuerst gleichfalls schmutzigweiß ist und sich später braun verfärbt.

Die Farbe der entstehenden Schorfe lassen beschränkte Rückschlüsse auf die ätzende Chemikalie zu: Salpetersäure führt zu gelben (Xanthoproteinreaktion), Flußsäure zu grünlichen Schorfen. Flußsäureverätzungen sind besonders gefürchtet, da sie sich (im Gegensatz zum oben Gesagten) schnell im Gewebe ausbreiten.

Systemsymptome. Bei ausgedehnten Verätzungen kann es neben dem Unfall- und Schmerzschock auch zu Symptomen durch *Resorption* der Chemikalie kommen (pH-Verschiebung, ggf. Toxizität, etwa ZNS-Symptomatik bei Verätzung mit Phenol).

Therapie. Sofortmaßnahmen: Neutralisation, falls leicht durchführbar (verdünnte Sodalösung bei Säureverätzung, Essiglösung bei Laugenverätzung). Alternativ: reichlich Spülung mit Leitungswasser! *Bei Flußsäureverätzung:* Spülung mit und lokale Injektion von Kalziumsalzen (Calcium gluconicum): *Ausfällung der Flußsäure* als unlösliches Kalziumfluorid! Eventuell Frühexzision!

Spätere Maßnahmen: konservative oder chirurgische Entfernung des Schorfs, evtl. plastische Deckung.

Lichtdermatosen

Definition. Hautkrankheiten, die auf einer quantitativ und/oder qualitativ abnormen Reaktion gegenüber Licht beruhen.

Allgemeines. Abnorme Reaktionen gegen (Sonnen-)Licht können in 3 Kategorien eingeteilt werden:

- *quantitativ* abnorme Reaktionen durch erniedrigte Erythemschwelle (etwa bei Albinismus, Vitiligo, Phenylketonurie etc.),
- *qualitativ* abnorme Reaktionen (Photodermatosen im eigentlichen Sinn) und schließlich
- Hautkrankheiten, bei denen Licht einen *aggravierenden oder fakultativ kausalen* Faktor darstellt; die letztere Kategorie ist sehr umfangreich und umfaßt so verschiedenartige Zustände wie manche Genodermatosen (M. Darier, M. Hailey-Hailey, Xeroderma pigmentosum etc.), manche Stoffwechselkrankheiten (Porphyrien, Pellagra etc.), manche Autoaggressionskrankheiten (Lupus erythematodes, Pemphigus foliaceus), manche Intoleranzreaktionen der Haut (atopische Dermatitis, seborrhoisches Ekzem, Erythema multiforme etc.) und verschiedene Hautkrankheiten unklarer Genese (lichtinduzierte Psoriasis vulgaris, Lichen ruber planus etc.).

Die Lichtdermatosen im eigentlichen Sinn können wieder in solche durch Einwirkung eines chemischen Photosensibilisators und idiopathische Lichtdermatosen eingeteilt werden; wahrscheinlich werden jedoch auch die idiopathischen Photodermatosen letztlich durch (bislang nicht identifizierte) endogene Photosensibilisatoren mediiert.

Photodermatosen durch chemische Photosensibilisatoren

Definition. Dermatosen, die durch Aktivierung bestimmter chemischer Substanzen durch Licht bedingt sind und daher das *gleichzeitige* Vorhandensein beider Faktoren zur Voraussetzung haben.

Allgemeines. Photosensibilisierende Substanzen sind relativ zahlreich, zumeist niedermolekulare polyzyklische Verbindungen mit zahlreichen Doppelbindungen, die UV- oder sichtbares Licht absorbieren *(Absorptionsspektrum)* und häufig fluoreszieren. Diese Substanzen sind überwiegend exogener Natur (ein Beispiel für endogen entstandene Photosensibilisatoren sind die Porphyrine) und können mit dem Organismus entweder durch lokale oder durch systemische Applikation (peroral, parenteral) zur Interaktion kommen. Photosensibilisatoren können sowohl „natürliche" (z. B. pflanzliche!) als auch synthetische Substanzen (aus Medizin, Industrie oder Kosmetik) sein. Die Aktivierung der Photosensibilisatoren erfolgt ausschließlich durch UV-A (*Aktionsspektrum* praktisch immer identisch mit dem physikalischen Absorptionsspektrum der Substanz). „Aktivierung" bedeutet Umformung der Substanz bzw. eines Substanz-Gewebsbestandteil-Komplexes in einen energiereicheren, reagibleren Zustand (Beispiel: Membranoxydation, Vernetzung der DNS). Die Pathomechanismen des daraus resultierenden Gewebsschadens sind weitgehend unklar.

Man unterscheidet 2 Typen von Photosensibilitätsreaktionen:

Phototoxische Reaktion: dosisabhängige, auf das bestrahlte Areal limitierte Reaktion, die sich als „sonnenbrandähnlich" manifestiert.

Photoallergische Reaktion: nur beschränkt dosisabhängige, meist ekzematische Reaktion, die über das bestrahlte Hautareal hinausgreifen kann; sie beruht auf einer Immunreaktion gegenüber durch Photoaktivierung entstandenen Allergenen.

Charakteristische Zustandsbilder

Lokale phototoxische Reaktionen

Phytophotodermatitis. Akute phototoxische Dermatitis durch Kontakt mit verschiedenen Pflanzen und anschließender Sonnenbestrahlung. Die verantwortlichen Substanzen sind zumeist die in vielen Pflanzen und Früchten enthaltenen Furocumarine (Psoralene). Das klinische Bild hängt von der Art des Kontakts mit den Pflanzen ab: als *Handekzem* etwa bei in der Landwirtschaft tätigen Arbeitern (Kontakt mit Zitrusfrüchten, Sellerie, Feigen und vieles andere), als *Gesichtsekzem*, wenn Pflanzenteile bzw. Pollen durch den Wind fortgetragen werden (Compositae) oder als sog. *Gräserdermatitis* (Dermatitis pratensis): eine streifige, teilweise vesikulös-bullöse Dermatitis (Abdruck von Grashalmen auf der Haut); heilt mit charakteristischer monatelang persistierender Hyperpigmentierung ab.

Ein Sonderfall der Phytophotodermatitis ist die *Berloquedermatitis,* eine phototoxische Reaktion auf Bergamotteöl (Wirksubstanz: 5-Methoxypsoralen), das früher als Duftstoff Kölnischwasser und anderen kosmetischen Präparaten beigemengt war. Eine Berloquedermatitis entsteht, wenn etwa Kölnischwasser aufgetropft und anschließend eine Sonnenexposition durchgeführt wird. Die resultierende Dermatitis ist *sehr wenig entzündlich* und wandelt sich schnell in eine dunkelbraune, scheckige Pigmentierung um. Letztere hat wegen der Abrinnspuren häufig streifige Gestalt (daher „Berloque", die Uhrkette) und kann jahrelang bestehenbleiben. Im Winter blaßt die Pigmentierung ab, bei der ersten Sonnenbestrahlung im Frühjahr tritt sie wieder deutlich hervor (persistente Aktivierung der Melanozyten). Differentialdiagnose: Chloasma uterinum. Therapie: Bleichsalben. Versuche mit Vitamin-A-Säure-Lokalbehandlung sind manchmal erfolgreich.

Phototoxische Dermatitis. Durch industriell oder medizinisch verwendete Substanzen (Teer und Teerpräparate, Antimykotika, Sulfonamide etc.).

Systemische phototoxische Reaktionen

Intensive, sonnenbrandähnliche Reaktionen, die bei systemischer oder lokaler Applikation bestimmter Substanzen und nachfolgender Sonnen(UV-)lichtexposition auftreten. Das Aktionsspektrum liegt im langwelligen UV-A-Bereich, daher können solche Reaktionen auch nach Bestrahlung durch Fensterglas (Beispiel: durch die Windschutzscheibe bei längeren Autofahrten) ausgelöst werden (UV-A durchdringt im Gegensatz zu UV-B Glasscheiben). Zahlreiche Medikamente besitzen solche photosensibilisierenden Eigenschaften, darunter Sulfonamide, orale Antidiabetika, Tetrazykline (besonders Dimethylchlortetrazyklin), Phenothiazine und künstliche Süßstoffe. Den systemischen phototoxischen Effekt von Psoralenen (8-Methoxypsoralen) macht man sich bei der sog. Photochemotherapie (PUVA) zunutze.

Diagnose. Phototestung mit UV-A nach vorheriger systemischer (oraler) Gabe des vermuteten Photosensibilisators unter kontrollierten Bedingungen (kleine Testareale, definierte UV-A-Dosen).

Therapie. Absetzen des Medikaments oder Vermeiden der Sonnenbestrahlung für die Dauer der Therapie.

Photoallergisches Kontaktekzem

Klassische ursächliche chemische Substanzen sind die halogenierten Salizylanilide (als Antiseptika in Seifen, Deodorants, Kosmetika und Pilzpräparationen früher weit verbreitet), Sulfonamide etc.

Klinische Manifestation. Ein je nach aktueller Sonnenexposition akutes oder chronisches Ekzem mit Lokalisation auf sonnenexponierten Körperteilen. Photoallergische Kontaktekzeme haben meist einen protrahierteren Verlauf als die phototoxischen Reaktionen und zeigen demnach häufiger Lichenifikation und Streuphänomene. In manchen Fällen bleibt auch nach Absetzen des Kontakts mit der betreffenden Substanz die Auslösbarkeit von Ekzemschüben durch Sonnenlicht bestehen („persistent light reactor"). In sehr ausgedehnten und intensiven derartigen Fällen kommt es zu einer höchst quälenden, häufig fast erythrodermatischen und enorm therapieresistenten poikilodermatischen Rötung und Lichenifikation der Haut mit lymphomähnlichem klinischen und histologischen Bild („aktinisches Retikuloid").

Idiopathische Photodermatosen

Polymorphe Lichtdermatose

Definition. Erworbene Unverträglichkeitsreaktion gegen Licht (UV-A oder UV-B, seltener sichtbares Licht) unbekannter Ursache, die sich in klinisch charakteristischen Exanthemen der lichtexponierten Hautareale manifestiert.

Allgemeines. Relativ häufig, weltweit (auch bei dunkelhäutigen Rassen!); Frauen sind viel häufiger betroffen als Männer. Setzt typischerweise in Kindesalter oder Jugend ein und bleibt meist zeitlebens bestehen. In den letzten Jahren erhebliche Zunahme der Inzidenz!

Klinisches Bild. Erstauftreten stets im Frühjahr nach einer Sonnenexposition mit einer charakteristischen Latenzperiode von 1–2 Tagen. Die Läsionen treten exanthematisch im Gesicht (besonders Nase, Wangen), den Streckseiten der Unterarme und den Handrücken auf und können ein breites Spektrum von Ausdrucksformen umspannen (hierauf bezieht sich der Ausdruck „polymorph"; im einzelnen Fall herrscht jedoch meist ein *einziger* Läsionstyp vor): Erytheme, Quaddeln, Papeln oder Bläschen. Die Läsionen können zu unregelmäßig begrenzten Plaques konfluieren. Je nach Intensität der Läsionen überwiegt der Juckreiz oder brennende Schmerzhaftigkeit.
Der Verlauf hängt von weiteren Lichtexpositionen ab: Bleiben diese aus, heilt das Exanthem spontan innerhalb etwa 1 Woche ab; andernfalls kommt es zur Ekzematisierung und Lichenifikation der betroffenen Hautareale. Häufig, besonders bei sehr milden Verlaufsformen kommt es innerhalb einiger Wochen trotz weiterer Expositionen zum Abklingen („Abhärtung"; typische Anamnese: „Im Urlaub bekomme ich immer eine ‚Lichtallergie', und wenn ich dann zu Hause in die Klinik gehen will, ist sie weg"). Im Gegensatz zur Toleranzentwicklung *während der Saison* kommt es in nicht wenigen Fällen zu einer langsam *fortschreitenden Verschlechterung der Symptomatik von Jahr zu Jahr.*

Histologie. Fleckige lymphozytäre, v.a. perivaskuläre Infiltrate der gesamten (auch tiefen!) Dermis, Spongiose der Epidermis.

Ätiologie und Pathogenese. Unbekannt. Möglicherweise handelt es sich um ein photoallergisches Geschehen durch ein endogenes Photoallergen. Das Aktionsspektrum der polymorphen Lichtdermatose ist von Fall zu Fall sehr verschieden (s. unter Definition), meist jedoch im UV-A-Bereich.

Diagnostik. Außer dem meist typischen klinischen Bild durch *Phototestung:* Häufig findet sich eine erniedrigte Erythemschwelle, Erythempersistenz, und innerhalb des Lichterythems eine qualitativ abnorme Reaktion (papulös, vesikulös, ekzemähnlich).

Differentialdiagnose. Papulöse Dermatitis, atopische Dermatitis, erythropoetische Protoporphyrie, Lupus erythematodes.

Sonderformen: Hydroa vacciniformia, ein besonders heftiger vesikulobullöser Verlaufstyp, der mit „vacciniaähnlichen", schüsselförmigen, atrophen Närbchen abheilt. Möglicherweise eine Sonderform der polymorphen Lichtdermatose ist die *Akne aestivalis* („Mallorcaakne"), ein nach Sonnenexposition auftretender, juckender, papulöser Ausschlag (Gesicht, Schultern, Rumpf).

Therapie. Lichtschutz; „Abhärtung" durch längerdauernde unterschwellige UV-Expositionen, besser aber durch Photochemotherapie (Wirkungsweise: Lichtschutz durch Pigmentierung). Systemische Antimalariamittel (Chloroquin) und β-Carotin sind von fraglichem Nutzen.

Lichturtikaria

Definition. Idiopathische, lichtausgelöste Urtikaria. Sehr seltenes Krankheitsbild. Beginn meist in 3.-4. Lebensdekade.

Krankheitsbild. Wenige Minuten nach Lichteinstrahlung kommt es zu Juckreiz, Erythem und schließlich zur Quaddelbildung sowie zum Reflexerythem in der Umgebung. Bei Exposition großer Körperpartien häufig Allgemeinsymptome: Mattigkeit, Kopfschmerzen, Kollaps- und Schocksymptomatik.

Befunde. Aktionsspektrum des auslösenden Lichtes vorwiegend UV-A und kurzwelliges sichtbares Licht, seltener UV-B. In manchen Fällen ist der passive Transfer gelungen (wahrscheinlich IgE-mediiert).

Allgemeines zum Lichtschutz

Die meisten topischen Lichtschutzpräparate dienen zum Schutz gegen UV-B (wenig wirksam gegen UV-A!) und besitzen als Wirksubstanz alternativ Paraaminobenzoesäure (PABA) oder deren Derivate, meist Benzophenone, oder Cinnamate. Die Wirksamkeit des Lichtschutzmittels wird mit dem sogenannten *Lichtschutzfaktor* angegeben (definiert als Verhältnis zwischen der minimalen Erythemdosis mit und ohne Sonnenschutzmittel). Weniger attraktiv als die genannten Lichtschutzmittel sind die sog. „physikalischen Lichtschutzmittel", die gegen sämtliche Lichtqualitäten undurchlässig und daher zwangsweise undurchsichtig (kosmetisch störend) sind (Titandioxyd, Zinkoxyd etc.).

Bakterielle Infektionskrankheiten der Haut

Allgemeines. Die Zahl potentieller Erreger von Hautinfektionen ist außerordentlich groß und die Inzidenz bakterieller Infektionskrankheiten an der Haut höher als an irgendeinem anderen Organ. Der einleuchtende Grund hierfür ist, daß die Haut das Grenzorgan zur mikrobiologischen Umwelt darstellt. Im Verhältnis zum Keimangebot der Umwelt sind Infektionen der Haut jedoch bemerkenswert selten, da diese durch ein äußerst wirksames Schutzsystem ausgerüstet ist. Dieses Schutzsystem besteht in erster Linie aus der mechanischen Barriere der Hornschicht, deren relativer Trockenheit und dem niedrigen Oberflächen-pH-Wert (etwa 5,5). Zusätzlich sind noch eine Reihe wenig definierter keimabwehrender, körpereigener Substanzen an der Hautoberfläche wirksam, zum Teil unspezifischer (u. a. freie Fettsäuren), zum anderen Teil spezifischer Natur (Immunglobuline). Ein wichtiger Faktor sind schließlich antagonistische Interaktionen der verschiedenen Keimpopulationen selbst (Tabelle 7). Ihr keimfeindliches Milieu macht die Hautoberfläche weitgehend unempfindlich gegenüber der Invasion auch in großen Mengen herangebrachter pathogener Keime verschiedenster Provenienz; bei Verletzungen der Hornschicht bricht diese Abwehr allerdings zusammen. Die meisten bakteriellen Hautinfektionen sind demnach nur bei traumatischer *Inokulation* oder bei Vorhandensein präexistenter Schäden der Hornschicht möglich. Typische Beispiele für derartige Schäden: kleine Kontinuitätsverletzungen, Wundnähte, starke Hydratation der Hornschicht (Okklusivverband!).

Die *normale Keimflora der Haut* setzt sich aus Keimen zusammen, die unter den gegebenen Umständen existieren können. Vom funktionellen und praktischen Standpunkt ist es vorteilhaft, zwischen einer *residenten* und *transienten* Hautflora zu unterscheiden (Tabelle 8). Die residente Flora besteht aus mit dem Organismus in Symbiose (in Gleichgewicht) lebenden Keimen, die sich auf der Haut permanent aufhalten, gewisse bevorzugte Stammplätze besie-

Tabelle 7. Beispiele mikrobieller Interaktion

Gram (+) vs. Gram (−)
Staphylokokken vs. Staphylokokken
Staphylokokken vs. Streptokokken
Dermatophyten produzieren Penicillin-ähnliche Substanzen
Candida fördert Staphylokokkenwachstum

Tabelle 8. Charakteristika der Hautkeimpopulationen

Residente Flora	Transiente Flora
massenhaft	spärlich
monoton	divers
im Gleichgewicht untereinander und mit dem physiologischen Milieu der Haut	kann sich auf der Haut nicht halten
permanent	temporär
soziales Gefüge	Fremdkörper im System der Hautflora
bestimmt Individualität mit Schutzfunktion	spiegelt Angebot der Umwelt wider
apathogen, fakultativ pathogen	apathogen + pathogen

deln, untereinander in einem strengen sozialen Gefüge stehen und durch Interaktion auch eine Schutzfunktion gegenüber dem Eindringen fremder Keime ausüben. Die residente Flora umfaßt eine Vielzahl von Keimen, die jedoch nur wenigen Species zugehören und apathogen bzw. fakultativ pathogen sind. Im Gegensatz dazu spiegelt die transiente Flora das Angebot der Umgebung wider. Es handelt sich um Anflugkeime, die sich im Gefüge der residenten Flora wie Fremdkörper verhalten und nur kurze Zeit (Wochen) an der Hautoberfläche behaupten können. Die transiente Flora ist zwar an Zahl erheblich spärlicher, dafür jedoch viel heterogener und umfaßt neben apathogenen auch pathogene Keime (Streptokokken, Staphylokokken, Neisserien, Gram-negative). Halten sich pathogene Keime durch längere Zeit an der Hautoberfläche, spricht man von „Keimträgern". Pathogene Staphylokokken können beispielsweise unter besonderen Bedingungen jahrelang (symptomlos!) den Körper besiedeln. Die residenten Keime der Haut besitzen eine besondere Beziehung zum Haarfollikel, den sie mit Vorzug kolonisieren. Auch innerhalb des Haarfollikels besteht eine gewisse konstante Rangordnung der Besiedelung: Zu oberst, am Follikelostium, findet sich vorwiegend Pityrosporum ovale, ein kaum pathogener Sproßpilz, etwas tiefer Kolonien von Mikrokokken und an der Basis Korynebakterien. Diese drei Keimarten stellen das Gros der residenten Keimflora dar.

Pityrosporum ovale ist ein lipophiler, dimorpher Sproßpilz, der in hohen Dichten (bis $10^5/cm^2$) die seborrhoischen Areale (Kapillitium, Meatus acusticus, Nacken und obere Rumpfgegend) besiedelt. Von den Mikrokokken und Staphylokokken (mit Ausnahme des Koagulase-positiven Staphylokokkus aureus apathogen bzw. nur fakultativ pathogen) besiedeln insgesamt zumindest 13 verschiedene Auxotypen die Haut. Sie finden sich besonders häufig in den feuchten (Intertrigostellen) und talgarmen Körperarealen. Das Hauptkontingent der bakteriellen Keimflora wird durch die sogenannten „Diphtheroiden" gebildet (früher „Korynebakterien"); es handelt sich um gram-positive Stäbchen, von denen eine große Zahl verschiedener Typen mit sehr unterschiedlichen biochemischen Eigenschaften bekannt ist. Grundsätzlich unterscheidet man anerobe und aerobe Diphtheroide; die anaeroben (Propionibacterium acnes und P. granulosum) gelten als „Erreger der Akne" und sitzen in den tiefsten Anteilen des Follikelapparates. Die aeroben Diphtheroiden besitzen lipophile und lipolytische Eigenschaften; ihre Dichte nimmt bei der pubertätsbedingten Ankurbelung der Talgproduktion sprunghaft zu; Hand in Hand geht die Produktion ihres für das Hautorgan wichtigsten Enzyms, der Lipase, das die Triglyceride des Talgs in freie Fettsäure aufspaltet. Letztere besitzen eine deutliche Hemmwirkung auf viele Keimarten. Die Diphtheroiden besiedeln vorwiegend die seborrhoischen Areale und sind, abgesehen von ihrer komplexen Rolle bei der Akne vulgaris, apathogen.

Die Dichte der „normalen" Keimflora ist stark von individuellen Faktoren abhängig („saubere" Menschen müssen nicht notwendigerweise weniger Keime auf sich tragen als „schmutzige") und schwankt in einer Dimension von 10^2–10^6 Organismen/cm^2 Körperoberfläche (Abb. 59). Allerdings sind gewisse Körperregionen privilegiert: Besonders keimreich sind die Hände (Kontaktorgan zur Umwelt), die Haare (Staubfänger), die feuchten und warmen Körperstellen (Nasenhöhle!, Intertrigostellen – insbesondere Perinealregion, deren leicht alkalisches Milieu das Keimwachstum begünstigt). An der Körperhaut sind die Haarfollikelostien besonders keimreich. Pathologische Veränderungen der Haut, die mit Vergrößerung der Oberfläche (Schuppen) und v. a. Erhöhung der Feuchtigkeit (nässende Dermatosen) einhergehen, erlauben eine starke Proliferation der „normalen" Keimflora und sind auch dementsprechend häufiger von pathogenen Keimen (hauptsächlich Staphylococcus aureus) besiedelt, wobei diese klinisch meist unbemerkt bleiben. *Keimträger* finden sich somit vorwiegend unter Hautkranken (Ekzematiker, Ichthyotiker); die von den pathogenen Keimen besiedelten Areale sind die Hautläsionen selbst, zusätzlich aber auch die genannten privilegierten Körperareale der Keimträger.

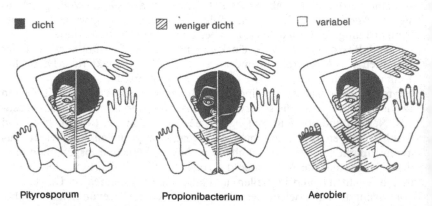

Abb. 59. Verschiedene Verteilungsmuster der residenten Bakterienflora der Haut. Unter „Aerobier" werden hier sowohl aerobe Diphtheroide als auch Mikrokokken zusammengefaßt. (Nach Leyden et al. 1983)

Tabelle 9. Klassifikation bakterieller Hautinfektionen

1) Primäre Pyodermien
a) Nichtfollikuläre:
    Impetigo
    Ekthyma
    Paronychie
    Erysipel
    Phlegmone
    Lymphangitis
b) Follikuläre:
    Follikulitis
    Furunkel, Karbunkel
    Hidrosadenitis axillaris

2) Sekundäre Pyodermien
a) Superinfektion präexistenter Läsionen:
    Wunden, Verbrennungen
    Ekzeme, Ichthyosen etc.
    Ulzera (venöse, Dekubitus, etc.)
    Mykosen, Viruskrankheiten, Gummen
    Bullöse Dermatosen
    Nekrotisierende Prozesse (Pyoderma gangränosum)
b) Sekundäre Pyodermien mit besonderer Charakteristik:
    Intertrigo
    Inflammiertes Atherom
    Infektiöse Gangräne (Gasbrand, Streptokokkengangrän, fusospirilläre Infektionen etc.)
    (Mikrobielles Ekzem)
    (Acne vulgaris)

3) Hautinfektionen durch ungewöhnliche Mikroorganismen
    Hautdiphtherie
    Milzbrand
    Pest, Tularämie
    Erysipeloid
    Rotz
    Melidiose etc.

4) Hautsymptome durch systemische bakterielle Infektionen
a) Läsionen durch Keimabsiedelung:
    Sepsis
    Endocarditis lenta
b) Hautsymptomatik ohne Keimabsiedelung:
    „Streptokokkosen": Scharlach, Purpura fulminans, nekrotisierende Venulitis, Purpura Schönlein-Henoch
    Erythema nodosum
    SSS-Syndrom („staphylococcal scalded skin syndrome")

Einteilung der bakteriellen Infektionskrankheiten. Grundsätzlich kann man die diesbezüglichen Zustände entweder ätiologisch (Art des Erregers) oder nach morphologischen Gesichtspunkten (klinische Bilder) einteilen. Beide Einteilungsprinzipien sind nicht ideal, da zahlreiche Überschneidungen vorkommen. Daher erfolgt in Tabelle 9 eine Zusammenstellung nach klinischen Kriterien, die weitere Abhandlung nach ätiologischen Gruppen.

Streptokokkeninfektionen

Allgemeines. Streptokokken kommen als harmlose Kommensalen der Schleimhäute, des Gastrointestinaltrakts und – selten – der Haut vor; pathogen sind fast ausschließlich die Streptokokken der Lancefield-Gruppe A (= β-hämolytische Streptokokken). Diese sind allerdings vergleichsweise aggressiv. Durch sie hervorgerufene Hautinfekte sind generell durch rapide Ausbreitung in Gewebe, Lymph- und Blutbahnen und dadurch schnellen Krankheitsablauf gekennzeichnet. Die Übertragung erfolgt meist durch Schmierinfektion. Epidemisches Auftreten von Streptokokkeninfekten ist relativ häufig und kann auch im Krankenhausbereich der Fall sein. Streptokokkenkeimträger sind häufig (etwa 25 % der Gesamtbevölkerung); die Erreger werden jedoch fast stets an den Tonsillen, sehr selten an der Haut gefunden.
Streptokokkeninfekte können durch gravierende Komplikationen erschwert werden; *einschmelzende Lymphadenitis und Sepsis* sind in der Antibiotikaära seltener geworden, dies gilt jedoch nicht für die nichteitrigen Spätkomplikationen: *akutes rheumatisches Fieber, akute Glomerulonephritis und Erythema nodosum. Streptokokkeninfektionen sind aus diesem Grund immer in ausreichender Weise antibiotisch zu behandeln!* Streptokokkeninfekte der Haut lösen zwar *nicht* rheumatisches Fieber aus, sind aber die häufigste Ursache streptokokkeninduzierter, akuter Glomerulonephritis: dies deshalb, weil die meisten der sog. „nephritogenen" Serotypen der Gruppe-A-Streptokokken gleichzeitig Haupterreger der Streptokokkenimpetigo sind. Die Inzidenz der akuten Glomerulonephritis nach Infektion mit einem nephritogenen Streptokokkenserotyp ist etwa 15 %.

Oberflächliche Streptokokkeninfektionen

Impetigo contagiosa (Streptokokkenimpetigo; „Impetigo vom kleinblasigen Typ")

Definition. Primär vesikulöse, später krustige oberflächliche Streptokokkeninfektion der Haut.

Allgemeines. Sehr ansteckend, v.a. bei Kindern. Saisonale Häufung in der warmen Jahreszeit. Im Abstrich findet man meistens sowohl Streptokokken als auch Staphylococcus aureus; die Frage, ob Streptokokken allein eine Impetigo hervorrufen können, wird nicht allgemein bejaht.

Die Übertragung erfolgt durch Schmierinfektion; das Auftreten erfolgt meist in kleinen Epidemien (Familie, Nachbarschaft, Schule, Ferienlager etc.). Epidemien treten häufiger unter schlechten hygienischen Verhältnissen auf; der Beginn erfolgt gewöhnlich nach einem Bagatelltrauma (kleine Verletzung, Insektenstich etc.). Im Volksmund wird die Impetigo, unschön aber treffend, „Schmutzflechte" genannt.

Klinisches Bild (Abb. 60). Beginn mit oberflächlichen, kleinen, dünnwandigen *Bläschen* mit entzündlichem Halo, die schnell pustulieren, eintrocknen und sich in honiggelbe Krusten umwandeln. Prädilektionsstellen: Extremitäten und Gesicht. Die Weiterverbreitung von der Erstläsion erfolgt durch Autoinokulation (Kratzen). Peripheres Wachstum der Läsionen bis Münzgröße, im Zentrum häufig Spontanheilung. Allgemeinerscheinungen bestehen nicht, die Laborwerte sind fast stets im Rahmen der Norm; milde Leukozytose kommt vor.

Differentialdiagnose. Die staphylokokkenbedingte Impetigo ist sehr ähnlich, zeigt im Initialstadium jedoch größere Blasen („bullöse Impetigo").

Verlauf und Therapie. Impetigo contagiosa ist im Grunde selbstlimitiert, kann jedoch über Wochen bestehenbleiben; dies ist besonders der Fall, wenn Basisläsionen wie Ekzeme etc. bestehen. Komplikationen wie Lymphadeni-

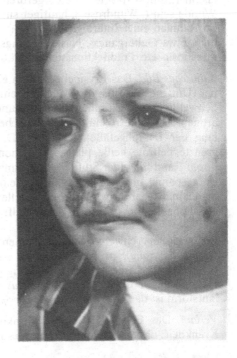

Abb. 60. Impetigo contagiosa (Streptokokkenimpetigo). Honiggelbe nummuläre, scharf abgegrenzte konfluierende Krusten der Gesichtsmitte

tis, Lymphangitis oder Sepsis sind selten bis extrem selten. Gefährlichste Komplikation: *akute Glomerulonephritis* (s. oben). Die Behandlung erfolgt mit Penicillin, mindestens über 10 Tage, und mit mazerierenden und antibiotischen Salben.

Ekthyma

Der Impetigo contagiosa ähnliche Läsionen, die sich jedoch durch Nekrose des Blasengrundes auszeichnen. Vorkommen häufig bei Erwachsenen unter schlechten Hygieneverhältnissen. Prädisponierende Faktoren: mechanischer Druck und Kältetraumen.

Differentialdiagnose. Metastatische Läsionen bei Sepsis durch Pseudomonas aeruginosa.

Tiefe Streptokokkeninfektionen

Erysipel

Definition. Akute Streptokokkeninfektion der Lymphspalten und -gefäße der papillären Dermis, die durch eine sich schnell ausbreitende erythematöse Schwellung und vehemente Allgemeinsymptome gekennzeichnet ist.

Allgemeines. Es handelt sich um eine häufige, alle Alterskategorien betreffende Krankheit, die durch Eindringen von Streptokokken durch eine Hautläsion („Eintrittspforte") hervorgerufen wird. Diese Hautläsion kann eine Wunde sein („Wundrose"), häufiger sind es jedoch Rhagaden und Fissuren im Rahmen einer Interdigitalmykose (wichtig!) oder von chronischen Ekzemen, etwa Gehörgangs-, Naseneingangs- und Mamillarekzem, Angulus oris infectiosus etc. Prädilektionsstellen: Fuß und Unterschenkel, Gesicht.

Klinisches Bild. Das Erysipel ist durch einen perakuten Beginn gekennzeichnet. Um die Eintrittspforte entsteht eine subjektiv brennende Rötung und Schwellung, die sich innerhalb von Stunden mit unregelmäßigen, „flammenartigen" Ausläufern (ein morphologischer Ausdruck für die Ausbreitung entlang der Lymphgefäße) ausbreitet. Die Läsion erscheint als wohl abgegrenzte, hellrote, heiße, plateauartige homogene Schwellung der Haut, die an ihrem Rand mit einer Stufe in die normale Nachbarhaut übergeht. Die Haut ist gespannt und glänzend. Gleichzeitig mit dem Auftreten der Läsion, manchmal sogar ihr vorausgehend, stellen sich intensive Allgemeinsymptome ein: hohes Fieber (bis 40 °C), Schüttelfrost, Nausea, regionäre Lymphadenitis.

Bei besonders schwerem Verlauf können in der Läsion Blasen auftreten *(Erysipelas bullosum);* in diesem Bezirk stellt sich meist eine oberflächliche Nekrose ein. Insbesondere in abhängigen Körperbezirken kommt es zur Hautblutung in das Erysipel *(Erysipelas haemorrhagicum);* die schwerste Verlaufsform ist das *gangränisierende Erysipel.*

Verlauf. Das Erysipel ist eine bei unkompliziertem Verlauf selbstlimitierte Krankheit; ohne Behandlung kommt es nach ein- bis mehrwöchigem Verlauf zum Abblassen und Abschwellen der Läsion und zum spontanen Ende der Fieberschübe. Im Rückbildungsstadium zeigt die Haut eine charakteristische feine Fältelung. Allerdings ergibt sich bei Ausbleiben der Behandlung eine hohe Rezidivneigung (Streptokokken bleiben im Gewebe liegen); Rezidive pflegen mit immer geringeren Systembeschwerden einherzugehen. In manchen Fällen stellt sich das sog. *chronisch-rezidivierende* Erysipel ein, das in der Regel zur Verlötung der ableitenden Lymphbahnen und damit zum Lymphödem führt. Bei diesem Zustand kann es zu gigantischen Schwellungen des betroffenen Körperteils kommen (meist einer unteren Extremität; *Elephantia-*

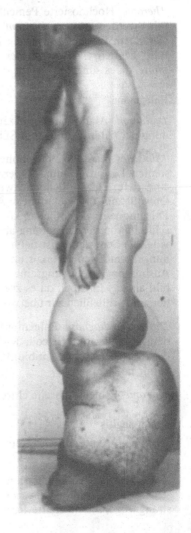

Abb. 61. Exzessives Lymphödem (Elephantiasis) des linken Beines bei chronisch rezidivierendem Erysipel

sis nostras, Abb. 61). Die Oberfläche der bizarr verformten Extremität ist hök-
kerig (Lymphzysten, im späteren Verlauf reaktive verruköse epidermale
Hyperplasie).

Komplikationen. Sepsis, Phlegmone.

Differentialdiagnose. Alle Schwellungen, die mit Erythemen einhergehen, wie
Erysipeloid (s. unten), akute Dermatitis (bei der Dermatitis ist die Oberfläche
wegen der Spongiose matt, beim Erysipel wegen der Spannung glänzend!),
tiefe Thrombose (die häufigste Fehldiagnose!), Phlegmone, Akrodermatitis
chronica atrophicans, angioneurotisches Ödem, evtl. kardiale Ödeme.

Therapie. Hochdosierte Penicillingaben, die zumindest über 10 Tage fortge-
führt werden müssen. *Inzision kontraindiziert!* Im Fall von chronisch-rezidivierendem Erysipel sollte eine Langzeitpenicillintherapie (Monate) durchgeführt werden. *Von essentieller Bedeutung ist die Ausschaltung der Eintrittspforte,* da es sonst sehr leicht zur Reinfektion kommen kann.

Phlegmone

Definition. Akute, einschmelzende, durch Streptokokken bedingte Entzündung der tiefen Dermis und Subkutis.

Klinisches Bild. Die Phlegmone entsteht gewöhnlich auf Basis einer präexistenten Läsion (Trauma, Operationswunde, Geschwüre etc.) und ist durch
eine tiefe, entzündliche Schwellung in deren Umgebung gekennzeichnet.
Obwohl zum Erysipel manche Ähnlichkeiten bestehen, unterscheidet sich die
Phlegmone in wesentlichen klinischen Aspekten: Sie ist *sehr* schmerzhaft, ist
schlecht von der Umgebung abgegrenzt, der Farbcharakter ist eher dunkellivide, die Schwellung ist tieferreichend und teigig weich. Die Systemerscheinungen sind weniger akut und meistens milder (kein Schüttelfrost etc.), die
Ausbreitung erfolgt langsamer. Die Phlegmone ist ein schwereres Krankheitsbild als das Erysipel, da es zur Nekrose und Zerstörung großer Gewebspar-
tien und schließlich zur überwältigenden Infektion (Sepsis) kommen kann.

Differentialdiagnose. Phlegmonöse Läsionen durch andere Keime, insbesondere gramnegative (E. coli, Klebsiellen etc.), Gasbrand, Milzbrand. Da für
diese Erreger *andere* Antibiotika eingesetzt werden müssen, ist die Bakterien-
kultur notwendig.

Therapie. Penicillin, breite chirurgische Inzision, Drainage.

Lymphangitis

Definition. Akute, durch Streptokokken bedingte Entzündung eines Lymphgefäßes.

Klinisches Bild. Von einer Eintrittspforte aus (infizierte Wunde, Abszeß etc.)
strichförmige, häufig bis zur regionären Lymphknotenstation ziehende,
strangartige, schmerzhafte Rötung. Assoziiert ist stets eine - manchmal ein-

178

schmelzende - Lymphadenitis. Von hier kann es potentiell zur Sepsis oder zu ausgedehnten Abszessen kommen.

Therapie. Penicillin.

Streptokokkengangrän

Definition. Perakut verlaufende, durch Streptokokken hervorgerufene Gangrän mit hoher Mortalität.

Allgemeines. Bei dem seltenen, dramatischen Krankheitsbild handelt es sich im Grunde um eine foudroyant verlaufende, nekrotisierende Phlegmone, die gewöhnlich bei bislang gesunden Individuen nach Minimaltraumen, häufig genug aber auch ohne solche auftritt.

Klinisches Bild. Eine sich schnell ausbreitende zuerst erythematös-bullöse, sehr schnell jedoch nekrotisierende Läsion (Ähnlichkeiten mit einer Verbrennung III. Grades). Durch Thrombose ergriffener Venen und Stase resultiert häufig ein hämorrhagischer Charakter. Prädilektionsstellen: Extremitäten; eine besonders rasch zum Tode führende Manifestation ist die sog. *Fournier'sche-Gangrän,* die sich an den äußeren Genitalien (meist des Mannes) abspielt. Es kommt zu einer tiefen, sämtliche Gewebsschichten erfassenden Nekrose, die nach einige Tage dauerndem Verlauf in Sepsis oder toxischen Schock mündet.

Therapie. Neben der selbstverständlichen Antibiotikatherapie ist eine *sofortige chirurgische Abtragung der ergriffenen Hautpartien notwendig!*

Progressive bakterielle synergistische Gangrän

Definition. Ein dem Streptokokkengangrän ähnlicher Zustand, der sich jedoch langsamer abspielt und durch eine symbiontische Flora (außer Streptokokken auch Staphylokokken und gramnegative Keime) bedingt wird.

Hautsymptome durch extrakutane Streptokokkeninfekte

Scharlach

Definition. Exanthematische Krankheit, die durch die hämatogene Ausschüttung des erythrogenen Toxins aus einem Streptokokkenherd (üblicherweise Tonsillopharyngitis) zustande kommt.

Allgemeines. Das erythrogene Toxin ist ein durch Anwesenheit eines lysogenen Bakteriophagen von Streptokokken der Gruppe A gebildetes Toxin; während der Scharlacherkrankung werden Antitoxine gebildet, die zur dauernden Immunität gegen Scharlach führen. Bei immundefizienten Individuen unterbleibt die Antitoxinbildung, Rezidive von Scharlach können dann auftreten. Bildet der Patient zwar Antitoxin, nicht aber Antikörper gegen die Erreger selbst, kommt es zu Rezidiven der Tonsillitis *ohne* das Scharlachexanthem. Ergriffen werden fast ausschließlich Kinder.

Klinisches Bild. Nach einer 2- bis 4tägigen Inkubationsperiode kommt es zur akuten Pharyngitis und Fieber (bis 40 °C), Schüttelfrost, Kopfschmerzen, Übelkeit und Erbrechen. Das Fieber kulminiert am 2.Tag und sinkt dann relativ bald auf Normalwerte (innerhalb einer Woche). Die Hautsymptome treten 1–2 Tage nach Beginn der Pharyngitis ein.

Enanthem: Dunkle Rötung und Schwellung des Rachens und weichen Gaumens, Vergrößerung, Rötung der Tonsillen mit meist gelblichen Belägen. Diffuse Rötung der Zunge mit deutlich sichtbaren Papillen („Erdbeerzunge").

Exanthem: Sich rapide ausbreitendes erythematöses Exanthem, das an Gesicht und Hals beginnt und nach etwa 36 h den gesamten Körper bedeckt (Handflächen und Fußsohlen ausgespart!). Periorale Blässe! Besondere Betonung des Exanthems in den großen Beugen. Innerhalb des Erythems häufig Petechien und papulöse Läsionen.

Die Hautsymptomatik bleibt für 4–5 Tage bestehen und beginnt dann in der Reihenfolge des Auftretens abzuschuppen. Die Desquamation erfolgt oft in großen Stücken, insbesondere an Handflächen und Fußsohlen (handschuhartig!).

Labor. Leukozytose, Eosinophilie (im späteren Verlauf), erhöhte Senkung.

Therapie. Penicillin.

Hautveränderungen bei Endocarditis lenta

Allgemeines. Endocarditis lenta (subakute bakterielle Endokarditis) wird meist (aber nicht immer) durch Streptococcus viridans hervorgerufen. Die Hautveränderungen wurden früher als embolisches Geschehen, heute eher als abakterielle Vaskulitis im Rahmen der Grundkrankheit interpretiert. Ähnliche Hautsymptome finden sich bei anderen septischen Zuständen, etwa bei Gonokokkensepsis.

Klinische Manifestationen
- **Petechien:** Häufigstes Symptom, in etwa der Hälfte der Fälle.
- **Subunguale Splitterblutungen:** Hochcharakteristisches Symptom, das außer bei Endokarditis lediglich bei SLE, Glomerulonephritis sowie – an Normalpersonen – als Folge kleiner Traumen gefunden wird. Es finden sich schmale, strichförmige, in der Längsrichtung verlaufende Blutungen unterhalb der Nagelplatte, die mit dem Nagel auswachsen.
- **Osler-Knoten:** linsengroße, düsterrote, schmerzhafte Knötchen, die entfernt einer Quaddel mit einem weißlichen Zentrum entsprechen. Prädilektionsstellen: Finger, Handflächen, Fußsohlen.
- **Die sog. Janeway-Flecken:** kleine, nur leicht infiltrierte Erytheme, manchmal Petechien an Handflächen und Fußsohlen.

Dermatologische Folgekrankheiten nach Streptokokkeninfektionen

Erythema nodosum

(Siehe im Kap. „Intoleranzreaktionen der Haut".)

180

Erythema marginatum (Erythema rheumaticum)

Definition. Charakteristisches Exanthem, das in etwa 20% aller Fälle von akutem rheumatischem Fieber auftritt.

Klinische Merkmale. Erythematöses Exanthem, das durch extrem rasche Ausbreitung, Konfluenz und Abblassen der (randbetonten) Einzelläsion gekennzeichnet ist und dadurch bizarrste polyzyklische, landkartenartig konfigurierte Zeichnungen ergibt; Prädilektionsstellen: Rumpf, insbesondere die Achselfalten. Meist gleichzeitig, gelegentlich auch schon vor den typischen Gelenkveränderungen und der Allgemeinsymptomatik.

Purpura fulminans

Definition. Perakute und ohne Therapie meist tödlich verlaufende hämorrhagische Infarzierung der Haut auf Basis einer Verbrauchskoagulopathie im Rahmen von akuten (meist Streptokokken- oder Meningokokken-) Infekten.

Allgemeines. Sehr selten, vorwiegend in der Kindheit auftretend. Pathogenetisch handelt es sich wahrscheinlich um ein generalisiertes Sanarelli-Shwartzman-Phänomen; aufgrund eines ungeklärten Triggermechanismus kommt es zu ausgedehnter intravaskulärer Gerinnung mit anschließendem rapiden Verbrauch von Thrombozyten, Prothrombin, Fibrinogen und verschiedener weiterer Faktoren der Blutgerinnung.

Klinisches Bild. Im Verlauf oder auch in der Rekonvaleszenzphase nach einer meist harmlosen Infektionskrankheit der oben besprochenen Art kommt es perakut unter Fieber und Schüttelfrost zu massiven, sich schnell ausbreitenden, scharf und unregelmäßig begrenzten Hautblutungen; Prädilektionsstellen: Extremitäten, Aufliegestellen. Die Hämorrhagien entwickeln sich innerhalb weniger Stunden zu ausgedehnten tiefen Gangränen.

Histologie. Okklusion der Gefäße durch Fibrinthromben, Hämorrhagien, Nekrosen.

Therapie. Augenblickliche Unterbrechung der Verbrauchskoagulopathie durch Heparingaben, erst dann Substitution der Gerinnungsfaktoren; Antibiotikatherapie. Bei den überlebenden Patienten kommt es zu meist ausgedehnten Mutilationen.

Psoriasis vom Guttatatyp

(Siehe unter Psoriasis, S.92).

Staphylokokkeninfektionen

Allgemeines. Im Gegensatz zu Streptokokken sind - klinisch symptomlos - pathogene Staphylokokkenstämme (Staphylococcus aureus) nicht selten Teil der transienten Keimflora; Keimträger sind recht häufig (Nasenraum!). Die biochemische Charakteristik von aus Hautinfekten gezüchteten Staphylokokken unterscheidet sich nicht von den Zufallsisolaten aus der transienten Flora; sie produzieren dasselbe Spektrum von Toxinen und Enzymen. Daher sind bei Staphylokokkeninfektionen Wirtsfaktoren von größerer Bedeutung als bei Streptokokkeninfektionen: lokale Faktoren (wie Wunden, Trauma, Fremdkörper etc.) und systemische Faktoren (Abwehrschwäche verschiedener Ursachen). Ein weiterer Gegensatz zu den Streptokokken ist, daß die meisten heute isolierten Stämme gegenüber Penicillin G resistent sind (Penicillinasebildner).

Ähnlich wie bei den Streptokokken hingegen findet sich bei den Staphylokokken eine Läsionsspezifität verschiedener Untertypen. Staphylokokken der Phagengruppe II sind die (nahezu) ausschließlichen Erreger der bullösen Impetigo und des SSS-Syndroms (s. unten), während für Furunkel und Phlegmonen v.a. Gruppe-I- und -III-Staphylokokken verantwortlich sind.

Nichtfollikuläre Pyodermien

Impetigo contagiosa (Staphylokokkenimpetigo, bullöse Impetigo)

Erreger. Staphylococcus aureus Phagengruppe II.

Allgemeines. Altersprädilektion, Übertragungsweise, Epidemiologie entsprechen dem bei der Streptokokkenimpetigo Gesagten.

Klinisches Bild (Abb. 62). Erstläsion ist eine bis über nußgroße, von einem geröteten Hof umgebene, pralle, mit seröser Flüssigkeit gefüllte Blase, die jedoch nach kurzer Zeit trübe und eitrig wird (evtl. Hypopyonbildung) und

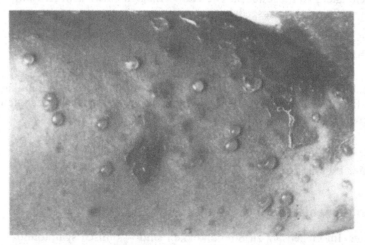

Abb. 62. Bullöse Impetigo (Kleinkind): relativ große Blasen, düsterrote Erosionen, fetzige Blasenreste

eintrocknet. Die entstehenden honiggelben, oft hämorrhagischen Krusten stellen das typische Erscheinungsbild dar. Subjektive Beschwerden: gering (milder Juckreiz verführt zum Kratzen und zum Verstreuen der Keime). Allgemeinerscheinungen: gewöhnlich keine, doch können bei ausgedehntem Befall leichtes Fieber und regionale Lymphknotenschwellung auftreten.

Histologie. Subkorneale Blasenbildung durch Akantholyse der Zellen im und unter dem Stratum granulosum.

Pathogenese. Ausschüttung eines akantholytischen Enzyms (Epidermolysin, ein für Phagengruppe II spezifisches Exotoxin) durch die Keime in loco.

Komplikationen. Meist keine; heilt nach einigen Wochen spontan ab. In seltenen Fällen: Lymphangitis, Lymphadenitis, Phlegmone, sogar Sepsis. Ein seltenes Vorkommnis ist die generalisierte bullöse Impetigo. Aus ihr kann sich durch Konfluenz ein dem SSS-Syndrom (s. unten) ähnliches, schweres Zustandsbild entwickeln.

Merke: Ist der Keim ein starker Epidermolysinbildner, kann es auch bei wenig ausgedehnten Formen zur Toxinämie und damit zum SSS-Syndrom kommen.

Therapie. Systemische Antibiotikabehandlung nur bei ausgedehnten Fällen und Allgemeinsymptomen (Fieber). Da die Staphylokokken der Phagengruppe II fast durchwegs Penicillinasebildner sind, ist die Verwendung eines penicillinasefesten Penicillins erforderlich. *Lokaltherapie:* Abkrusten mit antiseptischen fetten Salben.

„Staphylococcal scalded skin syndrome" (SSS-Syndrom, „Syndrom der verbrühten Haut")

Definition. Exanthematische akantholytische Eruption bei Kleinkindern, die durch hämatogene Verbreitung von Epidermolysin aus einem extrakutanen (manchmal auch kutanen) Staphylokokkenfokus zustande kommt.

Allgemeines. Eine lebensbedrohliche, seltene Infektionskrankheit des Kindesalters (Altersgipfel bis 4 Jahre), durch Phagengruppe-II-Staphylokokken verursacht. Im Unterschied zur Impetigo handelt es sich jedoch hier um eine extrakutane Kokkeninfektion, meistens im Nasopharyngealbereich (Rhinitis, Tonsillitis) und seltener auf der Haut selbst (Impetigo). Bei Neugeborenen: Omphalitis. Das Krankheitsbild beruht auf der massiven Ausschüttung von Epidermolysin in die Blutbahn. Folge: universelle Akantholyse der Epidermis. Verblüffende Ähnlichkeit mit Verbrühungen.

Klinisches Bild. In der Initialphase *(Stadium erythematosum)* entwickelt das Kind schummerige, hellrote, unscharf begrenzte Erytheme in charakteristischer Verteilung und Reihenfolge: Gesicht (besonders perioral), die großen Beugen (Hals, Axillen, Leisten) und schließlich der übrige Körper. Die Kinder sind weinerlich, die Haut ist gegenüber Berührung empfindlich. Gefühl des Brennens. Allgemeinerscheinungen anfangs gering (mildes Fieber, milde Leukozytose).

Nach einigen Stunden bis Tagen Übergang in das *Stadium exfoliativum* (Abb.63): Bedingt durch die Akantholyse löst sich die Epidermis spontan oder durch leichten Druck (Aufliegestellen, Reiben in den Intertrigostellen) ab. Das Nikolski-Zeichen ist positiv, und zwar typischerweise sowohl in den erythematösen als auch in den scheinbar unbefallenen Hautarealen. Folge: ausgedehnte Erosionen, v.a. an den mechanisch beanspruchten Körperteilen (Aufliegestellen!). Spontane Blasenbildung kommt vor, ist aber nicht das vorherrschende Bild. Die Blasen sind dann eher großflächig, schlaff und platzen leicht. Typischerweise sind die Schleimhäute (Mund, Augen, Genitale) unbefallen. Wird in diesem Stadium nicht therapeutisch eingegriffen, kann es durch Flüssigkeitsverlust und hämodynamischen Schock sowie Sepsis zum Tode kommen (Sterblichkeit bei Nichtbehandlung ungefähr 50%). Wird korrekt behandelt, kommt der Krankheitsvorgang innerhalb einiger Stunden zum Stillstand, und das Kind tritt in das *Stadium desquamativum* ein. Hierbei kommt es zur schnellen Reepithelisierung der Erosionen und einer nachfolgenden generalisierten, feinlamellösen aber großflächigen Abschuppung.

Minimalvariante des SSS-Syndroms: der sog. Staphylokokkenscharlach (passageres makulöses Exanthem *ohne* Akantholyse).

Therapie. Penicillinaseresistentes Penicillin in hoher Dosierung; bei Bedarf Infusionstherapie zu Flüssigkeits- und Elektrolyteausgleich. Blande Lokaltherapie. Kortikoide sind kontraindiziert!

Differentialdiagnose. Toxische epidermale Nekrolyse, Verbrühung, Sonnenbrand.

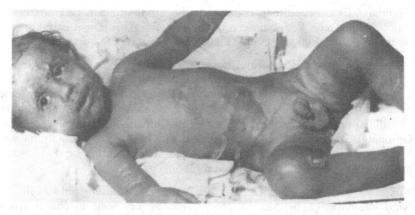

Abb.63. SSS-Syndrom im *Stadium exfoliativum:* großflächige Epidermolyse, ausgedehnte Erosionen; an manchen Stellen liege die abgeschobene Haut „wie ein nasses Hemd" auf

Bemerkung: Das SSS-Syndrom wurde früher als Ritter von Rittershainsche Krankheit (Dermatitis exfoliativa neonatorum) bezeichnet. Diese wurde später fälschlich mit der sog. toxischen epidermalen Nekrolyse (Lyell-Syndrom) gleichgesetzt (s. im Kap. „Intoleranzreaktionen der Haut"). Das SSS-Syndrom war früher recht häufig und trat epidemieartig v. a. dort auf, wo Kinder in schlechten hygienischen Verhältnissen auf engem Raum zusammenleben mußten (Neugeborenenstationen, Waisenhäuser etc.).

Bulla repens (Umlauf)

Der Impetigo entsprechende Pusteln an Körperstellen mit besonders dickem Stratum corneum (Fingerspitzen, Handflächen, Fußsohlen). Die Dicke der Pusteldecke bewirkt, daß die Pusteln nicht leicht platzen, sich dadurch peripher vergrößern und um die Zirkumferenz des Fingers wandern (daher der Name).

Therapie. Öffnen der Pusteln, Antibiotika-Salben-Verbände.

Paronychie

Definition. Eitrige Entzündung des Paronychiums; man unterscheidet eine akute und eine chronische Paronychie.

Klinisches Bild. Die **akute** Paronychie geht auf eine gewöhnlich Maniküre-bedingte Verletzung des Nagelhäutchens zurück; Rötung, Schmerzhaftigkeit und eitrige Einschmelzung des Gewebes im Bereiche des Nagelfalzes.

Komplikationen. Vorübergehende oder permanente Schädigung der Nagelmatrix (Onychodystrophie, evtl. Nagelverlust).

Therapie. Antibiotika lokal und systemisch, evtl. Inzision.

Die **chronische Paronychie** geht meist auf wiederholte, unterschwellige Traumen (etwa Waschlaugen) zurück. Besonders häufig bei Diabetikern; ergreift im Gegensatz zur akuten Paronychie gewöhnlich mehrere oder alle Finger.

Klinisches Bild. Paronychium geschwollen, dunkellivide verfärbt, das Nagelhäutchen fehlt. Schmerzhaftigkeit viel geringer als bei der akuten Paronychie, Eiterung selten.

Therapie. Ausschaltung der Traumen, Diabeteseinstellung, lokale und evtl. systemische Antibiotika.

Differentialdiagnose. Akute Paronychie: Nagelfalznekrosen bei Kollagenosen, seltene Infektionskrankheiten (Milzbrand, Tularämie, Lues). Chronische Paronychie: Candidaparonychie.

Follikuläre Pyodermien

Follikulitis

Definition. Eitrige Entzündung der oberen Portion des Haarfollikels.

Klinisches Bild. Stecknadelkopfgroße Pusteln an Haarfollikeln; häufig durch ein Haar durchbohrt, umgeben von einem roten Randsaum.

Bemerkung: Follikulitis tritt gewöhnlich multipel (meist am Rumpf) auf und steht oft mit Schwitzen in Zusammenhang: Quellen des in der oberen Follikelportion auch physiologischerweise vorhandenen Hornmaterials, Verstopfung des Follikels und Proliferation der dort ansässigen Keimflora führen zu einer eher milden, eitrigen Entzündung. Follikulitis wird häufig durch Okklusivverbände (Feuchte-Kammer-Milieu) getriggert. Die eitrige Entzündung kann gelegentlich tiefer greifen und sich zu Furunkeln weiterentwickeln.

Therapie. Desinfizierende und austrocknende Maßnahmen (Trockenpinselung), evtl. Öffnen der Pusteln.

Furunkel

Definition. Eitrig-einschmelzende nekrotisierende Entzündung des gesamten Haarfollikels und des perifollikulären Gewebes.

Allgemeines. Eine häufige Läsion, insbesondere bei Diabetes, Abwehrschwäche, Seborrhoea capitis, Acne vulgaris.

Klinisches Bild. Akut entzündliche, sehr schmerzhafte Knoten mit oft beträchtlichem perifokalem Ödem. Nach einigen Tagen Einschmelzen (Fluktuation), Spontanöffnung und Ausstoßung des zentralen Pfropfs (nekrotischer Haarfollikel). Die regionären Lymphknoten sind vergrößert und schmerzhaft. Prädilektionsstellen: Gesicht, Nacken, Nates. Allgemeinerscheinungen: Fieber, Leukozytose. Abheilung *mit Narben.* Mögliche Komplikation: Sepsis.

Therapie. Beim „unreifen" Furunkel Lokaltherapie mit „Zugsalben", Kurzwellen-Bestrahlung; beim „reifen" (fluktuiert): Stichinzision. Systemische Antibiotikatherapie ist nur erforderlich, wenn der Furunkel besonders groß ist oder systemische Symptome (Fieber) verursacht.

Sonderformen

Gesichtsfurunkel: besonders schmerzhaft und auch besonders gefährlich, da es bei Verschleppung des Eiters durch die Blutbahn zur lebensbedrohlichen Sinus-cavernosus-Thrombose kommen kann. Aus diesem Grunde sind *Exprimieren und Stichinzision eines Gesichtsfurunkels kontraindiziert.* Gesichtsfurunkel werden *immer* mit systemischen Antibiotika behandelt.
Furunkulose: schubartiges Auftreten multipler Furunkel (Diabetes!).

Karbunkel

Definition. Eitrig-einschmelzende nekrotisierende Follikulitis und Perifollikulitis an mehreren benachbarten Haarfollikeln.

Klinisches Bild. Wie Furunkel, nur größer, schmerzhafter; aus mehreren Follikelöffnungen entleert sich bei leichtem Druck Eiter. Behandlung wie bei Furunkel, jedoch sind systemische Antibiotikagaben auf alle Fälle angezeigt. Die Gefahr der Sepsis ist beim Karbunkel weitaus größer als beim Furunkel.

Differentialdiagnose. Tiefe Trichomykose.

Folliculitis decalvans

Eine chronische eitrige Follikulitis der Kopfhaut; führt zu vernarbender Alopezie.

An Schweißdrüsen gebundene Pyodermien

Hidrosadenitis suppurativa (Schweißdrüsenabszeß)

Definition. Eitrig-einschmelzende Entzündung apokriner Drüsen im Axillarbereich.

Klinisches Bild. Äußerst schmerzhafter, bis nußgroßer, entzündlicher Knoten in der Axilla. Nach einigen Tagen Bestandsdauer Einschmelzung (Fluktuation) und spontane Eröffnung.

Therapie. Stichinzision, am besten in Kurznarkose. Systemische Antibiotikagaben nicht unbedingt erforderlich.

Chronische Hidrosadenitis suppurativa

(Siehe unter Acne conglobata, S. 308).

Periporitis suppurativa

Definition. Eitrige Entzündung oberflächlich um ekkrine Schweißdrüsenausführungsgänge. Übergang zu tiefer eitriger Entzündung ist möglich.

Klinisches Bild. Oberflächliche, von einem roten Randsaum umgebene Pustel. Bei Kindern sind die Prädilektionsstellen die Aufliegestellen (Kombination von mechanischer Reizung und Hyperhidrose): Hinterkopf, Schultern, Gesäß. Bei Erwachsenen sind es die Achseln.

Therapie. Austrocknen und lokal antiseptische Maßnahmen, evtl. Öffnen der Pusteln.

Hautinfektionen durch gramnegative Keime

Pseudomonas aeruginosa (Pyocyaneus)

Allgemeines. Ein gramnegativer aerober Keim von ubiquitärem Vorkommen. Er ist fast ausschließlich bei Patienten mit schlechter Abwehrlage pathogen, kann bei diesen aber sehr ernste Infektionen hervorrufen. Pseudomonas kann als Teil der transienten Keimflora die Haut besiedeln (Intertrigostellen und äußerer Gehörgang) und kommt ferner häufig im Stuhl vor.
Pseudomonas kann *nicht durch intakte* Haut eindringen, sondern benötigt hierzu Läsionen der Hornschicht. Typischerweise findet er sich als Sekundärkeim auf präexistenten Geschwüren, Brandwunden oder Traumen: heftige Entzündung, charakteristisch faulig-fruchtiger Geruch; blau-grüne Verfärbung des Wundsekrets (der Keim erzeugt verschiedene *Pigmente,* darunter ein blaues, Pyocyanin, und ein gelbgrünes, Fluorescein). Ein ähnlich günstiges Milieu für Pseudomonas ergibt sich in nässenden Dermatosen (Ekzemen) oder auch bei Mazeration der Haut durch chronische Durchfeuchtung (Wasserbettkeim!).
Chronische Mazeration ist auch der Wegbereiter für die *Pyocyaneusparonychie;* charakteristisch: Grünverfärbung des Nagels (Inkorporation von Pyocyaneuspigmenten; *„green nail syndrome").* Eine weitere typische Infektion durch Pseudomonas ist eine heftig entzündliche *Otitis externa,* die bei Diabetikern durch Dissemination (Pseudomonassepsis) zum Tode führen kann.
Pseudomonassepsis ist ein schweres, fieberhaftes Zustandsbild, das bei Individuen mit schlechter Abwehr (Frühgeborene, Marasmus, Immundefizienz) auftritt und in der Mehrzahl der Fälle zum Tode führt. Hautläsionen: ekthymaartige Ulzerationen (häufig in den Intertrigostellen), disseminierte uncharakteristische noduläre und bullöse Läsionen, Phlegmonen.

Therapie. Aminoglykosidantibiotika (Gentamicin!), lokale Antisepsis.

Meningokokken

Im Rahmen der Meningokokkensepsis kommt es zu oft ausgedehnten petechialen, urtikariellen und makulösen Exanthemen; die gefürchtetste Komplikation ist die Purpura fulminans (s. oben).

Gramnegative Enterobakterien
(E. coli, Klebsiellen, Proteus etc.)

Diese Keime finden sich gelegentlich als Sekundärkeime auf präexistenten Läsionen (Ulzera etc.); besonders typisch im Rahmen der Acne vulgaris („gramnegative Follikulitis").
Eine seltene, jedoch potentiell lebensgefährliche Manifestation ist die *Phlegmone* durch gramnegative Keime; diese tritt fast ausschließlich bei Diabetikern oder immundefizienten Individuen auf, meist im Anschluß an spontane

Darmperforationen, Fisteln oder Darmchirurgie; sie kann auch von Dekubitalgeschwüren oder (extrem selten, aber ein wohlbekanntes Zustandsbild) von Geschwüren auf Basis einer Windeldermatitis ausgehen. Klinische Charakteristika: eine phlegmonöse, sich schnell ausbreitende schmerzhafte Schwellung im Bereich der Eintrittspforte (meistens die Bauchwand); typisches Symptom: *Crepitus* (Knistern durch die Läsion durchsetzende Gasblasen).

Systemische Begleiterscheinungen: hohes Fieber, hohe Leukozytose. Eine solche gramnegative Phlegmone kann leicht mit Gasbrand verwechselt werden, der sich jedoch durch ein lokal viel aggressiveres, hämorrhagisch-gangränöses Bild unterscheidet.

Therapie. Gentamicin, Chloramphenicol; Inzision, Débridement der Nekrosen und lokale Antibiotikatherapie.

Hautinfektionen durch seltene Erreger

Erysipeloid (Schweinerotlauf)

Erreger. Erysipelothrix insidiosa (auch rhusiopathiae). Ein grampositives Stäbchen, das hauptsächlich systemische Infektionen an Schweinen und Geflügel hervorruft, aber auch in Fischen und Meerestieren vorkommt. Die Infektion wird fast immer beim Hantieren mit Schweinefleisch erworben. (Typische Anamnese: „Ich habe mich beim Fleischzubereiten mit einem Knochen gestochen".)

Klinisches Bild. Nach einer 2- bis 7tägigen Inkubationszeit kommt es, fast stets an den Fingern und Händen, zu einer schmerzhaften, violett-roten, sich langsam vergrößernden Schwellung um die Verletzungsstelle. Periphere Ausbreitung, manchmal bis an den Vorderarm; die Läsion bleibt stets wohl abgegrenzt mit aufgeworfenen Rändern, bildet sich jedoch häufig zentral zurück. Begleitsymptome: Lymphadenitis, mildes Fieber. Seltene Komplikation: septisches Zustandsbild mit Endokarditis.

Verlauf und Therapie. Im unbehandelten Zustand selbstlimitiert, doch monatelang chronisch-rezidivierend. – Hochdosiertes Penicillin über mindestens 10 Tage.

Tularämie (Hasenpest)

Erreger. Francisella tularensis; kommt in zahlreichen wildlebenden Kleinsäugetierrassen vor (Hase, Fuchs, Eichhörnchen usw.). Infektion meist durch direkten Kontakt mit infizierten Tieren. Kommt in Ostösterreich vor.

Klinisches Bild. Inkubationszeit 10–14 Tage. Häufigste Erscheinungsform: die *ulzeroglanduläre Form* der Tularämie, eine hämorrhagische Papulopustel an der Inokulationsstelle (meist Hand oder Finger), die sich vergrößert und schnell nekrotisiert. Regionale schmerzhafte Lymphknotenschwellung.

Gleichzeitige Systemzeichen: Fieber, Abgeschlagenheit, Myalgien, gelegentlich makulöse Exantheme. Seltene Komplikation: Dissemination (sepsisartiges Zustandsbild, Pneumonie). Häufige Begleitreaktion: Erythema multiforme, Erythema nodosum. Erfolgt die Inokulation des Erregers nicht an der Haut, richtet sich die Symptomatik nach der Eintrittspforte: *okuloglanduläre*, *pulmonale* und *typhoide Form* (Eintrittspforte: Darmepithel).

Verlauf und Therapie. Unbehandelt chronisch schleppend über mehrere Wochen; die Mortalität ist bei der ulzeroglandulären Form gering (5%), bei den pulmonalen und intestinalen Formen etwa 30%. – Streptomycin, Tetrazyklin, Gentamicin.

Differentialdiagnose. Der tularämische Primäraffekt kann leicht mit Furunkeln, Paronychie, Ekthyma oder auch Milzbrand und Sporotrichose verwechselt werden. Wegen der sehr deutlichen regionalen Lymphknotenschwellung kommen ferner andere seltene Infektionskrankheiten in Betracht (Katzenkratzkrankheit, Rotz, Pest etc.). Die Diagnose erfolgt aufgrund des klinischen Bildes, des positiven Ausfalls des Tularaemieschnelltests (Nachweis agglutinierender Antikörper an Keimsuspension) und serologisch.

Infektionen durch Pasteurella multocida

Der Erreger ist ein gramnegatives Stäbchen, das häufig im oberen Respirationstrakt gesunder Katzen, Hunde und Nager vorkommt.

Klinisches Bild. Mächtige, entzündliche, ulzerierende Reaktion in und um Bißverletzungen. In schweren Fällen Gewebsnekrose und Phlegmonen.

Therapie. Penicillin.

Milzbrand (Anthrax)

Erreger. Bacillus anthracis; ein großes grampositives Stäbchen, Sporenbildner. Der Erreger führt hauptsächlich zu Infektionen von Tieren (Rinder, Pferde, Schafe etc.). Die Infektion des Menschen erfolgt meist durch Inokulation von Sporen; solche finden sich häufig an Weiden (durch Tierexkremente), wo sie jahrelang überdauern können, oder an Tierprodukten (Häute, Haare). Der Milzbrand ist aus diesen Gründen eine *typische berufsbedingte Infektion:* hauptsächlich betroffen sind Landarbeiter, Arbeiter in der Tierkörper verarbeitenden Industrie, Lederarbeiter, Kürschner etc.

Klinisches Bild. Der Bacillus anthracis bedarf einer präexistenten Hautläsion (meistens Inokulation). Es entsteht die sog. „Pustula maligna", ein anfangs wenig auffälliges entzündliches Knötchen oder eine Pustel, das (die) sich aber schnell ausbreitet und zu einer gelatinösen, hämorrhagisch-nekrotischen Läsion mit Satellitenbläschen umwandelt; typischerweise *schmerzlos!* Begleitende Systemerscheinungen: meist milde regionale Lymphadenitis, hohes Fieber, toxischer Schock. Komplikation: sekundäre Dissemination mit Befall von ZNS (Meningitis) und Lungen. Typisches Zeichen: Milztumor.

Bei Inokulation durch den Respirations- oder Gastrointestinaltrakt kommt es zu einer primären Infektion dieser Organe (sehr schlechte Prognose).

Therapie. Penicillin, hochdosiert.

Lyme-Borreliose (Erythema migrans-Krankheit)

Definition. Eine durch Zeckenbiß übertragene, in Stadien ablaufende Systemkrankheit durch Borrelia burgdorferi mit Hauptmanifestation an Haut, Zentralnervensystem und Gelenken.

Historisches. Die Lyme-Borreliose umfaßt ein Spektrum von Organmanifestationen, die jede für sich seit langem bekannt, jedoch von unbekannter Ätiologie waren; zumindest bei den Hauterscheinungen war der Zusammenhang mit Zeckenbissen klar, und ein infektiöses Agens wurde vermutet (Rikkettsien). Die Klärung erfolgte erst 1982 durch die Isolierung einer bislang unbekannten Borrelie (Burgdorfer, USA) aus Ixodes dammini und aus Hautläsionen bzw. Liquor- und Gelenksergußmaterial erkrankter Personen (Abb. 64). Paradoxerweise war schon 1948 Lehnhoff der Nachweis von Spirochäten im Erythema migrans gelungen, doch konnte sich dieser Befund nicht durchsetzen.

Terminologie. Die historischen Einzelbezeichnungen (s. unten) sind heute noch in Gebrauch; als Dachbegriff beginnt sich der Ausdruck „Lyme-Borelliose" durchzusetzen (früher „Lyme-Arthritis" nach dem Fischerstädtchen Old Lyme in Connecticut, dem Zentrum eines Endemiegebietes).

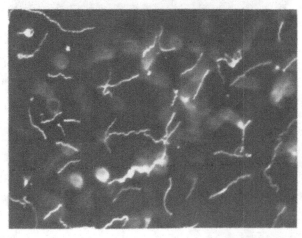

Abb. 64. Borrelia burgdorferi, Kultur. (Dr. Elisabeth Aberer, II. Univ.-Hautklinik, Wien)

Epidemiologie. Die Lyme-Borreliose ist in gemäßigten Breiten weit verbreitet. Die Übertragung erfolgt durch Zeckenbisse (möglicherweise auch durch Insektenstiche); das Erregerreservoir sind Wild und kleine Nager. Die Durchseuchung der Zecken schwankt regional stark (bis zu 35 %), wobei eine Überlappung mit den Endemiegebieten der FSME (Frühsommermeningoenzephalitis) besteht. Der Biß einer infizierten Zecke führt in etwa der Hälfte der Fälle zur Infektion. Die in den USA und in Europa gefundenen Stämme von Borrelia burgdorferi sind zwar nicht unterscheidbar, die Krankheitssymptome jedoch nicht völlig gleich (Systemzeichen und Organmanifestationen in den USA meist schwerer, Atrophia cutis idiopathica kaum vorhanden). Die Durchseuchung von Normalpersonen beträgt in Mitteleuropa 10–15 %.

Klinische Bilder. Stadienhafter Verlauf mit Ähnlichkeiten zu anderen Spirochätosen (Syphilis), wobei jedoch jedes Stadium ausbleiben bzw. übersprungen werden kann. Viele der Einzelmanifestationen der Lyme-Borreliose sind selbstlimitiert, die Prognose bei Behandlung stets gut.

Stadium I: Erythema (chronicum) migrans (Abb. 65) ist das häufigste und das Leitsymptom der Lyme-Borreliose, meist bei Kindern und jungen Erwachsenen. Tage bis Wochen nach dem Zeckenbiß entsteht um die Bißstelle ein scheibenförmiges Erythem (meist blaß und subjektiv symptomlos, selten

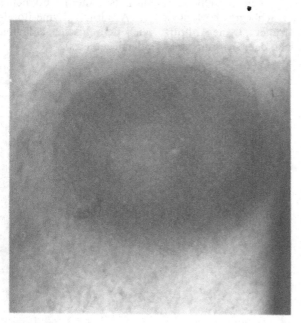

Abb. 65. Erythema migrans. Ovaläre erythematöse Läsion, in der Peripherie Reflexerythem

intensiv rot und brennend), das sich langsam peripher ausbreitet und im Zentrum partiell oder gänzlich zurückbildet. Der resultierende Ring kann im Extremfall über den gesamten Körper wandern, manchmal Rezidive vom Zentrum aus. Das Erythema migrans ist selbstlimitiert, doch von unterschiedlicher Bestandsdauer (Wochen bis Monate). Nicht selten entstehen mehrere, regellos disseminierte Erythema migrans-Herde (wahrscheinlich durch hämatogene Dissemination, seltener durch multiple Zeckenbisse).

Allgemeinsymptome sind wechselnd ausgeprägt: Fieber, Krankheitsgefühl, Kopfschmerzen, Nackensteifigkeit, Myalgien, Arthralgien.

Differentialdiagnose. Erysipel, fixes Arzneimittelexanthem, alle gyrierten Erytheme.

Lymphozytom (Abb. 66). Eine seltenere Manifestation des späten Stadium I (mehrere Monate nach Infektion): meist solitäre livid-bräunliche, kalottenförmige, mittelweiche Knoten, die unbehandelt nach längerer Bestandsdauer (Monate) abklingen. Das Lymphozytom stellt eine pseudolymphomatöse Reaktion auf Borrelia burgdorferi dar und entsteht häufig im Areal eines spontan rückgebildeten Erythema migrans. Das Lymphozytom hat eine sehr ausgeprägte lokale Prädilektion (Regionalfaktoren?): Ohrläppchen, Helix,

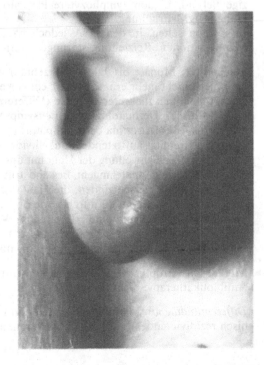

Abb. 66. Lymphozytom (dem Ohrläppchen „tropfenförmig anhängend"). Eine mäßig derbe, unscharf begrenzte, bräunlich-rote Schwellung

Mamillen, seltener Gesicht, Genitale, Rumpf. Befallen sind wieder meist Kinder und junge Erwachsene.

Differentialdiagnose. Spindelzellnävus, Mastozytom, malignes Lymphom.

Bemerkung: Das Lymphozytom wurde bis zur Aufdeckung seiner Borrelien-Ätiologie der sogenannten „Lymphadenosis cutis benigna" zugeordnet. Beide Zustandsbilder sind histologisch Pseudolymphome; dichte, vor allem perivaskuläre lymphozytäre Infiltrate mit Ausbildung von Keimzentren. Die Lymphadenosis cutis benigna unterscheidet sich jedoch klinisch durch die Multiplizität, das Fehlen des charakteristischen Farbtons der Einzelläsionen und durch die sehr lange Bestandsdauer; ein Bezug zu Borrelieninfektionen wurde bislang nicht nachgewiesen.

Stadium II: Mehrere Wochen bis Monate nach Beginn des Erythema migrans kommt es bei etwa 15 % der Betroffenen zu Organmanifestationen, die vorwiegend das Zentralnervensystem betreffen. Das unter dem Namen **Garin-Bujadoux-Bannwarth-Meningopolyneuritis** bekannte Syndrom ist durch die Trias von sensomotorischer Radikuloneuritis, Hirnnervenausfällen (Fazialisparese!) und lymphozytärer Meningitis (Enzephalitis, zerebelläre Ataxie, Chorea) gekennzeichnet. In seltenen Fällen entwickelt sich ein der Multiplen Sklerose ähnliches Krankheitsbild. Im Kindesalter verläuft das Stadium II meist sehr milde, häufig ist eine periphere Fazialisparese der einzige Befund. Liquor: lymphozytäre Pleozytose, Eiweißerhöhung mit oligoklonaler IgM-Erhöhung.

In Europa selten, in den USA jedoch häufiger beobachtet, sind kardiale Manifestationen: Reizleitungsstörungen, Peri- und Myocarditis.

Stadium III: Monate bis Jahre (Jahrzehnte) nach dem Zeckenbiß (der deshalb meist nicht mehr erinnert wird), entwickelt sich eine Oligoarthritis meist eines, manchmal mehrerer Gelenke (Differentialdiagnose: juvenile rheumatoide Arthritis). Dermatologisches Leitsymptom ist die **Akrodermatitis chronica atrophicans** (Atrophia cutis idiopathica): eine meist einseitig und an der unteren Extremität auftretende, dunkellivide, subjektiv nahezu asymptomatische ödematöse Schwellung der Haut mit unscharfer Begrenzung *(infiltratives Stadium)*. Nach monatelangem Bestand tritt die Läsion in das *atrophische Stadium:* Ödeme verschwinden, die Haut wird zigarettenpapierartig atroph, die Hautgefäße schimmern durch („wie bei einem anatomischen Präparat"). Fakultative Begleitsymptome: fibromatöse Verdickung der Haut über den Ellbögen und Knien („Akrofibromatose") und pseudosklerodermatische Fibrosierung. Prädilektionsalter: junges bis mittleres Erwachsenenalter.

▶ **Merke:** Das atrophische Stadium ist ein Endzustand und wird daher durch Antibiotikatherapie nicht beeinflußt.

Differentialdiagnose. Perniones (letztere sind fast stets symmetrisch), chronisch rezidivierendes Erysipel, Klippel-Trenaunay-Syndrom.

194

Lyme-Borreliose in der Schwangerschaft. Tritt eine Infektion mit Borrelia burgdorferi bei Schwangerschaft ein, kann es zu Befall der Frucht und Abort bzw. Totgeburt kommen.

Diagnostik. Serologisch; Kultur und direkter Erregernachweis im Gewebe sind als Routinemethoden nicht geeignet.

Therapie. In Frage kommen Tetracycline, Penicillin und Erythromycin. Penicillin ist das klassische Mittel bei Erythema migrans und Atrophia cutis idiopathica, doch besteht bei niedriger Dosierung und bei oraler Gabe die Gefahr inkompletter Ausheilung (Auftreten von Spätmanifestationen). Mittel der Wahl ist bei der Hautborreliose Tetracyclin, 3×500 mg pro Tag durch 14 Tage. Organmanifestationen (Stadium II und III) sollten mit hochdosierter Penicillintherapie (4mal täglich 5 Mill. E. Na.-Penicillin als Kurzinfusion durch 10–14 Tage) behandelt werden, bei Zentralnervensystembefall ev. zusätzlich Kortikosteroide.

Mögliche andere Dermatosen durch Borrelia burgdorferi. Im Zuge des stürmischen Fortschritts in der Kenntnis der Lyme-Borreliose wurde eine Reihe anderer Krankheitsbilder spekulativ mit diesem Erreger in Zusammenhang gebracht: die plaqueförmige umschriebene Sklerodermie (Morphea), die makulöse Anetodermie (Typ Pelizzari-Jadassohn) u.a.m.

Virusinfektionen der Haut

Allgemeines. Viren, die Hautinfekte oder Systeminfekte mit Hautsymptomatik erzeugen können, sind sehr zahlreich, und die klinischen Erscheinungsbilder sehr verschiedenartig (Abb. 67). Grundsätzlich kann die Infektion der Haut über 3 Wege erfolgen: *direkte exogene* Infektion (Beispiel: Viruswarzen), Besiedelung aus einem *extrakutanen Fokus* (Herpes simplex, zoster) und *hämatogene Dissemination* bei Systeminfektionen (exanthematische Viruskrankheiten).

Die *Diagnostik* von Viruskrankheiten der Haut beruht vorwiegend auf klinischen Kriterien und ist häufig einfach, da viele klinische Bilder pathognomonisch sind. Gelingt die Diagnose nicht auf morphologischer Basis, ist man auf kompliziertere und zeitaufwendigere Techniken angewiesen: *Kultur* (Speziallabors vorbehalten), *Serologie* (langwierig, da definitive Diagnosen meist erst durch den Titerverlauf gestellt werden können), *morphologischer* Nachweis im Elektronenmikroskop (nicht immer anwendbar). Ein wertvoller Schnelltest, leider aber nur bei wenigen Krankheiten anwendbar, ist der *Tzanck-Test* (zytologischer Nachweis von Virusriesenzellen bei Erkrankungen durch die Herpesvirusgruppe).

Exanthematische Viruskrankheiten

Masern (Morbilli)

Erreger. Paramyxovirus (RNS-Virus); gegen Hitze, UV-Licht und verschiedene Chemikalien empfindlich. Ansteckung durch Tröpfcheninfektion.

Allgemeines. Weltweit, hauptsächlich bei Kindern vorkommende Infektionskrankheit mit nahezu 100%iger Kontagiosität bei der nichtimmunen Bevölkerung. Säuglinge unter 4 Monaten sind durch materne Antikörper geschützt. Masern treten *saisonal gehäuft* auf (Höhepunkt zu Frühlingsbeginn).

Klinisches Bild. Inkubationszeit etwa 10 Tage, daran anschließend *Prodrome* (Fieber, Rhinitis, Konjunktivitis, Husten) über etwa 4 Tage und schließlich Beginn des *Exanthems,* das nach einer knappen Woche spontan abklingt. Das Exanthem besteht aus *schnell konfluierenden* makulopapulösen Erythemen, die im Gesicht beginnen und sich rasch auf Rumpf und schließlich Extremitäten ausbreiten; innerhalb weniger Tage ist der gesamte Körper

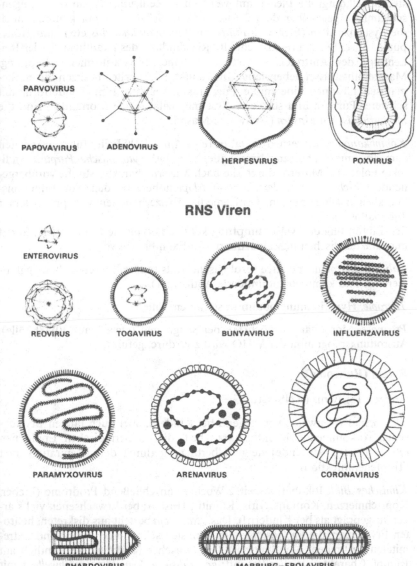

Abb. 67. Morphologie wichtiger Virusfamilien. Erreger dermatologischer Krankheiten sind: Parvovirus (Erythema infectiosum), Papovavirus (Viruswarzen), Herpesvirus, Poxvirus (= Pockenvirus), Enterovirus (Coxsackie-, ECHO-Virus-Infektionen), Togavirus (Rubeolen), Paramyxovirus (Masern). (Aus Palmer 1982)

ergriffen. In der Mundhöhle finden sich, beginnend 1–2 Tage vor Ausbruch des Exanthems, die diagnostisch relevanten *Koplik-Flecke* (multiple, hellrote, stecknadelkopfgroße Flecke mit weißlichem Zentrum, v. a. an der Wangenschleimhaut gegenüber dem 2. Molaren). Gleichzeitig damit kommen auch die Systemzeichen (Fieber, *Rhinitis,* Husten, *Konjunktivitis* etc.) zum Höhepunkt. Anschließend relativ schnelle Rückbildung des Exanthems in der Reihenfolge des Auftretens, meist unter feiner pityriasiformer Schuppung. Masern hinterlassen lebenslange Immunität. Nicht selten besitzen die erythematösen Läsionen eine milde Purpurakomponente. Eine Sonderform mit schwerer Purpura und schwerer Systemtoxizität (hohe Mortalität!) sind die *hämorrhagischen Masern* („schwarze Masern").

Komplikationen. Masernenzephalitis (etwa 1 auf 1800 Fälle; führt zwar selten zum Tod, meist aber zu Hirnschaden), *thrombozytopenische Purpura.* Indirekte Folge von Masern: durch die nach Masern charakteristische vorübergehende *Verschlechterung der Immunitätslage* höhere Inzidenz von Infektionskrankheiten (Pneumonien, Otitis media, Exazerbationen von präexistenter Tuberkulose etc.).
Seit Einführung der Masernimpfung kommen atypische Masernverläufe mit uncharakteristischen makulourtikariellen Exanthemen vor.

Labor. Leukopenie, positive serologische Tests (neutralisierende, hämagglutinierende und komplementbindende Antikörper).

Therapie. Hyperimmunglobulin in schweren Fällen.

Prognose. Mortalität am höchsten bei Säuglingen (etwa 1 auf 30 000 Fälle). Ausrottungsprogramm der WHO wird z. Z. durchgeführt.

Röteln (Rubeolen)

Erreger. Togavirus (RNS-Virus)

Allgemeines. Weltweite, vorwiegend bei Kindern, aber auch jungen Erwachsenen vorkommende Infektionskrankheit, die zu periodischen Epidemien (etwa 5jährige Abstände) neigt. Übertragung durch den Respirationstrakt (Tröpfcheninfektion).

Klinisches Bild. Inkubationszeit 2 Wochen, anschließend Prodrome (Fieber, Kopfschmerzen, Konjunktivitis, Rhinitis, Husten; bei Erwachsenen viel stärker ausgeprägt als bei Kindern!). Das *Exanthem* besteht aus diskreten, hellroten Erythemen, die im Gesicht beginnen, sich schnell auf Rumpf und Extremitäten ausbreiten. Konfluenz ist *kein* typisches Merkmal; gelegentlich am Rumpf. Charakteristischer Befund: *generalisierte Lymphknotenschwellung* mit exzessiver Betonung der *subokzipitalen,* retroaurikulären und zervikalen Lymphknoten. *Begleitsymptomatik:* Splenomegalie, Arthralgien.

Komplikationen. Enzephalitis und thrombozytopenische Purpura; beides ist sehr selten und milder als bei Masern.

Labor. Mäßige Leukopenie, positive serologische Tests (neutralisierende, komplementfixierende und hämagglutinierende Antikörper).

Prognose. Grundsätzlich gut, der Infektion folgt eine lebenslange Immunität. Rubeolenvakzination wird weniger wegen der Krankheit selbst als wegen der Rubeolenembryopathie durchgeführt.

Rötelnembryopathie. Bei Rubeoleninfektion der Mutter während des ersten Trimenons kommt es in 50% der Fälle zu ausgedehnten devastierenden Mißbildungen der Frucht.

Rubeoliforme Virusexantheme

Allgemeines. Aus der obigen Beschreibung geht hervor, daß das Rubeolenexanthem von vergleichsweise wenig charakteristischer Morphologie ist; es ist also nicht verwunderlich, daß uncharakteristische Exantheme verschiedener Art (Arzneimittelexantheme, Virusexantheme) häufig als „rubeoliform" beschrieben werden.

Eine ganze Reihe von Viren kann fieberhafte exanthemische Krankheitsbilder mit Ähnlichkeit mit Röteln hervorrufen; hauptsächlichste Erreger: *Coxsackie-Viren* (insbesondere Coxsackie B1 und B5), *ECHO-Viren* (insbesondere Echo 9), sowie das *Epstein-Barr*-Virus (infektiöse Mononukleose).

Die virale Genese solcher Exantheme wird durch die typischen Symptome von Prodromen, katarrhalischen Erscheinungen, Lymphadenopathie, Fieber und oft auch milder Leukopenie nahegelegt; im Unterschied zu den Rubeolen ist jedoch die typische Schwellung der Nackenlymphknoten sehr gering ausgeprägt, und auch die katarrhalische Seitensymptomatik ist weniger auffällig. Die Unterscheidung dieser Krankheitsbilder ist meist erst retrospektiv durch die Viruskultur (aus der Rachenspülflüssigkeit) und serologisch möglich.

Erythema infectiosum (Ringelröteln)

Erreger. Ein Parvovirus (DNS-Virus).

Allgemeines. Weltweite, hauptsächlich Kinder und gelegentlich jüngere Erwachsene betreffende Infektionskrankheit mit Neigung zu epidemischem Auftreten. Besonders häufig in Zentraleuropa! Ansteckung durch den Respirationstrakt (Tröpfcheninfektion).

Klinisches Bild. Inkubationszeit 14–18 Tage, Prodrome: Fieber, Arthralgien. Das Exanthem beginnt mit dunkelroten Knötchen an den Wangen, die schnell konfluieren und eine wohl abgegrenzte plattenartige Rötung ergeben (treffender Vergleich: *„Ohrfeigengesicht"*). Anschließend tritt ein makulopapulöses Exanthem mit auffallenden, bizarren, streifenförmigen und kringeligen Figuren an Oberarmen und Oberschenkeln auf und breitet sich zentripetal über den Rumpf aus (Abb. 68). Nach 1–3 Wochen spontanes Abklingen.

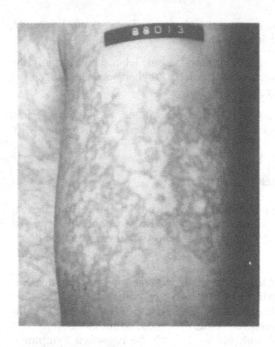

Abb. 68. Ringelröteln. Charakteristische kringelige Figuren, durch zentrale Abblassung makulourtikarieller Effloreszenzen entstanden

Labor. Serologischer Nachweis (bisher nur in Speziallabors). Leukopenie, mit Einsetzen des Exanthems milde Leukozytose. Reticulocytopenie, Sinken des Hämoglobins.

▶ **Merke:** bei Patienten mit chronischer hämolytischer Anämie führt die Parvovirusinfektion zur aplastischen Krise.

Exanthema subitum (Roseola infantum)

Allgemeines. Weltweit verbreitet, relativ selten. Nicht allseits als Krankheitseinheit anerkannt. Betroffen sind vor allem Säuglinge und Kleinkinder. Kontagiosität relativ gering (familiäre Häufung selten, keine Epidemien), doch kommt es zu saisonaler Häufung im Frühjahr und Herbst. Erreger bislang nicht isoliert.

Klinisches Bild. Nach einer Inkubationszeit von etwa 2 Wochen stellt sich hohes (40 °C), 3–5 Tage andauerndes Fieber ein, das plötzlich mit dem Eintritt des Exanthems abflaut. Letzteres besteht aus kleinen, nicht konfluierenden Erythemen (Rumpf). Das Exanthem besteht ca. einen Tag und verschwindet dann spontan ohne Abschuppung.

Begleitsymptomatik. Subokzipitale Lymphknotenvergrößerung, keine Beeinträchtigung des Allgemeinzustandes.

Labor. Leukopenie, serologische Tests nicht bekannt.

Hand-foot-mouth-disease

Erreger. Coxsackie-Virus A 16.

Allgemeines. Weltweite, hauptsächlich Kinder unter 10 Jahren ergreifende Infektionskrankheit. Die Infektion erfolgt durch den Gastrointestinaltrakt. Übertragung durch Abwässer (Coxsackie-Viren sind Enteroviren). Epidemisches Auftreten in der warmen Jahreszeit.

Klinisches Bild. Inkubationszeit 3–6 Tage; Prodrome sind kurz (1 Tag; Fieber, Bauchschmerzen). Das Exanthem beginnt mit erythematösen kleinen Läsionen an *Zunge, hartem Gaumen* und *Wangenschleimhaut* (meistens zwischen 5 und 10 Läsionen), die sich schnell in kurzlebige Bläschen und dann in seichte, schmierig belegte Ulzera mit erythematösem Halo umwandeln. Diese Läsionen sind sehr schmerzhaft, machen das Essen schwierig, sind aber selbstlimitiert (Spontanheilung in etwa 1 Woche). Die Läsionen sehen chronisch-rezidivierenden Aphthen und Läsionen des Erythema multiforme ähnlich. Gleichzeitig oder kurz darauf die *akralen Läsionen:* meistens zahlreich, vorwiegend an den Dorsalseiten von Händen und Füßen bzw. von Fingern und Zehen; die Läsionen sind ähnlich den Schleimhautläsionen: erythematöse Papeln, Umwandlung in Vesikeln und Krusten. Zusätzlich finden sich uncharakteristische *makulopapulöse Läsionen an den Hinterbacken* (fakultativ).

Begleiterscheinungen. Milde oder fehlen gänzlich; nur in Ausnahmefällen Fieber, Durchfall und Arthralgien.

Verlauf und Prognose. Abheilung nach etwa 1 Woche.

Labor. Serologischer Nachweis; Antikörper sind jedoch nur während der akuten Phase nachweisbar und verschwinden schon in der Rekonvaleszenz!

Herpangina

Erreger. Verschiedene Typen von Coxsackie-A-Virus (2–6, 8 und 10).

Allgemeines. Charakteristische Infektionskrankheit von weltweitem Vorkommen (hauptsächlich bei Kindern).

Klinisches Bild. Aus voller Gesundheit auftretendes hohes Fieber (bis über 40 °C), das mehrere Tage dauert und von Kopfweh, Arthralgien, Nackenschmerzen, Erbrechen und Bauchschmerzen begleitet wird; manchmal Krämpfe! Gleichzeitig Entstehung von multiplen, grau-weißen, papulovesikulösen kleinen Läsionen, die in charakteristischer Weise an weichem Gaumen und Tonsillennischen ringartig den Schlund umgeben und sich in oberflächliche, schmierig belegte schmerzhafte Geschwüre umwandeln. Diffuse Rachenrötung.

Labor. Leukozytose; selten: Thrombopenie. Serologischer Nachweis.

Prognose. Selbstlimitierte, gutartige Krankheit; dauert selten länger als 1 Woche.

Pocken (Variola vera)

Erreger. Poxvirus variolae, ein quaderförmiges DNS-Virus.

Allgemeines. Pocken stellten früher eine weltweit verbreitete, epidemische Infektionskrankheit mit hoher Mortalität und einem Spektrum klinischer Unterformen dar, deren Ausbreitungsgebiete v. a. in Afrika und im indischen Subkontinent lagen. Durch eine großangelegte Impfkampagne der WHO wurde diese Krankheit Ende der 70er Jahre ausgerottet; da Tierreservoirs von Poxvirus variolae nicht bestehen, ist nicht wieder mit einem Aufflackern der Krankheit zu rechnen. Es handelte sich um eine exanthematische, mit schwersten Systemmanifestationen einhergehende Krankheit, die sich zuerst durch makulopapulöse, später pustulöse, dichtsitzende konfluierende Läsionen am gesamten Körper mit Prädilektion des Rumpfes auszeichnete. Im Gegensatz zu vesikopustulösen Eruptionen anderer Natur (z. B. schwerverlaufende Varizellen) sind diese Blasen genabelt. Die Prognose bei Variola hing von der Verlaufsform ab, die durchschnittliche Mortalität lag bei etwa 25%; foudroyante und hämorrhagische Pocken verliefen fast stets tödlich.

Differentialdiagnose. Da Pocken als ausgerottet gelten, fällt eine Differential-diagnose theoretisch aus; schwer verlaufende Fälle von Varizellen (etwa bei immundefizienten Individuen) können echten Pocken manchmal täuschend ähnlich sehen. In solchen Fällen müssen daher die Pocken immer noch durch geeignete Tests ausgeschlossen werden, wobei sich der behandelnde Arzt darüber im klaren sein muß, daß schon Pockenverdacht meldepflichtig ist und die Meldung erhebliche Konsequenzen nach sich zieht (Verhängung der Quarantäne bis zum zweifelsfreien Ausschluß der Pocken). Die Nachweistechniken von Pocken dürfen daher noch nicht vergessen werden; sie umfassen den

- *zytologischen Abstrich* aus dem Bläscheninhalt (zeigt eosinophile Einschlußkörperchen, die sogenannten Guarnierschen Einschlußkörperchen),
- *den elektronenmikroskopischen Nachweis* aus dem negative-stain-Präparat (typische Quaderviren, DD. gegenüber anderen Pocken-Viren allerdings nur schwer möglich) und die
- *Viruskultur* aus dem Blaseninhalt und dessen Identifikation mittels spezifischer Antiseren.

Hautkomplikationen der Pockenimpfung. Die Impfung wurde mit einer Lebendvakzine, einem attenuierten Kuhpockenvirus (Vacciniavirus) durchgeführt und war in Österreich bis 1. Januar 1980 Pflicht; seit diesem Zeitpunkt wird sie nur noch auf Verlangen, d. h. außerordentlich selten durchgeführt. Die Impfung erfolgte an Kleinkindern (während des auf die Geburt folgenden Kalenderjahrs) und bestand aus der lokalen Aufbringung des Impfstoffes in 2 oberflächliche Hautschnitte; in diesen entwickelte sich bei normalem

Verlauf je eine genabelte Pustel, die sich in eine Kruste umwandelte und schließlich abgestoßen wurde. Die Komplikationen der Impfung waren mannigfaltig: Die Impfreaktion konnte *besonders intensiv* sein und nekrotisieren, was gewöhnlich auch mit einer lokalen Ausbreitung durch Satellitenpusteln einherging *(Vaccinia gangraenosa, Vaccinia progressiva)*. Das Vacciniavirus wurde ferner nicht selten durch Schmierinfektion an andere Körperstellen übertragen *(Vaccinia inoculata)*, wobei die Prädilektionsstellen das Gesicht und die Genitalgegend waren. Schließlich konnte die Vaccinia auch an noch nicht geimpfte Personen der Umgebung übertragen werden *(Vaccinia translata)*.

Das Vacciniavirus hat eine besondere Prädilektion für präexistente Hautläsionen, insbesondere Ekzeme. Bei *Ekzematikern* (Neurodermitis!) ist die Pockenschutzimpfung daher kontraindiziert. Die Superinfektion einer Neurodermitis erfolgt gewöhnlich durch Schmierinfektion; das resultierende sog. *Eczema vaccinatum* ist eine hochfieberhafte schwere Systemkrankheit, die durch generalisierte Aussaat von Vaccinialäsionen gekennzeichnet ist und narbig abheilt. Durch Virämie kann es in seltenen Fällen zu Befall innerer Organe kommen, wobei die gefürchtetste Komplikation die *Vacciniaenzephalitis* ist.

Kuhpocken

Erreger. Kuhpockenvirus, ein morphologisch mit dem Pockenvirus identisches, serologisch jedoch verschiedenes Virus.

Allgemeines. Weit verbreitete Infektionskrankheit der Rinder, die nur fakultativ auf den Menschen übergreift und hauptsächlich berufsbedingt erworben wird (Melker).

Klinisches Bild. Die Krankheit manifestiert sich nach einer etwa einwöchigen Inkubationszeit als multiple vesikulopustulöse Läsionen v.a. an Händen und im Gesicht, begleitet von Fieber, Lymphangitis und Lymphadenitis. Die Krankheit kommt spontan nach mehrwöchigem Verlauf zum Abklingen.

Lokale Virusinfektionen

Melkerknoten

Erreger. Paravacciniavirus, ein Pockenvirus (siehe Abb. 78 a, S. 223).

Allgemeines. Weltweit verbreitete Virusinfektion der Rinder (chronisch-rezidivierende papulokrustöse Läsionen v.a. an den Eutern), die auf Menschen übertragen werden kann. Die Übertragung erfolgt durch direkten Kontakt und ist daher meist berufsbedingt (Melker, Schlachthausarbeiter etc.).

Klinisches Bild (Abb. 69). Meist nur eine oder wenige Läsionen; typischerweise ein nur wenig schmerzhafter, flacher, geröteter Knoten, der im Zentrum

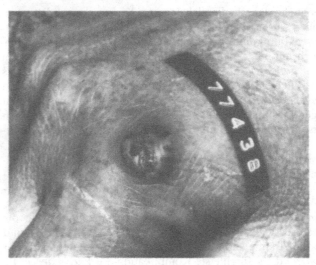

Abb. 69. Melkerknoten. Ein derber, hämorrhagisch und zentral exulzerierter Knoten

vesikulös, erosiv, krustös wird und nach etwa 4–6 Wochen spontan abheilt. Lymphknotenschwellung und Allgemeinerscheinungen fehlen fast immer. Inkubationszeit etwa 1 Woche.

Histologie. Psoriasiforme Hyperplasie der Epidermis mit Spongiose und ballonierender Degeneration.

Prognose. Die Infektion hinterläßt meist lebenslange Immunität.

Orf (Ecthyma contagiosum)

Erreger. Ein Pockenvirus.

Allgemeines. Virale Infektionskrankheit von Schafen, weltweit verbreitet und relativ häufig, die sich durch squamokrustöse und ulzeröse Veränderungen um Nase und Maul manifestiert; Virus auf den Menschen übertragbar (fast stets beruflich bedingt), ruft melkerknotenähnliche Veränderungen hervor.

Klinisches Bild. Gewöhnlich nur eine, manchmal einige Läsionen vor allem an den Händen. Beginnt mit geröteten Knoten, die im weiteren Verlauf erosiv, krustig und papillomatös werden. Milde Lymphknotenvergrößerung ist häufig, Allgemeinsymptome selten. Spontanheilung nach etwa einem Monat.

Histologie. Ausgeprägte *pseudoepitheliomatöse Hyperplasie;* auch klinisch können manche Läsionen durch fungierenden Aufbau tumorähnlich aussehen.

Differentialdiagnose. Plattenepithelkarzinom, Melkerknoten, Granuloma pyogenicum.

Molluscum contagiosum

Erreger. Ein durch seine Größe ausgezeichnetes Pockenvirus.

Allgemeines. Häufige, benigne Virusinfektion der Haut, hauptsächlich bei Kindern; weltweite Verbreitung, Übertragung wahrscheinlich durch Schmierinfektion. Knaben sind häufiger betroffen als Mädchen.

Klinisches Bild (Abb. 70). Die Initialläsion ist eine kleine, weiche, hautfarbene Papel, die langsam anwächst, aber nur in seltenen Fällen größer als 5 mm wird. Die Läsion wirkt manchmal „durchscheinend", zystisch, besitzt eine glänzende Oberfläche und einen zentralen Krater; bei Quetschen kann aus

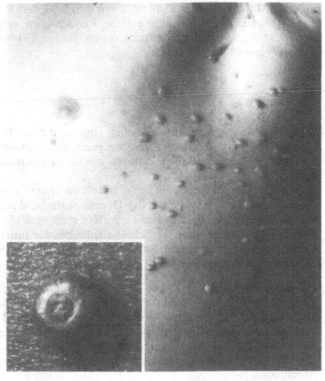

Abb. 70. Mollusca contagiosa: kugelige, wächsern-transparente Läsionen mit zentralem Porus. Im Porus erkennt man den zum Ausdrücken bereiten Molluscumbrei (Inset)

205

diesem ein weißlicher talgartiger Brei exprimiert werden („Molluscumbrei"); diese diagnostische Manipulation ist gleichzeitig auch die Therapie einer Einzelläsion. Die Zahl der Läsionen reicht von einigen bis zu hunderten, die den gesamten Körper und (selten!) auch die Schleimhäute bedecken können. Hauptlokalisationen: Gesicht, große Beugen (besonders wichtig: die *Analfalte;* hier bleiben oft einzelne Mollusca zurück, von denen ein Rezidiv ausgehen kann). Komplikationen: pyogene Superinfektion.

Histologie. Das histologische Bild ist pathognomonisch: eine epidermale Zyste, innerhalb welcher die Keratinozyten geschwollen und von sog. *Molluscumkörperchen* erfüllt sind (Feulgen-positive intrazytoplasmatische große Viruspartikel). Diese Einschlußkörperchen treten in mittleren Lagen des Zystenepithels in Erscheinung, reifen bei Wanderung in die höheren Schichten, werden schließlich in das Zystenzentrum abgestoßen und bilden dort den Molluscumbrei.

Therapie. Exprimieren oder Entfernung mit scharfem Löffel. Obwohl es sich im Grunde um eine selbstlimitierte Krankheit handelt (Dauer üblicherweise mehrere Monate), kommt es nicht selten durch wiederholte Autoinokulation zu Rezidiven. Die Übertragung beim Erwachsenen erfolgt häufig durch den Geschlechtsverkehr; Mollusca contagiosa sind daher eine fakultative „sexually transmitted disease".

Viruswarzen

Definition. Viruswarzen (im klassischen Sinn) sind durch humane Papillomviren (HPV) erregte Akanthome von benignem, selbstlimitiertem Charakter. In bestimmten Ausnahmefällen kann es jedoch zu maligner Entartung kommen.

Bemerkung: Der Wissensstand um die HPV ist in den letzten Jahren sprungartig angewachsen. Es ist zwar das Dogma aufrecht, daß *„klassische" Viruswarzen* nur äußerst selten maligne entarten; man weiß aber heute, daß *„high risk-HPV"* existieren, die eine Schlüsselrolle bei der Entstehung bestimmter Karzinome spielen (s. unten). Solche high risk-HPV rufen jedoch gewöhnlich *nicht* (Vorläufer-)Läsionen vom Typ klassischer Viruswarzen hervor.

Erreger. HPV sind Vertreter der Papovavirusgruppe (Erreger tierischer Papillome und maligner epithelialer Tumoren). Sie sind runde DNS-Viren; ihr Kapsid besitzt zwei Strukturproteine, die die gruppen- und typenspezifischen Virusantigene tragen. Ihr Core besteht aus einer ringförmigen doppelsträngigen Virus-DNS mit etwa achttausend Basenpaaren. Alle Typen haben eine ähnliche Genomorganisation und erhebliche Homologien in ausgewählten Abschnitten.

HPV-Systematik. Bis vor kurzem glaubte man, daß nur ein oder sehr wenige HPV-Typen existierten und die Vielfalt klinischer Erscheinungsformen durch

Tabelle 10. Charakteristische Erreger bei klinischen Warzentypen

Warzentyp	Haupterreger HPV-Typ	daneben Erreger der HPV-Gruppe
Verrucae plant. (Myrmecien)	1	
Verrucae plant. (Mosaikwarzen)	2, 4	
Verrucae vulg.	1, 2, 4	B, F, I
Fleischhauerwarzen	7	
Verrucae planae juveniles	3, 10	B
Larynxpapillome	6, 11	
Condylomata acuminata	6, 11	A, B, G, J
Condylomata plana	6, 11 (low risk) 16, 18, 31 (high risk)	
Bowenoide Papulose	16	L, N
Morbus Heck	13, 32	
Epidermodysplasia verruciformis	5, 8	D, + diverse andere

Terrainfaktoren bedingt sei. Es trifft jedoch das Gegenteil zu: Bis jetzt sind mehr als 40 HPV-Typen bekannt, die weitgehend mit spezifischen klinischen Bildern korreliert sind (Unterschiede in Morphologie, Prädilektionsstellen, Histologie und biologischer Charakteristik; Tabelle 10). Da HPV nicht in Zellkulturen propagiert werden können, muß die Typendiagnostik aus Gewebematerial erfolgen, und zwar mit der molekularbiologischen Methode der *in situ-Hybridisierung* (serologische Charakterisierung reicht nicht aus, da Strukturproteine nicht stets und nicht in genügender Menge ausgebildet werden).

Prinzip der In situ-Hybridisierung: Einzelsträngige DNS (bzw. RNS)-Fragmente lagern sich bei hohem Grad von Homologie aneinander und bilden stabile Hybriddoppelstränge aus. Inkubiert man daher die zu untersuchende DNS(RNS) mit (meist radioaktiv) markierter Referenz-DNS(RNS), wird das Gewebe bei Vorliegen von Homologie markiert. Bei der HPV-in-situ-Hybridisierung wird zuerst die doppelsträngige virale DNS in Einzelstränge getrennt und unter geeigneten Bedingungen mit der (gleichfalls einzelsträngigen) Referenz-DNS inkubiert. Das Ausmaß der Reassoziation wird quantitativ ausgewertet; Typenverschiedenheit besteht bei weniger als 50% Kreuzreaktivität. Die auf diese Weise bisher nachgewiesenen 45 HPV-Typen werden in 16 Gruppen (A–P) zusammengefaßt (Tabelle 11).

HPV-Typen mit besonderen Eigenschaften. HPV-16, HPV-18 und HPV-31 werden als *high-risk HPV* hervorgehoben; sie kommen vorwiegend in planen Kondylomen vor (siehe unten) und sind an der Entstehung des Zervixkarzinoms und anderer (Genital-)Karzinome beteiligt. Eine zweite Gruppe von HPV-Typen (HPV-5 und eine Reihe anderer – s. Tabelle 10) führt bei Personen mit normaler Immunlage nur zu klinisch stummen Infektionen, im Rahmen der Epidermodysplasia verruciformis oder bei erworbenen Immundefekten jedoch zu sehr extensivem Befall und bei Einwirkung zusätzlicher

Tabelle 11. Typen und Gruppen humaner Papillomviren (HPV). (Nach Pfister 1986)

A	B	C	D	E	F	G	H	I	J	K	L	M	N	O	P
1	2	4	5 9 24	6	7	16	18	26	30	33	34	35	39	41	44
	27		8 15	11		31	32								
	29		12 17	13			40								
	3		14 37	43			42								
	10		19 38												
	28		20 45												
			21												
			22												
			23												
			25												
			36												

karzinogener Faktoren (UV-Licht!) häufig zu Plattenepithelkarzinomen. HPV-7 schließlich ist wahrscheinlich animalen Ursprungs und ruft fast ausschließlich bei Fleischern sehr hartnäckige Verrucae vulgares der Hände hervor.

Infektionsweg, Biologie der Infektion, Epidemiologie. Viruswarzen sind weltweit verbreitet, gehören zu den häufigsten Virusläsionen und besitzen einen Inzidenzgipfel im 2. Lebensjahrzehnt. Die Infektion erfolgt direkt durch den Kontakt mit einem Warzenträger oder über unbelebte Vektoren. Letzterer Infektionsweg ist durchaus häufig (fast epidemisches Auftreten in Schulklassen; Übertragung wahrscheinlich durch Inokulation virustragender Hornschüppchen vom Boden des Turnsaals, am Schwimmbecken etc.). Bei Schleimhautwarzen erfolgt die Übertragung vorwiegend durch sexuelle Kontakte. Die Viren gelangen durch kleine Verletzungen zu den Basalzellen und infizieren diese. Die *Inkubationszeit* beträgt mehrere Wochen bis Monate. In Basalzellen können sich die Viren nicht vermehren, die Virusreplikation erfolgt *suprabasal*. Mit fortschreitender Differenzierung der Keratinozyten schreitet auch die Expression viraler Gene fort, es kommt zur Synthese viraler Strukturproteine und schließlich zur Bildung reifer Viruspartikel (Stratum granulosum, Stratum corneum). Hier kann man virale Einschlußkörperchen bzw. Virus-DNS auch histologisch erkennen (s. unten). Die Virus-DNS liegt in der Regel in Plasmidform vor; lediglich bei high risk-HPV kommt es zur Inkorporation der Virus-DNS in das Wirtsgenom.

HPV-Infektionen sind durch zwei bemerkenswerte Aspekte gekennzeichnet:

- *Neigung zur Spontanregression der Viruswarzen:* Diese trifft vorwiegend auf die Warzen der Haut zu, kann nach sehr verschieden langer Zeit (Wochen oder Jahre) erfolgen und ist wahrscheinlich, zumindest teilweise, eine immunologische Reaktion (bei den Betroffenen finden sich komplementfixierende Antikörper gegen Virusantigene und eine zellmediierte Immunreaktion). Die Spontanregression kann gelegentlich außerordentlich schnell und an allen bestehenden Warzen gleichzeitig auftreten; dieses Phänomen ist seit altersher bekannt und wird häufig als psychogen induziert interpretiert. Darauf basierend beruht die auch heute noch weitgeübte sog. Suggestivtherapie der Viruswarzen, die im harmlosesten Fall die Pinselung mit auffälligen Farben (etwa Eosin) umfaßt, in bizarreren Fällen das bekannte „Besprechen" von Warzen etc. Jedenfalls ist das spontane Abfallen von Warzen meist mit einer bleibenden Immunität verknüpft.

Wegen der außerordentlichen Verbreitung des Warzenvirus ist es wahrscheinlich, daß jedes Individuum zumindest einmal eine Minimalinfektion durchgemacht hat; zumeist hat es damit sein Bewenden, die wenigen Läsionen werden durch Änderung der Immunitätslage eliminiert, Rezidive bleiben aus. Bei schlechter Abwehrlage (etwa 10% der Schulkinder) kommt es zu multiplen Warzen, die über Jahre hinweg einen chronisch-rezidivierenden Verlauf nehmen können und schließlich gleichfalls spontan abheilen. Bei noch schlechterer Abwehrlage entstehen weit ausgebreitete Infektionen (Volksmund: „Warzenkönig"). Solche Kinder stellen oft eine Crux medici dar, da es nach Behandlung häufig zu Rezidiven kommt, gelegentlich bis weit in das Erwachsenenalter. Den Extremfall in diesem Spektrum stellt die sog. Epidermodysplasia verruciformis (Lewandowsky-Lutz) dar.

- *Neigung zu subklinischer Infektion bzw. Viruspersistenz:* HPV-Infektion kann klinisch inapparent verlaufen oder nach Spontanremission bzw. erfolgreicher Therapie weiterhin latent bestehenbleiben. Man kann im Umkreis von 1-2 cm einer Viruswarze in der klinisch unbefallenen Haut HPV-DNS nachweisen (Ursachen der hohen Rezidivrate nach Therapie!). Viruspersistenz nach klinischer Ausheilung einer HPV-Infektion ist wahrscheinlich die Regel. Das Ausmaß der latenten Durchseuchung der Bevölkerung mit HPV-Viren ist nicht bekannt aber zweifellos sehr hoch. Hierfür spricht auch das häufige (40%) Auftreten ausgedehnter Viruswarzen bei Absinken der Immunlage (z.B. nach Nierentransplantation).

Klinische Bilder. Man unterscheidet folgende klinische Manifestationen von Viruswarzen (Abb. 71):
- *Verrucae vulgares:*
Diese sind der häufigste Typ, kommen vorwiegend an den Dorsalseiten der Finger und der Handrücken vor; hautfarbene, hyperkeratotische halbkugelige oder flache Knoten mit einer charakteristischen papillären rauhen Oberfläche. Gelegentlich finden sich *riesenhafte* oder auch durch zentrale Regression *siegelringartige* Warzen. Ursprünglich einzelstehend, können Verrucae vulgares zu größeren *plattenartigen* Konvoluten konfluieren. Eine besonders unangenehme Variante sind die *perionychalen* Warzen, die ein therapeutisches Problem darstellen (Gefahr der Verletzung der Nagelmatrix) und auch per se zu Onychodystrophie führen können.
- *Verrucae plantares:*
Diese können als einzelstehende, endophytische und tiefe Läsionen (Myrmezien) oder oberflächlich und zu Beeten aggregiert auftreten

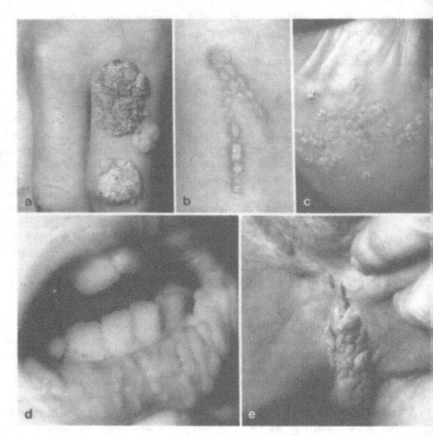

Abb.71a–e. Verschiedene Erscheinungsformen von Viruswarzen: **a** V.vulgares; **b** lineare Anordnung von V.planae (Autoinokulation!); **c** Fußsohlenwarzen (Mosaiktyp); **d** Mundschleimhautwarzen; **e** Condylomata acuminata

(Mosaikwarzen). Aufgrund ihrer Lokalisation an den Fußsohlen können Plantarwarzen wegen des beständigen Druckes nicht exophytisch wachsen, werden in die Dermis eingedrückt (schmerzhaft!) und wachsen „umgestülpt". Plantarwarzen sind zwar als knotige Verdickungen tastbar, man sieht jedoch häufig lediglich einen **zentralen Porus** (Umstülpungsstelle). Bei Mosaikwarzen finden sich zahlreiche solcher Pori nebeneinander.

- *Verrucae planae juveniles:*
  Diese multiplen, kaum tastbaren, flach erhabenen Läsionen unterscheiden sich von der umgebenden Haut meist durch nichts als eine matte und etwas sattere Farbe (wegen der papillären Oberfläche); sie werden am ehesten mit Epheliden und eruptiven kleinen Verrucae seborrhoicae verwech-

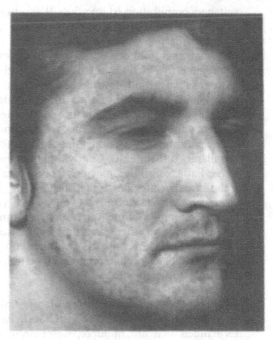

Abb. 72. Verrucae planae vom „Pityriasis versicolor-artigen" Typ bei Epidermodysplasia verruciformis

selt. Verrucae planae (Abb. 72) treten vorwiegend im Gesicht und an den Handrücken auf, zeigen oft artifizielle Verteilungstypen (etwa strichförmig durch Autoinokulation beim Kratzen) und zeichnen sich durch eruptives Auftreten, aber auch schnelles Ansprechen auf Therapie und schnelle Spontaninvolution aus.

- *Filiforme Warzen:*
  Dünne, zapfenartige verruköse Gebilde hauptsächlich im Gesicht und an der Halsgegend.
- *Condylomata acuminata (Feigwarzen):*
  Diese Erscheinungsform der Viruswarzen ist an feuchte und warme Lokalisationen gebunden: Genitoanalbereich, Intertrigostellen (ausnahmsweise). Es handelt sich um hautfarbene bis rötliche multiple, weiche, warzige Gebilde, die sich relativ schnell vermehren und zu größeren papillomatösen Knoten oder plattenartigen Vegetationen anwachsen können („Hahnenkamm"- bzw. „Feigen"-ähnlich). Condylomata acuminata werden durch den Geschlechtsverkehr übertragen und können einen hartnäckigen, immer wieder rezidivierenden Verlauf nehmen. Bei starker Ausprägung und mangelnder Reinlichkeit kann es durch Sekretstau zu bakteriellen Superinfektionen und schmerzhaften Entzündungen kommen; eine

211

seltene Komplikation ist invasives Wachstum (perforierende Condylomata acuminata) mit Entwicklung von Fisteln. Problematisch sind aufgrund ihrer Lokalisation Condylomata der Fossa navicularis urethrae und solche des Analkanals und des Anoderms. In diesen Fällen ist lediglich operative Therapie erfolgreich (s. unten). Als gefährlichste Verlaufsform gelten die extrem seltenen und destruierend wachsenden sog. „Riesencondylomata acuminata" (Buschke-Löwenstein); es handelt sich hierbei jedoch um den Übergang in ein bzw. schon um das Vorliegen eines wohldifferenzierten Plattenepithelkarzinoms (verruköses Karzinom; s. Seite 469).

Differentialdiagnose. Condylomata lata (breitbasig, bräunliche Farbe; papillärer Aufbau fehlt). Condylomata plana (s. unten).

Hinweis: Falsche Orthographie der Condylomata acuminata ist ebenso verräterisch für mangelnde klassische Bildung wie „der" Virus oder das „Exzem". Man schreibt sie mit *einem* „c", weil sie sich von „acuminatus" (spitz) ableiten, hingegen mit Akkumulatoren nichts zu tun haben. In der Nachkriegszeit arbeitete in Wien an einer Hautklinik ein „falscher" Arzt, dem man allerdings bald auf die Schliche kam, weil er immer von „Condylomata acculuminata" sprach (ein damals weitverbreitetes Übel). Man fragt sich, wie schnell er damit heute auffallen würde.

● *Condylomata plana:*
Eine bis vor kurzem unbekannte Manifestationsform genitaler HPV-Infektion, die jedoch zumindest ebenso häufig ist wie Condylomata acuminata. Es handelt sich um multiple, unscheinbare, flach erhabene Papeln am

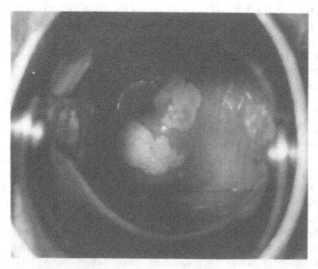

Abb. 73. Condylomata plana an der Zervix

äußeren Genitale beider Geschlechter sowie vor allem intravaginal und an der Zervix (Abb. 73). Hier sind sie oft erst durch Kolposkopie erkennbar. Plane Kondylome der Zervix erscheinen im histologischen Bild leicht „unruhig" (frühere Bezeichnung: „milde zervikale Dysplasie"), zytologisch sind sie durch sogenannte *Koilozyten* charakterisiert (Zervikalepithelzellen mit zytopathogenem Effekt durch HPV – große perinukleäre Vakuolen, oft Doppelkernigkeit; Abb. 74).

Condylomata plana sind, ebenso wie Condylomata acuminata, eine „sexually transmitted disease". Die Infektiosität ist relativ hoch (ca. 60%), die Inkubationszeit beträgt 4–6 Wochen. Als häufigster Erreger finden sich HPV-Typen 6 und 11 (ähnlich wie bei Condylomata acuminta), viel seltener die high-risk-HPV-Typen 16 und 18 (etwa 20%).

▶ **Merke:** Flache Kondylome durch low-risk bzw. high-risk-HPV können klinisch nicht voneinander unterschieden werden; histologisch sind HPV 16 induzierte plane Kondylome jedoch durch Kernatypien in allen Schichten des Epithels, abnorme Mitosen, aber nur wenige Koilozyten charakterisiert („Zervikale intraepitheliale Neoplasie", ZIN). Da nur die letzteren als Vorläuferläsion eines Zervixkarzinoms gelten (siehe unten), ist die Typenbestimmung durch in situ-Hybridisierung außerordentlich wichtig. Eine solche Untersuchung als Massenscreening ist von großem gesundheitspolitischem Interesse, wird jedoch bislang erst an wenigen Zentren durchgeführt.

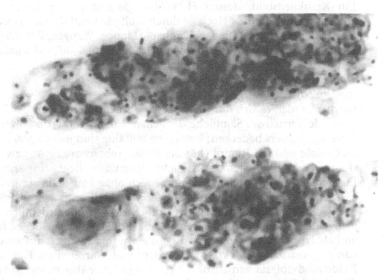

Abb. 74. Koilozyten in einem Zervikalabstrich (P. Krause, Univ.-Frauenklinik, Innsbruck)

Sonderform von Condylomata plana („Bowenoide Papulose"): Es handelt sich hier um multiple flache Kondylome am äußeren Genitale beider Geschlechter (vorwiegend bei Männern), die durch high-risk-HPV erregt sind. Dem unauffälligen klinischen Bild mit entfernter Ähnlichkeit mit Lichen ruber stehen in der Histologie erhebliche Kernatypien und reichlich Mitosen nach Art eines Morbus Bowen gegenüber. Trotz dieses erschreckenden histologischen Bildes sind die Läsionen jedoch sehr chronisch und kommen häufig zu spontaner Regression (allerdings nach Monaten bis Jahren). Trotzdem muß die „bowenoide Papulose" als Vorläuferläsion genitaler Karzinome des Mannes betrachtet werden, da in letzteren HPV-16 nachgewiesen wurden. Offensichtlich ist die Gefahr einer neoplastischen Transformation von bowenoiden Papeln erheblich geringer als bei flachen Kondylomen der Zervix (wahrscheinlich durch unterschiedliche Wirksamkeit kokarzinogener Faktoren).

- *Larynxpapillome:*
Larynxpapillome werden fast ausschließlich durch HPV-6 und -11 erregt. Wegen dieser Erregerspezifität und der Prädilektion von Kindern glaubt man, daß die Infektion beim Geburtsvorgang von genitalen Kondylomen her erfolgt (wegen der Seltenheit von Larynxpapillomen jedoch keine Indikation zur Sectio!). Larynxpapillome haben einen zweiten Inzidenzgipfel bei 40–60 Jahren; auch hier wurde HPV-6 nachgewiesen (Reaktivierung eines latenten Infektes?). Die Inzidenz maligner Transformation ist bei letzteren mit 20% relativ häufig. Juvenile Larynxpapillome entarten fast stets nur nach Röntgenbestrahlung.

- *Mundschleimhautwarzen (fokale epitheliale Hyperplasie, Morbus Heck):*
Ein Krankheitsbild, dessen HPV-Ätiologie erst in den letzten Jahren erkannt wurde. Morbus Heck ist durch multiple hautfarbene bis weißliche Papeln der gesamten Mundschleimhaut (Lippen, Wangen, Zunge) gekennzeichnet; er tritt gehäuft bei Indianern und Eskimos auf und wurde erst in den letzten Jahren auch bei uns beobachtet.
Differentialdiagnose. Leukoplakien, White Sponge-Naevus.

- *Epidermodysplasia verruciformis:*
Hierbei handelt es sich um eine exzessive generalisierte, jeglicher Therapie trotzende Verrukose. Sämtliche der genannten Warzentypen können weite Teile des Körpers bedecken; besonders auffällig sind jedoch plane Warzen im Gesicht und am Rumpf (Läsionen von „seborrhoischem" bzw. Pityriasis versicolor-ähnlichem Aussehen). Zugrunde liegt ein spezifischer Immundefekt, der familiär gehäuft, jedoch ohne klar definierbaren Vererbungsmodus auftritt. Epidermodysplasia verruciformis wurde früher für eine Genodermatose gehalten; wesentlich ist die außerordentlich häufige maligne Entartung (bis 30%). Die Plattenepithelkarzinome liegen fast stets an lichtexponierten Arealen und beruhen wahrscheinlich auf einem synkarzinogenetischen Effekt von UV-Licht und Warzenvirus. Patienten mit Epidermodysplasia verruciformis können mehrere (bis zu sechs) verschiedene HPV-Typen tragen, doch persistieren in malignen Tumoren fast ausschließlich HPV-5 und 8 (Plasmidform).

214

Eine der Epidermodysplasia ähnliche massive Warzeneruption kann sich gelegentlich unter erworbenen Zuständen der Immundefizienz, etwa unter immunsuppressiver Behandlung, einstellen. Auch hier überwiegt HPV-5.

Maligne Entartung HPV-induzierter Läsionen. Eine Reihe tierischer Papovaviren induziert maligne Tumoren; HPV hielt man früher diesbezüglich für eine Ausnahme. Die Irrigkeit dieser Annahme zeigte sich zuerst am Beispiel der Epidermodysplasia verruciformis. Allerdings ist die karzinogene Potenz verschiedener HPV-Typen sehr unterschiedlich: In den Karzinomen bei Epidermodysplasia verruciformis kann man beispielsweise trotz der Erregervielfalt fast stets nur HPV-Typ-5 und -8 nachweisen, bei den virusinduzierten Karzinomen des Genitaltraktes sind es die oben genannten high risk-HPV. Ist die Epidermodysplasie die Vorläuferläsion mit der höchsten Inzidenz HPV-induzierter Plattenepithelkarzinome, so sind die planen Kondylome die häufigsten und wichtigsten. In mehr als 90 % invasiv wachsender Zervixkarzinome kann high-risk-HPV-DNS nachgewiesen werden; sie entstehen offensichtlich aus planen Kondylomen der Zervix mit dem entsprechenden HPV-Typ. Allerdings ist die maligne Transformation solcher high-risk-Kondylome kein frühes Ereignis, da der Inzidenzgipfel von planen Kondylomen und Zervixkarzinomen 20 bis 30 Jahre auseinanderliegen. Auch scheint die Häufigkeit der malignen Transformation nicht besonders hoch zu sein: nur 5–10 % der Befallenen entwickeln innerhalb von 18 Monaten mittelschwere bis schwere zervikale Dysplasien oder sogar Karzinome in situ, während 70% in dieser Zeit spontan abheilen. High-risk-HPV wurden auch in Vulva-, Penis- und Analkarzinomen gefunden. Solche entstehen offensichtlich gleichfalls aus planen Kondylomen, doch scheint hier die Häufigkeit maligner Transformation noch niedriger zu sein als bei Zervixkarzinomen. Als Grund hierfür vermutet man, daß an der Zervix zusätzliche physikalische, chemische oder infektiöse (Herpes simplex) karzinogene Faktoren wirksam sind. Auch in Larynxkarzinomen und Karzinomen der Mundschleimhaut wurde HPV-DNS nachgewiesen.

Bemerkung: Die klinisch inapparente Durchseuchung mit high-risk-HPV in der gesunden Bevölkerung ist noch nicht genau bekannt. Im Rahmen der Krebsvorsorge wurden bei Frauen mit völlig normalen kolposkopischen und zytologischen Cervixbefunden in 10 % HPV-DNS gefunden; ein solcher Befund gibt zwar noch nicht Anlaß zu radikaler Therapie, wohl aber zu regelmäßiger Kontrolle. Fraglos handelt es sich um einen äußerst bedeutsamen Problemkomplex, dem in Zukunft viel Augenmerk geschenkt werden muß.

Histologie. Viruswarzen sind gekennzeichnet durch mächtige Hyperkeratose, charakteristische ausgezipfelte pseudoepithelomatöse Hyperplasie, eine bei manchen Warzentypen recht ausgeprägte Vakuolisierung im Stratum spinosum, sehr typische klumpige Beschaffenheit und Reichlichkeit der Keratohyalinkörner sowie durch eosinophile intranukleäre Einschlußkörperchen in der Höhe des Stratum granulosum. Ein weiterer charakteristischer Befund ist

die sog. Pseudoparakeratose; kernähnliche Virus-DNS innerhalb der Hornschicht, oft in säulenförmiger Anordnung. Bowenoide Papeln sind durch
Akanthose, gestörte Stratifizierung, zahlreiche und atypische Mitosen bei
Fehlen der übrigen histologischen Merkmale von Viruswarzen gekennzeichnet.

Therapie. Ein leider häufig verletzter Grundsatz der Therapie ist, daß Viruswarzen der Haut eine benigne, selbstlimitierte Infektion sind und daher nur
in besonderen Fällen einer invasiven Therapie unterzogen werden sollten.
Grundsätzlich ist zuerst allen konservativen Maßnahmen der Vorzug zu
geben (keratolytische Salben, Hauthobeln; dies besonders bei Plantarwarzen,
da hierbei durch Verdünnung der Hyperkeratose die eingestülpten spornarti-
gen Plantarwarzen langsam auswärts wandern und dadurch die Schmerzen
weitgehend behoben werden). Unter solchen Maßnahmen kommt es häufig
zur (induzierten oder vielleicht auch spontanen) Abstoßung der Warzen. Bei
Ausbleiben dieses Effektes kann ein wenig aggressiver vorgegangen werden
(Excochleation), wobei jedoch nicht selten ein Rezidiv zustande kommt.
Ähnliches gilt für die Behandlung mit flüssigem Stickstoff. Die rezidiv-
reichste Methode ist die elektrokaustische Entfernung. Elegant, aber nicht
unproblematisch ist die Warzentherapie mit Hilfe der Kontaktsensibilisierung. Hierfür wurde früher Dinitrochlorobenzol (DNCB) verwendet, das
jedoch heute wegen möglicher Karzinogenität aus dem therapeutischen
Instrumentarium gestrichen wurde. Ein gleich wirksames Nachfolgepräparat
wurde bislang noch nicht gefunden. Es wurde eine auf den Applikationsort
beschränkte Kontaktdermatitis erzeugt und durch diese die Abstoßung nicht
selten auch distanter Viruswarzen herbeigeführt, wofür möglicherweise eine
Immunreaktion gegen Warzenvirusantigene verantwortlich war. Die DNCB-
Therapie eignete sich v. a. für Warzen in Lokalisationen, wo chirurgische Eingriffe zu permanentem Schaden durch die unausbleibliche Narbenbildung
führen können (perionychiale Warzen). Weitere chemische Warzenmittel sind
5-Fluorouracil (wirksam, aber etwas aggressiv) und Cantharidin (aggressiv,
aber wenig wirksam).

Condylomata acuminata sprechen in fast spezifischer Weise auf Lokalapplikation von Podophyllin (30%ig in alkoholischer Lösung) an. Podophyllin ist
eine zytostatische Substanz mit stark irritierender Wirkung, die daher nur
vom Arzt angewendet werden darf. Podophyllinlösung wird auf die Kondylome aufgetragen (wenig!), der Überschuß sorgsam abgetupft und nach einer
Stunde vom Patienten mit Wasser (Sitzbad etc.) abgebadet. Innerhalb von
24 Stunden kommt es zu einer (bei planmäßigem Ablauf) leichten entzündlichen Reaktion mit Koagulationsnekrose der Kondylome, die spontan innerhalb einiger Tage abgestoßen werden.

▶ **Merke:** Podophyllin darf niemals an 2 aufeinander folgenden Tagen angewendet werden, da die Irritation oft mit einer Verzögerung von 48 h auftritt!
Podophyllin wirkt besonders gut bei den weichen, nicht hyperkeratotischen
Kondylomen. Manchmal können Kondylome jedoch bei längerem Bestehen
hart und warzig werden; in solchen Fällen kann eine Koagulation mit Tri-

chloressigsäure versucht werden (äußerst aggressiv, darf nur vom Arzt durchgeführt werden!) oder eine elektrokaustische Abtragung erfolgen. Letztere ist stets nur als letzter Ausweg zu betrachten, da meistens Narben gesetzt werden, die sogar zu Strikturen des Introitus vaginae oder der Urethra führen können. Condylomata acuminata am weiblichen Genitale können die gesamte Vagina bis zur Zervix besiedeln; auch in diesem Fall ist der Versuch mit Podophyllin (besonders vorsichtig!) angezeigt; bei Schwangeren ist dies jedoch *kontraindiziert,* da es durch Resorption von Podophyllin zu Uteruskontraktionen und dadurch zu einem Abortus kommen kann.

Condylomata plana werden am besten mit dem Laser (Neodym-Yag-Laser) behandelt; dies fällt zum überwiegenden Teil in das Aufgabengebiet der Gynäkologie (intravaginale und Zervix-Kondylome).
Eine möglicherweise revolutionierende Entwicklung scheint sich in Form der Behandlung von Viruswarzen mit Interferonen anzubahnen (derzeit allerdings noch im experimentellen Stadium).

Hautinfektionen durch die Herpesvirusgruppe

Allgemeines. Die Herpesvirusgruppe umfaßt Herpesvirus hominis, das Varicella-Zoster-Virus (VZ-Virus), das Zytomegalievirus und das Epstein-Barr-Virus. Hautinfektionen nehmen einen wichtigen Platz nur bei den beiden erstgenannten Erregertypen ein. In beiden Fällen haben die klinischen Manifestationen starke Gemeinsamkeiten: die weitgehende *Identität der Primärefloreszenz* (intraepidermales Bläschen mit Virusriesenzellen) und die *Neurotropie* des Virus (latente Infektion des Spinalganglions, von der aus Rezidive auftreten können).

Herpes simplex

Erreger. Herpesvirus hominis, ein obligat menschenpathogenes (kein Tierreservoir!), sphärisches DNS-Virus von etwa 100 nm Durchmesser. Zwei serologische Untertypen sind bekannt (Typen I und II); *simple Regel:* Herpesvirus I ruft Infektionen oberhalb der Gürtellinie, Typus II (Herpes genitalis) solche unterhalb derselben hervor. Diese Regel ist allerdings nur eine sehr ungefähre; die Infektion mit einem Typ schützt auch nicht gegen Infektionen mit dem anderen.

Allgemeines. Infektionen mit Herpes-simplex-Viren kommen weltweit vor und sind sehr häufig. Die Durchseuchung der Gesamtbevölkerung ist fast vollständig, zumindest mit Typus I. Der Prozentsatz von Individuen mit gegen Herpesvirus hominis Typ I gerichteten Antikörpern steigt während der Kindheit konstant an und erreicht mit der Pubertät etwa 75%; bei Herpesvirus hominis Typ II steigt die Kurve, entsprechend der präferentiellen Übertragungsweise, später und langsamer an und erreicht erst im jungen Erwachsenenalter einen Durchseuchungsgrad zwischen 30 und 50%.

Die Übertragung erfolgt durch direkten Kontakt, meist von einer der chronisch-rezidivierenden Manifestationen, etwa Herpes labialis (Küssen), beim Herpes genitalis vorwiegend, wenn auch nicht ausschließlich, durch den Geschlechtsverkehr. Besonders gefährlich ist die Übertragung beim Geburtsvorgang auf das Neugeborene, die zu einer lebensbedrohlichen Herpessepsis führen kann (Herpes genitalis an einer Gebärenden ist Indikation zum Kaiserschnitt!). Auch transplazentare Übertragung von Herpes simplex kommt vor (selten: konnatale Herpesinfektion).

Die klinischen Erscheinungsbilder des Herpes simplex umfassen ein umfangreiches Spektrum, das jedoch durch den sehr klaren und gesetzmäßigen Ablauf des Verhältnisses zwischen Virus und Wirtsorganismus in wenige Grunderscheinungsformen eingeteilt werden kann. Grundsätzlich kann man zwischen *Primärinfektionen, Lokalrezidiven* und *Reinfektionen* unterscheiden.

Typischer Ablauf (Abb. 75): Beim ersten Kontakt mit dem Herpesvirus kommt es in der überwiegenden Zahl der Fälle zu einer subklinischen Infektion, die zu einer partiellen Immunität führt und durch verschiedene Klassen von Antikörpern serologisch nachgewiesen werden kann. In einer geringeren Zahl kommt es zu einer dramatisch ablaufenden Erstmanifestation, die meist das Bild einer *Gingivostomatitis herpetica* (Typ I) oder *Vulvovaginitis herpetica* (Typ II) annimmt. Natürlich kann die Primärmanifestation auch an der Körperhaut entstehen, verläuft dann aber mit erheblich geringerer Intensität. Im Zuge der primären Manifestation kommt es zur Aszension der Herpesviren über die sensiblen Hautnerven zu den regionären Dorsalganglien; die Viren führen hier zu einer latenten Infektion. Dies stellt entweder den Abschluß der pathogenetischen Kette dar *(asymptomatische Keimträger),* oder aber es kommt durch Deszension, wieder entlang der Hautnerven, beliebig oft zu rezidivierenden Hautläsionen: es entsteht der *(chronisch-)rezidivierende Her-*

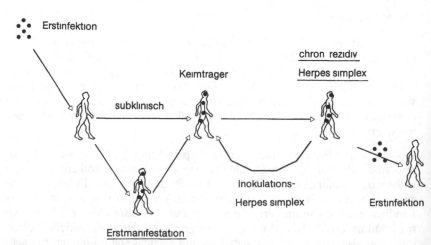

Abb. 75. Infektionskette bei Herpes simplex

pes simplex, der sich zumeist an der Stelle der Primärmanifestation findet und daher typischerweise als Herpes labialis oder Herpes genitalis in Erscheinung tritt.

Die Rezidive werden häufig durch exogene Ursachen (passagere Senkung der Abwehrlage) getriggert: Herpes menstrualis, „Fieberblasen", Triggerung durch UV-Licht („Gletscherblasen"). Solche rezidivierenden Herpesläsionen laufen manchmal heftig, in der Regel jedoch eher milde ab und beschränken sich häufig auf klinisch symptomlose Freisetzung von Herpesviren aus der Mund- oder Genitalschleimhaut (Speichel bzw. Genitalsekrete dann infektiös!); solche nahezu symptomlosen Rezidive stellen die Hauptansteckungsquelle dar. *Reinfektionen* („Inokulations-Herpes-simplex") sind jederzeit möglich, da vorhandene Antikörper keine völlige Immunität bewirken.

Klinisches Bild

● **Primäre herpetische Gingivostomatitis** (alter Name: „Stomatitis aphthosa"): Nach einer Inkubationszeit zwischen 3 und 10 Tagen auftretende, meist die gesamte Mundschleimhaut und den Pharynx umfassende, diffuse Rötung mit sehr zahlreichen, außerordentlich schmerzhaften Bläschen, begleitender Lymphadenitis und häufig hohem Fieber. Nahrungsaufnahme sehr schmerzhaft, Foetor ex ore, Sialorrhö. Nach einigen Tagen Umwandlung der Bläschen in schmierig belegte, konfluierende, ausgedehnte, oberflächliche Erosionen. Die Abheilung erfolgt spontan nach zumindest 2 Wochen. Prädilektion des Kleinkindesalters.

Differentialdiagnose. Streptokokkenpharyngitis, Plaut-Vincent-Angina, Herpangina, Stevens-Johnson-Syndrom.

Diagnose. Tzanck-Test aus Bläschengrund (Virusriesenzellen!), Negativestain-Präparat (s. unten).

● **Primäre herpetische Vulvovaginitis:** Bild wie oben transponiert auf den weiblichen Genitaltrakt. Befallen sind hier hauptsächlich junge Mädchen und Frauen; diffuse Schwellung des gesamten äußeren Genitales mit reichlich Herpesbläschen, die sich auch intravaginal, in die Urethra und Harnblase fortsetzen können. Dementsprechend die Beschwerden: Dysurie, manchmal Hämaturie, Harnretention. Hohes Fieber, regionäre Lymphadenopathie, manchmal Meningismus.

Differentialdiagnose. Kontaktdermatitis der Vulva, Lues II, Vaccinia inoculata, schwere Candidiasis.

● **Primäre herpetische Genitalinfektion beim Mann:** Wie oben, jedoch seltener und weniger intensiv.

● **(Chronisch-)rezidivierender Herpes simplex:**
Allgemeines. Die häufigste Manifestation des Herpes simplex; allerdings schwankt die Rezidivhäufigkeit außerordentlich (von nur einigen Episoden im ganzen Leben bis zu mehreren Attacken im Monat); grundsätzlich handelt es sich wahrscheinlich um einen – wenn auch oft viele Jahre andauern-

den – selbstlimitierten Zustand. Ähnlich verschiedenartig ist die Ausprägung der Symptomatik, die von einer kaum merkbaren, juckendbrennenden Sensation bis zu ausgedehnten multiplen Herden mit Systembeschwerden reichen kann.

Klinisches Bild. Im typischen Fall handelt es sich um einen bis münzgroßen, erythematösen, aus gruppierten Bläschen von wasserklarem Inhalt bestehenden Herd; im Laufe einiger Tage kommt es zur Vereiterung und dann Eintrocknung der Bläschen, Verkrustung, Rückgang der entzündlichen Veränderungen und Abheilen (bei schweren Fällen mit atrophen Narben). Die Beschwerden bestehen aus anfangs juckenden, später brennenden Schmerzen; häufig eine begleitende, manchmal ebenfalls schmerzhafte Lymphadenitis. Prädilektionsstellen: Lippen, Gesicht (Typ I), Genitale, Sakralgegend (Typ II).

Obwohl bei der Primärmanifestation die Mundschleimhaut besonders massiv befallen ist, treten chronisch-rezidivierende Herpesläsionen nur sehr selten auf dieser auf; aphthöse Veränderungen der Mundschleimhaut sind in der überwiegenden Mehrzahl der Fälle *nicht* herpetisch (sondern chronisch-rezidivierende Aphthen oder Erythema multiforme)!

Differentialdiagnose. Sämtliche herpetischen Läsionen anderer Natur, v.a. abortive Fälle von Herpes zoster. Unterscheidungsmerkmal: in einem Zosterherd sind sämtliche Bläschen gruppenweise *im gleichen Entwicklungsstadium,* bei Herpes simplex herrscht ein gemischtes Bild vor.

▶ **Merke:** Chronisch-rezidivierender Herpes simplex ist der häufigste und wichtigste Trigger des Erythema exsudativum multiforme!

● **Inokulations-Herpes-simplex** (Abb.76): Klinisch vom oben beschriebenen Bild nicht unterscheidbar; tritt bei partiell immunen Patienten nach Inokulation auf (Kontinuitätsdefekte der Haut, z.B. Biß!).

● **Eczema herpeticatum:** Massive Herpes-simplex-Superinfektion einer Neurodermitis (selten eines anderen ausgedehnten Ekzemtyps); ein hoch fieberhaftes, schweres Krankheitsbild, das meist einer Primärmanifestation der Herpes-simplex-Infektion entspricht (Reinfektionen in Form eines Eczema herpeticatum kommen vor, verlaufen aber milder). *Ursache:* Infektionsbegünstigung durch den Vorschaden der Haut, v.a. aber durch die mit Neurodermitis verbundene Abwehrschwäche gegen Infektionen. *Komplikationen:* Herpes-simplex-Enzephalitis.

Klinisches Bild. Auf der neurodermitischen, heftig entzündeten Haut finden sich multiple, disseminierte, häufig zu großen Beeten konfluierende Herpesbläschen, die nach einigen Stunden bis Tagen platzen und zu multiplen, kleinen, runden, wie ausgepunzt aussehenden Erosionen führen *(nahezu diagnostisches Bild!).* Das Eczema herpeticatum kommt nach ein- bis mehrwöchigem Verlauf spontan zur Abheilung.

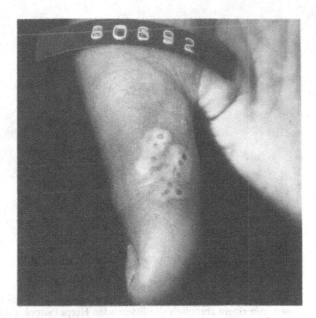

Abb. 76. Herpes simplex. Typische Erscheinung eines Inokulations-Herpes-simplex, wie er etwa bei Zahnärzten, Krankenschwestern und Ringkämpfern vorkommt (Biß in den Finger)

Differentialdiagnose. Eczema vaccinatum, Impetiginisation.

Merke: Wegen der Gefahr des Eczema herpeticatum dürfen Pflegepersonen mit floridem Herpes simplex *keine Manipulationen* an Patienten mit Neurodermitis, anderen ausgedehnten Hautveränderungen oder Immunschwäche durchführen. Dies gilt allerdings nur, solange floride Herpesläsionen vorhanden sind; im Intervall sind solche Personen *nicht* infektiös (Schwierigkeit: minimale Herpesepisoden können unbemerkt verlaufen!).

● **Generalisierter Herpes simplex der Neugeborenen:** Wegen der physiologischen Abwehrschwäche des Neugeborenen besonders bedenklich. Beim Durchtritt durch den Geburtskanal der Mutter erworben. Disseminierte, generalisierte Herpesläsionen (Bläschen oder „ausgepunzte" Erosionen), schwere Systemzeichen, schnelle Ausbreitung an die inneren Organe, insbesondere ZNS. Hohe Mortalität!

● **Herpes simplex vegetans** (Abb. 77): Eine sehr wichtige Variante des Herpes simplex von zunehmender Häufigkeit; er tritt bei *immundefizienten Patienten* auf und ist durch eine langsame, aber schrankenlose periphere Ausbreitung, tiefe eitrige, schmerzhafte Nekrosen und die Gefahr hämatogener Dissemination in innere Organe, insbesondere wieder das ZNS, gekennzeichnet. Beson-

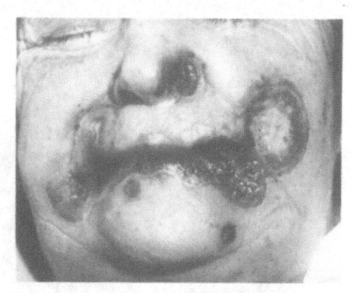

Abb. 77. Herpes simplex vegetans. Unaufhaltsam progrediente nekrotisierende Läsionen, von einem chronisch rezidivierenden Herpes simplex ausgehend. Die abgebildete Patientin befand sich in einem präterminalen Stadium einer chronisch-lymphatischen Leukämie. Fast die gesamte Mundschleimhaut war von analogen nekrotisierenden Veränderungen bedeckt

ders gefährdet sind Patienten mit *Lymphomen* (Leukämien) und Patienten unter Behandlung mit *Immunsuppressiva* (Organtransplantationpatienten, bei Autoaggressionskrankheiten). Beginnt gewöhnlich mit einer vorerst unauffälligen Episode eines chronisch-rezidivierenden Herpes simplex. Typische Lokalisation: Lippen, Gesicht. Komplikation: Herpes-simplex-Sepsis mit Befall innerer Organe *(Herpes-simplex-Enzephalitis!).*

Diagnostik. Histologisch ist ein Herpes-simplex-Bläschen durch Spongiose, ballonierende Degeneration der Epidermis und sog. Virusakantholyse gekennzeichnet; charakteristisch sind die *Virusriesenzellen* (akantholytische Epidermalzellen mit riesigen, meist mehreren Zellkernen). Virusriesenzellen können auch mit Hilfe der exfoliativen Zytologie (Tzanck-Test) im Blaseninhalt nachgewiesen werden (Schnelltest). Der Virusnachweis kann durch eine elektronenmikroskopische Schnellmethode („negative stain") aus dem Bläscheninhalt geführt werden (Kohlebedampfung: die Viren erscheinen als helle sphärische Partikel über dem elektronendichten Hintergrund; Abb. 78). Allerdings sind die Befunde von Histologie, „negative stain" und Tzanck-Test nicht spezifisch für Herpes simplex, da sich völlig analoge Veränderungen auch bei Varizellen und Herpes zoster finden. Eine Differenzierung kann durch den spezifischen Immunfluoreszenznachweis der Herpesviren am Ausstrichpräparat sowie durch Kultur und serologische Diagnostik erfolgen.

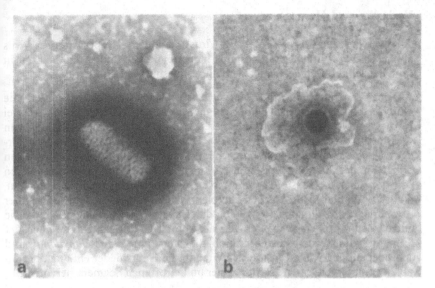

Abb. 78 a, b. Negative-stain-Diagnose virusbedingter Läsionen. **a** Paravacciniavirus aus einem Melkerknoten. **b** Herpes-simplex-Virus. Vergr. 100 000 : 1

Therapie des Herpes simplex. Primäre herpetische Infektionen werden bei mildem Verlauf mit symptomatischen Mitteln (Mundspülungen bzw. Sitzbäder, entzündungshemmende Mittel, Analgetika etc.) behandelt; Applikation von Lokalanästhetikalösungen kann indiziert sein (sind allerdings kontaktsensibilisierend). Bei schwerem Verlauf wird Acyclovir p. o. oder als Infusionsserie verabreicht (s. Therapeutische Tabellen).

Die Therapie des chronisch-rezidivierenden Herpes simplex ist, in ausgeprägten Fällen, eine Crux medici. Von großer Wichtigkeit ist die korrekte Lokaltherapie: eine schnelle Linderung und manchmal auch Abortion des Prozesses bringt das Öffnen der Bläschen und ihre *Austrocknung,* sowie Lokalapplikation von *Kortikosteroidtinkturen* (entzündungshemmender Effekt). Acyclovirsalben sind nur bei sehr frühzeitiger Applikation wirksam.

▶ **Merke:** Kortikosteroidpräparationen sind zwar bei *Herpes corneae kontraindiziert,* da sie zur Perforation der Hornhaut führen können. Bei Herpes-simplex-Läsionen der Haut wirken sie hingegen mildernd; negative Folgen wie beispielsweise lokale Ausbreitung oder hämatogene Dissemination werden *nicht* beobachtet!

Die Therapie des vegetierenden Herpes simplex galt bis vor kurzem als hoffnungslos; seit Einführung des systemischen Virustatikum Acyclovir können derartige Infektionen – wie auch die meist infauste Herpes-simplex-Enzephalitis – beherrscht werden. Hier ist allerdings oft eine längerfristige Medikation erforderlich.

223

Varizellen und Herpes zoster

Erreger. Varicella-Zoster-Virus (VZ-Virus); ein dem Herpes simplex-Virus ähnliches DNS-Virus. Es ist lediglich humanpathogen und kann auch nur in Primatenzellkulturen gezüchtet werden; es existiert nur ein Serotyp.

Allgemeines. Varizellen und Herpes zoster sind weltweit verbreitet, die Durchseuchung der meisten Populationen ist knapp 100%. Ähnlich wie bei Herpes simplex bestehen strenge gesetzmäßige Abläufe im Verhältnis von Virus und Wirtsorganismus (Abb. 79). Die *Primärinfektion* (Varizellen) verläuft als fieberhafte exanthematische Erkrankung mit Virämie; die Viren bringen in der Haut die typischen Läsionen zur Ausbildung und aszendieren von dort über die sensiblen Hautnerven zu den regionären Spinalganglien, die sie (ähnlich dem Herpes simplex) lebenslang besiedeln. Bei guter Abwehrlage des Organismus bleibt die Infektion jedoch latent. Sinkt sie unter einen gewissen Schwellenwert ab, kommt es (oft Jahrzehnte nach der Primärinfektion!) zur Virusreplikation, die zuerst eine *akute Ganglionitis* und anschließend, nach Deszension der Viren in die Haut wieder entlang der sensiblen Hautnerven, einen Herpes zoster im betroffenen Segment hervorruft.

Erstmanifestation: Varizellen

Definition. Exanthematische, vesikulöse Infektionskrankheit durch das VZ-Virus im Rahmen der *Erstinfektion*.

Allgemeines. Betrifft überwiegend Kinder unter 10 Jahren; Infektionen beim Erwachsenen verlaufen meist schwerer. Die Ansteckung erfolgt von an Varizellen oder an Zoster Erkrankten durch Tröpfchen- und Schmierinfektion. Die Kontagiosität bei Varizellen ist sehr hoch (etwa 90% der nichtimmunen Population), ist jedoch auf die kurze floride Phase (wenige Tage) beschränkt;

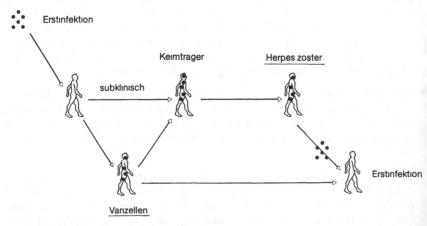

Abb. 79. Infektionskette bei Varizellen-Herpes zoster

eingetrocknete Varizelleneffloreszenen sind (im Gegensatz zu Pocken!) *nicht* infektiös. Varizellen verlaufen meist in Form von Epidemien mit typischer saisonaler Häufung im Frühsommer. Varizellen hinterlassen lebenslange Immunität gegen Varizellen (nicht gegen Zoster!).

Klinisches Bild. Die Inkubationszeit ist ca. 2 Wochen; an deren Ende treten Prodrome auf (nicht sehr hohes Fieber, Kopfschmerzen etc.), bei älteren Kindern und Erwachsenen stärker ausgeprägt! Anschließend entsteht ein sich in schnell aufeinander folgenden Schüben entwickelndes Exanthem aus regellos disseminierten, einzelnstehenden Primärläsionen; die *Primärläsion* ist ein unscharf und unregelmäßig begrenztes kleines Erythem, in dessen Zentrum ein kleines, wasserklares Bläschen sitzt (treffender Vergleich: „Tautropfen auf Rosenblatt").

▶ **Merke:** Die Varizellenprimärläsion ist das Musterbeispiel einer sog. *Haloläsion.*

Die Zahl der Läsionen schwankt zwischen 20 und vielen Hunderten („Sternenhimmel"). Prädilektionsstellen: Kopf und Rumpf, besonders charakteristisch: Kapillitium und Mundschleimhaut. Der Entwicklungsgang der Einzelläsion ist sehr schnell (sämtliche Entwicklungsstadien kommen daher nebeneinander vor); das Bläschen beginnt zentral einzusinken (und erscheint dadurch manchmal ein wenig genabelt) und trocknet schließlich zu einer Kruste ein. Abstoßung der Kruste und Abheilung (narbenlos) erfolgen zwischen 1 und 3 Wochen; in Ausnahmefällen entstehen multiple, runde, atrophe, scharf begrenzte Närbchen. Allgemeinsymptome (Fieber, Abgeschlagenheit, etc.) bestehen nur während der floriden Phase (etwa 3 Tage).

Komplikationen. Neben bakteriellen Superinfektionen (Impetiginisation, in seltenen Fällen Erysipel und Phlegmone) ist es v.a. die gefährliche *Varizellenpneumonie,* deren Häufigkeit und Intensität mit dem Lebensalter korreliert ist (etwa 10% Mortalität bei vorher gesunden Erwachsenen!). Seltener ist ZNS-Befall (Meningoenzephalitis, zerebellare Ataxie etc.).

Differentialdiagnose. Das klinische Bild der Varizellen ist kaum verwechselbar; ähnlich aussehen können bei mildem Verlauf der sog. Lichen urticatus (s. S. 110) und bei schwerem Zustandsbild die Pocken.

Zweitmanifestation: Herpes zoster

Definition. Herpes zoster ist eine durch *Reaktivation* einer latenten Infektion des Spinalganglions entstandene segmentale, vesikulöse Eruption durch das VZ-Virus.

Allgemeines. Die Inzidenz des Herpes zoster nimmt etwa linear mit dem Alter zu, wobei die frühesten Fälle schon innerhalb der ersten Lebensjahre beobachtet werden können. Herpes zoster tritt nicht epidemisch, sondern sporadisch auf. Entgegen weitverbreiteter Meinung wird Herpes zoster *nicht* durch Kontakt mit an Varizellen oder Herpes zoster Erkrankten akquiriert.

Pathogenese. Entsprechend der gegenwärtigen Anschauung kommt es nach einer abgelaufenen Varizelleninfektion zur latenten Infektion aller oder der meisten Spinalganglien durch das VZ-Virus (s. oben). Bei Absinken der Immunitätslage ist der Organismus nicht mehr in der Lage, die Virusvermehrung zu unterbinden, es resultiert eine akute Ganglionitis und Ausbreitung der Infektion auf das entsprechende Nervensegment. Dadurch kommt es wieder zur Boosterung der Immunabwehr, so daß die Reaktivierung auf ein einziges, selten auf einige wenige Segmente beschränkt bleibt. Für die Entwicklung der Reaktivierung gerade *in einem bestimmten Segment* sind die *Zahl der latenten VZ-Viren* in den Ganglien und *lokale Faktoren* (Irritation eines Segments durch arthrotische Schäden, Metastasen etc.) verantwortlich. Das Absinken der Abwehrlage ist entweder Folge der natürlichen altersbedingten Abnahme der Immunabwehr oder von Infekten und, vor allem, neoplastischen Krankheiten. Insbesondere bei *Lymphomen* ist die Häufigkeit und auch der Schweregrad von Herpes zoster sehr hoch *(klassische Korrelation!).*

Klinisches Bild (Abb. 80). Beginn mit heftigen, einseitigen, auf ein Segment beschränkten neuralgiformen Schmerzen, gelegentlich mit Fieber und milden

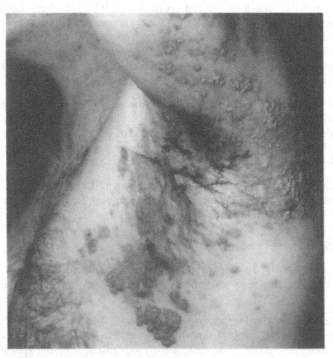

Abb. 80. Herpes zoster (Th2): gruppenweise Anordnung der Einzelläsionen, verschiedene Entwicklungsstadien der einzelnen Läsionsgruppen.

Allgemeinsymptomen. Der Schmerz wird häufig in innere Organe projiziert (Zahnweh, Gallen- und Nierenkoliken, akute Appendizitis etc.); in dieser präeruptiven Periode sind daher voreilig durchgeführte diagnostische oder therapeutische Eingriffe (Appendektomie, Zahnextraktion etc.) nicht selten. Nach einigen Tagen kommt es zum Auftreten mehrerer erythematöser entzündlicher Herde mit gruppierten klaren Bläschen im betreffenden Hautsegment; durch sukzessive Schübe ist dieses schließlich großteils oder gänzlich *gürtelförmig, streng halbseitig* befallen. An der Medianlinie kommen manchmal kleine Grenzüberschreitungen vor (überlappende Nervenversorgung). Typischerweise erscheinen die dem Spinalganglion näher gelegenen Herde (dorsal) früher (kürzerer Weg!) als die entfernteren (ventral). Die Bläschen innerhalb einer Gruppe sind gleich alt und daher monomorph; Bläschengruppen sind untereinander verschieden alt und daher von verschiedener Morphologie.

Gewöhnlich ist nur *ein* Segment befallen, in Ausnahmefällen zwei oder mehrere (dann meist benachbart). Sehr selten ist der Befall zweier voneinander entfernter Segmente *(Zoster duplex)* oder bilateraler Befall *(Zoster bilateralis)*. Prädilektionsstellen: Rumpf und Gesicht.

Entwicklungsgang der Primärefloreszenzen. Das Zosterbläschen unterscheidet sich vom Varizellenbläschen nur durch eine heftigere entzündliche Reaktion und stärkere Tendenz zur Nekrose. Im Durchschnittsfall tritt nach etwa 2 Wochen Abstoßung der Krusten und Abheilung ein. Bei komplizierteren Fällen kommt es zur Nekrose der Einzelbläschen, im Extremfall des gesamten herpetiformen Herdes *(Zoster gangraenosus)*. Die Nekrosen sind häufig hämorrhagisch *(Zoster haemorrhagicus)*.

Mitbeteiligung innerer Organe. Der Befall innerer Organe, entsprechend dem Hautsegment, ist häufig, verläuft aber meist subklinisch. Gelegentlich jedoch kommt es zu einer hämorrhagischen Zystitis, umschriebenen Entzündungen des Gastrointestinaltrakts, Ösophagitis etc. Besonders *schwerwiegende Organbeteiligung* findet sich jedoch beim *Herpes zoster im Bereiche des 1. Trigeminusastes;* hier kann es bei Befall des N.nasociliaris zur Augenbeteiligung kommen (Konjunktivitis, Keratitis, Iritis mit Sekundärglaukom etc.).

▶ **Merke:** Bei Augenbeteiligung finden sich stets auch *Hautläsionen der Nase* (diese häufig vorausgehend)!

Ähnlich schwerwiegend ist das *Ramsay-Hunt-Syndrom* (Befall des N.facialis und statoacusticus): periphere Fazialisparese, Schwindel und Hörverlust (mögliche Folge: Taubheit). Dermatologisches Zeichen des Ramsay-Hunt-Syndroms: Zosterläsionen im äußeren Gehörgang. Durch lokale Ausbreitung der VZ-Viren in das Vorderhorn kann es manchmal auch zu motorischen Ausfällen kommen (etwa 5%).

Verlauf. Unkomplizierte Fälle heilen nach 2–3 Wochen unter Zurücklassung depigmentierter, leicht atropher Narben und einer passageren Sensibilitätsstörung ab. Das Auftreten von Komplikationen ist mit dem Alter des Patienten und seiner Abwehrlage korreliert: bei alten und immundefizienten Personen ergibt sich häufig ein schwerer Verlauf, der sich einerseits in *nekrotisierenden Läsionen* und andererseits durch *Generalisation* kennzeichnet. Unter letzterer versteht man das exanthematische Auftreten von Zostereffloreszenzen (varizellenähnliches Bild). Generalisation ist der klinische Ausdruck *hämatogener Dissemination* und bedeutet die Gefahr eines sepsisähnlichen Zustandsbildes mit Befall innerer Organe, in erster Linie der Lunge *(Zosterpneumonie)* und des ZNS *(Zosterenzephalitis)*. Beide Zustände stellen ernste Komplikationen mit hoher Mortalität dar.

Eine zwar nicht gefährliche, aber äußerst quälende Komplikation ist die *postzosterische Neuralgie:* wahrscheinlich durch narbige, postinflammatorische Fibrosierung des Spinalganglions bedingt, geht sie entweder kontinuierlich aus den Zosterschmerzen hervor oder entsteht erst einige Wochen nach Abheilung der Hauterscheinungen. Es handelt sich um *attackenartige,* oft schwerste Schmerzzustände, die besonders durch Kälte und Zugluft getriggert werden können. Zosterneuralgien treten fast stets im *Trigeminusbereich* auf und sind in ihrer Inzidenz deutlich altersabhängig (Kinder leiden so gut wie nie an Zosterneuralgie, bei Individuen über 70 Jahre ist sie jedoch die Regel). Sie hält im Durchschnittsfall einige Monate an, die Attacken werden dann seltener und sistieren gewöhnlich innerhalb eines Jahres. Selten setzt sich die Zosterneuralgie unbegrenzt fort; in solchen Fällen wird gelegentlich als Verzweiflungsakt eine chirurgische Durchtrennung der Nervenbahnen durchgeführt.

Diagnostik. Wie bei Herpes simplex Tzanck-Test und Negative-stain-Präparat (beweisend). Serologische Tests sind gewöhnlich nicht erforderlich.

Therapie. Der unkomplizierte Zoster wird lediglich mit Lokalmaßnahmen behandelt (vesikulöse Phase: Puder-Watte-Verbände, krustöse Phase: indifferente Fettsalbenverbände zwecks Abkrustung). Gegen mittelgradige Zosterschmerzen werden Vitamin B, Analgetika und Antirheumatika gegeben. Ältere Personen (über 50 Jahre), die mit hoher Wahrscheinlichkeit einer Zosterneuralgie entgegengehen, werden – sofern keine interne Kontraindikation vorliegt – mit einem mittelhoch dosierten (40 mg Prednisolonäquivalent) und über etwa 1 Monat durchgeführten Kortikoidstoß behandelt; unter dieser Therapie kommt es zu einer deutlichen *Senkung der Inzidenz* der Zosterneuralgien und zu einem *milderen* und *kürzeren Verlauf. Kontraindiziert* ist eine solche Kortikosteroidtherapie jedoch in Fällen mit Zeichen schlechter Abwehr: nekrotisierender und generalisierter Herpes zoster, Lymphome. Bei schweren Verlaufsformen: Acyclovir per infusionem. Da das VZ-Virus weniger empfindlich gegen Acyclovir ist als das Herpes-simplex-Virus, ist eine *perorale* Therapie häufig *nicht* ausreichend (wirksame Blutspiegel werden nicht erreicht).

▶ **Merke:** Das Auftreten schwerer Zosterformen ist gelegentlich mit noch unentdeckten internen Neoplasien korreliert; eine Tumorsuche ist daher angezeigt.

Infektiöse Mononukleose

Erreger. Epstein-Barr-Virus, ein lymphotropes Herpesvirus.

Allgemeines. EBV-Infektionen sind weltweit verbreitet; sie umfassen ein Spektrum, das von asymptomatischer Infektion (im Kindesalter die Regel) bis zu schwersten, potentiell tödlichen Zustandsbildern (Milzruptur, Enzephalitis etc.) reicht. Unter **infektiöser Mononukleose** versteht man das klinische Krankheitsbild der Erstinfektion, meist bei jungen Erwachsenen (bei diesen verläuft die Infektion schwerer und viel seltener subklinisch). Die Übertragung des (nicht sehr kontagiösen) EBV erfolgt zumeist durch den virushaltigen Speichel (Küssen). Auch Übertragung durch Bluttransfusionen wurde beschrieben. Nach durchgemachter Infektion wird der Erkrankte Virusträger und durch periodisches Virusshedding mit dem Speichel zur Infektionsquelle.

▶ **Merke:** Zusätzlich zu den genannten Krankheitsbildern ist das EBV auch mit dem hochmalignen Burkitt-Lymphom assoziiert.

Klinisches Bild. Nach einer Inkubationszeit von 30 bis 50 Tagen (bei Kindern kürzer) und Prodromi (Kopfweh, Krankheitsgefühl) Krankheitsbeginn mit Fieber (bis 39 Grad) und akuter Pharyngotonsillitis, Uvulaödem und Petechien am Gaumen. Allmählich entwickelt sich innerhalb der ersten Wochen eine vorerst zervikale Lymphknotenvergrößerung (groß, weich, nicht verbakken, schmerzhaft), die bald die übrigen Lymphknotenstationen des Kopf-Hals-Gebietes erfaßt und schließlich generalisiert. Akute Erscheinungen und Lymphknotenschwellung sind im Regelfall nach 2–3 Wochen abgeklungen, können in manchen Fällen jedoch erheblich länger persistieren und durch *Komplikationen* verschärft werden. Diese sind vorwiegend neurologischer (Meningoenzephalitis, Myelitis, Neuritis, akutes zerebellares Syndrom, akuter psychotischer Reaktionstyp, Guillain-Barré-Syndrom) oder hämatologischer Natur (hämolytische Anämie, Thrombozytopenie). Häufiges Begleitsymptom ist Splenomegalie (50%, Cave: Milzruptur!), eher selten (10%) Hepatomegalie. *Hautsymptomatik:* In etwa 10% der Fälle tritt am Stamm ein eher uncharakteristisches rubeolenähnliches Exanthem auf, das bei besonders schwerem Verlauf hämorrhagisch oder vesikulös sein kann. Charakteristisches Zeichen: Supraorbitales Ödem.

Labor. Absolute Lymphozytose und Monozytose mit atypischen Lymphozyten, Transaminasenerhöhung (oft wochenlang nachhinkend), sogenannter heterophiler Antikörper (Agglutinine gegen Schaferythrozyten – ein noch immer wertvoller Suchtest), spezifische serologische Tests.

Differentialdiagnose. Pharyngotonsillitis: Streptokokkenangina, Diphtherie, Plaut-Vincent'sche Angina, andere virale Anginen. Exantheme: Rubeolen (Unterschied: hier auch Gesicht befallen) und andere Virusexantheme. Lymphadenopathie: Zytomegalie-Virusinfektion, Toxoplasmose. Laborwerte: Hepatitis-B, akute Leukämie.

Therapie. Konservativ; Acyclovir nur schwach wirksam.

▶ **Merke:** Verabreichung von Ampicillin im Rahmen einer klinischen oder subklinischen EBV-Infektion führt fast stets zur Ausbildung eines Ampicillin-Exanthems.

AIDS (Acquired Immunodeficiency Syndrome)
(H. Kofler, G. Schuler, P. Fritsch)

Definitionen
AIDS. Eine – bei Ausbruch des Vollbilds – tödlich verlaufende Infektion mit dem Retrovirus HIV (human immunosuppressive virus), die durch Geschlechtsverkehr und Blut-Blutkontakt übertragen wird und eine sehr lange Latenzzeit hat. AIDS ist durch ein breites Spektrum klinischer Symptome gekennzeichnet, die entweder direkte Infektionsfolgen sind oder auf die Ausschaltung wesentlicher Teile des Immunsystems beruhen (opportunistische Infektionen, maligne Tumoren).

Retroviren. RNS-Viren, die ihre genetische Information in der Wirtszelle mittels eines spezifischen viralen Enzyms – der reversen Transkriptase – in doppelsträngige DNS umschreiben können.

Opportunistische Erreger. Solche, die nur bei Immunschwäche zur Erkrankung führen.

Allgemeines. AIDS ist eine „neue" Krankheit, die derzeit nicht kausal behandelbar ist und nicht nur die medizinische Wissenschaft, sondern auch die Gesellschaft und das Gesundheitssystem mit schwierigsten Problemen konfrontiert. Deren hauptsächliche sind: die Kollision zweier hoher Rechtsgüter (Recht der Allgemeinheit auf Schutz vor Infektion und das des Individuums auf Schutz seiner Intimsphäre), die Verknüpfung von AIDS mit der Sexualsphäre (insbesondere der Homosexualität), der Drogensucht und auch der Kriminalität; schließlich die ungeheuren Kosten adäquater Diagnostik, Therapie und Pflege der Betroffenen sowie der Information der Öffentlichkeit.
Wesentliche biologische Eigenschaften der HIV-Infektion sind: der *lebenslange* Verbleib des Virus im Wirtsgenom; die dadurch zumindest theoretisch gegebene *lebenslange* Infektiosität. Die sehr lange *„Inkubationszeit"* (bis zu vielen Jahren). Der *jederzeit mögliche Ausbruch* von AIDS durch Aktivierung des Immunsystems – die geschätzte langfristige Wahrscheinlichkeit hiervon liegt zwischen 50 und 100%. Die Häufigkeit *neurologisch-psychiatrischer* Symptomatik, die sehr häufig zu hoher Morbidität und erschwerter Infektionsprophylaxe führt. Schließlich der außerordentliche *Polymorphismus* des Virus, der die Aussichten auf eine Vakzine trübt.

Historisches. AIDS nahm nach einer gängigen Theorie in Zentralafrika seinen Ausgang und breitete sich über Haiti und die USA zu einer Pandemie aus. HIV entstand vermutlich durch Mutation eines tierischen Retrovirus (Visna-Virus? STLV-III-Virus? Ursprung: „grüne Meerkatze"? Abb. 81 a). Die Infektion breitete sich wahrscheinlich durch Jahre unbemerkt aus, bis 1981 in den USA aufgrund gruppenweise gehäufter Krankheitsfälle AIDS als neue Krankheitseinheit definiert wurde. Entsprechend den Infektionswegen des HIV erfaßte die Pandemie zuerst die Homosexuellen (unter denen die Zahl der Personen mit zahlreichen Sexualpartnern höher ist als bei Heterosexuellen), die Prostituierten (gilt hauptsächlich für Entwicklungsländer), die Drogensüchtigen und die Hämophilen, beginnt aber zunehmend auf die Gesamtbevölkerung überzugreifen.

Der bevorzugte Tropismus des noch unbekannten Erregers für immunkompetente Zellen, deren Infektion zur Zerstörung des Immunsystems führt, lenkte den Verdacht auf eine seit Anfang dieses Jahrhunderts bekannte Virusfamilie: die Retroviren. 1983/84 gelang es zwei Arbeitsgruppen (Montagnier, Pasteur-Institut, und Gallo, NIH) aus dem Blut AIDS-kranker Patienten ein neues Retrovirus zu züchten, das sie LAV bzw. HTLV-III nannten. Hierauf ergaben sich in schneller Folge wesentliche Fortschritte: Einrichtung serologischer Nachweismethoden, Sequenzierung des Virusgenoms und Erprobung erster antiviraler Substanzen.

Erreger. Das Genom von HIV (Abb. 81 b) ist ca. 9 Kilobasen lang und besitzt Gene für Hüllproteine (env), gruppenspezifische Antigene (gag), reverse Transkriptase (pol) sowie mehrere kleinere Genabschnitte für „transaktivierende" Mechanismen (Regulation der Transkription und Translation: tat, art). RNS und reverse Transkriptase sind von core-Proteinen ummantelt. Aus der *Virushülle* (Envelope) ragen „Spikes" (Hüllproteine, gp 120), die an bestimmte Oberflächenrezeptoren (T4) von Zielzellen binden und die Internalisierung des Virus auslösen (Abb. 81 c). Im Zellinneren verliert HIV Hülle und Kernproteine, die Virus-RNS wird mit der reversen Transkriptase in DNS umgeschrieben und diese zum Teil in das Genom der Wirtszelle integriert; das Virus kann hier als Provirus unbegrenzte Zeit verbleiben, bis die Aktivierung der infizierten Zelle zur Transkription von integrierter HIV-DNS und Produktion neuer, infektionsfähiger Viren führt.

HIV ist *nicht sehr kontagiös* (viel weniger als etwa das auf ähnlichem Weg übertragene Hepatitis-B-Virus), ist außerhalb des Körpers nur begrenzt lebensfähig (unter optimalen Bedingungen Tage) und wird leicht durch die gängigen Antiseptika abgetötet.

In letzter Zeit wurden in Westafrika, Amerika und Europa weitere, dem HIV verwandte Retroviren (HIV-2) nachgewiesen, deren Bedeutung derzeit noch nicht abschätzbar ist.

Pathogenese. HIV infiziert und zerstört Zielzellen über Bindung an den T4-Rezeptor, der von T4-Helfer/Inducer-Lymphozyten, Makrophagen, manchen Antigen-präsentierenden Zellen (Langerhans-Zellen), Gliazellen und B-Zellen exprimiert wird. Der *primäre Schaden* der HIV-Infektion betrifft den zellulären Schenkel des Immunsystems: Zirkulierende T-Helfer/Lymphozyten werden langsam depletiert (Lymphopenie). Dieser Schaden zieht

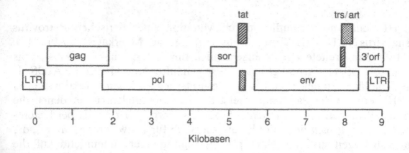

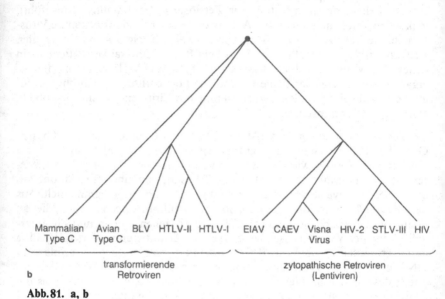

Abb. 81. a, b

weitere Folgen durch Störung der Interaktion der Immunzellen nach sich: T-Helfer-Zellen kooperieren mit Makrophagen durch Freisetzung stimulierender Lymphokine (z. B. Gamma-Interferon). Eine Störung dieser Funktion ruft die häufig früh eintretende Anergie im Hauttest auf „Recall"-Antigene hervor. Analoge Gründe hat die Verminderung der Aktivität der Natural-killer-Zellen (Aufgabe: Tumorabwehr und Zerstörung virusinfizierter Zellen). B-Lymphozyten finden sich in normaler Zahl, doch ist ihre Funktion gestört (polyklonale Stimulierung der Antikörperproduktion mit Gamma-Globulin-Erhöhung im Serum – vor allem IgG und IgA). Makrophagen können auch *direkt* infiziert werden; hieraus resultiert eine Reduktion ihrer Fähigkeit zur Phagozytose, Chemotaxis und Tötung intrazellulärer Erreger – z. B. Pneumo-

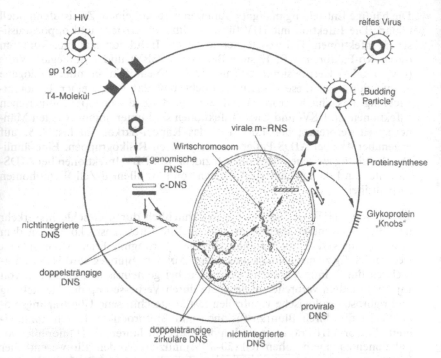

Abb. 81 c HIV-Genom *(siehe Text).* LTR: Long terminal repeats. **b** Evolutionsschema der Retroviren. BLV: Bovine leukemia virus; HTLV-I, II: Human T-cell leukemia virus I, II; EIAV: Equine infectious anemia virus; CAEV: Caprine arthritis encephalitis virus. **c** Replikationszyklus des HIV *(siehe Text)* (Aus Ho 1987)

cystis carinii, Toxoplasma. Infizierte Makrophagen und Monozyten können auch als Erregerreservoir wirken und die Infektion weiterverbreiten (ZNS). In vitro ist die Antwort sowohl auf T-Zell-abhängige (z. B. Pokeweed-Mitogen), als auch -unabhängige (z. B. Staphylokokkus aureus) Mitogene, in vivo auf Neoantigene deutlich vermindert.

Das Absinken der Immunlage geht vorerst subklinisch und meist sehr langsam vor sich, wobei akzidentelle Infektionen oder andere Belastungen des Immunsystems eine wesentliche Rolle spielen. Da die Virusreplikation in vitro durch Antigen-(Mitogen-)Zugabe stimuliert werden kann, vermutet man, daß eine Aktivierung der Zielzellen in vivo ähnliche Auswirkungen hat. Schließlich wird die Immunschwäche in Form opportunistischer Infektionen oder maligner Tumoren manifest. Von diesem Zeitpunkt an tritt gewöhnlich ein immer schneller ablaufender Circulus vitiosus auf (Infektion→Schwächung und gleichzeitig Aktivierung des Immunsystems→beschleunigte HIV-Replikation→weiteres Absinken der Immunlage→neuerliche Infektionen), der schließlich mit dem Tod endet.

Die häufige Entstehung maligner Tumoren wird mit einem Zweistufenmodell erklärt: Die Infektion mit HIV führt zur Immundefizienz und opportunistischen Infektionen. Der zweite Schritt ist die Induktion maligner Tumoren durch Ko-Faktoren, z. B. Epstein-Barr-Virus (EBV) und Zytomegalie-Virus (CMV) oder Herpes-simplex-Virus (HSV) (Neuinfektion oder endogene Reinfektion). Für diese Erklärung spricht, daß das Risiko einer Tumorentwicklung tatsächlich proportional zur Inzidenz dieser opportunistischen Infektionen ist. HSV- und CMV-Infektionen sind unter homosexuellen Männern weit verbreitet; bei ihnen tritt das Kaposi-Sarkom in fast 40% auf gegenüber 4% bei AIDS-Patienten aus anderen Risikogruppen. Eine ähnliche Beziehung zwischen der hohen Inzidenz von EBV-Infektionen bei AIDS-Patienten und dem gehäuften Auftreten von (vor allem B-Zell-)Lymphomen ist plausibel.

Übertragung. HIV wird so gut wie ausschließlich durch Geschlechtsverkehr und Blut-Blutkontakt übertragen. Das höchste Infektionsrisiko kommt dem passiven Analverkehr zu (traumatisch); die Übertragung Frau→Mann scheint weniger häufig zu erfolgen als umgekehrt. Auf dem Blutweg wird HIV hauptsächlich durch intravenöse Drogenzufuhr bei gemeinsamem Gebrauch von Injektionsnadeln verbreitet. Eine heute durch Verbesserung der Herstellung und rigorose serologische Kontrollen fast ausgeschlossene Übertragungsmodalität ist die durch Bluttransfusionen und Blutprodukte. Durch kontaminierte Faktor-VIII-Präparate sind in den früheren Jahren die Hämophilenpopulationen zu einem hohen Teil (50–70%) infiziert worden. Ein wesentlicher Übertragungsweg ist ferner die diaplazentare (bzw. perinatale) Infektion von Kindern infizierter Mütter.

▶ **Merke:** Übertragung durch Haut-Hautkontakt ist praktisch unmöglich. Auch Hautkontakt mit Tränenflüssigkeit und Speichel HIV-Infizierter ist wegen der geringen Menge enthaltener Viren ungefährlich. Selbst Stichverletzungen mit kontaminierten Nadeln etc. sind kein wesentlicher Infektionsweg (bislang sind nur einzelne derartige Fälle bekannt). Personen, die HIV-Infizierte betreuen (Haushaltskontakte, medizinisches Personal) haben also bei Beachtung der üblichen Vorsichtsmaßregeln ein sehr geringes Infektionsrisiko.

Epidemiologie. Die HIV-Infektion ist derzeit im wesentlichen noch auf bestimmte „Risikogruppen" beschränkt: homo- oder bisexuelle Männer (mit ca. 70% der größte Teil der Infizierten), gefolgt von intravenös Drogenabhängigen (17%). Das Geschlechtsverhältnis beträgt ca. 18:1 Männer zu Frauen (in Afrika annähernd 1:1; Infektion durch heterosexuellen Verkehr). Die Zahl der infizierten heterosexuellen Personen ist derzeit 2–4%. In den USA ist ein Großteil der Geschlechtspartner infizierter Heterosexueller intravenös drogenabhängig.

Prävention. Mangels einer verfügbaren wirksamen Therapie zielen alle Bemühungen darauf ab, die Gruppe der Infizierten möglichst klein zu halten. Hauptinstrument der Prävention ist die Aufklärung, die die Idee des „safer sex" durchsetzen soll (Verwendung von Kondomen, Vermeidung von Kontakt mit dem infektiösen Sperma etc.). Wie wirksam diese Maßnahmen sind, wird erst die Zukunft erweisen.

Mitte 1987 sind in den Vereinigten Staaten mehr als 38000 AIDS-Kranke bekannt, in Europa mehr als 4000, und eine nicht genau bekannte (aber sehr große) Zahl in Afrika. Die Zahl der asymptomatisch Infizierten wird um zwei Zehnerpotenzen höher angesetzt. Die Zunahme ist fast exponentiell, die Verdoppelungszeit liegt derzeit bei 12 Monaten. Ca. 15–38% der Infizierten erkranken innerhalb von drei Jahren an AIDS, mindestens weitere 25% an milderen Krankheitserscheinungen (LAS, ARC). Möglicherweise werden diese Prozentsätze bei längerer Beobachtungszeit nach oben korrigiert werden müssen. Bei gleich schneller weiterer Ausbreitung rechnet man 1990 in Amerika mit fast 1 Million AIDS-Patienten (inklusive der Verstorbenen) und 5–10 Millionen Infizierten. In den europäischen Ländern muß mit einer zeitlich verschobenen, aber ähnlichen Entwicklung gerechnet werden. Die AIDS-Epidemie hat für die betroffenen Länder (inzwischen fast alle Staaten) weitreichende medizinische, soziale und ökonomische Konsequenzen. Vor allem arme afrikanische Länder mit einer hohen Zahl von Infizierten stehen vor fast unlösbaren Problemen.

Klinisches Bild. Das klinische Spektrum HIV-bedingter Krankheitsbilder ist fachüberschreitend und mannigfaltig. Im folgenden werden nur die wichtigsten und häufigsten davon dargestellt.

Bei einem Teil der Patienten entsteht 2–6 Wochen nach der HIV-Infektion ein initiales **Mononukleose-ähnliches Frühsyndrom** mit Fieber, konstitutionellen Symptomen, Lymphadenopathie und einem uncharakteristischen makulösen Exanthem. Nach Abklingen geht der Patient in eine oft jahrelange Latenzzeit über. Für die darauf folgenden Krankheitsstadien ist auch heute noch die klassische Einteilung (entsprechend den Definitionen des Center of Disease Control, Atlanta, USA) gültig:

1. Asymptomatische HIV-Infektion: HIV-Antikörper nachweisbar, subjektive und objektive Symptomlosigkeit.

2. Lymphadenopathie-Syndrom (LAS): Vergrößerung von Lymphknoten mindestens zweier extrainguinaler Lymphknotenstationen über mehr als drei Monate (ohne anderweitige erkennbare Ursache wie Toxoplasmose, Lymphom etc.).

3. AIDS related complex (ARC): Vorhandensein von mindestens zwei der folgenden *subjektiven* Beschwerden: Gewichtsverlust (mehr als 10% des Körpergewichts), Nachtschweiß, Inappetenz, Diarrhoe, Leistungsabfall **und** mindestens zwei pathologischen *Laborbefunden:* Lymphopenie, Thrombopenie, Gamma-Globulin-Erhöhung, Hyp- oder Anergie im Hauttest, verminderte Zahl zirkulierender T-Helfer/Inducer-Zellen, verminderte T-Helfer/T-Suppressor-Zell-Ratio, und/oder das Auftreten milder opportunistischer Infektionen (z.B. Candidabesiedelung der Mundhöhle).

4. *AIDS:* Erworbenes Immunmangelsyndrom (*ohne* andere faßbare Ursache als die HIV-Infektion). Dieses Vollbild der Krankheit ist wieder durch Symptome direkter Viruseinwirkung, zusätzlich aber durch Auftreten schwerer opportunistischer Infektionen und/oder maligner Tumore gekennzeichnet.

Direkte Viruswirkung: Bei ca. 60% stellen sich *neurologisch-psychiatrische Veränderungen* ein, zu deren schwerwiegendsten die Entwicklung einer Demenz zählt („AIDS-Enzephalopathie"). Hinzu kommen *hämatologische* (Autoimmunthrombozytopenie), *renale* (Proteinurie, fokale und segmentale Glomerulosklerose, akutes Nierenversagen), *gastrointestinale* (Diarrhoen), und *pulmonale* (lymphozytäre interstitielle Pneumonie) Erkrankungen.

Opportunistische Infektionen (Tabelle 12): Etwa 60% der AIDS-Patienten erkranken an einer interstitiellen Pneumonie durch *Pneumocystis carinii* (häu-

Tabelle 12. Infektionen bei HIV-Infektion

Viren	Papillomviren	Viruspapillome. Orale „hairy" Leukoplakie
	Herpes simplex	schwere, rezidivierende Hautinfektion
	Herpes zoster	segmentale oder generalisierte Hautinfektion
	Zytomegalievirus	interstitielle Pneumonie, Chorioretinitis, disseminierte Infektion
	Epstein-Barr Virus	Mononukleose, orale „hairy" Leukoplakie, Burkitt-Lymphom
	Papova Virus	multifokale Leukenzephalopathie
Protozoen	Pneumocystis carinii	Pneumonie
	Toxoplasma gondii	Enzephalitis, Hirnabszesse
	Cryptosporidium Isospora belli	Enteritis
Mykobakterien	Mycobakterium avium intrazellulare Mycobakterium tuberkulosis	Disseminierte Infektion
Bakterien	Streptokokkus pneum.	Pneumonie, disseminierte Infektion
	Hämophilus influenzae Typ B	Pneumonie, disseminierte Infektion
	Salmonella Shigella	Gastroenteritis, dissem. Infektion
	Legionella	Pneumonie
	Nocardia	Pneumonie
Pilze	Candida	Mundsoor, Ösophagitis, disseminierte Infektion
	Cryptococcus neo-formans	Meningoenzephalitis, dissem. Infektion
	Histoplasma caps.	Disseminierte Infektion
	Aspergillus	Lungenabszesse, dissem. Infektion

figste Todesursache). Am zweithäufigsten sind disseminierte *Zytomegalievirusinfektionen* mit Veränderungen an mehreren Organen (interstitielle Pneumonie, Colitis, Chorioretinitis – Gefahr der Erblindung). *Kryptosporidiose* oder Infektionen mit *Isospora belli* führen zu schwersten Diarrhoen. Im Gehirn kann es zur Ausbildung von Abszessen durch *Toxoplasmose gondii,* wie auch einer Meningoenzephalitis durch *Cryptococcus neoformans* kommen. An der Haut werden schwere, chronisch ulzerierende Verlaufsformen von *Herpes simplex* und *Herpes zoster* beobachtet. Immer häufiger werden ferner *Tuberkulose* und disseminierte Infektionen mit *atypischen Mykobakterien* (z. B. Mycobacterium avium-intrazellulare) mit Befall von Knochenmark, Lungen und Gastrointestinaltrakt diagnostiziert. AIDS-Patienten sind nicht nur einem hohen Risiko opportunistischer, sondern auch „normaler" Infektionen ausgesetzt (Pneumonien durch Haemophilus influenzae und Staphylokokken, Salmonellen- und Shigellen-Sepsis).

Maligne Tumoren: Bei etwa 30% aller AIDS-Patienten treten *Kaposi-Sarkome* auf, bei einem Teil gekoppelt mit opportunistischen Infektionen. Im

Tabelle 13. Häufige dermatologische „Leitsymptome" bei HIV-Infektion

	Erreger	
Candidastomatitis	Candida albicans	weißliche, wegwischbare Beläge, seltener fleckiges Enanthem im Bereich der Mundschleimhaut, sehr häufig und früh beobachtbar; rezidiviert häufig
„Seborrhoische" Dermatitis	Pityrosporum ovale?	zentrofazial mit Betonung der Nasolabialfalte, häufiges, frühes Zeichen der HIV-Infektion
Orale „hairy" Leukoplakie	Epstein Barr Virus? Papillomviren?	charakteristische, weißliche Hyperkeratose an den seitlichen Rändern der Zunge
Herpes simplex	H. simplex Virus	oft ausgedehnte, ulzerierende Läsionen mit protrahiertem Verlauf
Herpes zoster	H. zoster Virus	segmental oder disseminiert
Mollusca contagiosa	Pox. Virus	an Prädilektionsstellen, aber auch Gesicht, Stamm eruptives Auftreten zahlreicher typischer Läsionen
Kaposisarkom	Zytomegalievirus als Kofaktor wird diskutiert	Beginn mit unscheinbaren, lividen Maculae und Knötchen; frühzeitig multizentrisch, im Gegensatz zum „klassischen" Kaposisarkom rasche systemische Ausbreitung. Prädilektionsstellen: MSH, retroaurikulär, Gesicht, Stamm, Genitale

Gegensatz zum „klassischen" ist das „epidemische" Kaposi-Sarkom bei AIDS-Patienten ein aggressiv wachsender Tumor mit frühzeitigem Befall von Schleimhäuten und inneren Organen. Überdurchschnittlich häufig kommt es auch zum Auftreten *hochmaligner Lymphome,* vor allem B-Zell-Lymphome mit raschem extranodalen Befall.

▶ **Merke:** Hautsymptome sind bei AIDS häufig und von besonderer diagnostischer Bedeutung (Tabelle 13).

Serodiagnostik. HIV führt bei der überwiegenden Zahl der Infizierten zur Antikörperbildung, die in verschiedenen Testsystemen nachgewiesen werden kann. Als *Suchtest* wird der empfindliche *Enzymimmunoassay (ELISA)* eingesetzt. Prinzip: Mit Virusantigen beschichtete Mikrotiterplatten werden mit Serum inkubiert. In diesem enthaltene spezifische Antikörper binden sich an die Antigene; in einem zweiten Schritt wird mit einem enzymmarkierten Antihuman-Globulin inkubiert und das Ausmaß von dessen Bindung in einem letzten Schritt durch eine Enzym-mediierte Farbreaktion gemessen. Kürzlich entwickelte „Rekombinanten-ELISA's" zeichnen sich durch eine höhere Spezifität aus, da genau definierte Antigene verwendet werden. Diese Tests zeigen in weniger als 1% falsch positive und in weniger als 3% falsch negative Resultate.

Ein im ELISA erhobenes positives Testergebnis *muß* in einem zweiten Testverfahren *bestätigt* werden: In der Regel geschieht das mit Hilfe der *Western-blot-Technik,* bei der Virusantigene (bzw. rekombinante Virusantigene) auf Nitrozelluloseazetatfolien aufgebracht und im elektrischen Feld nach dem Molekulargewicht aufgetrennt werden. Die Antikörperbindung wird wieder mit enzymmarkierten Antihuman-Antikörpern nachgewiesen. Der Western-blot erlaubt Aussagen darüber, gegen welche Virusantigene die Antikörper gerichtet sind (typische Banden liegen bei 24Kd, 41Kd, 55Kd, 64Kd und 120Kd). Ein weiterer Bestätigungsnachweis ist die *Immunfluoreszenz* (Nachweis von an HIV-infizierten Lymphozyten gebundenen spezifischen Antikörpern mit FITC-markierten Antihumankonjugaten). In letzter Zeit wurden *Enzymimmunoassays für Virusantigene* entwickelt, die zur Überbrückung der Zeitspanne zwischen Infektion und Serokonversion dienen sollten; HIV-Antikörper sind meist erst etwa 8–12 Wochen nach Infektion nachweisbar, Virusantigene jedoch schon früher. Ferner hat die Entwicklung geeigneter Methoden den *kulturellen* Nachweis von HIV aus verschiedensten Körperflüssigkeiten möglich gemacht. Nach ca. zweiwöchiger Kokultur sind die als Zielzellen verwendeten Lymphozyten (z.B. die Interleukin2-abhängige H9-Zellinie) infiziert und replizieren neue HIV. Der Nachweis erfolgt durch Messung der reversen Transkriptase oder mittels radioaktiv markierter DNA-Sonden, die mit passenden Nukleinsäuresequenzen des RNA-Virusgenoms hybridisieren. Der Virusnachweis ist aufgrund des hohen labortechnischen Aufwandes bestimmten Fragestellungen vorbehalten.

Therapie. Geeignete *Chemotherapie der mit AIDS assoziierten Infektionen und malignen Tumoren* ist zwar notwendig, nimmt aber keinen Einfluß auf den zugrundeliegenden immunologischen Defekt; der Patient bleibt gegen Rezidive der Infektionen und weitere Tumorentwicklung wehrlos. Therapeutische Überlegungen mit dem Ziel, den Immundefekt selbst zu beeinflussen, haben mehrere *Angriffspunkte:*

- *Immunomodulation:* Interleukin-2 – ein von aktivierten T-Helfer/Inducer-Lymphozyten freigesetztes Lymphokin – spielt über Aktivierung des Effektorschenkels der Immunantwort (Natural killer-Zellen, zytotoxische T-Zellen) eine zentrale Rolle. Bei AIDS-Patienten ist die Produktion von Interleukin-2 defizient (T4-Lymphozyten sind verringert und funktionell defekt), folglich ist auch die Aktivität des Effektorschenkels reduziert. In vitro kann dieser Defekt durch Zugabe von Interleukin-2 teilweise aufgehoben werden, die klinische Verabreichung an AIDS-Patienten war jedoch enttäuschend. Das Risiko dieser Behandlung besteht darin, daß Interleukin-2 wieder Lymphozyten aktiviert und für eine Infektion durch HIV daher empfänglicher macht. Möglicherweise sinnvoller ist die *Kombination von Interleukin-2 mit replikationshemmenden Substanzen.* Eine andere immunmodulatorische Substanz, rekombinantes Alpha-Interferon, wird bei der Behandlung des Kaposi-Sarkoms mit teilweisem Erfolg eingesetzt (Remissionsraten zwischen 30 und 40%). Eine Verbesserung immunologischer Parameter wurde bisher allerdings nicht beobachtet.

- *Hemmung der Virusreplikation:* Die Wirksamkeit einiger *Hemmer der reversen Transkriptase* (Suramin, HPA 23, Phosphonoformat) wurde zwar in klinischen Studien gezeigt, doch erwiesen sich diese Substanzen durch starke Nebenwirkungen als nicht brauchbar. *Ribavirin* interferiert mit neugebildeter viraler Messenger RNS und bewirkt, daß sie nicht vor zelleigenen Enzymen geschützt wird. Das bislang aussichtsreichste Präparat, *Azidothymidin,* ist ein Analog der Base Thymidin. Wird diese Base eingebaut, kann die Nukleinsäurekette nicht mehr verlängert werden, die HIV-Replikation wird unterbrochen. Klinische Studien haben eine ermutigende Wirksamkeit von Azidothymidin, aber auch schwere Nebenwirkungen aufgezeigt. Die Langzeittoxizität dieser Substanz ist derzeit noch Gegenstand von Untersuchungen. Ein Therapieversuch an einer nur kleinen Patientengruppe mit *synthetisch hergestellten, doppelsträngigen RNS-Molekülen* zeigte gutes Ansprechen und eine geringe Nebenwirkungsrate. Diese künstlichen RNS-Moleküle wirken über die Stimulierung von Gamma-Interferon in den befallenen Zielzellen und aktivieren körpereigene, RNS-(retrovirale RNS)-abbauende Enzyme.

Klinische Bedeutung können antivirale Substanzen nur dann erlangen, wenn sie die Virusreplikationen auch in latent infizierten Zellen („Reservoirs") unterbinden, also imstande sind, durch die Blut-Hirnschranke zu penetrieren. Eine weitere Problematik ist, daß diese Substanzen zur Unterbindung der Infektion weiterer Zellen über lange Zeit, wahrscheinlich lebenslang, gegeben werden müßten. Die Entwicklung oral applizierbarer antiviraler Medikamente ohne oder mit geringer Langzeittoxizität ist daher erforderlich.

- *Impfstoffe:* Die Herstellung wirft vielfältige, derzeit ungelöste Probleme auf. Die größte Schwierigkeit liegt im ausgeprägten Polymorphismus der Hüllproteine (gp41, gp120). Die Impfstoffentwicklung basiert auf folgender Überlegung: HIV infizierte Zellen tragen schon vor der Viruspropagation Virusantigen (Hüllproteine) an ihrer Zelloberfläche. Diese Antigenmarkierten Zellen sind Ziel einer möglichen, durch Impfung induzierten, Immunantwort; ihre Zerstörung verhindert die weitere Virusvermehrung. Freie Viruspartikel können gleichzeitig durch *neutralisierende* Antikörper inaktiviert werden. Klarerweise kann jedoch ein Impfstoff zwar gegen einen Subtyp wirksam, gegen einen anderen jedoch (Polymorphismus!) unwirksam sein.

Pilzkrankheiten (Mykosen)

Allgemeines. Man unterscheidet *Systemmykosen* (selten, vorwiegend in den Tropen; meist gefährliche Systemkrankheiten) und *Hautmykosen* (sehr häufig, meistens harmlos). In unseren Breiten kommen Systemmykosen, abgesehen von der seltenen systemischen Candidamykose, kaum vor. Die Hautmykosen lassen sich in *Dermatomykosen* (Erreger: Dermatophyten), *Candidamykosen* (Erreger: Sproßpilze) und *Schimmelpilzmykosen* einteilen. Ein nahezu *saprophytärer* Pilzbewuchs ist schließlich die *Pityriasis versicolor.*

Hautmykosen

Pityriasis versicolor

Erreger. Pityrosporum ovale, ein lipophiler Hefepilz (Kultur auf ölbeschichtetem Agar!). Er wird als „dimorpher" Pilz bezeichnet: in seiner (saprophytären) Sproßform ist er Teil der normalen (residenten) Keimflora der Haut (Prädilektionsstellen: seborrhoische Areale), in seiner (parasitären) Myzelform ist er Erreger der Pityriasis versicolor.

Allgemeines. Häufige, weltweit verbreitete Dermatose, die durch auf der Hornschicht aufliegende Rasen des Erregers hervorgerufen wird. Betroffen sind hauptsächlich jüngere Erwachsene. Fördernder Faktor: heißes, feuchtes Klima. Trotz ihrer infektiösen Natur ist die Pityriasis versicolor *nicht ansteckend* (da an eine besondere Disposition gebunden; Zusammensetzung des Hauttalgs?), jedoch enorm rezidivfreudig (Wiederbesiedelung der Haut vom Kapillitium und dem äußeren Gehörgang).

Klinisches Bild (Abb. 82). Vorwiegend im Nacken und oberen Rumpfbereich finden sich multiple, runde, scharf abgegrenzte, zart kleieartig schuppende, hell- bis dunkelbraune Flecke mit Tendenz zu großflächiger Konfluenz, die meistens im Nackenbereich vollzogen ist (diffuse homogene bräunliche Verfärbung). Solche Areale sehen, wenn die Randpartien nicht beachtet werden, wie dunkle, normale Haut aus *(keine entzündliche Reaktion, Architektur der Haut normal, keine subjektiven Beschwerden).*

Sonderformen. Gelegentlich besteht eine leichte entzündliche Rötung der Läsionen; in anderen Fällen sind die Pilzrasen in und um die Haarfollikel

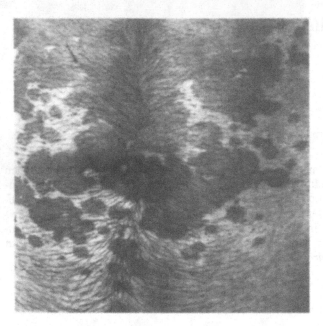

Abb. 82. Pityriasis versicolor: klecksartige braune Einzelläsionen, nach kranial konfluierend. Außer dem Farbton und der kaum wahrnehmbaren pityriasiformen Schuppung ist die läsionale Haut völlig normal. Beachte die follikuläre Lokalisation der kleinen Satellitenherde (aus diesen wachsen die Pityrosporen konzentrisch aus)

lokalisiert *(follikuläre Pityriasis versicolor)*. Extremvariante: *Pityrosporumfollikulitis* (Hauptlokalisation am Nacken).

Ein dramatischer Charakterwandel der Pityriasis versicolor ergibt sich im Anschluß an intensive Sonnenbestrahlung: während die normale Haut bräunt, bleiben die Läsionen der Pityriasis versicolor hell und stechen dadurch gegenüber der gebräunten Haut deutlich ab; es entsteht ein Negativbild der präexistenten Läsionen *(Pityriasis versicolor alba)*. Die alte Erklärung für die Hypopigmentierung im Läsionsbereich mit einer Filterwirkung durch den Pilzrasen wird dem Umstand nicht gerecht, daß die meisten Flecken sich oft erst Wochen nach der letzten Sonnenbestrahlung ausbilden; heute weiß man, daß die Pilze eine direkte Toxinwirkung auf die Melanozyten ausüben (Azelainsäure).

Nachweis. Pilzbefund, Kultur.

Therapie. Milde keratolytische Maßnahmen sind meist ausreichend (schwefelhaltige Shampoos etc.). Die Rezidivgefahr ist jedoch groß, da die Disposition zur Pityriasis versicolor natürlich auch nach erfolgreicher Therapie erhalten bleibt. Die Therapie der Pityriasis versicolor *alba* soll außer der Entfernung der Pilzrasen auch ein Nachdunkeln der hypopigmentierten Areale umfassen (etwa mit Photochemotherapie oder Sonnenbestrahlung).

Dermatomykosen

Erreger. Dermatophyten; diese sind *Fadenpilze,* stammen aus dem Erdreich und haben die ökologische Funktion von Abraumorganismen für Keratin (tierischer und menschlicher Herkunft); sie besitzen die (rare) Fähigkeit, das enorm widerstandsfähige Keratin abzubauen (*„keratinophile"* Pilze). Die Dermatophyten sind Parasiten v. a. der Nagetiere, weniger häufig größerer Säugetiere. Die Dermatophyten vermehren sich asexuell durch Sporenbildung *(Fungi imperfecti).* Etwa 40 Arten können den Menschen befallen, nur wenige aber sind häufig, wobei die Dermatophytenflora regional schwankt.

Epidemiologisch kann man grob zwischen *zoophilen* (Ansteckung direkt oder indirekt vom Tier; dieses auch Reservoir; hochinfektiös) und *anthropophilen* (Ansteckung direkt oder indirekt vom Menschen; dieser auch Reservoir; wenig infektiös) Pilzen unterscheiden. Zoophile Pilze sind aggressiver und führen zu heftigen, aber selbstlimitierten Entzündungen (tiefe Trichomykosen); typische Vertreter: *Trichophyton granulosum* (Ansteckung von Feldmäusen, Meerschweinchen etc.) oder *Trichophyton verrucosum* (Erreger der Kälberflechte). Anthropophile Pilze bewirken mildere Entzündungen (etwa Interdigitalmykosen), diese jedoch von chronischer Natur. Typische Beispiele: *Trichophyton rubrum, Trichophyton interdigitale.* Ansteckung direkt oder durch unbelebte Mittler (Fußmatten und Holzroste in Bädern etc.).

Erregerspezifität besteht im allgemeinen nicht, d. h. die meisten Dermatophyten können alle Arten von Dermatomykosen hervorrufen. Ausnahme: *Epidermophyton floccosum* kann nur Epidermomykosen verursachen. Weitgehende Erregerspezifität besteht ferner für gewisse Sonderformen von Trichomykosen (Favus und Mikrosporie).

Epidermomykosen

- **Grundtyp:** Epidermomycosis corporis, vorzugsweise inguinal. Scheibenförmige Herde mit polyzyklischem Rand, scharfer Begrenzung, eleviertem, gerötetem, kleieförmig schuppendem Randsaum und eingesunkenem, fast normal wirkendem Zentrum und Rezidivknötchen. Periphere Ausbreitung, in exzessiven Fällen ausgedehnte girlandenartige Herde, heftiger Juckreiz (Abb. 83, 84).
  Differentialdiagnose. Erythrasma, nummuläres Ekzem, intertriginöses Ekzem, Psoriasis, chronisch-diskoider Lupus erythematodes (CDLE).

- **Interdigitalmykose:** Im Zwischenzehenraum weißliche, „wie gekocht" aussehende mazerierte Haut, fetziges Ablösen der Epidermis, scharf begrenzte Erosionen, oft zentrale Rhagade (klassische Eintrittstelle für Erysipel!). Bei Übergreifen auf den Fußrücken: Annehmen der typischen Gestalt der Epidermomykose. Heftigster Juckreiz.
  Differentialdiagnose. Bakterielle Intertrigo, interdigitaler Klavus.

- **Palmoplantare Epidermomykose:** Diffus schuppende, kaum erythematöse Läsion meist ohne scharfe Begrenzung. Typisch: rundliche Schuppenkrau-

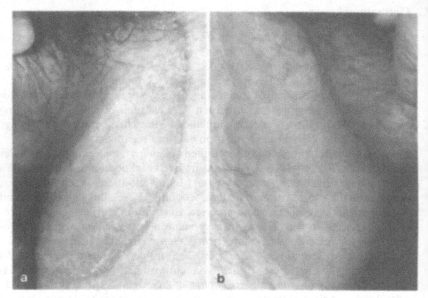

Abb.83a, b. Zwei typische Krankheitsbilder der Leistenregion: **a** inguinale Epidermomykose: wallartige Randbetonung, Zentrum annähernd normal. **b** Erythrasma: rotbrauner, scharf und polyzyklisch begrenzter, homogener Fleck

sen *(„Dyshidrosis lamellosa sicca"),* selten Auftreten von Bläschen *(dyshidrosiforme palmoplantare Epidermomykose);* feine weißlich-gelbe Schuppen in den Handfurchen (wirken „wie nachgezeichnet"). Palmar sind die Läsionen oft einseitig (typischer Befund, klassisches Verdachtszeichen!); plantar manchmal stark hyperkeratotisch *(hyperkeratotische plantare Epidermomykose).*

Differentialdiagnose. Palmoplantare Psoriasis, Fußekzem, „pitted keratolysis".

Tinea pedis: Sammelname für ausgedehnte Fußmykose (plantare Mykose, Interdigitalmykose, Onychomykose).

Pathogenese. Pilze dringen nur bis in die Hornschicht ein; durch lokale Toxinwirkung entzündliche Reaktion der Dermis, Spongiose der Epidermis.

Verlauf und Therapie. Antimykotische Salben, nur in sehr ausgedehnten Fällen systemische Antimykotika (Griseofulvin). Epidermomykosen sind unbehandelt eminent chronisch.

Bemerkung: Eine Vielzahl von lokal wirksamen Antimykotika sind in Gebrauch. Die verbreitetsten und wirksamsten sind Oxychinolinderivate, Undecylensäure, Tolnaftat, Clotrimazol und eine Reihe weiterer Imidazolpräparate und Naftifin. Mit Ausnahme der letzteren sind alle diese Mittel gut gegen Fadenpilze, jedoch nur wenig gegen Hefepilze wirksam. *Griseofulvin*

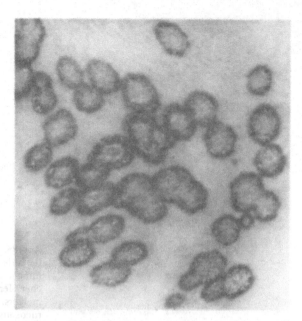

Abb. 84. Epidermomycosis corporis. Multiple runde, durch Konfluenz teils polyzyklische erythematöse Herde mit eingesunkenem Zentrum, entzündlichem Randwall und peripherer Schuppung

ist nur *systemisch* wirksam, und nur gegen Dermatophyten; ein gut verträgliches Präparat, das jedoch bei Hepatopathien kontraindiziert ist (im Gegensatz zur Wirkung beim Menschen ist Griseofulvin für Mäuse hoch toxisch: wird als Induktor einer experimentellen Porphyrie verwendet).

Trichomykosen

● **Oberflächliche Trichomykosen.** Scheibenförmige Herde (Ähnlichkeit mit Epidermomycosis corporis), doch finden sich follikuläre Knötchen und Bläschen, Schuppen und Krusten. Prädilektionsstellen: Extremitäten. *Reversibler* Haarausfall (durch lokale Toxinwirkung; *„Herpes tonsurans"*). Heftiger Juckreiz; langwierig aber selbstlimitiert. Heilt narbenlos.

● **Tiefe Trichomykosen** (Abb. 85). Heftig schmerzende, hochentzündliche scheibenförmige Herde mit eitriger Einschmelzung der Haarfollikel. Prädilektionsstellen: Kopf (*„Kerion Celsi"*; bei Kindern), Bartbereich (*Sycosis barbae;* bei Männern), Arme (Kontakt mit infiziertem Tier). Die Größe schwankt von einem einzigen ergriffenen Follikel *(furunkuloide Form)* zu ausgedehnten Herden; im Extremfall riesige Herde (z. B. der gesamte Bartbereich). Eiter entleert sich auf Druck gießkannenartig aus zahlreichen Follikelöffnungen (Vergleich mit Honig aus Bienenwabe, „Kerion

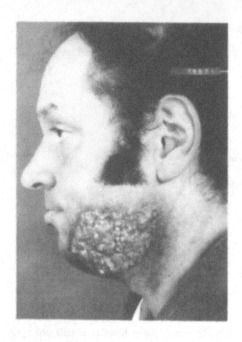

Abb. 85. Sycosis barbae. Ein vegetierender, aus multiplen Follikelöffnungen eiternder, heftig entzündlicher Herd im Gesicht eines Probemelkers. Erreger: Trichophyton verrucosum

Celsi"). Begleitende Lymphadenitis, oft begleitende Kokkeninfektion. Sonderform: *diffus infiltrierender Typ;* brettharte Induration, realtiv wenig Eiterung.

Alle Formen sind im Grunde selbstlimitiert (Spontanheilung nach einigen Monaten); Heilung mit Narben und *dauerndem* Haarverlust.

Pathogenese. Eindringen der Pilzelemente in den Haarfollikel; bei der oberflächlichen Trichomykose nur Ostiofollikulitis mit Spongiose, *keine* abszedierende Entzündung. Bei tiefer Trichomykose nekrotisierende, abszedierende tiefe Follikulitis und Perifollikulitis (analog zu Furunkel!). Übergangsfälle von oberflächlicher und tiefer Trichomykose sind häufig.

Haarbefall. Bei oberflächlichen Trichomykosen scheiden die Pilze die Haare nur ein („ektotricher" Haarbefall; „Stab, in Asche gerollt"); bei tiefen Mykosen gelangen die Pilze durch die (weichere) Matrixzone in das Haarinnere („endotricher" Haarbefall; „Sack mit Nüssen").

▶ **Merke:** Trichomykosen der behaarten Kopfhaut kommen nur im Kindesalter vor! Einzige Ausnahme: Favus (s. unten).

Sonderformen der Trichomykosen

● **Mikrosporie**
Erreger. Microsporum audouinii.

Epidemiologie. Befällt fast ausschließlich Kinder; einzige Trichophytie mit epidemischem Auftreten (Schulen, Waisenhäuser etc.)!

Klinisches Bild. Multiple, kaum entzündliche, pityriasiform schuppende haarlose Stellen der Kopfhaut.

▶ **Merke:** Haare sind nur abgebrochen, nicht ausgefallen, die Haarstümpfe sind daher sichtbar („schlecht gemähte Wiese").

Diagnose. Pilzbefund und -kultur. Schnelldiagnose: Grünfluoreszenz der befallenen Stellen im Wood-Licht (langwelliges UV-Licht).

● **Favus**
Erreger. Trichophyton schönleinii.

Epidemiologie. Fast nur in der Türkei vorkommend; chronisch-torpide Infektionskrankheit von endemischem Charakter. Ansteckung schon im Kindesalter (frühere Bezeichnung: „Erbgrind"). Vermuteter kausaler Faktor: ständiges Tragen von Kopfbedeckungen (Fez).

Klinisches Bild. Fleckige vernarbende Alopezie mit disseminierten Schuppenkrustenauflagerungen (charakteristisch schüsselförmig: „Scutula"; übelriechend: „Mäuseurin").

Therapie der Trichomykosen. Griseofulvin und ggf. begleitende Antibiotikabehandlung.

Onychomykose (durch Dermatophyten)

Allgemeines. Tritt meistens bei langbestehenden Fußmykosen auf; ist zwar häufig, wird aber dennoch zu häufig diagnostiziert.

▶ **Merke:** Die Onychomykose ist zwar eine Infektionskrankheit, doch tritt sie fast stets an vorgeschädigten Nägeln auf („Basisschaden": Durchblutungsstörungen, insbesondere chronisch-venöse Insuffizienz, neurogene Störungen, Onychodystrophie).

Pathogenese. Dermatophyten befallen den Nagel stets von distal, meist von einer Ecke des freien Randes. Sie bevorzugen begreiflicherweise den weicheren untersten Teil der Nagelplatte (der vom Hyponychium gebildet wird); die Oberfläche befallener Nägel ist daher häufig unverändert.

Klinisches Bild. Im Anfangsstadium zeigen sich weißliche krümelig-pudrige Massen unter den vorderen Nagelecken, die sich über Monate und Jahre entlang der Nagelränder ausbreiten (sieht aus, als ob sich der freie Rand mehr und mehr unter dem Nagel ausdehnen würde), bis schließlich der gesamte Nagel unterhöhlt ist. Der entstehende Recessus ist von Hornmaterial gefüllt, das durch Schimmelpilze und Bakterien besiedelt werden und dadurch verschiedene Farben spiegeln kann (schwarz, blau, grün). Haben die Pilze die Nagelmatrix erreicht, kommt es zusätzlich zu Wuchsstörungen des Nagels (Verdickung, höckerige Oberfläche).

Prädilektionsstellen: Zehennägel sind viel häufiger ergriffen als Fingernägel; an ersteren häufiger Basisschäden im Sinn chronischer Traumatisierung (Schuhdruck etc.) und wegen der nahezu obligaten Kombination von chronisch-venöser Insuffizienz und Onychomykose. Aus beiden Gründen haben Frauen viel häufiger Onychomykosen als Männer!

Therapie. Systemische Antimykotika (Griseofulvin, Ketoconazol): müssen allerdings sehr langfristig genommen werden (bis Nägel vollständig gesund nachgewachsen sind, ca. 1 Jahr).

▶ **Merke:** Wenn ein schwerer Basisschaden vorliegt, ist die Behandlung einer Onychomykose mit Griseofulvin meist wirkungslos und daher zu unterlassen. Gleiches gilt für betagte Patienten, auch ohne deutlichen Basisschaden. In solchen Fällen kann man zwar nach langer Zeit die Pilze eliminieren, doch kommt es sehr bald wieder zum Rezidiv.

Lokaltherapie hat nur unterstützenden Wert, ist allein fast wirkungslos. *Nagelextraktion* verkürzt den Heilungsverlauf ein wenig, birgt aber die Gefahr einer zusätzlichen Matrixschädigung und daher Verschlechterung der Gesamtsituation, ist daher als Routinemaßnahme *abzulehnen.* Nagelextraktion *allein* ist ein völlig untaugliches Mittel zur Behandlung von Onychomykosen.

Hefepilzmykosen

Allgemeines. Hefepilze sind einzellige Pilze, die sich asexuell durch Sprossung vermehren und sog. Pseudomyzelien ausbilden können. Hautpathogene Sproßpilze sind hauptsächlich das etwa 150, davon aber nur knapp 10 wichtigere Vertreter umfassende genus *Candida* (am häufigsten: Candida albicans) und eine Reihe fakultativ pathogener anderer Pilzarten. Ferner sind viele Erreger von Systemmykosen Sproßpilze (s. unten).
Candidapilze sind ubiquitär verbreitet und zum überwiegenden Teil nur fakultativ pathogen. Für Candidamykosen besteht keine Erregerspezifität.

Klinische Bilder. Sie sind sehr vielgestaltig, doch lassen sich alle auf 2 Primärläsionen zurückführen, und zwar
* *Läsionen vom Schleimhauttyp:* weißliche, leicht wegwischbare Beläge auf geröteter, manchmal leicht erosiver Schleimhaut; *Beläge: Myzelrasen;*
* *Läsionen vom Hauttyp:* eine oberflächliche Pustel mit entzündlichem Hof, die schnell platzt und sich in eine charakteristische düsterrote, nässende kreisrunde Erosion mit peripherer Schuppenkrause (eigentlich mazerierte, nekrotische Epidermis) umwandelt. Allen klinischen Varianten von Candidamykosen ist gemeinsam, daß sie nur in *feuchtem Milieu,* und fast stets bei *systemischen Störungen* auftreten (entweder *schlechte Abwehrkraft:* Säuglinge, hohes Alter, Immundefizienz, konsumierende Krankheiten oder *hormonelle Störungen:* Diabetes!).

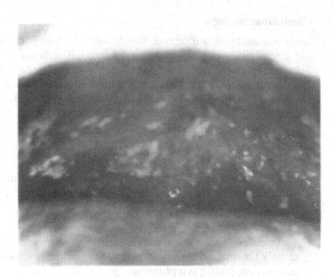

Abb. 86. Mundhöhlensoor (Gaumen) bei einem Patienten mit chronischer mukokutaner Candidiasis. Multiple konfluierende, spritzerartige, wegwischbare, weißliche Beläge

Mundhöhlensoor (Abb. 86)

Häufigste Erscheinung; bei Kleinkindern und schlechter Abwehrlage. Weißliche Beläge der Mundschleimhaut (s. oben); subjektiv symptomlos. Von hier häufig Besiedelung des Gastrointestinaltrakts (Dyspepsien!) und Infektion des evtl. bestehenden Windelekzems: „Windelsoor".

Intertriginöse Soormykose

Diese kommt fast ausschließlich bei adipösen Diabetikern vor. Befallen sind Leisten, Achseln, Submammärregion. Beginn mit Pusteln (s. oben), die schnell konfluieren, zu riesigen nässenden Herden anwachsen können und von einer durchgehenden Schuppenkrause umgeben werden. Typisch: Satellitenpusteln. *Sonderfall:* Windelsoor (s. oben). Manchmal Entwicklung von Streuherden am Körper.

Interdigitale Candidamykose

Diese meist solitäre Läsion tritt berufsbedingt bei Leuten auf, die die Hände stets feucht halten müssen (Wirte, Wäscherinnen); gewöhnlich zwischen 3. und 4. Finger. Das Bild entspricht etwa der intertriginösen Candidamykose. Unterschied: zentrale schlitzförmige Rhagade; deren Umgebung ist durch Mazeration der Haut weißlich („wie gekocht").

Candidaparonychie

Meistens multipel auftretend, bei ähnlichem beruflichem Hintergrund wie die interdigitale Candidamykose. Es handelt sich um diffuse schmerzhafte Schwellungen und Rötungen des Nagelwalls; das Nagelhäutchen fehlt, im Recessus zwischen Nagelwall und Nagel finden sich weißliche-eitrige Massen. Der Pilzbefund muß von diesem Recessus durchgeführt werden! Bei längerem Bestehen entwickelt sich eine Wachstumsstörung des Nagels (Verdikkung, Höckerung). In der Folge dann:

Candidaonychomykose

Sie folgt meist einer chronischen Candidaparonychie und beginnt proximal an der Matrix (im Gegensatz zur Onychomykose durch Dermatophyten).

Genitale Candidamykosen

Diese werden vorwiegend durch Koitus übertragen (daher auch zu den „sexually transmitted diseases" gerechnet). Männer haben meist viel mildere Beschwerden, häufig symptomlos.

- **Candidavulvitis:** Früher ein vorwiegend in der Schwangerschaft auftretendes Geschehen (Erklärung: hormoninduzierte Glykogenanreicherung des Vaginalepithels), ist sie heute wegen der oralen Antikonzeptiva weit verbreitet.
  Kardinalsymptom: Mächtiger genitaler Juckreiz, Schwellung und düstere Rötung der Labien, wegwischbare weißliche Beläge, mittelgradiger weißlicher Fluor. Die Erkrankung nimmt bei bloßer Lokaltherapie ohne Absetzen der Hormonpräparate einen extrem chronisch-rezidivierenden Verlauf.
  Differentialdiagnose. Trichomoniasis, anaerobe Vaginitis, Gonorrhö.

- **Candidabalanitis:** Meist nur wenige Tage dauernde Rötung, milde Schwellung und juckendes Brennen von Glans und Präputium. Bei stärkerer Ausprägung wegwischbare Beläge und Schuppenkrausen.
  Differentialdiagnose. Zirzinäre Balanitis, plasmozelluläre Balanitis.

Neben diesen *lokalen* Erscheinungsformen von Candidamykosen werden folgende *systemische* unterschieden:

Candidabesiedlung des Gastrointestinaltraktes

Sie verläuft außer möglicher Dyspepsie und Diarrhöen symptomlos; ist fast immer mit Hypazidität gekoppelt; möglicher Fokus einer chronisch-rezidivierenden Urtikaria!

Chronische mukokutane Candidiasis

Dieses seltene Immundefizienzsyndrom ist durch einen Defekt der zellulären Abwehr gegen Candida (Intrakutanreaktion gegen Candidaantigen negativ) bei intakter humoraler Abwehr gekennzeichnet. Assoziiert sind multiple endokrine Störungen (M. Addison, Hypoparathyreoidismus, Diabetes etc.) und Wachstumsstörungen.

Klinisches Bild: unbeherrschbare Candidainfektion. Alle der oben beschriebenen Bilder können auftreten, regelmäßig vorhanden sind Mundhöhlen- und gastrointestinaler Soor, Candidaparonychien und Onychomykose.

Candidasepsis

Systemische Candidainfektion mit fieberhaftem Zustandsbild; Candida kann aus Blut und Urin isoliert werden; sie tritt bei Individuen mit hochgradig geschwächter Abwehr auf (Marasmus, Immundefizienz, Verbrennungen) und hat deswegen eine bedenkliche Prognose.

Therapie. Das klassische Lokaltherapeutikum gegen Candidapilze ist *Nystatin,* das auch peroral zur Behandlung der gastrointestinalen Candidiasis verwendet wird; da es *nicht resorbiert* wird, ist es zur systemischen Behandlung ungeeignet. Letztere (bei Candidasepsis) erfolgte früher durch *Amphotericin B* (sehr toxisch), heute durch *5-Fluorocytosin* und *Ketoconazol.* Ketoconazol ist ein erst kürzlich eingeführtes, außerordentlich potentes, gegen Faden- und Hefepilze wirksames, gut verträgliches Mittel (Droge der Wahl).

Schlußbemerkung zu den Hautmykosen

Hautmykosen sind ungemein häufig und, wie aus dem oben Gesagten hervorgeht, überwiegend harmloser, manchmal vielleicht trivialer Natur. Nichtsdestoweniger werden sie zu häufig diagnostiziert („auf der Haut kommt alles von den Pilzen oder von den Abführmitteln") und nehmen einen zu hohen Stellenwert in der Vorstellungswelt der Nichtdermatologen ein. Dazu tragen sicherlich auch hochgespielte Propagandaaktionen bei (Beispiel: „Halt! Die Pilze kommen!"). Jedenfalls tobt gegen den vermeintlichen Ansturm der Besiedler des freudlosen Interdigitalraumes derzeit eine unnachsichtige Vernichtungsschlacht.

Diagnostische Methoden bei Hautmykosen

- *Direkter Erregernachweis (Pilzbefund):* einfach, schnell. Proben des jeweils befallenen Substrats werden auf einem Objektträger gesammelt (Nagelgeschabsel, Haare, Schuppen, Pustelinhalt). Die Materialabnahme muß immer aus einer aktiven Region der Läsion (d.h. üblicherweise vom Rand) erfolgen, da sonst wenig oder keine Pilzelemente vorhanden sind. Das Material wird mit 30 % Kalilauge versetzt, mit einem Deckglas bedeckt und vorsichtig über der Gasflamme erwärmt. Grund: im stark alkalischen Milieu wird die Hornsubstanz durchscheinend und plastisch, kann plattgequetscht werden. Betrachtung im Mikroskop bei mittlerer Vergrößerung (25:1) und halb geschlossener Blende (Pilzelemente werden sonst überstrahlt).
Im positiven Fall findet man: *Pilzhyphen* (sehr regelmäßig geformte septierte, manchmal verzweigte und zart grünlich schimmernde Fäden). Zusätzlich begegnet man oft *Pilzsporen* (resistente Dauerformen); letztere bestimmen bei Candidainfektionen häufig das Bild (Abb. 87).

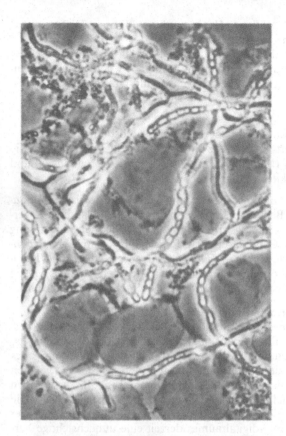

Abb. 87. Hyphengeflecht eines Dermatophyten, teilweise in sog. Arthrosporen zerfallen

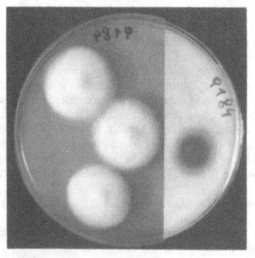

Abb. 88. Kolonien von Trichophyton rubrum auf Sabouraud-Agar. Die Oberfläche des Pilzrasens *(links)* ist weiß, flaumig-flauschig. Die Unterseite *(rechts)* zeigt ein nichtdiffusibles, rostrotes Pigment

► **Merke:** Mit dem Pilzbefund kann lediglich die Diagnose „Mykose" gestellt, nicht aber die Art und Gattung des Erregers bestimmt werden. Nicht einmal die Unterscheidung zwischen Faden- und Sproßpilzen ist – trotz gewisser morphologischer Unterschiede – mit Gewißheit möglich.

● *Pilzkultur:* Dient weniger zur Sicherung der Diagnose (hat eine etwa gleich hohe Trefferquote wie der Pilzbefund, nämlich etwa 80 %), als zur Artbestimmung des Pilzes. Die praktische Bedeutung ist daher gering; die Pilzkultur (Abb. 88) wird hauptsächlich eingesetzt, um Dermatophyten von Hefepilzen zu unterscheiden (Indikation zur Griseofulvinbehandlung).
Technik. Die meisten hautpathogenen Pilze sind genügsam und wachsen auf einfachen (glukose- und peptonhaltigen) Nährböden; Sproßpilze bei einem Wachstumsoptimum von 37 °C, Dermatophyten bei einem solchen von 27 °C. Erstere wachsen schnell (Tage), letztere langsam (Wochen). Die Unterscheidung der Gattungen und Arten erfolgt nach makroskopischen (Wuchsform der Pilzkolonien, Pigmentproduktion), mikroskopischen (morphologische Beschaffenheit der asexuellen Sporen u. a. m.) und biochemischen Kriterien (Zuckervergärung; bei Sproßpilzen).

● *Serologie:* Spielt in der Diagnostik der Mykosen nur eine geringe Rolle, obwohl Antikörper gebildet werden.

● *Intrakutanreaktionen* (Trichophytin, Candidin).

Systemmykosen mit Hautbeteiligung

Kryptokokkose (Europäische Blastomykose)

Erreger. Cryptococcus neoformans
Ausbreitung. Weltweit, selten
Infektionsmodus. Inhalation (durch Taubenmist kontaminierter Staub; Tauben sind Keimträger).
Charakteristik. Ein chronisches Krankheitsbild; Primärherd in der Lunge, hämatogene Dissemination in: Meningen, seltener Nieren und Haut.
Wichtig: Infektion nur bei geschwächter Abwehrlage (Lymphom, Diabetes, Sarkoidose).
Hautsymptome. Disseminierte entzündliche Knoten, die ulzerieren und zu langwierigen Granulomen werden.
Therapie. 5-Fluorocytosin in Kombination mit Amphotericin B.
Prognose. Bei Befall der Meningen meist infaust, sonst gut.

Histoplasmose

Erreger. Histoplasma capsulatum
Ausbreitung. Hauptsächlich in den USA
Infektionsmodus. Respirationstrakt
Charakteristik. Ein chronisches Krankheitsbild mit pulmonalem Primärherd, gelegentliche hämatogene Dissemination (hauptsächlich Leber, Milz, Knochenmark).

Hautsymptome. Selten, nur bei schwerer Dissemination; es finden sich hauptsächlich Läsionen der Mundschleimhaut, ähnlich Mundhöhlen-Candidiasis.
Therapie. Amphotericin B.
Prognose. Meist gut; bei schwerer Dissemination infaust.

Blastomykose (nordamerikanische Blastomykose)

Erreger. Blastomyces dermatitidis
Ausbreitung. Amerikanischer Kontinent, Afrika
Infektionsmodus. Inhalation
Charakteristik. Ein chronisches Krankheitsbild mit Primärherd in Lunge, gelegentliche hämatogene Dissemination (Haut, Knochen, Genitalien).
Hautsymptome. Scheibenförmige, ulzeröse, verrucöse, serpiginöse Herde (ähnlich Syphiliden, Lupus vulgaris, Leishmaniose).
Therapie. Amphotericin B.
Prognose. Progressiv, manchmal tödlich.

Coccidioidomykose

Erreger. Coccidioides immitis.
Ausbreitung. Amerika, insbesondere Kalifornien („San Joaquin Valley Fever")
Infektionsmodus. Inhalation
Charakteristik. Akutes oder chronisches Krankheitsbild mit Primärherd in der Lunge, gelegentliche Dissemination in Haut, Knochen, Meningen.
Hautsymptome. Multiple abszeßartige und phlegmonöse, oft fistulierende Läsionen. Erythema nodosum oder Erythema multiforme fast obligate Begleiterscheinung.
Therapie. Amphotericin B (wirkt allerdings nicht sehr gut).
Prognose. In unkomplizierten Fällen gut, bei Dissemination schlecht, bei Meningitis infaust.

Paracoccidioidomykose (südamerikanische Blastomykose)

Erreger. Paracoccidioides brasiliensis.
Ausbreitung. Südamerika
Infektionsmodus. Lokale Implantation des Erregers an Haut oder Schleimhaut, gelegentlich durch Inhalation
Krankheitsbild. Multiple pustulöse, verrucöse, ulceröse Läsionen der Haut, meist an oder um den Mund. Lymphadenopathie, gelegentlich Lungenbefall. Aus den Primärherden fatale Dissemination in innere Organe.
Therapie. Amphotericin B.
Prognose. Unbehandelt infaust, behandelt schlecht.

Mukormykose

Erreger. Myzeten der Klasse Phycomyces.
Ausbreitung. Weltweit, insbesondere Afrika, Indonesien.
Infektionsmodus. Inokulation an Haut und Schleimhaut, insbesondere orbital, nasal, oropharyngeal. Erreger kommt in faulenden Früchten vor.
Krankheitsbild. Phlegmonöse Läsionen an den genannten Stellen, Gangrän, mächtige Schwellungen; Dissemination in innere Organe, vor allem ZNS. Fulminanter Verlauf.
Therapie. Amphotericin B.
Prognose. Schlecht.

Chromoblastomykose

Erreger. Phialophora species
Ausbreitung. Tropen
Infektionsmodus. Inokulation in Haut (Beine!).
Krankheitsbild. Extrem chronische ulzerös-vegetierende, zikatrizierende Läsionen, oft mächtig ausgedehnt, am betroffenen Bein. Keine systemische Dissemination!
Therapie. Amphotericin B.

Sporotrichose

Erreger. Sporothrix schenckii.
Ausbreitung. Weltweit, hauptsächlich Südafrika.
Infektionsmodus. Inokulation in Haut.
Krankheitsbild. Furunkuloide Knoten an Inokulationsstelle und entlang der Lymphbahn, sekundäre Dissemination in innere Organe. Primärer Lungenbefall kommt vor.
Therapie. Kaliumjodid p.o.
Prognose. Bei primärem Lungenbefall schlecht.

Myzetom („Madurafuß")

Ein polyätiologisches Zustandsbild; isolierter Erreger sowohl Pilze (Petriellidium boydii, Phialophora species u.a.m.) als auch Bakterien (Aktinomyces species, Nocardien).
Ausbreitung. Tropen (besonders Indien).
Infektionsmodus. Traumatische Inokulation (Eintreten eines kontaminierten Fremdkörpers).
Krankheitsbild. Mächtige entzündliche Schwellung, Abszedierung, Fistulierung und groteske Verformungen des Beines bei geringen subjektiven Beschwerden. Osteomyelitis!
Therapie. Antibiotikatherapie generell wenig erfolgreich; Exzision des befallenen Gewebes (meist Amputation).

Pseudomykosen

Definition. Mykoseähnliche Infektionen der Haut durch Bakterien, die früher als Pilze klassifiziert wurden.

Erythrasma (s. Abb.83b)

Eine häufige, in den Intertrigoregionen Erwachsener vorkommende Läsion von typischer Morphologie, die durch rasenartigen Bewuchs durch verschiedene pigmentproduzierende Korynebakterien (frühere Bezeichnung: Nocardia minutissima) hervorgerufen wird. Klinisch handelt es sich um polyzyklisch scharf begrenzte, homogene, leicht pityriasiform schuppende Herde von hell- bis dunkelbrauner, manchmal rötlicher Farbe; die Herde breiten sich langsam aus und bestehen unbehandelt unlimitiert. Gelegentlich milder Juckreiz, entzündliche Veränderungen fehlen. Im Wood-Licht: *Rotfluoreszenz*.
Differentialdiagnose. Epidermomykose.
Therapie. (Breitband)antibiotikasalben.

Trichomycosis palmellina

Häufiger, weltweit verbreiteter Zustand bei Individuen, die stark schwitzen und sich wenig waschen.
Klinik. Inkrustierung der Achselhaare mit Bakterien (v.a. Korynebakterien), Hornschichtdebris und Schweißsalzen. Die Haare werden stromkabelartig von dieser Hülle umgeben, die durch Bakterienpigmente eine gelbliche bis rötliche Farbe aufweist.
Therapie. Waschen, lokale Desinfizienzien.

Aktinomykose

Erreger. Actinomyces israelii (anaerobes grampositives Bakterium), weltweit verbreitet.
Klinisches Bild. Man unterscheidet eine *zervikofaciale,* eine *thorazische* und eine *abdominelle* Verlaufsform. Hautläsionen treten fast ausschließlich bei der ersten Form auf; knochenharte, knotige Infiltrate im unteren seitlichen Gesichtsbereich, meistens durch Ausbreitung einer Infektion der Tonsillen per continuitatem. Chronisch fistulierende und vernarbende Veränderungen.
Diagnose. Nachweis der typischen „Drusen" aus dem Fistelinhalt oder in der Biopsie; Kultur.
Therapie. Möglichst weitgehende chirurgische Entfernung des befallenen Gewebes, Langzeitbehandlung mit Penicillin.

Nokardiose

Erreger. Nocardia asteroides; aerobes, gramnegatives säurefestes Stäbchen, Myzelbildner. Ausbreitung weltweit.
Klinisches Bild. Primär eine Infektion des Respirationstrakts mit häufiger

hämatogener Streuung in ZNS und Haut. Hautsymptome: fistulierende Abszesse.

Diagnose. Direkter Erregernachweis aus Abstrich oder Biopsie, Kultur.

▶ **Merke:** Erreger bzw. Krankheit haben Ähnlichkeit mit Mycobakterium tuberculosis bzw. Tuberkulose.

Therapie. Sulfonamide, Ampicillin; operative Behandlung der Abszesse.

Mycetom, nicht-mykotische Form

(Siehe oben).

Epizoonosen

(B. Trenkwalder)

Definition. Durch tierische Ektoparasiten hervorgerufene Hautkrankheiten.

Hautkrankheiten durch Insekten

Pedikulosen (Lausbefall)

Pediculosis capitis

Erreger. Kopflaus (Pediculus capitis, Abb. 89), ein 2 bis 3,5 mm langer, relativ beweglicher, schlanker Parasit des Kapillitiums, selten der Bart- und Schamhaare. Prädilektionsstellen: retroaurikulär und am Nacken. Die Läuse nehmen mehrmals am Tag durch Biß Blut auf und geben hierbei Speichelsekret in die Haut ab. Folgen: Juckreiz, Kratzeffekte, Ekzematisation („Läuseekzem"), Sekundärinfektion, Lymphadenitis.

Neben den Läusen (bei geringer Zahl oft schwer zu finden) sieht man als diagnostisches Zeichen *die Nissen* (Läuseeier): ovale Gebilde, die von der Laus palmkätzchenartig an der Basis des Haarschafts festgeklebt werden. Die Lar-

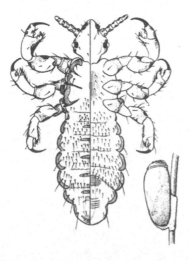

Abb. 89. Pediculus capitis, Nisse. *Rechte Hälfte* dorsal, *linke* ventral. (Aus Smith 1973)

ven schlüpfen nach etwa 8 Tagen aus, die leere Nisse bleibt am Haar zurück und wächst mit dem emporwachsenden Haar aus. Jede erwachsene Laus legt etwa 3-4 Eier pro Tag; Kopfläuse vermehren sich also sehr schnell! *Übertragung* erfolgt durch direkten Kontakt, gelegentlich durch unbelebte Vektoren (Kämme). Die Verbreitung der Kopfläuse hat in den letzten Jahren epidemieartig zugenommen.

Klinisches Bild. Siehe oben. Bei exzessivem Läusebefall werden die Haare unentwirrbar ineinander verkrustet und verfilzt ("Weichselzopf", Plica polonica).

Bemerkung: An den Weichselzopf knüpfen sich sehr alte volkstümliche und abergläubische Vorstellungen: das Abschneiden eines Weichselzopfes galt als für den Träger todbringend. Läuse waren in historischen Zeiten so selbstverständliche Begleiter des Menschengeschlechts, daß man der Meinung war, sie entstünden aus Abfallstoffen des Körpers.

Differentialdiagnose. Seborrhoisches Ekzem der Kopfhaut.

Therapie. Hexachlorcyclohexan (tötet Läuse *und* Nissen).

Pediculosis vestimentorum

Erreger. Kleiderlaus (Pediculus vestimenti); etwas größer als die Kopflaus (bis 4 mm), mit ihr nah verwandt (können gekreuzt werden!). Kleiderläuse leben nicht direkt am Körper, sondern in der Kleidung (Unterwäsche!) und suchen die Haut nur zur Nahrungsaufnahme auf. Auch die Eier werden in den Kleidern abgelegt (an Nähten!), selten auch an Körperhaaren.
Übertragung direkt oder indirekt durch kontaminierte Kleidung.

Klinisches Bild. Durch den Biß der Laus wird starker Juckreiz ausgelöst; Quaddel- und Knötchenbildung, Kratzeffekte und Impetiginisierung. Bei lange bestehender Verlausung entsteht die sog. *Vagantenhaut* (Cutis vagantium), ein durch Kratzeffekte, Lichenifikation, Hyper- und Hypopigmentierung gekennzeichneter Zustand.

Differentialdiagnose. Pruriginöse Erkrankungen, disseminiertes Ekzem, Dermatitis herpetiformis.

► **Merke:** Kleiderläuse sind potentielle Überträger von verschiedenen Rickettsiosen (Fleckfieber).

Therapie. Entwesung der Kleider, Lokalbehandlung mit Hexachlorcyclohexan, antipruriginöse Therapie.

Pediculosis pubis (Phthiriasis)

Erreger. Filzlaus (Pediculus pubis, Abb. 90), ein knapp 2 mm großer, relativ immobiler Parasit von plumper, schildförmiger Gestalt; ist mit Kopf- und Kleiderläusen entfernt verwandt (keine Kreuzung möglich). Filzläuse besitzen eine Vorliebe für Gebiete mit apokrinen Drüsen (Genitoanalbereich,

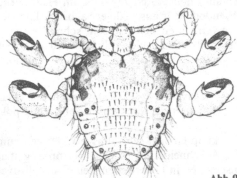

Abb. 90. Pediculus pubis. (Aus Smith 1973)

Achselhöhlen, Augenwimpern), können jedoch auch selten an den übrigen Haaren auftreten. Sie halten sich unbeweglich mit ihren krallenartigen Beinen an den Haaren fest (lassen sich oft nicht leicht mit der Pinzette ablösen!). Da die Vermehrung relativ langsam vor sich geht und die Bisse nicht besonders jucken, bleibt der Filzlausbefall nicht selten wochenlang unbemerkt.

Ansteckung durch Geschlechtsverkehr, gelegentlich auch durch unbelebte Vektoren (Wäsche).

Klinisches Bild. Ekzemartige Veränderungen der Genitalregion, meist nur von geringer Ausprägung. Kratzeffekte und Sekundärinfektion fehlen meist. Auffällig und diagnostisch sind hingegen die sog. *Maculae caeruleae* (Taches bleues): kleine, diskrete, unscharf begrenzte, bläuliche Erytheme in der Genital-, Unterbauch- und Inguinalgegend. Es handelt sich hier um die Bißstellen (durch den Speichel der Laus veränderte Hämoglobinextravasate?).

Differentialdiagnose der Taches bleues. Erstlingsexanthem der Lues II.

Therapie. Hexachlorcyclohexan.

Cimicosis (Wanzenbefall)

Erreger. Bettwanze (Cimex lectularius): ein ovales, etwa 5 mm langes Insekt (Männchen etwas kleiner) von gelblich transparenter Farbe; vollgesogen sind die Wanzen dunkelrot und aufgetrieben. Wanzen sind lichtscheu und verkriechen sich tagsüber in dunklen Ritzen (Möbel, Wäsche, Bettstellen, Bilderrahmen). Nachts werden sie aktiv, kriechen zum schlafenden Menschen, wobei sie gewöhnlich den Weg über die Zimmerdecke wählen und sich über der Bettstatt auf den Menschen herabfallen lassen (die Orientierung beruht auf der Ortung der Körperwärme; Wanzen sind überhaupt sehr wärmefreundlich und verlassen deshalb freiwillig die menschlichen Behausungen nicht). Der Biß der Wanze erfolgt meist auf den nicht von Kleidern bedeckten Körperteilen; die Nahrungsaufnahme dauert einige Minuten und wird häufig durch mehrere sukzessive Bisse bewerkstelligt; aus diesem Grund finden sich nicht

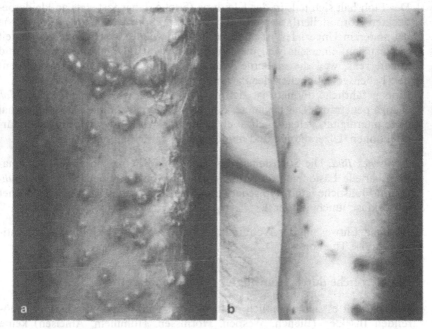

Abb. 91. Insektenstiche. **a** Kulikose (bullös); **b** Cimicose (Urticaria e cimicibus). Beachte die lineare Anordnung und die zentralen Stichstellen

selten linear hintereinander gelegene Bißstellen („Wanzenstraße"; Abb. 91). Die erzeugte Läsion ist *urtikariell,* zeigt in der Mitte ein nicht sehr auffälliges Punctum (Bißstelle) und ist heftig juckend. Der Juckreiz beruht auf der Einbringung von Speichelsekret; im Laufe der Zeit erfolgt Gewöhnung (Immunphänomen?).

Differentialdiagnose. Urtikaria; die Ähnlichkeit kann so groß sein, daß man von einer „Urticaria e cimicibus" spricht.

Therapie. Entwesung der Wohnung; der Patient braucht *nicht* mit Pestiziden behandelt zu werden, da die Wanzen sich ja nicht am Menschen aufhalten. Symptomatische Behandlung mit Antipruriginosa.

Pulicosis (Flohbefall)

Erreger. Menschenfloh (Pulex irritans). Ein 2–4 mm langes flügelloses Insekt, das wegen seiner langen und kräftigen Sprungbeine außerordentlich weit und hoch springen kann (in jeder Richtung etwa 0,5 m). Der Menschenfloh ist an den Menschen adaptiert, wie andere Flohspezies an andere Säuger (Hunde-, Katzen-, Rattenfloh). Diese Wirtsspezifität ist allerdings nur partiell (Hundeflöhe z. B. können kurzzeitig auch Menschen befallen).

Der Floh hält sich teils in der Kleidung (Stiche daher fast stets an kleiderbedeckten Körperteilen!) oder in Möbelritzen, Teppichen etc. auf. Ähnlich wie bei anderem Ungeziefer, ist auch bei Flöhen wieder ansteigende Häufigkeit festzustellen, einerseits weil die Anwendung von DDT limitiert wurde und andererseits, weil die moderne Wohnweise (Teppichböden, Klimaanlagen) den Lebensgewohnheiten der Parasiten entgegenkommt.

Eine gefährliche Flohart ist der in den Tropen vorkommende *Sandfloh* (Tunga penetrans). Das begattete Weibchen bohrt sich in die Haut subungual oder interdigital, gelegentlich auch genitoanal ein und ruft dort Sekundärinfektionen, Ulzerationen und manchmal Gangrän hervor.

Klinisches Bild. Die Stichstellen des Flohes sind heftig juckende, erythematourtikarielle Läsionen, häufig mit einer Purpurakomponente *(Purpura pulicosa).* Flohstiche sind typischerweise in Dreierkonfiguration angeordnet („breakfast, lunch, dinner").

Therapie. Entwesung der Wohnung, Möbel, Wechsel der Unterwäsche. Antipruriginöse Therapie.

Insektenstiche durch Hautflügler (Hymenopterae)

Hier handelt es sich eigentlich nicht um Epizoonosen, da die hierher gehörenden Insekten (Bienen, Wespen, Hornissen, Hummeln, Ameisen) keine Parasiten sind (Stich dient nicht der Nahrungsaufnahme). Die Stiche sind schmerzhaft und erzeugen erhebliche Schwellung und Rötung, die sich oft erst nach Tagen zurückbildet. Bei Bienen bleibt der Stachel stecken und kann potentiell zur Sekundärinfektion führen. Komplikationen entstehen durch die in die Stichwunde abgegebenen Insektentoxine und Wirkstoffe: Histamin, Phospholipase A und B, Mellitin, Apamin und verschiedene Kinine und Enzyme; sie sind entweder *lokaler* (starke Schwellung, evtl. bullöse Reaktion mit manchmal tagelanger Dauer) oder *systemischer Natur* (massive Urtikaria, Angioödem, ggf. Schocksymptomatik mit potentiell tödlichem Ausgang) mit Beteiligung des Respirationstraktes (Dyspnoe, Husten etc.), Kontraktionen der glatten Muskulatur (Gastrointestinaltrakt, Uterus). Komplikationen dieser Art treten meist erst bei multiplen Stichen auf, wobei besonders Kinder und Patienten mit Kreislauferkrankungen gefährdet sind. Ein besonderes Gefahrenmoment stellen Stiche in Zunge, Mund oder Rachen dar (massives Glottisödem kann zur Erstickung führen).

Therapie. Bei unkompliziertem Stich Lokalbehandlung (Umschläge, Kühlsalbe); bei akuten systemischen Komplikationen Behandlung wie bei anaphylaktischem Schock (Adrenalin, Kortikoide, evtl. Intubation bzw. Tracheotomie).

Insektengiftallergie
Es handelt sich hierbei (meist Bienen- oder Wespengiftallergien, häufig Kreuzallergien!) um das klassische Beispiel einer Typ-I-Allergie; wegen der

parenteralen Zuführung des Allergens durch den Stich besteht eine starke Neigung zum *anaphylaktischen Schock*. Bienen- oder Wespengiftallergie ist daher ein bedrohlicher Zustand, der durch Desensibilisierung mit gereinigtem Bienen- oder Wespengift behandelt werden muß.

Insektenstiche durch Zweiflügler (Diptera)

Stiche von Stechmücken, Bremsen etc. erscheinen meist als Quaddeln mit einem zentralen Punctum, nicht selten mit einer vesikulösen bis bullösen Reaktion (ähnlich dem Strophulus bzw. Prurigo simplex actua – Culicosis bullosa; Abb. 91 a), die sich innerhalb einiger Tage spontan zurückbilden. Manchmal kommt es zu einem Wochen dauernden, chronisch entzündlichen, knotigen Infiltrat, das histologisch durch eine dichte und tiefreichende perifollikuläre lymphozytäre Infiltration charakterisiert ist (Pseudolymphom).

Therapie. Antipruriginöse Behandlung.

Hautkrankheiten durch Spinnentiere

Skabies (Krätze)

Definition. Häufige, durch die in der Hornschicht lebende *Krätzmilbe* (Sarcoptes hominis) hervorgerufene, höchst pruriginöse Dermatose.

Allgemeines. Die Krätze ist eine sehr geschichtsträchtige, seit dem Altertum bekannte Krankheit, die aber erst von F. v. Hebra durch den Erregernachweis aus der Gruppe der Ekzeme ausgegliedert wurde. Allerdings geht sporadisches Wissen um die erregende Milbe schon weit in die vormikroskopische Ära zurück (die Größe der Milben liegt gerade an der Grenze des mit freiem Auge Wahrnehmbaren). Die Skabies war früher ungemein weit verbreitet und trat insbesondere in Kriegszeiten stark hervor (epidemische Ausbreitung v. a. im Soldatenmilieu). Nicht selten wirkte sich die Skabies durch Mannschaftsausfälle (Pyodermien, Sepsis) kriegsentscheidend aus; nach Meinung mancher Autoren sind bei den historischen Kriegen mehr Soldaten durch Skabies als durch die direkten Kriegsfolgen hingerafft worden. Nach dem 2. Weltkrieg verschwand die Skabies fast vollständig aus den westlichen Ländern, steigt jedoch seit etwa 15 Jahren wieder stark an. Wegen der viel besseren hygienischen Verhältnisse und Antibiotika stellt jedoch die Skabies heute *keine* lebensgefährdende Krankheit dar.

Erreger (Abb. 92). Rundliche, bis 0,3 mm große Milbe mit 4 Beinpaaren und Tracheenatmung (wichtig, da der Parasit auf Luftatmung angewiesen ist und *nicht tiefer als in die Hornschicht* der Haut eindringen kann). Die Weibchen sind der eigentlich aggressive Part der Milben: sie bohren innerhalb der Hornschicht Gänge und legen dort die Eier ab. Die Männchen (etwa halb so

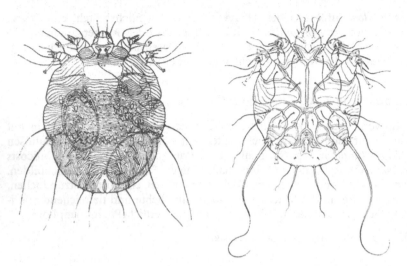

Abb. 92. Sarcoptes hominis. *Links:* Weibchen (dorsal). *Rechts:* Männchen (ventral). (Aus Smith 1973)

groß wie die Weibchen) leben auf der Oberfläche der Haut; die Weibchen schwärmen nachts zwecks Kopulation auf die Hautoberfläche aus. Die Männchen haben eine kurze Lebensperiode, Weibchen werden etwa 2 Monate alt; aus den Eiern schlüpfen nach etwa 3–5 Tagen die Larven, die sich in etwa 3 Wochen in ein geschlechtsreifes Tier umwandeln.

Klinisches Bild. Auf den ersten Blick ähnelt die Skabies am ehesten einem generalisierten Ekzem, da der heftige Juckreiz mit Kratzen beantwortet wird, die Kratzeffekte ekzematisieren und impetiginisieren können. Bei genauer Inspektion erkennt man jedoch die diagnostische Läsion der Skabies, den *Milbengang* (Abb. 93). Es handelt sich um eine mehrere Millimeter lange, etwas gewundene, strichförmige Läsion (sieht aus wie Gänge, die entstehen, wenn sich Kinder spielenderweise Stecknadeln durch die Hornschicht fädeln), wobei allerdings im Laufe des Ganges dunkle Pünktchen erkennbar sind (Kotballen der Milbe, „Skybala"). Am blinden Ende des Ganges findet sich eine Erhabenheit („Milbenhügel"), unter der die Milbe sitzt.

Die Prädilektionsstellen der Läsionen sind: Interdigitalräume der Finger, Beugeseiten der Handgelenke und Ellbögen, Axillarregion, Perimamillär- und Periumbilikalregion sowie *Genitale* (von sehr großer diagnostischer Wichtigkeit!). Typischerweise *frei* bleibt das Gesicht oberhalb der Kinnlinie (*Ausnahme:* Säuglinge, die an der Brust ihrer an Skabies leidenden Mutter gestillt werden) sowie Handflächen und Fußsohlen (*Ausnahme:* wiederum Säuglinge und noch nicht gehfähige Kinder; Erklärung: Die Hornschicht von Handflächen und Fußsohlen ist bei Erwachsenen von besonderer mechanischer Festigkeit, die den Milben das Anlegen von Gängen nicht

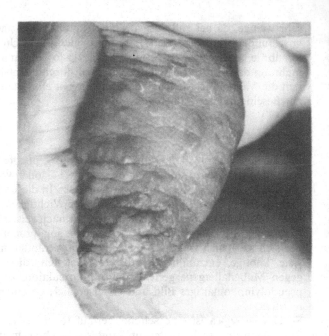

Abb. 93. Skabies. Milbengänge

erlaubt. Bei Kleinkindern ist dies noch nicht der Fall). *Milben bevorzugen Körperlokalisationen mit hoher Temperatur und dünner Hornschicht!*
Skabies ist außerordentlich juckend, wobei der Juckreiz in nahezu diagnostischer Weise abends nach dem Schlafengehen (sobald es im Bett warm wird) auftritt. Erklärung: In der Wärme werden die Milben geschäftig. Die Ursache des Juckreizes liegt jedoch nicht nur im Kitzeln durch die langen, fadenartigen Beine der Milbe, sondern auch in der *Entwicklung einer Immunreaktion* gegen Milbenantigene; dies äußert sich etwa darin, daß der Juckreiz nach erfolgreicher Therapie noch wochenlang in mitigierter Form weiterbestehen kann.

Differentialdiagnose. Generalisiertes, insbesondere atopisches Ekzem.

Epidemiologie. Die Übertragung der Skabies erfolgt fast ausschließlich durch direkten Kontakt in der Bettwärme; unter diesen und ähnlichen Umständen ist die Skabies sehr infektiös, daher muß im Erkrankungsfall nicht nur der Erkrankte, sondern stets die gesamte Familie bzw. Wohngemeinschaft behandelt werden. Bloß vorübergehender Kontakt (etwa bei Handschlag) ist kaum oder nicht infektiös. Die Milben halten sich nur vorübergehend (nachts) in der Bett- und Leibwäsche auf; eine Entwesung ist daher nicht erforderlich. Die Inkubationszeit der Skabies ist relativ lange (mehrere Wochen) und hängt von der Anzahl der übertragenen Milben (gewöhnlich sind das nur sehr wenige, da bei voll ausgeprägter Skabies selten mehr als 30 Weibchen vorgefunden werden können) und den hygienischen Umständen des Infizierten ab: je häufiger der Betroffene badet, desto langsamer kommt es zur Vermehrung der Milben (in ständig maximal durchfeuchteter Hornschicht können die Milben nicht leben). Allerdings reicht eine Badetherapie allein nicht zur Beseitigung der Milben aus.

Sonderformen der Skabies

Die heute häufigste Sonderform ist die sog. **gepflegte Skabies.** Bei häufig badenden Individuen sind wenig oder keine Läsionen vorhanden, im Vordergrund steht ein scheinbar grundloser Juckreiz. In diesen Fällen ist die genaue Untersuchung des *Genitales* von besonderer Wichtigkeit, da sich hier am ehesten Milbengänge oder aufgekratzte Papeln nachweisen lassen.

Eine v.a. bei Kindern häufige Form ist die sog. **granulomatöse Skabies,** bei der sich zusätzlich zu den oben genannten Veränderungen oft sehr chronische, knotige, entzündliche Infiltrate einstellen; diese sind Ausdruck der gegen Milbenallergene gerichteten Immunreaktion, zeigen histologisch ein pseudolymphomartiges Bild und erweisen sich als außerordentlich therapieresistent.

Scabies norvegica ist eine seltene Verlaufsform bei kachektischen, in ihrer Immunabwehr geschwächten und unter schlechten hygienischen Zuständen lebenden Individuen. Das klinische Bild ähnelt einer psoriasiformen Erythrodermie; die Schuppen sind massenhaft von Milben und Milbengängen durchsetzt.

Diagnose der Skabies. In den meisten Fällen ist das klinische Bild diagnostisch. In Zweifelsfällen führt man den sog. „Milbenbefund" durch: durch seitliches Anbohren des Milbenhügels am Ende des Milbenganges klammert sich, wenn man vorsichtig genug verfährt, die Milbe an die Nadelspitze, kann dadurch hervorgezogen und im Mikroskop nachgewiesen werden. Milbenbefunde sind eine Geschicklichkeitssache.

Therapie. Hexachlorcyclohexan, über mindestens 3–4 Tage auf das gesamte Integument mit Ausnahme des Kopfes oberhalb der Kinnlinie. Anschließend eine antiekzematöse Nachbehandlung. Vorsicht bei Behandlung von Kindern (Resorptionsgefahr!).

Komplikationen. Impetiginisation, Lymphangitis, Lymphadenitis, Erysipel, Phlegmone, Sepsis.

Dermatosen durch Tier- und Nahrungsmittelmilben

Allgemeines. Außer Sarcoptes hominis gibt es eine sehr große Zahl von an verschiedene Tierarten (kleine Nagetiere, Hunde, Katzen, Vögel, insbesondere Hühner und Tauben) adaptierten Milbenarten. Die betroffenen Tiere leiden dabei an einem skabiesähnlichen Zustandsbild (Räude), das nicht sel-

266

ten für die betroffenen Tiere eine schwere Krankheit darstellt (Kachexie). Darüber hinaus gibt es eine Reihe von Milbenarten, die sich auf Nahrungsmittel spezialisiert haben und dort ein „saprophytäres" Dasein führen. Alle diese Milbenarten können vorübergehend den Menschen befallen und ekzemähnliche Bilder hervorrufen. Keine von ihnen ist jeoch imstande, Milbengänge zu bohren, sie leben *auf der Haut!* Alle derartigen Milbenkrankheiten sind daher selbstlimitiert.

- **Tierräuden beim Menschen.** Stark pruriginöses, papulovesikulöses, ekzemartiges Exanthem vor allem an unbedeckten Körperarealen mit Neigung zu Impetiginisation.
  Diagnose. Schwierig, da keine diagnostischen Hautläsionen vorhanden sind. Milbennachweis meist negativ; die Diagnose beruht auf dem Nachweis des Kontaktes mit räudigen Tieren.

- **Befall durch Vogelmilben (Gammasidiose).** Im Unterschied zu den Tiermilben leben die Vogelmilben nicht nur am Tier, sondern auch in dessen Umgebung (Käfige, Taubenschläge, Hühnerställe). Es kommt daher leicht auch *ohne* direkten Kontakt mit den befallenen Tieren zur Infektion. (Übertragung durch Wind, Staub, etc.).

- **Befall durch Nahrungsmittelmilben.** Diese Milben kommen oft in großen Mengen in den verschiedensten Nahrungsmitteln vor (Mehl, Korn, Käse, Speck, Getreide; speziesabhängig!). Klinisches Bild wie oben (Läsionen vor allem an Händen durch Hantieren mit Nahrungsmitteln).

Therapie. Vollbad, Wäschewechsel, antipruriginöse Behandlung.

Trombidiose („Erntekrätze", „Herbstbeiß")

Erreger. Trombicula autumnalis; eine in Gräsern, Weiden, Sträuchern und Weinstöcken lebende Milbenart, deren *Larve* sich an der menschlichen Haut festbeißt und nach Nahrungsaufnahme wieder abfällt; befällt den Menschen nur im eigenen Lebensraum (bei Lagern im Gras oder zufälligem Anstreifen an befallenen Sträuchern etc.).

Klinisches Bild. Erscheinungen typischerweise an unbedeckten Körperstellen (Rumpf, Beine); intensiv juckende, oft sehr zahlreiche kleine Quaddeln mit einem zentralen kleinen roten Pünktchen (Larve); letzteres allerdings nur im sehr frühen Stadium. Spontanheilung nach 1–2 Wochen.

Dermatosen durch Zeckenbisse

Allgemeines. Zecken sind große Milben, die an Sträuchern, Bäumen, Gräsern etc. leben und sich durch Blutsaugen von Säugetieren ernähren. Bei Kontakt mit Säugetieren (zufälliges Streifen über Blattwerk etc.) bohrt sich die Zecke mit den Mundwerkzeugen in die Haut ein und verbleibt dort, bis die Nahrungsaufnahme abgeschlossen ist (etwa 1 Woche). Der Biß verläuft meist unbemerkt (schmerzlos). In unseren Breiten finden sich häufig Zecken der Familie Ixodes (*harter* Chitinpanzer), in den USA überwiegt die Familie Argasides (*weicher* Chitinpanzer). Erstere wirken als Überträger von Infektionskrankheiten, in Europa Ixodes rizinus („Holzbock"), in den USA (Ostküste) Ixodes dammini.

Klinisches Bild. Die eingebohrte Zecke erscheint als ein mehrere Millimeter großer, elliptischer, je nach dem Stand der Blutaufnahme verschieden prall gefüllter bläulich-brauner Sack; Differentialdiagnose: *stielgedrehtes Papillom!*

Therapie. Herausdrehen mit einer Pinzette (Versuche, Zecken herauszuziehen, resultieren immer in Abreißen des Kopfes!). Bleibt der Kopf zurück, entsteht häufig ein *Zeckengranulom:* ein über Wochen bis Monate lang persistierender chronisch entzündlicher Knoten häufig mit pseudolymphomatöser Histologie (Therapie: Exzision oder elektrokaustische Zerstörung).

Zecken sind nicht selten mit Viren (Frühsommermeningoenzephalitis) oder Borrelien infestiert (s. S.191).

Protozoenkrankheiten der Haut

Allgemeines. Mit Ausnahme der kutanen Leishmaniose sind Protozoeninfektionen der Haut selten bzw. spielen gegenüber dem Systembefall eine untergeordnete Rolle. Es handelt sich fast durchweg um Krankheiten der tropischen und subtropischen Regionen; Krankheitsfälle tauchen in Mitteleuropa nur dann auf, wenn sie (meist auf touristischem Wege) in diesen Gegenden erworben und eingeschleppt wurden. Nur wenige Protozoen sind von dermatologischem Interesse: Entamoeba histolytica (Erreger der Amöbenruhr) und die Flagellatenarten Leishmania und Trypanosoma. Diese Flagellaten benötigen einen Insektenvektor und besitzen tierische Reservoirs.

Amöbiasis

Allgemeines. Hautinfektionen durch Entamoeba histolytica treten zumeist nur als Komplikation der Amöbenruhr auf; die Läsionen finden sich dementsprechend im Anogenitalbereich. In Ausnahmefällen kommt es zur Primärinfektion der Haut durch Inokulation (Beispiel: Penis). Die Amöben kommen in der teilungsfähigen *Trophozoiten*form und in der infektiösen *enzystierten* Form vor.

Klinisches Bild. Sich meist schnell ausbreitende nekrotisierende, schmierig belegte matschige Ulzera im Perianalbereich mit unterminierten Rändern. Sehr schmerzhaft; regionale Lymphknotenschwellung. Alternativ: exulzerierte Granulome („Amöbom"). Gleichzeitig finden sich die bekannten Systemzeichen der Amöbenruhr.

Diagnose. Direkter Erregernachweis aus den Ulzera im Dunkelfeldmikroskop (Materialentnahme aus dem unterminierten Ulkusrand!).

Therapie. Emetin, Dijodoquin, Metronidazol.

Trypanosomiasis

Allgemeines. Man unterscheidet die *afrikanische* (Erreger Trypanosoma gambiense bzw. rhodesiense) und die *amerikanische Trypanosomiasis* (Erreger Trypanosoma cruzi) (Chagas-Krankheit). Beide Krankheiten sind durch

Befall und Zerstörung innerer Organe (Herz, Leber, Milz, ZNS) meist tödlich. Hautläsionen durch direkte Infektion spielen nur eine sehr untergeordnete Rolle; es handelt sich meist um eine knotige entzündliche Reaktion an der Inokulationsstelle (Stich der Tsetsefliege bzw. anderer Vektoren), die bei der amerikanischen Trypanosomiasis manchmal erhebliche Größe mit regionärer Lymphknotenschwellung aufweist („Chagom"). Häufige Inokulationsstelle: Konjunktiven. Uncharakteristische dermatologische Begleitsymptome: makulöse Exantheme, Erythema multiforme, Erythema nodosum.

Diagnose. Direkter oder kultureller Erregernachweis aus Blut bzw. Lymphknotenmaterial.

Behandlung. Unbefriedigend. In den frühen Stadien Arsenpräparate, Chinoline, Amphotericin B.

Leishmaniose

Allgemeines. Man unterscheidet 3 klinisch außerordentlich verschiedene Formen von Leishmaniose: *systemische Leishmaniose* (Kala-Azar; Erreger: Leishmania Donovani), *mukokutane Leishmaniose* (amerikanische Leishmaniose; Erreger: Leishmania brasiliensis) und *tropische Leishmaniose* (Aleppobeule; Erreger: Leishmania tropica). Die genannten Leishmanien sind mit Routinemethoden nicht unterscheidbar. Vektor: Phlebotomen. Tierreservoir: Nagetiere, Hunde.
Die Leishmanien existieren in 2 Formen: im Insekt als geißeltragende Form („Leptomonaden") und im menschlichen oder tierischen Organismus als Leishman-Donovan'sche Körperchen („Amastigoten"; rundliche intrazelluläre Gebilde).

Systemische Leishmaniose

Vorkommen: Ostasien, Afrika; eine, falls nicht in den Anfangsstadien erfolgreich behandelt, nach längerem Verlauf durch Besiedelung und Zerstörung von Leber, Milz, Lymphknoten zum Tode führende Krankheit. Hautläsionen: mit Ausnahme einer marastischen Hyperpigmentierung (Gesicht!) uncharakteristisch.

Diagnose. Nachweis des Erregers in Blutausstrichen oder Blutkulturen.

Differentialdiagnose. Morbus Hodgkin, Tuberkulose, Histoplasmose.

Mukokutane Leishmaniose

Vorkommen: Lateinamerika. Die Primärläsion ist ein hartes, manchmal exulzerierendes und sich langsam aber stetig ausbreitendes Knötchen bzw. Granulom. Durch lymphatische oder hämatogene Dissemination kommt es zu

Läsionen an der Schleimhaut des gesamten oberen Respirationstraktes (Ödem, Granulome, Ulzera, reaktive Osteoperiostitis). Tod durch Obstruktion der Atemwege und Schluckunfähigkeit.

Tropische Leishmaniose

Vorkommen: Naher Osten und Mittelmeergebiet; der nördlichste autochthon erworbene Fall wurde in Innsbruck beobachtet.

Allgemeines. Harmlose, selbstlimitierte Infektionskrankheit der Haut ohne Systembeteiligung. Die Hautleishmaniose ist sehr häufig und führt in den genannten Ländern zu einer hohen Durchseuchung. Die Infektion hinterläßt lebenslange Immunität; Reinfektionen kommen nur bei Immunschwäche zustande. Keine Rassen- oder Geschlechtsprädilektion, Hauptinzidenz im Kindesalter. Insektenvektor: Sandfliege.

Klinisches Bild. Typischerweise lokalisiert sich die Hautleishmaniose an offen getragenen Körperteilen (Gesicht, Extremitäten; Insektenstich!). Die Initialläsion ist eine kleine symptomlose Papel, die sich langsam vergrößert und in ein flaches, verkrustetes, schmerzloses Ulkus mit papillärer Oberfläche umwandelt. Die Läsion erreicht meist nicht über Münzgröße, beginnt sich nach mehreren Monaten spontan zurückzubilden und heilt schließlich mit einer charakteristischen atrophen, hyperpigmentierten, „wie gestrickt aussehenden" Narbe ab. Bei älteren Personen oder Individuen mit Immunschwäche können sich erheblich chronischere, hyperkeratotische Läsionen entwikkeln. *Seltenere Verlaufsform:* disseminierte kutane Leishmaniose.

Diagnose. Aufgrund des charakteristischen klinischen Bildes, der Histologie (intensive lymphohistiozytäre Infiltrate mit parakeratotischer epidermaler Reaktion; reichlich Donovan-Körperchen in den Histiozyten) sowie durch den Erregernachweis in Ausstrichpräparaten aus dem Geschwürrand.

Differentialdiagnose. Pyodermien.

Therapie. Bei kleinen Herden Exzision, evtl. Kryotherapie!
Chemotherapie: Antimonpräparate (Fuadin), Antimalariamittel.

Infektionskrankheiten durch Mykobakterien

Hauttuberkulose

Allgemeines. Hauttuberkulose war noch vor wenigen Jahrzehnten sehr häufig (es gab etwa eigene Lupusheilstätten), ist jedoch heute durch die Verbesserung der Lebensverhältnisse und die Einführung der Tuberkulostatika in den westlichen Ländern zu einer ausgesprochenen Rarität geworden (nicht jedoch in manchen Entwicklungsländern).

Hauttuberkulose betrifft alle Rassen, Lebensalter, Berufsgruppen und beide Geschlechter etwa gleich; Abhängigkeit besteht jedoch vom sozioökonomischen Status und vom Klima (häufiger in kalten Ländern mit wenig Sonnenschein). Alle 3 Untertypen des Mycobacterium tuberculosis können Hauttuberkulose hervorrufen (Typus hominis, bovinus und avium).

Die Erscheinungsformen der Hauttuberkulose sind vielgestaltig und ihre Klassifikation komplex, da der Charakter des Krankheitsprozesses von 3 voneinander unabhängigen Faktoren bestimmt wird: Virulenz des Erregers, Abwehrkraft des Organismus und schließlich die Route der Hautinfektion. Die beiden ersten Faktoren bestimmen wesentlich die Dimension der Läsionen und deren allgemeinen Charakter (Geschwindigkeit der Progredienz, Ausmaß von Verkäsung etc.), während der dritte für ihre besonderen Merkmale (Lokalisation, Art der befallenen Struktur etc.) verantwortlich ist. Die überragende Rolle spielt die Abwehrkraft des Organismus, deren Bestimmung grob mit der Durchführung des Tuberkulinhauttests erfolgt; für diesen Test verwendet man heute ein gereinigtes mykobakterielles Antigen (PPD-purified protein derivate, sog. Tine-Test); dieser Test mißt im Grunde eine allergische Reaktion von Typ IV gegen das Tuberkuloprotein. Der Tine-Test ist negativ bei Abwehrschwäche und bei Individuen, die noch keinen Kontakt mit Tuberkulose gehabt hatten.

Klassifikation der Hauttuberkulose. Verschiedene Parameter können zur Einteilung der Hauttuberkuloseformen herangezogen werden, wobei keiner dieser Parameter für sich allein eine sinnvolle Gliederung ergibt.

Teilt man nach der *Route der Infektion* ein, kann man zwischen exogenen (tuberkulöser Primärkomplex, Tuberculosis verrucosa cutis) und *endogenen* Formen (die restlichen) unterscheiden. Nimmt man die Abwehrkraft des Organismus zum Einteilungsprinzip, kann man Formen mit *guter* Abwehrlage (Tuberculosis verrucosa cutis, Lupus vulgaris), Formen mit *schlechter*

272

Abwehrlage (Miliartuberkulose der Haut, Tuberculosis ulcerosa cutis et mucosae) und Tuberkulose bei *nichtdeterminierter Abwehrlage* (tuberkulöser Primärkomplex) unterscheiden. Weitere Einteilungsprinzipien sind *anatomische:* oberflächlichere (dermale) (Tuberculosis verrucosa cutis, Lupus vulgaris) und tiefe (subkutane) Formen (Skrophuloderm) sowie nach *Zahl und Verteilungstyp* der Läsionen (lokalisiert, disseminiert).

Formen der Hauttuberkulose

Tuberkulöser Primärkomplex der Haut

Definition. Erstinfektion des Organismus durch Tuberkelbazillen mit begleitender regionärer spezifischer Lymphadenitis.

Allgemeines. Außerordentlich selten, tritt fast nur im Kindesalter auf; Übertragung meist durch direkten Kontakt (Küssen!) oder Inokulation durch kontaminierte Gegenstände. Gern wird die Übertragung unter eher ausgesuchten Umständen berichtet, wie beispielsweise anläßlich der Beschneidung oder durch Verkehr mit Personen mit florider Genitaltuberkulose. Prädilektionsstellen sind Gesicht (Küssen) und Extremitäten.

Klinisches Bild. Nach 2- bis 4wöchiger Inkubationszeit entsteht an der Inokulationsstelle ein schmerzloses, seichtes, bis einige Zentimeter großes, schmierig-eitrig belegtes Geschwür mit überhängenden, unregelmäßigen Rändern. Nach etwa 1 Monat zuerst *derbe* regionale Lymphknotenschwellung (schmerzlos), im weiteren Verlauf *Einschmelzung* („kalter Abszeß"), manchmal Exulzeration und Fistelbildung. Allgemeinsymptome meistens keine, manchmal mildes Fieber. Tine-Test: negativ, später positiv.

Histologie. Zuerst unspezifische Entzündung mit Nekrose, reichlich Mykobakterien mit der Ziehl-Neelsen-Färbung nachweisbar; später Umwandlung in typisches tuberkuloides Granulationsgewebe, gleichzeitig Abnahme der Keimzahl.

Verlauf. Unbehandelt nimmt die Abheilung bis zu 1 Jahr in Anspruch; die Abheilung erfolgt mit Narben (sowohl am Primäreffekt als auch bei durchgebrochenem Lymphknoten). Meistens resultiert aus dem kutanen tuberkulösen Primärkomplex eine gute Immunitätslage; in manchen Fällen ist dies jedoch nicht der Fall, Keime bleiben im Gewebe liegen, von denen aus sich weitere Tuberkuloseformen entwickeln können: bei dermalem Sitz Lupus vulgaris, von den eingeschmolzenen Lymphknoten aus eine Tuberculosis colliquativa cutis (Skrophuloderm) und durch hämatogene Aussaat Organtuberkulose verschiedener Organe oder, bei extrem schlechter Abwehrlage, akute Miliartuberkulose.

Tuberculosis verrucosa cutis („Leichentuberkel")

Definition. Durch exogene Reinfektion entstandene, durch pseudoepitheliomatöse Hyperplasie gekennzeichnete Form der Hauttuberkulose bei guter Abwehrlage.

Allgemeines. Seltene Erkrankung; wird in Ländern mit geringer Durchseuchung hauptsächlich durch Hantieren mit tuberkulösen Tieren bzw. bei der Sektion tuberkulöser Leichen erworben; die Tuberculosis verrucosa cutis ist daher meist eine berufsbedingte Infektion: Fleischhauer, Angestellte von Tierverwertungsbetrieben, Pathologen, Medizinstudenten (sezieren zwar nicht so viel, passen aber weniger auf). Hauptlokalisationen v.a. der mediale Handrücken und die Finger, in Entwicklungsländern die Kniegegend (Kinder rutschen mit bloßen Knien über den Boden, der vorher durch das Sputum eines Phthisikers kontaminiert wurde; beim Darüber*gehen* kommt es viel seltener zu Infektionen, da die Hornhaut der Sohlen viel dicker ist).

Klinisches Bild. Beginn mit einer entzündlichen, bald hyperkeratotischen Papel, die langsam wächst und von einem entzündlichen Hof umgeben ist. Die Läsionen werden bis mehrere Zentimeter groß, sind von unregelmäßiger höckriger, fissurierter, manchmal krustiger Oberfläche und derber Konsistenz und sehen daher Verrucae vulgares oft sehr ähnlich; es finden sich jedoch stets, v.a. peripher, Areale mit den für die meisten Typen der Hauttuberkulose charakteristischen Tuberkelknötchen (s. unter Lupus vulgaris). Allgemeinerscheinungen und regionäre Lymphknotenschwellungen fehlen. Tine-Test: positiv.

Histologie. Pseudo-epitheliomatöse Hyperplasie, in der Dermis lympholeukozytäre entzündliche Infiltration mit meist nicht besonders stark ausgeprägter tuberkuloider Komponente. Säurefeste Stäbchen sind nur schwer nachweisbar.

Differentialdiagnose. Verrucae vulgares, Trichomykose, hypertropher Lichen ruber, Syphilide.

Verlauf. Extrem chronischer Verlauf (viele Jahre), Spontanheilungen kommen vor, sind aber nicht die Regel.

Lupus vulgaris

Definition. Durch (meist lymphogene) endogene Ausbreitung entstandene Form der Hauttuberkulose mit Sitz in der Dermis bei guter Immunitätslage.

Allgemeines. Dies ist die häufigste Form der Hauttuberkulose, obwohl von ständig abnehmender Inzidenz. Frauen werden etwa 2- bis 3mal so häufig ergriffen wie Männer. Lupus vulgaris entsteht in mehr als 50 % der Fälle in Individuen, die gleichzeitig an anderen Tuberkuloseformen leiden; von diesen erfolgt die Übertragung auf die Haut meist lymphogen, seltener durch hämatogene Dissemination oder durch direkte Ausbreitung von tieferen tuberkulösen Herden.

Klinisches Bild (Abb.94). Es finden sich meist nur ein oder wenige Herde; nur beim äußerst seltenen „postexanthematischen" Lupus vulgaris entstehen durch hämatogene Dissemination multiple disseminierte Herde (Absinken der Immunitätslage bei exanthematischen Virusinfektionen; typisches Beispiel: Masern).

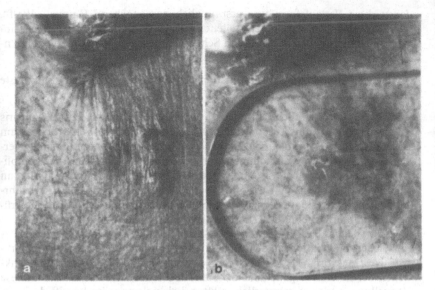

Abb. 94 a, b. Lupus vulgaris (linker Kieferwinkel). Die Läsion ist aus wenig auffälligen, braun-rötlichen Lupusknötchen und -flecken aufgebaut, die unter Diaskopie (b) das charakteristische apfelgelee-artige Kolorit zeigen

Prädilektionsstellen: Gesicht (Nase, Wangen); selten auch an den Extremitäten (von einem Gelenkfungus ausgehend). Primäreffloreszenz: das sog. *Lupusknötchen*, ein kleiner, unscharf begrenzter, schmerzloser, rötlich-brauner Fleck oder flaches Knötchen von weicher Konsistenz; bei Glasspateldruck tritt eine *apfelgeleeartige* Eigenfarbe (durch das tuberkuloide Granulationsgewebe) zutage. Ein weiteres typisches Zeichen: eine angepreßte Knopfsonde bricht im Gegensatz zur normalen Haut leicht ein („Sondenversuch"). Der Sondenversuch stammt aus den rauheren Tagen der alten Dermatologie und wird wegen seiner Schmerzhaftigkeit kaum mehr angewandt.

Ein Herd von Lupus vulgaris beginnt mit einem oder mehreren Lupusknötchen und wächst außerordentlich langsam zu polyzyklisch begrenzten Herden an (es dauert Jahre bis Jahrzehnte, bis etwa handflächengroße Herde erreicht werden). Während der Entwicklung können die Herde entweder plan bleiben *(Lupus planus)*, oder hypertroph *(Lupus hypertrophicus)*, im seltenen Extremfall sogar tumorös werden *(Lupus tumidus)*. Als Sekundärveränderung stellen sich Schuppung, später Ulzerationen *(Lupus ulcerosus)* und hierbei häufig ein papillomatös vegetierender Ulkusgrund ein *(Lupus vegetans)*. Solche Ulzera heilen spontan nach langer Zeit mit atrophen depigmentierten Narben aus, in die sich typischerweise wieder *Rezidivknötchen* setzen. Durch Ulzeration, Narben, Atrophie kommt es zur Zerstörung des darunterliegenden Binde- und manchmal auch Knorpelgewebes (Nase!; *Lupus muti-*

lans); diese Verlaufsform war ursprünglich namengebend (Lupus, „Wolf", bedeutet eigentlich nur eine entstellende Exulzeration der Haut). Lupusläsionen treten nicht selten auch an den Schleimhäuten auf (Konjunktiva, Nasen- und Wangenschleimhaut). Tine-Test: positiv.

Histologie. Tuberkuloides Granulationsgewebe mit Verkäsung. Säurefeste Stäbchen: spärlich.

Verlauf. Außerordentlich chronisch; unbehandelt kommt Lupus vulgaris kaum je spontan zum Stillstand. Durch die oft sehr starke Vernarbung kann es im Gesicht zu Mikrostomie, Ektropium etc., an den Extremitäten zu Versteifungen von Gelenken kommen. Eine wichtige aber sehr seltene Komplikation ist die Entwicklung eines Plattenepithelkarzinoms („Carcinoma in lupo vulgari"); Lupus vulgaris gilt daher als fakultative Präkanzerose; wahrscheinlich gehen die meisten Plattenepithelkarzinome jedoch auf die in früherer Zeit häufig geübte UV-Therapie (sog. Finsen-Bestrahlung) zurück.

Zwischenbemerkung: In antiken und mittelalterlichen, sogar noch in zeitgenössischen laienhaften medizinischen Vorstellungen findet sich eine merkwürdige Denkform, die auf der Krasenlehre basiert und besagt, daß Krankheiten der inneren Organe „auf die Haut abgeleitet" werden könnten. Diese Vorstellungen trieben wunderliche Blüten, beispielsweise im Begriff des „Pus bonum et laudabile" (ein „guter" Eiter, mit dem das Gift aus dem Körper abgeleitet wird), der mystischen Rolle des Weichselzopfes (s. S. 259) und etwa Versuchen, die Schizophrenie durch absichtlich zugefügte eiternde Wunden zu heilen („dem Gift einen Ausweg schaffen"). In diesem Sinne war es auch durch lange Zeit die Volksmeinung, daß das Vorhandensein eines Lupus vulgaris ein prognostisch günstiges Zeichen bei Organtuberkulose sei. Diese Vorstellung ist irrig, da die Mortalität an Organtuberkulose bei Patienten mit Lupus vulgaris etwa 10mal so hoch ist wie bei der Normalbevölkerung.

Differentialdiagnose. Syphilide, Sarkoidose, chronisch-vegetierende Pyodermie, Leishmaniose.

Tuberculosis colliquativa cutis (Skrofuloderm)

Definition. Durch endogene Ausbreitung (meist per continuitatem von befallenen Lymphknoten aus) entstandene Tuberkulose der Subkutis von einschmelzendem Charakter bei mittelguter Abwehrlage.

Allgemeines. Seltene Erkrankung; typische Lokalisation: seitliche Halsgegend (von tuberkulösen submandibulären, präaurikulären und supraklavikulären Lymphknoten ausgehend); die Läsionen können jedoch überall vorkommen. Häufig bilateral symmetrischer Befall.

Klinisches Bild. Die Läsionen beginnen als derbe subkutane, knotige Infiltrate, die anfangs frei beweglich sind, später jedoch mit der Umgebung verbacken und von teigig weicher Konsistenz werden. Nach monatelangem Verlauf Einschmelzung und multiple Perforationen und Fisteln, aus denen typischerweise ein wäßrig-eitriges oder käsiges Material austritt. Schließlich

Entstehung von lineären und zirzinären, unterminierten Ulzera mit Neigung zu Granulationen. Tine-Test: positiv.

Histologie. Wie bei Lupus vulgaris, doch eine sehr starke Betonung von Verkäsung.

Verlauf. Extrem chronischer Verlauf, schließlich jedoch meist spontane Abheilung mit typischen unregelmäßigen, „gestrickten", bandartigen Narben von gemischt atrophem und hypertrophem Charakter.

Differentialdiagnose. Syphilide, exzessive Acne vulgaris conglobata, Sporotrichose, Abszesse etc.

Sonderformen sind 1) das sog. **tuberkulöse Gumma:** ein tiefsitzender, solitärer metastatischer, tuberkulöser Abszeß; 2) **„Etagentuberkulose":** gleichzeitiges oder sukzessives Auftreten von Skrofuloderm und Lupus vulgaris im selben Areal.

Tuberculosis ulcerosa cutis et mucosae

Definition. Durch Autoinokulation von einer streuenden Organtuberkulose entstandene, durch multiple Ulzerationen gekennzeichnete Form der Hauttuberkulose bei sehr schlechter Abwehrlage.

Allgemeines. Sehr selten, tritt lediglich im Rahmen einer massiven Organtuberkulose auf. Die Lokalisation der Tuberculosis ulcerosa hängt vom Sitz der Organtuberkulose ab: bei Lungentuberkulose kommt es zu Läsionen in der *Mundschleimhaut* (typischerweise am Gaumen, wo das ausgehustete Sputum auftrifft), bei gastrointestinaler Tuberkulose *anal und perineal,* bei urogenitaler Tuberkulose am *äußeren Genitale.*

Klinisches Bild. Die typischen Läsionen sind multiple, seichte, scharf begrenzte, schmierige, *sehr schmerzhafte* Geschwüre an der beschriebenen Lokalisation. Tine-Test: negativ. Massenhaft säurefeste Stäbchen!

Verlauf. Prognose ist sehr schlecht (Patient stirbt meist an der Organtuberkulose).

Akute Miliartuberkulose der Haut

Definition. Extrem seltene Form der Hauttuberkulose, die hauptsächlich bei Säuglingen und Kleinkindern als Nebensymptom einer foudroyant verlaufenden Miliartuberkulose auftritt. Es finden sich disseminiert am ganzen Körper erythematöse Flecken oder Papeln, gelegentlich mit zentraler Einschmelzung. Tine-Test: negativ.

Impftuberkulose

Definition. Formen der Hauttuberkulose, die von einer Impfung mit dem Bacillus Calmette-Guérin (BCG) ihren Ausgang nehmen.

Allgemeines. Normalerweise entsteht nach BCG-Impfung am Neugeborenen lediglich eine Papel, die ulzeriert und langsam abheilt; milde begleitende Lymphadenitis. Bei sehr wenigen Fällen (etwa 1 auf 100000) kommt es zu Lupus-vulgaris-ähnlichen Hautläsionen im Bereich der Inokulationsstelle; noch seltener kommt es zu skrofulodermartigen Veränderungen. Disseminierte Tuberkuloseformen mit tödlichem Ausgang wurden zwar beschrieben, sind aber äußerst selten und an Immundefizienz gebunden.

Therapie der Hauttuberkulose. Im Gegensatz zu schweren Formen der Organtuberkulose, in denen Kombinationstherapien (INH-Rifampicin-Ethambutol bzw. Streptomycin) erforderlich sind, genügt bei den meisten Fällen von Hauttuberkulose (außer Skrofuloderm!) eine Langzeitbehandlung mit INH (5 mg/kg Körpergewicht). Resistenzentwicklung kommt selten und erst nach langer Medikation vor; die Läsionen heilen nach mehrmonatiger Verabreichung narbig ab. Ist die Hauttuberkulose lediglich Begleitsymptom einer Organtuberkulose, richtet sich die Therapie selbstverständlich nach der letzteren. Herde von Lupus vulgaris soll man, wenn möglich, zur Beschleunigung der Heilung und auch aus kosmetischen Gründen exzidieren. Ähnliches gilt für das Skrofuloderm und die Tuberculosis verrucosa cutis.

Sogenannte „Tuberkulide"

Definition. Unter Tuberkuliden versteht man eine Reihe von meist exanthematischen und morphologisch typischen Hauteruptionen, die durch Fernwirkung von Tuberkeltoxinen sowie immunologische Reaktionen auf diese zustande kommen.

Allgemeines. Wegen der früher so weiten Verbreitung der Tuberkulose wurden zahlreiche interne und Hautkrankheiten fälschlich für indirekt tuberkulosebedingt gehalten. Bei nur wenigen derselben scheint ein solcher Zusammenhang tatsächlich zu bestehen; auch bei diesen aber handelt es sich wahrscheinlich um Zustände mit nur *alternativer* und nicht obligater tuberkulöser Kausalität. Gemeinsam ist allen Tuberkuliden histologisch das Vorhandensein von tuberkuloidem Granulationsgewebe.
Folgende Krankheitsbilder werden zu den Tuberkuliden gezählt:

Lichen scrofulosorum

Eine aus zahlreichen follikulären und nichtfollikulären, gelblichen, derben Knötchen bestehende Eruption. Tritt vorwiegend am Rumpf auf, zumeist bei Patienten mit Knochentuberkulose; außerordentlich selten.

Papulonekrotisches Tuberkulid

Vorwiegend an den Beinen regellos disseminierte, dunkel-lividrote Knötchen mit zentraler Nekrose.

Erythema induratum (Bazin) (Nodulärvaskulitis)

Definition. Durch chronische, teilweise exulzerierende subkutane Knoten an Unterschenkeln von Frauen gekennzeichnete Eruption, die auf Vaskulitis mittelgroßer Gefäße, Pannikulitis und granulomatöser Entzündung beruht.

Allgemeines. Nodulärvaskulitis ist ein nicht seltener, früher zwar mit der Tuberkulose, heute aber in der weitaus überwiegenden Zahl *nicht* mit Tuberkulose verknüpfter Krankheitsprozeß, der unter ganz bestimmten Begleitumständen zustande kommt: befallen sind fast stets Frauen mittleren Alters an der Dorsalseite der Unterschenkel. Die Frauen haben meist einen typischen Habitus (schwammige, säulenartige Beine), besondere Kälteempfindlichkeit und Zeichen eines chronischen Frostschadens.

Klinisches Bild. Meist bilateral an den Unterschenkeln (selten auch Oberschenkeln) finden sich mehrere derbe, unscharf abgegrenzte, indolente tiefsitzende Knoten, die an der deckenden Haut fixiert sind; manche dieser Knoten bilden sich spontan zurück, andere schmelzen ein und bilden Fistelgänge. Es kommt zu atrophen Narbenbildungen und Neueruption solcher Knoten; schließlich wandelt sich der Unterschenkel in eine höckrige, derb infiltrierte, von Fisteln, Ulzera und Einziehungen durchsetzte derbe Platte um.

Histologie. Vaskulitis der kleineren und mittelgroßen Arterien und Venen, ausgedehnte fibrinoide Nekrosen des Fettgewebes mit lobulärer, zuerst unspezifischer, dann granulomatöser, schließlich fibrosierender Entzündung. Hierdurch Zugrundegehen des Fettgewebes und Ersatz desselben durch fibrosiertes Bindegewebe („Wucheratrophie").

Pathogenese. Die Ursache der Nodulärvaskulitis ist unbekannt; ein Zusammenhang mit abnormen Kältereaktionen der Gefäße, bakteriellen bzw. mykobakteriellen Antigenen ist wahrscheinlich.

Differentialdiagnose. Erythema nodosum, verschiedene Pannikulitisformen.

Lepra

Erreger. Mycobacterium leprae, ein obligat humanpathogenes säurefestes Stäbchen, das eine Vorliebe für den Befall peripherer Nerven (nicht aber des ZNS) besitzt. Die Kultur des Mycobacterium leprae ist noch nicht definitiv geglückt, daher sind die Kochschen Postulate streng genommen noch nicht erfüllt. Die Übertragung ist durch die intakte Epidermis nicht möglich; Hauptansteckungsquelle sind exulzerierte Leprome und das keimhaltige Nasensekret. Nach überkommener Meinung ist die Übertragung der Lepra nur bei langdauerndem und sehr nahem körperlichen Kontakt möglich; die Generationszeit des Mycobacterium leprae ist sehr lang (knapp 2 Wochen).

Allgemeines. Lepra ist eine der ältesten bekannten Infektionskrankheiten der Menschheit und wird schon in antiken Quellen erwähnt (Bibel). Wegen ihrer schwer durchschaubaren Übertragbarkeit, ihres kapriziösen Verlaufs, ihrer Neigung zu entstellenden und mutilierenden Läsionen und ihrer Therapieresistenz wurde sie seit jeher mit starken psychologisch-mythischen Gewichten belegt (Deutung als Strafe Gottes), und die Betroffenen wurden aus der Gemeinschaft ausgeschlossen (Leprosorien). Man schätzt, daß heute etwa 15 Mio. Menschen befallen sind. Lepra kommt fast weltweit vor, doch ist die Durchseuchung in Afrika, Indien und China am höchsten.

Verlauf und Klassifikation. Klinische Manifestationen und Verlauf sind außerordentlich unterschiedlich; regulierender Faktor ist hierbei vorwiegend die Immunitätslage (zelluläre Abwehr). Je nach Änderung derselben können die einzelnen Bilder ineinander übergehen. Spontanheilungen sind in jedem Stadium möglich, ihre Wahrscheinlichkeit nimmt aber mit sinkender Immunitätslage ab.

Die Inkubationszeit beträgt 2–5 Jahre; an ihrem Ende kommt es zu langsam einsetzenden Parästhesien und Hypästhesien in umschriebenen Hautregionen („Prodrome"). Die ersten sichtbaren Lepraläsionen sind einige wenige, kleine, unscharf begrenzte, hypopigmentierte, hypästhetische Flecken („indeterminierte Lepra"). Diese Läsionen bilden sich häufig innerhalb mehrerer Monate zurück (spontane Ausheilung) oder entwickeln sich in die keimarme, mildere *tuberkuloide Lepra* (häufigerer Fall) oder in die keimreiche, aggressivere *lepromatöse Lepra* (seltenerer Fall) weiter. Eine Mischform zwischen tuberkuloider und lepromatöser Lepra ist die *dimorphe Lepra.* Tritt bei tuberkuloider Lepra eine Verschlechterung der Immunitätslage auf (spontan oder als Folge von Zweitkrankheiten), kann sie sich in eine dimorphe oder lepromatöse Lepra umwandeln.

Klinisches Bild

Tuberkuloide Lepra. Die typische Hautläsion der tuberkuloiden Lepra ist ein scheibenförmiger polyzyklischer, flach erhabener hypopigmentierter und anästhetischer Herd, der langsam peripher anwächst und Ringformationen ausbildet. Die Herde sind einzeln oder multipel, von einigen Millimetern Größe bis zu riesigen, ganze Extremitäten oder den Rumpf bedeckenden Läsionen.

Histologie. Tuberkuloides Granulationsgewebe mit Langhans-Riesenzellen in der papillären Dermis; lymphozytäre Infiltrate um die Hautnerven; Mykobakterien im Ziehl-Neelsen-Schnitt sehr spärlich.

Nervenbefall ist nahezu obligatorisch: klinisch finden sich strangartige Verhärtungen und Verdickungen der Hautnerven (Prädilektionsstellen: in der Gegend der großen Gelenke und am oberen Rumpf).

Lepromintest. positiv.

Lepromatöse Lepra. Entsteht bei anerger Reaktionslage und ist durch schrankenlose Keimvermehrung im Gewebe gekennzeichnet. Sie beginnt zumeist mit der *makulösen* lepromatösen Lepra, die sich im Laufe von Monaten oder Jahren in die *noduläre* lepromatöse Lepra umwandelt: multiple verunstaltende Knoten *(Leprome)* an Gesicht und Rumpf. Der Verlauf der lepromatösen Lepra ist durch attackenartige Exazerbationen, begleitet von Systemzeichen (Erythema nodosum, Fieber, Polyneuritis, Polyarthritis, manchmal Iridozyklitis), gekennzeichnet (zirkulierende Immunkomplexe, *Lucio-Phänomen*).

Das *histologische Substrat* der Leprome sind mächtige Histiozytenansammlungen, die unzählige Mykobakterien beinhalten („Lepraglobi").
Lepromintest: negativ.

Komplikationen und Prognose. Die wichtigsten Komplikationen entstehen durch die Läsionen der peripheren Nerven: Muskelatrophie, Anästhesien, Paresen und Paralysen, neuropathische Ulzerationen und Gelenksveränderungen etc. Lepra bedingt ein jahrzehntelanges Leiden, Invalidität und neurologische Defektheilungen, führt jedoch in der Regel nicht selbst zum Tod; mögliche Todesursachen: Obstruktion der Atemwege durch Leprome, systemische Amyloidose, Zweitinfektion.

Diagnostik. Erregernachweis entweder aus dem Nasensekret oder aus Schmierpräparaten von Hautläsionen (oberflächlicher Einschnitt in die Läsion, Abstrich). *Lepromintest:* Intrakutantest mit einem standardisierten Extrakt aus lepromatösem Gewebe.

Therapie. Sulfone; Behandlungsdauer: Jahre. Alternative bzw. ergänzende Drogen: Rifampicin, Clofazimin. Thalidomid wirkt zwar nicht gegen das Mycobacterium leprae, sehr gut jedoch gegen die akuten Exazerbationen der lepromatösen Lepra.

Infektionen mit atypischen Mykobakterien

Allgemeines. Im Gegensatz zu Mycobacterium tuberculosis und Mycobacterium leprae sind die atypischen Mykobakterien *keine* obligat, sondern fakultativ pathogene Keime; ihr Habitat ist der Erdboden oder Gewässer.

Es gibt zahlreiche Arten von atypischen Mykobakterien, die nach der Klassifikation nach Runyon in 4 Gruppen eingeteilt werden:
- *Photochromogene* (produzieren ein gelb-rötliches Pigment nur bei Kultivierung in *Tageslicht*),
- *Skotochromogene* (produzieren das Pigment auch im Dunkeln),
- *Nonchromogene* (kein Pigment),
- *„schnell wachsende atypische Mykobakterien".*

Mykobakterien der letzten 3 Gruppen rufen nur gelegentlich Hautinfektionen (meistens hingegen der Lunge!) hervor; die wichtigsten hautpathogenen Mykobakterien zählen zu den Photochromogenen. Diese kommen vorwiegend in den Tropen, jedoch auch in Europa vor; Infektionen sind nicht so selten, werden aber häufig nicht erkannt, da die Kultur unter besonderen Bedingungen erfolgen muß (Wachstumsoptimum bei 31 °C).

Schwimmbadgranulom

Erreger. Mycobacterium marinum.

Allgemeines. Mycobacterium marinum ist ein in Gewässern lebender, vorwiegend saprophytischer Keim, der – abgesehen von natürlichen Gewässern und Schwimmbädern – auch eine charakteristische Kontaminante von Aquarien ist. Sein Wachstumsoptimum ist – verständlicherweise – relativ niedrig, nämlich bei 31 °C; bei 37 °C kommt es zum Wachstumsstillstand. Aus diesen Gründen bevorzugt der Keim auch die (kühlen) Akren.

Klinisches Bild. Die Infektion erfolgt durch Inokulation, meist durch eine Bagatellverletzung (typische Anamnese: „Ich habe nur das Aquarium geputzt"). Etwa 3 Wochen später entsteht eine entzündliche hyperkeratotische Papel an der Inokulationsstelle (meistens Extremitäten, v.a. Hände), diese exulzeriert jedoch nur selten; ähnliche entzündliche Papeln entstehen entlang des Lymphgefäßes (ähnlich wie Sporotrichose).

Verlauf. Im unbehandelten Zustand kommt es nach manchmal jahrelangem Verlauf zu Spontanheilung.

Therapie. Eine befriedigende Chemotherapie existiert nicht; mittelgute Ergebnisse mit Minocyclin und Streptomycin. Wenn möglich, Exzision der Knoten.

Infektion mit Mycobacterium ulcerans

Dem Skrofuloderm ähnliche, sich jedoch flächenhaft ausbreitende und ulzerierende, oft sehr ausgedehnte Läsionen; in der Tiefe schreitet die Nekrose häufig über die tiefen Faszien fort. Typischerweise sind diese Geschwüre schmerzlos, Allgemeinerscheinungen bestehen nicht. Nach monate- bis jahrelangem Verlauf kommt es zur Spontanheilung mit ausgedehnter Vernarbung und Kontraktur.

Therapie. Kein wirksames Antibiotikum bekannt.

Granulomatöse Hautkrankheiten

Sarkoidose

Definition. Chronische Multisystemkrankheit unbekannter Ursache, die sich durch – aus sarkoidalem Granulationsgewebe bestehende – Läsionen der Haut und innerer Organe sowie Depression der zellulären Immunität auszeichnet.

Allgemeines. Sarkoidose ist eine nicht seltene Krankheit mit weltweiter Verbreitung; Inzidenz bei Negern 10mal häufiger und Verlauf schwerer als bei Weißen. Geographisch scheint die Inzidenz in den wärmeren Breiten höher zu sein als in den gemäßigten Klimazonen.

Sarkoidose kann sich in zahlreichen Organsystemen manifestieren: Lunge und oberer Respirationstrakt, mediastinale und übrige Lymphknoten, Milz, Leber (oft sehr frühzeitig befallen!), in zweiter Linie Augen, Knochen und Nieren. Die Haut ist einer der häufigsten Manifestationsorte und oft auch Sitz der Initialsymptome. Nach dem Krankheitsbeginn unterscheidet man einen *akuten* und einen *chronisch-progressiven* Verlaufstyp. Die kutane Erscheinungsform des ersteren ist das sog. *Löfgren-Syndrom* (Erythema nodosum, Arthralgien, bihiläre Lymphadenopathie); diese Verlaufsform der Sarkoidose ist gutartig und selbstlimitiert. Die Hautsymptomatik des chronisch-progressiven Verlaufstyps, der in Lungenfibrose und Cor pulmonale mündet, ist der *Lupus pernio.*

Ätiologie und Pathogenese. Die Ursache der Sarkoidose ist unbekannt. Frühere Anschauungen einer infektiösen Ursache blieben unbestätigt. Nach heutiger Meinung ist die Sarkoidose eine profunde immunologische Störung mit Funktionsbeeinträchtigung des Makrophagen-Lymphozyten-Systems.

Die histologisch-pathologische Grundmanifestation der Sarkoidose ist das **sarkoidale Granulom:** rundliche Herde aus Epitheloidzellen mit wechselnd reichlich mehrkernigen Langhans-Riesenzellen und v.a. peripherer Durchsetzung mit Lymphozyten. Im Gegensatz zu tuberkuloidem Granulationsgewebe findet sich *wenig oder keine Verkäsung.* Solche Einzelherde ergeben konfluierende, knotige Läsionen, in denen später durch Faserbildung fibrotische Schrumpfung eintritt. Granulome ähnlicher Art finden sich außer bei Sarkoidose in Narben oder bei Fremdkörperreaktionen, insbesondere bei der Auseinandersetzung mit Fremdmaterialien (Zirkonium, Silicium, Hornmaterial etc.), die für die Makrophagen unverdauliche Antigene darstellen. Als

Analogieschluß vermutet man, daß ein sarkoidales Granulom gleichfalls die Reaktion auf ein bisher unidentifiziertes, unverdauliches Antigen darstellt oder daß die – defekten – Makrophagen bei Sarkoidose mit einem ansonsten sehr wohl verdaulichen Antigen nicht fertig werden. Solche Thesen finden eine Stützung in den in den Riesenzellen enthaltenen, für Sarkoidose typischen Einschlußkörperchen (Asteroid-, Schaumann- und Residualkörperchen). Die Epitheloidzellen entsprechen mononukleären Zellen, sind Abkömmlinge der Makrophagen und besitzen nur geringe phagozytische Fähigkeiten. Die mehrkernigen Riesenzellen entstehen durch Fusion von Makrophagen.

Ein weiteres Grundsymptom der Sarkoidose ist ein Funktionsverlust der T-Lymphozyten; die Intrakutantests auf verschiedene sog. Recallantigene (Tuberkulin-, Candidin-, Mumpsantigene etc.) sind fast stets negativ. In vitro findet sich eine Verminderung der zirkulierenden T-Zellen, deren Stimulierbarkeit durch Phythämagglutinin (PHA) ist reduziert; funktionell ist die Suppressoraktivität der T-Zellen weitgehend vermindert; als Resultat findet sich eine überschießende B-Zellreaktivität, die sich in erhöhten Serumimmunglobulinspiegeln ausdrückt. Während Perioden akuter Krankheitsaktivität finden sich auch *zirkulierende Immunkomplexe* (wahrscheinlich verantwortlich bei der Entstehung der stark entzündlichen, exsudativen Symptome wie Erythema nodosum, Iridozyklitis, Arthralgien etc. sowie des Fiebers). Beim chronisch-progressiven Verlaufstyp sind Immunkomplexe nur in geringem Umfang oder gar nicht nachweisbar.

Hautsymptome bei Sarkoidose

Löfgren-Syndrom

Dieses Syndrom ist die häufigste cutane Erscheinungsform der Sarkoidose; sie betrifft hauptsächlich junge Frauen. Saisonale Häufung während des Frühjahrs. Der Beginn ist akut, mit Fieber, Arthralgien, Erythema nodosum (s. Kap. „Intoleranzreaktionen der Haut"); Thoraxröntgenbefund: bihiläre Lymphknotenvergrößerung. Im Gegensatz zu Erythemata nodosa anderer Kausalität ist der Verlauf hier etwas protrahierter, Rückfälle sind häufig. Das Löfgren-Syndrom hat eine gute Prognose, die Rückbildung der mediastinalen Sarkoidosesymptomatik erfolgt spontan innerhalb von Monaten, der Übergang in Lungensarkoidose ist jedoch möglich.

Therapie. Mittelfristig langer Kortikoidstoß zur Therapie des Erythema nodosum; die bihiläre Lymphadenopathie bedarf keiner systemischen Kortikoidtherapie.

Lupus pernio

Diese ebenfalls relativ häufige Erscheinungsform stellt die charakteristische Hautmanifestation im Rahmen des chronisch-progressiven Verlaufstyps der Sarkoidose dar. Typische Merkmale sind knotige, lividrote (klinisch Ähnlichkeit mit Frostbeulen!), mittelderbe, unscharf abgegrenzte, meist voluminöse Infiltrate im Gesicht (Wangen, Nase, Stirn, Ohren), selten an den Händen. Durch fibrosierende Veränderungen im späteren Verlauf werden die Läsionen unregelmäßig gebuckelt, manchmal Exulzeration („Lupus"). Diese Form ist fast stets mit knotigen oder plaqueförmigen sarkoidalen Läsionen des oberen Respirationstrakts (insbesondere Nasenschleimhaut!) und Lunge sowie Sarkoidoseherden in anderen inneren Organen (Leber!) verknüpft. Der Nasenschleimhautbefall verursacht nicht selten Atembehinderung als Initialsymptom; bei längerem Bestand kommt es auch hier zu Fibrose und Exulzeration (Nasenseptumperforation!). Häufiges Begleitsymptom: Knochenzysten (insbesondere der Finger und Mittelhandknochen).

Therapie. Kontrollierte längerfristige systemische Behandlung mit Kortikosteroiden. Diese Form hat eine schlechte Prognose, da sie häufig langsam aber stetig in eine progressive Lungenfibrose übergeht.

Plaqueform der Hautsarkoidose

Eine exanthematische Eruption von münzgroßen oder größeren, flach erhabenen, lividroten Infiltraten, häufig in symmetrischer Verteilung an den Extremitäten und Hinterbacken. Diese – besonders chronisch-persistente – Erscheinungsform ist weniger häufig mit Befall der inneren Organe, häufig jedoch mit generalisierter Lymphknotenschwellung und Splenomegalie verknüpft.

Kleinpapulöse Hautsarkoidose

Diese seltene Erscheinungsform ist durch multiple, kleine, lividrote, mittelderbe Knötchen an Rumpf und proximalen Extremitäten gekennzeichnet; sie ist meist von Iridozyklitis, Parotitis etc. und Fieber begleitet, zeigt einen bewegteren Verlauf mit spontanen Remissionen und Rezidiven und ist gelegentlich auch mit Manifestationen an den inneren Organen (Lunge, Leber) verknüpft.

Narbensarkoidose

Eine umschriebene Form der Sarkoidose, die sich in alten Narben durch Auftreten einer entzündlichen Infiltration und lividroter Verfärbung (histologisch: sarkoidales Granulationsgewebe) äußert.
Bemerkung: Im konkreten Fall fällt es schwer, eine sarkoidale Reaktion innerhalb eines alten Narbengewebes auf eingebrachte Fremdkörper von einer echten inzipienten Sarkoidose zu unterscheiden, die sich nach Art eines Köbner-Phänomens in Narbenareale lokalisiert. Häufig ergibt sich die Diagnose erst aus dem weiteren Verlauf.

Laborveränderungen bei Sarkoidose. Fakultativ Hyperimmunglobulinämie, Hyperkalzämie und Hyperkalzurie.

Diagnose. Aus dem klinischen Bild, der Histologie, den negativen Reaktionen auf die Recallantigene; eine in Österreich nicht erhältliche, diagnostisch jedoch sehr wichtige Probe ist der sog. Kveim-Test: ein hitzesterilisierter Extrakt aus einem sarkoidalen Lymphknoten ergibt, intrakutan injiziert, nach Ablauf mehrerer Wochen, beim Sarkoidosepatienten ein *Sarkoidoseknötchen* (muß histologisch verifiziert werden!); beim Normalpatienten entsteht jedoch *keine* Reaktion.

Therapie der Sarkoidose. Systemische Kortikoide; Umfang und Dauer der Kortikoidbehandlung richtet sich nach Art und Intensität der Veränderung an den inneren Organen.

Granuloma anulare

Definition. Benigne, selbstlimitierte Dermatose unklarer Genese, die durch „nekrobiotische" Papeln in anulärer Anordnung gekennzeichnet ist.

Allgemeines. Eine häufige Dermatose; es sind hauptsächlich Jugendliche betroffen. Es besteht keine Rassen-, aber Geschlechtsprädisposition (Frauen doppelt so häufig befallen wie Männer).

Typisches Granuloma anulare (Abb.95)

Meist nur wenige Herde, vorwiegend über den Finger-, Hand- und Fußknöcheln. Es finden sich hautfarbene, ringartige Läsionen von bis Handtellergröße, die aus konfluierenden, derben, hautfarbenen, dermalen Papeln aufgebaut sind. Die Zentren sind eingesunken und – bis auf gelegentliche Rezidivknötchen – unauffällig. Die Herde sind völlig *asymptomatisch,* treten ohne vorhergehende Symptomatik auf, breiten sich langsam peripher aus und zeigen ein wechselndes Spiel von (nahezu völliger) Rückbildung und Rezidiven in loco. Selbstlimitiert (monate- bis jahrelanger Verlauf).

Histologie. Muzinansammlung und disseminierte eosinophile Nekrosen des kollagenen Gewebes mit Umscheidung durch lymphozytär-sarkoidales Granulationsgewebe („Palisadengranulom").

Therapie. Auf Kryotherapie oder auch Biopsie folgt häufig Rückbildung, nicht selten aber auch wieder Rezidive.

▶ **Merke:** Granuloma anulare ist die einzige Läsion, bei der eine Biopsie auch gleichzeitig Therapie bedeuten kann!

Subkutanes Granuloma anulare

Erscheint meist in Verbindung mit 1. und ist durch tiefsitzende, derbe, große Knoten gekennzeichnet.

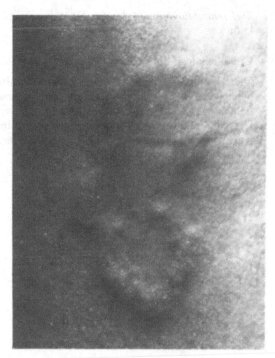

Abb. 95. Granuloma anulare. „Wie unter einer Decke" liegende, derbe Knötchen in polyzyklischer Anordnung

Perforierendes Granuloma anulare

Auftreten gleichfalls meist im Rahmen des typischen Granuloma anulare. In einzelnen Knötchen kommt es zur Ausbildung einer zentralen Kruste bzw. eines Knotens, aus dem sich schmieriges Material entleert.

Merke: Musterbeispiel der sog. „transepidermalen Elimination", eines wahrscheinlich physiologischen alternativen Abraummechanismus.

Disseminiertes Granuloma anulare

Sehr seltener Erscheinungstyp, nur bei Erwachsenen. Es finden sich unzählige, klinisch meist typische, aber winzige (1–2 mm) Granulomata anularia am gesamten Integument. Äußerst therapieresistent; in besonderen Fällen kann Behandlung mit Dapson oder Leukeran versucht werden.

Pathogenese. Nicht bekannt; man vermutet eine zugrundeliegende Vaskulitis (gelegentlich Ig-, Komplement- und Fibrinablagerungen in der Immunfluoreszenz).

287

Differentialdiagnose. Mykosen, Necrobiosis lipoidica, Lichen ruber, Rheuma-knötchen.

Granulomatosis disciformis, Necrobiosis lipoidica diabeticorum

Diese Krankheitszustände weisen sowohl klinisch als auch histologisch Ähnlichkeiten mit Granuloma anulare auf, unterscheiden sich aber durch das Fehlen von Nekrobiose bzw. durch das Vorhandensein von Lipiden; ihre Ursachen und ihr Verhältnis zueinander sind immer noch umstritten (s. auch Kap. „Hauterscheinungen bei Stoffwechselkrankheiten").

Krankheiten der Hautanhangsgebilde: Haare

Effluvien und Alopezien

Definitionen. „Effluvium" bezeichnet (Kopf-)Haarausfall, also einen *Vorgang;* „Alopezie" (der Vergleich bezieht sich auf die „Räude des Fuchses") ist der *Zustand* der Haarlosigkeit, der entweder primär als Entwicklungsanomalie gegeben ist oder das Resultat eines Effluviums darstellt. Ein Effluvium kann, muß aber nicht in eine Alopezie münden. Man unterscheidet *diffuse* und *umschriebene* (scheibenförmige) sowie *nichtvernarbende* und *vernarbende* Effluvien und Alopezien. Nichtvernarbende Alopezien sind meist reversibel, vernarbende stets irreversibel.

Diffuse Effluvien

Allgemeines. Die anamnestischen Angaben bei Haarausfall sind in besonderem Maße mit Vorsicht aufzunehmen; einerseits weil die numerische Verminderung der Haare erst ab 30 % objektiv auffällig wird, andererseits weil die Haare als bedeutsames Prädikat oft einer übergenauen Eigenbeobachtung unterzogen werden (typische Angabe von Patienten mit oft völlig normalem Haarbestand: „Mir gehen seit 5 Jahren die Haare so stark aus, Sie können sich gar nicht vorstellen!"). Von Effluvium spricht man erst, wenn pro Tag mehr als 100 Haare (Grenze der physiologischen Mauserung) ausfallen.

▸ **Merke:** Nur noch locker im Follikel steckende Kolbenhaare werden natürlich bei geringer mechanischer Belastung leicht ausgezogen; dies wird vom Patienten oft als krankhaft mißinterpretiert (typische Anamnese: „Ich trau mich schon gar nicht mehr kämmen und Haare waschen").

Physiologische Effluvien

Allgemeines. Der Haarbestand ist der sichtbare Ausdruck eines Fließgleichgewichts zwischen ausfallenden und nachwachsenden Haaren (s. „Allgemeiner Teil"). Die Gleichförmigkeit des Haarbestands ist Folge des asynchronen Ablaufs des Haarzyklus in den individuellen Haarfollikeln. Unter gewissen Umständen kann es zum vorzeitigen Wachstumsstopp und dadurch zum synchronen Eintritt in die Telogenphase kommen. Da Telogenhaare nach etwa 2 Monaten spontan ausfallen, ergibt sich ein Wellenberg der Haarmauserung

("Telogeneffluvium"); die Ursachen für die Synchronisation liegen entweder im physiologischen Bereich oder sind milder toxischer Natur (toxisches Telogeneffluvium). Die Übergänge zwischen diesen sind fließend.

Telogeneffluvium ist ein diffuser, reversibler Haarausfall, wobei im Trichogramm vermehrt Telogenhaare festgestellt werden.

- **Effluvium der Neugeborenen**
  In utero befinden sich sämtliche Haarfollikel in der Anagenphase; zum Zeitpunkt der Geburt treten sie synchron in die Telogenphase ein. Resultat: nach 6-8 Wochen meist restloser Haarausfall; in den folgenden Monaten sukzessive asynchroner Übertritt der individuellen Haarfollikel in die Anagenphase (Ausbildung der Langhaare).

- **Postpartales Effluvium**
  Während der Gravidität verharren viele Haarfollikel länger in der Anagenphase als normalerweise; postpartal treten diese überschüssigen Anagenhaare synchron in die Telogenphase ein (bis zu 30%). Resultat: diffuses Effluvium etwa ab der 8. Woche post partum, das sich nach einigen Monaten wieder normalisiert. Das postpartale Effluvium ist selten auffällig, manchmal kommt es jedoch zu einem überschießenden Eintritt in die Telogenphase (Geburtsstreß?), der zu klinisch manifester Rarefizierung der Haare führt; der Haarverlust ist nur in Ausnahmefällen irreversibel. Ein ähnliches Phänomen tritt nicht selten nach dem Absetzen von hormonellen Kontrazeptiva auf.
  Therapie des postpartalen Effluviums. Nur in schweren Fällen werden auf Wunsch der Patientin Kontrazeptiva verordnet.

- **Pubertäres Effluvium**
  Durch beginnende Androgenproduktion verursacht und selten von bedeutsamer Intensität.

- **Androgeneffluvium ("male pattern alopecia")**
  Diese häufigste Form des Haarausfalls im Erwachsenenalter ist fast ausschließlich auf Männer beschränkt und durch Androgene mediiert (s. "Allgemeiner Teil"). Die "male pattern alopecia" ist das Resultat des Zusammenspiels einer polygen vererbten Anlage und des Androgenangebotes (Beweise: Androgeneffluvium kommt bei Eunuchen nicht vor, wird durch Kastration unterbrochen und setzt sich bei Androgensubstitution wieder fort).

  Klinisches Bild (Abb. 96). Mit Einsetzen der Pubertät sehr unterschiedlich schnell verlaufendes Effluvium an genau umschriebenen Prädilektionsstellen (Hofratsecken, Scheitel), das meist zwischen 30. und 40. Lebensjahr zu Glatzenbildung in den genannten Bereichen und schließlich durch Konfluenz zur Kahlköpfigkeit führt. Erhalten bleiben charakteristischerweise die Schläfen- und Okzipitalhaare.

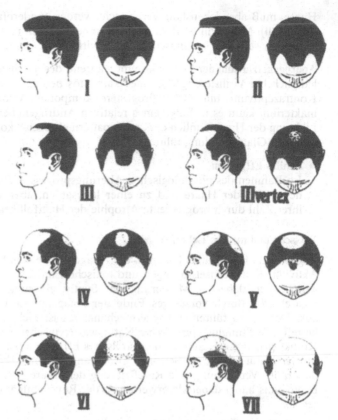

Abb. 96. Norwood-Hamilton-Stadieneinteilung der androgenetischen Alopezie

Pathophysiologie. Akzeleration der Anagenphase und dadurch schnelleres Ablaufen des Haarzyklus; gleichzeitig progrediente Atrophie des Haarfollikels: bei jedem Haarwechsel werden die Haare dünner und wandeln sich schließlich in Lanugohaare um.

Merke: Androgeneffluvium führt nicht zur Haarlosigkeit, sondern zur Umwandlung der Langhaare in Lanugohaare!

Therapie. Bis vor kurzem stand keine sinnvolle Maßnahme zur Verfügung außer der Behandlung des meist gleichzeitig bestehenden seborrhoischen Kopfhautekzems, da dieses den beim Androgeneffluvium beschleunigten Haarzyklus noch weiter anheizt. Neuerdings ist die Lokalbehandlung mit Minoxidil eingeführt (ein Antihypertensivum, das als Nebenwirkung zu einer Hypertrichose führt). Minoxidil bewirkt tatsächlich bei einem Teil der Patienten (mit nicht zu weit fortgeschrittener Alopezie) mäßigen Wiederwuchs der

Haare, muß aber lebenslang verabreicht werden (andernfalls baldiger Wiederausfall). Minoxidil wird dabei nicht unbeträchtlich resorbiert, führt allerdings sehr selten zu systemischen Nebenwirkungen.

Androgeneffluvium der Frauen kommt während des geschlechtsfähigen Alters lediglich bei Virilisierung oder medikamentös bedingt (bei Einnahme eines Kontrazeptivums mit starker Progesteronkomponente) vor. Nach dem Klimakterium kann es in Folge eines relativen Androgenüberschusses zu einer Lichtung der Haare ähnlich der „male pattern alopecia" kommen, die jedoch selten zu Glatzenbildung führt.

- **Seniles Effluvium**
  Im Rahmen des physiologischen Alterungsprozesses kommt es zum Dünnerwerden der Haare und zu einer langsamen, aber stetigen Abnahme ihrer Zahl durch progrediente Atrophie der Haarfollikel.

Toxische und metabolische Effluvien

Allgemeines. Haarfollikel haben in der Anagenphase eine hohe metabolische Aktivität; Stoffwechselstörungen und toxische Einflüsse verschiedenster Art wirken sich daher in Minderung der Syntheseleistung (Verdünnung der Haare) oder durch vorzeitiges Ende der Anagenphase (Telogeneffluvium) aus. Der hierzu führende Triggermechanismus ist nicht bekannt. Falls der betreffende Stimulus *episodischer* Natur war (typisches Beispiel: fieberhafte Krankheit), ist das Resultat ein episodisches Effluvium; ist der Stimulus *chronischer* Natur (typisches Beispiel: Eisenmangelanämie), kommt es zu langdauernder Verdünnung und Rarefizierung der Haare. Die Reversibilität des Effluviums hängt dabei klarerweise von der Reversibilität des Grundprozesses ab.

Häufige Ursachen eines episodischen Telogeneffluviums. Schwerer Blutverlust, hohes Fieber, akute schwere Infektionskrankheiten (Grippe, Typhus, Syphilis etc.), Operations- und traumatischer Schock, Systemkrankheiten (Kollagenosen etc.), forcierte Diäten, manche Medikamente (Retinoid, Heparin!).

Häufige Ursachen eines chronischen Telogeneffluviums. Eisenmangel (Hypermenorrhö!), Proteinmangelernährung (Kwashiorkor), bei konsumierenden Krankheiten (Tuberkulose, Zirrhose, Neoplasien), Vitaminmangel (Folsäure, Vitamin B_{12}). Mangelhafte Syntheseleistung beim Haarwachstum liegt bei genetisch determinierten Stoffwechselstörungen, namentlich Aminoazidurien, vor (Homozysteinurie, Orotazidurie, Phenylketonurie; bei letzterer sind die Haare nicht nur verdünnt, brüchig und kräuselig, sondern auch blond, wahrscheinlich aufgrund von Tyrosinmangel bei der Melaninsynthese).

Effluvium bei endokrinen Störungen

Bei Hyper- und Hypothyreoidismus sowie bei Hypopituitarismus.

Anageneffluvium (dystrophisches Effluvium)

Allgemeines. Bei dieser schweren, selteneren Art toxisch bedingten Effluviums kommt es zur toxischen Schädigung der in Mitose befindlichen Zellen des Anagenfollikels, zumeist bei schweren Vergiftungen oder als Nebenwirkung medikamentöser Therapie. Ist der mitosehemmende Stimulus geringfügig, wird die Proliferationstätigkeit des Haarfollikels nach kurzer Zeit wieder aufgenommen (Folge: ringartige Einschnürung des Haars; typisches Beispiel: bei Verabreichung mehrerer Zytostatikazyklen kommt es nicht selten zu intermittierenden Schnürfurchen). Ist der toxische Schaden stark, kommt es zum Zelltod der sich teilenden Haarfollikelzellen und dadurch nach Ablauf von 1–3 Wochen zum diffusen und meist fast vollständigen (Unterschied zu Telogeneffluvium!) Haarausfall (typische Beispiele: Thallium, Colchizin, Röntgenbestrahlung). Die ausfallenden Haare zeichnen sich durch unregelmäßig verjüngte, nekrotische Haarwurzeln aus *(dystrophische Haare).* Auch das Anageneffluvium ist, wenn die Ursache eliminiert wird, nur in seltenen Fällen (bei Nekrose der Haarfollikel) irreversibel.

Umschriebene Alopezien

Alopecia areata

Allgemeines. Relativ häufige Krankheit unbekannter Ursache, die pathophysiologisch grundsätzlich einem Anageneffluvium entspricht, die schubartig verläuft und bei einem Teil der Fälle in eine permanente Alopezie mündet. Sie tritt überwiegend in der ersten Lebenshälfte, relativ häufig bei Kindern, auf; keine Geschlechtsdisposition. Es besteht ein noch undefinierter genetischer Faktor (familiäre Häufung!).

Klinisches Bild (Abb. 97). Beginn meist mit plötzlichem Haarausfall in einem oder mehreren münzgroßen Bereichen am Haupt- oder Barthaar; keine subjektiven Beschwerden. Die kahle Hautstelle zeigt keinerlei pathologische Veränderungen (keine Entzündung, keine Schuppung, Haarfollikel erhalten), ist allerdings gegenüber der normalen Umgebung etwas eingesunken (es handelt sich *nicht* um Atrophie, sondern um die Folge der Volumenreduktion durch das Fehlen der intradermalen Portion der Haarschäfte). Die Herde breiten sich zentrifugal aus; am aktiven Rand lassen sich die Haare leicht büschelweise ausziehen. Einzelne Haare bleiben an der kahlen Stelle zurück (Telogenhaare!). Bei Befall des gesamten Kapillitiums spricht man von *Alopecia areata totalis,* bei Befall auch der Körperhaare von *Alopecia areata universalis.*

Histologie. Dichte lymphozytäre Infiltration um die Haarfollikel.

Pathogenese. Es handelt sich wahrscheinlich um eine Autoaggressionskrankheit; Gründe: Alopecia areata ist nicht selten Nebensymptom anderer Autoimmunkrankheiten (perniziöse Anämie, Autoimmunthyreoiditis, Vitiligo, chronisch aktive Hepatitis), häufig finden sich Autoantikörper gegen Beleg-

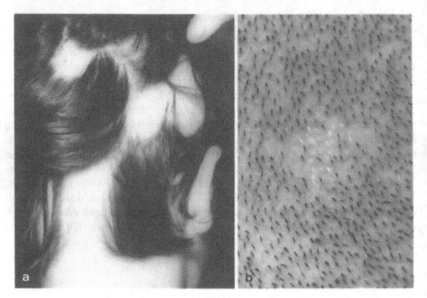

Abb. 97 a, b. Alopecia areata. **a** runde konfluierende Herde vom Ophiasis-Typ, **b** Alopecia areata barbae. Inmitten dieses kleinen alopezischen Herdes (alle Haarfollikel erhalten!) finden sich noch isolierte Resthaare (Telogenhaare). Graue Haare sind anfangs resistenter gegen den Krankheitsprozess als pigmentierte (alopezisches Areal hat viel mehr graue Haare als Umgebung). Dieses Phänomen ist die Ursache des sprichwörtlichen „Ergrauens über Nacht"

zellen des Magens, Muskelzellen etc. Der Beginn der Krankheitssymptomatik ist gekennzeichnet durch abruptes Absinken oder Stillstehen von Proteinsynthese und Mitosen im Haarfollikel. Folge: Produktion von mechanisch minderwertigem Keratin und damit das Auftreten einer mechanischen Schwachstelle des Haares in der Matrixhöhe; hier kommt es dann zum Abbrechen des Haares. Die Keratinproduktion setzt meist nicht gänzlich aus, sondern es wird ein abortiver krümeliger Haarstummel produziert, der nach einigen Wochen aus dem leeren Haarfollikel heraustritt („mumifiziertes Haar" oder „Ausrufungszeichenhaar"). Die Schädigung des Haarfollikels betrifft auch die hier befindlichen Melanozyten; die „mumifizierten Haare" sind demnach meist *unpigmentiert*. Nicht selten sind auch die bei Spontanremission der Alopecia areata nachwachsenden, normal gestalteten Haare unpigmentiert („Poliosis circumscripta"). In manchen Fällen bewirkt die Schädigung der Matrix eine Follikelatrophie (irreversibel).

Verlauf. Alopecia areata schwankt meist Monate oder Jahre zwischen partiellen Remissionen und schubartigen Rezidiven. Etwas simplifizierend kann man das Schicksal der Patienten in 3 etwa gleich umfangreiche Gruppen einteilen: bei einem Drittel kommt es zur Spontanheilung. Ein zweites Drittel nimmt einen chronisch-rezidivierenden Verlauf und kommt schließlich mit einigen bleibenden alopezischen Herden zum Stillstand. Beim Rest ist die Alopecia areata progredient und mündet in eine permanente totale Alopezie. Die Voraussage, zu welcher dieser 3 Gruppen ein Patient zählt, ist meist schwer, doch gibt es einige grobe Regeln: Auf gute Prognose deuten isolierte Alopecia-areata-Herde im Bartbereich, auf schlechte Prognose deuten ausgedehnte und schnell verlaufende Formen sowie Formen mit initialen konfluierenden Herden im Bereich des Hinterkopfes („Ophiasis"). Je länger eine Alopecia areata besteht, desto geringer sind die Chancen auf Wiederwuchs des Haares. Die Alopecia areata nimmt manchmal einen foudroyanten Verlauf (im Lokalteil von Zeitungen werden manchmal Fälle kolportiert, wo Leute ihr Haarkleid über Nacht einbüßen).

Therapie. Externa (Kortikoide) haben wenig Einfluß auf den Verlauf der Alopecia areata. Ein augenblicklicher Stopp des Haarausfalls kann durch systemische Kortikosteroidgabe erzielt werden. Die erforderlichen Dosen sind jedoch relativ hoch, nach Absetzen kommt es sofort zum Rezidiv. *Interne Kortikoidmedikation* wird daher heute zur Behandlung der Alopecia areata allgemein *abgelehnt.*

Ein neues Therapieprinzip ist die Induktion einer allergischen Kontaktdermatitis in den alopezischen Herden mit Diphencypron oder Quadratsäure; diese Therapie ist meist wirksam und beruht wahrscheinlich auf der Zerstörung des spezifischen, auf die Haarfollikel toxisch wirkenden Infiltrats durch die entzündliche Reaktion der induzierten Dermatitis; ein Nachteil ist jedoch die lange Behandlungsdauer.

Alopecia areolaris specifica

Kleinfleckiger Haarausfall in der späteren Lues II mit Maximum an Schläfen und Hinterkopf. Treffender Vergleich: „wie von Motten zerfressen". Ursache: die alopezischen Herde entstehen am Ort zurückgebildeter lokalisierter Papeln durch lokale Toxinwirkung aus den Treponemen. Die Alopecia specifica ist reversibel.

Mechanisch bedingte Haarausfälle

Allgemeines. Obwohl ein gesundes Anagenhaar erstaunlich fest im Bulbus haftet und seine gewaltsame Entnahme schmerzhaft ist, sind Haare gegenüber chronisch reibender, ziehender oder drückender mechanischer Traumatisierung relativ empfindlich. Folge: Abbrechen des Haarschafts oder Herausreißen aus der Matrix; in beiden Fällen kommt es zur Alopezie, die meist reversibel ist, aber bei zu starker oder chronischer Traumatisierung mit Verödung des Haarfollikels einhergeht und dann irreversibel wird. Folgende charakteristische Situationen führen zu mechanisch bedingten Alopezien:
Forcierte Friseuraktionen, etwa bei Ausrichten gekräuselter oder bei Eindrehen gerader Haare; gewisse Frisurtypen, die dauernden Zug an der Haarwurzel verursachen (Gummiband!).
Dauerndes Tragen von Kopfbedeckungen, Perücken etc.

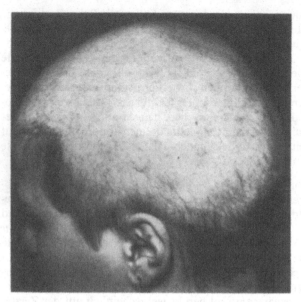

Abb. 98. Trichotillomanie mit typischer tonsurartiger Konfiguration. Beachte die durchwegs erhaltenen Haarfollikel mit Haarstummeln

Druckstellen des Hinterkopfes am Polster (bei Kleinkindern und Bettlägerigen).

Trichotillomanie (Abb. 98), ein durchaus nicht seltenes Zustandsbild, das durch gewohnheitsmäßiges Ziehen, Reißen, Reiben, Zupfen und Eindrehen von Haarlocken zustande kommt. Typisches klinisches Erscheinungsbild: ein eher unscharf begrenzter, scheibenförmiger alopezischer Herd, an dem alle Haarfollikel sichtbar sind und verschieden lange Haarstummel tragen (Vergleich: „schlecht gemähte Wiese"). Trichotillomanie tritt meist bei neurotischen Kindern auf und wird gewöhnlich für eine Pilzkrankheit gehalten. Da die Dissimulierungstendenz groß ist, stößt die Diagnose nicht selten auf Unglauben.

Vernarbende Alopezien

Allgemeines. Unter dieser Bezeichnung wird ein reiches Spektrum verschiedenartiger Zustände zusammengefaßt, die sich durch sekundäre narbige Zerstörung von Haarfollikeln meist nach entzündlichen Prozessen der Kopfhaut auszeichnen. Alle diese Alopezien sind natürlich irreversibel. Der einfachste Fall sind kleine narbige alopezische Herde nach abgelaufenen Furunkeln der Kopfhaut (meist im Rahmen eines seborrhoischen Ekzems); viele andere infektiöse Prozesse, wie Mykosen, Lupus vulgaris, Leishmaniose, Varicellen etc., führen zu ähnlichen Bildern. Die Ursachen anderer haarloser Narben, wie nach Verbrennungen, Verätzungen, mechanischen Traumen oder in Zusammenhang mit Tumoren etc., liegen meist klar auf der Hand.

Folgende Sonderformen zikatrizierender Alopezien werden unterschieden:

„Pseudopelade Brocq"

Dies ist ein klinischer Begriff, der ein phänokopisches Bild des Endzustands mehrerer verschiedener Pathomechanismen wiedergibt. Es handelt sich um größere, scheibenförmige, eingesunkene, relativ unscharf und unregelmäßig begrenzte Herde (meist nur einer oder wenige), die sich typischerweise in der Scheitelgegend von Personen mittleren Lebensalters finden. Die Haut im haarlosen Areal erscheint atroph und ohne Entzündungszeichen, manchmal mit zarten narbigen Zügen; die Haarfollikel fehlen. Die Pseudopelade Brocq besitzt somit Ähnlichkeiten mit der Alopecia areata; Unterscheidungskriterium: das Fehlen der Haarfollikel.

Die häufigsten Vorläufer der Läsionen der Pseudopelade Brocq sind Lichen ruber („Lichen planopilaris"), zirkumskripte Sklerodermie („Coup-de-sabre-Form") und chronisch-diskoider Lupus erythematodes (CDLE). Die Unterscheidung dieser 3 Hauptursachen ist zwar in der floriden Phase leicht (s. jeweils entsprechendes Kapitel), im Zustand der Pseudopelade Brocq jedoch meist nicht möglich (auch histologisch).

Folliculitis decalvans

Eine herdförmige, enorm chronische und therapieresistente pyogene tiefe Follikulitis, manchmal Teilsymptom der sog. Acne conglobata.

Mucinosis follicularis

Dieses seltene Krankheitssymptom zeigt ein typisches klinisches und histologisches Bild, die Pathogenese ist jedoch unbekannt. Es finden sich plaqueartige elevierte erythematöse derbe Läsionen mit etwas hervorragenden Haarfollikeln („Gänsehaut"), in denen nach einiger Zeit die Haare ausfallen; die Plaques finden sich vorwiegend am Skalp und im Gesicht, weniger häufig auch am übrigen Körper. Histologie: muzinöse Degeneration der äußeren Haarwurzelscheide.

Man unterscheidet eine *idiopathische* und eine *symptomatische* Mucinosis follicularis. Erstere tritt meist bei jungen Erwachsenen auf; die Läsionen sind selbstlimitiert und heilen spontan nach Monaten bis Jahren ab. Bei der symptomatischen Form ist die Mucinosis follicularis mit einem Lymphom, meistens mit Mycosis fungoides assoziiert. In diesen Fällen sind die Plaques meist generalisiert; im histologischen Präparat findet sich neben Mucinosis follicularis auch das entsprechende lymphomatöse Infiltrat.

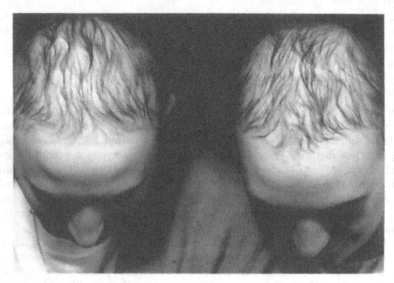

Abb. 99. Ein Zwillingspaar mit Hypotrichia congenita

Aplasia cutis congenita

Dieser kongenitale Bildungsdefekt der Skalphaut (fast stets median gelegen), ist manchmal schwer von traumatischen Skalpdefekten anläßlich der Geburt zu unterscheiden. Nach narbiger Abheilung des Defekts in den ersten Lebensmonaten bleibt ein haarloses atrophes Areal zurück.

Seltene vernarbende Alopezien

Bei Sarkoidose, Necrobiosis lipoidica und zikatrizierendem Pemphigoid.

Genetisch determinierte Haaranomalien

Atrichien und Hypotrichien

Bei der *Atrichia congenita universalis* (Atrichie = hereditäre Alopezie) werden die Kinder zwar mit den fetalen Lanugohaaren geboren, es entwickelt sich aber kein Terminalhaarkleid. Bei der *hereditären Hypotrichie* (Abb. 99) entsteht ein schütterer Haarwuchs, der jedoch nach der Pubertät durch progressive Follikelatrophie verschwindet. Beide Syndrome weisen keine Begleitsymptomatik auf und werden autosomal-dominant vererbt; im Gegensatz dazu bestehen bei den *ektodermalen Dysplasien* zusätzlich Dystrophie der Nägel, Palmoplantarkeratosen, Zahnanomalien und verschiedene andere Mißbildungen; man unterscheidet 2 Untertypen, nämlich die *hidrotische* und

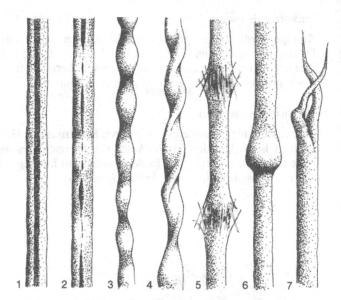

Abb. 100. Einige Haarschaftanomalien (In Anlehnung an Braun-Falco 1984). *Von links nach rechts:* normales Haar *(1),* Pilus anulatus *(2),* Monilethrix *(3),* Pilus tortus *(4),* Trichorrhexis nodosa *(5),* Trichorrhexis invaginata *(6),* Trichoschisis *(7)*

die *anhidrotische* Form; die letztere, viel seltenere wird X-chromosomal-rezessiv vererbt und ist zusätzlich durch Aplasie der Schweißdrüsen und eine darauf beruhende Hitzeintoleranz gekennzeichnet.

Haarschaftanomalien (Abb. 100)

Dieser Begriff umfaßt ein Spektrum von Zuständen mit normaler Follikel-zahl, aber Bildungsstörungen des Haarschafts, die meist zu dessen mechani-scher Minderwertigkeit und damit zu schütterem und (oft nur einige Zenti-meter) kurzem Haar führen. Typische anamnestische Angabe: „Ich war bis zur Matura nie beim Friseur".

Monilethrix

Dieses autosomal-dominant mit inkompletter Penetranz vererbte Zustands-bild ist durch intermittierende, knotige Verdickungen des Haares charakteri-siert (der Name bedeutet den Vergleich des Haares mit einem Perlenhals-band).

Pili torti

Die Haare sind in der Längsrichtung eingedreht (Vererbung autosomal-domi-nant).

Trichorrhexis nodosa

Knotige Verdickungen der Haare; die Knoten entsprechen einer partiellen Fraktur mit Aufsplitterung („zwei mit der Borstenseite aufeinandergesteckte Besen"). Ursache: Zusammenspiel eines hereditären Haardefekts und mechanischer Traumatisierung (forciertes Kämmen!).

Trichorrhexis invaginata

Intermittierender Haardefekt, der durch Plastizität des Haarkeratins gekennzeichnet ist. Folge: der distale Anteil des Haarschaftes wird an der Schadstelle teleskopartig ein Stück in den proximalen hineingeschoben („Bambushaare"). Teilsymptom des *Netherton-Syndroms*.

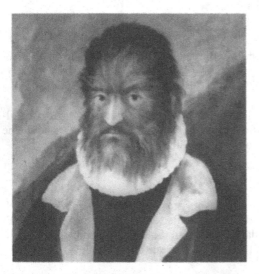

Abb. 101. Historisches Beispiel einer hereditären Hypertrichosis lanuginosa: „Haarmensch" (deutsch, um 1580, Gemäldesammlung Schloß Ambras, Tirol). Im Katalog der Sammlung finden sich folgende Angaben: „Petrus Gonsalvus, geboren 1556 auf Teneriffa, kam noch als Kind an den Hof König Heinrich II. in Frankreich, der ihn erziehen und unterrichten ließ. Er lebte später in Flandern am Hof der Margarethe von Parma, Statthalterin der Niederlande, nach 1583 in Parma. Auf der Reise nach Italien wurden der Haarmensch und seine Familie von dem Basler Arzt Felix Plater und in Italien selbst von dem Bologneser Naturforscher Ulysses Aldrovandi untersucht. Die Ergebnisse sind in ausführlichen Berichten festgehalten ... Petrus Gonsalvus verheiratete sich wahrscheinlich noch in den Niederlanden und hatte 2, nach anderen Beschreibungen 4 Kinder". 2 Kinder des Haarmenschen waren mit derselben Anomalie behaftet

Pili anulati

Periodische ringartige Dunkel- und Hellfärbung der Haare (Lichtreflexion durch Einlagerung von Luftbläschen in den Haarkortex; Vererbung autosomal-dominant).

Kräuselhaar

Die negerhaarartige Kräuselung der Haare ist häufig mit anderen Haarschaftanomalien und Pigmentanomalien kombiniert; kann auch als nävusartige Bildung inmitten ansonsten normalen Terminalhaars auftreten.

Trichoschisis

Aufsplittern der Haare in der Längsrichtung (wesentlicher Faktor: chronisch-mechanisches Frisiertrauma).

Alle genannten Haarschaftanomalien können *isoliert* oder als *Teilsymptom anderer genetischer Syndrome* auftreten. Ein Syndrom, das oft einen Querschnitt durch sämtliche Haarschaftanomalien bietet, ist das Menke-Syndrom

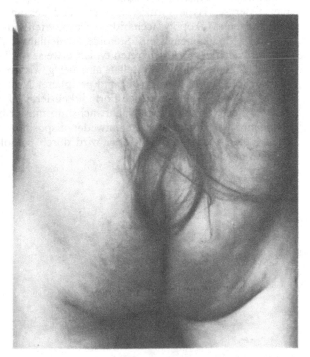

Abb. 102. Umschriebene Hypertrichose der Sakralgegend – ein bedeutsamer Hinweis auf eine Spina bifida, wie auch im Fall dieses 2-jährigen Mädchens

(multiple Mißbildungen, Erniedrigung von Serumkupfer und Zäruloplasmin).

Hypertrichosen

Angeborene Hypertrichosen

Bei der sog. *kongenitalen Hypertrichosis* (ein autosomal-dominantes Krankheitsbild; Abb.101) ist der gesamte Körper mit wolleartigen Lanugohaaren bedeckt.

Erworbene Hypertrichosen

Die *akquirierte Hypertrichosis lanuginosa* ist ein seltenes, dramatisches Zustandsbild, bei dem beim Erwachsenen plötzlich lange Lanugohaare im Gesicht und oft am ganzen Körper auftreten (treffender Vergleich: „Hundegesicht"). Es handelt sich um eine obligate Paraneoplasie, wobei die Hauterscheinungen dem Auftreten des Tumors oft Jahre vorausgehen können. Hypothetische Erklärung: Der Tumor produziert einen fetalen Wuchsstoff.

Generalisierte Hypertrichose kann ferner als Symptom von Marasmus, multipler Sklerose, Hyperkortizismus, verschiedener angeborener Stoffwechselkrankheiten (Mukopolysaccharidose, Porphyrien) auftreten. Ursächlich können auch Medikamente sein: Steroide, Penicillamin, Phenytoin.

Lokalisierte Hypertrichosen treten typischerweise bei Porphyria cutanea tarda an lichtexponierten Körperstellen auf, bei gewissen Läsionen des Rückenmarks (Spina bifida!; Abb.102) und peripherer Nerven sowie beim prätibialen Myxödem. Die bekannteste Form lokalisierter Hypertrichose ist der *Hirsutismus,* der als männliches Haarwachstumsmuster bei Frauen definiert ist (Damenbart!). Hirsutismus ist entweder dispositionsmäßig bedingt (in solchen Fällen auch vererblich) oder wird durch pathologische Androgenproduktion hervorgerufen.

Krankheiten der Hautanhangsgebilde: Talgdrüsen

Akneiforme Krankheiten

Acne vulgaris

Definition. Hormonabhängige, selbstlimitierte entzündliche Dermatose fast ausschließlich der Adoleszenz. Ihre Primärläsion ist der Komedo, ihr Erscheinungsbild ist durch einen gesetzmäßigen Ablauf entzündlicher Veränderungen am Komedo gekennzeichnet, ihr Endzustand ist narbige Abheilung.

Allgemeines. Acne vulgaris ist außerordentlich häufig und tritt wahrscheinlich bei jedem Individuum während der Pubertät zumindest in Minimalform in Erscheinung. Die Geschlechter sind etwa gleich häufig betroffen, doch ist der Verlauf bei Knaben oft schwerer. Die ersten Manifestationen fallen gewöhnlich in das 12. Lebensjahr oder sogar noch früher (bei Mädchen häufig vor der Menarche). Die Intensität der Akne ist sehr unterschiedlich; es besteht ein genetischer Faktor (schwere Akneformen familiär gehäuft). *Faustregel:* je früher der Beginn, desto schwerer der Verlauf. Ähnlich schwankend wie der Beginn ist auch das spontane Ende der Akne; dieses fällt meist mit dem Ende der Pubertät zusammen, doch können insbesondere Frauen weiter bis zum 30. Lebensjahr an florider Akne leiden. Hierbei spielen Sekundärfaktoren (Kosmetika, Manipulation) eine bedeutende Rolle.

Primäreffloreszenz. Der Komedo *(Mitesser)* ist definiert als eine auf Hyperkeratose des Follikelostiums beruhende Talgretentionszyste. Man unterscheidet sog. *offene* und *geschlossene* Komedonen. Bei den offenen (schwarzen) Komedonen klafft die Follikelöffnung, darinnen sieht man den am oberen Pol schwarzen Horn-Lipid-Pfropf (Ursache: Schmutz, Melanin). Im Gegensatz dazu erscheinen die geschlossenen (weißen) Komedonen (das Follikelostium ist vollständig oder weitgehend verschlossen) als weißliche Papel (Talg scheint durch). Die geschlossenen Komedonen neigen viel mehr als die offenen zur Entzündung und eitrigen Einschmelzung. Offene und geschlossene Komedonen treten zumeist parallel auf.

Klinisches Bild (Abb. 103). Je nach dem Entwicklungsstadium unterscheidet man folgende Erscheinungstypen der Acne vulgaris: Die Erstmanifestation ist die *Acne comedonica,* die durch mehr oder minder zahlreiche Komedonen

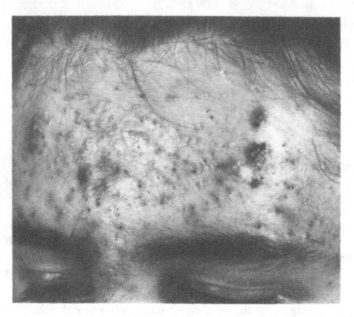

Abb. 103. Acne vulgaris. Buntes Bild aus offenen und geschlossenen Komedonen, entzündlichen Papeln und Pusteln

vorwiegend an Stirn, Nase, nasolabial und im Kinnbereich gekennzeichnet ist. Dieses Stadium kann monate- bis jahrelang andauern und wird vom Betroffenen häufig wenig beachtet. Im späteren Verlauf kommt es zur entzündlichen Veränderung an Komedonen vorerst ohne, später mit Pustelbildung *(Acne papulopustulosa)*. Dieses Stadium stellt die Kulmination bei durchschnittlich schwer verlaufenden Fällen dar, bleibt über einige Jahre bestehen, um anschließend spontan abzuheilen. Jede Pustel hinterläßt eine meist eingezogene, selten hypertrophe Narbe, deren Größe sich nach der Größe der vorangegangenen Pustel richtet. Im durchschnittlichen Fall sind die zurückbleibenden Narben wenig auffällig.

Bei weiterem Fortschreiten der Akne entstehen durch perifollikuläre Entzündung knotige entzündliche Infiltrate und ausgedehnte Abszesse, die aus geplatzten follikulären Pusteln entstehen und im Extremfall weite Teile der Haut (auch Brust und Rücken) unterminieren können *(Acne nodulocystica bzw. Acne vulgaris conglobata)*. Gerade in solchen ausgedehnten Fällen ist die begleitende Entzündung und damit die Schmerzhaftigkeit oft geringer als erwartet. Extrem ausgeprägte Fälle dieser Art sind durch ein buntes Nebeneinander von allen bisher beschriebenen Läsionen und zusätzlich sehr auffälligen, wie gestrickt aussehenden atrophen und hypertrophen Narben (Aknekeloid) gekennzeichnet. Auch im Abheilungsstadium bleiben die Narben weiterhin sehr auffällig („pockennarbig").

Pathophysiologie. Unter dem Einfluß der Androgene kommt es in der Pubertät zur Volumenzunahme der Talgdrüsen und zur Steigerung der Lipidsynthese. Diese Reaktion wird durch Androgenrezeptoren in den Talgdrüsen mediiert. Die Talgdrüsen sind in ähnlicher Weise androgen-sensitiv wie die Haarfollikel der Bartregion; Kastraten entwickeln keine oder nur geringfügige Akne. Bei Frauen kommt es zur charakteristischen prämenstruellen Verschlechterung der Akne durch die höheren Progesteronspiegel (androgenähnliche Wirksamkeit). Gleichzeitig mit der Steigerung des Talgflusses kommt es im mittleren Anteil des Follikelinfundibulums zur Proliferationssteigerung des Follikelepithels und zu einer Umstellung des Keratinisierungstyps (normale äußere Haarwurzelscheide verhornt ohne Ausbildung eines Stratum granulosum, bei der Komedobildung hingegen mit Ausbildung eines solchen); das Resultat ist ein aus orthohyperkeratotischen Hornmassen bestehender Pfropf, der den Haarfollikel in der Gegend des Infundibulums ausfüllt und auftreibt. Proximal davon kommt es zum Stau der intensiv weiterproduzierten Lipidmassen. Es entsteht ein mit Lipid-Keratin gefüllter Sack, der Komedo.

Die Ursache der follikulären Hyperkeratose ist nicht genau bekannt; entweder ist auch sie eine direkte Folge der Hormoneinwirkung, oder sie ist eine sekundäre Erscheinung durch die Talghyperproduktion. An den „komedogenen" Eigenschaften des Talgs ist nicht zu zweifeln, da lokale Applikation von Talg am Kaninchenohr (Tiermodell zur Akneentstehung) die Ausbildung von Hornpfröpfchen im Follikel und damit von Komedonen induzieren kann. Gleichzeitig mit der Komedobildung kommt es auch zur sprunghaften Proliferation eines sonst meist apathogenen Begleitkeimes der Haut, des Propionibacterium acnes (Corynebacterium acnes). Diese Keime finden im Komedo ideale Lebensbedingungen vor und spalten mit Lipasen die reichlich vorhandenen Neutralfette auf; die entstehenden freien Fettsäuren haben eine starke inflammatorische Wirkung und führen zu Leukotaxis und weiterem Druckanstieg innerhalb des Komedos. Letzterer platzt entweder spontan oder durch Nachhelfen des Patienten (Ausdrücken!) und ergießt seinen Inhalt in das umgebende Bindegewebe. Die außerordentlich irritierenden Inhaltsstoffe (freie Fettsäuren) führen zu einer heftigen entzündlichen, abszedierenden Reaktion (Pustel). Klarerweise neigen geschlossene Komedonen mehr zur Ruptur als die offenen, da sich hier der Druckanstieg nach außen entladen kann. Treffender Vergleich der geschlossenen Komedonen: „Zeitbombe, die durch das Hinzutreten des Propionibacterium acnes gezündet wird".

Therapie. Die verschiedenen Therapiemöglichkeiten setzen an ganz verschiedenen Gliedern der pathogenetischen Kette an. Die wesentlichste Säule der Aknetherapie ist die lokale Behandlung mit *Vitamin-A-Säure;* dieser Wirkstoff hat einen starken antikeratinisierenden Effekt, löst bestehende follikuläre Hornpfröpfe auf und verhindert die Ausbildung neuer. Die Behandlung mit Vitamin-A-Säure ist langwierig und muß so lange weitergeführt werden, wie die Neigung zu Akne besteht (Jahre!). Nach einer Anfangsphase von etwa 3 Wochen, innerhalb derer gelegentlich auch eine scheinbare Verschlechterung der Akne durch synchrones „Reifen" der Komedonen eintritt, kommt es zum sukzessiven Verschwinden derselben. Lokale Vitamin-A-Säure wirkt allerdings leicht irritierend und muß sorgsam angewendet werden (auch gewisse Lichtempfindlichkeit!).

Während Vitamin-A-Säure allein nur bei Acne comedonica und milder Acne papulopustulosa angezeigt ist, ist bei intensiver entzündlichen Fällen von Akne eine Behandlung mit oralen *Tetrazyklinen* angezeigt. Dies deshalb, weil der „Erreger der Akne", das Propionibacterium acnes, außerordentlich tetrazyklinempfindlich ist und obendrein die von diesen Keimen erzeugten Lipasen durch Tetrazykline gehemmt werden. Tetrazykline zerstören also die mikrobiologische Komponente der Akne und müssen (in relativ kleinen Dosen, beispielsweise 2 mal 250 mg Oxytetrazyklin/Tag) so lange angewendet werden wie abszedierende Veränderungen vorhanden sind. Dies ist gewöhnlich 1-2 Monate der Fall; eine langdauernde Tetrazyklintherapie ohne entsprechende komedolytische Begleitbehandlung, wie sie früher durchgeführt wurde, ist sinnlos.

Komedolytische *und* antibakterielle Wirksamkeit vereinigt das modernere Präparat *Benzoyl-Peroxyd;* allerdings stellt es keine Alternative zu Tetrazyklinen bei tiefen Entzündungen dar.

Ausschließlich bei Frauen können ferner *Antiandrogene* eingesetzt werden, die durch Rezeptorblockade die Wirkung der körpereigenen Androgene auf die Talgdrüsen weitgehend ausschalten. Das verwendete Antiandrogen (Cyproteronacetat, ein Progesteronabkömmling) ist zusammen mit Östrogenen in Form eines spezifisch gegen Akne und Hirsutismus wirksamen Kontrazeptivums in Gebrauch. Allerdings gilt auch hier, daß eine Systemtherapie ohne Lokalbehandlung wenig sinnvoll ist.

Ein weiteres außerordentlich wirksames Mittel ist das systemisch verabreichbare *Isotretinoin*, ein synthetisches Retinoid, das fast spezifisch auf die Talgdrüsen einwirkt und diese zur langdauernden (jedoch nicht vollständigen) Involution bringt. Die daraus resultierende Drosselung der Lipidproduktion auf einen Bruchteil verhindert die Entstehung von Komedonen. Isotretinoin ist heute das Mittel der Wahl bei schwerer nodulo-zystischer Akne und hat die Aknetherapie auf eine neue Basis gestellt. Für die Nebenwirkungen und Kontraindikationen gilt ähnliches wie für das Etretinat (Teratogenität, Transaminasen- und Lipidanstieg, Notwendigkeit hormoneller Kontrazeption). Isotretinoin wird in Dosen zwischen 0,5-1,5 mg/kg durch 1-3 Monate verabreicht (Erhaltungsdosis bei 0,5 mg/kg). Nach Abschluß der Therapie kommt es meist nur zu milden (oder keinen) Rezidiven.

Bemerkung zur Therapie: Zur Behandlung der Acne vulgaris waren früher ein außerordentlich reichhaltiges Spektrum verschiedener Diäten, Schälkuren und andere Maßnahmen, insbesondere die manuelle Entfernung der Komedonen, in Gebrauch. Es sei hier klar festgestellt, daß keinerlei Diät den Verlauf der Akne beeinflußt und daher nur die Belastung des sowieso meist sensiblen Aknepatienten noch weiter erhöht und daß jede Maßnahme, die ausschließlich auf Entfernung der Komedonen ausgerichtet ist (sei es manuell oder mit Schälkuren), einen bestenfalls vorübergehenden Effekt hat. Alle Manipulationen bringen ·das Risiko der Follikelruptur mit sich. Allerdings sind Bemühungen, Patientinnen vom Ausdrücken von Komedonen und Pusteln abzubringen, meist zum Scheitern verurteilt. Diese Beschäftigung verschafft (merkwürdigerweise weit überwiegend den Damen) die Befriedigung eines tief verwurzelten Instinktes, der sich nach Meinung mancher Sachverständiger aus einer der profundesten sozialen Aktivitäten unserer tierischen Vorfahren ableitet, dem „Läuse-aus-dem-Pelz-Klauben".

Komplikationen der Acne vulgaris

Superinfektionen mit Staphylokokken. Ein nicht seltenes Ereignis: äußert sich klinisch als Furunkulose, den typischen Veränderungen der Acne vulgaris aufgepfropft.
Therapie. Penicillinaseresistentes Penicillin.

Sogenannte „gramnegative Follikulitis". Es handelt sich um eine Superinfektion mit gramnegativen Keimen, meistens Klebsiellen oder Enterobakterien. Die gramnegative Follikulitis äußert sich als akute Episode multipler oberflächlicher Pusteln mit heftiger entzündlicher Reaktion im Rahmen einer Acne vulgaris; auch tiefer liegende nodös-zystische Läsionen durch gramnegative Keime kommen vor.
Therapie. Gentamicin.

Sonderformen der Acne vulgaris

Acne cosmetica. Meistens mäßig entzündliche Akneform, die sich durch reichlich Komedonen und relativ tief sitzende entzündliche fibrotische Knötchen auszeichnet. Ursache: komedogene Substanzen in Kosmetikartikeln. Diese Akneform wird in besonderem Maße durch Manipulation (Drücken, Kratzen) genährt; ihre Hauptlokalisation sind die beiden Kinnseiten. Bevorzugung der nicht mehr ganz jungen Mädchen.

Merke: Bis ins Erwachsenenalter persistierende Akne bei Frauen ist häufig durch milden Hyperandrogenismus bedingt, der entweder ovariell (polyzystisches Ovarsyndrom) oder von seiten der Nebennieren stammt. Hier ist eine Hormonanalyse zur Aufdeckung der Provenienz der Androgene angezeigt, da von dieser die Wahl der Therapie abhängt: Antiandrogene bei gonadalem, milde Kortikoidstöße bei adrenalem Hyperandrogenismus (Zurückdrängung der hypophysären Stimulation). Diese *Spätakne* ist durch ein charakteristisches klinisches Bild gekennzeichnet: fibrosierte Akneeffloreszenzen am Kinn (Kinnakne), Kratzzwang, milde Zeichen der Hormondysregulation (Menstruationsunregelmäßigkeiten, milder Hirsutismus) sowie prämenstruelle Exazerbation.

Acne excoriée des jeunes filles. Psychogen überlagerte Akne, reichlich Kratzeffekte.
Acne tropica. Diese verläuft besonders intensiv, wird hervorgerufen durch

Superinfektion mit Staphylococcus aureus (Erklärung: durch verstärktes Schwitzen Proliferation der Hautflora).

Acne neonatorum. In den ersten postpartalen Wochen sind akneähnliche Papeln im Gesicht vorhanden, hervorgerufen durch restierende mütterliche Androgene; heilt spontan ab.

Akneähnliche Dermatosen

Medikamentös induzierte Akne

Klassisches Beispiel: Steroidakne. Es handelt sich um multiple, vor allem am oberen Rumpf akut auftretende, follikuläre, gerötete Papeln rund um einen eher geringfügigen follikulären Hornpfropf. Die Steroidakne hat ein nahezu diagnostisches morphologisches Aussehen und tritt meist schon kurze Zeit (etwa 2 Wochen) nach hochdosierten Kortikoidstößen auf. Ähnliche Eruptionen kommen bei Einnahme von *INH* zustande; nahezu stets tritt Kortikoidakne bei einer Kombination von systemischen Steroiden und INH auf (häufiger Behandlungsmodus bei gewissen Formen der Tuberkulose).

Akneähnliche Bilder können auch *Hydantoine* sowie *Halogene* (Jod, Brom) hervorrufen; bei letzteren ist das Bild allerdings durch starke Entzündungserscheinungen gekennzeichnet.

Exogen bedingte Akne

Verschiedene industriell verwendete Substanzen können akneähnliche Bilder erzeugen; die häufigsten Vertreter sind Öle und Teer. Öle kommen entweder als feine Tröpfchen in der Luft mit der Gesichtshaut in Kontakt (etwa in Webereien, Schleifereien etc.) und verursachen dort oft ungemein reichlich Komedonen (Prädilektionsstellen: Schläfen und Jochbeingegend). Direkter Kontakt mit Öl, beispielsweise durch Öl verschmutzte Arbeitskleider, kann Akneerscheinungen an den betroffenen Körperstellen hervorrufen.

Acne fulminans

Dieses akute Krankheitsbild ist äußerst selten, fast nur bei Knaben in der Pubertät auftretend, oft ohne vorhergehende Akneläsionen. Es handelt sich um multiple, vorwiegend am Rumpf lokalisierte Läsionen, ähnlich der nodulozystischen Akne, die exulzerieren und mit Narbenbildung abheilen; gleichzeitig schwere Systemerscheinung (Fieber, Leukozytose, Polyarthralgien).

Acne conglobata

(*Cave:* nicht dasselbe wie Acne *vulgaris* conglobata!)
Ein seltenes, aber sehr charakteristisches und schweres Krankheitsbild, das durch exzessiv chronische, unbeherrschbare, nodulozystische akneartige Veränderungen mit Fistelbildung im Nacken, beidseits axillär und in den Inguinalfalten gekennzeichnet ist. Typische Akneveränderungen (Gesicht, Rumpf) sind häufige Begleiter. Der Krankheitsbeginn liegt meistens in der frühen

Erwachsenenzeit, Männer sind viel häufiger befallen als Frauen. Konservative Maßnahmen sind meist zum Scheitern verurteilt (möglicherweise mit Ausnahme von Isotretinoin); die einzige zielführende Therapie ist oft die weite Exzision der betroffenen Areale und plastische Deckung.

▸ **Merke:** Acne conglobata wird oft auch als „chronische Hidrosadenitis suppurativa" oder „follikuläres Okklusionssyndrom" bezeichnet. Ihre Ursache und die etwaige Rolle der apokrinen Schweißdrüsen sind unklar.

Formenkreis der Rosazea

Rosazea

Definition. Entzündliche Krankheit der Gesichtshaut unbekannter Ätiologie und charakteristischer Morphologie.

Allgemeines. Rosazea ist eine häufige, harmlose, auf die Haut beschränkte Krankheit der zweiten Lebenshälfte, die bei beiden Geschlechtern etwa gleich häufig vorkommt, bei Männern jedoch intensiver abläuft. Die Ätiologie ist unbekannt, doch ist die Inzidenz höher bei Patienten mit Alkohol-

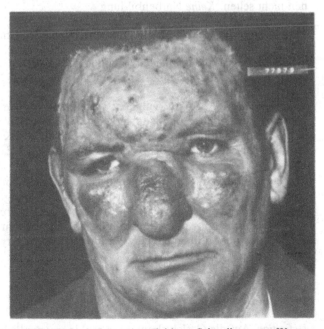

Abb. 104. Rosazea und Rhinophym. Polsterartige, lividrote Schwellung von Wangen, Nase und Stirn, daneben entzündliche Papeln und Pusteln

abusus, gastrointestinalen Störungen und bei Personen, die sich häufig Wind und Wetter aussetzen. Der Verlauf ist chronisch, schubartig, Exazerbationen treten nicht selten nach Alkoholexzessen oder Kälteexpositionen auf. Der Beginn ist meistens sehr langsam und wird vom Patienten zunächst meist nicht registriert.

Klinisches Bild (Abb.104). Der Ablauf der Rosazea erfolgt meistens in 3 bzw. 4 Stadien. Die ersten Veränderungen sind zarte, fleckig verdichtete Teleangiektasien an Nase und Wangen, die dem Gesicht einen charakteristischen dunkelroten Ausdruck verleihen (auf diesen Umstand spielt der nicht sehr geglückte Name „Kupferfinne" an). Aus diesem *Stadium teleangiektaticum* entwickeln sich im Laufe von Monaten und Jahren in zunehmender Weise erythematöse, knötchenartige Verdichtungen *(Stadium papulosum)*. Das Gesicht nimmt nunmehr einen lividroten Farbton an und wirkt leicht höckerig. Bei weiterem Fortschreiten kommt es zu oberflächlichen Pusteln v. a. über den Wangen und an der Nase *(Stadium papulopustulosum)*. Schließlich – dies ist fast ausschließlich bei Männern der Fall – kommt es oft zu mächtiger Hypertrophie der Talgdrüsen, die sich in einer manchmal bizarren Vergrößerung der Nase äußert *(Rhinophym):* unregelmäßig höckerige und unförmige Vergrößerung, eingezogene Follikelöffnungen, schwammig-wabige Beschaffenheit.

Rosazea heilt spontan meist nicht ab, doch sind vorübergehende Remissionen nicht selten. *Keine* Narbenbildung.

Histologie. In den frühen Stadien findet sich lediglich lymphozytäre perifollikuläre Infiltration, später eine meist wenig intensive, manchmal jedoch beträchtliche sarkoidale Begleitkomponente. In diesen Fällen sprach man früher vom sog. „Lupus miliaris disseminatus faciei".

Differentialdiagnose. Acne vulgaris; abgesehen von der charakteristischen Altersverschiedenheit (die jedoch kein absolut verläßliches Merkmal ist) unterscheidet sich die Rosazea durch das Fehlen von Komedonen und den charakteristischen kupfer- bis lividroten Farbton. CDLE.

Therapie. Tetrazykline; unter systemischer Therapie kommt es gewöhnlich schon nach kurzer Zeit zur fast völligen Rückbildung; wenig oder nicht spricht hingegen das Rhinophym an. Therapie des letzteren: entweder chirurgisch (Dekortikation) oder Behandlung mit Isotretinoin (systemisch). Eine gute, jedoch nur vorübergehende Wirkung hat ferner Kryotherapie (flüssiger Stickstoff).

Periorale Dermatitis (rosazeaartige Dermatitis)

Definition. Auf die Gesichtshaut beschränkte, entzündliche Dermatose unbekannter Ätiologie, vorwiegend bei Frauen jüngeren und mittleren Alters.

Allgemeines. Dieses der Rosazea ähnliche Krankheitsbild hat sich erst in den letzten 20 Jahren nahezu epidemieartig in den westlichen Ländern verbreitet. Aus diesem Grund vermutet man ein exogenes Agens, wahrscheinlich in Kosmetikprodukten inkorporiert, als auslösenden Faktor. Nach einer neueren Erklärung entsteht die periorale Dermatitis bei Personen mit trockenem Hauttyp (oft Anamnese von Neurodermitis) durch chronische Quellung und Überfeuchtung durch Feuchtigkeitscremen. Die periorale Dermatitis ist zwar eine harmlose, kosmetisch jedoch sehr störende Krankheit; ihre Therapie ist zwar meist sehr erfolgreich, stößt jedoch oft auf psychologische Opposition der Patienten.

Klinisches Bild (Abb. 105). Multiple, kleine, teils konfluierende, hell- bis dunkelrote Papeln, die v. a. in der Perioralgegend und an den Augenlidern lokalisiert sind, jedoch das ganze Gesicht ergreifen können. In ausgeprägteren Stadien kommt es zu ödematöser Schwellung, Brennen und Jucken. Die periorale Dermatitis hat einen schubartigen, unbehandelt eminent chroni-

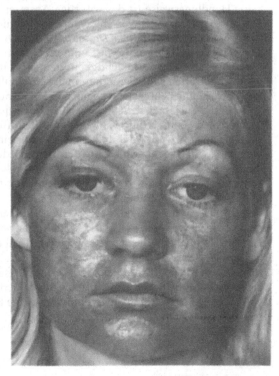

Abb. 105. Periorale Dermatitis, durch lokale Kortisonsalben-Applikation verschlechtert. Das Gesicht ist diffus geschwollen und gerötet, „grieselige" Oberflächengestaltung durch zahllose follikuläre, entzündliche Knötchen

311

schen Verlauf, ist jedoch im Grunde selbstlimitiert (Mindestdauer: 2 Jahre). Prämenstruelle Exazerbationen typisch!

Histologie. Ähnlich der Rosazea. *Keine* Spongiose (daher auch kein Ekzem!).

Therapie. Wie die Rosazea spricht auch die periorale Dermatitis sehr gut auf systemisch verabreichte Tetrazykline an. Nach einer Anfangsperiode, innerhalb derer es nicht selten zu einer passageren Verschlechterung kommt, bilden sich die Läsionen sukzessive zurück; die Tetrazyklintherapie muß jedoch durch mindestens 1–2 Monate durchgeführt werden; auch hinterher kommt es häufig zu milden Rezidiven.

▶ **Merke:** Bei der Behandlung der perioralen Dermatitis wurden früher (wie bei sehr vielen Dermatosen!) kritiklos lokale Kortikosteroide angewendet. Diese unterdrücken zwar vorübergehend die klinische Symptomatik, doch kommt es nach einigen Wochen zu einer um so heftigeren Exazerbation, die wieder nur durch verstärkte Kortikoidapplikation unterdrückt werden kann. Es entsteht ein Circulus vitiosus, an dessen Ende eine gegen Kortikosteroide refraktäre exzessive periorale Dermatitis steht („Tomatengesicht"). Die einzige korrekte Handlungsweise ist das sofortige Absetzen des Kortikoids, wodurch es jedoch wieder zu einer Verschlechterung (Entzugsphänomen) kommt. *Kortikosteroide sind bei perioraler Dermatitis kontraindiziert!*
Periorale Dermatitis kommt fast immer bei Damen vor, die jahrelang Kosmetikaabusus betreiben (Feuchtigkeitscremen!); in den seltenen Fällen, wo Männer betroffen sind, kann man meist gleichfalls Kosmetikaabusus aufdecken. Gelegentlich entwickeln sogar Kinder, manchmal Kleinkinder, periorale Dermatitis. Auch hier stellt sich meist anamnestisch Behandlung mit diversen Hautcremen heraus. Häufig sind sich die Betroffenen der Kosmetikaapplikation gar nicht bewußt („Ich habe sowieso nur eine ganz normale Creme verwendet"). All dies beruht auf der irrigen, durch Reklame suggerierten Annahme, daß die Gesichtshaut nicht imstande sei, das benötigte Hautfett selbst zu erzeugen und daher Creme zu Hilfe genommen werden müssen. Die Aufklärung des Patienten, daß dies nicht so sei, wird von den Betroffenen so gut wie nie geglaubt. Das Gegenargument lautet immer: „Wenn ich keine Salben verwende, ist das Gesicht unangenehm trocken und spannt". Die Aufklärung, daß dies nur deswegen der Fall ist, weil die Haut unnötigerweise an externe Fette gewöhnt wurde und daher den Normalzustand als trocken empfindet, wird gleichfalls erfahrungsgemäß nicht geglaubt. Das eigentliche Motiv vieler Patientinnen, den Dermatologen aufzusuchen, ist von inverser Logik: „Ich will eigentlich nur eine Salbe, damit ich meine Kosmetika wieder vertrage!".

Krankheiten der Hautanhangsgebilde: Nägel

Allgemeines. Die krankhaften Veränderungen des Nagelorgans sind sehr vielfältig, können jedoch auf ein kleines Spektrum von charakteristischen Störungsmustern zurückgeführt werden. Grundsätzlich können sich pathologische Prozesse des Nagelorgans entweder an der Nagelplatte selbst (meist Matrixschäden), am Nagelbett oder in der unmittelbaren Umgebung des Nagels abspielen; Überlappungen sind hierbei nicht selten. Der morphologische Ausdruck von Nagelveränderungen ist entweder eine Verformung, eine Farbänderung oder eine Änderung der Konsistenz. Auch hier sind Überlappungen die Regel. Alle genannten Veränderungen können anlagemäßig bedingt oder erworben, reversibel oder irreversibel sein.

Läsionen der Nagelplatte

Pathomorphologie des Nagelwachstums

Eine gleichmäßige Ausbildung der Nagelplatte hat eine gleichförmige Proliferationstätigkeit der Matrix und eine numerische Gleichförmigkeit der Matrixzellpopulation (Dicke des Nagels abhängig von der Zahl der Matrixzellen!) zur Voraussetzung. Ist diese gegeben, gleicht der kontinuierlich vorwachsende Nagel dem unbeschriebenen, kontinuierlich durchwandernden Papierstreifen eines Telegraphen. Bei Störungen der Nagelmatrix entstehen Läsionen, die von der Nagelplatte *wie die Zeichen des Morsealphabets auf dem Telegrammstreifen* herausgetragen werden.

Ein kurzdauerndes umschriebenes Trauma der Matrix führt zu einem *Punkt,* ein langdauerndes umschriebenes Trauma zu einem *Längsstrich;* ein kurzdauerndes Trauma der gesamten Matrix führt zu einem *Querstrich,* ein langdauerndes Trauma der gesamten Matrix zu einer gänzlichen Veränderung der Nagelplatte. Verschieden schnelle Proliferation an Teilen der Matrix führt zu gekrümmten, lateral abweichenden und, im Extremfall, zu zopfartig eingedrehten Nägeln.

Ein *mildes Trauma* an der Nagelmatrix bewirkt eine passagere Hyperproliferation (Parakeratose). Solche kernhaltigen Hornzellen sind *undurchsichtig* und *von geringerer interzellulärer Kohäsion.* Je nach ihrer *Höhenlage* innerhalb der Nagelplatte entstehen daher Läsionen verschiedener Natur; bei oberflächlicher Lage (Traumatisierung der *proximalen* Matrix) brechen die lockeren Zellnester heraus und hinterlassen Substanzdefekte (Grübchen). Liegen die Zellnester aber in der Tiefe des Nagels (Traumatisierung *distaler*

313

Matrixteile), werden sie durch die darüberliegende normale Nagelsubstanz am Platz gehalten und erscheinen dann als *opake weiße Flecke*. Ein *schwereres Trauma* der Matrix bewirkt einen vorübergehenden Proliferationsstopp, der sich als Hypoplasie der Nagelplatte äußert. Bei schwerster Schädigung kommt es zur Nekrose der Matrix, Abfallen des Nagels und Verödung (Anonychie).

▶ **Merke:** Alle Nagelläsionen, die auf einer *Matrixstörung* beruhen, wandern mit dem Nagel aus. Alle Nagelläsionen, die auf einer Störung des *Nagelbetts* beruhen, sind stationär. Die Traumen der Nagelmatrix sind erst dann an der Nagelplatte als Läsionen zu erkennen, wenn die betroffene Stelle unter der Kutikula hervorgewachsen ist (1–3 Monate). Eine Darstellung der wichtigsten Nagelläsionen findet sich in Abb. 106.

Nagelläsionen auf Basis von Matrixstörungen

„**Tüpfelnägel**". Multiple, punktförmige Punzungen der Nagelplatte durch umschriebene, kurzdauernde milde hyperproliferative Traumen der *proximalen* Matrix. Sie finden sich - in geringer Zahl - an normalen Nägeln, sind jedoch typisch bei ekzematösen Veränderungen der Fingerendglieder (Neurodermitis!) und v. a. bei Psoriasis. Bei Traumatisierung der *gesamten Breite* der Nagelmatrix kommt es zu wellenartigen Querrillen und Fragmentierungen der Nagelplatte („*Trachyonychie*", „rauhe Nägel"; bei Paronychien, Stoffwechselstörungen, Hyperthyreoidismus etc., angeboren).

„**Leukonychia punctata**". Weißliche Punkte, Flecke oder Striche durch umschriebene kurzdauernde Traumen der *distalen* Nagelmatrix (meistens mechanischer Natur). Einige solcher Läsionen stellen einen Normalbefund nach Bagatelltraumen dar. Ist die Matrix in der gesamten Breite betroffen entsteht ein weißer Querstrich. Eine solche „*Leukonychia linearis*" ist meist das Resultat eines fieberhaften Infekts oder einer Intoxikation (typisch: Arsen!, „*Mees-Streifen*"); sie treten an allen Nägeln gleichzeitig auf und erlauben durch Messung des Abstands zur Matrix eine ungefähre Bestimmung des Zeitpunkts des abgelaufenen Schadens.

Hypoproliferation der Nagelplatte tritt bei intensiveren Traumen (schwere Systemkrankheiten, Vergiftungen - Zytostatika!) auf. Die Folge eines vorübergehenden derartigen Traumas sind *Querrillen* an allen Nägeln *(Beau-Linien)*. Ist das Trauma permanent (etwa bei chronischen entzündlichen Veränderungen, Lichen ruber) und geht ein Teil der Matrixpopulation zugrunde, resultiert ein dünner, weicher Nagel. Da die Reduktion der Matrixpopulation kaum je gleichförmig erfolgt, ergeben sich Dickenunterschiede des Nagels, die sich durch das Herauswachsen logischerweise als *Längsriefelung* manifestieren.

Der häufigste Fall von Längsriefelung der Nägel ist die *altersbedingte Atrophie* des Nagels (Altersnagel: dünn, weich, längsgeriefelt). Eine Sonderform der Längsriefelung ist die sog. *Dystrophia mediana canaliformis,* die durch eine tiefe, meist median gelegene wie „eingeschnittene" Furche im Nagel gekennzeichnet ist (posttraumatisch oder angeboren).

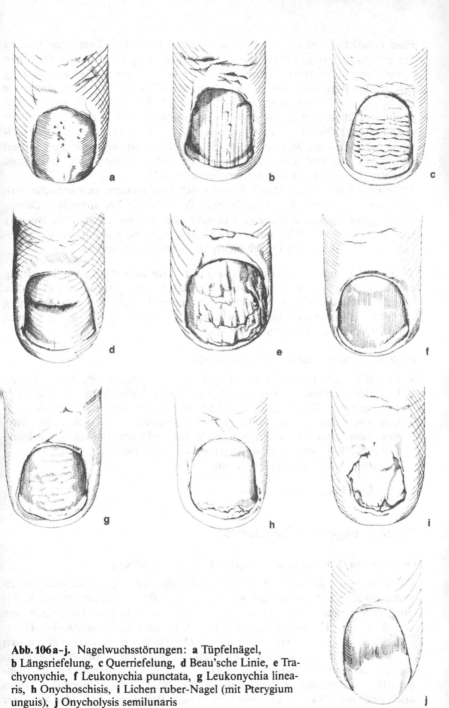

Abb. 106 a–j. Nagelwuchsstörungen: **a** Tüpfelnägel, **b** Längsriefelung, **c** Querriefelung, **d** Beau'sche Linie, **e** Trachyonychie, **f** Leukonychia punctata, **g** Leukonychia linearis, **h** Onychoschisis, **i** Lichen ruber-Nagel (mit Pterygium unguis), **j** Onycholysis semilunaris

Eine gänzliche Verformung der Nagelplatte (durch langdauerndes Trauma der gesamten Matrix) wird generell **Onychodystrophie** genannt; alle oben genannten pathophysiologischen Vorgänge können bei starker Ausprägung zur Onychodystrophie führen. Das klinische Bild reicht von unregelmäßiger Buckelung des Nagels zu grober Rillung und Aufsplitterung bis zu zopfartig gedrehten, klauenartigen Nägeln *(Onychogryphosis)*. Häufigste Ursache der Onychodystrophie ist ein (einmaliges schweres oder dauerndes, unterschwelliges) mechanisches Matrixtrauma; demzufolge sind meist die Zehennägel betroffen. Dystrophische Nägel zeichnen sich häufig durch langsames Wachstum, Verdickung und außerordentliche Härte aus.

Schwerste Traumen der Matrix (gewöhnlich mechanisch; entzündliche Prozesse wie Lichen ruber, atrophisierende Prozesse wie bei arteriellen Durchblutungsstörungen, Sklerodermie) können zum Untergang der Nagelmatrix führen. In diesem Fall kommt es zur Ablösung des Nagels und zur Überhäutung der Matrix von der umgebenden Haut *(Pterygium unguis)*.

Therapie der Nagelveränderungen durch Matrixschäden. Keine. Verabreichung von Gelatine und Cystein (weit geübt) ist bei Onychodystrophie wirkungslos. Nagelextraktion: nur auf Wunsch des Patienten bei gleichzeitiger Verödung der Matrix. Extraktion des Nagels allein ist sinnlos, da der Nagel zumeist häßlicher, nie jedoch schöner nachwächst.

Läsionen an primär normal gebildeten Nägeln

● Durch Traumen oder häufige Entfettung (Laugen, Detergenzien, Nagellackentferner) kommt es zu einer lamellierten Aufspaltung von distal her entlang einer physiologisch vorgegebenen Spaltebene (Grenze zwischen vom proximalen und distalen Matrixteil gebildeten Nagelanteil): **Onychoschisis lamellosa.** Kalkmangel, wie der Volksmund meint, spielt keine Rolle (Kalk hat am Nagel *keine* mechanische Funktion).
Therapie. Ausschaltung der Noxen.

● **Onychomykosen** (s. S. 247).

Veränderungen des Nagelbetts

Onycholysen (Loslösung der Nagelplatte vom Nagelbett)

Die Nagelplatte haftet am Nagelbett durch die Verzahnung der vom Nagelbett gebildeten Hornzellen mit der Nagelplatte. Bei Schädigung dieser Verlötungsstelle kommt es zur Loslösung des Nagels. Häufigste Ursache ist die Extraktion der Hornschichtlipide durch Alkalien und Detergenzien (Hausfrauen): es entsteht das typische Bild der *Onycholysis semilunaris,* bei der sich der Nagel vom freien Ende her halbmondförmig abhebt. Bei *Nagelpsoriasis* (subungualer Typ) kommt es durch parakeratotisches Hornmaterial zur mangelhaften mechanischen Verankerung der Nagelplatte. Onycholyse kann auch *infektiöser* Natur sein (Onychomykosen, Pseudomonas!) oder auf einer phototoxischen Reaktion beruhen („Photoonycholyse"; seltene Nebenwirkung von Tetrazyklinen und PUVA).

Subunguale Hämorrhagien (sog. Splitterhämorrhagien)

Diese umschriebenen strichförmigen Blutextravasate zwischen der Nagelplatte und dem Nagelbett kommen bei gewissen Formen von Vaskulitis (Endocarditis lenta, systemischer Lupus erythematodes, chronische Glomerulonephritis) vor.
Differentialdiagnose. Traumatische subunguale Blutungen (sitzen meist distal, Splitterhämorrhagien meist proximal).

Nagelpigmentierungen

Allgemeines. Die Nagelplatte ist bei Weißen durchscheinend, das rosagefärbte Nagelbett schimmert daher durch; bei dunkelhäutigen Rassen ist die Nagelplatte hingegen in verschiedenem Ausmaß pigmentiert.

Abnorme Melaninpigmentierung der Nägel. Sie kann lokaler oder systemischer Natur sein. Erstere wird gewöhnlich durch *Junktionsnävi der Matrix* hervorgerufen; es resultieren bandförmige, braune Längsstreifen der Nagelplatte. Manchmal ist eine solche streifenförmige Pigmentierung das Resultat eines *Melanoms im Matrixbereich;* die Differentialdiagnose ist, solange das Melanom nicht klinisch manifest wird, nur durch Biopsie möglich.
Systemische Ursachen von Melaninhyperpigmentierung: M. Addison, Peutz-Jeghers-Syndrom.

Nagelpigmentierungen durch Medikamente. Phenolphthalein und Silber lagern sich im Bereich der Lunula ab (grau), Antimalariamittel (Chloroquin) im Nagelbett und an der Nagelplatte (blau-braun).

Nagelpigmentierung bei Systemkrankheiten. Das sog. *Yellow-nail-Syndrom* ist durch verdickte, gelbe Nägel bei bestehenden Lymphödemen charakterisiert. Bei M. Wilson lagert sich Kupfer im Bereich der Lunula ab (blau-braun).

Nagelverfärbung durch lokale Infektionen. Braun, schwarz bei Schimmelpilzen, grün bei Pseudomonas.

Eine harmlose, in ihrer Natur ungeklärte Farbveränderung ist ferner die sog. **Leuconychia totalis.**

Nagelveränderungen als Symptom von Systemkrankheiten

Half and half nails. Der proximale Anteil des Nagels ist weiß, der distale (normal) rot. Häufig bei *Niereninsuffizienz* oder *Leberzirrhose.* Ursache dieser Farbgebung unbekannt, liegt jedoch im Nagelbett, da permanent.

Koilonychie (Hohlnägel). Vorkommen häufig bei Eisenmangelanämie.

Uhrglasnägel. Die Nägel sind vergrößert und sowohl transversal als auch longitudinal gerundet. Diese Erscheinung ist stets mit einer trommelschlegelartigen Vergrößerung der Endphalanx verbunden; entweder einzelnes oder generalisiertes Auftreten – ersteres stets bei lokalen Gefäßveränderungen (etwa Aneurysma, arteriovenöse Fistel), letzteres entweder *idiopathisch* (autosomaldominant mit männlicher Prädominanz) oder *erworben* (in letzterem Fall fast stets bei Bronchuskarzinom, Rechtsherz, Leberzirrhose). *Ursache:* Hyperplasie des fibrovaskulären Gewebes zwischen Knochen und Nagelmatrix.

Fehlbildungssyndrome mit Nagelveränderungen

Eine Reihe von Fehlbildungssyndromen ist mit **Anonychie** (Anonychia congenita kann auch isoliert, ohne Begleitdefekt, vorkommen!) oder mit uncharakteristischer **Nageldystrophie** vergesellschaftet: hidrotische ektodermale Dysplasie, Dyskeratosis congenita, Progerie, **Nagel-Patella-Syndrom** (Dystrophie der Nägel, Fehlen oder Hypoplasie der Patella).
In typischer Weise verändert sind die Nägel bei **M. Darier** (Dystrophie mit medianer zwickelartiger Verbreitung der Nagelplatte) und **Pachyonychia congenita.** Letztere ist eine autosomal-dominante Genodermatose, die durch verdickte, langsam wachsende dystrophe Nägel, leukoplakieähnliche Veränderungen der Mundschleimhaut und durch Neigung zu Ulzeration der Fußsohlen charakterisiert ist.

Varia

Die Haut am und um das Nagelorgan ist relativ häufig Sitz von *benignen und malignen Tumoren* (Junktionsnävi, akrolentiginöse Melanome, Bowen-Karzinome). Sowohl Melanome als auch Karzinome werden nicht selten für eine sehr gewöhnliche Läsion, nämlich *Granulomata pyogenica* bei *Unguis incarnatus* gehalten. Letztere entstehen durch chronische Traumatisierung und pyogene Superinfektion des seitlichen Nagelfalzes durch eine Nagelkante; Prädilektionsstelle: lateraler Hallux. Auslösende Faktoren: Schuhdruck, dispositionsmäßig stark gewölbte Nagelplatte, *Ausschneiden der Nageldecken* (hierdurch „versperrt" das seitliche Nagelbett dem vorwachsenden Nagelrand den Weg: Folge: Druckulkus, Pyodermie, Schwellung der Endphalange mit noch tieferem Einpressen des Nagels, Granuloma pyogenicum). Unguis incarnatus ist eine sehr schmerzhafte chronische Läsion, deren Therapie entweder *konservativ* (Antibiotika, Lokaltherapie, Nagel auswachsen lassen) oder *chirurgisch* erfolgt (Operation nach Nicoladoni: Resektion des seitlichen Nagels mit Verödung des Matrixanteils).
Die Nagelgegend ist ferner häufiger Sitz fibromatöser Tumoren (juvenile Fibrome, Koenen-Tumoren bei Adenoma sebaceum). Typische subunguale Tumoren sind ferner das subunguale Fibrom *(„Knoblauchzehenfibrom")* und das subunguale Osteochondrom (sieht klinisch einem Unguis incarnatus ähnlich).

Krankheiten der Hautanhangsgebilde: Schweißdrüsen

Ekkrine Schweißdrüsen

Störungen der Zusammensetzung des Schweißes

Mineralokortikoide regulieren den Salzgehalt des Schweißes; daher finden sich bei Funktionsstörungen der Hypophyse und Nebennierenrinde charakteristische Änderungen. Bei *Aldosteronismus* und *Cushing-Syndrom* sinkt die Natriumchlorid- und steigt die Kaliumkonzentration; umgekehrte Änderungen ergeben sich bei *M.Addison* (klinisch bedeutungslos, aber gewisser diagnostischer Wert).

Eine 3- bis 5fach erhöhte Salzkonzentration findet sich ferner im Schweiß von Kindern mit *zystischer Fibrose* („Plattentest").

Bei *Urämie* steigt die Konzentration von Harnstoff im Schweiß an und kann sich sogar in Form weißlicher Kristalle an der Haut absetzen.

Diverse Chemikalien, die mit dem Schweiß ausgeschieden werden, können zur *ekkrinen Chromhidrose* (gefärbter Schweiß; Farbstoffe) *oder Bromhidrose* (stinkender Schweiß) führen (typisches Beispiel: DMSO verleiht dem Schweiß einen knoblauchartigen Geruch).

Störungen der Quantität produzierten Schweißes

Hyperhidrose

Generalisierte Hyperhidrose ist häufig lediglich der Ausdruck der thermoregulatorischen Funktion der Schweißdrüsen und tritt demnach bei einer Palette fieberhafter Infektionskrankheiten, Thyreotoxikose, ferner bei systemischer Verabreichung cholinergischer Substanzen oder Acetylcholinesteraseinhibitoren und schließlich bei verschiedenen Hormonstörungen (Phäochromozytom, Karzinoidsyndrom, Hypopituitarismus) auf.

Lokalisierte Hyperhidrose tritt meist als *palmoplantare Hyperhidrose* („nervöses" Schwitzen) oder als *axilläre Hyperhidrose* in Erscheinung; letztere zeigt eine viel geringere Verknüpfung mit psychogenen Einflüssen und scheint mehr dispositionell verursacht zu sein.

Die Therapie beider Formen ist problematisch, da Lokaltherapeutika nur von beschränkter Wirksamkeit sind. Palmare Hyperhidrose kann durch zervikale Sympathektomie zumindest längerfristig beseitigt werden, doch stellt sich als Komplikation nicht selten ein Horner-Syndrom ein. Die Therapie der axillären Hyperhidrose besteht, wenn der dispositionelle Charakter des Zustands durch Ausschluß möglicher zugrundeliegender Systemkrankheiten nachgewiesen wurde, in der Exzision des schweißdrüsentragenden Hautareals in der Axilla. Diese Operation führt meist zu sehr gutem Erfolg und ist von wenig Komplikationen (Narbenbildung) begleitet.

Von diagnostischer Bedeutung ist die häufige Assoziation von lokalisierter Hyperhidrose mit inkompletten Läsionen peripherer Nerven und Läsionen des Hintertraktes des Rückenmarks, wobei das hyperhidrotische Areal jeweils in der Randzone des anästhetischen Areals lokalisiert ist.

Eine Sonderform nervös bedingter lokalisierter Hyperhidrose stellt das „aurikulotemporale Syndrom" (Frey) oder „pathologisches gustatorisches Schwitzen" dar. Hier kommt es, gewöhnlich nach einer Operation an der Parotis, zum Einwachsen von sekretomotorischen Fasern aus der Parotis in den aurikulotemporalen Ast des N. trigeminus. Die Folge ist einseitiges Schwitzen der

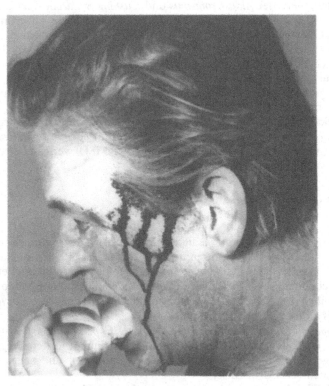

Abb. 107. Demonstration des pathologischen gustatorischen Schwitzens mit dem Jod-Stärke-Test. Die Schläfenhaut wurde mit Jodlösung bestrichen und nach deren Eintrocknen mit Stärkepuder bestäubt. Selbst der Genuß einer trockenen Semmel löst sekretomotorische Impulse und Schweißsekretion aus

temporalen Gesichtshaut gleichzeitig mit der Speichelproduktion bei Nahrungsaufnahme (Abb. 107).

Hypohidrosis und Anhidrosis

Generalisierte Anhidrose tritt entweder bei Fehlen von Schweißdrüsen (anhidrotische ektodermale Dysplasie, manche Ichthyosen) oder bei extensiven Dermatosen auf (Angiokeratoma corporis diffusum, exfoliative Dermatitis etc.). An- oder Hypohidrose bei morphologisch normalem Hautbefund findet sich bei verschiedenen neurologischen Störungen (multiple Sklerose, Läsionen des Thalamus) sowie (typisch) bei Hypothyreoidismus.

Lokalisierte, auf einzelne Schweißdrüsen beschränkte Anhidrose findet sich bei den sog. **Miliaria;** hier handelt es sich um eine Abflußstörung im Schweißdrüsenausführungsgang durch Pfropfbildung aus Bakterien- und gequollenen Keratinmassen.

Bei **Miliaria rubra** erfolgt die Blockade unterhalb des Stratum granulosum; der Schweiß tritt ins Gewebe, sickert bis in die papilläre Dermis und bewirkt dort eine entzündliche Reaktion. Klinisch handelt es sich um eine papulovesikulöse exanthematische Eruption, die an den bedeckten Körperstellen des Rumpfes lokalisiert ist und heftig juckt und brennt. Miliaria rubra treten nur im Zusammenhang mit Schwitzen auf und bedürfen zur Entstehung eines feuchten Klimas (Okklusiveffekt unterhalb von Kleidungsstücken); Schwitzen in einem trockenen Klima führt *nicht* zu Miliaria. Miliaria rubra treten daher besonders häufig in den Tropen auf.

Therapie. Lokalmaßnahmen sind wenig erfolgreich, da die Pfröpfe aus den Schweißdrüsenausführungsgängen sich kaum entfernen lassen. Wichtig ist demnach die Vermeidung von weiterem Schwitzen (kühle Bäder etc.), lokal Kortikoidpräparationen. Miliaria rubra sind selbstlimitiert: nach 2–3 Wochen (während derer die betroffenen Schweißdrüsen, da verstopft, *anhidrotisch* sind) löst sich der Pfropf durch natürliche Abschilferung.

Bei den **Miliaria cristallina** liegt die Abflußbehinderung im Stratum corneum; es kommt *nicht* zur Diffusion des Schweißes in die Dermis und daher auch nicht zu einer entzündlichen Reaktion. Miliaria cristallina erscheinen als multiple, kleine, mit wasserklarer Flüssigkeit gefüllte Bläschen.

Apokrine Schweißdrüsen

Apokrine Chromhidrosis

Dies ist ein seltener Zustand, bei dem der axilläre Schweiß eine blau-grüne bis schwarze Farbe annimmt; in seltenen Fällen ektop an Stirne und Schläfe. Neger sind viel häufiger betroffen als Kaukasier! Pathogenese: dispositionelle Anhäufung von Lipofuszin in der apokrinen Schweißdrüse.

Fox-Fordyce-Krankheit („apokrine Miliaria")

Bei dieser chronischen, juckenden Dermatose, die durch Verstopfung der apokrinen Schweißdrüsenausführungsgänge gekennzeichnet ist, entstehen multiple Zystchen, chronische Pyodermien und Lichenifikation. Die ergriffenen Axillen und Pubesregionen sind meistens haarlos (atrophisierende Alopezie). Ätiologie: unbekannt.

Hidrosadenitis suppurativa

(Siehe unter Pyodermien, S. 187).

Genodermatosen

Hereditäre Verhornungsstörungen

Ichthyosen

Definition. Ichthyosen sind eine heterogene Gruppe von Erbkrankheiten, die durch übermäßige diffuse Hornproduktion charakterisiert sind. Die verschiedenen Ichthyoseformen unterscheiden sich im klinischen Bild, Schweregrad, Vererbungsmodus und histologischem Bild.

Klassifikation. Man unterscheidet 4 Haupttypen, die in 2 Gruppen zerfallen: die eine umfaßt 2 mildere Formen ohne entzündliche Komponente (Ichthyosis vulgaris, X-chromosomale Ichthyose), die andere 2 schwerere Formen mit entzündlicher Komponente (lamelläre Ichthyose, epidermolytische Ichthyose). Daneben gibt es eine Reihe seltenerer ichthyosiformer Syndrome. Die molekularen Grundlagen der Ichthyosen sind bislang nur bruchstückhaft bekannt (Tabelle 14), jedenfalls aber sehr heterogen. Die Ursache des Leit-

Tabelle 14. Ätiologische Faktoren bei Ichthyosen. (Nach Williams 1983)

Keratin (Ziegel)		Intrazelluläres Lipid (Mörtel)	
Palmoplantares Keratoderm Richner-Hanhart	Tyrosinämie	X-chromosomale Ichthyose	Cholesterolsulfat ↑ freie Sterole ↓
Ichthyosis vulgaris	Filaggrin ↓	Refsum-Syndrom	Phytansäure ↑
Epidermolytische Hyperkeratose	abnormales Keratinmuster Filaggrin ↑	Lamelläre Ichthyose (erythrodermische Form)	n-Alkane
Harlekin-Fetus (Teil der Fälle)	abnormales Keratinmuster	Harlekin-Fetus (Teil der Fälle)	abnorme Sterole
Trichothiodys-trophie	Matrixproteine ↓	Neutrallipid-Speicherkrankheit	
		Sjögren-Larsson-Syndrom	Triglyzeride ↑
			abnormaler Fettmetabolismus

symptoms der Ichthyosen, die Verdickung der Hornschicht, kann in jedem ihrer beiden Bestandteile liegen: im Keratin der Hornzellen („Ziegel") und in den interzellulären Lipidlagen („Mörtel"; s.a.S. 9ff.).

Ichthyosis vulgaris

Allgemeines. Häufigste Ichthyosisform (1:300). Die individuelle Ausprägung schwankt in weiten Grenzen, ist jedoch selten besonders stark. Autosomal-dominant. Manifestationsalter: frühe Kindheit; Neugeborene sind meistens erscheinungsfrei.

Klinisches Bild. Die gesamte Haut ist trocken, rauh und von kleinen bis mittelgroßen polygonalen weißen bis schmutziggrauen, relativ stark haftenden Schuppen bedeckt (Vergleich: „wie Hobelspäne auf einem schlecht gehobelten Brett"). Bei stärkerem Befall sind die Schuppen größer, dicker und dunkler und geben der Haut einen gefelderten Eindruck (Vergleich: „Eidechsenleder"). Extremitäten sind schwerer befallen als Rumpf und Gesicht. Prädilektionsstellen: Streckseiten der Extremitäten. Charakteristischer Befund: Die großen Beugen (Kniekehlen, Ellenbeugen, Hals, Axillen, Inguinalregion) sind sehr wenig befallen. Handflächen und Fußsohlen sind oft leicht schwielig verdickt. Subjektive Beschwerden: gering („trockene Haut").
Assoziierte Symptome: Lichen pilaris (häufig), atopische Disposition (seltener).

Histologie. Orthohyperkeratose, *Fehlen des Stratum granulosum!*

Ätiologie und Pathogenese. Der epidermale Turnover ist normal; die Hyperkeratose ist demnach eine Retentionshyperkeratose (abnorm gesteigerte Kohäsion der Hornzellen verzögert den physiologischen Abschuppungsmechanismus).

X-chromosomal rezessive Ichthyose

Allgemeines. Zweithäufigste Ichthyosenform (1:6000). X-chromosomal rezessiv; erkrankt sind daher *nur Männer,* Frauen sind symptomlose Überträger (allerdings *Wehen-Schwäche*). Manifestationsalter: Säuglingsalter, sehr selten bei der Geburt. In letzterem Fall Manifestation als „Kollodiumbaby" (s.unten).

Klinisches Bild. Ähnlich wie bei Ichthyosis vulgaris, aber stärker ausgeprägt. Die Schuppen sind schmutziggrau, dicker, gröber gefeldert (Vergleich: „Krokodilleder"). Die Körperbeugen sind befallen. Handflächen und Fußsohlen sind frei.
Assoziierte Symptome. Hornhauttrübungen (an der Descemet-Membran; regelmäßig); diese finden sich, allerdings seltener, auch bei weiblichen Überträgern. Aufdeckung nur bei Spaltlampenuntersuchung, da das Sehen durch sie nicht beeinträchtigt wird. Lichen pilaris und atopische Disposition *nicht* gegeben.

Histologie. Orthohyperkeratose, *Stratum granulosum vorhanden!*

Ätiologie und Pathogenese. Der zugrundeliegende Enzymdefekt ist eine Defizienz der Steroidsulfatase; genauer biochemischer Mechanismus noch ungeklärt. Dieses Enzym ist am Fettmetabolismus beteiligt und spielt möglicherweise eine Rolle in Synthese und Abbau der zementartigen Kittsubstanz zwischen den Hornzellen. Auch hier handelt es sich um eine Retentionshyperkeratose (epidermaler Turnover normal).

Lamelläre Ichthyose

Allgemeines. Selten (1:300000); autosomal-rezessiv; Manifestationsalter: Geburt.

Klinisches Bild (Abb.108). Das Neugeborene ist vollständig in eine durchsichtige, pergamentähnliche Membran eingehüllt, die einige Tage post partum spontan einreißt und abgestoßen wird („Kollodiumbaby"). Kurz danach entwickelt sich eine großlamellöse schmutzigbraune Schuppung, die durch das gesamte Leben erhalten bleibt; exzessive verruköse Schuppung im späteren Leben vorwiegend über den Gelenken. Die Haut ist während der Neugeborenenzeit, in geringerem Grad jedoch während des ganzen Lebens, *erythrodermisch* und neigt zu häufigem Fissurieren. Folge: chronisch-rezidivierende Pyodermien. *Wichtiges Symptom:* Neigung zu Narbenbildung (vernarbende

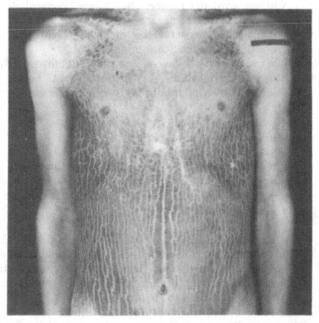

Abb.108. Lamelläre Ichthyose. Beachte die baumrindenartige, grobe, schmutziggraubraune Hyperkeratose

Alopezie, periorifizielle Narbenzüge: Ektropion, regelmäßiges und diagnostisches Zeichen; bei exzessivem Befall Kontraktur der Extremitäten). Handflächen und Fußsohlen sind schwielig verdickt, Lippen und Schleimhäute frei.

Assoziierte Symptome. Wachstumsrückstand (wegen hohen Energieverbrauchs durch starke Schuppenbildung und Abdunstung), manchmal Anhidrose (durch Verstopfung der Schweißdrüsenausführungsgänge durch Hornmaterial). Folge: Neigung zu Hyperpyrexie bei hohen Außentemperaturen und Anstrengung. Nageldystrophie.

Histologie. Hyperkeratose, Akanthose, *Stratum granulosum vorhanden.*

Pathogenese. Unbekannt. Es handelt sich um einen hyperproliferativen Prozeß mit erhöhtem epidermalen Turnover, also um eine *Proliferationshyperkeratose.* Die Hornschicht ist in ihrer Barrierefunktion defekt (Folge: erhöhte Abdunstung).

Ergänzung: Nach rezenten Ergebnissen stellt die lamelläre Ichthyose kein homogenes Krankheitsbild dar, sondern besteht aus (zumindest) 3 Untergruppen:

- Die **„erythrodermische"** lamelläre Ichthyose (autosomal rezessiv, feinere Schuppung), deren genetischer Defekt im Lipidmetabolismus der Epidermis liegt (große Mengen von n-Alkanen im Schuppenmaterial). Für diese Variante wird der (historische) Name „congenitale ichthyosiforme Erythrodermie" vorgeschlagen.
- Die **„nicht-erythrodermische"** lamelläre Ichthyose (autosomal rezessiv, grobe dunkelbraune Schuppung).
- Die **autosomal-dominante** lamelläre Ichthyose (*keine* Erythrodermie, Schuppung ähnlich der „erythrodermischen" Form).

Für die beiden letzteren Formen ist kein biochemischer Defekt bekannt.

Epidermolytische Ichthyose

Allgemeines. Selten (1:300000). Autosomal-dominant.

Manifestationsalter: Geburt. Die Neugeborenen zeigen eine erythrodermische Haut mit lokalisierten oder generalisierten Blasen; selten ichthyosiformes Bild („Kollodiumbaby").

Klinisches Bild. Im Laufe von Monaten bildet sich die Erythrodermie weitgehend zurück; Auftreten groblamellöser Schuppen und verruköser Hyperkeratosen (Gelenkbeugen!). Das Hornmaterial ist dunkelbraun und übelriechend (Bakterienbesiedlung). Blasen und Erosionen treten periodisch disseminiert während des ganzen Lebens auf. Charakteristisches Zeichen: Inseln normaler Haut inmitten hyperkeratotischer Regionen.

Assoziierte Symptome. Neigung zu Hautinfektionen; schwielige Verdickung von Handflächen und Fußsohlen. Nageldystrophie.

Histologie. „Epidermolytische Hyperkeratose“: Orthohyperkeratose, breites Stratum granulosum mit klumpigem Keratohyalin, Akanthose, *vakuolisierende Degeneration des oberen Stratum spinosum* (diagnostisch!).

Pathogenese. Unbekannt. Erhöhter epidermaler Turnover, also Proliferationshyperkeratose. Defekte Barrierefunktion der Hornschicht (weniger ausgeprägt als bei der lamellären Ichthyose).

Seltene ichthyosiforme Dermatosen

Refsum-Syndrom. Autosomal-rezessiv. Symptome: milde Ichthyose, Polyneuritis, Taubheit, Retinitis pigmentosa. Ursache: Akkumulation von Phytansäure (enthalten in Pflanzen) durch Enzymdefekt.
Therapie: Phytansäurefreie Diät.

Sjögren-Larsson-Syndrom, Tay-Syndrom. Autosomal-rezessiv vererbte ichthyosiforme Bilder, ähnlich der lamellären Ichthyose mit assoziierten neurologischen Symptomen.

Conradi-Syndrom. X-chromosomal dominante Ichthyose mit charakteristischen wirbelartigen Figuren und Knochenveränderungen (Epiphysendefekte, verkürzte lange Röhrenknochen). Daneben umfaßt das Conradi-Syndrom noch einen autosomal dominanten, einen autosomal rezessiven Typ („rhizomeler Typ“) und den Happle'schen Typ.

Erythrokeratodermia variabilis (Mendes da Costa). Autosomal-dominant; besteht aus 2 voneinander unabhängigen Komponenten:
● bizarr konfigurierte, in ihrem Muster stets wechselnde Erytheme und
● weniger wechselhafte ichthyosiforme Läsionen unterschiedlicher Ausprägung.

Netherton-Syndrom. Autosomal-rezessiv; Kombination von Ichthyosis linearis circumflexa (bizarr konfigurierte girlandenförmige ichthyosiforme Läsionen), Trichorrhexis invaginata (Bambushaare) und Atopieneigung.

KID-Syndrom (Keratosis, Ichthyosis, Deafness). Eine autosomal dominante erythrodermische Ichthyose mit papillaren Hyperkeratosen und Störungen des Sensoriums (beidseitige Innenohrschwerhörigkeit oder Taubheit, Hornhautanomalien). Diagnostisches Zeichen: Das Papillarleistenmuster der Fingerbeeren ist in eine ungeordnete Hügellandschaft verwandelt.

Neutrallipid-Speicherkrankheit. Autosomal rezessive Systemkrankheit mit kongenitaler Erythrodermie. Assoziierte Zeichen: Splenomegalie, neurologisch-psychiatrische Symptomatik.

Harlekin-Fötus. Schwerste, nicht lebensfähige Ichthyose, die durch plattenartig einscheidende Hornpanzer gekennzeichnet ist. Totgeburt oder Tod in den ersten Lebenstagen. „Harlekin-Fötus“ ist wahrscheinlich eine ähnliche Erscheinungsform verschiedener genetischer Defekte.

Pseudoichthyosen (akquirierte ichthyosisähnliche Zustände)

Auftreten im Alter und bei Marasmus: *Xerosis cutis.* Die Haut der Streckseiten der Extremitäten, in geringerem Maß die restliche Haut, ist trocken, zeigt ichthyosisähnliche Hautfelderung und Schuppenbildung. Ursache: wahrscheinlich altersbedingte Atrophie der Talgdrüsen und Differenzierungsstörung der Epidermis. Ichthyosisähnliche Zustände finden sich ferner bei *Hypothyreoidismus* und *neoplastischen Prozessen* (Lymphome!), bei Störungen des Fettmetabolismus *(essentielle Fettsäuredefizienz)* und als Folge einer Behandlung mit *Triparanol.*

Therapie der Ichthyosen. Kausale Behandlung nicht möglich; Ausnahme: diätetische Vermeidung der Phytansäure bei der Refsum-Krankheit. Bei milderen Ichthyosen genügen keratolytische Lokalmaßnahmen (Salizylsäuresalben) und Geschmeidighalten der trockenen Haut durch Erhöhung ihrer Hydratation (Harnstoffsalben, „rückfettende Bäder"). Bei schwereren Fällen ist die Anwendung von Retinoiden indiziert. Diese wirken oft dramatisch (antikeratinisierende Wirkung) und stellen eine nahezu normale Beschaffenheit der Haut her, müssen allerdings zeitlebens eingenommen werden.

Hereditäre Palmoplantarkeratosen

Definition. Heterogene Gruppe von Erbkrankheiten, denen exzessive Kallusproduktion an Handflächen und Fußsohlen gemeinsam ist. Die verschiedenen Formen unterscheiden sich nach klinischem Bild, Vererbungsmodus und assoziierter Symptomatik.

Allgemeines. Morphologisch kann man diffuse und punktierte bzw. striäre Formen unterscheiden; letztere treten stets ohne assoziierte Symptome auf. Erstere können entweder
- gleichfalls isoliert auftreten,
- assoziierte Symptome aufweisen oder
- selbst Teilsymptom einer Ichthyose darstellen.

Diffuse hereditäre Palmoplantarkeratosen

Unna-Thost-Typ: Häufigster Typ; autosomal-dominant, keine weiteren assoziierten Symptome. Histologie: Orthohyperkeratose. Die Hyperkeratose ist schwielig mit glatter Oberfläche und schneidet an Hand- bzw. Fußsohlen scharf ab. Manifestationsalter: frühe Kindheit. Verlauf: stationär. Die Behinderung des ansonsten gesunden Betroffenen ist gering. Klinisch fast identisch ist der *Typ Vörner* (histologisch: epidermolytische Hyperkeratose).

Diffuse Palmoplantarkeratosen mit assoziierten Symptomen
- **Pachyonychia congenita:** Autosomal-rezessiv; Verdickung der Nägel, Neigung zu plantaren Erosionen, Leukoplakien der Mundhöhle.
- **Mal de Meleda:** Im Gegensatz zu allen anderen Palmoplantarkeratosen ein progredientes und „transgredientes" Leiden, wobei die Hyperkeratose langsam von der Palmoplantarregion auf Fuß- und Handrücken und später auf Unterarme und Unterschenkel übergreifen kann. Autosomal-rezessiv; Hauptverteilungsgebiet: in Dalmatien (Insel Mlet).

- **Papillon-Lefèvre-Graf**: Autosomal-rezessiv. Assoziierte Symptome: hypertrophe Periodontopathie, Zahnverlust.
- **Richner-Hanhart**: Assoziierte Symptome: Oligophrenie, *Tyrosinämie*.

Diffuse Palmoplantarkeratosen sind ferner Teilsymptom fast aller Ichthyosen (Ausnahme: „X-chromosomal rezessive Ichthyose").

Punktierte und striäre Palmoplantarkeratosen

Allgemeines. Häufigste Form hereditärer Palmoplantarkeratosen. Autosomaldominant. Manifestationsalter: zwischen 20. und 40. Lebensjahr.

Klinisches Bild. Harte hyperkeratotische warzenähnliche Knoten, progredient (Zunahme und Vergrößerung der Läsionen), jedoch niemals über die Fuß- bzw. Handkanten hinausgreifend. Die Behinderung für den Betroffenen ist anfangs gering, kann jedoch im weiteren Verlauf erheblich werden und das Gehen sehr erschweren.

Assoziierte Symptome: Keine.

Histopathologie. Fokale Orthohyperkeratose.

Differentialdiagnose. Plantare Warzen, Klavi, Arsenkeratosen.

Therapie der hereditären Palmoplantarkeratosen. Wie bei den Ichthyosen.

Hereditäre follikuläre Verhornungsstörungen

Keratosis-pilaris-Gruppe

Definition. Ein Spektrum von (meist) genetisch determinierten Zuständen, die durch follikuläre Hornpfropfbildung (Hyperkeratose des Infundibulums der Haarfollikel) gekennzeichnet sind.

Allgemeines. Follikuläre Hornpfropfbildung ist ein außerordentlich häufiges Symptom: Begleitsymptom anderer Verhornungsstörungen (Ichthyosis vulgaris, Erythrokeratodermien), diverser entzündlicher Krankheiten (Neurodermitis, Acne vulgaris) oder von Hormonstörungen (Hyperthyreoidismus, Hyperkortizismus) und Vitamin-A-Defizienz („Phrynoderm") oder *Anomalie sui generis*. Bei letzterer werden folgende Unterformen unterschieden:

Lichen pilaris. Ein wegen seiner Häufigkeit (etwa die Hälfte aller Individuen) fast physiologischer harmloser Zustand, tritt bei beiden Geschlechtern und allen Rassen gleicherweise auf und wird wahrscheinlich autosomal-dominant vererbt.
Klinik: Multiple kleine, hautfarbene, oberflächliche (lassen sich leicht abkratzen!), subjektiv symptomlose, follikuläre, rauhe Knötchen vorwiegend an den Streckseiten von Armen und Beinen. Treten im Kleinkindalter auf und bilden

sich im Erwachsenenalter meist weitgehend zurück. Fast regelmäßiges Begleitsymptom von Ichthyosis vulgaris und Neurodermitis. *Therapie:* Nicht erforderlich.

Atrophisierende Keratosis pilaris. Diese seltene Verlaufsform von Keratosis pilaris führt durch Druckatrophie zur Zerstörung des Haarfollikels (irreversible Alopezie) und zu klaffenden Follikelöffnungen („wurmstichiges Aussehen"). Je nach Lokalisation spricht man von *Ulerythema ophryogenes* (seitliche Augenbrauen, Schläfen), *Acne vermiculata* (Gesicht, Wangen) oder *Keratosis pilaris decalvans* (Kapillitium). Es handelt sich um in der Kindheit beginnende, chronisch-progressive, therapieresistente Zustände.

Morbus Darier (Dyskeratosis follicularis)

Definition. Relativ häufige genetisch determinierte Verhornungsstörung, die durch charakteristische überwiegend follikuläre, keratotische Papeln, typische assoziierte Symptome und diagnostische Histologie gekennzeichnet ist. Vererbungsmodus autosomal-dominant.

Klinisches Bild. Manifestationsalter ist die Adoleszenz; die Ausprägung schwankt in weiten Grenzen. Hautfarbene oder entzündliche hirsekorngroße oder größere harte keratotische Papeln in dichter Aussaat v.a. in den seborrhoischen Arealen (Gesicht, Kapillitium, vordere und hintere Schweißfurche). Die Haut greift sich rauh an („Reibeisen"). Die Läsionen sind an Zahl und Ausprägung leicht progredient, *saisonale Schwankungen* sind häufig (Irritationen und Exazerbationen im Sommer durch Schwitzen und UV-Licht); manchmal Ausbildung von stark hypertroph vegetierenden Läsionen, v.a. an den Unterschenkeln (hypertropher M. Darier). *Neigung zu Superinfektion* der Haut (Pyodermien, Herpes simplex).
Assoziierte Symptome: Nageldystrophie, palmoplantare „pits" (multiple punktierte Eindellungen an Handflächen und Fußsohlen), warzenähnliche Papeln an den Dorsalseiten der Finger (Acrokeratosis verruciformis), leukoplakieähnliche Veränderungen der Mundschleimhaut, insbesondere des harten Gaumens („Pflastersteinläsionen"). Häufig intellektuelle Minderbegabung.

Histologie. Orthohyperkeratose; fokale Akantholyse mit Ausbildung unregelmäßig verlaufender Spalträume in der Epidermis (Lakunen), in denen sich einzelne akantholytische Zellen finden. Diese sind häufig dyskeratotisch: Corps ronds (eosinophile Körperchen) und Grains (ähnlich einer parakeratotischen Hornzelle).
Bemerkung: „Dyskeratotische Akantholyse" findet sich außer bei M. Darier nur bei M. Hailey-Hailey (siehe unten), beim „warty dyskeratoma" (seltener benigner Tumor mit Darier-artiger Histologie) und bei der transienten akantholytischen Dermatose (s. unten).

Ätiologie und Pathogenese. Unbekannt. Der Keratinisationsdefekt ist mit Kohäsionsverlust verbunden, Resultat: Akantholyse (Lakunen).

Therapie. Keratolytische und antibakterielle Lokalmaßnahmen. Ausgezeichnete Wirksamkeit: Etretinat (bei schwereren Fällen).

Krankheiten mit Ähnlichkeit zu M. Darier
Pemphigus familiaris (Hailey-Hailey)

Definition. Autosomal-dominant vererbte bullöse Genodermatose mit erheblicher histologischer, weniger klinischer Ähnlichkeit mit M. Darier.
Bemerkung: M. Hailey-Hailey ist die einzige bullöse Dermatose außerhalb der Pemphigusgruppe, die aus historischen Gründen noch als „Pemphigus" bezeichnet wird (nicht immunologisch bedingt!).

Allgemeines. Seltene, im jungen Erwachsenenalter einsetzende und zeitlebens persistierende, schubartig verlaufende Dermatose, die durch erosiv-vegetierende Läsionen aufgrund eines intraepidermalen Kohärenzdefektes gekennzeichnet ist.

Klinisches Bild. Chronisch-vegetierende, nur selten bullöse Läsionen in den Intertrigostellen. Auslösende Faktoren: Friktion, *bakterielle Infektion,* Schwitzen.

Histologie. Ausgedehnte Akantholyse der gesamten Epidermis („Explosionsbild"), Grains, Corps ronds.

Therapie. Unbefriedigend. Antibiotika und Kortikoide haben eine gewisse Wirksamkeit.

Transiente akantholytische Dermatose (M. Grover)

Definition. Ein Spektrum benigner, selbstlimitierter Dermatosen unbekannter Ätiologie, die histologisch durch Akantholyse gekennzeichnet sind.

Allgemeines. Wahrscheinlich nicht selten. Betrifft vorwiegend Männer der zweiten Lebenshälfte; Auslösung oft durch UV-Exposition oder Begleitkrankheiten (Köbner-Phänomen?). Kein Erbfaktor nachgewiesen.

Klinisches Bild. Ein fast ausschließlich auf die obere Rumpfpartie beschränktes Exanthem von papulokeratotischem, papulovesikulösem bis bullösem Charakter. Auftreten plötzlich, spontane Abheilung nach 3 Wochen bis 3 Monaten. Subjektiv: wechselnd intensiver Juckreiz, keine Allgemeinsymptome.

Histologie. Dyskeratose und Akantholyse, die fallweise der bei M. Darier, der bei M. Hailey Hailey und manchmal auch der bei Pemphigus (vulgaris bzw. foliaceus) ähneln kann.
Bemerkung: Die transiente akantholytische Dermatose entspricht möglicherweise unterschwelligen Verlaufsformen von M. Darier bzw. M. Hailey-Hailey, bei denen die dyskeratotische Akantholyse erst durch zusätzliche Trigger (UV-Licht) manifest wird.

Morbus Kyrle

Diese sehr seltene genetisch determinierte Verhornungsstörung mit unklarem Erbgang ist durch multiple warzige follikuläre und parafollikuläre Hyperkeratosen vorwiegend der Extremitäten gekennzeichnet. Die Hornmassen können spontan in die Dermis durchbrechen und hier zu Entzündung mit narbiger Abheilung führen.

Epidermolysis-bullosa-Gruppe (H. Hintner)

Definition. Spektrum seltener Erbkrankheiten mit gestörter Kohärenz der Haut, denen eine starke Neigung zur Entwicklung von Blasen nach mechanischen Traumen gemeinsam ist („mechanobullöse Dermatosen"). Bei allen Formen ist – in sehr verschiedenem Grad – das Nikolski-Zeichen positiv.

Allgemeines. Das Spektrum reicht von milden bis zu schwersten, tödlichen Zustandsbildern; die einzelnen Vertreter sind im Pathomechanismus heterogen und unterscheiden sich in klinischem Bild, assoziierter Symptomatik und Vererbungsmodus. Die *Klassifikation* erfolgt nach der Lokalisation der mechanischen Schwachstelle, d. h. nach dem Sitz der *Spalt- bzw. Blasenbildung.* Man unterscheidet 3 Hauptgruppen:

- *Epidermolysis bullosa simplex:* Spaltbildung *epidermolytisch* (intraepidermal durch Zytolyse der Keratinozyten).
- *Epidermolysis bullosa junctionalis:* Spaltbildung *junktional* (in der Lamina lucida der Basalmembranzone).
- *Epidermolysis bullosa dystrophicans:* Spaltbildung in der Dermis unterhalb der Basallamina *(dermolytisch).*

Epidermolysis bullosa simplex

Diese Variante ist die häufigste und mildeste; Erbgang autosomal-dominant. Die Blasenbildung kommt durch mechanisch induzierte Zytolyse der Epidermalzellen zustande (zugrundeliegender Defekt unbekannt; typische Anamnese: „Ich wetze mir immer furchtbar leicht Blasen auf!"). Die Abheilung der sehr dünnwandigen Blasen erfolgt ohne Narbenbildung. Die Beeinträchtigung der Lebensführung durch die wiederholte Blasenbildung ist geringfügig. Folgende Untertypen werden unterschieden: Typ *Köbner* (Zytolyse der Basalzellen; meist generalisiert), Typ *Weber-Cockayne* (Zytolyse subkorneal; palmoplantar).

Epidermolysis bullosa junctionalis

Typ Herlitz

Bei dieser Form löst sich die Epidermis in großen Fetzen schon während der Geburt; die Betroffenen sterben spätestens nach einigen Wochen. Erbgang: autosomal-rezessiv.

Epidermolysis bullosa atrophicans generalisata mitis

Diese Verlaufsform ist milde, nicht lebensbedrohlich; sie ist mit anderen ektodermalen Entwicklungsstörungen (atrophisierende Alopezie, Nageldystrophie, Zahndefekte etc.) assoziiert; hat eine gute Prognose quoad vitam, körperliche und geistige Entwicklung ist meist normal. Häufig Besserung der Blasenbildung in der Pubertät.

Epidermolysis bullosa dystrophicans

Relativ häufiges Spektrum von Krankheitsbildern (sehr wahrscheinlich) verschiedener Ätiologie, da von verschiedenem Erbgang. Gemeinsamkeit: Die nach Minimaltraumen auftretenden Blasen heilen – durch den Sitz der Spaltbildung in der Dermis! – unter Ausbildung von *Narben* ab. Folge: Milienbildung (diagnostisches Kriterium!) und Neigung zu Zerstörung epidermaler Strukturen.

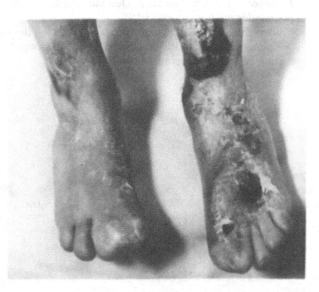

Abb. 109. Epidermolysis bullosa dystrophicans (Typ Hallopeau-Siemens). Multiple, teils hämorrhagische Blasen, atrophe Haut, flossenartige Syndaktylien

Typ Cockayne-Touraine und Typ Pasini

Milde Verlaufsformen (Erbgang autosomal-dominant). Blasenbildung entweder generalisiert oder auf die Extremitäten beschränkt. Milde Mitbeteiligung der Mundschleimhaut. Beim Typ Pasini zusätzlich weißliche Papeln am Stamm („albopapuloidea-Form").

Typ Hallopeau-Siemens (Abb. 109)

Erbgang autosomal-rezessiv; die klinische Ausprägung umfaßt eine Palette von milden Formen (fast keine Behinderung) bis zu schwerster Invalidität. Krankheitsbeginn bei Geburt. Das klinische Bild wird durch manchmal exzessive Blasenbildung nach geringfügigen mechanischen Traumen und deren Sequelen gekennzeichnet. Prädilektionsstellen: Akren, Aufliegestellen, Mundschleimhaut. Aufgrund der chronisch-rezidivierenden Epidermolyse und Reepithelisierung resultiert eine atrophe, glänzende, äußerst vulnerable Haut und eine Tendenz zur *Synechienbildung;* dies ist besonders typisch zwischen den Fingern: Zusammenwachsen und Beugekontraktur manchmal der gesamten Haut (flossenartige Stummeln in „Pergamenthülle"). Chirurgische Trennung erfolglos, da sofort Rezidiv! Schwere Mundschleimhautbeteiligung führt zu Schwierigkeiten bei der Nahrungsaufnahme, Dystrophie, Wachstumsrückstand, Anämie. Häufige Komplikation: Ösophagusstrikturen bei dessen Befall. Schwere Zahndefekte (Abb. 110).

Prognose: Nur in milden Fällen quoad vitam gut; die meisten Kinder sterben vor Erreichen der Pubertät.

Pathogenese: 2 verschiedene Defekte wurden gefunden, deren Verhältnis zueinander noch nicht klar ist:

● überschießende Kollagenaseproduktion durch die dermalen Fibroblasten; Kollagenase ist ein für den Kollagenabbau nötiges Enzym; seine Vermehrung ist vielleicht verantwortlich für

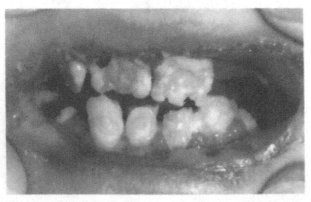

Abb. 110. Zahnschmelzdefekte, Karies, Zahnsteinbildung und Parodontitis bei einem Kind mit Epidermolysis bullosa hereditaria dystrophicans

- zahlenmäßige Reduktion der Ankerfibrillen der Junktionszone (Kollagen Typ VII).

Therapie. Nur für den Typ Hallopeau-Siemens ist eine einigermaßen wirksame Therapie bekannt – ein Teil spricht auf Diphenylhydantoin an (Kollagenasehemmer!). Zweifelhaft: Vitamin E. Die wesentlichste Rolle spielen *pflegerische Maßnahmen.*

Hereditäre Bindegewebsdefekte

Allgemeines. Diese Gruppe seltener erblicher Krankheitsbilder ist durch mangelhafte Synthese des kollagenen oder elastischen Bindegewebes charakterisiert. Die zugrundeliegenden biochemischen Defekte sind nur zum Teil bekannt.

Ehlers-Danlos-Syndrom

Definition. Gruppe hereditärer Störungen der Kollagensynthese, die sich durch Hyperextensibilität von Haut und Gelenken, schlechte Wundheilung, leichte Verletzlichkeit der Haut und Fragilität der großen Gefäße auszeichnen.

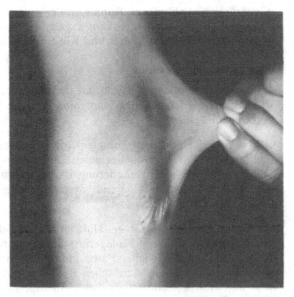

Abb. 111. Ehlers-Danlos-Syndrom. Hyperextensibilität der Haut. Beachte die charakteristische gefältelt-atrophe Narbe distal des Ellbogens

Allgemeines. Bislang sind 8 Untergruppen des Ehlers-Danlos-Syndroms bekannt, die z.T. autosomal-dominant, z.T. autosomal-rezessiv bzw. X-chromosomal-rezessiv (Typ V) vererbt werden. Der zugrundeliegende Defekt ist bei 3 Untertypen bekannt (Typ IV: defiziente Synthese des Typ-III-Kollagens, Typ VI: Defizienz der Protokollagen-lysyl-hydroxylase, Typ VII: Defizienz der Prokollagenpeptidase). Das Endresultat ist stets ein qualitativ minderwertiges (unausgereiftes, mangelhaft quervernetztes), meist quantitativ verringertes Kollagen, wobei jedoch die Ausprägung der Symptome bei den verschiedenen Untertypen unterschiedlich ist. Manifestationsalter: Kindheit.

Klinisches Bild (Abb.111). Bei sämtlichen Untertypen ist die *Haut weich, dünn und hyperextensibel;* nach Loslassen aufgehobener Hautfalten kehrt die Haut sofort wieder in die Ausgangslage zurück (wie ein Gummiband). Die Haut ist sehr fragil; beim Nähen von Hautwunden schneidet der Faden häufig durch; die Narbenbildung ist meist atroph.

▶ **Merke:** Die Dehnbarkeit der Haut ist eine Funktion der kollagenen Fasern, das Zurückschnellen in die Ausgangslage die der elastischen Fasern!

Ein weiteres typisches Syndrom ist die *Hyperextensibilität der Gelenke:* die Betroffenen können allerlei akrobatische Körperverrenkungen durchführen (etwa Finger bis auf den Handrücken durchstrecken, Hand nach oben und unten auf den Unterarm klappen, mit der Zungenspitze die Nase berühren etc.).

Gefährliche Komplikationen. Ruptur großer innerer Gefäße (Arteriographie in solchen Fällen besonders riskant!), gastrointestinale Perforation. Geburtskomplikationen seitens Mutter und Kind sind häufig.

Pseudoxanthoma elasticum

Definition. (Fehlbildungs-?)syndrom der elastischen Fasern, das durch xanthomähnliche Läsionen der Haut und typische Organmanifestationen gekennzeichnet ist.

Allgemeines. 2 Untertypen kommen vor (autosomal-dominant und autosomal-rezessiv). Die zugrundeliegenden Defekte sind nicht bekannt; die erste faßbare pathologische Veränderung ist die Inkrustation elastischer Fasern mit Kalk; daraus resultierend deren Brüchigkeit. Manifestationsalter: 2. Lebensjahrzehnt oder später.

Klinisches Bild. Die Haut an Hals, Intertrigostellen, Ellenbeugen etc. erscheint zu weit und zeigt Einlagerung multipler, pflastersteinartiger, weicher Plaques von grau-gelblicher Farbe (xanthomähnlich!). Diese Hautveränderungen ähneln sehr der aktinischen Elastose, sind allerdings größer, zahlreicher und anders lokalisiert als diese. Analoge Läsionen finden sich manchmal an der Wangen- (sieht aus wie große ektope Talgdrüsen), Genital- und Rektumschleimhaut.

Histologie. Fragmentierte, kalzifizierte, unregelmäßig geknäuelte Massen von elastischen Fasern in der tiefen Dermis.

Läsionen innerer Organe. Diagnostisch sind die *"angioid streaks"* des Augenhintergrunds (Einrisse der Bruch-Membran, die in Verlauf und Kaliber Blutgefäßen ähnlich sehen). Entstehung: Zug der Augenmuskel. Mögliche Komplikation: Netzhautblutung.

Gefäßbefall: Blutungen (besonders in Gastrointestinaltrakt, häufige Todesursache!) und Ischämien (Nierenartieren, Hypertonie!). Typisches Symptom: *Pulslosigkeit der Extremitäten.*

Cutis laxa (generalisierte Elastolyse)

Definition. Gruppe von hereditären Synthesestörungen der elastischen Fasern, die klinisch durch eine zu groß erscheinende, lose Haut gekennzeichnet sind.

Allgemeines. Zumindest 3 Untergruppen (autosomal-dominant, autosomal-rezessiv und X-chromosomal-rezessiv) sind bekannt; die erstere ist vorwiegend als kosmetisches Problem relevant, bei den letzteren sind Systemmanifestationen häufig.

Klinisches Bild. Die Krankheit ist meist schon bei Geburt vorhanden; progressive Verschlechterung. Die Haut erscheint als insgesamt zu groß, hängt besonders an Stellen mit ohnehin lockerer Texturierung sackartig herab (Augenlider, Wangen) und ist hyperextensibel; im Unterschied zum Ehlers-Danlos-Syndrom bleibt jedoch eine aufgehobene Hautfalte lange Zeit bestehen. Mechanisch ist die Haut intakt (*nicht* abnorm vulnerabel); Hypermobilität der Gelenke und schlechte Wundheilung *fehlen.*

Assoziierte Symptome: tiefe Stimme (zu lange Stimmbänder), Hernien, gastrointestinale Komplikationen, Aortendilatation; bedeutsamste Begleiterscheinung: progressives Lungenemphysem, Rechtsherz.

Einschub: Erworbene Elastolysen

Systemische erworbene Elastolyse (Cutis laxa acquisita). Ein potentiell lebensbedrohendes, seltenes, der hereditären Cutis laxa ähnliches Krankheitsbild unbekannter Ätiologie. Auftreten häufig nach fieberhafter Vorkrankheit.

Therapie. Keine wirksame Therapie bekannt.

Umschriebene erworbene Elastolysen (Anetodermien)

Definition. Eine Gruppe von seltenen, gutartigen Dermatosen unbekannter Ätiologie, die durch exanthematische rundliche Herde von Elastolyse gekennzeichnet sind; letztere entsprechen atroph eingesunkenen bzw. (bei seitlichem Zusammendrücken) hernienartig vorgestülpten Hautarealen.

Klinisches Bild. Man unterscheidet die idiopathische (Schwenninger-Buzzi) und die postinflammatorische Anetodermie (Jadassohn-Pellizari). Bei bei-

den handelt es sich um konfettigroße, schubartig auftretende Anetodermie-
herde bevorzugt am Rumpf, die bei der ersteren unmittelbar, bei der letzteren
nach einem (insektenstichähnlichen) urtikariellen oder sogar bullösen Initialstadium auftreten.

Histologie. Fragmentation, Rarefikation und Phagozytose der elastischen
Fasern, entzündliche Infiltrate. Kollagenfasern unbefallen.

Therapie und Prognose. Im frischen Schub sind Kortikoide fraglich wirksam.
Atrophe Areale bleiben unverändert bestehen.

Differentialdiagnose. Initialstadium: Urtikaria, Insektenstiche, papulöse
Muzinose. Atrophes Stadium: alle Prozesse, die zu hernienartiger Vorstül-
pung der Haut führen: Neurofibrome, Bindegewebsnävus, Fettgewebshernie,
Kortikoidatrophie.

▶ **Merke:** Zahlreiche (entzündliche) Prozesse der Dermis führen zu umschriebener Elastolyse und kommen daher im weiteren Sinn in Differentialdiagnose: Syphilide, Lupus vulgaris, Lichen sclerosus, eosinophile Zellulitis,
Morphea (Atrophoderma Pasini-Pierini).

Hereditäre Mukopolysaccharidosen

Definition. Eine Reihe von Speicherkrankheiten, die auf Defizienz verschiedener, in den Abbau von Mukopolysacchariden integrierter lysosomaler
Enzyme beruhen.

Allgemeines. Eine seltene Gruppe von Erbkrankheiten, die sich durch progressive Multisystemschäden auszeichnen. Sieben solcher Syndrome sind
bekannt, und der zugrundeliegende Enzymdefekt aufgeklärt. Alle diese Erbkrankheiten sind rezessiv, die Mukopolysaccharidose II (Hunter-Syndrom)
ist X-chromosomal rezessiv vererbt. Bei allen Syndromen steht die Hautsymptomatik im Hintergrund; es findet sich eine diffuse Verdickung des Integuments und Hirsutismus. Diagnostische Hautveränderungen finden sich nur
beim Hunter-Syndrom: pflastersteinartige Textur der Haut über den Schulterblättern.

Erbkrankheiten mit defekter Resistenz gegenüber
physikochemischen Noxen

Allgemeines. Eine Gruppe von Erbkrankheiten mit zumeist unbekanntem
molekularem Schaden, die sowohl bezüglich der Art des Resistenzdefekts als
auch des Erbgangs und der klinischen Symptomatik sehr unterschiedlich
sind.
Häufige gemeinsame Kennzeichen sind: progressive Degeneration von
Organfunktionen („frühzeitiges Altern") bei meist normalem Ausgangszustand, UV-Empfindlichkeit und Neigung zu malignen Tumoren. Hauptbe-
troffene Organe sind Haut, Zentralnerven- und Immunsystem.

Xeroderma pigmentosum

Definition. Eine autosomal rezessiv vererbbare Krankheit, die durch einen Defekt in der Exzisions-Reparation der DNS nach UV-Schaden (vgl. S. 160) verursacht und durch hohe UV-Empfindlichkeit, exzessiven chronischen Lichtschaden und Neigung zu Hauttumoren gekennzeichnet ist.

Klinisches Bild (Abb. 112). Schon im Kleinkindesalter wird die UV-Empfindlichkeit durch schwere Sonnenbrände bei minimaler Sonnenexposition manifest. Daraus entwickelt sich innerhalb einiger Jahre das Vollbild des chronischen Lichtschadens (streng beschränkt auf die sonnenexponierten Hautareale): Lentiginose (Epheliden-ähnlich), Trockenheit, schwielige Verdickung und Lichenifikation der Haut, Entwicklung zahlreicher aktinischer Keratosen und Hauttumoren verschiedener Art (Plattenepithelkarzinom, Keratoakanthom, Basaliom und Melanom) schon ab dem Schulkindalter. Hinzu kommt *ophthalmologische* (Photophobie, Konjunktivitis, Keratitis, Ektropium, Pannusbildung) und *neurologische* Symptomatik (mit 40 % relativ häufig. Sie reicht von milden Zeichen – Hyporeflexie – über geistige Entwicklungsstö-

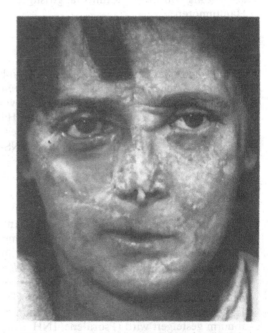

Abb. 112. Xeroderma pigmentosum (-Variante). Das Gesicht der Frau zeigt die Folgen unzähliger chirurgischer Eingriffe wegen Plattenepithelkarzinomen und Keratoakanthomen. Die Nase ist narbig verstümmelt. Derzeit sind nur einzelne frische Läsionen (Keratoakanthome) erkennbar. Die Haut ist scheckig hyperpigmentiert und zeigt einen schwereren UV-Schaden als es dem Lebensalter (35 Jahre) entspricht

rungen zur Maximalform, dem DeSanctis-Cacchione-Syndrom: Ataxie, Athetose, Spastizität, schweres Intelligenzdefizit, Epilepsie u.a.m.).

Pathogenese. Der DNS-Reparationsdefekt bei Xeroderma pigmentosum ist nicht einheitlich. Bislang sind 9 Komplementationsgruppen (A-I) bekannt (Erklärung: Fusioniert man in vitro Zellen von zwei verschiedenen Patienten, bleibt der DNS-Reparationsdefekt erhalten, falls beide Patienten *denselben* molekularen Schaden hatten. Hatten sie jedoch *unterschiedliche* Schäden, korrigieren die Zellen einander gegenseitig und der DNS-Reparationsschaden ist aufgehoben). Als zehnte, mildeste aber häufigste Form kennt man die sogenannte Xeroderma pigmentosum-„Variante". Xeroderma-pigmentosum-Zellen sind nicht nur gegen UV sondern auch gegen manche chemische Agentien erhöht empfindlich (Karzinogene, Zytostatika, Psoralene, Nitrofurantoin und Chlorpromazin).

Therapie und Prognose. Die Lebenserwartung ist, je nach Schwere des Krankheitsbildes, vorwiegend durch Tumoren (der Haut aber auch innerer Organe) reduziert. Lebenslanger strenger Lichtschutz (Haut und Augen), Vermeidung von Karzinogenen (Rauchen!) und der oben genannten Medikamente. Verabreichung von Etretinat führt langfristig zu einer verminderten Inzidenz der Hauttumoren.

Ataxia teleangiectatica

Allgemeines. Diese autosomal rezessive Krankheit ist vorwiegend durch *neurologische* Zeichen (zerebellare Ataxie), *Immundefizienz* (sowohl humoraler als zellulärer Schenkel) und hohe Inzidenz von *Tumoren* (Lymphome, Tumoren der inneren Organe) gekennzeichnet. Hautzeichen: auffallende Teleangiektasien der Konjunktiven und später des gesamten Integuments. Ataxia teleangiectatica-Zellen haben einen DNS-Reparationsdefekt gegenüber Röntgenstrahlen.

Fanconi-Anämie

Allgemeines. Eine autosomal rezessive Krankheit, die durch Störungen der Hämatopoese (Anämie, Leukopenie, Thrombopenie), Skelettanomalien und *Mißbildungen* anderer Organe und eine hohe Inzidenz von *Neoplasmen* (Lymphome!) gekennzeichnet ist. *Hautzeichen:* eine diffuse Hyperpigmentation (betont an mechanisch beanspruchten Körperteilen). Fanconi-Anämie-Zellen haben eine hohe Rate spontaner Chromosomenanomalien (Brüche, Translokationen etc.), die durch bestimmte chemische Substanzen weiter abnorm gesteigert wird (Psoralene, INH etc.).

Progerie-Syndrome (Progerie: frühzeitiges Altern)

Cockayne-Syndrom. Autosomal rezessiv. Kennzeichen: *neurologische* (Taubheit, Polyneuropathie, progressive neurologische und intellektuelle Degeneration) und *ophthalmologische* Symptome (Retinitis pigmentosa), Gedeihstörungen, Zwergenwuchs, Verlust des subkutanen Fetts („Vogelgesicht"), und schließlich *Hautsymptome:* diffuse Hyperpigmentierung, Lichtempfindlichkeit. *Keine* Neigung zu Neoplasien. Zugrunde liegt ein ungeklärter DNS-Reparationsdefekt gegenüber UV und Karzinogenen.

Werner-Syndrom. Wahrscheinlich autosomal rezessiv; Atrophie und pseudo-sklerodermiforme Veränderungen der Haut, trophische Ulzera, frühzeitiges Ergrauen und Alopezie; ferner juvenile Katarakte, multiple endokrinologische Störungen, frühzeitige Arteriosklerose und Neigung zu malignen Tumoren. Molekularer Defekt unbekannt.

Kongenitale Poikilodermien

Rothmund-Thomson-Syndrom. Ein autosomal rezessives Krankheitsbild, das durch striäre Erytheme und Teleangiektasien an Gesicht und Extremitäten sowie konfluierende lentiginöse und depigmentierte Läsionen gekennzeichnet ist. Photosensitivität. Assoziierte Symptome sind juvenile Katarakte, Entwicklungsstörungen und Kleinwuchs. Krankheitsbeginn im 1. Lebensjahr, Gynäkotropismus. Molekularer Defekt unbekannt.

Bloom-Syndrom. Autosomal rezessiv. Kennzeichen: Photosensitivität, ausgeprägte Teleangiektasien (vorzüglich Gesicht), Wuchsstörungen, Immundefizienz (häufige respiratorische und gastrointestinale Infekte) und hohe Inzidenz von Neoplasien (Lymphome). Durch häufige Sonnenbrände (blasig) Depigmentationen und Narben; durch Lentigines poikilodermatisches Bild. Charakteristische Fazies: Dolichozephalie, vorspringende Nase, fliehendes Kinn. Infertilität. Molekulare Basis unbekannt, auffallend häufig sind Chromosomenbrüche und -anomalien. Erhöhte Empfindlichkeit gegenüber UV, hohe spontane Mutationsrate.

Dyskeratosis congenita (Zinsser-Cole-Engman-Syndrom). Ein X-rezessives Krankheitsbild, das durch progressive poikilodermatische Hyperpigmentierung der UV-exponierten Körperteile (Photosensitivität), Nageldystrophien und Leukoplakien (sowohl oral als auch genitoanal) gekennzeichnet ist. Assoziiert sind Knochenmarksdepression (Anämie, Leukopenie, Thrombopenie), Immundefizienz sowie eine hohe Rate von Neoplasien (Plattenepithelkarzinome der hautnahen Schleimhäute). Molekulare Basis unbekannt.

Gardner-Syndrom. Autosomal dominant. Kennzeichen: multiple Talg- und Hornzysten mit Prädilektion des Skalps, Osteome und Fibrome sowie hohe Neigung zu Colon-Karzinomen auf Basis einer Polyposis intestini (meist der distalen Darmabschnitte). Molekularer Mechanismus unbekannt, doch besteht eine verringerte Resistenz gegen UV- und Röntgen-Strahlen und Karzinogene; überdurchschnittlich häufig polyploide Zellen.

Andere hierher gehörende Syndrome sind das *familiäre dysplastische Nävus-*Syndrom, das Basalzell-Nävus-Syndrom, Cowden-Syndrom, *M. Recklinghausen* und *M. Pringle* (s. jeweiliges Kapitel).

Bullöse Dermatosen

Definition. Eine Gruppe schwerer, z. T. lebensbedrohlicher Krankheiten, die durch Blasenbildung auf der Basis (auto-)immunologischer Mechanismen charakterisiert sind.

Allgemeines. Ursprünglich wurden alle blasenbildenden Dermatosen als Pemphigus bezeichnet. Erst in den letzten Jahrzehnten trennte man die von *nicht*immunologischer Natur (hereditäre, infektiöse) ab; man erkannte ferner, daß es sich auch bei den immunologisch bedingten blasenbildenden Dermatosen um eine ganze Reihe klinischer Einheiten handelt, die sich voneinander durch Klinik, Pathomechanismus, Histologie und Immunhistochemie sowie Verlauf und Prognose unterscheiden. Man teilt heute die bullösen Dermatosen in 3 Hauptgruppen ein: Pemphigusgruppe, Pemphigoidgruppe und Dermatitis herpetiformis (Duhring).

Pemphigusgruppe

Definition. Gruppe von Krankheiten, die durch Blasenbildung aufgrund von *Akantholyse* (intraepidermaler Kohärenzverlust) charakterisiert sind.

Allgemeines. Die Vertreter dieser Gruppe unterscheiden sich voneinander durch die anatomische Höhe der Akantholyse innerhalb der Epidermis und durch die Akuität des Prozesses, sind jedoch alle potentiell zum Tode führende Krankheiten.
Die Pemphiguskrankheiten stellen Autoimmunreaktionen gegen Membranantigene der Epidermalzellen dar. Diese Autoantigene sind bei den beiden Untergruppen (suprabasale bzw. subkorneale Akantholyse) zwar analog, aber nicht identisch (Antigenbesatz der Epidermalzellen ändert sich im Rahmen der Differenzierung). Es ist daher begreiflich, daß Übergänge zwischen den beiden Untergruppen sehr selten sind.

Pemphigus vulgaris

Definition. Schwere Pemphigusform mit suprabasaler Akantholyse.

Allgemeines. Pemphigus vulgaris ist der häufigste Vertreter der Pemphigusgruppe überhaupt. Er führte vor der Kortikoidära meist innerhalb eines oder weniger Jahre zum Tod; heute ist die Mortalität erheblich gesunken (Tod meist an Kortikoidnebenwirkungen). Es besteht keine Geschlechts-, wohl aber eine Rassendisposition (Juden, mediterrane Völker). Manifestationsalter: mittleres Erwachsenenalter (40–50 Jahre).

Klinisches Bild (Abb. 113). Die *Primärläsion* ist ein – nicht sichtbarer – Kohärenzverlust der Epidermis ohne entzündliche Begleitveränderungen. Die erste sichtbare Veränderung kommt erst durch unabsichtliches oder absichtliches (bei Auslösen des sog. *direkten Nikolski-Zeichens*) Reiben der Haut zustande: die Epidermis läßt sich mühelos („wie die Haut eines reifen Pfirsichs") wegschieben, wobei sie reißt und eine nässende Erosion freilegt; die zusammengeschobene Epidermis liegt dann am Rande der Erosion fein gefältelt („wie nasses Seidenpapier") der Unterlage auf. Blasen entstehen primär nur seltener, sind schlaff, verlaufen auf sanften Fingerdruck leicht in der Umgebung (*indirektes Nikolski-Zeichen:* Blasen sind leicht wegdrückbar) und platzen leicht. Abheilung der Läsionen: *ohne Narben.*

Das *Gesamtbild* (Vollbild) des Pemphigus vulgaris zeigt sich in ausgedehnten Erosionen, die vorwiegend an den mechanisch belasteten Stellen (Schultern, sakral, Intertrigostellen) und der Mundschleimhaut (seltener: Konjunktiven,

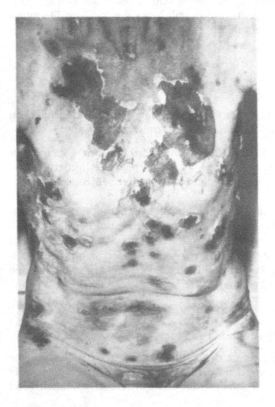

Abb. 113. Pemphigus vulgaris. Ausgedehnte polyzyklische, teils konfluierende nässende Erosionen mit randwärts zusammengeschobenen Blasendecken

anogenital) gelegen sind. Die Erosionen sind hellrot, nässend, schmerzhaft und werden am Rand von halskrausenartigen Epidermisfetzen umgeben; bei längerem Bestand folgen entzündliche Veränderungen, Verkrustung und Impetiginisation. Daneben bestehen – das Bild weniger bestimmend – schlaffe Blasen auf scheinbar unveränderter Haut. Erytheme um Blasen oder Erosionen entstehen erst sekundär! Besonders intensiv befallen ist die Mundschleimhaut, v. a. das Lippenrot und die Gingiva. Auch hier entstehen vorwiegend sehr schmerzhafte Erosionen (Blasen in Mundschleimhaut platzen schnell). Die Nahrungsaufnahme ist sehr erschwert; reflektorische Sialorrhö, Foetor ex ore.

Allgemeinsymptome und Mitbeteiligung innerer Organe. Anfangs keine, später abhängig von der Art der Komplikationen (Superinfektion, Flüssigkeits-Elektrolytverlust, Marasmus).

Verlauf. Beginn in der Regel mit einer einzelnen *umschriebenen Erstläsion,* die monatelang isoliert bestehenbleiben kann, meist uncharakteristisch aussieht und daher auch oft nicht erkannt wird. Prädilektionsstellen der Primärläsion sind: Mundschleimhaut (typische Fehldiagnose: erosive Gingivitis, chronisch-rezidivierende Aphthen), Kapillitium (typische Fehldiagnose: impetiginisiertes seborrhoisches Ekzem) sowie präexistente Dermatosen (etwa dyshidrotisches Fußekzem, Intertrigo, chronische Paronychien u. a. m.); diese Läsionen ändern unbemerkt den Charakter und werden zu Pemphigusläsionen. In dieser „Inkubationszeit" ist das Nikolski-Zeichen lediglich in der Gegend der Primärläsion positiv.

Nach einigen Monaten stellt sich eine *generalisierte Aussaat* ein. Ohne geeignete Therapie kommt es, nach wechselhaftem Verlauf von Rezidiven und teilweiser Remission, nach Monaten zum Exitus. Todesursachen: Sepsis nach Superinfektion der ausgedehnten Erosionen oder Entkräftung durch Katabolismus (ständiger starker Energieverbrauch).

Diagnostik

Histologie. Akantholyse und Spaltbildung oberhalb des Stratum basale der Epidermis. Charakteristischer Befund: die Basalzellen bleiben am Blasengrund auf der Basallamina „wie die Zinken eines Kammes" stehen (treffender, etwas makabrer Vergleich: „tombstone-pattern").

Exfoliative Zytologie (Tzanck-Test). Wichtiger Schnelltest in der Diagnose bullöser Dermatosen. Befundet werden Ausstrichpräparate, die vom Grund einer frischen Erosion oder Blase (Meißelsonde) entnommen wurden. Beim Pemphigus vulgaris zeigen sich die charakteristischen akantholytischen Zellen: basophile, kugelig abgerundete Epidermalzellen ohne Degenerationszeichen.

Immunfluoreszenz. In der *direkten* Immunfluoreszenz findet sich IgG und C3 im Interzellularraum der Epidermis (Betonung der suprabasalen Höhenlage). In der *indirekten* Immunfluoreszenz zeigen sich gegen Substanzen des Interzellularraumes der Epidermis gerichtete *zirkulierende Antikörper* (Abb. 114).

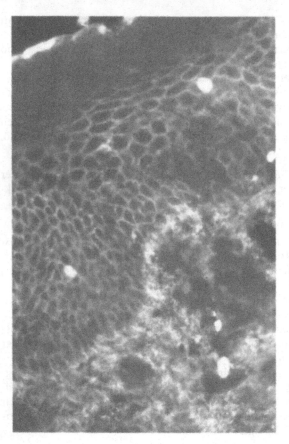

Abb. 114. Pemphigus vulgaris, indirekte Immunfluoreszenz; interzelluläres IgG-Bindungsmuster

Die Höhe des Titers korreliert nicht immer gut mit der Aktivität der Krankheit und kann daher auch nicht als Parameter des Therapieerfolgs verwendet werden. Dies gilt insbesondere für Fälle von langem Bestand (Auftreten von KS-Ak *ohne* akantholytische Kapazität).

Ätiologie und Pathogenese. Pemphigus vulgaris wird heute als Autoimmunkrankheit interpretiert; zirkulierende Antikörper (IgG) werden im Interzellularraum an bislang noch nicht endgültig identifizierte Oberflächenantigene der Epidermalzellen gebunden. Als wahrscheinlichster Kandidat wurde ein 130 Kd-Protein isoliert. Die Störung der intraepidermalen Kohärenz erfolgt unter Aktivierung zellständiger Serinproteinasen, aber *ohne* Komplementaktivierung oder zytotoxischer Schädigung der Epidermalzellen.

346

▶ **Merke:** Der akantholytische Effekt von gereinigtem Pemphigus-Ak kann in vitro an Organkulturen gezeigt werden.

Differentialdiagnose. Bullöses Pemphigoid, Erythema multiforme.

Therapie. Die entscheidende Maßnahme ist das Ansetzen eines Kortikoidstoßes mit einer hohen Anfangsdosis (bis etwa 200 mg Prednisolon p.o.), die bis zum Stillstand der Krankheitsaktivität bzw. weitgehender Abheilung der Läsionen weitergegeben werden muß. Anschließend *logarithmischer* Abbau (Halbierung der Dosis in immer länger werdenden Abständen) bis die Erhaltungsdosis (minimale Dosis bei völliger Unterdrückung des Pemphigus) erreicht ist. Durch gleichzeitige zusätzliche Gabe von Azathioprin wird die Produktion der Pemphigusantikörper abgeschwächt und Kortikoid eingespart (Wirkungseintritt erst nach einigen Wochen). Als wirksame auxiliäre Maßnahme kann der sonst sehr langlebige Serumspiegel der Autoantikörper durch Plasmapherese reduziert werden. Dies ist allerdings nur bei gleichzeitiger immunsuppressiver Therapie statthaft (Gefahr eines Reboundphänomens).

Durch diese Kombinationstherapie wurde die Prognose des Pemphigus vulgaris wesentlich verbessert; nicht selten können die Kortikoide völlig abgesetzt werden. In manchen Fällen kommt es sogar zu einer völligen Ausheilung.

Pemphigus vegetans

Definition. Mildere (chronischere, umschriebene) Pemphigusform mit suprabasaler Akantholyse, die durch hypertroph-vegetierenden Charakter der Läsionen gekennzeichnet ist. Pemphigus vegetans tritt entweder als Frühstadium oder (spontanes) Zwischenstadium eines Pemphigus vulgaris auf und mündet letztlich ohne Behandlung stets in einen solchen ein.

Klinisches Bild (Abb. 115). Einzelne oder mehrere erosive, schmierig-eitrig belegte, meist scheibenförmige Herde von hypertroph-papillomatotischem Charakter. Prädilektionsstellen: Unterschenkel, Intertrigostellen.

Bemerkung: Der vegetierend-hypertrophe Charakter der Läsionen stellt einen frustranen Versuch der Haut zur Deckung des Substanzdefektes durch Hyperproliferation dar.

Diagnostik und Therapie. Wie bei Pemphigus vulgaris.

Differentialdiagnose. Pyoderma gangraenosum, vegetierender Herpes simplex.

Pemphigus foliaceus

Definition. Schwere Pemphigusform mit subkornealer Akantholyse.

Allgemeines. Erheblich seltener als Pemphigus vulgaris; Manifestationsalter: mittleres Erwachsenenalter.

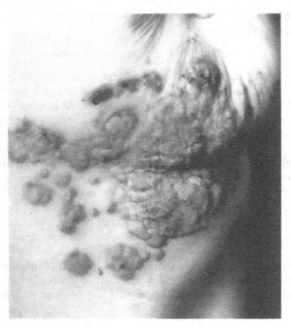

Abb. 115. Pemphigus vegetans. Auf die Intertrigostellen beschränkte erosive, verkrustete, papillomatotisch vegetierende Herde

Klinisches Bild. Wegen der oberflächlichen Lage der Spaltbildung (dünne Blasendecke) sind intakte Blasen beim Pemphigus foliaceus sehr selten. Das klinische Bild wird von ausgedehnten, aus konfluierten, rundlichen Einzelherden bestehenden, krustösen, schuppigen Erosionen gebildet. Oft fast erythrodermatisch. Prädilektionsstellen: Stamm, insbesondere die seborrhoischen Areale (Kapillitium!).

Unterschiede zum Pemphigus vulgaris: Mundschleimhaut meistens frei. Subjektive Beschwerden: schwerer Juckreiz und Brennen. Aggravierender Faktor: Sonnenbestrahlung.

Histologie. Subkorneale Akantholyse und Spaltbildung, *Tzanck-Test. Immunfluoreszenz* wie bei Pemphigus vulgaris, Betonung der subkornealen Höhenlage.

Therapie. Wie bei Pemphigus vulgaris; Kortikoidtherapie geringeren Ausmaßes meistens ausreichend.

Pemphigus seborrhoicus

Definition. Mildere (chronischere und mehr lokalisierte) Pemphigusform mit subkornealer Spaltbildung.

Klinisches Bild. Konfluierende, nummuläre Herde ausschließlich der seborrhoischen Areale (Gesicht, Kapillitium, zentrale Brust- und Rückenpartien). Die Herde sind erythematös und bedeckt mit eher trockenen, festhaftenden Schuppenkrusten. Mundschleimhaut fast stets frei, das Nikolski-Zeichen ist nicht oder schwer auslösbar.

Diagnostik und Therapie. Wie bei Pemphigus foliaceus.

Brasilianischer Pemphigus (Fogo selvagem)

Eine nur in Brasilien bekannte, foudroyante Verlaufsform des Pemphigus foliaceus; tritt dort in Dschungelgebieten epidemisch auf. Man vermutet, daß der brasilianische Pemphigus durch Infektion mit einem noch unbekannten Virus getriggert wird. Oft exzessiv hohe Titer von Pemphigusantikörpern.

Pemphigoidgruppe

Definition. Gruppe von Krankheiten, die durch junktionale Blasenbildung (Spaltbildung in der Lamina lucida, dermoepidermaler Kohärenzverlust) charakterisiert sind. Die Vertreter dieser Gruppe unterscheiden sich erheblich in klinischem Bild, immunologischen Aspekten und Prognose.

Bullöses Pemphigoid

Allgemeines. Häufigster Vertreter der bullösen Dermatosen überhaupt; Manifestationsalter: hohes Alter (65–80 Jahre). Keine Geschlechts- oder Rassendisposition.

Klinisches Bild (Abb.116). Das bullöse Pemphigoid zeigt ein pleomorphes Bild, das aus disseminierten konfluierenden Erythemen, multiformeartigen Läsionen und Blasen sehr unterschiedlichen Kalibers gebildet wird. Die Blasen können sowohl auf normal scheinender, als auch auf erythematöser Haut entstehen, sind prall mit seröser Flüssigkeit gefüllt und lassen sich nicht wegdrücken; direktes und indirektes Nikolski-Zeichen sind negativ. Prädilektionsstellen: Intertrigostellen und Beugeseiten der Extremitäten. Typisch sind zirzinäre und serpiginöse Konfigurationen; die Blasen finden sich in verschiedenen Entwicklungsstadien nebeneinander (zuerst klein, dann groß, prall, trocknen ein, schlaff, schuppen ab). Mundschleimhaut: nur bei etwa einem Drittel der Fälle befallen; Veränderungen lokalisierter und milder als bei Pemphigus vulgaris und beeinträchtigen weniger die Nahrungsaufnahme. Subjektiv oft intensiver Juckreiz, aber kaum das für Pemphigus vulgaris typische, schmerzhafte Brennen.
Allgemeinsymptome und Befall innerer Organe liegen nicht vor.

Verlauf. Schubartiger, rezidivierender Verlauf (unbehandelt über Monate und Jahre), im Grunde aber selbstlimitiert; wegen der Beeinträchtigung des Allge-

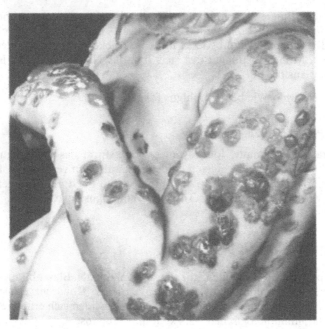

Abb. 116. Bullöses Pemphigoid. Multiple, teils straff gespannte und teils konfluierende Blasen; manche der Läsionen stehen auf erythematösem Grund

meinzustands der ohnehin geschwächten alten Menschen ist die Mortalität an Komplikationen (Superinfektion, Pneumonie, Kräfteverfall, Kortikoidnebenwirkungen) trotzdem relativ hoch.

Diagnostik

Histologie. Ödem und lympholeukozytäre Infiltration der papillären Dermis, junktionale Blasenbildung; im Blaseninhalt (Tzanck-Test) vereinzelt (eosinophile) Leukozyten, *jedoch keine akantholytischen Zellen.*

Immunfluoreszenz. In der *direkten* Immunfluoreszenz finden sich lineare IgG- und C3-Ablagerungen an der Basalmembran. *Indirekte* Immunfluoreszenz: oft beträchtlich hohe Titer von gegen Basalmembranantigene gerichteten IgG. Die Höhe der Titer korreliert jedoch schlecht mit der klinischen Aktivität und ist daher als Parameter für den Therapieerfolg nur sehr bedingt einsetzbar.

Differentialdiagnose. Pemphigus vulgaris, Erythema multiforme, bullöse Dermatitis.

Ätiologie und Pathogenese. Autoimmunkrankheit mit Produktion zirkulierender Antikörper gegen eine spezifische Antigendeterminante der dermoepider-

350

malen Junktionszone (s. S.8, 9). Die Blasenbildung geht mit Aktivierung der Komplementkaskade, Entstehung chemotaktischer Faktoren und Leukozyteneinwanderung vor sich.

Therapie und Prognose. Kombinierte Kortikosteroid- und Azathioprintherapie wie bei Pemphigus vulgaris; allerdings sind wegen des benigneren Verlaufs niedrigere Initialdosen von Kortikosteroiden ausreichend (etwa 100 mg Prednisolon/Tag), auch der logarithmische Abbau kann schneller erfolgen. Hiermit wird das Pemphigoid völlig unterdrückt, doch ist die unbedingt nötige genaue Einnahme der Medikamente beim alten Menschen ein oft schwieriges Problem; Rezidive wegen unregelmäßiger Einnahme sind keine Seltenheit. Ist dieses Problem befriedigend gelöst und der Betroffene in ausreichendem Allgemeinzustand, ist die Prognose des bullösen Pemphigoids gut.

Vernarbendes Schleimhautpemphigoid

Allgemeines. Erheblich seltener als das bullöse Pemphigoid; wurde früher auch als „benignes" Schleimhautpemphigoid bezeichnet, weil die auffällige Akutsymptomatik des bullösen Pemphigoids hier nicht gegeben ist. Auf lange Sicht ist das vernarbende Schleimhautpemphigoid jedoch wegen seiner narbenbedingten Zerstörungen und Komplikationen durchaus gefährlich.

Klinisches Bild. Chronische, torpide Erosionen der hautnahen Schleimhäute (Mund, Nase, anogenital, Konjunktiven); intakte Blasen finden sich nicht.
Mundschleimhaut: häufiges Initialsymptom. Prädilektionsstellen: harter und weicher Gaumen, Gingiva.
Konjunktiven: Befall meist beidseits; erosive, fibrinöse Konjunktivitis mit Tränenfluß, Photophobie, nach protrahiertem Verlauf Symblepharon, Pannusbildung, Trichiasis etc. Endzustand: Erblindung.
Nasenschleimhaut: häufig befallen; Verklebung, evtl. Obstruktion.
Pharynx, Larynx: erosive Veränderungen mit Heiserkeit, Stimmverlust.
Oesophagus: Möglichkeit der Strikturenbildung.
Anogenitalbereich: Strikturen, Vernarbungen, Phimose.
Körperhaut: analoge Läsionen in etwa 25% der Fälle.

Histologie und Immunfluoreszenz. Analog zu den Verhältnissen beim bullösen Pemphigoid, zirkulierende Antikörper allerdings selten.

Ätiologie und Pathogenese. Bullöse Autoimmundermatose. Die Autoantikörper sind gegen ein noch nicht charakterisiertes Antigen in der tiefen Lamina lucida gerichtet (nicht identisch mit dem bullösen-Pemphigoid-Antigen!).

Therapie und Verlauf. Unbefriedigend; eminent chronisch-progredienter Verlauf. Kombination von Kortikoiden und Sulfonen am relativ wirksamsten.

Herpes gestationis

Definition. Dem bullösen Pemphigoid ähnliche, selbstlimitierte Dermatose der Perinatalperiode.

Allgemeines. Seltene Schwangerschaftsdermatose; tritt kaum vor dem 3. Trimenon, manchmal aber auch erst nach der Entbindung auf.

▶ **Merke:** Wegen der unglücklichen Bezeichnung wird auch gelegentlich in ärztlichen Kreisen der Herpes gestationis mit der schwerwiegenden Herpes-simplex-Infektion der Perinatalperiode verwechselt.

Klinisches Bild. Ähnlich wie beim bullösen Pemphigoid Eortheme, Quaddeln, multiformeartige Läsionen und Blasen, vorwiegend am Rumpf und an den proximalen Extremitäten. Die Blasen stehen meist nicht im Vordergrund, sind eher klein und können oft auch fehlen. Heftiger Juckreiz.

Verlauf. Der Herpes gestationis klingt nach der Geburt meist spontan ab, rezidiviert aber häufig bei der ersten Regel. Massive Rezidive können bei Einnahme von Kontrazeptiva erfolgen. Wiederauftreten des Herpes gestationis bei folgenden Schwangerschaften ist möglich, jedoch nicht zwingend.

Schädigung des Fetus. Nicht die Regel; manchmal weisen Neugeborene ein Herpes-gestationis-ähnliches Bild mit Blasen auf. Überdurchschnittlich häufig sind Frühgeburten, selten auch Totgeburten, Gedeihstörungen.

Histologie. Entspricht der des bullösen Pemphigoids, jedoch findet sich zusätzlich fokale vakuolisierende Degeneration der Basalschicht. Reichlich Eosinophile!

Immunfluoreszenz. Wie bei bullösem Pemphigoid. Im Serum Erkrankter findet sich der sog. HG-Faktor, ein gegen Basalmembranzonenantigene gerichteter IgG-Antikörper; dort auch C3-Niederschläge.

Ätiologie. Autoimmunkrankheit mit Produktion von Antikörpern gegen ein noch undefiniertes Basalmembranzonenantigen. Als Auslöser wirkt ein hormoneller Faktor, wahrscheinlich ein Gestagen.

Therapie. So lange wie möglich konservativ; bei massiven Ausbrüchen sind auch während der Gravidität Kortikoidstöße indiziert, die jedoch möglichst niedrig dosiert werden sollten (etwa 50 mg/Tag mit nachfolgender Reduktion). Nach der Entbindung erfolgt die Behandlung nach den üblichen Richtlinien der Behandlung des bullösen Pemphigoids, jedoch ohne Azathioprin (wegen des selbstlimitierten Charakters des Herpes gestationis). *Orale Kontrazeptiva sind kontraindiziert (Rezidiv!).*

Differentialdiagnose. Prurigo gravidarum, PUPP (s. Schwangerschaftsdermatosen).

Chronisch-bullöse Dermatose des Kindesalters

Definition. Dem bullösen Pemphigoid ähnliche, selbstlimitierte Dermatose des Kindesalters.

Allgemeines. Seltene Erkrankung; betroffen sind Kinder im Vorschulalter und Schulalter; keine Geschlechts- oder sonstige Prädilektion.

Klinisches Bild. Ähnlich dem bullösen Pemphigoid. Zeichnet sich durch besonders große, pralle („Juwelenartige") Blasen, manchmal mit hämorrhagischer Tingierung, an Rumpf und proximalen Extremitäten aus. Gewisse Tendenz zur Gruppierung. Die Mundschleimhaut ist sehr häufig befallen.

Verlauf. Chronisch-schubartiger Verlauf; Spontanremission nach 2–3 Jahren, setzt sich nie bis in das Teenageralter fort.

Histologie und Immunfluoreszenz. Wie beim bullösen Pemphigoid. In der direkten Immunfluoreszenz manchmal lineare IgA- und C3-Ablagerungen. Im Serum Erkrankter *keine* zirkulierenden Antikörper.

Therapie. Wegen des selbstlimitierten Charakters möglichst zurückhaltend. Therapie der Wahl: Kombination von Kortikosteroiden und Sulfonen. Azathioprin ist kontraindiziert.

Dermatitis herpetiformis (Duhring)

Definition. Chronische, extrem juckende, papulovesikulöse Dermatose, die häufig mit glutensensitiver Enteropathie gekoppelt ist.

Allgemeines. Relativ häufig. Manifestationsalter: frühes Erwachsenenalter; Männer sind häufiger betroffen als Frauen. Die Dermatitis herpetiformis ist eine jener wenigen Dermatosen, bei der der Juckreiz an erster Stelle der Wertigkeit der klinischen Symptomatik steht.

Klinisches Bild
Primärläsion ist eine heftig juckende, erythematöse Papel, die gelegentlich ein kleines, mit wasserklarer Flüssigkeit gefülltes Bläschen trägt. Wegen Kratzens ist die Bestanddauer des Bläschens nur kurz, Umwandlung in eine serohämorrhagische Kruste.
Gesamtbild: exanthematisch disseminierte Herde aus gruppierten derartigen Primärläsionen. Prädilektionsstellen: Streckseiten der Extremitäten (insbesondere Knie, Ellbogen), Sakralgegend, Kapillitium.
Varianten des Erscheinungsbildes: Die morphologische Ausprägung kann in weiten Grenzen schwanken. Am untersten Ende des Spektrums steht eine völlig erscheinungsfreie Haut, es bestehen lediglich Attacken von Juckreiz. Am anderen Ende stehen weit ausgedehnte Veränderungen mit Vesikeln und Blasen im Vordergrund des Bildes (großblasige Variante).
Assoziierte Symptome: *Glutensensitive Enteropathie:* Zöliakieähnliches Syndrom, allerdings von geringerer Intensität: Diarrhöen, bis mittelgradig ausgeprägtes Malabsorptionssyndrom, verminderte Xyloseresorption. Mögliche Komplikation: Anämie (Resorptionsstörung). *Nachweis:* Dünndarmbiopsie zeigt Atrophie und Verplumpung der Dünndarmzotten sowie chronisch-entzündliche Infiltration des Darmepithels (wegen regional verschieden starker Ausprägung nicht selten falsch-negative Befunde!).

Verlauf. Chronisch, schubartig, unlimitiert.

Histologie. „Mikroabszesse" in den dermalen Papillenspitzen aus neutrophilen und eosinophilen Leukozyten; Mikrovesikelbildung durch kleine Spaltbildungen an der Basalmembranzone, die durch Konfluenz größere Bläschen ergeben. Die Spaltbildung erfolgt unterhalb der Basallamina *(dermolytische Blase).*

Immunfluoreszenz. Granulär IgA- (selten IgG-)Niederschläge im Bereich der Papillenspitzen. Die Immunelektronenmikroskopie zeigt, daß diese Niederschläge um die Retikulinfasern der papillären Dermis gelagert sind. In manchen Fällen sind die Niederschläge *linear* (diese Fälle neigen häufig zu *großblasigen* Läsionen und sind *selten* mit glutensensitiver Enteropathie vergesellschaftet). *Indirekte Immunfluoreszenz:* zirkulierende IgA-Antikörper gegen die Basalmembranzone (nur in einem sehr geringen Teil der Fälle, meist bei linearen IgA-Fällen).

Labor. Eosinophilie des Blutbildes, starke Korrelation mit *HLA-B8, DW 3.*

Diagnose. Histologie, Immunfluoreszenz, HLA-Typisierung. Bei unklarem Ausfall: *Jodprovokation* (Jod führt zur Verschlechterung der Symptomatik und ermöglicht daher in solchen Fällen die Diagnosestellung):
- *lokale* Jodprovokation (30%ige Kalium-Jodid-Vaseline in Form der Läppchenprobe),
- *systemische* Jodprovokation (1 Eßlöffel einer 10%igen Kalium-Jodid-Lösung p.o.; darf nur stationär durchgeführt werden!).

Ätiologie. Antikörperbildung gegen Gliadin (Proteinantigen des Glutens, Schaleninhaltsstoff des Weizens). Gliadin und Retikulin besitzen vermutlich eine Antigengemeinschaft, daher Ablagerung von Antigliadin-Antikörpern an die Retikulinfasern der Dermis. Hier Aktivierung der Komplementkaskade über den alternativen Weg, Produktion chemotaktischer Faktoren, Leukozytenimmigration.

Therapie. Kortikoide sind unwirksam. Nahezu spezifische Wirkung der *Sulfone,* die oft schon in geringer Dosierung die klinische Symptomatik völlig unterdrücken können. Die Wirkungsweise der Sulfone (Dapson) ist nicht genau bekannt; man vermutet eine Blockierung des alternativen Weges der Komplementaktivierung. Durchführung: 100–200 mg/Tag bis zur Unterdrückung der klinischen Symptomatik; anschließend Reduktion auf Erhaltungsdosis. Nebenwirkung: Methämoglobinbildung – daher BB-Kontrollen und MetHb-Bestimmung zumindest 1mal/Monat! Vor Beginn der Sulfontherapie muß die Bestimmung der *Glucose-6-Phosphatdehydrogenase* durchgeführt werden; Patienten mit angeborenem Mangel dieses Enzyms (klinisch unauffällig!) neigen zu starker Methämoglobinbildung! *Alternative Medikation.* Sulfapyridin, Salizylpyrimidin (weniger wirksam).
Unterstützende Therapie: glutenfreie Diät; sie besteht im wesentlichen aus Vermeidung von Weizenmehl und ist daher umständlich und teuer. Bei exak-

ter Durchführung ergibt sich jedoch eine signifikante Besserung sowohl der Haut- als auch der intestinalen Symptomatik, die eine Reduktion oder sogar Absetzen der Sulfone erlaubt.

Bemerkung: Die „großblasige" Variante wird heute allgemein als eigene Krankheitseinheit betrachtet und mit dem provisorischen Namen „lineare IgA-Dermatose" belegt. Außer im klinischen Bild und im Befund der Immunfluoreszenz unterscheidet sie sich vom „klassischen" M. Duhring auch durch das Fehlen der Darmbeteiligung, Wirkungslosigkeit der Diät und Ansprechen auf die Therapie (zusätzlich zu Dapson Kortikoid erforderlich).

Sonderformen bullöser Dermatosen: Subkorneale pustulöse Dermatose (Sneddon-Wilkinson)

Definition. Seltene, chronisch rezidivierende, benigne Dermatose von charakteristischem Bild aber unklarer Genese, die durch subkorneal gelegene Pusteln gekennzeichnet ist.

Allgemeines. Betroffen sind vorwiegend Frauen in der 2. Lebenshälfte; weltweit verbreitet. Unregelmäßig schubartiger Verlauf mit oft langdauernden Spontanremissionen. Systemzeichen bestehen nicht; in seltenen Fällen mit Myelom, Pyoderma gangraenosum oder Colitis ulcerosa assoziiert.

Klinisches Bild. Subjektiv symptomlose, schlaffe, polyzyklische Pusteln, die rapide aus heiterem Himmel auf normaler Haut oder leicht erythematöser Grundlage entstehen, durch Konfluenz größere girlandenartige anuläre und serpiginöse Formen ausbilden, nach einigen Stunden bis Tagen eintrocknen und abschuppen. Die Abheilung der Herde erfolgt narbenlos; Rezidive treten meist in kurzer Folge ein, um schließlich in eine längerdauernde Remission überzugehen. Prädilektionsstellen: Intertrigobereiche, seltener Extremitäten. Schleimhäute stets frei!

Histologie. Charakteristische gut abgegrenzte subkorneale Pusteln; Epidermis und Dermis unauffällig.

Differentialdiagnose. Impetigo, Psoriasis pustulosa, Dermatitis herpetiformis, Pemphigus foliaceus.

Therapie. Sulfone (gutes Ansprechen!).

Epidermolysis bullosa acquisita

Definition. Eine seltene bullöse Immundermatose, die auf Autoantikörperproduktion gegen Typ-VII-Prokollagen beruht, durch subepidermale Blasenbildung gekennzeichnet ist und einen chronischen, therapieresistenten Verlauf besitzt.

Allgemeines. Ein der Epidermolysis bullosa hereditaria dystrophica sehr ähnliches Krankheitsgeschehen, das jedoch sporadisch im Erwachsenenalter auftritt. Die Aufklärung erfolgte erst in den letzten Jahren.

Klinisches Bild. Blasenbildung, Vernarbung und Milienbildung, vorwiegend an den mechanisch beanspruchten Körperteilen (Akren, Mundschleimhaut); die Blasen treten meist auf nicht-erythematöser Basis auf und werden häufig durch mechanische Minimaltraumen ausgelöst. Nikolskizeichen an unbefallener Haut negativ, im Narbenbereich positiv.

Histologie. Subepidermale Blasenbildung, die PAS-positive Basallamina liegt am Blasendach. Ultrastrukturell finden sich unterhalb der Basallamina granuläre Niederschläge, innerhalb derer die ancoring fibrils reduziert sind und die Spaltbildung auftritt. Immunfluoreszenz: IgG an der Basallamina (den granulären Niederschlägen entsprechend).

Therapie und Prognose. Unbefriedigend; Kortikosteroide und Immunsuppressiva sind wenig wirksam, der Effekt von Dapson und Vitamin-E zweifelhaft. Die Krankheit nimmt einen jahrelang protrahierten, schwankenden Verlauf, kann jedoch auch spontan abheilen.

Differentialdiagnose. Hereditäre Epidermolysen, bullöses und vernarbendes Pemphigoid, Porphyria cutanea tarda, systemische Amyloidose.

Kollagenosen

Allgemeines. Unter dieser Bezeichnung werden traditionsgemäß eine Reihe von Multisystemkrankheiten zusammengefaßt, die aller Wahrscheinlichkeit nach Autoimmunkrankheiten sind und in ihrer Symptomatik zahlreiche Ähnlichkeiten und Überlappungen besitzen. Die Bezeichnung rührt von der irrigen ursprünglichen Annahme her, daß der primäre Angriffspunkt bei diesen Krankheiten das kollagene Bindegewebe sei; heute weiß man, daß die Grundlage der Kollagenosen profunde immunologische Regulationsstörungen sind, doch ist deren Charakter nur z.T. bekannt und ihre Ursache unaufgedeckt. Aus diesen Gründen wird einstweilen – widerwillig – an dieser Bezeichnung festgehalten. Das Spektrum der hierher gehörenden Krankheitsbilder ist sehr groß; es umfaßt akut lebensbedrohliche Zustände (systemischer Lupus erythematodes), infauste chronische progressive Prozesse (Sklerodermie), am anderen Ende aber auch harmlose Hautläsionen von lediglich lokaler Bedeutung (chronisch-diskoider Lupus erythematodes).

Lupus erythematodes

Allgemeines. Lupus erythematodes (LE) ist ein in seiner klinischen Symptomatik sehr vielgestaltiges, wechselndes und in seiner Pathogenese komplexes Geschehen (Abb. 117). Es werden 3 Hauptverlaufstypen unterschieden:

- chronisch-diskoider Lupus erythematodes (CDLE), eine harmlose, auf die Haut limitierte Krankheit;
- subakut-kutaner Lupus erythematodes (SCLE), eine durch disseminierte, nicht-vernarbende Hautherde, milde Systemzeichen und besondere Lichtempfindlichkeit gekennzeichnete intermediäre Verlaufsform; und
- systemischer Lupus erythematodes (SLE), eine lebensgefährliche Systemkrankheit.

Die Trennung zwischen diesen in ihrer Prognose so verschiedenen Verlaufstypen ist zwar scharf, doch kommen Übergänge eines CDLE in einen SLE in etwa 5%, eines SCLE in einen SLE in etwa 50% vor.

Chronisch-diskoider Lupus erythematodes

Definition. Morphologisch charakteristische, durch die Symptomtrias von Erythem, Schuppung und Atrophie gekennzeichnete entzündliche Dermatose ohne Systemmanifestation von schubartigem Verlauf.

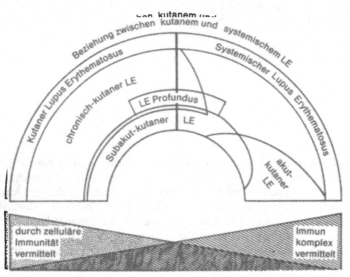

Abb. 117. Spektrum des Lupus erythematodes *(siehe Text)*. (Aus Gilliam 1983)

Allgemeines. CDLE tritt meist im jungen oder mittleren Erwachsenenalter auf und hat einen chronisch-rezidivierenden Verlauf. Es gibt keine Rassen-, wohl aber eine Geschlechtsprädilektion: Frauen sind 2- bis 3mal so häufig befallen wie Männer. CDLE ist keine seltene Krankheit, seine Inzidenz ist viel höher als die des SLE.

Klinisches Bild. Im Durchschnitt münzgroße, runde oder polyzyklische, scheibenförmige Herde, die typischerweise an Gesicht (Nase, Stirn, Wangen, Ohr), Kapillitium, Mundschleimhaut und gelegentlich auch Handrücken lokalisiert sind. CDLE lokalisiert sich somit mit besonderer Vorliebe auf die *lichtexponierten Areale*. Die Zahl der Herde hängt von der Aktivität der Krankheit ab und geht im Durchschnittsfall nicht über einige wenige hinaus.

CDLE beginnt typischerweise mit einem subjektiv symptomlosen (evtl. etwas brennenden) erythematösen Herd mit hyperkeratotischer rauher Oberfläche, nicht selten nach einer Sonnenexposition. Der Herd wächst langsam zentrifugal, die Schuppung wird deutlicher, ist festhaftend und vorwiegend an den Haarfollikeln lokalisiert. Wird eine solche Schuppe gewaltsam entfernt, findet sich an der Unterseite gelegentlich ein aus dem Follikelostium stammender keratotischer Sporn („Reißnagelphänomen"). Im Zentrum wird der Herd bei weiterem Fortschreiten atroph: die Haut ist verdünnt, glänzend, wegen des Zugrundegehens der Melanozyten weiß und wegen Verödung der Haarfollikel haarlos. Der Herd gewinnt daher die Form eines erythematosquamösen Ringes um ein „narbig" aussehendes Zentrum. Die Entwicklung des Herdes geht schubartig über Jahre weiter, wobei die Ausdehnung in verschiedene

358

Richtungen verschieden schnell abläuft (polyzyklische Figuren). Schließlich kommt es nach jahrelanger Aktivität auch spontan zum Stillstand („Herd ist ausgebrannt"), zurück bleiben die sehr auffälligen depigmentierten „Narben" (Vitiligo-ähnlich), oft mit einem hyperpigmentierten Randsaum. Insbesondere an Nase und Ohr können hierbei erhebliche narbige Verziehungen und damit kosmetische Störungen auftreten, die ursprünglich für die Benennung („Lupus") ausschlaggebend waren (Abb. 118). Am Kapillitium kommt es zur irreversiblen narbigen Alopezie. CDLE-Herde der Mundschleimhaut (Prädilektion: Wange) sind scharf begrenzte, erythematös-erosive, rundliche Läsionen und daher weniger charakteristisch *(Differentialdiagnose:* Lichen ruber, Leukoplakie).

Typischer anamnestischer Befund: Sonnenempfindlichkeit und Auftreten von CDLE-Schüben nach Sonnenexposition.

Neben dem Regelfall gibt es eine Reihe seltener *Sondertypen* von CDLE-Herden:

Lupus erythematodes chronicus disseminatus. Auftreten multipler CDLE-Herde, auch außerhalb der lichtexponierten Körperstellen. Selten, geht eher in SLE über (allerdings meist relativ milde Verlaufsformen).

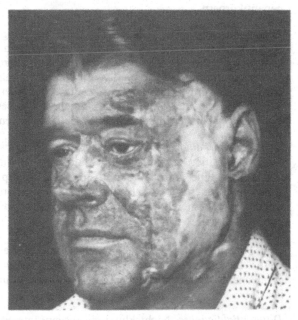

Abb. 118. Chronisch-diskoider Lupus erythematodes, mutilierendes Spätstadium. Beachte die unregelmäßig konfigurierten, ausgedehnten, narbenähnlichen Atrophieareale; erythematöse Randsäume als Zeichen partieller Aktivität, beginnende Gewebsdestruktion (Ohrläppchen, Nase)

Lupus erythematosus profundus. Bei dieser seltenen Form kommt es zu Mitbeteiligung des subkutanen Fettgewebes (Lupuspannikulitis) in Form von tiefen, derben, subjektiv symptomarmen Knoten, die mit tief eingezogenen Narben abheilen.

Hypertrophische CDLE-Variante. Durch hyperkeratotische erhabene Herde ohne systemische Symptome gekennzeichnet.

Diagnostik
Histologie. In der aktiven Phase besteht ein charakteristisches Bild mit vakuolisierender Degeneration der Basalschicht, Hyperkeratose, hyperkeratotischen Pfröpfen der Haarfollikel, fleckigen lymphozytären Infiltraten der Dermis, v.a. um die Haarfollikel. Die atrophe Phase zeigt, außer der Atrophie, keine charakteristischen Veränderungen.

In der *direkten Immunfluoreszenz* findet sich ein bei 75% der Fälle auftretender, diagnostischer Befund: granuläre IgG- und C3-Ablagerungen entlang der dermoepidermalen Junktionszone (sog. „Lupusband"); dieser Befund trifft nur auf die geschädigte Haut zu, die normale Haut ist unauffällig (im Unterschied zum SLE). Die *indirekte Immunfluoreszenz* ist negativ.

Bemerkung: Das Lupusband entspricht Ablagerungen von Immunkomplexen, nicht aber - wie häufig irrigerweise angenommen - Basalmembranzonenantikörpern.

Labor. Typischerweise finden sich keine pathologischen Laborwerte; bei einem kleinen Teil der Fälle (etwa 5%) können allerdings Abweichungen gefunden werden, wie sie für SLE typisch sind, allerdings von viel geringerer Dimension (beispielsweise mäßige Leukopenie, Anämie; antinukleäre Antikörper grenzwertig erhöht etc.; LE-Zelltest und Rheumafaktoren sind gleichfalls in etwa 5% der Fälle positiv). Solche Fälle besitzen naturgemäß auch eine höhere Wahrscheinlichkeit, in SLE überzugehen.

Ätiologie und Pathogenese. Die Ursache des CDLE ist unbekannt. Eine genetische Disposition ist wahrscheinlich, doch ist familiäre Häufung von CDLE sehr selten. Eine Korrelation mit einem HLA-Typ ist nicht bekannt. Die Autoimmungenese des CDLE ist wegen der genannten Ig-Präzipitate und wegen der persistierenden lymphozytären Infiltration plausibel, jedoch noch unbewiesen.

Als auslösende Ursache ist das UV-Licht (UV-B!) von sehr großer Bedeutung. Patienten mit CDLE haben nicht selten eine verlängerte Erythemdauer; CDLE-Läsionen können im Testareal präzipitiert werden. Ein anderer Triggermechanismus ist möglicherweise hormonell (prämenstruelle Exazerbationen).

Differentialdiagnose. Nicht klassisch ausgeprägte Fälle von CDLE sind oft schwer von anderen Dermatosen zu unterscheiden: oberflächliche aktinische Keratosen, manche Verlaufstypen des seborrhoischen Ekzems und der Psoriasis, insbesondere Epidermomykosen, polymorphe Lichtdermatose etc.

Therapie. Bei wenigen, mäßig aktiven Herden genügt Lokaltherapie mit *Kortikoidsalben,* evtl. unter Okklusion; intraläsionale Injektionen von Kortikoidkristallsuspensionen sind zwar sehr wirksam, bringen jedoch das Risiko langwieriger oder permanenter fokaler Atrophie mit sich. Sehr wirksam ist Kryotherapie (flüssiger Stickstoff).

Bei ausgedehnten Herden und bei Anamnese von besonderer Lichtsensibilität ist eine systemische Behandlung mit *Chloroquin* indiziert (gut wirksam). Chloroquin wirkt antiinflammatorisch und lysosomenstabilisierend, doch ist die Wirkungsweise letztlich unbekannt; man vermutet auch einen UV-Filtereffekt. Anfangsdosis: 500 mg/Tag (1 Woche), Fortsetzungsdosis 250 mg/Tag; nach Remission wird weiter auf die kleinstmögliche Erhaltungsdosis reduziert, nach monatelanger Erscheinungsfreiheit kann völliges Absetzen versucht werden. Nicht länger als 6 Monate! Gelegentlich kommt es zu erheblichen Nebenwirkungen: deren gefürchtetste ist eine Retinopathie, die in einigen Fällen progredient und irreversibel ist (bei korrekter Verabreichung außerordentlich selten). Andere Komplikationen: reversible Chloroquinpräzipitate in der Hornhaut, Beeinträchtigung des Hörvermögens, Übelkeit, Kopfschmerzen, Erbrechen.

Merke: Chloroquin ist kontraindiziert bei Hepatopathien und bei Psoriasis (Exazerbation!).
Systemische Therapie mit *Steroiden ist meist nicht erforderlich* und nur für besonders gelagerte Fälle geeignet.

Subakut kutaner Lupus erythematodes

Definition. Eine durch charakteristische Hautläsionen, besondere Photosensitivität, milde Systemzeichen und Laborbefunde (hohe Inzidenz von Anti-SS-A/Ro-Antikörpern) gekennzeichnete Krankheit.

Allgemeines. SCLE tritt vorwiegend bei jungen Frauen auf, ist relativ selten (ungefähr 10% aller Fälle von LE) und hoch mit HLA-B8 und HLA-DR3 assoziiert. SCLE ist ein „übergreifendes" Subset des LE (entsprechend den ARA-Kriterien etwa zur Hälfte dem kutanen, zur anderen Hälfte dem systemischen LE zuzuordnen; vgl. Abb. 117).

Klinisches Bild. Erythematöse (psoriasisähnliche) disseminierte Herde an lichtexponierten Körperstellen *und Rumpf* (Abb. 119). Der Einzelherd hat Ähnlichkeit mit CDLE, unterscheidet sich jedoch durch die feine Schuppung, Fehlen des Haarfollikelbefalls, der Depigmentation und die nur sehr geringe Atrophie. Häufig sind anuläre Läsionen und hohe Inzidenz von Läsionen am Kapillitium und der Mundschleimhaut (Gaumen). Systemzeichen sind unterschiedlich, zumindest anfänglich jedoch stets milde (s. SLE). Manchmal finden sich Hautzeichen des SLE (Raynaud-Phänomen, Nagelfalzhämorrhagien, erythemato-papulöse Läsionen des Paronychiums).

Histologie. Wie bei CDLE, jedoch milder und Fehlen des Follikelbefalls.

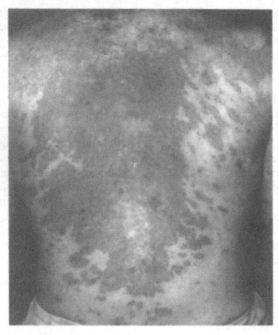

Abb. 119. Subakut-kutaner Lupus erythematodes. Ausgedehnte psoriasisähnliche erythematöse Herde am Rumpf mit geringer Schuppung und Atrophie

Direkte Immunfluoreszenz. Lupusband in 50% der Fälle, in 25% auch in *nicht-läsionaler* Haut.

Labor. Antinukleäre Antikörper in 75% positiv, meist partikulär (Antikörper gegen das SS-A/Ro-Antigen). Zirkulierende Immunkomplexe.

▶ **Merke:** SS-A/Ro-Antikörper werden diaplazentar auf den Fetus übertragen (neonatales LE-Syndrom s. unten).

Verlauf und Therapie. SCLE-Läsionen sind im Grunde selbstlimitiert (allerdings nach monate- bis jahrelangem Verlauf – ohne Therapie) und führen zu geringfügiger (oder keiner) Atrophie und grauer Hypopigmentierung (reversibel). Die Therapie ist oft schwierig und beruht auf Chloroquin, lokaler und – gegebenenfalls systemischer – Verabreichung von Kortikoiden. In manchen Fällen sind Sulfone und das – allerdings nebenwirkungsreiche – Thalidomid wirksam.

Differentialdiagnose. Psoriasis, Erythema anulare centrifugum.

362

Neonatales LE-Syndrom

Definition. Ein durch Endokardfibroelastose, Blutbildschäden und ein charakteristisches Exanthem gekennzeichnetes Erscheinungsbild beim Neugeborenen, das durch diaplazentar übertragene SS-A/Ro-Antikörper bedingt ist.

Allgemeines. Schwangerschaft führt bei SLE (wie auch bei SCLE) zur Exazerbation des Krankheitsbildes, die wieder mit Plazentainsuffizienz und häufigem spontanem Abort einhergeht. Durch den schwereren Verlauf kommt es beim SLE relativ selten zur Entstehung bzw. zum Abschluß einer Schwangerschaft. Viel häufiger ist dies bei SCLE; das Neugeborene kann hier ein hochcharakteristisches Syndrom entwickeln, das zwar von Natur aus passager ist, jedoch zu Dauerschäden führen kann (da SS-A/Ro-Antigen auch bei SLE vorkommt, ist das neonatale LE-Syndrom grundsätzlich auch bei diesem möglich).

Klinisches Bild. Die SS-A/Ro-Antikörper besitzen eine spezifische Affinität zum Endokard; schon in utero entsteht eine Endokarditis, deren klinischer Ausdruck irreversible Reizleitungsstörungen (kompletter AV-Block), Endokardfibrose, Bradykardie und Klappenfunktionsstörungen sind. Das neonatale LE-Syndrom kann eine Indikation für Schrittmacher sein! Die Mortalität der Herzschäden ist ~30%, Entwicklungsstörungen können resultieren. Gleichzeitig bestehen Blutschäden: Coombs-positive hämolytische Anämie und Thrombopenie (letale Blutungen möglich!), Hepatosplenomegalie. Die Blutbildschäden sind spontan reversibel; ebenso die charakteristischen Hautläsionen, die den Läsionen des subakut kutanen LE entsprechen, noch Wochen nach der Geburt auftreten können und schließlich (nach Monaten) mit milder Atrophie abheilen (Abb. 120).

Differentialdiagnose. Seborrhoisches Säuglingsekzem, Candidiasis.

Therapie. Gegebenenfalls kardiale Therapie; lokale Kortikoidapplikation an den Hautherden.

Systemischer Lupus erythematodes

Definition. Lebensbedrohliche Multisystemkrankheit, die durch ein Spektrum oft uncharakteristischer dermatologischer und Organsymptome sowie eine typische Konstellation von Laborbefunden gekennzeichnet ist und deren Pathogenese mit dem Vorhandensein multipler Autoantikörper und Ablagerung von Immunkomplexen korreliert ist.

Allgemeines. SLE ist eine seltene Krankheit, deren Häufigkeitsgipfel im jungen Erwachsenenalter liegt. Es besteht keine Rassen-, wohl aber eine Geschlechtsprädisposition: Frauen erkranken etwa 10mal so häufig wie Männer. Das klinische Erscheinungsbild, Art und Intensität der Beteiligung der inneren Organe, die Ergebnisse der Laboruntersuchungen etc. sind von

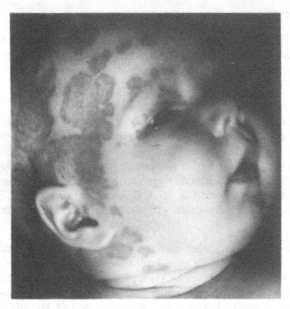

Abb. 120. Neonataler Lupus erythematodes. Bei diesem zweimonatigen Knaben traten schon in der Postpartalperiode polyzyklische erythematöse Herde im Gesicht auf, die sich nach einigen Monaten in flach atrophe Restläsionen umwandelten

Fall zu Fall so unterschiedlich, daß der Satz geprägt wurde: „SLE kann alle Hautkrankheiten imitieren". Die Hautsymptomatik spielt beim SLE eine prominente Rolle und leistet bei der Diagnosestellung wertvolle Dienste, ist jedoch kein unerläßliches Merkmal. Die Diagnostik ist deswegen schwierig, weil – im Gegensatz zum CDLE – diagnostische Hautläsionen beim SLE häufig nicht gegeben sind. Dies trifft übrigens auch teilweise auf die Laboruntersuchungen zu: die meisten für SLE typischen Laborbefunde sind nicht spezifisch. Eine Ausnahme glaubte man früher in den sog. LE-Zellen zu erblicken (zirkulierende Makrophagen mit phagozytierten Kerntrümmern), deren Inzidenz bei SLE mit 75% angenommen wurde; allerdings stellte sich auch dieses Kriterium als nicht unbedingt verläßlich heraus. An seine Stelle ist heute die Bestimmung der antinukleären Antikörper und der Anti-nativ-DNS-Antikörper getreten; auch diese Befunde sind nicht absolut spezifisch für SLE, doch sind hohe Titer für SLE fast beweisend.

Zur klinischen Diagnose des SLE sind heute die sog. *ARA-Kriterien* in Gebrauch (ARA=American Rheumatism Association). Diese Kriterien umfassen die wichtigsten und häufigsten klinischen Symptome des SLE; *bei Vorhandensein von 4 dieser 11 Kriterien kann die Diagnose eines SLE gestellt werden* (Tabelle 15).

Tabelle 15. ARA-Kriterien des Systemischen Lupus erythematodes, 1982

1. Schmetterlingserythem
2. CDLE-Läsionen
3. Photosensibilität
4. Geschwüre der Mundschleimhaut
5. Arthralgien oder Gelenkserguß
6. Serositis: Pleuritis oder Pericarditis
7. Nierenbefall: Proteinurie ($>0,5$ g/Tag) **oder** pathologisches Sediment (Hämaturie, Zylinder)
8. ZNS-Befall: Epileptische Anfälle **oder** Psychosen (jeweils ohne bekannte metabolische oder medikamentöse auslösende Ursache)
9. Hämatologische Zeichen: Hämolytische Anämie **oder** Leukopenie ($\leqq 4000/mm^3$) **oder** Thrombopenie ($<100000/mm^3$)
10. Immunologische Zeichen: positives LE-Zellphänomen **oder** anti-Nativ-DNA-Antikörper **oder** Anti-Sm-Antikörper **oder** falsch positive Syphilisserologie
11. Antinukleäre Antikörper

Anmerkung: Die Diagnose eines SLE beruht auf der (gleichzeitigen oder sukzessiven) Nachweisbarkeit von 4 der 11 Kriterien.

Klinisches Bild

Allgemeines. In früheren Zeiten war man der Ansicht, daß SLE sich zumeist als foudroyantes infaustes Krankheitsbild manifestiert, das durch hohes Fieber, schwerste Systembeteiligung mit Polyserositis, ausgedehnten Befall von Muskeln, Gelenken, ZNS etc., ausgedehnte Hautläsionen und Nierenversagen gekennzeichnet ist und schnell zum Tode führt. Obwohl solche Fälle nach wie vor gelegentlich auftreten, weiß man heute, daß mildere, protrahiertere Verläufe die Regel sind. Aus diesem Grund ist eine exakte *Anamnese* von besonderer Bedeutung. Die einzelnen Initialsymptome sind wieder unspezifisch, ergeben jedoch ein sehr *charakteristisches Gesamtbild:*

Typische Anamnese: Die Patient*in* gibt an, daß sie in den letzten Monaten sehr wenig leistungsfähig sei, sich ständig abgeschlagen fühle, oft psychisch deprimiert und antriebslos sei und mit der Arbeit nicht zurecht komme. Die körperliche Kraft sei verringert, sie habe oft Muskelschmerzen, besonders das Treppensteigen falle ihr schwer, die Gelenke schmerzen und seien manchmal geschwollen und entzündet. Häufig bestehen unerklärte längerdauernde subfebrile Temperaturen. Bei Befragen geben die Patientinnen dann meist an, daß sie sonnenlichtempfindlich geworden seien (dies bezieht sich weniger auf die Neigung zu Sonnenbrand als auf nach Sonnenexposition auftretende Kopfschmerzen, Abgeschlagenheit und Fieber). Häufig wird auch in letzter Zeit aufgetretener erhöhter Blutdruck angegeben.

Eine solche Anamnese läßt natürlich auch an psychisch-neurotische Störungen oder an nicht näher definierte virale oder bakterielle Infekte denken; im typischen Fall steht die Patientin daher schon unter Medikamenten (Antibiotika, Antihypertensiva, Psychopharmaka), wenn sie wegen der mittlerweile aufgetretenen Hautläsionen den Dermatologen aufsucht. Es besteht nun die Gefahr, daß die oft nicht sehr charakteristischen Hautläsionen als medikamentös-toxisches Exanthem fehlinterpretiert werden.

Dermatologische Symptomatik

Das charakteristischste Symptom ist das sog. *Schmetterlingserythem* (Abb. 121): ein symmetrisch an den Wangen und über den Nasenrücken hin konfluierendes, makulöses bis urtikarielles Exanthem von hellroter Farbe und meist eher unscharfer Begrenzung. Häufig gemeinsam mit diesem treten uncharakteristische, regellos disseminierte *makulourtikarielle* Exantheme am Rumpf und den proximalen Extremitäten auf, die durchaus medikamentös-toxischen Exanthemen ähneln können. Erythematöse, manchmal squamöse Läsionen kommen ferner typischerweise an den Akren vor (im Gegensatz zur Dermatomyositis vorwiegend an den Dorsalseiten der Phalangen unter Aussparung der Gelenke). Am *Nagelfalz findet man erweiterte Kapillarschleifen* und kleine *Hämorrhagien;* dieses Zeichen ist zwar nicht regelmäßig vorhanden, aber für SLE und Dermatomyositis hoch charakteristisch. Ein weiteres typisches, jedoch uncharakteristisches Symptom sind einzelne bis multiple, scharf begrenzte, kleinere, oberflächliche *Erosionen und Ulzera* inmitten eines entzündlichen Halo an der *Mund- und Genitalschleimhaut* sowie im Nasen-Rachen-Raum (ähneln chronisch-rezidivierenden Aphthen).

Häufig finden sich ferner *CDLE-Herde,* wobei hier wieder die erythematöse Variante die Regel ist. Etwa die Hälfte aller Fälle von SLE hat einen oder einige CDLE-Herde; diese sind gewöhnlich die ältesten der vorhandenen

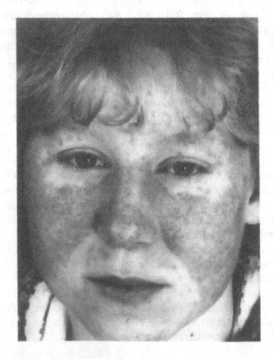

Abb. 121. Schmetterlingserythem bei systemischem Lupus erythematodes

Hautläsionen und können dem Ausbruch der Systemerscheinungen Monate oder Jahre vorausgehen.
Typische, aber nicht spezifische Erscheinungen finden sich am Gefäßsystem: das *Raynaud-Symptom* (häufig), *Livedo reticularis,* v.a. der unteren Extremitäten; selten (aber sehr charakteristisch!) sind Gefäßverschlüsse aufgrund von *Vaskulitis kleinerer oder größerer Arterien;* im ersteren Fall kommt es zu kleinen nekrotischen Ulzera mit charakteristischer dellenförmiger, atrophischer, narbiger Abheilung (Akren!), im letzteren Fall zu Gangränen verschiedenen Ausmaßes.
Charakteristisch ist ferner ein *diffuses Effluvium;* gleichzeitig findet sich meist eine Struppigkeit, Aufgelöstheit und Unbändigkeit der Haare („Lupushaare").

Histologie. Analog zu CDLE, doch stehen Hyperkeratose und Atrophie zugunsten der vakuolisierenden Degeneration und entzündlichen Infiltration im Hintergrund.
Die *direkte Immunfluoreszenz* zeigt, wie beim CDLE, das typische Lupusband; im Gegensatz zum CDLE ist es *auch in nichtläsionaler Haut* vorhanden.

Extrakutane Symptomatik
Im Vordergrund stehen am häufigsten *Arthralgien,* zumeist der Knie- und Hand- sowie der Interphalangealgelenke. Die Arthralgien können, aber müssen nicht, mit entzündlicher Exsudation des Gelenkraumes verbunden sein; Deformitäten resultieren aus LE-Arthralgien nicht. Die *Myalgien* betreffen häufig Muskelgruppen in der Nähe der befallenen Gelenke, zusätzlich meistens die Muskulatur des Becken- und Schultergürtels.
Der folgenschwerste Befall eines inneren Organs ist der der *Niere* („Lupusnephritis"); das Ausmaß der Zerstörung der Niere bestimmt die Prognose des gegebenen Falles. Nierenbefall beim SLE ist zwar nicht obligatorisch, bei schwereren Fällen jedoch die Regel. Ein objektives Maß des Schadens kann nur die Nierenbiopsie vermitteln; da das Vorhandensein und das Ausmaß des Nierenbefalls über die Art der Therapie entscheidet, ist die *Nierenbiopsie* bei schwereren Fällen von SLE notwendig.
Bemerkung. Das Nierenbiopsiematerial muß sowohl mit Immunfluoreszenz als auch mit Routinehistologie untersucht werden, da erstere viel früher pathologische Veränderungen (Ig- und C3-Niederschläge) aufzeigt als letztere. Der Nierenbefall kann quantitativ sehr verschieden (segmental oder diffus) sein; eine Reihe verschiedener pathologischer Läsionen können auftreten, wobei mesangiale Proliferation am häufigsten ist. Daneben kommt es zur endokapillären Proliferation, den sog. „Drahtschlingenglomeruli", im Extremfall zu fibrinoiden Glomerulusnekrosen und – als Endzustand – zur Sklerose der Glomeruli.
Klinisch äußert sich die Lupusnephritis durch Proteinurie, Hämaturie, bis zum voll ausgebildeten nephrotischen Syndrom oder langsam progressiver Niereninsuffizienz. Wegen der bei SLE bestehenden Abwehrschwäche ist die Inzidenz von bakterieller Pyelonephritis hoch.

ZNS-Symptomatik ist häufig (manchmal Initialsymptomatik!) und manifestiert sich entweder ähnlich einer endogenen Depression oder als organisches Hirnsyndrom (organisch-toxisches Hirnsyndrom, Enzephalitis, Epilepsie, Pseudotumor cerebri etc.). Gelegentlich auch periphere Neuropathien.

Kardiovaskuläres System. Perikarditis, selten die verruköse Lupusendokarditis (Libman-Sacks-Syndrom).

Lunge. Sog. „Lupuspneumonitis", charakterisiert durch ein Nebeneinander von exsudativer Pleuritis, Atelektasen und uncharakteristischer Pneumonie. Häufige Komplikation: bakterielle oder virale Pneumonie.

Leber: sog. „Lupushepatitis"; ein relativ häufiges Geschehen (etwa ein Drittel aller Fälle), gekennzeichnet durch Hepatomegalie, milde fettige Degeneration und erhöhte Transaminasen, *ohne* Ikterus.

Labor. SLE ist durch zahlreiche Abweichungen der Laborparameter von der Norm charakterisiert; typisch sind: eine stark erhöhte Blutsenkung, Verringerung sämtlicher Blutzellen (Leukopenie, Anämie und Thrombopenie), positiver Coombs-Test, Hypergammaglobulinämie, gemischte Kryoglobulinämie, positive Rheumafaktoren, erhöhte Serumenzyme, Proteinurie, Mikrohämaturie. Das Bild der Laborbefunde schwankt erheblich von Fall zu Fall, je nach Ausprägung des klinischen Bildes und Art und Intensität des Organbefalls. Das *Serumkomplement* (totales hämolytisches Komplement, Komplementkomponenten C3 und C4) ist in aktiven Phasen deutlich verringert, dafür finden sich oft hohe Werte *zirkulierender Immunkomplexe*. Ein typisches Phänomen sind ferner die sog. „biologisch falsch-positiven" serologischen Luesreaktionen (Ursache: Lipidautoantikörper).

Antinukleäre Antikörper (ANA): Die Bestimmung der ANA ist der wesentlichste Labortest bei LE (und den anderen Kollagenosen) und hat als solcher den LE-Zelltest verdrängt. Der LE-Zelltest ist zwar in etwa 80% der klinisch aktiven Fällen von SLE positiv, im nicht-aktiven Intervall jedoch häufig negativ. Antinukleäre Antikörper hingegen sind bei SLE in einem hohen Prozentsatz positiv (in den wenigen negativen Fällen findet man fast stets andere Autoantikörper) und bleiben es auch während inaktiver Perioden. Die Bestimmung erfolgt mittels indirekter Immunfluoreszenz an Gewebekulturzellen (meist Hep-Zellen) und ist daher ein einfacher Test. Die Kernfluoreszenz kann hierbei verschiedene morphologische Muster aufweisen (Abb. 122, Tabelle 16), die mit verschiedenen Kernantigenen korreliert sind und eine oft gute Zuordnung zu klinischen Verlaufsformen des LE (und anderer Kollagenosen) zulassen. Für die genaue Bestimmung der antigenen Zielstruktur von ANA müssen Radioimmunoassays, Immunodiffusion oder Hämagglutinationstechniken angewendet werden.

Ätiologie und Pathogenese. Das grundlegende Phänomen bei SLE ist exzessive Antikörperbildung gegen körpereigene Produkte und Strukturen (z.B. DNS), Entstehung von zirkulierenden Immunkomplexen und deren Ablagerungen in verschiedenen Geweben und Organen, Aktivierung des Komplementsystems über den klassischen und alternativen Aktivierungsweg, und dadurch Gewebszerstörung. Manche Untersuchungen deuten darauf hin, daß die überschießende Bereitschaft zur Produktion solcher (Auto-)Antikörper durch die B-Lymphozyten auf einem Defekt der T-Suppressorlymphozyten beruht. Die profunde immunologische Regulationsstörung bewirkt als Nebeneffekt eine erhebliche *Abwehrschwäche gegen Infekte.*

Wenn auch die Ursache der überschießenden Antikörperproduktion nicht bekannt ist, kennt man doch einige korrelierte Begleitumstände. Einerseits besteht ein *genetischer Faktor:* SLE tritt familiär gehäuft auf (ein simpler Vererbungsmodus ist allerdings nicht evident) und ist in hohem Maße an gewisse HLA-Typen (HLA-B8, HLA-Dw2, Dw3) gebunden. Schließlich sind SLE-ähnliche Zustandsbilder bei hereditären Anomalien des Immunsystems bekannt (Komplement-C2- und -C4-Defizienz). Andererseits ist eine Reihe von *präzipitierenden Faktoren* bekannt: in früheren Jahren glaubte man an einen *viralen* Triggermechanismus (wurde bisher nicht nachgewiesen). Von unzweifelhafter Bedeutung ist hingegen *UV-B-Licht,* das bei prädestinierten Individuen SLE-Schübe auslösen kann. Als Ursache vermutet man UV-

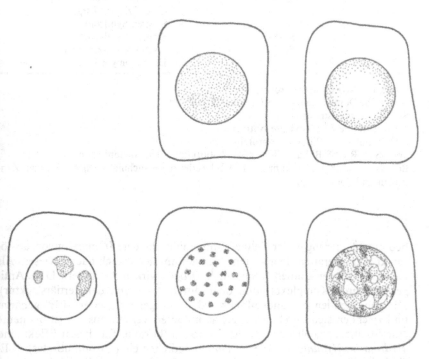

Abb. 122. ANA-Typen. *Obere Reihe:* kontinuierliche Muster (homogen, peripher). *Untere Reihe:* diskontinuierliche Muster (nukleolär, antizentromer, partikulär)

Tabelle 16. ANA-Muster und ihre Korrelate

ANA-Muster	Antigene	Klinisches Korrelat, Bemerkungen
Kontinuierlich		
Homogen	DNP, DS-DNS, SS-DNS, Histone, DNS-Histon-Komplex	niedriger Titer ($\leqq 1:640$): sämtliche Kollagenosen
		hoher Titer ($>1:640$): SLE wahrscheinlich
		Histone: bei drug-induced LE 95 %
Peripher	wie oben (außer SS-DNS und Histone)	(relativ) spezifisch für SLE
		hoher Titer: SLE mit Nierenbeteiligung
Diskontinuierlich		
nukleolär	4S-6S nukleoläre RNS	(relativ) spezifisch für systemische Sklerodermie
antizentromer	Zentromer (Kinetochor)	(relativ) spezifisch für CREST-Syndrom
partikulär	ENA's	
	Sm	SLE mit Nephritis
	nRNP	Mixed connective tissue disease
	SS-A/Ro	SCLE, neonatales LE-Syndrom, C2-defizienter LE, Sjögren-Syndrom
	SS-B/La	Sjögren-Syndrom
	Scl-70	systemische Sklerodermie
	Jo-1	Dermatomyositis

DNP: Desoxyribonukleoprotein
DS-DNS: Doppelstrang-DNS („native" DNS)
SS-DNS: Einzelstrang-DNS
ENA: extrahierbare nukleäre Antigene
nRNP: nukleäres Ribonukleoprotein
Sm, SS-A/Ro, SS-B/La, SCl-70, Jo-1: Laborkürzel, Patienteninitialen
Bei systemischer (und zirkumskripter) Sklerodermie manchmal auch ANA gegen Zentriolen und Spindelapparat

bedingte Änderungen der Zellkernantigenität, die eine Immunantwort auslösen könnte. Derartige Phänomene wurden im Tierversuch nachgewiesen. Als wichtiger Trigger können ferner auch *Drogen* wirken (verändern DNS-Antigenität durch Komplexbildung oder durch Änderung der Tertiärstruktur). Die entstehenden Zustandsbilder werden „drogeninduzierter SLE" genannt und zeichnen sich durch einen etwas milderen Verlauf aus. Es ist bis heute eine Streitfrage geblieben, ob diese Drogen (bekannt für diesen Effekt sind *Hydralazin, Hydantoin und Penicillamin)* lediglich ein (selbstlimitiertes) SLE-ähnliches Syndrom erzeugen oder als Auslösefaktor für einen schon latent vorhandenen, spontanen SLE wirken.

Verlauf und Therapie. Die Behandlung des SLE ist eine schwierige und Erfahrung erfordernde Aufgabe. Die Grundprinzipien der Behandlung sind Verabreichung von Kortikosteroiden und Immunsuppressiva (die Rolle der letzteren ist noch etwas umstritten); die Durchführung ist jedoch sehr von den Eigenheiten des konkreten Falles und vom Verlauf abhängig.

In besonders milden Fällen (milde Systemsymptomatik, kein Hinweis auf Befall von Nieren, ZNS oder anderen wichtigen Organen) versucht man mit Chloroquin oder antiinflammatorischen Substanzen (Acetylsalizylsäure) auszukommen. Bei hohen Titern von antinukleären Antikörpern oder mittelgradigen Systemzeichen wird mit mittleren Kortikosteroiddosen (etwa 40 mg Prednisolon) bei gleichzeitiger Verabreichung von Azathioprin vorgegangen. Die Kortikoiddosis wird nach Maßgabe der klinischen Besserung und der Normalisierung der Laborparameter langsam reduziert, Azathioprin wird zumindest monatelang weitergegeben. Bei schwerem Systembefall sind dementsprechend höhere Kortikoiddosen erforderlich. Ist die Niere betroffen, ist Behandlung mit Immunsuppressiva auf alle Fälle angezeigt; nach neueren Berichten soll bei Nierenbefall Cyclophosphamid bessere Erfolge zeigen als Azathioprin.

Die zur Unterdrückung der Symptomatik erforderlichen Kortikoiderhaltungsdosen sind häufig relativ hoch (etwa 20 mg/Tag), Kortikoidnebenwirkungen sind daher meistens auf die Dauer nicht vermeidbar.

Sehr wesentlich sind ferner Begleitmaßnahmen, denn wegen der bestehenden Abwehrschwäche ist stets die Möglichkeit einer Infektionskrankheit (Pyelonephritis, Pneumonie etc.) zu bedenken und frühzeitig und intensiv zu behandeln, da *Infektionskrankheiten* einen *stark verschlechternden Effekt* auf SLE haben können (Circulus vitiosus). Ähnliches gilt für *Schwangerschaften;* diese wirken sich auf SLE oft *massiv verschlechternd* aus. *Patientinnen mit SLE müssen entsprechende Kontrazeption durchführen, wobei jedoch hormonelle Kontrazeptiva kontraindiziert sind* (auch sie wirken aggravierend!). Eine bei bestehendem SLE eingetretene Schwangerschaft kann eine Indikation zur Abruptio sein! Selbstverständlich sind auch *UV-Lichtexpositionen* strengstens verboten, wobei der Patient instruiert werden muß, daß nicht nur direkte sondern auch indirekte Sonnenbestrahlung (Reflexion von der Wasserfläche eines Sees beispielsweise, wenn der Patient im Schatten unter einem Sonnenschirm sitzt) bedeutsam ist.

Die Fünfjahresüberlebensrate von Patienten mit SLE liegt zwischen 70% und (bei optimaler differenzierter Therapie) 90%. Haupttodesursachen sind Nierenversagen und unbeherrschbare Infektion.

Dermatomyositis

Definition. Eine sich hauptsächlich an Haut und Muskelsystem manifestierende Multisystemkrankheit, wahrscheinlich von Autoimmunnatur mit deutlichen Parallelen zum SLE. Ein Teil der Fälle von Dermatomyositis ist mit malignen Tumoren innerer Organe korreliert (Paraneoplasie).

Allgemeines. Dermatomyositis ist eine relativ seltene Krankheit (4mal seltener als SLE). Die Geschlechter sind etwa gleich häufig betroffen; in der Altersverteilung finden sich ein kleinerer Gipfel in Kindheit und Adoleszenz *(juvenile Form)* und ein höherer Gipfel im späteren Ewachsenenalter *(adulte Form)*. Die klinische Symptomatik bewegt sich weitgehend innerhalb des Spektrums des SLE, jedoch mit hervorragender Akzentuierung des Muskelbefalls; umgekehrt betrachtet manifestiert sich bei Fällen von Dermatomyositis häufig eine Reihe von minder stark ausgeprägten Symptomen aus dem SLE-Spektrum. Auch die typischen Laborparameter des SLE sind gewöhnlich viel geringer ausgeprägt oder fehlen. Die Dermatomyositis kann auch ohne Hautbeteiligung ablaufen (sog. „Polymyositis").

Die Prognose der Dermatomyositis ist insofern besser als die des SLE, als Nierenbefall nicht zu den typischen internen Manifestationen zählt; der Patient stirbt gewöhnlich nicht an der Dermatomyositis selbst (mögliche Todesursachen: Myokardiopathie, Unfähigkeit zur Atmung durch Befall der Interkostalmuskulatur, Aspirationspneumonie durch Befall der Pharynxmuskulatur), sondern meist „brennt" die Dermatomyositis nach unterschiedlich langer Bestandsdauer (gewöhnlich Jahre) spontan „aus" und mündet in Defektzustände, die durch Fibrosierung, Sklerosierung und Verkalkung von Muskelpartien und dadurch bedingte Verformungen bzw. Entwicklungsstörungen charakterisiert sind. Natürlich kann aufgrund solcher Deformitäten eine Reihe sekundärer Folgeerscheinungen auftreten (Arthrosen, Emphysem, Rechtsherz etc.).

Eine erhebliche Beeinträchtigung der Prognose ist jedoch dadurch gegeben, daß die *adulte Form* (im Gegensatz zur kindlichen Form!) *häufig mit internen Neoplasien korreliert* ist; über die tatsächliche Inzidenz von Neoplasmen schwanken die Angaben zwischen 25% und 75% (häufig solche des Gastrointestinal- und des weiblichen Genitaltrakts).

Klinisches Bild. Die Initialsymptomatik wird vom Muskelbefall bestimmt. Es tritt eine sich (je nach Schwere des Bildes) in Wochen oder Monaten progredient verschlechternde Muskelschwäche und -schmerzhaftigkeit, typischerweise in den Schulter- und Beckengürtelmuskeln, auf.

Typische Anamnese. Schwierigkeit beim Treppensteigen und beim Heben der Arme über den Kopf (Kämmen!). Weitere häufig befallene Muskelgruppen sind die Nackenbeuger (typisch: Schwierigkeit, den Kopf vom Polster zu heben) und Nackenstrecker (der Patient muß beim Sitzen den Kopf auf die Hände stützen); vergleichsweise wenig befallen sind die distalen Muskelgruppen (Auf-Zehen-Gehen und Handschluß weniger deutlich und erst später beeinträchtigt). Weitere typische Symptome ergeben sich durch den Befall der Pharynx- und Larynxmuskulatur: heisere Stimme, nasale Sprache, häufiges Verschlucken. Die betroffenen Muskelpartien sind schmerzhaft und bei Palpation teigig weich.

Die *Hautläsionen* sind nur in einer Minderzahl der Fälle das Initialsymptom, stellen sich jedoch meist im weiteren Verlauf der Krankheit ein. Nahezu diagnostisch ist eine diffuse Schwellung und fliederfarbene Rötung der oberen

Gesichtshälfte (insbesondere Augenlider), das sog. *Heliotroperythem.* Bei starker Ausprägung kann das Heliotroperythem mit fleckigen konfluierenden Herden sich über das gesamte Gesicht und den Nacken erstrecken. Ein weiteres charakteristisches Hautsymptom sind *schuppende, unscharf begrenzte Erytheme* an den Streckseiten der distalen Extremitäten, wobei die *Fingerknöchel* besonders akzentuiert sind (Unterschied zum SLE!). Ähnlich wie bei SLE hingegen finden sich häufig *perionychiale Teleangiektasien* und Hämorrhagien. Andere typische, aber unspezifische Gefäßmanifestationen sind eine *Livedo-reticularis-Zeichnung* v. a. der unteren Extremitäten sowie disseminierte, meist distal lokalisierte umschriebene Herde von nekrotisierender Arteritis (vgl. oben), die mit atrophen depigmentierten Narben abheilen.

Durch die genannten Hauterscheinungen, die Tendenz zur Abheilung mit Hyper- und Hypopigmentation und häufig vorhandene uncharakteristische Exantheme (psoriasiformer, multiformer, Lichen-ruber-artiger etc. Morphologie) kann sich ein sehr buntes Bild der Hauterscheinungen einstellen („Poikilodermie").

Befall anderer Organsysteme ist bei charakteristisch ausgeprägter Dermatomyositis selten. In manchen Fällen kommt es zur Mitbeteiligung des Herzens (Kardiomyopathie; EKG-Veränderungen, evtl. Cor bovinum). Nierenbefall ist außerordentlich selten, dasselbe gilt für Lunge und Leber.

Histologie. Das histologische Bild zeigt große Ähnlichkeit mit dem des Lupus erythematodes, es fehlt jedoch die Follikelbezogenheit der entzündlichen Infiltrate. Trotz dieser Ähnlichkeit findet sich in der Immunfluoreszenz *nicht* das Lupusband. Zur Diagnostik der Dermatomyositis sollte auch eine Muskelbiopsie, und zwar stets aus befallenen Muskelpartien, durchgeführt werden. Das histologische Präparat zeigt degenerative Veränderungen der quergestreiften Muskeln (Verlust der Querstreifung, fokale Nekrosen, Vaskulitis der begleitenden Gefäße und, typischerweise, Muskelregeneration).

Labor. Grundsätzlich finden sich Abweichungen der Laborparameter im selben Sinn wie bei SLE, jedoch von milderer Natur (Leukopenie, Anämie, Proteinurie etc.). Die antinukleären Antikörper sind oft im Normbereich, manchmal gering erhöht; Anti-nativ-DNS-Antikörper finden sich nicht, häufig hingegen Jo-I-ANA. LE-Zellphänomen manchmal positiv.

Typisch und spezifisch hingegen sind die Laborparameter, mit denen der Zerfall des Muskelgewebes nachgewiesen wird: charakteristisch stark erhöht sind die Aldolase, die Kreatinphosphokinase sowie die Transaminasen (relativ feiner Maßstab der Aktivität des Prozesses; Parameter des Therapieerfolgs!). Im EMG finden sich pathologische Kurvenbilder, im Harn kann Kreatin nachgewiesen werden; bei sehr heftigem Verlauf entsteht Myoglobinämie und -urie, die zum akuten Nierenversagen (Crushniere) führen kann.

Ätiologie und Pathogenese. Ähnlich wie bei SLE weitgehend unbekannt; man vermutet Autoimmunmechanismen gegen Muskelantigene. Möglicher Zusammenhang mit Coxsackie B-Viren.

Verlauf und Therapie. Bei der adulten Form ist die Suche nach einem internen Neoplasma geboten; wird ein solches gefunden und adäquat operiert, kommt es zum spontanen Sistieren der Dermatomyositis. Im Falle eines Rezidivs kommt es auch zum Rezidiv der Dermatomyositis. Wird ein Neoplasma nicht gefunden, muß, ähnlich wie bei SLE, mit systemischen Kortikoiden und Immunsuppressiva vorgegangen werden; allerdings spricht die Dermatomyositis meist langsamer und schlechter auf diese Therapie an. Hervorragende auxiliäre Wirkung von *Plasmapherese.*

Sklerodermie

Definition. Der Begriff Sklerodermie umfaßt 2 morphologisch und prognostisch sehr verschiedene, durch Sklerose des kollagenen Bindegewebes und deren Folgeerscheinungen gekennzeichnete Zustandsbilder:

- *zirkumskripte Sklerodermie,* eine (meist) auf die Haut beschränkte und (meist) benigne Verlaufsform, und
- *systemische progressive Sklerodermie,* eine lebensbedrohliche, chronische Multisystemkrankheit. Überlappungen mit SLE und Dermatomyositis kommen vor; zumindest für die systemische Sklerodermie vermutet man eine Autoimmungenese.

Zirkumskripte Sklerodermie (Morphaea)

Definition. Eine durch umschriebene, sklerodermische Herde gekennzeichnete Dermatose von langwierigem, aber selbstlimitiertem Verlauf, die in Hautatrophie mündet und manchmal von Atrophie extrakutaner Gewebe begleitet wird.

Allgemeines. Morphaea ist eine nicht seltene Krankheit ohne Rassen-, aber mit deutlicher Geschlechtsprädisposition (Frauen dreimal so häufig befallen wie Männer). Manifestationsalter: Adoleszenz und frühes Erwachsenenalter. Der Verlauf ist, unbehandelt, protrahiert (Monate bis Jahre). Ein Übergang von Morphaea in die systemische Sklerodermie kommt *nicht* vor. Allerdings kann sich die letztere in seltenen Fällen mit morphaeaartigen Initialläsionen präsentieren.

Klinisches Bild. Folgende 3 voneinander wohl abgegrenzte Unterformen werden unterschieden:

- **Scheibenförmige zirkumskripte Sklerodermie:** Die häufigste und gutartigste Erscheinungsform. Initialläsion ist ein hellroter, unscharf begrenzter, derbödematöser, erhabener Herd, der keine oder kaum subjektive Beschwerden hervorruft und sich langsam peripherwärts ausbreitet *(Stadium erythematosum).* Prädilektionsstellen: Rumpf, seltener Extremitäten. Zahl: meist nur einer oder wenige; sehr bald verfärbt sich das Zentrum der Läsion gelblich bis weißlich *(elfenbeinfarben)* und wird *hart (Stadium indurati-*

vum). Der ursprünglich erythematöse Charakter bleibt lediglich in der ringartigen, aktiven Randzone erhalten *(Lilac-Ring);* dieser Lilac-Ring ist ein sehr wichtiges diagnostisches Merkmal, das die Morphaea von der systemischen Sklerodermie und Sklerosen anderer Art unterscheidet. Das Ende des Wachstums zeigt sich zuerst im Verschwinden des Lilac-Ring; die Endgröße der Einzelherde übersteigt nur selten Handflächenformat; der plattenartige, derb indurierte, von einer atrophen Epidermis (glänzend, Haarfollikel zugrundegegangen) bedeckte Herd bleibt über mehrere Monate bestehen und bildet sich dann langsam zurück: er wird weicher, sinkt unter das Niveau der umgebenden Haut ein, die Epidermis läßt sich zigarettenpapierartig fälteln, diffuse dunkle Hyperpigmentierung (charakteristisch!) tritt ein *(Stadium atrophicans).*

- **Streifenförmige zirkumskripte Sklerodermie:** Morphologisch der Hauptform zwar ähnlich, doch sind die Herde bandartig und finden sich vorzugsweise an den Extremitäten, an Kapillitium und Stirn. Darüber hinaus bestehen 2 weitere wesentliche Unterschiede: die streifenförmige Morphaea spricht viel schlechter auf die Therapie (Penicillin) an und wird in einem Teil der Fälle von Atrophie der darunter bzw. in der Nachbarschaft befindlichen Weichteile und deren schollige Verkalkung begleitet. Besonders auffällig wird dies bei Herden am Kapillitium: durch Atrophie der Galea aponeurotica und oft auch des Knochens entsteht hier eine längliche, haarlose Eindellung (im Bereich der Morphaea gehen die Haarfollikel zugrunde; eines der klassischen Beispiele von vernarbender Alopezie!). Treffender Vergleich: „Säbelhiebmorphaea" („Coup de sabre"). Bei (sehr seltenen) schweren Fällen kommt es auch zur Atrophie des Binde- und Fett-, gelegentlich auch des Knochengewebes in der weiteren Entfernung vom Morphaeaherd: diese Veränderungen sind dann streng halbseitig (*Hemiatrophia faciei;* extrem selten zu einer *Hemiatrophia corporis* progredient). Bei Hemiatrophia faciei sind die Kranken auf sehr bizarre Weise entstellt, da die eine Gesichtshälfte normal, die andere totenkopfartig eingefallen erscheint.
- **Kleinmakulöse Form:** Eine sehr seltene, durch münzgroße, oberflächliche Morphaeaherde (oft in nävoider, „systemisierter" Anordnung) gekennzeichnete Verlaufsform; wie bei der streifenförmigen Morphaea ist der Lilac-Ring nur gering ausgeprägt, Atrophie des darunterliegenden Bindegewebes tritt nicht auf. Die Abgrenzung dieser Form von Initialläsionen der systemischen Sklerodermie (s. unten) und von Lichen sclerosus et atrophicans kann schwierig sein.

Histologie. Im Stadium erythematosum finden sich uncharakteristische, entzündliche, im Stadium indurativum für Sklerodermie diagnostische Veränderungen: Verbreiterung des Stratum reticulare, Vergröberung und Homogenisierung der Kollagenfasern.

Immunfluoreszenz. Negativ.

Labor. Keine signifikanten Abweichungen von der Norm. Manchmal ANA gegen Zentriolen und Spindelapparat.

Ätiologie und Pathogenese. Die Ursache ist unbekannt; die Pathogenese ist durch überschießende Kollagensynthese, beginnend in der tiefen retikulären Dermis und später auf die gesamte Breite des Bindegewebes übergreifend, gekennzeichnet. Elektronenmikroskopisch finden sich inmitten normal gestalteter Kollagenfasern dünnere, „unreife" Kollagenfibrillen. Eine ätiologische Rolle von Borrelia burgdorferi wird vermutet.

Therapie. Die scheibenförmige Morphaea kann durch eine oder mehrere Serien von Penicillin (jeweils 2–3 Wochen), in manchen Fällen in verblüffend kurzer Zeit (einige Wochen), zur gänzlichen Rückbildung gebracht werden. Dies trifft allerdings nur auf die frühen Stadien zu, und selbst hier nicht regelmäßig. Das Stadium atrophicans ist ein irreversibler Endzustand. Alternativen: Tetrazykline, Griseofulvin (viel weniger wirksam). Die streifenförmigen und kleinmakulösen Varianten der Morphaea sprechen auf Penicillin wenig oder gar nicht an. Kortikoide sind unwirksam.

Sonderformen der zirkumskripten Sklerodermie

Generalisierte (pansklerotische) Morphaea. Ein sehr seltenes Zustandsbild, durch multiple, über Rumpf und Extremitäten (nicht selten in symmetrischer Anordnung) verteilte Morphaealäsionen gekennzeichnet. Es handelt sich um ein schweres Krankheitsbild, das durch Muskelatrophie und, bei Lokalisation an den Händen, Krallenhandbildung zur Invalidisierung führen kann. Keine Systemsymptomatik.

Eosinophile Fasziitis (Shulman-Syndrom). Eine seltene, meist nach einem mechanischen Trauma auftretende, akute Verlaufsform der Morphaea, bei der Befall der tiefen Faszien im Vordergrund steht. Klinisch zeigt sich eine diffuse, unscharf abgegrenzte, derb pralle, mächtige Schwellung meist einer Extremität; typisches klinisches Zeichen: die Venen erscheinen als strichförmige Einziehung („negatives Venenzeichen", Abb. 123). Begleitsymptom: Eosinophilie des peripheren Blutbildes. Die eosinophile Fasziitis spricht auf systemische Kortikoidbehandlung, aber auch Penicillin an. Endzustand: Gefahr der Schrumpfung der Faszie (Krallenhand).

Systemische (progressive) Sklerodermie

Definition. Chronisch-progressive Multisystemkrankheit, die durch Sklerose des Bindegewebes, daraus resultierende charakteristische Hautsymptome und Symptome von seiten innerer Organe gekennzeichnet ist.

Allgemeines. Die progressive Sklerodermie ist eine relativ seltene (seltener als Morphaea), meist sehr langsam verlaufende (Jahre), aber unaufhaltsam progrediente und schließlich zum Tode führende Krankheit. Es gibt keine Rassen-, wieder aber eine Geschlechtsprädisposition (Frauen > Männer). Der

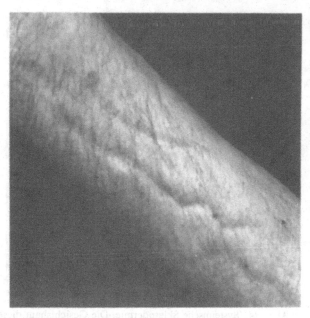

Abb. 123. Shulman-Syndrom. Der Unterarm ist zur Gänze straff infiltriert, negatives Venenzeichen

Krankheitsbeginn fällt in das spätere Erwachsenenalter (40–60 Jahre). Man unterscheidet zwei Verlaufsformen: die langsamer verlaufende *Akrosklerose* und die rapidere *diffuse* Sklerodermie. Bei beiden Formen finden sich gewöhnlich nur geringe subjektive Systembeschwerden.

Klinisches Bild (Abb. 124). Das Initialsymptom der *Akroskleroseform* ist das *Raynaud-Syndrom,* das den ersten Hauterscheinungen oft jahrelang vorausgehen kann. Da das Raynaud-Syndrom (arterielle Spasmen der Fingerarterien, anfallsartige, schmerzhafte weißliche Verfärbung einzelner Finger, konsekutiv reflektorische Hyperämie) durch Kälte ausgelöst werden kann, sind die Patienten in besonderem Maße kälteempfindlich (typische anamnestische Angabe: „Besonders wenn ich in die Kälte komme, werden mir immer ein paar Finger weiß und dann blau"). Das früheste Hautsymptom ist ein Gefühl des Härterwerdens der Haut der Fingerkuppen, das sich langsam nach proximal ausdehnt. Das Bindegewebe schrumpft, die Fingerendglieder wirken „zugespitzt" („Madonnenfinger"), es kommt zu einer „Einscheidung" und Steifheit der Finger und damit zur bevorzugten Haltung in der halbgebeugten Mittelstellung. Werden die Finger durchgestreckt, erblassen die Fingerrücken und (typisch!) die normalerweise rosigen Nagelbetten. Im weiteren Verlauf kommt es zu partieller *Onycholyse* und Onychodystrophie, es treten trophische Ulzera an den Fingerkuppen auf („Rattenbißnekrosen"); daran können

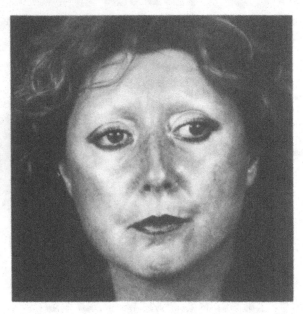

Abb. 124. Systemische Sklerodermie. Die Gesichtshaut dieser (viel jünger als 50 Jahre wirkenden!) Frau ist gespannt, glänzend, völlig faltenfrei, die Nase straff modelliert, der strenge Mund nur mit Mühe geschlossen

sich langwierige Eiterungen anschließen, die mit Paronychien und schließlich Nagelverlust einhergehen. Am Ende dieser Entwicklung ist die gesamte Hand in *Krallenstellung* fixiert (gebrauchsunfähig), die Fingerglieder sind in verschiedenem Maße mutiliert und die gesamte Hand von einer derben, straff gespannten und glänzenden (Epidermisatrophie!) Haut überzogen. Die angrenzenden Teile des Unterarms sind gleichfalls sklerotisch, es läßt sich jedoch keine Grenze zwischen der befallenen und unbefallenen Haut finden. Es findet sich *kein Lilac-Ring!*

Etwa gleichzeitig manifestieren sich analoge Veränderungen im Gesicht; die Haut wird straffer, gespannt und glänzend, die altersbedingten Falten sind glattgezogen *(Verjüngungseffekt)* und die Mimik eingeschränkt *("Maskengesicht")*. Durch Bindegewebsschrumpfung entsteht eine Verengung der Mundspalte *(Mikrostomie)* mit charakteristischen radiären Furchen *("Tabaksbeutelmund")*. Oft kann der Mund nicht mehr ganz geschlossen werden *("Zähneblecken")*. Ein typisches Symptom ist ferner die Verkürzung und Fibrosierung des Zungenbändchens. Auffällig sind schließlich in verschiedenem Maße vorhandene *Teleangiektasien.* Im weiteren Verlauf kommt es zum sukzessiven Übergreifen der Hautveränderungen auf weite Teile des Integuments.

Bei der *diffusen Form der Sklerodermie* ist der Verlauf rapider; die Herde treten etwa gleichzeitig an den Akren und am übrigen Körper auf; die Beteiligung innerer Organe tritt früher klinisch zutage, die Prognose ist daher schlechter.

Symptome von seiten innerer Organe. Am häufigsten betroffen ist der *Gastrointestinaltrakt,* insbesondere der Ösophagus (die beiden distalen Drittel) und das Ileum. Die Grundveränderungen sind Starre, mangelhafte Motilität und Peristaltik sowie die daraus erwachsenden Konsequenzen: Schluckbeschwerden, Refluxösophagitis (Insuffizienz der Kardia), Obstipation und Diarrhö sowie – in Extremfällen – Malabsorptionssyndrom. Die radiologische Bestimmung der Ösophagusmotilität ist ein wichtiges frühdiagnostisches Kriterium. *Lungenbefall* ist ein weiteres typisches und häufiges Syndrom. Es kommt zur progredienten *Lungenfibrose,* die sich zuerst in Belastungsdyspnoe und später als Rechtsherzhypertrophie manifestiert (manchmal das Symptom, das den Patienten zum Arzt führt); Lungenfunktionsproben (Spirometrie) sind daher ein wichtiger Parameter von Systembefall: es findet sich eine restriktive Ventilationsstörung sowie eine Störung des Gasaustausches. Kardialer Befall ist selten und äußert sich meistens als seröse Perikarditis. Folgenschwer ist der häufige *Nierenbefall:* im Gegensatz zu SLE handelt es sich hier um eine Sklerose der Nierenarteriolen mit progredientem Ausfall des Nierenparenchyms, der zu langsam progredienter Niereninsuffizienz und Urämie führt. In manchen Fällen kommt es zum plötzlichen Nierenversagen im Rahmen exzessiver renaler Hypertension. Ein seltenes, aber hochcharakteristisches Symptom ist eine paraartikuläre *Calcinosis cutis* im Bereich der Fingergelenke; diese tritt bei der Akroskleroseform auf, wobei häufig besonders ausgiebige Teleangiektasien (Gesicht!) gegeben sind (diese Konstellation wird als *Thibierge-Weissenbach-Syndrom,* in den USA als CREST-Syndrom, bezeichnet).

Histologie. Wie bei Morphaea.

Immunfluoreszenz. Negativ.

Labor. Systemische Sklerodermie ist häufig durch sehr hohe Titer antinukleärer Antikörper gekennzeichnet (meistens das sog. nukleoläre Muster); Antinativ-DNS-Antikörper fehlen. Die Routinelaborparameter sind meist im Rahmen der Norm, häufig Hypergammaglobulinämie. LE-Zellphänomen in ca. 5 % der Fälle, Rheumafaktoren zumeist positiv. Abweichungen der Laborparameter von der Norm finden sich natürlich im Falle von Systemmanifestationen. Ein hochcharakteristisches radiologisches Symptom ist die Verbreiterung des Periodontalspalts sowie Knochenresorption am Angulus mandibulae.

Ätiologie und Pathogenese. Unklar; Autoimmuncharakter (Kollagen als Autoantigen) wird vermutet, ist jedoch noch unbewiesen. Pathogenetisch ist das grundlegende Phänomen eine Überproduktion von Typ-I-Kollagen durch Hautfibroblasten, ein Vorgang, der in vitro durch vermehrten Prolineinbau und erhöhte Aktivität der Prolylhydroxylase nachgewiesen werden kann.

Verlauf und Therapie. Die systemische Sklerodermie hat eine Zehnjahresüberlebensdauer von durchschnittlich 60%; Spontanheilungen kommen äußerst selten vor. Unzählige therapeutische Modalitäten wurden erprobt, bis heute ist jedoch keine befriedigende Therapie bekannt. In manchen Fällen (besonders milde verlaufende von Akrosklerose) ist Penicillamin wirksam. Kortikoide sind in Monotherapie in der Regel wirkungslos. Allerdings läßt sich (besonders bei entzündlichen Verlaufformen) durch die aggressive Kombination von hochdosierten Kortikoiden, Cyclophosphamid und Plasmapherese oft eine erstaunliche und bleibende Besserung erzielen. Wichtig ist die Vermeidung von Kälteexposition der Akren, um die trophischen Veränderungen hinauszuschieben. Sympathektomie ist wenig oder nicht wirksam. Physikalische Therapie.

Mixed connective tissue disease (Sharp-Syndrom)

Es handelt sich um ein Krankheitsbild, das Symptome sowohl von SLE, als auch von Dermatomyositis und Sklerodermie in sich vereinigt. Im Vordergrund stehen sklerodermieartige Veränderungen, die jedoch einen mehr entzündlichen, ödematösen Charakter haben und von Arthralgien, Myalgien und Muskelschwäche begleitet sind; die klinische Ausprägung solcher Zustandsbilder kann je nach Gewichtung der Symptomatik recht unterschiedlich sein. Trotzdem ist ihre gesonderte Klassifizierung gerechtfertigt, da ihnen als Gemeinsames ein diagnostischer immunologischer Parameter zu eigen ist: hohe Titer einer besonderen Klasse antinukleärer Antikörper gegen Ribonukleoproteine (aus der Klasse der „extractable nuclear antigens"; vgl. Tab. 16). Eine weitere Gemeinsamkeit ist das gute Ansprechen dieser Fälle auf Kortikosteroide und demzufolge eine vergleichsweise gute Prognose.

Krankheiten mit Ähnlichkeiten zur Sklerodermie

Lichen sclerosus et atrophicans

Definition. Lichenoide, fast ausschließlich die Genitalien betreffende und zur Sklerosierung führende, extrem chronische Krankheit unbekannter Ursachen, deren klinisches Merkmal elfenbeinweiße Papeln sind („Weißfleckenkrankheit").

Allgemeines. Weltweit verbreitet, aber selten; befällt Weiße häufiger als dunkelhäutige Rassen, Frauen etwa 10mal häufiger als Männer. Der Krankheitsbeginn ist nicht selten in der Kindheit; ab dem frühen Erwachsenenalter Ansteigen der Inzidenz. Lichen sclerosus gilt als eine *fakultative Präkanzerose* (maligne Entartung allerdings sehr selten).

Klinisches Bild (Abb. 125a, b). Die Primäreffloreszenzen sind gruppierte, kleine, elfenbeinfarbene hyperkeratotische Papeln mit relativ unscharfer

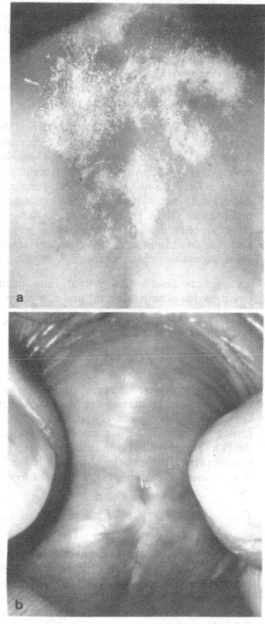

Abb. 125a, b. Lichen sclerosus et atrophicus. **a** Körperherde. Die porzellanweiße Farbe der lichenoiden Läsionen tritt wegen eines Sonnenbrandes besonders deutlich hervor (Versuch einer Selbstbehandlung). Strichförmige Anordnung mancher Läsionen (Köbner-Phänomen). **b** Typische Lokalisation am Orificium urethrae (punktartige Stenose!)

Begrenzung. Durch Konfluenz Ausbildung weißlicher, teils scharf begrenzter (frischere Herde) teils unscharf begrenzter (ältere Läsionen) Plaques; diese sind häufig derb infiltriert. Nach monate- bis jahrelangem Verlauf treten die Läsionen in die atrophisch-sklerosierende Phase, die mit Kontrakturen von Ostien einhergehen kann.

Die Läsionen des Lichen sclerosus sind mechanisch minderwertig, Rhagaden und Hämorrhagien daher nicht selten.

Lokalisation. Bei *Frauen* die kleinen Labien, Introitus vaginae und die Perianalgegend (sog. „Achterfigur"). Im Gegensatz zu den Erscheinungen beim Mann kann der Lichen sclerosus am Genitale der Frau exzessiven Juckreiz bedingen (Kraurosis vulvae). Nach jahrelangem Verlauf kommt es zum Verstreichen der inneren Labien und zur Verengung des Introitus vaginae. Beim *Mann* lokalisieren sich die Läsionen hauptsächlich am inneren Blatt des Präputiums, an Glans penis und am Ostium urethrae. Häufige Folge: eine (erworbene) Phimose *(Xerosis glandis et präputii obliterans).* Eine schwerwiegende Komplikation ist die Striktur der Harnröhrenöffnung, die potentiell zu Harnstau mit den entsprechenden Komplikationen führen kann.

Extragenitale Lokalisation. Selten; wenn, dann am oberen Rumpf (typisch: zwischen den Schulterblättern) und den oberen Extremitäten.

Histologie. Atrophie der Epidermis mit Hyperkeratose; die gesamte papilläre Dermis ist *gequollen, zellarm und hyalinisiert.* Neigung zu junktionaler Spaltbildung. Elastische Fasern zerstört.

Ätiologie und Pathogenese. Unbekannt. Die auffallend weiße Farbe der Läsionen geht einerseits auf die hyaline Umwandlung der papillären Dermis, andererseits auf Zerstörung der Melanozyten zurück. Auch die Fragilität des Gewebes wird durch die Hyalinisierung bedingt. Bei der Lokalisation des Lichen sclerosus dürften mechanische Faktoren eine Rolle spielen; Gründe: die Prädilektionsstellen koindizieren mit den Stellen maximaler Dehnungsbelastung (Männer: Frenulum, Ansatzstelle des Präputiums am Sulcus coronarius; Frauen: Labia minora); außerdem besteht häufig ein Köbner-Phänomen.

Differentialdiagnose. Leukoplakien, Lichen simplex chronicus, Lichen ruber planus.

Therapie und Prognose. Lichen sclerosus nimmt in der Mehrzahl der Fälle einen langsamen, schubartig progredienten Verlauf; die einzelnen Schübe können durch jahrelange Ruheperioden unterbrochen sein. Partielle oder völlige Rückbildungen mit Repigmentation kommen jedoch vor. Bei der kindlichen Form des Lichen sclerosus meist spontane Rückbildung bis zur Pubertät.

Die Therapie ist wenig befriedigend. Lokale Kortikosteroidsalben können die Erscheinungen mildern (geringerer Juckreiz, Infiltration wenig intensiv), am progredienten Verlauf jedoch wenig ändern. Bei unerträglichem Juckreiz sind intraläsionale Depotsteroidinjektionen manchmal sehr wirksam. Eingeschränkt wirksam sind östrogen- oder androgenhaltige Lokaltherapeutika.

Scleroedema adultorum (Buschke)

Definition. Bindegewebskrankheit unklarer Ursache, die mit Verdickung und brettharter Sklerose der Haut einhergeht und sich in den meisten Fällen spontan zurückbildet.

Allgemeines. Sehr selten, weltweit verbreitet, Prädilektion des Erwachsenenalters (jedoch ein Drittel bei Kindern unter 10 Jahren!). Gynäkotropie.

Klinisches Bild. Plötzlich einsetzende brettharte Konsistenzzunahme und Verdickung der Haut am Nacken; schnelle Ausbreitung auf Schultern, Arme, Gesicht und Thorax. Die untere Körperhälfte und Akren sind meist ausgespart. Die maximale Ausprägung ist gewöhnlich innerhalb von 1–2 Wochen erreicht: der Patient ist wie „eingescheidet", kann den Kopf kaum zur Seite drehen, die Exkursionsweite der Schultergelenke, manchmal auch die Atembewegungen des Thorax, sind beeinträchtigt. Die Haut hat eine holzartige Konsistenz und einen wachsartigen bleichen Schimmer; die Begrenzung der so veränderten Haut ist unscharf. Der Fingerdruck bleibt *nicht* bestehen! Falten der Haut sind geglättet, Aufheben von Falten nicht möglich. Das Gesicht ist geschwollen, gedunsen, ausdruckslos, Mundöffnung erschwert. Systemische Krankheitszeichen fehlen.

Histologie. Epidermis unauffällig; Dermis mächtig ödematös verquollen durch Einlagerung muzinösen Materials (Hyaluronsäure).

Pathogenese. Unbekannt; in etwa 75% der Fälle geht dem Ausbruch des Sklerödems eine Streptokokkeninfektion voraus.

Labor. Unauffällig, häufig erhöhter Antistreptolysintiter.

Behandlung und Prognose. Die Prognose ist gut, da in den meisten Fällen innerhalb von 1–2 Jahren eine komplette Spontanheilung eintritt (verbleibender Rest der Fälle allerdings persistent). Eine wirksame Behandlung ist nicht bekannt.

Skleromyxödem (s. S.432)

Rezidivierende Polychondritis

Definition. Eine gegen Kollagen-Typ-II (Knorpelgewebe) gerichtete, potentiell lebensbedrohliche Autoimmunkrankheit.

Allgemeines. Eine seltene, schubartig ablaufende Systemkrankheit des mittleren Lebensalters, die durch charakteristische Läsionen von Ohr- und Nasenknorpeln, Gelenksbeteiligung ähnlich der primär chronischen Polyarthritis und Organmanifestationen gekennzeichnet ist. Häufig Assoziation mit anderen Autoimmunkrankheiten.

Klinisches Bild (Abb.126). Plötzlich einsetzende erysipelähnliche, schmerzhafte Schwellung und hitzende Rötung eines Ohres, charakteristischerweise unter Aussparung des Ohrläppchens. Der Prozeß klingt spontan nach ein bis zwei Wochen ab, um nach variablem Intervall ein- (oder beid)seitig zu rezidivieren. Im Lauf der Zeit kommt es zum Verstreichen der Ohrkonturen, Verlust der Elastizität (Hängeohren, „floppy ears") und schließlich zur narbigen Schrumpfung („karfiolähnliche" Ohren; durch Zerstörung des Knorpels und Ersatz mit fibrösem Narbengewebe). Analoge Vorgänge ergeben sich am Nasenknorpel: Entzündung, Schlaffwerden, Schrumpfung und Verformung der distalen Nasenhälfte (Sattelnase). In fast allen Fällen stellen sich Gelenkssymptome ein, meistens als Polyarthritis mit oder ohne Gelenksergüssen von wechselndem und schubartigem Verlauf (gelegentlich als Monoarthritis). Zusätzliche Hautsymptome: Nageldystrophie, Alopezie, Pigmentierungen, subkutane Fettnekrose.

Organmanifestationen. Häufig betroffen sind Augen (Keratitis, Episkleritis, Iridozyklitis), Innenohr (Tinnitus, Taubheit, Nausea, Vertigo) und Respirationstrakt. Befallen ist hier sowohl Larynx (Heiserkeit, Aphonie), als auch Trachea und Bronchen (Tracheobronchitis mit Okklusion bzw. Kollaps des

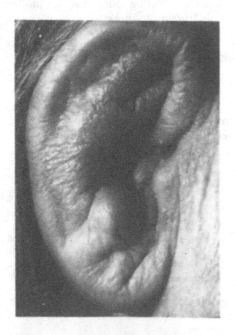

Abb.126. Rezidivierende Polychondritis. Schmerzhafte Schwellung und Infiltration des Ohres mit Verlust der normalen Konturierung

Lumens, Pneumonie). Begleitend manchmal eine Vasculitis ähnlich der Polyarteritis nodosa oder Riesenzellarteritis. Befall der Aorta führt zu Aortenklappeninsuffizienz und Aortenaneurysma.

Histologie. Verlust der Basophilie des Knorpels, perichondriales entzündliches Infiltrat, Fibrose. *Immunfluoreszenz:* Immunglobulin- und Komplementablagerungen.

Labor. Erhöhte Blutsenkung, milde Leukozytose, Anämie, häufig Autoantikörper gegen Kollagen-Typ-II.

Verlauf und Therapie. Unbehandelt kommt es in etwa ⅓ der Fälle durch tracheopulmonale oder kardiale Komplikationen zum Tod. Der Verlauf ist kapriziös, Rezidivhäufigkeit und Grad der Gewebszerstörung sehr unterschiedlich. In der akuten Phase gutes Ansprechen auf Kortikoidstöße, in schweren Fällen ist eine immunsuppressive Therapie mit Azathioprin indiziert.

Purpura und Vaskulitis

Definitionen

Purpura: Blutaustritte aus Hautgefäßen in das Bindegewebe bzw. Krankheiten, die mit solchen einhergehen.
Vaskulitis: Entzündung der Gefäßwand bzw. Krankheiten, die mit einer solchen einhergehen.

Bemerkung zur Terminologie: Purpura ist ein geschichtsträchtiger *klinischer* Begriff, der heute nur noch zur Bezeichnung des *klinischen* Symptoms „Hautblutung" und einiger Syndrome verwendet wird; er präjudiziert *nicht* die Pathogenese der Hautblutungen. Im Gegensatz dazu ist Vaskulitis ein *histopathologischer* Begriff, der ursprünglich lediglich die entzündliche Schädigung der Gefäßwand bedeutete, heute aber mit wachsendem Einblick in die Pathogenese immer mehr zur Bezeichnung von Krankheitsbildern gebraucht wird. In der Nomenklatur ergibt sich somit eine überlappende Verwendung der im Grunde völlig unterschiedlichen Begriffe. Purpura und Vaskulitis treten häufig, keineswegs aber notwendigerweise gemeinsam auf.

Das Symptom der „Hautblutungen". Hautblutungen sind klinisch-morphologisch definiert als nicht ausdrückbare Rötungen der Haut (Glasspateldruck!). Purpuraläsionen können in Ausdehnung, Tiefe und Konfiguration sehr vielgestaltig ausgeprägt sein, was zu einer historisch gewachsenen Palette deskriptiver Termini geführt hat: so sind etwa *Petechien* kleinmakulöse, *Ekchymosen* großmakulöse, *Suffusionen* ausgedehnt flächenhafte, *Vibices* streifenartige und *Hämatome* tiefe, fluktuierende Hautblutungen. Vielfältig ist ferner das weite Spektrum von Farbtönen, die sich einerseits aus der Höhe der *Blutungen* (frisches Blut in der papillären Dermis erscheint rot, in der tiefen Dermis blau), andererseits aus dem *Alter der Hautblutung* (Umwandlung des Hämoglobins in das – braune – Hämosiderin) ergeben. Die Ausprägung der Purpuraläsion ist für die Art des zugrundeliegenden Schadens meist charakteristisch. Klinisch-morphologische Kriterien erlauben daher häufig, wenn auch keinesfalls stets, die pathogenetische Zuordnung.

Pathogenese von Hautblutungen. Das Gleichgewicht der laminären Blutströmung in den Gefäßen ohne Extravasation wird im wesentlichen durch 2 dynamische Gleichgewichte gehalten: ein *hydrostatisches Gleichgewicht* zwischen dem intravasalen Druck, den mechanischen Eigenschaften der Gefäßwand und dem als Widerlager fungierenden perivaskulären Bindegewebe;

andererseits das *Gleichgewicht des Gerinnungs- und fibrinolytischen Systems*. Situationsänderungen an diesen beiden Gleichgewichten bleiben innerhalb relativ weiter Toleranzgrenzen ohne Konsequenz (sonst wären alle Anstiege des intravasalen Druckes und die Antikoagulationstherapie stets von Hautblutungen begleitet); Überschreiten der Schwellenwerte hingegen führt zu Extravasation des Blutes; typische Beispiele sind die *Stauungspurpura* und die *Suffusionen bei zu starker Antikoagulierung*. Aus dem Gesagten ergibt sich, daß Hautblutungen entweder bei vaskulären Schädigungen oder bei Gerinnungsstörungen auftreten können.

„Symptomatische Purpura". Dies ist die häufigste Erscheinungsform von Hautblutungen, die als Begleitsymptom eines anderen pathologischen Prozesses zustande kommt. Typische Beispiele: Blutungen in Exantheme, ein Erysipel oder eine Dermatitis etc. etwa bei Stauung, Thrombopenie, Prothrombinmangel bei Leberkrankheiten u.a.m. Symptomatische Purpura tritt aus hydrostatischen Gründen *vorwiegend an den Unterschenkeln* auf; im Gegensatz zur „echten" Purpura treten die Purpuraherde meist nur fokal innerhalb der (Ekzem- oder sonstigen) Läsionen auf, wobei der Purpuracharakter in Rumpfnähe mehr und mehr abnimmt. Der Anfänger verwechselt häufig ein Unterschenkelekzem mit symptomatischer Purpura mit nekrotisierender Vaskulitis.

Purpura durch Störung der Blutzusammensetzung (,,intravaskuläre" Purpura)

Thrombozytopenische Purpura

Blutungen treten bei Thrombozytopenien unter dem Grenzwert von $10000/mm^3$ auf. Thrombozytopenien kommen entweder *idiopathisch* (akute und chronische idiopathische thrombozytopenische Purpura) oder *symptomatisch* vor (sog. „thrombotische" thrombozytopenische Purpura, medikamentöse thrombozytopenische Purpura, Transfusionspurpura etc.). Diagnostik und Therapie dieser Purpuraformen liegt außerhalb des Gebietes der Dermatologie; der Verdacht auf thrombozytopenische Purpura besteht bei generalisierter, vorwiegend *petechialer* Purpura mit Schleimhautblutungen.

Eine besonders rapide verlaufende, sehr dramatische Form von thrombozytopenischer Purpura tritt bei *Verbrauchskoagulopathien* auf; letztere beruhen auf intravasaler Gerinnung, die durch verschiedene Stimuli (Thrombosierung eines Riesenangioms, Infektionen u.a.m.) zustande kommt und durch Verbrauch von Thrombozyten und Fibrinogen eine systemische Koagulopathie bedingt. Die beiden wichtigsten dermatologischen Erscheinungsformen sind die *Purpura fulminans* (s. S. 181) und das *Kasabach-Merritt-Syndrom* (s. S. 496).

Non-thrombozytopenische „intravaskuläre" Purpura

Eine solche kann bei Thrombozytosen, Funktionsstörungen der Thrombozyten (Thrombasthenie) oder – am häufigsten – bei Koagulopathien vorliegen. Einfachster Fall: zu hohe Einstellung einer Antikoagulanzienbehandlung. Hautblutungen bei Koagulopathien sind meist durch *größerflächige Dimension* (Ekchymosen und Suffusionen) und *Schleimhautblutungen* gekennzeichnet.

„Extravaskuläre" Purpura

Allgemeines. Bei degenerativen Veränderungen des perivaskulären Bindegewebes mit Herabsetzung von Dehnbarkeit und Reißfestigkeit kommt es zur leichteren mechanischen Traumatisierbarkeit der Hautgefäße und damit zu flächigen größeren und kleineren Blutungen. Der häufigste einschlägige Fall ist die sog. *senile Purpura,* die durch oft recht große, bizarr polyzyklisch begrenzte Hautblutungen von hellroter bis blaubrauner Farbe, v.a. an den Handrücken und der Dorsalseite der Unterarme (mechanisch besonders exponierte Körperstellen!), gekennzeichnet ist. Begleitsymptom ist stets die Altersatrophie der Haut (dünne, gefältelte, schlaffe Haut, häufig mit fleckiger Hypo- und Hyperpigmentierung). Ein völlig analoges Bild entsteht bei langzeitigem Kortikoidgebrauch: „Kortikoidpurpura" (s. unter Kortikoidnebenwirkungen, S.83). Eine mechanische Schwäche des perivaskulären Bindegewebes auf genetisch determinierter Grundlage findet sich beim Ehlers-Danlos-Syndrom, auf erworbener Basis bei Skorbut, bei kutaner Amyloidose (bei Kneifen eines Amyloidoseherdes kommt es zur Suffusion in denselben; wichtiges diagnostisches Kriterium!) und beim Lichen sclerosus et atrophicans.

Vaskuläre Purpura

Nichtvaskulitische vaskuläre Purpura

Allgemeines. Wahrscheinlich der häufigste Fall von primärer Purpura, da hierzu alle mechanisch bedingten Hautblutungen zählen.

Mechanisch-traumatische Purpura

Oft schon geringfügiger, v.a. tangential scherender Druck und Zug auf der Haut vermögen bei hierzu disponierten Individuen („Kapillarfragilität") Purpuraläsionen (Ekchymosen, Vibices) zurückzulassen. Die Verteilung der Läsionen folgt dem Ort der Gewalteinwirkung (Abdruck der schlagenden Hand, von Kleidungsstücken, der Saugelektrode des EKG etc.). Prädisponiert für mechanisch-traumatische Purpura sind besonders Damen mit weicher, „dünner" Haut: wohlbekannt sind etwa die bei durchaus noch zartfühlendem Anfassen zurückbleibenden Fingerabdrücke.

Hydrostatisch bedingte Purpura

Bei längerdauerndem venösem Überdruck kommt es auch bei völlig normalen Blutgefäßen zu Blutextravasation in Form von flohstichartiger Purpura. Beispiele: Purpura bei chronisch-venöser Insuffizienz, beim forcierten Rumpel-Leede-Versuch, Purpura im Gesichts- und Halsbereich nach dem Geburtsakt. Der hydrostatische Druck ist ferner die Ursache, warum die meisten Purpuraformen sich vorwiegend an den unteren Extremitäten manifestieren.

Purpura durch genetisch determinierte Wandschwäche

Siehe unter M. Osler (S. 501) und Pseudoxanthoma elasticum (S. 336).

Purpura als Ausdruck von Vaskulitis

Bemerkung: Obwohl, wie schon oben festgestellt, nur ein Teil der Vaskulitissyndrome Purpuraläsionen besitzt, werden aus Gründen der Systematik hier alle Formen der Vaskulitis zusammengefaßt.

Allgemeines. Der Begriff Vaskulitis ist ein sehr weit gefaßter, der ein breites Spektrum von ätiologisch, pathogenetisch, morphologisch und prognostisch sehr verschiedenen Symptomen und Syndromen einschließt. Gemeinsames Merkmal ist die entzündliche Alteration oder Zerstörung der Gefäßwand, als deren Konsequenz es zur Entzündung, manchmal Nekrose des umgebenden (abhängigen) Gebietes, zur Blutextravasation oder zu beidem kommt. Ätiologie und Pathogenese vieler hierher gehörender Zustandsbilder liegen im dunkeln, doch scheinen die meisten (wenn nicht alle) Vaskulitisformen ganz oder teilweise auf immunologischen Mechanismen zu basieren. Nach einer simplifizierenden Klassifikation kann man eine Vaskulitis vom Typ der *Immunreaktion III* (Immunkomplexvaskulitis, nekrotisierende Vaskulitis) und eine solche vom *Typ IV* (lymphozytäre Vaskulitis) unterscheiden. Hiervon abzutrennen ist die *septische Vaskulitis,* bei der Keime (Streptokokken, Gonokokken etc.) in der Blutbahn kreisen und am Ort der „embolischen" Absiedlung zu einer abszedierenden Vaskulitis führen (s. unter Pyodermien, S. 180). Neuerdings weiß man, daß bei dieser „Embolisierung" gleichfalls Immunkomplexe beteiligt sind.

Nekrotisierende Immunkomplex-Vaskulitis

Definition. Eine Gruppe von Krankheiten, die durch Ablagerung von Immunkomplexen in der Gefäßwand und deren Zerstörung durch leukozytäre oder granulomatöse Infiltration gekennzeichnet sind.

Allgemeines. Diese Gruppe von Krankheiten ist in Ursache und klinischer Expression sehr heterogen, in der Pathogenese jedoch analog oder verwandt. Die meist sehr deutlich eigenständige klinische Symptomatik der einzelnen Krankheitsbilder ergibt sich teils aus Art (Arterie, Vene), Kaliber (groß, klein) des betroffenen Gefäßes und Art der Entzündung (nekrotisierend, granulomatös), doch entzieht sich deren Pathogenese letztlich dem Verständnis. Gemeinsam ist vielen Varianten der *systemische* Charakter mit Prädilektion zur Entwicklung von Hautläsionen *(Signalcharakter!).*

Ätiologie und Pathogenese. Da die nekrotisierende Vaskulitis eine Immunkomplexkrankheit ist, steht die Konfrontation des Organismus mit einem Antigen am Beginn der pathogenetischen Kette. Die Natur des gegebenen Antigens bleibt meist unbekannt; nachgewiesen (oder als sehr wahrscheinlich vermutet) sind v.a. *bakterielle und virale* Antigene (Streptokokken!, Hepatitis B und viele andere), *Arzneimittel* und Chemikalien (Salizylate, Sulfonamide, Antibiotika etc.), *Fremdeiweiße* (Serumkrankheit!, Desensibilisierungsantigene) und *Autoantigene* (im Rahmen von Kollagenosen und Neoplasien). Derlei Antigene bewirken die Bildung von Antikörpern (meist IgM und IgA, seltener IgG) und verbinden sich mit diesen zu zirkulierenden Immunkomplexen; letztere sind bei Antigenüberschuß löslich und werden zum überwiegenden Teil durch phagozytäre Zellen aus der Blutbahn entfernt. Der verbleibende Teil wird an die Gefäßwand gebunden, wobei der Ort der Bindung wahrscheinlich von mikrodynamischen Faktoren bestimmt wird: zumeist betroffen sind die *postkapillären Venen.* Durch die Bindung der Immunkomplexe wird die Komplementkaskade ausgelöst; u.a. entsteht das stark für Neutrophile chemotaktische Bruchstück C5a. Neutrophile wandern ein und zerstören mittels ihrer Enzyme (Elastase, Kollagenase u.a.m.) die betreffende Stelle der Gefäßwand. Die Immunkomplexe können immunfluoreszenzoptisch in Vaskulitisläsionen nur innerhalb weniger Stunden nachgewiesen werden, da sie sehr schnell von Makrophagen phagozytiert werden. Eine Perpetuation der genannten pathogenetischen Kette und möglicherweise Besonderheiten des wirksamen Antigens führen zu einer epitheloidzelligen Reaktion mit mehrkernigen Riesenzellen und damit zur *granulomatösen Vaskulitis.*

Vielen (wenn auch nicht allen) Verlaufstypen nekrotisierender Vaskulitis ist die Nachweisbarkeit *zirkulierender Immunkomplexe* gemeinsam. Bei systemischem Befall sind die am häufigsten betroffenen Organsysteme der Gastrointestinaltrakt, die Gelenke und die Niere. Die entstehende Nierenschädigung ist für die Prognose entscheidend.

Nekrotisierende kutane Venolitis

Synonyme: Allergische Vaskulitis, leukozytoklastische Vaskulitis.

Definition. Nekrotisierende Vaskulitis der postkapillären Venen.

Allgemeines. Dies ist die häufigste Manifestationsform der nekrotisierenden Vaskulitis, die sich als *klassischer Typ* oder als einer der unten beschriebenen klinisch-morphologischen Sondertypen äußern kann und in allen (oder den meisten) Fällen durch die Primäreffloreszenz der „palpablen Purpura" gekennzeichnet ist. Der klassische Typ der nekrotisierenden Venolitis tritt in allen Alterskategorien und bei beiden Geschlechtern etwa gleich häufig auf.

Der Verlauf ist, je nach der zugrundeliegenden Ursache, episodisch oder chronisch-rezidivierend, die Läsionen sind auf die Haut beschränkt oder systemisch (Prädilektionsorgane, s. oben).

Klinisches Bild (Abb. 127). Akut und schubweise innerhalb weniger Tage auftretende, dunkelrote Petechien v. a. der Unterschenkel- und Knöchelregion, bei intensiverem Befall auch an Oberschenkeln, Rumpf (insbesondere Aufliegestellen!) und Rest des Körpers. Die Petechien sind entzündlich, flach erhaben, tastbar, heiß und brennend schmerzhaft („palpable Purpura"), können sich peripher vergrößern und dadurch konfluieren, zu düsterroten schmerzhaften Knoten werden, im Zentrum hämorrhagische nekrotische Blasen entwickeln und sich in exulzerierte Nekrosen umwandeln (nur bei schweren Fällen). Die Läsionen klingen gewöhnlich nach mehreren Wochen spontan ab und wandeln sich in hyperpigmentierte, leicht atrophe Narben um. Bei Systembefall vorwiegend gastrointestinale Symptomatik mit okkultem Blut im Stuhl, Nierenbefall mit Proteinurie und Hämaturie sowie Arthralgien.

Histologie. Nekrotisierende Venolitis mit Leukozytendiapedese durch die Gefäßwand, um die Gefäße Ödem, Leukozytenstaub, Erythrozytenextravasate.

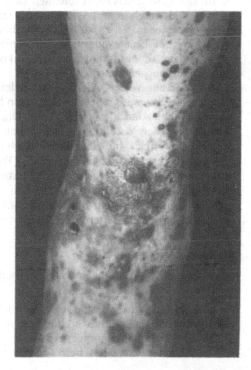

Abb. 127. Nekrotisierende Venolitis. Multiple, teils konfluierende hämorrhagisch-nekrotisch-bullöse Läsionen am distalen Unterschenkel

Labor. Fieber, Leukozytose, erhöhte Senkung, zirkulierende Immunkomplexe, Verminderung des totalen hämolytischen Komplements. Weitere Befunde je nach Art des Systembefalls. Gerinnungsstatus normal!

Untersuchungsgang und Therapie. Meistens liegt ein infektiöser Triggermechanismus vor (Fokalinfekte, Virushepatitis). Die Untersuchung hat daher die Aufdeckung und Behandlung desselben zum Ziel (Antibiotikatherapie). Die Behandlung darüber hinaus besteht bei milden Fällen aus der Gabe von Salizylaten, bei schwereren aus Kortikoidstößen. In Ausnahmefällen: Zytostatika (Cyclophosphamid).

▶ **Merke:** Das *Schönlein-Henoch-Syndrom* ist ein charakteristischer Krankheitszustand – bei Kindern im Schulalter –, der nach einer Streptokokkeninfektion des Respirationstraktes auftritt und aus systemischer nekrotisierender Venolitis mit Beteiligung von Gastrointestinaltrakt, Niere und Gelenken besteht. Besonderheit: IgA-Immunkomplexe.

Sonderformen der nekrotisierenden Venolitis

Urtikarielle Vaskulitis: Ein exzessiv chronischer Krankheitsprozeß unbekannter Ursache, der klinisch wie eine über Jahre bis Jahrzehnte chronisch-rezidivierende Urtikaria aussieht und fast stets auch als solche diagnostiziert wird. Die Urtikarialäsionen zeichnen sich jedoch durch besondere Persistenz (Tage) und durch zentrale Blutungspunkte aus. Systemische Zeichen wie oben beschrieben. Charakteristischer Laborbefund: sehr niedrige total-hämolytische Komplementspiegel, zirkulierende Immunkomplexe. Therapieresistent gegen Antihistaminika und Kortikoide; wirksam sind Indomethacin und Cyclophosphamid.

Nekrotisierende Venolitis bei Kryoglobulinämie: Kryoglobuline treten entweder als Begleitsymptom bei verschiedenen Systemkrankheiten (Kollagenosen) oder auch unerklärt („essentiell") auf. Das klinische Bild entspricht dem der nekrotisierenden Venolitis; zusätzlich Betonung der Läsionen an den Akren (Temperatureffekt!) mit retikulären Mustern; Neigung zu Nekrosen.

Purpura hypergammaglobulinaemenica (Waldenström): Ähnliches klinisches Bild; polyklonale Hypergammaglobulinämie.

Erythema elevatum et diutinum: Ein sehr seltenes, durch chronische polsterartige, braun-rote Papeln und Knoten an den Streckseiten der großen und kleinen Gelenke charakterisiertes Syndrom.

„Rheumatoide" Vaskulitis

Definition. Nekrotisierende Vaskulitis als Begleiterscheinung von Kollagenosen.

Allgemeines. Alle Manifestationsformen von Kollagenosen (die ja durch zirkulierende Immunkomplexe charakterisiert sind), können im wechselnder Ausmaß von Immunkomplexvaskulitiden begleitet werden. Letztere können entweder unter dem klinischen Bild der nekrotisierenden Venolitis auftreten

(s. oben), oder aber eine eigene, manchmal höchst charakteristische und diagnostisch bedeutsame Erscheinungsform aufweisen. In solchen Fällen handelt es sich nicht immer um Befall von Venolen, sondern auch von kleinen Arterien.

Typische Manifestationsformen von nekrotisierender Vaskulitis bei Kollagenosen:

- **Nagelfalznekrosen bei SLE und Dermatomyositis.**
- **Atrophie-blanche-ähnliche Vaskulitisherde** v. a. der Akralgegenden bei Dermatomyositis (meist im erythematösen Areal an den Akren, Gesicht).
- **Vaskulitis bei rheumatoider Arthritis.** Hier finden sich die schwersten Manifestationsformen: infarzierte hämorrhagische Nekrosen der Haut (untere Extremitäten!), aber auch innerer Organe (Mesenterium!), von Nerven (Mononeuritis multiplex) und Augen (Skleritis).

Bemerkung: Nekrotisierende Vaskulitis bei rheumatoider Arthritis ist eine Indikation zur Kortikosteroidbehandlung; umgekehrt treten Läsionen von rheumatoider Arteriitis besonders häufig und intensiv dann auf, wenn bei der Behandlung von rheumatoider Arthritis das Kortikoid (abrupt) entzogen wird.

Nekrotisierende (granulomatöse) Systemvaskulitis

Allgemeines. Eine Gruppe seltener, lebensbedrohlicher, mit zirkulierenden Immunkomplexen einhergehender Gefäßprozesse unbekannter Ätiologie, deren Hauptsymptomatik in den inneren Organen liegt (Respirationstrakt, Niere, Zentralnervensystem). Gemeinsam ist allen der Befall vorwiegend mittelgroßer und kleiner Arterien (seltener Venen) durch vaskuläre und extravaskuläre Granulome, die (je nach Krankheitsbild unterschiedlich) von mehr nekrotisierendem oder mehr produktivem Charakter sind. Die mannigfaltige klinische Symptomatik wird durch Allgemeinsymptome, durch die Granulome selbst und durch Organausfall im Anschluß an die Gefäßzerstörung bestimmt.

Polyarteritis nodosa

Eine Systemkrankheit, die durch segmentale leukozytoklastische Arteritis mittelgroßer Arterien mit nachfolgender Aneurysmabildung, Okklusion und/oder Hämorrhagien gekennzeichnet ist. Granulombildung eher selten (vom Churg-Strauss-Typ). Hauptbefallene Organe sind Niere, Herz, periphere Nerven, seltener Zentralnervensystem. Hautsymptomatik: Livedo racemosa-Zeichnung, subkutane schmerzhafte, entzündliche Knoten und Stränge entlang befallener Gefäße, Nekrosen. Allgemeinsymptome: Fieber, konstitutionelle Symptome, Myalgien und Arthralgien. Manifestationen an inneren Organen umfassen Perikarditis, Pleuritis, Mononeuritis multiplex, Veränderungen der Koronararterien (Infarkt!) und abdominelle Symptome (Schmerzen, Erbrechen, Diarrhoe, Darmblutungen). Nierenbefall: Glomerulosklerose, Hypertension, Nierenversagen. Die *Ätiologie* der Polyarteritis nodosa ist unbekannt, doch kann in über 30% der Fälle in den Immunkomplexen Hepatitis-B-Antigen nachgewiesen werden.

Kutane Polyarteritis nodosa: Eine (weitgehend) auf die Haut beschränkte mildere Erscheinungsform (s. S. 402).

Wegener'sche Granulomatose

Eine Systemkrankheit, die durch nekrotisierende Vaskulitis kleiner und mittelgroßer Arterien und Venen, Ausbildung nekrotisierender Granulome im oberen und unteren Respirationstrakt und Nierenbefall gekennzeichnet ist. Androtropie, Beginn gewöhnlich in der 2. Lebenshälfte mit konstitutionellen Symptomen, Infektionen des oberen Respirationstraktes (Sinusitis, Rhinitis, Otitis media), Entzündung der Tränendrüsen, Arthralgien. Im weiteren Verlauf Befall der Lungen (Hämoptyse, nekrotisierende Lungengranulome, Pneumonitis, Pneumothorax). Die Niere ist in etwa 90% befallen: akute nekrotisierende oder proliferative Glomerulonephritis. Dermatologische Manifestationen: nekrotisierende Pyodermien ähnlich Pyoderma gangränosum, Hämorrhagien, Ulzera. Positives Pathergiephänomen! Ätiologie und Pathogenese unklar, die Beteiligung von Immunkomplexen ist wahrscheinlich. Als foudroyant verlaufende Sonderform der Wegener'schen Granulomatose gilt das „Lethal Midline Granuloma".

Churg-Strauss-Granulomatose

Eine Systemkrankheit, die durch die klinischen Merkmale von Atopie, Eosinophilie, Asthma bronchiale und segmentale nekrotisch-granulomatöse Arteritis gekennzeichnet ist. Hauptbefallen sind Lunge, Haut und Gastrointestinaltrakt. Die Granulome sind von sehr auffälliger histologischer Beschaffenheit: große, teils vaskuläre, teils extravaskuläre Palisadengranulome mit zentraler Nekrose, die durch massenhafte zerfallende Eosinophile durchsetzt sind (Churg-Strauss-Granulome). Diese Granulome finden sich vorwiegend in den Lungen (Komplikation: Fibrose, Hämorrhagien, Funktionsausfall), im Gastrointestinaltrakt (Hämorrhagien) und an der Haut (entlang der oberflächlichen Arterien als schmerzhafte derbe, verbackene Knoten tastbar). Die Churg-Strauss-Granulomatose pfropft sich gewöhnlich auf ein jahre- bis jahrzehntelang bestehendes Asthma bronchiale auf und wird manchmal durch Hyposensibilisierung getriggert. Ätiologie und Pathogenese unbekannt, eine wesentliche Rolle von Immunkomplexen ist wahrscheinlich.

Hinweis: Der Charakter der Granulome bei Wegener'scher Granulomatose und bei Churg-Strauss-Granulomatose sind zwar grundsätzlich unterschiedlich, Überlappungen kommen jedoch vor. Churg-Strauss-Granulome sind nicht spezifisch und können neben den genannten Systemkrankheiten auch im Rahmen von Kollagenosen und Infektionskrankheiten wie Syphilis, Tuberkulose und Lepra auftreten. Schließlich gibt es auch isolierte Churg-Strauss-Granulome an Gefäßen der Haut, die hier zu knotigen Infiltraten und Exulcerationen, in manchen Fällen lediglich zu einer Livedo racemosa-Zeichnung führen, aber von keinem Systemzeichen begleitet sind.

Therapie der nekrotisierenden granulomatösen Systemvaskulitiden. Vor der Kortisonära verliefen diese in der Regel innerhalb eines oder weniger Jahre tödlich. Systemische Kortikoide unterdrücken schnell die jeweilige Symptomatik, doch kommt es bei Erniedrigung der Dosis schnell zum Rezidiv; die Patienten haben eine erhöhte Lebenserwartung, sind jedoch durch die Corticoidnebenwirkungen bedroht. In den letzten Jahren hat sich eine Kombinationstherapie von Kortikosteroiden mit Cyclosphosphamid als Therapie der Wahl herausgestellt. Beide Medikamente werden gleichzeitig angesetzt; das Kortikoid wird sukzessive abgebaut, Cyclophosphamid hingegen bis zu zwei Jahren verabreicht (Anfangsdosis 200 mg/Tag, Steuerung je nach den Laborwerten). Unter dieser Therapie kommt es zur langfristigen Remission und nicht selten zur permanenten Ausheilung.

Granulomatöse Vaskulitis vom Riesenzelltyp

Die hierher gehörenden Vaskulitiden sind dadurch gekennzeichnet, daß sich die Granulome intravaskulär in der Media der Arterien finden, segmental und umschrieben bleiben, meist langsam wachsen und deshalb selbst bei Okklusion nicht stets zu umfänglichen Nekrosen oder Organzerstörungen führen. Die Granulome sind durch reichlich Riesenzellen gekennzeichnet. Man unterscheidet folgende Symptomkomplexe: *Takayasu-Syndrom* (Befall der Nierenarterien und der Aorta), *Polymyalgia rheumatica* (Befall vorwiegend der Muskelarterien mit Rheuma-ähnlichen Beschwerden) und *Arteritis temporalis*. Bei letzterer kommt es als typisches Zeichen zur „drahtigen" Verhärtung und Verödung der Arteria temporalis (und anderer Arterien vor allem im Gesichtsbereich) mit Kopfschmerzen, Gesichtsausfällen (bis zur Blindheit!) und Myalgien im Masseterbereich („Claudicatio intermittens der Kaumuskulatur"). Hautsymptome fehlen in der Regel; in Ausnahmefällen kommt es zu akut auftretenden, oft symmetrischen und ausgedehnten Nekrosen der seitlichen Kopfschwarte.

Therapie. Systemische Kortikoide.

Lymphozytäre Vaskulitis

Definition. Zustandsbilder unklarer Ursache, die durch lymphozytäre Entzündung von Gefäßen und Blutextravasation, wahrscheinlich auf Basis einer Typ-IV-Immunreaktion, gekennzeichnet sind.
Bemerkung: Die Gruppe der lymphozytären Vaskulitis machte durch Aufdeckung von Immunkomplexen bei manchen früher hierzu gerechneten Krankheitsbildern (etwa der Pityriasis lichenoides) einen Bestandsschwund mit und umfaßt heute im Grunde nur noch einen einzigen Krankheitstyp, die sog. *chronische Pigmentpurpura*. Diese wird allerdings in zahlreiche, sich nur in Details voneinander unterscheidende Subtypen unterteilt.

Chronische Pigmentpurpura
Definition. Gruppe ähnlicher Krankheitsbilder unbekannter Ursache, die durch sehr chronischen Verlauf, das Nebeneinander alter und frischer Läsionen (Hämosiderineinlagerungen und Purpura) und histologisch lymphozytäre Kapillaritis gekennzeichnet sind.

Allgemeines. Diese Zustände sind relativ selten; sie treten in jedem Alter auf, gewöhnlich aber im frühen Erwachsenenalter, häufiger bei Männern und aus hydrostatischen Gründen vorwiegend an den Beinen.

Klinisches Bild. Vor allem die Beine, seltener auch der Rumpf, zeigen ein scheckiges, aus unscharf begrenzten Flecken aufgebautes Exanthem, dessen Einzelläsionen aus kleinen, flohstich- bis millimetergroßen Purpurapünktchen in sämtlichen Stadien der Entwicklung (von hellrot über orange und braun zu gelb) aufgebaut sind. Im Vordergrund stehen meist ältere, braune Pünktchen, die den Läsionen einen charakteristischen „cayennepfefferartigen" Aspekt geben. Die morphologische Ausprägung wechselt von Fall zu Fall; manchmal überwiegen plaqueartige Herde („Purpura pigmentosa progressiva Schamberg"), manchmal anuläre Herde („Purpura anularis teleangiektodes Majocchi"), in anderen Fällen finden sich eingestreute entzündliche Knötchen („lichenoide Pigmentpurpura Gougerot-Blum"), selten sind die Läsionen von Juckreiz begleitet („ekzematoide Pigmentpurpura"). Letztere ist oft generalisiert und tritt besonders dicht an mechanisch belasteten Stellen (Gürtellinie) auf.

Assoziierte Symptome. Keine.

Ätiologie. Unbekannt. Sehr ähnliche oder identische Zustände können durch Medikamente verursacht werden; bekannt hierfür sind die früher häufig verwendeten bromhaltigen Schlafmittel.

Histologie. Lymphozytäre Kapillaritis, Blutextravasate.

Labor. Unauffällig. Gerinnungsparameter im Normbereich.

Differentialdiagnose. Stauungspurpura bei chronisch-venöser Insuffizienz, nekrotisierende Vaskulitis.

Verlauf und Therapie. Nach jahrelangem Verlauf kommt es häufig zur Spontanheilung. Systemische Kortikosteroide unterbrechen den Prozeß zwar schnell, doch kommt es nach Absetzen sofort zum Rezidiv; Kortikosteroide sind daher keine geeignete Therapieform. Lokaltherapie ist wirkungslos. Eine gewisse Besserung läßt sich durch Photochemotherapie und Tetrazykline erzielen.

Einschub: Pyoderma gangraenosum

Definition. Eine lokal durch Abszedierung und Nekrosebildung destruierende entzündliche Dermatose unbekannten Ursprungs, die häufig mit inneren Krankheiten assoziiert ist.

Bemerkung: Pyoderma gangraenosum ist eine in ihrer bizarren Symptomatik hochcharakteristische, aber in ihrer Ätiologie und Pathogenese unklare Krankheit. Ihre Besprechung erfolgt deshalb hier, weil nekrotisierende Vaskulitis ein hervorstechender histopathologischer Befund ist; eine solche Zuordnung ist jedoch simplifizierend, da dem Pyoderma gangraenosum wahrscheinlich profunde systemische immunologische bzw. Phagozytose-

Defekte zugrunde liegen. Die Bezeichnung „Pyoderma" ist irreführend und falsch, da eine infektiöse Genese nicht vorliegt.

Allgemeines. Pyoderma gangraenosum ist eine seltene, aber weltweit vorkommende Krankheit ohne Geschlechtsprädilektion; sie tritt meist im Erwachsenenalter auf. Der Verlauf ist stets schubartig, doch schwanken die Intensität und der Akuitätsgrad erheblich; die meisten Fälle nehmen einen chronisch-rezidivierenden Verlauf, bedeuten für den Patienten eine erhebliche Belastung, sind aber nicht lebensbedrohend. Akut verlaufende Fälle können zu sehr ausgedehnten, foudroyant fortschreitenden Nekrosen und (selten) durch schwere Komplikationen (Sepsis, Schock) zum Tode führen.

Klinisches Bild. Die Primärläsion ist eine schmerzhafte hämorrhagische Pustel, die sich häufig nach Traumen (von Insektenstichen oder Bagatellverletzungen bis zu Operationswunden) einstellt, rasch exulzeriert und in ein sich zentrifugal ausbreitendes flaches Geschwür umwandelt (Zuwachs: mehrere Millimeter bis Zentimeter/Tag). Der Ulkusgrund ist von schmierigen Nekrosen bedeckt, der Ulkusrand von düster lividroter Farbe, schwammig-weicher Konsistenz, druckschmerzhaft und unterminiert. Die Geschwüre gewinnen durch unaufhaltsame, unregelmäßige Progredienz („Abgrasen") serpiginöses Aussehen und sind von einem scharf begrenzten entzündlichen Randsaum mit matschigen Pusteln abgegrenzt.

Nach Wochen bis Monaten dauerndem Verlauf kommt es zum spontanen Stillstand; die entstehenden Narben sind charakteristisch atrophisch, polyzyklisch, „wie gestrickt"; die Qualität der Narben erlaubt bereits die Verdachtsdiagnose eines abgelaufenen Pyoderma gangraenosum (ähnliche Narben bei Skrofuloderm). Rezidive befallen selten dieselbe Hautstelle! *Charakteristischer klinischer Befund: Pathergiephänomen;* Minimaltraumen, etwa Nadelstiche im Rahmen einer Intrakutantestung, wandeln sich in Nekrosen (Primärläsionen des Pyoderma gangraenosum) um; außer bei Pyoderma gangraenosum findet sich Pathergie noch bei M. Behçet.

Systemische Symptome. Fieber, Leukozytose, erhöhte Senkung.

Assoziierte Krankheiten. Bei ca. einem Drittel der Fälle koindiziert eine Colitis ulcerosa (bzw. M. Crohn), die meist schon vor dem Pyoderma gangraenosum einsetzt; umgekehrt wird Colitis ulcerosa lediglich in etwa 5% der Fälle von Pyoderma gangraenosum begleitet. Häufige weitere Assoziationen sind Paraproteinämien (meist IgA), wobei aber nur selten ein M. Kahler besteht, chronische Polyarthritis, Lymphome und Leukämien.

Ätiologie und Pathogenese. Unbekannt. Diskutiert wurden Shwartzman-Sanarelli-Phänomen, Defekte der B- und T-Zellfunktion, der Monozytenchemotaxis und Phagozytose.

Histologie. Abszedierende und nekrotisierende Entzündung, nekrotisierende Vaskulitis.

Therapie. Antibiotikatherapie ist (fast) wirkungslos; Kortikoide unterbrechen den Krankheitsverlauf nahezu augenblicklich und sind das Mittel der Wahl im frühen Stadium. Gleichzeitig wird eine als Dauertherapie (Jahre) angelegte Behandlung mit Salicylazosulfapyridin angesetzt; dieses Medikament unterdrückt weitere Rezidive, ist wegen verzögerten Wirkungseintritts (2-3 Wochen) zu alleiniger Behandlung im akuten Schub jedoch nicht geeignet.

Livedosyndrome

Definitionen. Livedosyndrome sind vaskuläre Syndrome von sehr verschiedener Ätiologie und Prognose, denen eine prominente Livedozeichnung gemeinsam ist.

Livedozeichnung. Eine rotbläuliche, netzartige, gefäß*ähnliche* Hautzeichnung, von der zwei klar unterscheidbare Spielarten bestehen:
Livedo reticularis (Abb. 128 a). Ausgedehnt, die Extremitäten bevorzugend, *regelmäßig,* aus kleinen (2-3 cm), *geschlossenen,* kreisförmigen Einzelelementen zusammengesetzt. Bei Erwärmung verschwindet sie, bei Abkühlung kehrt sie am selben Ort wieder. Livedo reticularis ist zumeist ein *physiologisches* Phänomen *(Cutis marmorata).*
Livedo racemosa (Abb. 128 b, 129). Fokal an den unteren Extremitäten oder disseminiert auftretend, *unregelmäßig;* sie ist aus rankenartigen *offenen* Kreissegmenten aufgebaut, wirkt großkalibriger und meist dunkler als die Livedo reticularis und bleibt bei Erwärmung bestehen. Livedo racemosa ist ein *pathologisches* Phänomen verschiedener Ursache (Tabelle 17).

▶ **Merke:** Im englischen Sprachraum existiert nur der Begriff „Livedo reticularis", der ohne weitere Unterscheidung angewandt wird. Dies führt zu nicht unbeträchtlicher Verwirrung.

Physiologisches Substrat der Livedozeichnung. Diese entspricht *nicht* durchschimmernden Hautvenen, sondern Hautbezirken mit niedriger kapillarer

Tabelle 17. Mit Livedo racemosa assoziierte Krankheitsbilder

Einflußhindernis (arteriell)	Abflußhindernis (venös)	Viskositätserhöhung
Arteriosklerose	Nekrotisierende Venulitis	Kryoglobulinämie
Cholesterin-Embolisation	Shwartzman-Sanarelli-	Thrombozytose
Sneddon-Syndrom	Phänomen	Polyglobulie
Arteritis	(Thrombosierung	Kälteagglutininkrankheit
Polyarteritis nodosa	oberflächlicher Venen)	
bei „Kollagenosen"		
Thrombangitis		
obliterans		
Livedo-Vaskulitis		

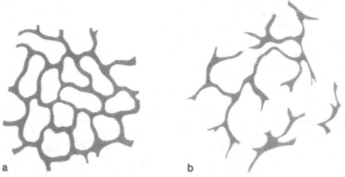

Abb. 128. a Livedo reticularis: runde, geschlossene, regelmäßige Kreisfiguren.
b Livedo racemosa: unregelmäßig bizarr konfigurierte Kreissegmente

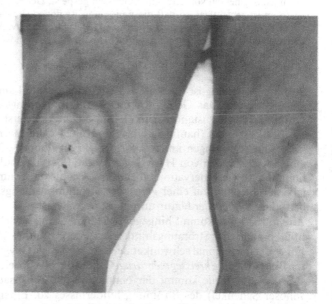

Abb. 129. Livedo racemosa bei einer letal verlaufenen Kälteagglutininkrankheit bei Mykoplasmeninfektion

Sauerstoffspannung; niedrig oxygeniertes Blut ist dunkel und erscheint durch die (dünne) Haut bläulich. Das kreisförmige Grundelement der Livedozeichnung erklärt sich aus der Anatomie: Die Blutversorgung erfolgt durch Arteriolen, die jeweils ein (im Vertikalschnitt) sektorförmiges Stück Haut speisen (in der Aufsicht kreisförmig; Abb. 130). Wegen der zentrifugalen

399

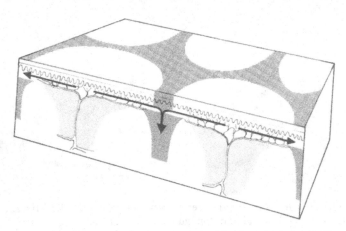

Abb. 130. Die anatomische Grundlage der Livedo reticularis: die Haut wird in trichterförmigen Segmenten von arteriellen Gefäßen gespeist. Der kapillare Blutfluß in diesen Sektoren ist zentrifugal, so daß die peripheren Regionen (Bereiche der venösen Drainage) vergleichsweise hypoxygeniert sind. Bei Strömungsverlangsamung wird der Unterschied der Oxygenierung manifest: Das (dunklere) venöse Blut schimmert livide durch die Haut. (Gezeichnet nach Copeman 1975)

Strömungsrichtung ist die Sauerstoffspannung zentral am höchsten, peripher am niedrigsten. Das Gefälle ist im Normfall allerdings so gering, daß kein Farbunterschied zustande kommt. Ein solcher tritt erst bei Verlangsamung des Blutflusses auf (häufigste Ursache: Kälte - Cutis marmorata), seltener bei Viskositätserhöhungen anderer Art (z.B. Polyglobulie), Thrombozytose und anderen Zuständen von Hyperkoagulabilität, Kryoglobulin- und Kälteagglutininämie sowie Innervationsstörungen (Apoplexie, Traumen). Livedo reticularis beruht somit auf einer *generellen* Strömungsverlangsamung im Kapillarbett, die *funktioneller* Natur und meist harmlos ist.

Livedo racemosa kommt hingegen zustande, wenn umschriebene, meist multiple organische Strömungshindernisse den Blutfluß *fokal* verlangsamen. Folge ist eine regional schwankende, unregelmäßige Oxygenierung des kapillären Blutes, die eine *kreissegmentartige* Gestalt der Livedozeichnung bewirkt (Abb. 128 b). Keine Rolle kommt der Natur und der Lokalisation (arterieller oder venöser Schenkel) des Strömungshindernisses zu. Einengungen der Strombahn können durch arteriosklerotische Plaques, Cholesterinemboli, Endothelpolster, Fibrinthrombi, nekrotisierende Vaskulitis u.a.m. entstehen.

Merke: Livedo racemosa ist ein *Alarmzeichen,* das stets zur Untersuchung auf Systemkrankheiten Anlaß gibt (s. Tabelle 17).

Sneddon-Syndrom

Synonyme. Livedo racemosa generalisata, Livedo reticularis and cerebrovascular lesions (Sneddon), Livedo racemosa apoplectica.

Definition. Ein potentiell lebensgefährliches, zerebrokutanes Krankheitsbild unbekannter Ätiologie, das auf Intimaproliferation in mittelgroßen Arterien von Haut und Zentralnervensystem beruht und klinisch durch Livedo racemosa und ein Spektrum zentralnervöser neurologischer Zeichen charakterisiert ist.

Allgemeines. Das Sneddon-Syndrom gilt als Rarität, wird jedoch wahrscheinlich häufig nur nicht diagnostiziert, weil der Livedo racemosa-Zeichnung wenig Bedeutung zugemessen wird und die neurologische Symptomatik oft erst mit jahrelangem Verzug auftritt. Gynäkotropie.

Klinik. Ein schubweise, chronisch progredientes Krankheitsgeschehen. Beginn im jungen Erwachsenenalter gewöhnlich (nicht stets) mit generalisierter Livedo racemosa. Die neurologische Symptomatik ist je nach Lokalisation des Gefäßverschlusses sehr heterogen. Hauptsächliche Manifestationen sind transiente ischämische Attacken (TIA), transiente Amnesien, Aphasien, Hirnnervenlähmungen, epileptische Anfälle, organisches Psychosyndrom, psychiatrische Störungen, Demenz. Die Symptomatik bildet sich nach den Schüben jeweils nur teilweise zurück und führt zu immer größerem neurologischem Defizit. Maximale Manifestation ist der ischämische Insult (häufigste Todesursache).

Histologie. Fokale Intimaproliferation der mittelgroßen Arterien von Haut und Hirn mit teilweisem oder gänzlichem Verschluß. Keine Entzündungszeichen.

Pathogenese. Polsterförmige Proliferation subendothelialer glatter Muskelzellen als Antwort auf eine Intimaläsion. Dieses Phänomen ist ein unspezifisches Reaktionsmuster der arteriellen Intima auf ein Spektrum von Noxen (mechanisch, entzündlich, bei Arteriosklerose) und im Grunde zumindest teilweise rückbildungsfähig. Beim Sneddon-Syndrom ist sowohl die Natur der primären Läsion als auch die Ursache der Perpetuation des Prozesses unklar; als ursächliche Faktoren wurden hormonelle Kontrazeptiva, Nikotinabusus und Hypertonie vermutet, jedoch bisher nicht nachgewiesen.

Diagnostik. Histologisch. Wichtig ist hierbei die richtige Auswahl der Biopsiestelle: Die pathologisch veränderten Gefäße finden sich nicht unterhalb eines lividen Areals, sondern im Mittelpunkt eines Kreissegmentes, also in klinisch unauffälliger Haut (s. oben).
In den frühen Phasen bleibt das ZNS trotz ausgeprägter neurologischer Symptomatik oft erstaunlich lang röntgenologisch (CT) unauffällig (Methoden zur Funktionsmessung der zerebralen Durchblutung sind aussagekräftiger – SPECT). Im späteren Verlauf Atrophie und zystische Aufhellungen.

Livedovaskulitis

Synonyme. Idiopathische Atrophie blanche, Livedo reticularis with summer ulcerations, segmentale hyalinisierende Vaskulitis, PPURPLE (= painful purpuric ulcers with reticulate patterning of lower extremities).

Definition. Eine auf die Arteriolen und Venolen der Knöchelregion beschränkte Gefäßkrankheit unklarer Ätiologie, die mit Ausbildung von Fibrinthrombi einhergeht und durch die klinische Trias von Atrophie blanche, Livedo racemosa und Ulzera gekennzeichnet ist.

Allgemeines. Ein relativ häufiges Krankheitsbild der zweiten Lebenshälfte mit deutlichen saisonalen Schwankungen (Schübe im Sommer und Winter, dazwischen Perioden relativer Ruhe), das durch seine hohe Schmerzhaftigkeit und extreme Langwierigkeit gefürchtet ist. Gynäkotropie.

Klinik. Leitsymptom sind rundliche oder sternförmige Ulzera der Malleolargegend von ischämischem Charakter (sich langsam ausbreitende trockene Nekrosen mit nachfolgender Exulzeration); schon bei zarter Berührung und auch spontan schmerzhaft. Daneben Herde von Atrophie blanche (porzellanweiße derbe fibrotische Plaques), hämorrhagische Areale und Livedo racemosa im distalen Unterschenkel- und Fußbereich. Keine Systemzeichen.

Histologie. Fibrinthrombi und Okklusion in oberflächlichen Arteriolen und Venen, Hyalinisierung der Gefäßwände, keilförmige Nekrose im abhängigen Gewebsbereich.

Pathogenese. Die Ursache für die Bildung der Fibrinthrombi ist unbekannt. Möglicherweise besteht in den Gefäßen der Malleolarregion eine verminderte fibrinolytische Aktivität der Gefäßwand. Verschiedene Faktoren (Kälte, Hitze, venöse Stase) wirken als Trigger.

Therapie. Low dose Heparin, fibrinolytische Therapie, Thrombozytenaggregationshemmung mit Salizylaten, Gefäßerweiterung (Nifedipin). Bei frischen ischämischen Nekrosen kann Exzision und plastische Deckung den Heilungsverlauf beträchtlich abkürzen.

Differentialdiagnose. Livedovaskulitis wird in der Regel mit postthrombotischem Syndrom verwechselt. Zu unterscheiden sind ferner alle anderen Ursachen von Unterschenkelgeschwüren (Tabelle 36, S. 587).

Kutane Polyarteritis nodosa

Definition. Eine durch benignen Verlauf, Beschränkung auf die Haut bei nur milden Systemzeichen und gutes therapeutisches Ansprechen gekennzeichnete Verlaufsform der Polyarteritis nodosa.

Allgemeines. Vorkommen selten. Es ist unklar, ob es sich um eine eigene Krankheitseinheit oder nur eine Vorstufe oder Abortivform der systemischen Polyarteritis nodosa handelt. Ihre Kenntnis ist trotzdem wichtig, da sie fast immer durch lange Zeit als ungewöhnliche chronisch-venöse Insuffizienz gedeutet und nicht adäquat behandelt wird.

Klinik. Auffällige, sternförmige („Starburst"), disseminierte Herde von Livedo racemosa an Unterschenkeln und Füßen, schmerzhafte verhärtete subkutane Knoten und Stränge (knotige Arteritisherde und Fußödeme). Im weiteren Verlauf oft nekrotisierende Ulzera und Hämorrhagien. Typisch ist das Übergreifen der Läsionen auf die Fußsohlen. Im Gegensatz zur systemischen Polyarteritis nodosa fühlt sich der Patient im wesentlichen gesund, klagt jedoch über heftige Schmerzen im distalen Unterschenkel, Fuß und den Sohlen, die Gehen und Stehen erschweren. Die schweren subjektiven Beschwerden stehen oft im Gegensatz zum manchmal dürftigen objektiven Befund.

Histologie. Wie bei der systemischen Polyarteritis nodosa.

Labor. Milde Entzündungsparameter (Senkungserhöhung, Leukozytose etc.); Hepatitis-Serologie typischerweise negativ.

Therapie. Kombinierte Kortikoid- und Cyclophosphamidtherapie.

Krankheiten des Fettgewebes

Allgemeines. Das Fettgewebe ist – entsprechend seiner Funktion als mechanisches Schutzpolster – gegen mechanische Traumen wenig empfindlich; um so empfindlicher ist es jedoch gegenüber vielen Traumen anderer Natur, etwa chemischen, entzündlichen und auch Kältetraumen. Die Reaktionstypen des Fettgewebes sind nur wenige, woraus sich Überlappungen der klinischen Bilder, Terminologieschwierigkeiten und Unklarheiten in der Ätiologie ergeben.

Das Endresultat eines Spektrums von Traumen und zugleich der Ausgangspunkt vieler Formen von Entzündungen des Fettgewebes („Pannikulitis") ist der Untergang von Fettzellen: hieraus nimmt eine Kaskade gesetzmäßig ablaufender pathophysiologischer Vorgänge ihren Ausgang: das frei ins Gewebe gelangende Fett (zum überwiegenden Teil Triglyceride) wird durch Lipasen (entweder durch die Blutbahn zugeführt oder autochthon entstanden) gespalten; die entstehenden freien Fettsäuren lösen eine heftige entzündliche Reaktion aus, durch die weiteres Fettgewebe zugrunde geht (Circulus vitiosus; kann zur Perpetuation der Entzündung führen). Anschließend wandern Makrophagen ein: Phagozytose des Fetts („Lipophagen"), Granulombildung („Lipogranulom"), Fibrosierung und Sklerosierung.

Stehen bei Pannikulitis Zelluntergang und Entzündung im Vordergrund, kommt es zur Einschmelzung des Fettgewebes (von nur histologisch erkennbaren „Mikroölzysten" bis zu fluktuierenden Knoten mit Fistelbildung und Absonderung eines ölig-viskösen Exsudates). Stehen hingegen die produktiven Veränderungen im Vordergrund, entstehen torpide, knotige oder plattenartige Gewebsverdichtungen, die histologisch Lipogranulomen entsprechen. Der Endzustand ist häufig durch intensive Fibrosierung und narbige Schrumpfung der Pannikulitisherde mit charakteristischen Einziehungen, Sklerosierung und Adhärenz der Haut an den tiefen Faszien und erhebliche Reliefveränderungen charakterisiert.

Je nach der zugrundeliegenden Ursache der Pannikulitis wird dieser gesetzmäßige Ablauf der Gewebsreaktion moduliert. Bei fast jeder Form der Pannikulitis erleiden auch die Gefäße entzündliche Veränderungen („keine Pannikulitis ohne Vaskulitis"). Überwiegen die entzündlichen Veränderungen in den die Gefäße tragenden Septen, spricht man von einer „septalen" Pannikulitis, bei Befall der Fettläppchen in ihrer Gesamtheit von „lobulärer" Pannikulitis. Da erstere von nur wenig oder keinem Untergang von Fettzellen begleitet ist, kommt es hier zur Abheilung mit Restitutio ad integrum.

Traumatische Pannikulitis

Mechanisch-traumatische Pannikulitis

Ein seltener Zustand, der gewöhnlich bei sehr adipösen Individuen auftritt; Prädilektionsstellen: Brüste, Hinterbacken. Klinisch handelt es sich um schmerzhafte knotige und plattenartige derb-fibrotische Infiltrate.

Kältepannikulitis

Ein seltener, nach Kälteexposition auftretender knotiger Pannikulitisprozeß; vorwiegend bei Kindern, selbstlimitiert, keine Einschmelzung. Prädilektionsstellen: Wangen, Extremitäten. Klassisches Beispiel: Kleinkind, das mit dem Eislutscher an der Backe einschläft.

Pannikulitis nach Injektion von Fremdsubstanzen

Allgemeines. Zahlreiche intramuskulär zu verabreichende Medikamente führen, wenn fälschlich in die Subkutis injiziert, zu Fettgewebsnekrose und, in deren Folge, zum sog. „Spritzenabszeß". Auslösend sind entweder primär irritierende Substanzen (Beispiel: Pentazocin) oder ölige Lösungsmittel. Nicht selten entstehen solche Formen der Pannikulitis durch Selbstinjektion (Morphium!).

Klinisches Bild. Schmerzhafte, häufig einschmelzende und fistulierende Knoten an der Injektionsstelle von oft erheblicher Größe, die mit unregelmäßig eingezogenen Narben ausheilen.

Sonderform. **Silikongranulome.** In früheren Zeiten wurden aus kosmetischen Gründen Paraffin- oder Silikonpräparate *frei* in das Fettgewebe injiziert. Das unausbleibliche Resultat waren extrem chronische, fistulierende und fibrosierende Veränderungen und daher Entstellung der so behandelten Körperteile (Brüste, Gesicht, gelegentlich auch männliche Genitalien). Derartige Praktiken sind absolut kontraindiziert!

Auf nicht entzündlicher Basis beruhen Foci von Fettgewebsatrophie nach (fälschlicher) subkutaner Injektion von Depotkortikoiden und Insulin.

Systemische Formen der Pannikulitis unbekannter Ursache

Erythema nodosum

Septale Pannikulitis (s. S. 143).

Nodulärvaskulitis

Lobuläre Pannikulitis (s. S. 279).

Systemische noduläre Pannikulitis

Definition. Mit Systemzeichen einhergehende chronisch-rezidivierende Krankheit, die durch schmerzhafte, knotige Fettgewebsentzündungen und Nekrosen in Subkutis und manchmal in Fettdepots des Körperinneren gekennzeichnet ist.

Allgemeines. Es handelt sich um eine seltene Reaktionsform des Fettgewebes, die früher unter dem Namen „Pfeifer-Weber-Christian-Krankheit" (febrile non-suppurative Pannikulitis) als eigenständige Krankheit betrachtet wurde. Eine einheitliche Ätiologie besteht jedoch offenbar nicht; ein Teil der Fälle ist mit Pankreatitis oder Pankreaskarzinomen assoziiert, beim Rest ist die Ätiologie unklar. Früher wurde auch die Lupuspannikulitis hier eingereiht (Abb. 131).

Pathogenese. Bei Fällen mit assoziierter Pankreatitis oder Pankreaskarzinom werden Pankreasfermente (Lipasen) in die Blutbahn abgegeben und führen zum lokalisierten Fettgewebszerfall.

Klinisches Bild. Schubartig wiederkehrende Eruption von sehr schmerzhaften entzündlichen subkutanen Knoten v. a. an den Beinen und im Beckenbereich

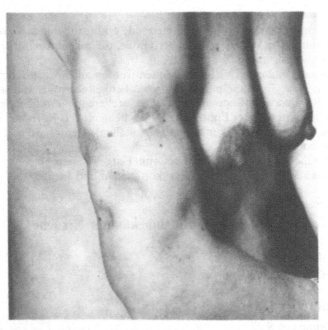

Abb. 131. Lupuspannikulitis. Tief eingezogene, multiple, konturverändernde Herde als Endzustand einer knotigen Pannikulitis im Rahmen eines systemischen Lupus erythematodes

(Gesicht nie befallen). Die Größe der Läsionen schwankt zwischen einigen Millimetern und Zentimetern; die Knoten bilden sich nach einigen Wochen spontan zurück und wandeln sich in eine umschriebene Fibrose um. In *seltenen Fällen* kommt es zu Einschmelzung und Ausbildung von Fisteln. Bei Assoziation mit Pankreaskrankheiten ist die Intensität der Pannikulitis meist stärker als ohne solche.

In den meisten Fällen beschränken sich die Läsionen auf das subkutane Fettgewebe; bei Befall innerer Fettdepots (Retroperitoneum, Mesenterium, Knochenmark) kommt die entsprechende Organsymptomatik hinzu. Die schubartigen Attacken sind mit hohem Fieber und Krankheitsgefühl, Leukozytose, Arthralgien und – bei Pankreassymptomatik – Erhöhung der Pankreasenzyme im Blut und Harn verbunden (Amylase).

Therapie. Behandlung der Pankreasaffektion; Chloroquin.

Lupuspannikulitis

(Siehe S.360)

Idiopathische Lipogranulomatose (Rothmann-Makai-Syndrom)

Eine seltene, in ihrer Identität umstrittene Krankheit unbekannter Ursache, die hauptsächlich bei Kindern vorkommt und durch multiple derbe, knotige oder plattenartige Infiltrate v. a. der Extremitäten gekennzeichnet ist. Die Erscheinungen bilden sich meist innerhalb eines Jahres spontan zurück.

Histologie. Lipogranulome und ausgeprägte Fibrose.

Hauterscheinungen bei Stoffwechselkrankheiten

Hauterscheinungen bei Ernährungsstörungen

Überernährung

Adipöse Personen entwickeln häufig triviale Dermatosen, die durch Friktion und verstärktes Schwitzen bedingt sind: intertriginöses Ekzem, Erythrasma, Epidermo- und Candidamykosen, Pyodermien, sowie diffuse Hyperpigmentierung der intertriginösen Areale mit Ausbildung multipler weicher Fibrome („Pseudoakanthosis nigricans"). Zusätzlich besteht erhöhte Prädisposition zu Diabetes mellitus mit den entsprechenden dermatologischen Konsequenzen (s. unten).

Überangebot einzelner Nahrungsmittel kann zu Hautzeichen führen. Beispiel: Karotinämie bei Hyperalimentation mit Karotinoid-haltigen Nahrungsmitteln (Karotten, rotes Palmöl) führt zu kanariengelbem Teint mit Betonung von Handflächen und Fußsohlen (Absorption in der Hornschicht; je dicker diese ist, desto intensiver die Farbe). Karotinämie ist auch ein Begleitsymptom von Diabetes mellitus und Myxödem. Medikamentös durch Einnahme von Beta-Carotin bei erythropoetischer Protoporphyrie.

Bemerkung: Einnahme von Beta-Carotin-Präparaten zur Vortäuschung von Sonnenbräune ist derzeit ein Modetrend. Diese „falsche Sonnenbräune" sieht allerdings weder echt aus, noch schützt sie vor Sonnenbrand.

Mangelernährung

Allgemeine Mangelernährung

Chronische Mangelernährung (Hunger, Anorexia nervosa, konsumierende Krankheiten) führt nicht nur zu einem Defizit an Kalorien, sondern auch einer Reihe von essentiellen Nährstoffen (Vitamine, essentielle Fettsäuren, Spurenelemente etc.) und daher zu einem komplexen klinischen Bild. Neben Abbau der Fettschicht und Symptomen verschiedener Organsysteme kommt es zu Hautveränderungen, die denen im Alter ähnlich sind: die Haut ist verdünnt, trocken, craqueliert und schuppend („Pseudoichthyose") und zeigt follikuläre Hyperkeratosen (Vitamin A und Vitamin C-Defizienz). Sie ist schlaff, kalt, bleich-grau (Anämie und Vasokonstriktion) und – vorwiegend an den sonnenexponierten Regionen – fleckig schmutzig-braun hyperpigmentiert (ähnlich Pellagra). Die Haare sind stumpf, trocken, oft ergraut, stellen das Wachstum ein und fallen leicht aus (Telogeneffluvium). Die Nägel wachsen langsam und sind längsgeriefelt. Bei Kindern zusätzlich Wachstumsrückstand.

Kwashiorkor („Krankheit des Säuglings", Protein-Energie-Malnutrition)

Ein hauptsächlich in Notstandsgebieten der Dritten Welt bei Säuglingen und Kleinkindern auftretender Zustand, der durch Proteinmangel bei adäquater Einnahme von Kohlenhydraten bedingt ist. Hauptzeichen sind Wachstumsrückstand, hypalbuminämische Ödeme (Gesicht!), Fettleber, psychomotorische Fehlregulation und charakteristische Hautsymptome: depigmentierte Areale perioral und an den Beinen, dunkelrote elevierte „emailleartige" Läsionen von wachsiger Konsistenz vorwiegend an Druckstellen (Windelregion, Haut über Knochenvorsprüngen). Die Haut ist sehr verletzlich (Reibetraumen, Blasenbildung), trocken und pseudoichthyotisch. Die Haare zeigen Telogeneffluvium und Pigmentverlust (dunkle Haare werden blond oder rötlich).

Hautinfektionen bei chronischer Mangelernährung

Durch Marasmus und die den Hunger begleitende sekundäre Immundefizienz kommt es häufig zu Infektionen (opportunistische Keime!). Mit Hunger in der Dritten Welt besonders assoziiert sind destruktive Infektionen durch das fusospirilläre Gemisch (Bact. fusiforme, Spir. refringens):
Nekrotisierende ulzerierende Gingivitis (Noma, Cancrum oris). Eine hauptsächlich bei Säuglingen und Kleinkindern auftretende Gangrän von Gingiva, Kiefer und Haut. Schreitet rapide fort und führt zu ausgedehnten Substanzdefekten und unbehandelt zum Tod.
Tropisches Geschwür. Analoger Prozeß bei Erwachsenen, gewöhnlich nach Verletzungen an den Beinen.

Therapie. Massive Antibiotika-Therapie (Penicillin!), nach Beherrschen der Infektion plastische Deckung (oft recht schwierig).

Vitamin-Mangelzustände

Allgemeines. Hypovitaminosen sind heute in unseren Breiten selten und kommen fast ausschließlich bei einseitiger Ernährung, Alkoholismus oder Resorptionsstörungen (nach Darmoperationen oder bei gastrointestinalen Krankheiten) vor. Da Hypovitaminosen gewöhnlich kombiniert auftreten, ist die *Spezifität mancher Hautsymptome noch nicht gänzlich geklärt.* Die Therapie erfolgt jeweils durch Zufuhr des betroffenen Vitamins bzw. Vitaminmischpräparate.

Vitamin-A-Mangel

Frühzeichen: Nachtblindheit (Defizienz der Rhodopsinsynthese). Die Hauterscheinungen werden durch das *Grundsymptom der Hyperkeratose* bestimmt: sowohl diffuse Verdickung des Stratum corneum als auch Ausbildung von Hornpfröpfen in den Follikelostien und Schweißdrüsenausführungsgängen (ähnlich ausgedehntem Lichen pilaris): *„Phrynoderm".* Gleichzeitig Plattenepithelmetaplasie an den nicht verhornenden Schleimhäuten (Keratokonjunktivitis sicca – Bitot'sche Flecken; kann im Extremfall zu Keratomalazie führen). Chronischer Vitamin-A-Mangel führt zu höherer Inzidenz von Karzinomen (antineoplastische Wirkung der Retinoide).

Differentialdiagnose. Ichthyosis vulgaris, Lichen pilaris.

Therapie. Vitamin-A-Zufuhr führt zur schnellen Besserung der Augensymptomatik, jedoch erst nach Wochen zur Normalisierung des Hautzustands.

Bemerkung: Die ichthyoseähnliche Hyperkeratose beim Phrynoderm war das Rationale der Vitamin-A-Therapie zahlreicher Verhornungsstörungen (Ichythosen, Psoriasis). Der früher verwendete Vitamin-A-Alkohol (Retinol) führte allerdings erst in subtoxischen Dosen zu wesentlichen therapeutischen Effekten und konnte sich daher nicht durchsetzen. Die modernen synthetischen Retinoide vereinen niedrige Toxizität mit hoher Wirksamkeit.

Hypervitaminose-A. Kommt außerordentlich selten alimentär zustande (klassisches Beispiel: Genuß von Eisbärleber), war jedoch obligatorisches Begleitzeichen der historischen Retinol-Behandlung diverser Dermatosen. Hauptsymptome: Nausea, Kopfschmerzen (Erhöhung des Hirndrucks), diffuse Schuppung, Erhöhung der Transaminasen und Blutlipide.

Vitamin-B3 (Niacin)-Mangel: Pellagra

Eine relativ häufige Hypovitaminose; in Gegenden mit vorwiegend Maiskonsum endemisch. Niacin kann aus Tryptophan biosynthetisiert werden; die Armut von Kartoffeln und Mais an Tryptophan ist wahrscheinlich Hauptursache der Pellagra. Häufiger aggravierender Faktor: Alkoholismus.
Klinisch ist die Pellagra durch Störungen an Haut, Nervensystem und Gastrointestinaltrakt gekennzeichnet. Prodromalsymptome sind häufig Diarrhoen; im weiteren Verlauf gesteigerte UV-Empfindlichkeit der lichtexponierten Areale (Gesicht, Handrücken und Unterarme) mit Ausbildung von sonnenbrandähnlichen, juckenden und brennenden Erythemen, manchma Blasenbildung. Im subakuten Stadium wird die Haut rauh, rot bis braunschwarz pigmentiert, craqueliert mit hämorrhagischen Schuppen und Krusten, induriert und fissuriert. Häufig auch analoge Hautläsionen an bedeckten Körperstellen (Füße, Genitalregion). Typisch ist ein Streifen unbefallener Haut unterhalb des Haaransatzes an der Stirn sowie eine halsbandartige ekzematische Läsion, die sich krawattenartig bis zum Sternum fortsetz (Casal'sches Halsband). Neurologische Symptome: periphere Polyneuritis psychiatrische Veränderungen (Depression).

Differentialdiagnose. Kontaktekzem, phototoxisches Ekzem, Porphyria cutanea tarda.

Andere Mangelzustände des Vitamin-B-Komplexes

Vitamin-B2 (Riboflavin)-Mangel. Ist durch das *orookulogenitale Syndrom* gekennzeichnet: Anguli infectiosi und Cheilosis (trockene, rhagadendurchsetzte Lippen), Zungenatrophie; anguläre Blepharitis, manchmal assoziiert mit Konjunktivitis und kornealer Vaskularisation und ekzematische Veränderungen ähnlich einer seborrhoischen Dermatitis an Gesicht, Kapillitium und Genitalregion.

Differentialdiagnose. Seborrhoisches Ekzem, Zinkmangelsyndrom, andere Defizienzsyndrome.

Vitamin-B6 (Pyridoxin)-Mangel. Ekzematische Veränderungen wie seborrhoische Dermatitis um Augen, Nase und Mund; Cheilosis.

Vitamin-B12 (Cyankobolamin)-Mangel. Neben dem Symptomenkomplex der perniziösen Anämie kann es zu symmetrischen Hyperpigmentierungen der akralen Extremitätenteile kommen.

Biotin-Mangel. Ausgedehnte (seborrhoische) Dermatitis vorwiegend der Extremitäten, Cheilosis, Alopezie, Zeichen der Immundefizienz.

Vitamin-C-Mangel: Skorbut

Vitamin-C-Entzug führt nach einigen Wochen zu follikulären Hyperkeratosen vorwiegend der Streckseiten der Extremitäten ähnlich dem Lichen pilaris. Bei weiterem Bestand Hämorrhagien in und um die Hornpfröpfe (aus statischen Gründen vorwiegend an der unteren Extremität; pathognomonisches Zeichen). Bei monatelangem Vitamin-C-Mangel stellt sich die charakteristische Paradontitis und Gingivitis und schwammartige Entzündung des Gaumens ein, die zu hämorrhagischen Nekrosen, Blutungen und im weiteren Verlauf zum Zahnverlust führt. Gleichzeitig Wundheilungsstörungen. Die Neigung zu Hämorrhagien beruht auf einer Schwäche der Gefäßwände und ist bei Vitamin-C-Mangel des Säuglings- und Kleinkindesalters (Möller-Barlow'sche Krankheit) noch viel deutlicher ausgeprägt: Hier kann es auch zu Petechien (besonders an mechanisch belasteten Körperstellen) und zu Blutungen im Magen-Darm- und Harnwegsbereich kommen. Subperiostale Blutungen führen zu einer charakteristischen Schmerzhaftigkeit der Knochen (insbesondere der unteren Extremitäten).

Vitamin-K-Mangel

Haut- und Schleimhautblutungen durch Hypoprothrombinämie.

Zinkmangelsyndrom

Allgemeines. Zink ist ein essentielles Spurenelement, das in einer großen Zahl von Metalloenzymen enthalten ist und daher eine Schlüsselrolle in Stoffwechsel, Wachstum und Entwicklung spielt. Zink wird im Darm mithilfe eines (oder mehrerer) Liganden resorbiert (Tagesbedarf etwa 15 mg) und am Blutweg hauptsächlich an Albumin gebunden transportiert. Muttermilch enthält einen besonders wirksamen, dem von Kuhmilch bei weitem überlegenen Liganden; die klinische Manifestation des hereditären Zinkmangelsyndroms erfolgt daher zumeist nach dem Abstillen. Zinkaufnahme und -ausscheidung unterliegen einem komplexen homoeostatischen Regulationsmechanismus. Die Zinkreservoirs des Körpers (Gesamtgehalt 2–3 g) sind bei negativer Bilanz relativ schnell erschöpft: Erste Symptome des Zinkmangels treten schon nach etwa 1 Monat zinkfreier Ernährung auf.

Zinkmangelerscheinungen sind seit erst knapp 15 Jahren bekannt und können auf hereditären oder erworbenen Störungen beruhen. Die klinische Expression ist jeweils sehr ähnlich und durch die klinische Trias von akraler Dermatitis, Alopezie und Diarrhoen sowie durch Zeichen von Immundefizienz charakterisiert. Trotz bedrohlicher Symptomatik ist das Zinkmangelsyndrom durch Zinkzufuhr schnell und vollständig behebbar.

Hereditäres Zinkmangelsyndrom (Acrodermatitis enteropathica)

Definition. Ein seltenes, autosomal rezessives Zustandsbild, das durch stark reduzierte Zinkresorption im Dünndarm (ein bislang unbekannter Defekt des Resorptionsmechanismus) hervorgerufen wird.

Klinisches Bild. Tage bis Wochen nach Umstellung auf Kuhmilch entsteht bei Neugeborenen bzw. Säuglingen zuerst an Gesicht (perioral), Kapillitium und Windelbereich, später an den Akren von Händen und Füßen eine vorerst schuppende, später großflächig vesikulierende und nässendkrustöse Dermatitis (typisches Zeichen: Perlèche). Fortschreitende Verschlechterung, Auftreten alopezischer Herde und hartnäckiger Superinfektionen (eitrige Paronychien, Candidainfektionen etc.). Bestimmendes Symptom sind Diarrhoen die individuell und zeitlich von wechselnder Intensität sind und zu Exsikkose und Elektrolytverlust führen können. Im weiteren Verlauf Wachstumsrückstand, Anorexie, Anämie, Hypogonadismus, verzögerte Wundheilung sowie gestörte emotionelle und geistige Entwicklung.

Verlauf. Vor Einführung der Zinkbehandlung starben die Kinder zumeist in der Säuglings- oder Kleinkinderperiode an Kachexie bzw. Infektionen. Bei Erreichen geschlechtsfähigen Alters besteht zumeist Infertilität; kommt eine Konzeption zustande, sind Mißbildungen häufig.

Erworbenes Zinkmangelsyndrom

Allgemeines. Erworbener Zinkmangel ist – meist von geringerer Intensität – ein wahrscheinlich nicht seltenes Begleitgeschehen einer Vielzahl von Krankheiten, die mit Malabsorption, Katabolismus und abnormer Zinkausscheidung einhergehen oder von exzessiv einseitiger Diät bzw. parenteraler Ernährung ohne Zinkzufuhr. Die häufigste Ursache sind langwierige Durchfallkrankheiten (Tabelle 18).

Tabelle 18. Ursachen erworbenen Zinkmangels

Mangelhafte Resorption
Malabsorptionssyndrome
Krankheiten des Gastrointestinaltraktes
Alkoholismus
diätetisch
parenterale Ernährung ohne Zinksubstitution

Verstärkte Ausscheidung
Leberzirrhose
tubuläre Nierenkrankheiten
Diabetes mellitus
Dialyse

Verstärkter Katabolismus
maligne Tumoren
chronische Infekte
Trauma, Verbrennungen

Hypalbuminämie
nephrotisches Syndrom
Leberzirrhose

Klinisches Bild. Perorifizielle und akrale Dermatitis ähnlich Acrodermatitis enteropathica, diffuse Alopezie und Systemzeichen: Schwäche, Lethargie, Reizbarkeit, Anorexie, Beeinträchtigung des Geruchs- und Geschmackssinns, Diarrhoen. Anorexie und Diarrhoen bewirken eine Verschlechterung im Sinne eines Circulus vitiosus.

Labornachweis des Zinkmangels. Bestimmung der Plasmazinkspiegel (untere Normalgrenze: 70 mcg/dl).

Therapie. Orale oder intravenöse Zinkzufuhr (Zinksulfat, Zinkchlorid entsprechend 30–50 mg molekulares Zink) bewirkt innerhalb von Tagen ein Sistieren der Diarrhoe und Allgemeinsymptome, innerhalb von Wochen auch der dermatologischen Symptomatik.

Differentialdiagnose. Seborrhoische bzw. Streuekzeme verschiedener Art; Unterscheidungsmerkmal: typische Lokalisation, Allgemeinsymptomatik. Dem Zinkmangelsyndrom ähnliche Hauterscheinungen können auch bei Mangelkrankheiten anderer Art (Aminosäuredefizienzen, Biotinidase-Defizienz, essentieller Fettsäuremangel etc.) sowie beim Glucagonom-Syndrom auftreten („nekrolytisches migratorisches Erythem").

Bemerkung: Da bakterielle und mykotische Superinfektion sowie Wundheilungsstörungen typische Symptome des Zinkmangels sind, wurde Zink bei verschiedenen hartnäckigen „infektiösen" Dermatosen (etwa Akne vulgaris) oder schlechter Wundheilung (etwa Ulcera cruris) *ohne Zinkmangel* empfohlen und angewendet. Der Beweis für die Wirksamkeit steht allerdings aus.

Berichtet wurden jedoch toxische Symptome bei Überdosierung (Erbrechen, Magenblutungen, Schwindel und Neutropenie durch begleitende Erhöhung der Serumkupferspiegel). Bei langfristiger Zinksubstitution muß daher regelmäßig Serumzinkspiegel und Blutbild kontrolliert werden.

Kutane Zeichen von Hormonstörungen

Allgemeines. Störungen des Hormonstoffwechsels können sich auf die Haut verschieden auswirken: *direkte* Hormonwirkungen (falls die Haut ein Zielorgan des betreffenden Hormons ist; Beispiel: Hirsutismus), durch Wirkungen anderer Hormone bei *Störung der Homöostase* (Beispiel: Pigmentierung bei Morbus Addison) oder als Ausdruck hormonbedingter *Regulationsänderungen des Gesamtorganismus* (Beispiel: Mundhöhlencandidiasis bei Hypoparathyreoidismus). Dementsprechend sind die dermatologischen Erscheinungsbilder komplex und im einzelnen oft nicht leicht zuzuordnen. Im folgenden wird auf endokrinologische Gesichtspunkte nur soweit eingegangen, als es zur dermatologischen Symptomatik in direktem Bezug steht.

Hypophysenhormone

Da die Hypophysenhormone überwiegend regulierende Funktion auf nachgeordnete endokrine Drüsen ausüben, kommt es bei Regulationsstörungen einzelner zu Änderungen der gesamten hormonalen Homöostase und dementsprechend zu vielfältigen, wenn auch nicht immer auffälligen Veränderungen der Haut. So ist der Ausfall des Hypophysenvorderlappens (neben der hier nicht zu besprechenden Systemsymptomatik) durch Hypopigmentation, Verdünnung der Haut, Blässe, Myxödem-ähnlicher Schwellung, progerische Veränderungen, Haarverlust, reduzierte Talgproduktion und vermindertes Schwitzen charakterisiert.

Klarere Verhältnisse finden sich bei Hormonen, für die die Haut ein Zielorgan darstellt. Dies ist bei MSH und ACTH (bzw. deren in der Haut generierten Spaltprodukte) und bei Somatotropin (bzw. den in der Leber synthetisierten Somatomedinen) der Fall.

Hyperpigmentation bei Morbus Addison (s. unten)

Hautzeichen bei Akromegalie. Die meist durch ein eosinophiles Adenom der Adenohypophyse bewirkte Überproduktion von Somatotropin bewirkt einen unproportionalen Wachstumsstimulus auf viele Organe, insbesondere Knochen, Knorpel und Haut. Betroffen sind vor allem die Akren (Hände, Füße, Nase, Kinn, Ohren, Zunge). Die Gesichtszüge vergröbern sich, die Nase wird fleischig, das Kinn steht vor, es entstehen prominente Stirnhöcker („Hut wird zu klein"). Die Haut der Handrücken ist verdickt, grob gefaltet („Haut wird zu groß"), die Finger plump („Ring wird zu eng"). Zusätzlich Hypertrichose, Verdickung der Nägel, vermehrtes Schwitzen, Hyperpigmentation, häufig

Akanthosis nigricans. Systemzeichen umfassen Hypertension, Kardiomegalie, Myopathie, Diabetes sowie Symptome seitens des Hypophysentumors (Kopfschmerzen, Gesichtsfeldausfälle).

Die Hautzeichen (nicht jedoch die Skelettveränderungen) der Akromegalie sind bei frühzeitiger Therapie (operativ, Bestrahlung, Bromocriptin) teilweise reversibel.

Steroidhormone

Steroidhormone werden in der Haut metabolisiert und wirken über Bindung an zytoplasmatische Rezeptoren auf Epidermis und Dermis. Ihre Wirkungen auf die Haut sind komplex, aber von modulierender Natur (bei Ausfall keine gravierenden Nebenwirkungen).

Glukokortikoide

Glukokortikoide greifen in den Gewebsstoffwechsel ein (Reduktion der Synthese von Kollagen und Glukosaminoglycanen, Steigerung der Kollagenquervernetzung), regulieren die Tagesschwankungen der epidermalen Proliferation, beschleunigen die Differenzierung der Epidermalzellen und hemmen schließlich Entzündungsvorgänge. Letztere wesentliche Funktion beruht auf mehreren Grundlagen: Vasokonstriktion und damit verminderte Gefäßpermeabilität (Erhöhung der Empfindlichkeit der Gefäßmuskulatur gegenüber adrenergen Agonisten), Stabilisierung der Lysosomen, immunsuppressiver Effekt, vor allem aber Hemmung der Phospholipase A; dieses Enzym katalysiert die Synthese der Arachidonsäure aus Membranphospholipiden und damit den ersten Schritt in der Generation hochwirksamer Mediatoren der Entzündung (Prostaglandine, Leukotriene; vgl. S. 49).

Hyperkortizismus (M. Cushing bzw. Cushing-Syndrom). Man unterscheidet einen *exogenen* (medikamentös bedingten) und einen *endogenen* Hyperkortizismus (benigne oder maligne Nebennierenrindentumoren = Cushing-Syndrom, Überproduktion von ACTH durch Hypophyse oder extrahypophysäre Tumoren = M. Cushing). Das klinische Bild ist im wesentlichen gleich, doch kommen beim endogenen Hyperkortizismus meist zusätzlich Symptome überschießender Mineralokortikoid- bzw. Androgen-, beim M. Cushing auch ACTH-Produktion (Addison-ähnliche Hyperpigmentierung) hinzu. Die dermatologische Symptomatik ist in Tabelle 19 aufgelistet. Medikamentös bedingter Hyperkortizismus ist häufiger als endogener und in seiner Ausprägung stark von individuellen Faktoren abhängig (bei alten Patienten meist intensiver).

Glukokortikoidmangel: Morbus Addison. Mögliche Ursachen: *primäre* (Tuberkulose, Status post Adrenektomie, idiopathische Atrophie) oder *sekundäre* Nebennierenrindeninsuffizienz (unzureichende hypophysäre ACTH-Stimulation), sowie *endogene Blockade der Glukokortikoid-Biosynthese (adrenogenitales Syndrom).*

Tabelle 19. Dermatologische Zeichen des Hyperkortizismus (Cushing-Syndrom bzw. M. Cushing)

Umverteilung des Körperfettes (Extremitäten↓, Rumpf, Hals, Gesicht↑)	„Storchenbeine", „Mondgesicht", „Büffelhals"
Atrophie der Haut in allen Anteilen	Epidermis dünn, glänzend, Dermis locker, zerreißlich, Striae distensae
Vaskuläre Fragilität	Purpura senilis-ähnliche Hämorrhagien
Verzögerte Wundheilung	
Neigung zu Hautinfektionen	generalisierte Mykose, Pityriasis versicolor
Hypertension, Plethora	Rubor faciei, Teleangiektasien
follikuläre Hyperkeratose	Kortikoidakne
Hypertrichose	generalisiert manchmal auch Hirsutismus
Pigmentierung	Addison-ähnlich, Pseudoakanthosis nigricans

Im Gegensatz zu den dominierenden Systemsymptomen ist die Haut (abgesehen von einem diffusen Effluvium) in Morphologie und Funktion unverändert. Einziges Symptom ist die pathognomonische *Hypermelanose,* die in etwa einem Drittel der Fälle der Ausbildung von Systemzeichen vorangeht *(dermatologisches Warnzeichen!).* Ursache der Hypermelanose ist die Überproduktion von ACTH und verwandter Peptide (MSH, Betalipotropin); die Pigmentierung tritt daher ausschließlich bei der *primären,* nicht aber bei der *sekundären* Nebennierenrindeninsuffizienz auf *(Unterscheidungszeichen).* Die Hypermelanose beruht auf einer Verstärkung des normalen Pigmentmusters; dunkler werden daher insbesondere die sonnenexponierten Regionen (typische Anamnese: „Meine Sonnenbräune ist nach dem Sommer nicht abgeblaßt"), die Intertrigostellen (insbesondere Genitalregion) und Areale von posttraumatischer, postinflammatorischer oder friktionsbedingter Hyperpigmentierung. Charakteristisch sind ferner Hyperpigmentierung der Mundschleimhaut, insbesondere Gaumen und Gingiva, und der Akren (Handlinien, Paronychien, über den Fingergelenken).

▶ **Merke:** Pigmentierung der Handlinien (Abb. 132) und der Mundschleimhaut ist bei Weißen (fast) diagnostisch für M. Addison, bei dunkelhäutigen Rassen hingegen physiologisch.

Sexualhormone

Androgene. Androgene aus Gonaden (Testosteron) und Nebennieren (hauptsächlich Dehydroepiandrosteron) wirken qualitativ gleich (potentestes Testosteron), werden an Transportproteine gebunden und gelangen über die Blutbahn in die Zellen. Hier wird Testosteron durch die 5-Alpha-Reduktase zu Dihydrotestosteron (DHT), dem eigentlich aktiven Metaboliten, umgewandelt und an spezifische Rezeptoren gebunden. Androgene besitzen eine

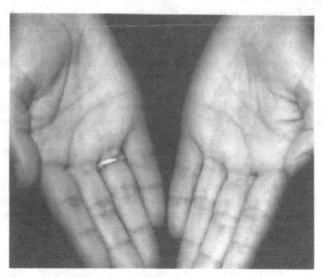

Abb. 132. Morbus Addison: charakteristische Hyperpigmentierung der Handfurchen

trophische Wirkung auf alle Anteile der Haut, insbesondere Haarfollikel und Talgdrüsen. Die *Haut des Mannes* ist, verglichen mit der der Frau und von Kindern, dicker (Kollagenvermehrung), stärker behaart, dunkler pigmentiert und fettiger (Talgdrüsenhypertrophie). Das Ansprechen des Pigmentsystems und der Hautadnexe auf Androgene ist regional determiniert. Die Androgensensitivität von Zellen wird durch Gehalt und Aktivität androgenmetabolisierender Enzyme (5-Alpha-Reduktase und analoge Enzyme) bestimmt.

Hyperandrogenismus verschiedenster Ursachen und Pathomechanismen (Tumoren, polyzystisches Ovarsyndrom, adrenogenitales Syndrom u. a. m.) manifestiert sich klinisch als Virilisierung: Umwandlung des weiblichen (bzw. kindlichen) in den männlichen Habitus (Umverteilung des Fetts, stärkere Muskulatur, Hypertrophie der Genitalien, bei Kindern vorzeitiger Epiphysenschluß) und Übernahme der „männlichen" Hautbeschaffenheit (s. oben). Am auffälligsten sind hierbei Hirsutismus, Androgeneffluvium und Akne vulgaris.

Hypoandrogenismus. Die Hautsymptomatik hängt davon ab, ob die Androgene vor oder nach der Pubertät ausfallen. Im ersteren Fall (Eunuchoidismus) bleibt die androgenbestimmte Entwicklung „männlicher Charakteristik" der Haut aus (s. oben; einzig erfreuliches Symptom: Ausbleiben des Androgeneffluviums und der Akne vulgaris). Androgenausfall nach der Pubertät führt zwar zu gradueller Abnahme, nicht jedoch zum Verschwinden der „männlichen" Charakteristik (inklusive Bartwuchs, gröbere Hauttextur, Talgproduktion).

417

Östrogene. Haben in physiologischen Dosen nur wenig Einfluß auf die Beschaffenheit der Haut, in pharmakologischen Dosen Antagonisierung des Androgeneffekts auf Talgdrüsen.

Hyperöstrogenismus. Bei östrogenproduzierenden Tumoren (Gonaden, Hypothalamus). Folge ist Pubertas präcox bei Mädchen, bei Knaben Gynäkomastie, gelegentlich Hodenatrophie.
Iatrogen tritt Hyperöstrogenismus bei oraler Kontrazeption auf; Hautsymptome: Effluvium diffusum, Melasma, Teleangiektasien und Naevi aranei, Neigung zu Candidavaginitis. Seltenere Komplikationen sind Erythema nodosum, Porphyria cutanea tarda, Herpes gestationis sowie Auslösung eines systemischen Lupus erythematodes.

Hypoöstrogenismus. Ursache zumindest eines großen Teiles der klimakteriellen Beschwerden. Dermatologisch zählen hierzu das milde androgenetische Effluvium des Klimakteriums und diverse charakteristische subjektive Sensationen (Zungenbrennen, Scheitelbrennen; s. S.574).

Schilddrüsenhormon

Die Schilddrüsenhormone (Trijodthyronin) spielen eine essentielle Rolle bei der embryonalen Entwicklung der Haut, bei der Steuerung des Energiehaushalts, Differenzierung und Proliferation von Epidermis und Hautadnexen, Protein- und Kollagensynthese; sie erhöhen Hautdurchblutung und Hauttemperatur und stimulieren die Schweißsekretion.

Hyperthyreose

Die Haut ist warm, glatt, weich und gerötet (Gesicht), Neigung zu Schwitzen. Die Haare sind dünn und rarefiziert (Telogeneffluvium), distale Onycholyse.

Morbus Basedow (Graves)

Diese häufigste Ursache der Hyperthyreose ist durch die Trias von diffuser Struma, Ophthalmopathie (Exophthalmus) und Dermopathie (prätibiales Myxödem) gekennzeichnet. Die Pathogenese des Morbus Basedow ist nicht genau bekannt. Schlüsselrolle spielt eine Gruppe von Immunglobulinen G mit hormonähnlicher stimulierender Wirkung auf die Schilddrüse (LATS = long acting thyroid stimulator proteins), die zur Störung der hormonellen Homöostase und wahrscheinlich zur Entwicklung von Exophthalmus und prätibialem Myxödem führen.
Prätibiales Myxödem. Eine hochchakteristische Läsion, die fast stets bei Morbus Basedow (etwa 5% der Patienten), ausnahmsweise jedoch auch bei primärer Hyperthyreose, Hashimoto-Thyreoiditis oder isoliert auftritt. Das prätibiale Myxödem kann sich sowohl gleichzeitig mit den übrigen Symptomen oder auch erst nach medikamentöser Wiederherstellung der euthyreoten Stoffwechsellage einstellen.

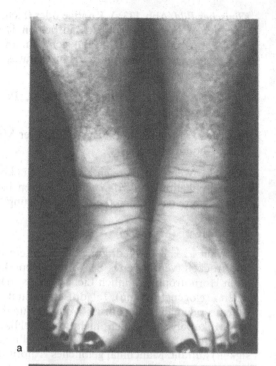

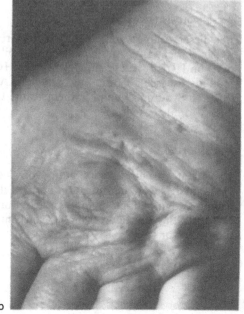

Abb. 133. Prätibiales Myxödem. **a** Pralles Ödem und
Induration mit Vergröberung
der Hauttextur und Klaffen der
Follikel (Orangenhaut). **b** Myxödem. Volumenzunahme und Konsistenzerhöhung der Haut durch
Einlagerung von sauren Mukopolysacchariden. Folge sind
wulstartige Falten

Klinisches Bild (Abb. 133 a). Knotige oder flache, nicht wegdrückbare, orangebräunliche Ödeme symmetrisch an beiden Unterschenkelvorderseiten. Subjektiv symptomlos, die Haut fühlt sich kühl an. Bei längerem Bestand kommt es zu epidermaler Hyperplasie, Hyperkeratose und elephantiasisartiger Veränderung der gesamten Unterschenkel.

Differentialdiagnose. Erythema nodosum, Perniones, Lymphödem, chron.-venöse Insuffizienz, Erysipel.

Histologie. Massenhafte Einlagerung saurer Mukopolysaccharide (Hyaluronsäure, Chondroitinsulfat).

Therapie. Wenig erfolgreich. Partielle Rückbildung kann durch intensive Lokalapplikation von Triamcinolon-Salben bzw. systemische Triamcinolon-Therapie erreicht werden (keine Dauerlösung).

Hypothyreose (Myxödem) (Abb. 133 b)

Die Haut ist kalt (Erniedrigung der Kerntemperatur, Vasokonstriktion), blaß und trocken (vermindertes Schwitzen, Hyperkeratose), verdünnt mit follikulären Hornpfröpfen (ähnlich Lichen pilaris). Haare trocken, spröde und rarefiziert (Telogeneffluvium), Talgdrüsenproduktion vermindert. Hauptsymptom ist eine ödemähnliche diffuse Volumenzunahme der Dermis (Einlagerung von Mukopolysacchariden; nicht wegdrückbar), die besonders an den Akren (Handrücken) und im Gesicht (Verschwellung, Verplumpung, Ausdruckslosigkeit) auffällt. Manchmal gelbliches Kolorit durch Karotin-Einlagerung.

Hashimoto-Thyreoiditis

Bei dieser Autoimmunkrankheit (eine Gruppe von Autoantikörpern nachweisbar, wichtigste: Antithyreoglobulin) bilden sich, manchmal nach Episoden von Hyperthyreose, die Zeichen der Hypothyreose aus. Hashimoto-Thyreoiditis ist sehr häufig mit anderen Autoimmunkrankheiten assoziiert (Sjögren-Syndrom, Lupus erythematosus, Diabetes mellitus, Vitiligo u.a.m., auch Morbus Basedow).

Parathormon

Hypoparathyreoidismus ist häufig von Xerosis cutis, Ekzemneigung und Haar- und Nagelwachstumsstörungen begleitet. Primärer Hypoparathyreoidismus ist ein häufiges Symptom bei chronischer mucocutaner Candidiasis. **Hyperparathyreoidmus** ruft, außer gelegentlichem Pruritus, keine Hautsymptome hervor.

Glukagonomsyndrom (Nekrolytisches migratorisches Erythem)

Definition. Ein vom Zinkmangelsyndrom klinisch nicht unterscheidbares dermatologisches Zustandsbild, das mit einem Glucagon produzierenden Pankreastumor assoziiert ist.

Klinisches Bild. Ein aus multiplen anulären, sich langsam peripher ausdehnenden, polyzyklischen Herden mit peripheren Bläschen, Schuppung und Krusten aufgebautes Exanthem. Prädilektion der Perioral- und Perigenitalgegend.

Histologie. Charakteristische Einzelzellnekrosen im oberen Stratum spinosum.

Labor. Blutzuckererhöhung, verminderte Glukosetoleranz, Erhöhung der Glukagonspiegel. Nachweis des Pankreastumors mittels Computertomographie.

Therapie. Operative Therapie des Pankreastumors.

Merke: Da bei Glukagonomen Allgemeinsymptome zumindest anfangs meist fehlen, hat die geschilderte dermatologische Symptomatik *Signalcharakter*. Völlig identische Hautveränderungen können allerdings bei Zinkmangel (s. S.411), bei anderen alimentären Defizienzen sowie bei einem Spektrum gastrointestinaler Krankheiten (Leberzirrhose, Pankreatitis, Durchfallerkrankungen) auftreten.

Schwangerschaftsdermatosen

Allgemeines. Die komplexen hormonellen und metabolischen Vorgänge der Schwangerschaft wirken sich auf die Haut in verschiedener Weise aus: in charakteristischen Änderungen der Hautphysiologie, Änderungen im Verlauf mancher präexistenter Dermatosen, sowie im Auftreten einiger spezifischer Schwangerschaftsdermatosen. Insgesamt ist die Schwangerschaft eine Lebensperiode mit erhöhter Neigung zu Hautmanifestationen; vielen davon sind Unklarheiten in der Pathogenese gemeinsam.

Physiologische Hautveränderungen

Hyperpigmentation. Am stärksten an Brustwarzen und Genitalregion, weniger deutlich an den Intertrigostellen. Nävi und Lentigines werden dunkler. Im Gesicht kommt es zum *Melasma,* scharf begrenzten Pigmentflecken an Schläfen und Stirn (s. S.441). Die Hyperpigmentation ist bei Frauen mit dunkler Komplexion intensiver und wird durch UV-Exposition weiter gesteigert. Nach Schwangerschaftsende geht die Hyperpigmentation langsam auf Normalwerte zurück. Ursache: erhöhte Hormonproduktion (Östrogen, Progesteron und MSH).

Hypertrichose. Durch längeren Verbleib in der Anagenphase sind die Haare in der Schwangerschaft dichter, voller und länger. Nach Schwangerschaftsende kommt durch synchronisierten Übergang in das Telogenstadium das *postpartale Effluvium* zustande (s. S. 290).

Änderungen im Gefäßsystem. Während der Schwangerschaft besteht Neigung zu milden Ödemen und Hyperämie; häufig treten *palmoplantare Eryheme* und *Nävi aranei* auf, die sich postpartal wieder zurückbilden. Teilweise auch mechanisch bedingt ist ein stärkeres Hervortreten bzw. Neuauftreten von *Varizen* und *Hämorrhoiden* (partiell rückbildungsfähig).

Striae distensae (Schwangerschaftsstreifen). Multiple, parallel verlaufende Streifen an den Regionen mit größter Volumenzunahme (Bauch, Hüften, Mammae); zuerst gerötet, später durch Abblassung weniger auffällig. Zugrunde liegt eine pathogenetisch unklare irreversible Konformationsänderung des Kollagenfasergeflechts unter Einfluß hormoneller Faktoren und mechanischer Spannung. Striae distensae treten physiologischerweise bei exzessivem Längenwachstum und unter (auch iatrogenem) Hyperkortizismus auf (s. S. 84).

Änderungen im Verlauf präexistenter Dermatosen

Manche Krankheiten werden durch Schwangerschaft günstig beeinflußt; subjektiv eindrucksvoll ist dies bei Dermatosen aus dem seborrhoischen Formenkreis, nämlich der Seborrhoe und (zum Zeitpunkt der Schwangerschaft oft noch bestehenden) Akneresten (typische Anamnese: „so schön war meine Haut nie wie als ich schwanger war"). Häufiger ist allerdings ein negativer Effekt; so können etwa Condylomata acuminata in der 2. Schwangerschaftshälfte mächtig anwachsen und sogar zum Geburtshindernis werden. Gravierend sind die Auswirkungen jedoch auf den systemischen Lupus erythematodes und verwandte Autoimmunkrankheiten. SLE ist eine strenge Indikation zur Kontrazeption (allerdings **nicht mit hormonellen Kontrazeptiva,** die ihrerseits eine Exazerbation des SLE bewirken können) und gegebenenfalls auch zur Abruptio (s. S. 363). Nicht ganz einheitlich beantwortet ist, wie sich Gravidität auf (insbesondere metastasierende) Tumoren, etwa das Melanom, auswirkt. Eine verschlechternde Wirkung wäre plausibel, da in der Schwangerschaft milde Immunsuppression gegeben ist.

Formen der Schwangerschaftsdermatosen

Herpes gestationis. (Siehe S. 351).

Impetigo herpetiformis. (Siehe S. 96).

Prurigo gravidarum (benigne intrahepatische Cholestase bei Schwangerschaft). Eine bei etwa 1% der Schwangeren auftretende, anlagemäßig bzw.

genetisch determinierte hormoninduzierte Reaktion, die mit Ikterus und manchmal exzessivem Juckreiz (Pruritus sine materia) einhergeht. Beginn meist im 3. Trimester, schnelle Rückbildung nach der Geburt. Bei weiteren Schwangerschaften gewöhnlich Rezidiv, manchmal auch bei Einnahme hormoneller Kontrazeptiva. Der Neugeborene ist gesund, doch sind Frühgeburten überzufällig häufig. Die *Therapie* sollte sich auf Lokalmaßnahmen beschränken; bei exzessivem Juckreiz Cholestyramin.

„Pruritic urticarial papules and plaques of pregnancy" (PUPPP) (Polymorphe Schwangerschaftsdermatose). Eine erst vor einigen Jahren definierte, ätiologisch unklare, aber klinisch charakteristische Eruption von benignem Verlauf. Die häufigste Schwangerschaftsdermatose, ihr Beginn liegt meist im 3. Trimester (meist knapp vor, in Ausnahmefällen auch nach der Geburt). Es entstehen heftig juckende, entzündliche Papeln innerhalb der Striae distensae an Bauch und Nates, die zu Plaques konfluieren und bald über die Striae hinausgreifen. Oberer Rumpf und Gesicht sind so gut wie stets frei, gelegentlich treten Streuherde an den proximalen Extremitäten auf. Die Läsionen sind wegen starken Ödems manchmal transluzent (Pseudovesikel); Blasenbildung kommt nicht vor, Exkoriationen und Krusten sind selten. *Histologie:* unspezifische entzündliche Infiltrate mit Eosinophilen, Immunfluoreszenz negativ. PUPPP bildet sich spontan einige Tage nach der Geburt zurück, das Neugeborene ist gesund. Keine Tendenz zum Rezidiv bei weiteren Schwangerschaften. *Differentialdiagnose:* Herpes gestationis. *Therapie:* lokale Kortikoidtherapie meist ausreichend, bei schwerem Verlauf kurze Kortikoidstöße.
Daneben birgt die dermatologische Literatur noch eine Reihe von weniger genau definierten Schwangerschafts-assoziierten Krankheitsbegriffen: Prurigo gestationis, papulöse Dermatitis der Schwangerschaft etc.

Diabetes mellitus

Allgemeines. Hautsymptomatik bei Diabetes mellitus ist vielgestaltig und von verschiedenartiger pathogenetischer Grundlage. Folgende Gruppen von Läsionen können unterschieden werden:

Läsionen bei entgleister Stoffwechsellage

Bei manifester Hyperglykämie steht eine *erhöhte Infektionsbereitschaft* gegenüber Bakterien (Furunkulose, Sepsis, Phlegmonen!) sowie gegen Pilze (Candidamykosen!) im Vordergrund. Ursache: erhöhtes Nährstoffangebot für die Keime, beeinträchtigte Leukozytenfunktion (Chemotaxis), Immunsuppression.

Diabetische Gangrän basiert auf einer diabetischen akralen Arteriolopathie; es handelt sich um akut auftretende, erysipelartige Rötungen v. a. der Akren, die in Nekrose und trockene bzw. feuchte Gangrän übergehen können. Auslösende Faktoren sind oft banale Traumen oder Pyodermien; durch den entzündlichen Prozeß kommt es häufig zur weiteren Verschlechterung des Diabetes (Circulus vitiosus). Komplikationen sind Phlegmonen, Osteomyelitis, Sepsis. Typischerweise ist die arterielle Durchblutung der Beine im Knöchelbereich häufig gut.

Häufig korreliert mit Diabetes sind Hyperlipidämien, die sich in *kutanen Xanthomen* manifestieren können (s. unten).

Hautläsionen ohne Stoffwechselentgleisung

Diabetische Dermopathie

Multiple, rundliche, atrophe Herde von rötlich-brauner Farbe, v.a. an den Unterschenkelstreckseiten (sehen aus wie multiple, atrophe Narben).

Histologie. Verdickung und Hyalinisierung der dermalen Arteriolen und Kapillaren. Diabetische Dermopathie ist eine Manifestation der diabetischen Angiolopathie an der Haut.

Trophische Ulzera (diabetisches Malum perforans pedis)

Die Ulzeration basiert auf diabetischer Neuropathie und manifestiert sich typischerweise als runde, scharf abgegrenzte Nekrosen und später Ulzera plantar am Vorfuß. Beginnt meist mit klavusartiger Hyperkeratose. Komplikationen: Osteomyelitis, Phlegmone, Gangrän.

Necrobiosis lipoidica diabeticorum

Es handelt sich um völlig asymptomatische, bis mehrere Zentimeter große, flache, plattenartige Läsionen, innerhalb derer die Haut atroph ist und spiegelt; zu Beginn eine dunkelrote, flach papulöse Läsion, vergrößert sich langsam peripher (polyzyklische Begrenzung) und sinkt zentral ein; durch Fetteinlagerungen wandelt sich die Farbe in ein charakteristisches *Gelbbraun* um Erythematöser Randsaum. Necrobiosis lipoidica diabeticorum tritt nur bei einer kleinen Zahl der Diabetiker, gelegentlich auch bei Individuen mit latentem Diabetes auf. Neigung zu gelegentlicher Exulzeration.

Histologie. Ähnlich einem Granuloma anulare, doch ausgedehntere eosinophile Nekrosen, Lipoidspeicherung mit Pseudoxanthomzellen.

Therapie. Exzision des Herdes, wenn erwünscht und möglich.

Bullosis diabeticorum

Eine umschriebene bullöse Eruption an den Unterschenkelstreckseiten und Füßen; keine entzündliche Reaktion, subjektive Beschwerden gering; nach mehreren Wochen spontane Reepithelisation, Rezidive häufig.

Histologie. Junktionale Blasen; Pathogenese unklar.

Mit Diabetes selten assoziierte Dermatosen anderer Genese

Pruritus sine materia, Scleroedema adultorum, Vitiligo und Granuloma anulare.

Hautsymptomatik bei Lipidstoffwechselstörungen

Allgemeines. Die charakteristische Läsion der Haut bei Fettstoffwechselstörungen ist das *Xanthom* (Definition: umschriebene Lipidspeicherung in dermalen Histiozyten). Man unterscheidet zwischen *normolipidämischen* und *hyperlipidämischen* Xanthomen, die letzteren wieder bei *primären* (genetisch determinierten) oder bei *sekundären* Hyperlipidämien (Begleitsymptom zugrundeliegender Stoffwechselstörungen wie Diabetes, chronische Pankreatitis, alkoholische Hyperlipidämie etc.). Die klinische Erscheinungsform der Xanthome ist unterschiedlich; die einzelnen klinischen Typen sind nicht spezifisch für einen bestimmten Typ von Fettstoffwechselstörungen, doch kommen gewisse Korrelationen vor.

Pathogenetisch sind die *hyperlipidämischen* Xanthome relativ leicht als Ablagerungsplätze von im Überschuß angebotenen Lipiden erklärlich; schwerer fällt dies bei den *normolipidämischen* Xanthomatosen. In solchen Fällen wird die Einlagerung von Lipiden durch Fehlregulationen in Histiozyten bzw. anderen dermalen Zellen induziert. Beispiele: Histiozytose X (s. S.534) und die sog. *diffuse normolipidämische Xanthomatose;* bei dieser ist die gesamte Haut lediglich in ihrer Textur leicht vergröbert, die gelbliche Farbe der Xanthome fehlt (Fettspeicherung kann hier nur histologisch demonstriert werden); dieses Krankheitsbild gilt als ein Initialsymptom von Lymphomen, insbesondere Mycosis fungoides, und verschiedener Formen von Paraproteinämien.

Sehnenscheidenxanthome

Derbe, unregelmäßige, langsam wachsende Knoten, v.a. entlang der Achillessehne und der dorsalen Fingersehnen. Gelegentliche Schmerzattacken führen zu Funktionsbeeinträchtigung, nicht jedoch zu Gelenkverformungen.

Differentialdiagnose. Gicht, primär-chronische Polyarthritis, Heberden-Knötchen etc.

Tuberöse Xanthome

Weiche, schmerzlose, protuberierende Knoten, v.a. über den Ellbogen, Kniegelenken und Hinterbacken (mechanischer Faktor!). Die Haut über den Xanthomen ist unauffällig, die gelbe Farbe schimmert jedoch durch.

Plane Xanthome

Multiple, flach erhabene, plattenartige, gelbe Läsionen, bis zu mehreren Zentimetern Durchmesser, die häufig im Verein mit tuberösen Xanthomen auftreten und die Streckseiten der Extremitäten bevorzugen. Sonderform: die sog. *Xanthelasmen,* die durch Lokalisation an den Ober- und Unterlidern gekennzeichnet sind. Xanthelasmen treten auch bei normolipidämischen Patienten (familiär gehäuft!) auf.

Eruptive Xanthome

Sehr charakteristische, kleine, gelbliche, konfluierende Papeln, die exanthemisch in Einzelschüben auftreten. Prädilektionsstellen: Streckseiten der Extremitäten, Rücken, Hinterbacken. Manchmal sind solche eruptive Xanthome aggregiert und können tuberöse Formationen ausbilden (tuberoeruptive Xanthome). Eruptive Xanthome an Handflächen und Fußsohlen sind (wegen der besonderen anatomischen Verhältnisse) kaum eleviert und erscheinen oft als ein gelbliches Netz- und Streifenmuster *(Xanthoma palmare striatum).* Diese Form der Xanthome ist fast ausschließlich mit Typ-III-Hyperlipoproteinämie und biliärer Zirrhose assoziiert.

Untersuchungen des Fettstoffwechsels sind bei Xanthomen indiziert; besteht eine Hyperlipoproteinämie, kommt es im Rahmen der entsprechenden Therapie (Diät, medikamentös) parallel zur Normalisierung der Plasmalipidwerte zum spontanen Rückgang der Xanthome, wobei die knotigen (insbesondere die Sehnenscheidenxanthome) selbstverständlich eine längere Abheilungszeit erfordern als die planen und eruptiven. Normolipidämische Xanthome können, falls überhaupt, nur einer lokalen Therapie unterzogen werden. Am zweckmäßigsten ist hier die Exzision, die gerade bei Xanthelasmen oft in kosmetisch befriedigender Weise erfolgen kann.

Hautsymptome bei Gicht

Akuter Gichtanfall

Das betroffene Gelenk (häufig das erste Metatarsophalangealgelenk) ist heftig schmerzhaft (Druck der Bettdecke wird nicht ertragen), hitzend, hellrot und (anfangs milde) geschwollen. Gleichzeitig Systemzeichen (Fieber). Spontanes Abklingen nach Tagen bis Wochen; Rezidive treten nach zuerst längeren (bis Jahre!), später immer kürzeren Intervallen auf und führen schließlich zu den persistierenden Veränderungen der chronisch-tophösen Gicht.

Differentialdiagnose. Erysipel, Phlegmone, septische Arthritis, Trauma.

Labor. Hyperurikämie, beim akuten Gichtanfall manchmal im oberen Normbereich.

Chronisch-tophöse Gicht

Subkutane, harte, druckempfindliche Knoten mit perifokaler Entzündung am Ohr (Helix) und paraartikulär (Finger, Zehen, Ellbögen). Bei längerem Bestand kommt es zu atroph-narbigen Architekturänderungen an Knorpel und Knochen (charakteristische Röntgenveränderungen) und zu Fistelbildung mit Entleerung weißlichen Materials (Natriumuratkristalle).

Differentialdiagnose. Tuberöses Xanthom, Rheumaknoten, Chondrodermatitis helicis nodularis.

Histologie. Uratkristalle (im polarisierten Licht doppelbrechend!) inmitten einer heftigen Entzündungsreaktion.

▸ **Merke:** Da Urat in Formalin löslich ist, muß die Fixierung in absolutem Alkohol erfolgen.

Therapie. Im akuten Anfall Colchizin (bis maximal 5 mg in 48 Stunden per infusionem). Alternativen: Indomethacin (100–150 mg p.o.) oder Phenylbutazon. Außerhalb des Anfalls: purinfreie Diät, Flüssigkeitszufuhr, Vermeidung harnsäureretinierender Medikamente (Salicylate, Antihypertonika) und gegebenenfalls Allopurinol (Dauermedikation 0,1–0,4 g/Tag).

▸ **Merke:** Allopurinol ist im Gegensatz zur weitverbreiteten Meinung eine nebenwirkungsreiche Droge (sie führt zum gefährlichen Allopurinol-Syndrom – Erythrodermie, Eosinophilie, Immunkomplex-Vaskulitis, Leber- und Nierenschaden – und ist eine der häufigsten Ursachen der toxischen epidermalen Nekrolyse). Allopurinol wird weltweit viel zu häufig verschrieben; die Verabreichung sollte nur bei *gesicherter* Gicht (einmalig erhöhte Harnsäurewerte genügen nicht!) und bei strenger internistischer Indikation (siehe entsprechende Lehrbücher) erfolgen.

Verkalkungen (Kalzinosen) der Haut

Allgemeines. Kalzium- und Phosphationen liegen in der Extrazellulärflüssigkeit normalerweise in stabiler Lösung vor und fallen als Niederschläge nur bei Erhöhung der Konzentration (*metastatische* Kalzinose) und/oder bei Vorliegen besonderer lokaler Gegebenheiten (Alkalisierung des Gewebes, Fettansammlung, Traumen, unbekannte Faktoren) aus (*dystrophe* Kalzinose). Die Verkalkung beginnt mit Einlagerung von Phosphationen in die Kollagen- bzw. Elastinmatrix, der die Bindung von Kalziumionen nachfolgt. Wohlorganisierte Kalkkristalle wie bei der Bildung von Knochen und Zahnbein (-schmelz) (Apatite) entstehen bei der pathologischen Verkalkung nicht (bröckelige Massen). In seltenen Fällen kann der Kalk in echte Knochen umgewandelt werden *(„Heterotope Ossifikation")*.

Metastatische Kalzinose

Die metastatische Kalzinose tritt bei Nierenversagen, Milch-Alkalisyndrom, Hypervitaminose D, Hyperparathyreoidismus u.a.m. auf. Kalkeinlagerungen betreffen die *Nieren, Magenschleimhaut, Blutgefäße, Cornea* und *Haut.* An letzterer kommt es zu knotigen, harten Depots vorwiegend um die großen Gelenke und in Blutgefäßen.

Prognose und Therapie. Entsprechend dem Grundleiden. Die Kalkdepots sind teilweise reversibel.

Dystrophe Kalzinose

Definition. Lokale oder disseminierte Kalkablagerungen in Haut, Muskel-, Fett- und Fasziengewebe bei normalem Kalziumstoffwechsel und ohne Befall der inneren Organe.

Disseminierte dystrophe Kalzinose

Die disseminierte dystrophe Kalzinose ist wahrscheinlich stets ein Begleitsymptom von Systemkrankheiten (systemische Sklerodermie, Dermatomyositis oder Polymyositis), manchmal von malignen Tumoren (Paraneoplasie). Es finden sich wieder subkutane harte, knotige Depots mit Prädilektion um die großen Gelenke; später generalisiertes Auftreten mit Konfluenz (panzerartige Verkalkung) und beträchtlicher Bewegungsbehinderung. Kalkknoten können eine entzündliche Begleitreaktion verursachen und exulzerieren. In manchen Fällen liegt der Hauptbefall in der Muskulatur *("Myositis ossificans progressiva").* Disseminierte dystrophe Kalzinose tritt ferner auch in Assoziation mit Ehlers-Danlos-Syndrom und Pseudoxanthoma elasticum auf.

Therapie. Behandlung der Grundkrankheit; Kalkdepots *kaum* rückbildungsfähig. Palliative Maßnahmen (z.B. Exzision schmerzhafter Knoten).

Lokalisierte dystrophe Kalzinosen

Akrokalzinose. Kleine knotige Kalkeinlagerungen an distalen Fingerabschnitten; Exulzeration kommt vor. Ätiologie unbekannt (Traumen?).

Traumatische Kalzinose. Im Bereich mechanischer oder thermischer Traumen (z.B. am Ohr – chronischer Kälteschaden; Unterschenkel – Verletzung). Klinische Manifestationen reichen vom „kutanen Kalkknötchen" bis zu plattenartigen Kalkdepots. Ein Sonderfall ist die lokalisierte Myositis ossificans nach chronischen mechanischen Traumen (M. quadriceps femoris, Adduktoren-Reiter!).

Kalzinose bei postthrombotischem Syndrom. Selten; schalenartige Verkalkung im Bereich des fibrosierten, sklerosierten Bindegewebes der Unterschenkelhaut. Begleitende Entzündung, Exulzeration mit Entstehung bröckeliger Kalkmassen.

Kalzinose im Bereich von Hauttumoren. Bei Epithelioma calcificans Malherbe, Trichilemmalzysten, Basaliomen etc.

Kalzinose bei chronisch entzündlichen Hornzysten (Akne vulgaris).
Therapie. Nur Palliativmaßnahmen möglich.

Kutane Ossifikation

Selten; kann bei lang bestehenden Kalkdepots auftreten (Osteoma cutis).

Kutane Amyloidosen (H. Hintner)

Definition. Amyloide sind eine Gruppe pathologischer Proteine verschiedener Herkunft, die histologisch als hyaline blaß-eosinophile extrazelluläre Ablagerungen mit charakteristischen ultrastrukturellen und Färbeeigenschaften in Erscheinung treten und eine Reihe von Amyloidose-Syndromen hervorrufen können.

Allgemeines. Amyloid besteht aus Aggregaten von 7,5 bis 10 Nanometer messenden, starren, geraden, sich nicht teilenden Fibrillen, deren Polypeptidketten röntgendiffraktionskristallographisch eine Beta-Faltblattstruktur aufweisen. Bis zu 15% des Gewichtes macht ferner die nichtfibrilläre Amyloid-P-Komponente aus, ein zur Pentraxingruppe gehörendes Glykoprotein. Amyloide färben sich stark mit Kongorot (im polarisierten Licht apfelgrün) und fluoreszierenden Farbstoffen (Thioflavin S).
Amyloide entstehen aus unterschiedlichen Vorläuferproteinen: Immunglobulin-Leichtketten (Amyloid L), Polypeptidhormonen wie Proinsulin oder Precalcitonin (Amyloid Et), Präalbumin beim familiären und senilen Amyloid (Amyloid F bzw. Amyloid S), Keratinfilamenten (Amyloid K) und Serum-Amyloid A-Protein (Amyloid A). Die Mechanismen der Amyloidentstehung aus den Vorläuferproteinen sind nicht im Detail bekannt.
Nach Herkunft und Ablagerungstyp der Amyloide werden verschiedene Amyloidose-Syndrome unterschieden (systemische, lokalisierte, senile), wobei die Haut nur in einem Teil der Krankheitsbilder betroffen ist.
Beachte: Amyloidablagerungen geringen Ausmaßes sind ein häufiger Nebenbefund bei älteren Personen. Von Amyloidose spricht man nur bei Vorhandensein *klinischer* Symptome.

Lokalisierte kutane Amyloidosen

Definition. Auf die Haut beschränkte Amyloidoseformen, die durch subepidermale Ablagerungen von Amyloid K (Entstehung durch apoptotischen Zelltod von Keratinozyten) charakterisiert sind.

Primär lokalisierte kutane Amyloidosen

Lichen amyloidosus. Häufigste Form der Hautamyloidosen. Selten bei Weißen, meist bei Dunkelhäutigen und Asiaten, oft familiär gehäuft. Klinisch handelt es sich um heftig juckende, hautfarbene bis graubraune Papeln der Unterschenkel, die sich manchmal über Beine, Arme und Stamm ausbreiten und zu größeren Plaques konfluieren können. Histologie: schollige Amyloidablagerungen in der papillären Dermis, Hyperplasie der Epidermis.

Makulöse Amyloidose. Seltener; es finden sich graubraune Flecken in ähnlicher Lokalisation wie beim Lichen amyloidosus (häufig kombiniert – biphasische Form). Durch Konfluenz gelegentlich gitterartige Zeichnung. Juckreiz meist mäßig. Histologie: wie bei Lichen amyloidosus, Hyperplasie fehlt.

Sekundär lokalisierte kutane Amyloidosen

Umschriebene, meist geringfügige Amyloid K-Ablagerungen in Zusammenhang mit anderen Hautläsionen (Basaliome, Plattenepithelkarzinome, aktinische Keratosen etc.). In der Regel Zufallsbefund.

Hautamyloidosen in Assoziation mit systemischen Amyloidosen

Systemische Amyloidosen sind durch Amyloidablagerungen in den mesenchymalen Anteilen innerer Organe (Herzmuskel, Niere, Leber, Gastrointestinaltrakt) gekennzeichnet, die zu deren schwerster Schädigung und schließlich zum Tod führen können. Daneben kommt es oft auch zu Ablagerungen in der Haut und hautnahen Schleimhäuten; diese ergeben oft den ersten und entscheidenden Hinweis auf das Vorliegen einer systemischen Amyloidose.

Amyloidose L (Immunglobulin-Amyloidose). Tritt als „primär systemische Amyloidose" oder als das multiple Myelom begleitende Amyloidose auf. Bei bis zur Hälfte der Patienten kommt es zur Hautbeteiligung.

Klinisches Bild. Leitsymptom der kutanen Amyloidose L sind petechiale, manchmal recht ausgedehnte Purpuraherde vorwiegend in den Hautfalten der Leisten, des Nackens und im Gesicht (periorbital!). Zusätzlich treten konfluierende weißgelbliche, wachsartige und häufig hämorrhagische Papeln oder Knoten an Gesicht, Kopfhaut, Augenlidern, Mundschleimhaut und Handflächen auf. Bei massivem Befall Exulzeration, vernarbende Alopezie oder Pseudosklerodermie. Typisch ist ferner eine derbe Makroglossie (Differentialdiagnose: Aktinomykose, luetische interstitielle Glossitis). Alle Hautläsionen sind subjektiv symptomlos.

▶ **Merke:** Papeln, die bei zarter Berührung hämorrhagisch werden, sind ein fast diagnostisches Zeichen der (systemischen) Amyloidose L. Nach Sicherung der Diagnose muß ein multiples Myelom ausgeschlossen werden.

Histologie. Amyloidablagerungen vorwiegend an Kapillaren (Purpuraherde) und den Wänden größerer Gefäße (Papeln) von Dermis und Subkutis.

Noduläre Amyloidose. Einzelstehende oder multiple, oft mehrere Zentimeter große, derbe Knoten an Gesicht, Stamm, Genitale oder den Extremitäten. Die Knoten sind derb, weiß oder gelbbraun und subjektiv symptomlos. *Histologie.* Amyloidmassen in der gesamten Dermis, Subkutis und gelegentlich auch Gefäßwänden. Die noduläre Amyloidose ist meist Begleitsymptom der Amyloidose innerer Organe, kann jedoch selten auch isoliert auftreten (und wird dann von manchen Autoren verwirrenderweise der primären lokalisierten Hautamyloidose zugerechnet).

Amyloidose A. Tritt bei chronischen (infektiösen oder nichtinfektiösen), entzündlichen oder neoplastischen Erkrankungen auf. Hautmanifestationen sind selten (Purpura, Plaques, Knoten). Umgekehrt können auch schwere chronische Dermatosen (z. B. Epidermolysis bullosa acquisita, Psoriasis arthropathica, Hidradenitis suppurativa) zur Amyloidose A führen.

Amyloidose F (familiäre Amyloidose). Hautveränderungen kommen hier nur als Sekundärphänomene vor (z. B. Hautatrophie bei schwerer amyloidosebedingter Neuropathie).
Bei den übrigen Amyloidoseformen sind keine Hautsymptome bekannt.

Therapie der kutanen Amyloidosen. Alle Formen der kutanen Amyloidosen sind sehr therapieresistent. Colchizin und Dimethylsulfoxyd (DMSO), obwohl im Tierversuch wirksam, enttäuschten bei der klinischen Anwendung. Dermabrasion und Ätzbehandlung bei Lichen amyloidosus führen zu schnellem Rezidiv. Amyloidose L bleibt trotz erfolgreicher Chemotherapie eines zugrundeliegenden Myeloms unbeeinflußt. Die Therapie bleibt daher in der Regel symptomatisch (Antipruriginosa).

Muzinosen der Haut

Definition. Ein heterogenes Spektrum von Krankheiten, die durch umschriebene oder generalisierte Anreicherung von sauren Mukopolysacchariden in der Dermis gekennzeichnet sind.

Allgemeines. Ätiologie und Pathogenese aller dieser seltenen Krankheiten ist unklar. Man klassifiziert vereinfachend primäre und sekundäre Muzinosen (Tabelle 20); bei letzteren ist die Muzinvermehrung Nebenaspekt anderer pathologischer Vorgänge.

Tabelle 20. Muzinosen der Haut

I. Primäre Muzinosen
   Myxödem (systemisches und prätibiales)
   Skleroedema adultorum Buschke
   Papulöse Muzinose (Skleromyxödem)
   hereditäre Mukopolysaccharidosen
   Mucinosis follikularis
   REM Syndrom (retikuläre erythematöse Muzinose)
   fokale Muzinose, Mukoidzyste

II. Sekundäre Muzinosen
   Granuloma anulare
   Hauttumoren (Basaliom, Appendixtumoren, Neurofibrome,
      Fibroxanthom, Liposarkom etc.)
   chron. UV-Schaden
   bei „Kollagenosen"

Diagnostik. Histologisch. Muzin stellt sich im HE-Schnitt als leicht basophiles, feinfasriges Material dar („wie gesponnen"), reagiert mit Alcianblau und kolloidalem Eisen und färbt sich mit Toluidinblau metachromatisch.

Papulöse Muzinose (Lichen myxödematosus)

Definition. Eine seltene primäre Muzinose unbekannter Ätiologie und chronisch progredientem Verlauf, die durch papulo-urtikarielle Läsionen mit Neigung zu Konfluenz gekennzeichnet ist. Ausgedehnte, sklerosierende Formen werden als Skleromyxödem bezeichnet.

Klinisches Bild. Das Spektrum reicht von einzelnen hautfarben-rötlichen Papeln (Prädilektion: Handrücken, Unterarme, oberer Rumpf, Gesicht) bis zu plattenartigen Einscheidungen mit Bewegungsbehinderung. Systemzeichen fehlen meist. Krankheit des mittleren Erwachsenenalters.

Histologie. Muzinmassen in oberer und mittlerer Dermis, Fibroblastenproliferation.

Labor. Meist kann im Serum ein monoklonales IgG (λ-Leichtketten) nachgewiesen werden, dem eine ähnliche Funktion wie dem LATS-Protein (s. S.418) zugeschrieben wurde.

Therapie. Unbefriedigend. Teilerfolge wurden durch Zytostatika (Cyclophosphamid) und Plasmapherese erzielt.

Differentialdiagnose. Trichoepitheliome, M. Pringle, Sklerödema Buschke.

Retikuläre erythematöse Muzinose

Definition. Eine chronisch persistierende Dermatose unklarer Ursache, die durch ein charakteristisches klinisches Bild und histologisch durch Muzinablagerungen und Entzündungszeichen gekennzeichnet ist. Möglicher auslösender Faktor: UV-Licht

Klinisches Bild. Netzartige, streifige, urtikariell leicht infiltrierte, gerötete Herde des oberen zentralen Rumpfes. Langsame Ausbreitung, subjektiv symptomlos. Krankheit des jungen Erwachsenenalters. Keine Systemzeichen.
Bemerkung: eine plaqueartige analoge Verlaufsform wurde beschrieben.

Histologie. Muzindepots, lymphozytäre Infiltrate perivaskulär und periappendikal.

Therapie. Chloroquin manchmal wirksam. Spontan kaum Rückbildungsneigung.

Fokale Muzinose, Mukoidzyste

Umschriebene massive Muzinablagerung (Prädilektion: Gesicht, Rumpf Akren) in Form von mittelweichen, hautfarben-rötlichen Papeln oder Knoten. Subjektiv symptomlos. Im Extremfall kommt es zur Zystenbildung, insbesondere unter der straff anliegenden Haut der Akren. Am häufigsten ist die **Mukoidzyste** am Paronychium: eine pralle, flache, durchscheinende Zyste, nach deren Punktion sich eine wasserklare, hochvisköse, fadenziehende Flüssigkeit ergießt.

Genese. Möglicherweise posttraumatisch.

Therapie. Exzision oder Verödung mit Fibrinkleber.

Differentialdiagnose. Schleimzysten an Lippen oder in Gelenksnähe, die durch lädierte muköse Drüsen bzw. Synoviagewebe bedingt sind.

Porphyrien

Definition. Eine Gruppe von genetisch determinierten Störungen des Porphyrinstoffwechsels, die durch Akkumulation von je nach dem Zustandsbild verschiedenen Metaboliten (Porphyrine) gekennzeichnet sind. Porphyrine sind stark photosensibilisierende Substanzen.

Allgemeines. Die Porphyrien sind – mit Ausnahme der relativ häufigen Porphyria cutanea tarda – sehr seltene Stoffwechselstörungen, deren biochemische Grundlage nur teilweise bekannt und deren Klassifikation daher noch nicht endgültig ist. Alle Porphyrien sind Synthesestörungen des Häm, ein eisenhaltiger Tetrapyrrolring (prosthetische Gruppe einer Vielzahl essentieller Proteine wie Hämoglobin, Myoglobin, Zytochrome etc.). Die Syntheseorte des Häm sind v.a. das Knochenmark und die Leber; viele der pathologischen Vorgänge der Porphyrien spielen sich daher in diesen beiden Organen ab.
Der *Synthesegang des Häm* (Abb.134) beginnt mit Bildung der δ-Aminolävulinsäure, eine aliphatische Aminosäure, die zu Porphobilinogen dehydriert, zu Hydroxymethylbilan deaminiert und schließlich polymerisiert wird: Aus 4 Monopyrrolen entstehen Tetrapyrrolringe, die Uroporphyrinogene. Hierbei kommt es jedoch zu einer Weggabelung: Es werden 2 isomere Serien von Metaboliten gebildet (Serie I und III), von denen sich allerdings die Serie I als Sackgasse erweist; ihre Metaboliten können nicht zu Häm weiterverwandelt werden und werden durch Harn und Stuhl ausgeschieden. Aus dem Uroporphyrinogen III entsteht hingegen das Koproporphyrinogen III, daraus das Protoporphyrinogen, das Protoporphyrin und – durch Chelierung eines zweiwertigen Eisenatoms – das Häm. Bei den verschiedenen Porphyrien sind ein oder mehrere der zahlreichen an diesem Synthesegang beteiligten Enzyme defizient. Da die Identifikation der jeweils gegebenen Enzymmängel nur teilweise abgeschlossen ist, beruht die Diagnostik der Porphyrien auf der Analyse der vermehrten Metaboliten; die verschiedenen Porphyrieformen weisen jeweils ein charakteristisches Muster akkumulierter Metaboliten auf.
Die schädliche Wirkung der Porphyrine beruht einerseits auf ihrer Hepatotoxizität, andererseits auf ihrer photosensibilisierenden Wirkung. Letztere

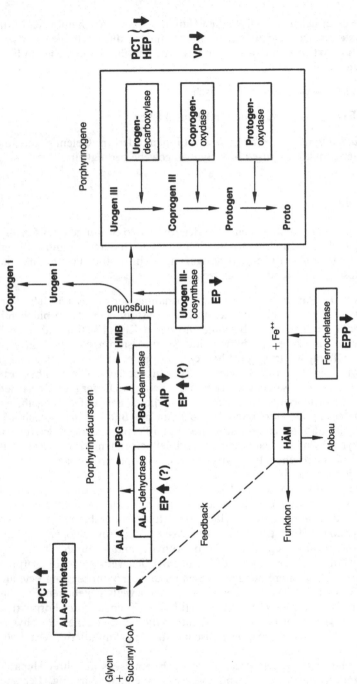

Abb. 134. Syntheseweg des Häm und bisher aufgedeckte Enzymdefekte innerhalb desselben bei verschiedenen Porphyrieformen. *ALA* Aminolävulinsäure, *PBG* Porphobilinogen, *HMB* Hydroxymethylbilan, *UROGEN* Uroporphyrinogen, *COPROGEN* Coprogen, *PROTOGEN* Protoporphyrinogen, *PROTO* Protoporphyrin, *AIP* akut intermittierende Porphyrie, *CP* kongenitale Porphyrie, *PCT* Porphyria cutanea tarda, *EPP* erythropoetische Protoporphyrie, *HEP* Hepatoerythrocytäre Porphyrie, *VP* Porphyria variegata, *EP* erythropoetische Porphyrie

beruht auf der Absorption von UV-Licht mit der Wellenlänge von 400 nm („Soret-Band"); das hierdurch „aktivierte" Porphyrin induziert die Bildung von aktivierten Sauerstoffmolekülen („singlet oxygen"), die durch Bildung von Lipidperoxyden zur Membranzerstörung führen.

Je nach dem vorwiegenden Bildungsort der akkumulierten Porphyrine unterscheidet man zwischen *erythropoetischen* (Knochenmark) und *hepatischen* Porphyrien.

Erythropoetische Porphyrien

Erythropoetische Porphyrie (Günther'sche Porphyrie, Porphyria congenita)

Definition. Autosomal-rezessiv vererbte Porphyrie, die durch starke Vermehrung der Metabolitenserie I gekennzeichnet ist.

Allgemeines. Dies ist die seltenste und schwerste Porphyrieform. Der Krankheitsbeginn liegt im Kleinkindesalter.

Klinisches Bild. Exzessive Lichtempfindlichkeit; Beginn mit erythematös-blasigen Reaktionen an den sonnenexponierten Körperregionen, die zu Superinfektion, Ulzera, scheckiger Hyperpigmentierung, Narben und Mutilationen führt. Schwere Augenveränderungen (Keratokonjunktivitis, Ektropion, Symblepharon). Typische Symptome: *Erythrodontie* (rote Zähne), *weinroter Harn.* Im Wood-Licht Rotfluoreszenz sowohl der Zähne als auch des Harns.

Assoziierte interne Veränderungen. Hämolytische Anämie (bedingt durch Photohämolyse der Erythrozyten), Splenomegalie.

Ätiologie. Nicht endgültig geklärt. Das Abdrängen der Metabolite wird entweder durch Defizienz der Urogen-III-cosynthase oder durch deren Überforderung bei erhöhter Aktivität der ALA-dehydrase und PBG-deaminase hervorgerufen.

Labor. Stark vermehrte Uro- und Koproporphyrine I in Erythrozyten, Plasma, Harn und Fäzes. Fluorozyten im Blutausstrich (s. unten).

Bemerkung. Wegen der starken Lichtempfindlichkeit können die schwer mutilierten Patienten nur nachts das Haus verlassen. Man vermutet, daß die sagenhaften „Werwölfe" ihren Ursprung in der Günther'schen Porphyrie haben.

Erythropoetische Protoporphyrie

Definition. Autosomal-dominantes, seltenes Leiden, das durch Akkumulation von Protoporphyrin IX in Erythrozyten gekennzeichnet ist.

Klinisches Bild. Die Krankheit beginnt in der frühen Kindheit; Hauptsymptom ist eine charakteristische Lichtempfindlichkeit: kurz nach Sonnenexposition stellt sich ein brennendes, stechendes Gefühl in der betroffenen Region (besonders Gesicht und Handrücken) ein, Entstehung von Erythemen und urtikariellen Läsionen. Typischerweise entstehen *keine Blasen*. Häufiges erstes Symptom: Säuglinge schreien, wenn sie in Sonnenlicht gestellt werden Die Hautläsionen heilen spontan ab, hinterlassen jedoch charakteristische depigmentierte rundliche eingezogene Närbchen. Typisches Symptom: greisenartige Runzelung und Verdickung der Haut der Handrücken.

Assoziierte Symptome. Hämolytische Anämie (selten), hohe Inzidenz von Cholelithiasis und (selten) Zirrhose.

Labor. Erhöhte Protoporphyrinwerte in Erythrozyten, nicht so regelmäßig auch in Plasma und Fäzes. Schnelldiagnostik: einzelne Erythrozyten eines Blutausstriches zeigen rote Fluoreszenz („Fluorozyten").

Ätiologie. Defizienz der Ferrochelatase.

Differentialdiagnostik. Polymorphe Lichtdermatose, Lipidproteinose.

Therapie. β-Carotin (Wirkungsweise: Lichtschutz).

Hepatische Porphyrien

Porphyria cutanea tarda (symptomatische Porphyrie, akquirierte hepatische Porphyrie)

Definition. Durch ein charakteristisches klinisches Bild gekennzeichneter Zustand, der durch einen (autosomal-dominanten?) Erbfaktor und einen meist toxischen (medikamentös oder Alkohol) Realisationsfaktor ausgelöst wird und auf Akkumulation von Uro- und Koproporphyrinen beruht.

Allgemeines. Diese häufigste Porphyrieform tritt im mittleren Erwachsenenalter auf und kam früher fast ausschließlich bei Männern vor, was wahrscheinlich an der Prävalenz des *Alkoholismus* (wichtigster toxischer auslösender Faktor) bei den Männern lag; in den letzten Jahren treten immer mehr weibliche Fälle in Erscheinung (wahrscheinliche Ursache: Einnahme von oralen Antikonzeptiva; *Östrogene* sind der zweitwichtigste auslösende Faktor). Weitere wichtige auslösende toxische Agenzien: γ-Hexachlorcyclohexan (Beispiel: epidemisches Auftreten von Porphyria cutanea tarda im Rahmen einer Massenvergiftung in der Türkei durch Weizen, dem „Gammexan" als Insektenschutzmittel beigemengt war), Barbiturate.

Klinisches Bild. Die hervorstechendste Veränderung ist eine oft erhebliche diffuse Hyperpigmentierung der sonnenexponierten Hautregionen; dies trifft auch auf die Haare zu, die dunkel, manchmal schwarz werden, auch wenn sie vorher schon – physiologisch – ergraut waren (wichtige anamnestische Frage: *„Sind die Haare dunkler geworden?");* daneben Hypertrichose des Gesichts von nichtvirilem Typ („Affengesicht"); zusätzlich die Zeichen des chronischen UV-Schadens (Favre-Racouchot-Syndrom: Elastosis cutis, senile Komedonen). Als weiteres typisches Zeichen findet sich eine diffuse livide Rötung der Orbitalregion sowie manchmal der Handrücken. Ein fast diagnostisches Symptom ist eine hohe Fragilität der Haut: an den Handrücken bil den sich nach oft schon geringfügigen mechanischen Traumen Exkoriationen und Blasen; die Patienten sind hier typischerweise mit frischen und älteren Exkoriationen und Blutkrusten bedeckt (typische anamnestische Angabe: „Da stoße ich mich nur immer an beim Arbeiten"). Neben den frischeren traumatischen Läsionen finden sich zahlreiche depigmentierte Närbchen an den Handrücken sowie reichlich Milien. Schließlich können pseudosklerodermatische Hautverdickungen sowohl an den UV-exponierten als auch an den bedeckten Körperteilen entstehen.

Paradoxerweise besteht trotz der auf der Hand liegenden schädigenden Rolle des Lichts *keine akute Photosensibilität* (anamnestisch wird Sonnenempfindlichkeit oft geleugnet).

Assoziierte Symptome: weinroter Harn (wichtiges anamnestisches Symptom; bei Betrachtung im Wood-Licht Rotfluoreszenz!), Leberschäden (alkoholische Fettleber, Zirrhose, chronische Hepatitis und Leberkarzinom).

Ätiologie. Defizienz der Urogen-decarboxylase, Aktivitätssteigerung der ALA-synthetase.

Labor. Das hervorstechende Merkmal ist eine Eisenüberladung des Körpers (Überfüllung der Eisenreservoirs) und Polyglobulie. Die Ursache der Eisenvermehrung im Organismus ist nicht bekannt; nur wenig bekannt sind ferner die Rückwirkungen, die die Eisenvermehrung auf die Porphyrinsynthese ausübt. Man vermutet, daß Eisen die Synthese sowohl der Porphyrine der Serie I als auch III stimuliert (Circulus vitiosus).

Die Vermehrung der Porphyrine betrifft v. a. Uroporphyrine im Harn (sowohl der Serie I als auch III) und Erhöhung von Uro- und Koproporphyrinen im Stuhl. Die Plasma- und Erythrozytenkonzentration von Porphyrinen sind normal; es finden sich daher auch keine Fluorozyten.

Histologie. Subepidermale Blasenbildung, Hyalinisierung der dermalen Kapillaren.

Therapie. Der erste und wesentliche Schritt sind *Aderlässe* (Entleerung der Eisenreservoirs, Reduktion der Polyglobulie, Durchbrechung des Circulus vitiosus der Porphyrinsynthese). Darauf folgt als zweiter wesentlicher Schritt eine *kontrollierte Behandlung mit Chloroquin:* dieses bindet sich an die in der Leber gespeicherten Porphyrine, macht sie dadurch besser wasserlöslich und bewirkt eine massive Ausschüttung der Depots. In hoher Dosis verabreicht, kann Resochin bei Porphyrien zu Leberzellnekrose und damit zu bedrohlichen Zuständen führen. In einer niedrigen Dauerdosierung bewirkt es hingegen die Entleerung der Depots und damit ein völliges Sistieren der Symptomatik. Diese Therapie ist in den Anfangsstadien recht eingreifend (Nebenwirkungen: gastrointestinale Symptomatik, Fieber, Muskelschmerzen) und muß daher *stets stationär* durchgeführt werden. Da es zu einer vorübergehenden Belastung der Leber kommt (Anstieg der Transaminasen) ist diese Behandlung bei ausgeprägten Leberschäden kontraindiziert.

Akute intermittierende Porphyrie

Eine seltene, autosomal dominant vererbte Form der Porphyrie, die durch intensive gastrointestinale und neurologische Symptomatik gekennzeichnet ist.

Sie ist durch Akkumulation der ALA und von Porphobilinogen bedingt; da diese Substanzen nicht photosensibilisierend sind, fehlen Hautsymptome.

Ätiologie. Defizienz der PBG-deaminase.

Porphyria variegata

Ein Krankheitsbild mit Hautsymptomen ähnlich der Porphyria cutanea tarda und internen Manifestationen ähnlich der akut intermittierenden Porphyrie (Mischform).

Lipoidproteinose

Synonyme. Hyalinosis cutis et mucosae, M. Urbach-Wiethe.

Definition. Eine seltene, autosomal rezessive Erbkrankheit von charakteristischem klinischem Bild, die durch Ablagerungen eines „hyalinen" Materials (Lipoidprotein) an den Basallaminae von Haut und Schleimhaut, sowie Haut- und Hirngefäßen gekennzeichnet ist.

Pathogenese. Produzenten und genaue chemische Zusammensetzung des Ablagerungsprodukts sind unbekannt. Es handelt sich um ein PAS-positives, blaß-eosinophiles, homogenes, elektronenmikroskopisch fibrogranuläres Material, das biochemisch ein Glykoprotein (Laminin?) ist und Neutralfett- und Cholesterin-Tropfen enthält. Es findet sich in dicken konzentrischen Schalen um die reduplizierten Basallaminae von Gefäßen und Epidermis und bedingt Rigidität und Verletzlichkeit der betroffenen Gewebe.

Klinisches Bild. Die Entwicklung der Krankheit ist charakteristisch: bei Geburt ist das Kind normal, fällt aber durch sein *heiseres Schreien* auf. Bis zur Adoleszenz Entwicklung zum Vollbild, das im weiteren Verlauf stabil bleibt. Haut (vorwiegend des Gesichts) und die gesamte Mundschleimhaut bis zum Larynx (Heiserkeit!) erscheinen diffus verdickt, rigide, schlecht verschieblich (charakteristischer Palpationsbefund) und wächsern-transluzent; zusätzlich wächserne Papeln besonders an den Augenlidern und perioral. Die Haut ist leicht verletzlich, die Wundheilung gestört; Ekzematisation, Krusten, Narben. In späteren Stadien Auftreten knotiger und plaqueartiger Infiltrate, die die Oberflächentextur der Haut buckelig erscheinen lassen. Die Zunge ist verhärtet und kann nicht herausgestreckt werden *(diagnostisches Zeichen!)*. Die *Heiserkeit* bleibt während des Lebens bestehen. Durch Umscheidung ihrer Ausführungsgänge kommt es zur Obstruktion der Tränenpunkte, der Speicheldrüsenausführungsgänge, in intensiven Fällen auch des Larynx.

Neurologisch-psychiatrische Manifestationen: Epilepsie verschiedenen klinischen Typs, psychische Veränderungen, Beeinträchtigung des IQ.

Differentialdiagnose. Die Hautläsionen sehen der der erythropoetischen Protoporphyrie zum Verwechseln ähnlich; bei letzterer sind jedoch die Schleimhäute frei (keine Heiserkeit). Bei Lipoidproteinose besteht *keine* Lichtempfindlichkeit.

Therapie. Keine.

Prognose. Lebenserwartung nicht wesentlich beeinträchtigt; mögliche Todesursachen: neurologische Ausfälle, Obstruktion der oberen Luftwege.

Störungen des Pigmentsystems der Haut

Allgemeines. Das Pigmentsystem ist ein integraler Teil der Epidermis und daher grundsätzlich bei allen krankhaften Prozessen der Haut mitbetroffen, wenn auch häufig nur geringfügig oder nicht wahrnehmbar, da vom eigentlichen Krankheitsprozeß überdeckt. Bei einer Reihe anderer Krankheiten prägt das Pigmentsystem die Eigenart des klinischen Bildes entscheidend mit, ohne selbst die primäre Zielstruktur zu sein. Nur bei einer geringen Zahl von Krankheiten ist das Pigmentsystem der alleinige oder Hauptträger der pathologischen Ereignisse. Bei Krankheitsprozessen der letzten beiden Kategorien lassen sich eine Reihe von gesetzmäßigen Verhaltensweisen des Pigmentsystems unter pathologischen Bedingungen erkennen.

Am auffallendsten ist die Fähigkeit der Melanozyten, durch eine breite Palette verschiedener Reize zu höherer Aktivität (Melaninproduktion) und, zumindest in manchen Fällen, zur Proliferation angeregt zu werden: die wichtigsten derart zu *Hyperpigmentierung* führenden Stimuli sind UV-Licht (Sonnenbräunung), hormonelle Faktoren (Hyperpigmentation bei M. Addison, Melasma), chronische Wärmeexposition (Erythema e calore), Entzündung (postinflammatorische Hyperpigmentierung) und chronisch-mechanisches Trauma („Pseudoacanthosis nigricans"). Manchen so entstandenen Hyperpigmentationen ist lange bestehen bleibendes „Gedächtnis" der Stimulation gemeinsam: nach manchmal vollständiger Abblassung treten die Hyperpigmentierungen, etwa nach UV-Exposition, plötzlich wieder hervor (treffender Vergleich: „Reibebild"; typisch für Melasma, Epheliden, Berloque-Dermatitis u.a.m.). Über einer gewissen Toleranzschwelle liegende Reize (toxisch, aktinisch, entzündlich) führen hingegen zur Funktionsstörung (meist Störungen des Pigmenttransfers) oder zum Untergang der Melanozyten. Hieraus resultiert entweder ein *teilweiser* (Leukoderm; typische Beispiele: Psoriasis, Lues) oder ein *totaler Pigmentverlust* (Depigmentierung; typisches Beispiel: postzosterische depigmentierte Narben). Charakteristisch ist ferner die außerordentliche *Langsamkeit,* mit der die Repigmentierung depigmentierter (melanozytenfreier) Areale (etwa Narben) vor sich geht. Die Ursache liegt in der sehr langsamen horizontalen Wanderungsgeschwindigkeit der Melanozyten entlang der dermoepidermalen Junktionszone: während eine Wunde schon nach einigen Tagen reepithelisiert ist, dauert ihre Repigmentierung Wochen bis Monate. Die Melanozyten wandern hierbei meistens aus den Haarfollikeln aus. Ein weiteres Merkmal ist die „Pigmentabtropfung" unter Bedingungen starker Pigmentproduktion und bei Zugrundegehen von

Melanozyten kommt es zum Abtropfen von Melanin in die Dermis, wo es von Histiozyten phagozytiert und langzeitig gespeichert wird (Melanophagen); typische Beispiele: Lichen ruber, Incontinentia pigmenti, „aktive" Junktionsnävi u. a. m. In der Dermis gespeichertes Melanin ist klinisch durch schmutzig grau-braune Farbe gekennzeichnet (Tyndall-Phänomen).

Aus den genannten Eigenschaften des Pigmentsystems ergibt sich zwangsweise die Neigung zu einer gewissen Heterogenität; selbst die scheinbar völlig homogen getönte Haut des jungen Menschen scheint bei stärkerer Vergrößerung im Auflichtmikroskop wolkig scheckig, da Melanozyten und Melanozytenklone in verschiedener Dichte und von verschiedenem Funktionszustand nebeneinander bestehen. Durch Zerstörung und Selektion von Klonen wird im Rahmen des Alterungsprozesses der scheckige Charakter der Haut immer deutlicher, überschreitet die Grenze des mit freiem Auge Erkennbaren und findet schließlich seinen extremen Ausdruck im Bild der sog. „Altershaut" (chronischer UV-Schaden).

Hypermelanosen

Diffuse Hypermelanose

Diffuse Hyperpigmentierung kommt – außer bei genetisch bzw. rassisch bedingter dunkler Hautfarbe – bei einer Reihe innerer Krankheiten vor (Tabelle 21).

Erworbene Hypermelanosen

Melasma. (alter Name: Chloasma uterinum)

Großfleckige, meist symmetrische Hyperpigmentationen des Gesichts (Prädilektionsstellen: Schläfen, Stirn) von dunkelbrauner Farbe mit scharfer, bizarrer Begrenzung; häufige Begleiterscheinung der *Schwangerschaft*, manchmal auch von hormonproduzierenden Tumoren (Ovarialkarzinom) oder nach Einnahme von *oralen Kontrazeptiva*. Melasmen können auch idiopathisch

Tabelle 21. Diffuse Hyperpigmentierung

M. Addison
Hämochromatose
„diffuse" Metastasierung bei Melanom
als Paraneoplasie
bei Kachexie
chron. Arsenismus
Malabsorptionssyndrom
(Argyrose, Chrysiasis)
(Ikterus)

und gelegentlich selbst bei Männern auftreten. In der Postpartalperiode bilden sich Melasmen meist spontan zurück, können jedoch in Ausnahmefällen auch viele Jahre persistieren. Deutliche Abhängigkeit von Sonnenbestrahlung (Abblassen im Winter, Hervortreten im Frühjahr). Die Pathogenese ist im Detail unbekannt.

Differentialdiagnose. Berloque-Dermatitis.

Therapie. Vermeidung der UV-Bestrahlung, Bleichsalbe.

Melanodermitis toxica (Riehl'sche Melanose, Teermelanose)

Hierbei zeigt sich eine fleckige grau-braune Hyperpigmentation des Gesichts oder – bei Teerarbeitern – an den Händen, auf Basis einer chronischen phototoxischen Reaktion. Die Riehl'sche Melanose war während des 1. Weltkriegs in Österreich epidemieartig an Soldaten, Transportarbeitern etc. beobachtet und zunächst als Vergiftung durch kontaminierte Lebensmittel gedeutet worden. Die eigentliche Ursache lag wahrscheinlich in der kriegsbedingten starken Exposition gegenüber Ölen, Ruß und Teer; die Riehl'sche Melanose wird in der damals beschriebenen exzessiven Form heute nicht mehr beobachtet. Nicht so selten sind jedoch durch Kosmetikaabusus bedingte fleckige oder retikulierte Hyperpigmentationen der Gesichtshaut, die durch phototoxisch wirkende Substanzen hervorgerufen werden. Melanodermitis toxica ist der Berloque-Dermatitis verwandt (s. unter Photodermatosen, S. 160).

Incontinentia pigmenti

Definition. Eine in 3 charakteristischen Stadien ablaufende, mit charakteristischen Veränderungen des Pigmentsystems einhergehende, wahrscheinlich genetisch determinierte Systemkrankheit unbekannter Ätiologie.

Klinisches Bild. Die fast ausschließlich bei Mädchen auftretende Krankheit äußert sich zuerst durch über v.a. dem seitlichen Rumpf und proximalen Extremitäten disseminierte, manchmal linear angeordnete Bläschen und Blasen auf erythematösem Grund *(vesikulöses Stadium).* Die Läsionen sind bei Geburt entweder schon vorhanden oder stellen sich innerhalb der ersten beiden Lebenswochen ein; einige Wochen später Umwandlung in verruköse, papillomatöse, hypertrophe Läsionen *(verruköses Stadium);* letzteres geht nach 2–3 Monaten in das *pigmentierte Stadium* über; die Pigmentierungen sind charakteristisch striär, wirbelartig und von schmutzig- bis schiefergrauer Farbe (dermale Melanophagen!); sie bleiben einige Jahre bestehen und klingen später langsam spontan ab.
Assoziierte Symptome: geistige Retardation, verschiedenartige neurologische und Augensymptomatik, Entwicklungsdefekte und Mißbildungen des Knochensystems. Familiär gehäuft, Vererbungsmodus unklar.

Histologie. Im frühen Stadium Spongiose mit reichlich Eosinophilen, später verruköse Hypertrophie, reichlich Melanophagen.

Hypomelanosen

Erworbene Hypomelanosen

Vitiligo

Definition. Ein wahrscheinlich auf Autoaggressionsmechanismen beruhender, klinisch charakteristischer fleckartiger Pigmentverlust durch Zugrundegehen epidermaler Melanozyten.

Allgemeines. Eine relativ häufige und an sich harmlose, jedoch kosmetisch bedeutsame Krankheit. Dies trifft besonders auf die dunklen Rassen zu, bei denen Menschen mit Vitiligo häufig für aussätzig (Verwechslung mit Leukodermen bei Lepra!) gehalten werden; die Verquickung von Vitiligo und Lepra geht schon auf die Bibel zurück. Krankheitsbeginn: meist in der Adoleszenz. Familiäre Häufung!

Klinisches Bild (Abb. 135). Vitiligo ist durch völlig depigmentierte, weiße Herde gekennzeichnet, die meist rund und scharf polyzyklisch begrenzt sind. Zu Beginn einige Millimeter groß, vergrößert sich der Herd durch peripheres

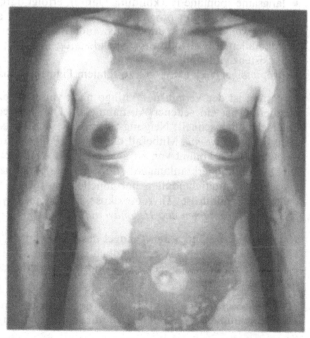

Abb. 135. Vitiligo. Auffallend symmetrische, scharf und polyzyklisch begrenzte, depigmentierte Herde

Wachstum und ist daher *in der Wachstumsphase nach außen konvex* begrenzt. Prädilektionsstellen: Streckseiten der großen Gelenke, Handgelenksbeugen, Handrücken, periorifiziell (Augen, Nase, Mund, perianal und -genital). Die Perianalregion ist eine differentialdiagnostisch sehr wichtige Prädilektionsstelle, da sie fast stets und sehr früh betroffen ist. Es entsteht ein (wegen des Befalls der freigetragenen Körperregionen) sehr auffälliges grobscheckiges Bild. Bei weiterer Progredienz können die depigmentierten Areale durch Konfluenz schließlich den gesamten Körper überziehen. Gelegentlich bleiben Inseln normaler Haut inmitten der vitiliginösen Haut übrig und werden dann manchmal für Nävi spili gehalten. Die komplette Depigmentierung ist in solchen ausgedehnten Fällen von Vitiligo das Therapieziel.

Der Krankheitsbeginn ist meist schleichend. Manchmal läßt sich ein Trauma oder starke Sonnenbestrahlung als präzipitierender Faktor feststellen; ein mechanisch ausgelöstes *Köbner-Phänomen* kommt häufig vor, starke UV-Expositionen können schubartige Verschlechterungen auslösen. Häufig angegebene psychische Erschütterungen als auslösender Faktor sind eher unwahrscheinlich.

Der Verlauf ist sehr variabel. Ähnlich wie bei der Alopecia areata, mit der Vitiligo gewisse parallele Züge aufweist und auch manchmal assoziiert ist, bestehen 3 etwa gleich häufige Verlaufsmöglichkeiten:

- langsame spontane Rückbildung (Jahre); erfolgt durch Repopulation vom Rande her (**Merke:** progrediente Herde sind nach außen *konvex,* regrediente *konkav!*) sowie durch Auswandern der Melanozyten aus den meist unbefallenen Haarfollikeln (ephelidenartige Flecke);
- Persistenz vitiliginöser Herde;
- progressiver Verlaufstyp bis zu totalem Pigmentverlust.

Insgesamt ist der Verlauf der Vitiligo nicht voraussagbar, die völlige Repigmentierung ist ein seltener Ausnahmefall. Die Progredienz der Vitiligo ist unterschiedlich schnell; Neigung zu schubartigem Fortschreiten.

Assoziierte Symptome: Mitbefall der Haare (Poliosis) und der Pigmentzellen der Chorioidea kommt vor, ist aber eher die Ausnahme. Manchmal assoziierte Autoimmunerkrankungen: Alopecia areata, perniziöse Anämie, Diabetes mellitus, multiglanduläre hormonelle Insuffizienz, verschiedene Krankheiten der Schilddrüse (Thyreotoxikose, Myxödem, Thyreoiditis). *Vitiligo tritt häufig bei Melanomen und Halonävi auf!*

Komplikationen. Durch den Mangel des Lichtschutzes sind die vitiliginösen Hautareale besonders UV-empfindlich und neigen zur Entwicklung von Sonnenbränden. Aktinische Keratosen und Plattenepithelkarzinome sind jedoch paradoxerweise selten.

Histologie. Sukzessives Verschwinden der Melanozyten aus der vitiliginösen Haut. Entzündliche Veränderungen nur sehr geringfügig.

Labor. Melanozytotoxische Antikörper und zytotoxische Lymphozyten wurden nachgewiesen.

Therapie. Außer Photochemotherapie (als phototoxische Substanz eignet sich hier besonders 5-Methoxypsoralen und Khellin), mit der eine langsame und meist nur inkomplette Repigmentierung erzielt werden kann, ist keine wirksame Therapie bekannt.

Differentialdiagnose. Narben, ausgebrannter CDLE, Vinylchloridkrankheit, Piebaldismus, Vogt-Koyanagi-Syndrom (Vitiligo, Poliosis, Dysakusis, Uveitis und neurologische Symptome – viral getriggerte Autoimmunkrankheit?)

Idiopathische Hypomelanosis guttata

Eine diskrete, perifollikuläre kleinfleckige Hypomelanose, vorwiegend an den Unterschenkeln von Frauen. Tritt progredient in der 2. Lebenshälfte auf; mögliche wichtige kausale Faktoren: exzessive Sonnenbestrahlung, Epilation der Körperhaare.

Erworbener Pigmentverlust der Haare

Ergrauen der Haare als Teil des physiologischen Alterungsprozesses wird als *Canities* bezeichnet, beruht auf langsamer Reduktion der Melanosomenproduktion und schließlich Zugrundegehen der Melanozyten des Haarfollikels. Typisches Verteilungsmuster (Beginn: Schläfen, Scheitel, dann Rest), irreversibel (Ausnahme: Wiederdunkelwerden der Haare bei Porphyria cutanea tarda). Setzt mit etwa 25 Jahren ein, erhebliche individuelle Schwankungen. *Prämature Canities* tritt entweder als (autosomal-dominant) vererbte Anlage oder als Begleitsymptom einer Reihe von progerieähnlichen Mißbildungssyndromen auf.
Poliosis ist ein umschriebenes, herdförmiges Ergrauen der Haare. Vorkommen bei Vitiligo, Alopecia areata.

Kongenitale Hypomelanosen

Pigmentstörung durch Funktionsstörung der Melanozyten

Okulokutaner Albinismus

Definition. Gruppe von autosomal-rezessiv vererblichen Hypomelanosen, die durch universelle Verminderung oder Fehlen von Melanin in Haut, Haar und Augen, Nystagmus, Photophobie und Sehschwäche gekennzeichnet sind.

Allgemeines. Albinismus ist relativ selten (Inzidenz 1:20000); von den insgesamt 11 bekannten Unterarten stellen die beiden Haupttypen (tyrosinasepositiver und tyrosinase-negativer Albinismus) je etwa 50%, während die 9 restlichen Typen äußerst seltene Syndrome darstellen.

Klinisches Bild. Der *tyrosinase-negative okulokutane Albinismus* ist die schwerste Erscheinungsform: die Haare sind schneeweiß, die Haut rötlich-weiß, die Iris hellblau, die Pupille rot (wegen des pigmentfreien Augenfundus). Die Augensymptomatik ist erheblich: schwerer Nystagmus, Photophobie, deutlich herabgesetzte Sehstärke, Strabismus, Myopie. Der Nystagmus ist nicht – wie meist vermutet – Folge der Photophobie, sondern Ausdruck tiefergreifender Entwicklungsstörungen; so fehlt beispielsweise das Überkreuzen vor Nervenfasern in der Decussatio nervi optici (Folge: Fehlen des dreidimensionalen Sehens). *Pathomechanismus:* Unfähigkeit der Melanozyten, *Tyrosinase* zu synthetisieren (Melanosomen enthalten kein Melanin). *Tyrosinase-positiver okulokutaner Albinismus* ist ähnlich, jedoch weniger stark ausgeprägt: geringe Mengen von Melanin werden produziert, wobei die Pigmentproduktion im Laufe des Lebens langsam zunimmt (ein Neger mit tyrosinase-positivem Albinismus kann beispielsweise sogar dunkler werden als ein normal pigmentierter Weißer!). Pathomechanismus: unbekannt; Melanozyten enthalten nur wenige ausgereifte Melanosomen.

Der Unterscheidung zwischen tyrosinase-positivem und -negativem Albinismus dient ein einfacher *Labortest:* Einige Haare werden ausgezupft und in einer Lösung von Dopa (Melaninpräkursor) inkubiert. Kommt es zur Schwärzung der Flüssigkeit (Melaninbildung), ist das Vorhandensein von Tyrosinase in den Haarbulbi (enthalten viable Melanozyten!) nachgewiesen.

Von den 9 übrigen bisher bekannten Formen von okulocutanem Albinismus sind folgende bemerkenswert:

YM (Yellow-mutant)-Albinismus: ein dem Tyrosinase-negativen Albinismus ähnliches Bild, das sich jedoch durch ein auffallendes, gelb-rötliches Pigment der Haare, einem geringfügig positiven DOPA-Haarwurzeltest bei Zusatz von L-Cystein und sein hauptsächliches (allerdings nicht ausschließliches) Vorkommen bei Amerikanern deutscher (Amish!) und polnischer Abkunft auszeichnet.

Hermansky-Pudlak-Syndrom: relativ milde Haut-, aber schwere Augenbeteiligung, assoziiert mit Defekt der Thrombozyten (Epistaxis, Hämatome, Hämorrhagien) und multiplem Organversagen in der Lebensmitte (Lunge, Herz, Niere). Dieses Syndrom ist wahrscheinlich eine Speicherkrankheit (zeroidähnliche Einschlüsse in Lymphozyten und diversen Organzellen – Niere, Herz, Alveolarmakrophagen).

Chediak-Higashi-Syndrom: relativ milde Pigmentverdünnung (mit charakteristischem stahlgrauem Farbton der Haare). Assoziiert sind hämatologische und neurologische Symptome, Immundefizienz (hohe Infektionsbereitschaft, Neigung zu Neoplasien), früher Tod. Pathomechanismus: Störung der Lysosomenfusion (Riesenlysosomen) und dadurch auch des Pigmenttransfers.

Therapie. Albinismus, gleichgültig welchen Untertyps, ist jeder Behandlung gegenüber refraktär. Besonders wichtig ist daher die *Prophylaxe von Sonnenschäden:* Dies gilt besonders für das Auge (Sonnenbrillen) und für die gesamte Haut (Sonnenschutzmittel), v.a. in Ländern mit hoher UV-Einstrahlung. Albinoneger in Afrika beispielsweise weisen ab dem 20. Lebensjahr in fast 100 % der Fälle aktinische Keratosen oder Plattenepithelkarzinome auf.

Naevus depigmentosus

Eine seltene kongenitale, nichthereditäre, scharf begrenzte, bizarr und unregelmäßig begrenzte hypopigmentierte Läsion (meist am Rumpf). Die Haare in Naevi depigmentosi sind weiß.

Differentialdiagnose. Naevus anaemicus (rötet sich nicht bei Reiben).

Histologie. Zahl der Melanozyten normal, Melanosomen in Zahl und meist auch Reifung normal. Offensichtlich liegt der Pigmentationsstörung ein lokaler Defekt des Melanosomentransfers zugrunde.

Pigmentstörungen durch Fehlen von Melanozyten

Piebaldismus. Ein seltener autosomal-dominant vererbter, vitiligoähnlicher Zustand mit großfleckiger Depigmentierung an Rumpf und Extremitäten. Charakteristisches Symptom: *„white forelock"* (frontale Strähne weißen Haares) mit einer zwickelförmigen Depigmentation der Stirn (Analogie: frontale Schecken sind im Tierreich ein häufiges Vorkommnis, etwa bei Pferden). *Pathomechanismus.* Reifungsstörung und Untergang der Melanoblasten entweder schon in der Neuralleiste oder bald nach Kolonisierung der Haut.

Waardenburg-Syndrom. Ein sehr seltenes piebaldismusähnliches Syndrom mit zusätzlich Heterochromia iridum, Taubheit und verschieden anderen Mißbildungen.

Krankheiten der Mundschleimhaut

Allgemeines. Die Mundschleimhaut ist bei zahlreichen Dermatosen verschiedenster Ätiologie mitbetroffen; die hierbei entstehenden Läsionen werden in den jeweiligen Kapiteln abgehandelt. Im folgenden werden nur lokalisationsspezifische Veränderungen besprochen.

Entzündliche Zustände

Chronisch-rezidivierende Aphthen

Definition. Chronisch-rezidivierender Prozeß unbekannter Ursache, der durch multiple schmerzhafte, rundliche Ulzerationen der Mundschleimhaut („Aphthen") gekennzeichnet ist.
Bemerkung: Chronisch rezidivierende Aphthen haben nichts, wie häufig angenommen, mit chronisch rezidivierendem Herpes simplex zu tun.

Allgemeines. Dieser Zustand kommt sehr häufig (bei etwa 20 % der Bevölkerung) vor; das weibliche Geschlecht ist bevorzugt betroffen, mit einem Häufigkeitsgipfel im frühen Erwachsenenalter. Wahrscheinlich handelt es sich um eine polyätiologische Reaktionsform der Mundschleimhaut; nach der Intensität der Läsionen wird eine Minor- und eine Majorform unterschieden. Die Verbindungen zum M. Behçet (s. unten) sind unklar. Assoziation mit HLA-B5, HLA-B12, HLA-B27.

Klinisches Bild. Bei der *Minorform* (Abb. 136) (Mikulicz Aphthen) entstehen nach einer Prodromalzeit von etwa 24 h, in der sich die Aphthen durch brennende und juckende Sensationen ankündigen, eine oder mehrere hyperästhetische erythematöse Läsionen, die im Zentrum oberflächlich nekrotisieren (manchmal ein kurzlebiges Bläschen bilden) und sich in ein sehr schmerzhaftes, rundes, „wie ausgestanztes", schmierig belegtes Geschwür mit einem geröteten Halo umwandeln. Bei Vorhandensein mehrerer Läsionen kommt es durch Konfluenz zu polyzyklisch serpiginösen Ulzerationen, deren Prädilektionsstellen die Lippen- und Wangenschleimhaut (besonders typisch die Recessus!), in zweiter Linie Gingiva und Gaumenschleimhaut sind. Die Einzelläsion hat meist nur wenige Millimeter Durchmesser; die Schmerzhaftigkeit macht Essen und Sprechen schwierig. Begleitsymptome: Sialorrhö, Foetor ex ore. Die Läsionen heilen üblicherweise nach 1–2 Wochen narbenlos

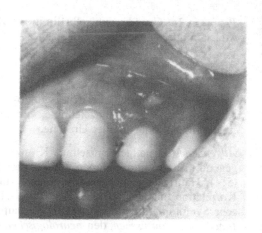

Abb. 136. Aphthe vom Minortyp (chronisch rezidivierende Aphthen)

ab. Aphthen werden häufig durch Bagatelltraumen der Mundschleimhaut ausgelöst (ähnlich der „Pathergie", s. unten). Die Zahl der pro Attacke auftretenden Aphthen und die Dauer der erscheinungsfreien Intervalle sind außerordentlich verschieden.

Die *Majorform* („Grande aphtose") unterscheidet sich durch ihre Seltenheit, durch die Größe und Tiefe der Ulzera (> 1 cm Durchmesser) und die Abheilung mit Narben.

Die seltenste Verlaufsform sind schließlich die *herpetiformen* Aphthen: sehr zahlreich, oberflächlich, konfluierend. Große Ähnlichkeit mit Gingivostomatitis herpetica; Unterschied: starke Rezidivneigung, Tzanck-Test negativ.

Histologie. Intensive lymphozytäre Infiltrate mit Zeichen von Vaskulitis.

Ätiologie und Pathogenese. Unbekannt. Unklar ist, ob die Zielstruktur der pathologischen Vorgänge das Gefäßsystem (Vaskulitis!), das Epithel (Autoimmunreaktion gegen Mundschleimhautepithel? – in manchen Fällen wurden gegen Mundschleimhautepithelien gerichtete zytotoxische Lymphozyten gefunden) oder die kleinen mukösen Speicheldrüsen sind (diese sind nicht selten nekrotisch und das Zentrum entzündlicher Infiltrate). Nach einer weiteren Hypothese sind chronisch-rezidivierende Aphthen eine Abortivform des M. Behçet (s. unten). In einigen wenigen Fällen finden sich Veränderungen des Blutbildes (zyklische Neutropenie, Eisenmangelanämie). Bakterielles Agens als Auslösefaktor wahrscheinlich.

Differentialdiagnose. Erythema multiforme, erosiver Lichen ruber, Pemphigus vulgaris, chronisch-rezidivierender Herpes simplex der Mundschleimhaut.

Therapie. Eine wirksame Therapie ist nicht bekannt; Lokaltherapie hat das Ziel zu lindern (Mundspülungen, Lokalanästhetika); eine gewisse Wirkung haben lokale Tetrazyklinpräparate und Touchierung mit 1 %iger Silbernitratlösung.

449

Prognose. Im Grunde eine selbstlimitierte Krankheit, doch können sich die Attacken durch Jahrzehnte fortsetzen.

Morbus Behçet

Definition. Eine durch die Trias von oralen und genitalen Aphthen und Augensymptomen gekennzeichnete, potentiell lebensbedrohliche Multisystemkrankheit unbekannter Ursache.

Allgemeines. Die allgemein seltene Krankheit tritt gehäuft in der Mittelmeergegend (Türkei) und in Japan auf; es besteht eine Prädilektion für Männer (5:1), Häufigkeitsgipfel im frühen und mittleren Erwachsenenalter. Hohe Korrelation mit HLA-B5, HLA-B12 und HLA-B27. Die vielgestaltige klinische Symptomatik wird in mehrere Verlaufsformen gegliedert: den *mukokutanen,* den *arthritischen,* den *neurologischen* und den *okulären* Typ.

Klinisches Bild. Chronisch-rezidivierende Aphthen an der gesamten Mundschleimhaut inklusive Pharynx und Larynx, meist in sehr intensiver Form. Analoge Veränderungen an männlichen und weiblichen Genitalien. Darüber hinaus findet sich eine Vielzahl uncharakteristischer kutaner Symptome: pyodermieähnliche papulo-vesikulo-pustulöse Effloreszenzen mit Nekroseneigung, Furunkel, Erythema nodosum, Erythema multiforme, Thrombophlebitiden.

Augenmanifestationen können den aphthösen Veränderungen mit manchmal jahrelangem Verzug nachfolgen und bestehen meist aus Iridozyklitis (Hypopyoniritis), Uveitis, manchmal auch Neuritis nervi optici. Die Augenkomplikationen (Katarakt, Glaukom) führen nach mehrjährigem Verlauf in mindestens einem Drittel der Fälle zu Blindheit.

Häufig befallen ist auch das *Zentralnervensystem* (etwa 20 % der Fälle): Epilepsie, Meningitis, Hirndrucksymptomatik bis zum Endzustand der Hirnatrophie.

Ätiologie und Pathogenese. Unbekannt. Wahrscheinlich Immunkomplexvaskulitis mit gleichzeitig bestehender profunder Störung der Leukozytenchemotaxis. Eine infektiöse Genese (bakteriell? Virus?) wurde häufig vermutet, aber nie nachgewiesen; gleichfalls unbewiesen ist die Hypothese einer Autoimmunkrankheit.

Labor. Die Laborparameter sind unauffällig.

▶ **Merke:** Ein für M. Behçet höchst typisches, vielleicht diagnostisches Zeichen ist das Auftreten von umschriebenen Hautnekrosen nach Skarifikationen oder Nadelstichen (wie etwa im Rahmen einer Prick- oder Intrakutantestung durchgeführt; bei M. Behçet stellen sich solche Läsionen auch bei der physiologischen Kochsalzkontrolle ein!). Diese „Pathergie" tritt bei etwa der Hälfte der Patienten mit M. Behçet auf (außer bei diesem auch bei Pyoderma gangraenosum und Wegener'scher Granulomatose).

Tabelle 22. Symptomatik und Diagnostik des M. Behçet

Major-Kriterien:
  Orale Aphthen
  Genitale Aphthen
  Augenbefall (Uveitis, Chorioretinitis)
  Hautmanifestationen

Minor-Kriterien:
  Arthritis
  Neurologische Symptome (ZNS)
  Vaskulitis
  Kardiovaskuläre Beteiligung
  Gastrointestinale Beteiligung
  Positive Familienanamnese

Anmerkung: Für die klinische Diagnose sollten wenigstens 2 der 3 klassischen Kardinalsymptome erfüllt sein.

Diagnose. Da ein spezifischer klinischer oder Labortest nicht zur Verfügung steht, erfolgt die Diagnose „statistisch" auf Basis von Kriterien (Tabelle 22).

Therapie. M. Behçet spricht auf Kortikosteroide an, jedoch nicht sehr gut und nicht immer. Zusätzlich werden in schwereren Fällen Zytostatika (Azathioprin, Cyclophosphamid) eingesetzt. Eine nahezu spezifische Wirkung auf die Augenveränderungen hat Chlorambucil.

Cheilitis granulomatosa

Eine subjektiv symptomlose, relativ derbe (nur teilweise ausdrückbare!), einseitige rüsselartige Schwellung der Ober- oder Unterlippe, manchmal beider, und der angrenzenden Wangenpartien. Die Schwellung tritt attackenartig auf (wird zumeist anfangs für ein Angioödem gehalten), bleibt monate- bis jahrelang bestehen und bildet sich auch während der Remissionsperioden nicht völlständig zurück. Manifestation im mittleren Erwachsenenalter. Histologisch handelt es sich um eine tiefe lymphozytäre Infiltration des Binde- und Muskelgewebes, die im späteren Verlauf einen sarkoidalen Charakter annimmt. Anstelle der Lippe können auch die Wangenschleimhaut oder andere Gesichtsteile betroffen sein.

Therapie. unbefriedigend; Behandlung mit systemischen Kortikosteroiden ist zwar teilweise wirksam, die erforderlichen Dosen sind jedoch relativ hoch. Mittel der Wahl ist nach neuen Erkenntnissen das Lepramittel Clofazimin (Langzeittherapie).

Melkersson-Rosenthal-Syndrom

Dieser nicht so seltene Symptomkomplex unbekannter Ursache ist durch Lingua plicata (s. unten), Cheilitis granulomatosa und rezidivierende periphere Fazialisparesen gekennzeichnet. Lingua plicata ist schon bei Geburt vorhanden, die rezidivierenden Fazialisparesen können der Cheilitis granulomatosa vorausgehen oder erst mit jahrelanger Verzögerung nachfolgen.

Neoplastische bzw. näviforme Zustände

White sponge nevus

Ein relativ seltener, autosomal-dominant vererbter Zustand, bei dem die Wangenschleimhaut (Gaumen, Zungen- und Lippenschleimhaut) in einem oder mehreren wohlabgegrenzten Arealen leukoplakieähnlich weiß verfärbt und gefurcht sind; simplifizierender Vergleich: „Naevus verrucosus der Mundschleimhaut".

Flache Leukoplakie

Definition. Umschriebene Hyperkeratose der Mundschleimhaut verschiedener, nicht neoplastischer Genese.

Erklärung. Normale Mundschleimhaut ist durchscheinend (rosa); bei Verhornung wird sie undurchsichtig (weiß).
Ein meist unscharf abgegrenzter, auf den Einwirkungsort der Noxe beschränkter, homogen opaquer, weißlicher Fleck mit glatter Oberfläche Flache Leukoplakien sind (im Gegensatz zu den *verrukösen* Leukoplakien) *nicht* als Präkanzerosen zu interpretieren. Typische Ursachen: der sog. „Biß" (habituelles bewußtes oder unbewußtes Wangenkauen), schlecht sitzende Zahnprothesen, gewohnheitsmäßiges Trinken heißer Getränke etc. Eine Sonderform ist die *Leukokeratosis nicotinica palati,* die bei Pfeifenrauchern diffus am harten Gaumen entsteht und als chemisch-thermischer Kombinationsschaden zu werten ist. Sie schneidet typischerweise scharf an der Grenze zum weichen Gaumen ab und ist von einzelnen roten Pünktchen durchsetzt (den unverhornten Ausführungsgängen der Schleimdrüsen). Die Leukokeratosis nicotinica kann sich im späteren Verlauf in eine Präkanzerose umwandeln.

Differentialdiagnose. Verruköse Leukoplakie (s. unter Präkanzerosen, S. 462) Lichen ruber, chronisch-diskoider Lupus erythematodes.

Granularzelltumor (Abrikossoff-Tumor)

Ein seltener benigner Tumor, der mit Vorliebe an der Zunge auftritt, jedoch auch überall sonst vorkommen kann. Ein langsam wachsender, harter, symptomloser Knoten, der bis zu mehreren Zentimetern groß werden und gelegentlich auch ulzerieren kann. Die Abkunft dieses Tumors ist nicht genau bekannt (früher: Abkunft von Myoblasten; heute glaubt man an die Abkunft von neuralen Stammzellen).

Differentialdiagnose. Plattenepithelkarzinom.

Therapie. Knappe Exzision.

Multiples Hamartom-Syndrom (Cowden-Syndrom)

Ein seltenes, autosomal-dominant vererbtes Leiden, das sich durch außerordentlich zahlreiche fibrom-, papillom- und nävusartige Hamartome der Haut sowie der gesamten Mundschleimhaut und des gesamten Gastrointestinaltrakts kennzeichnet. Die Läsionen der Mundschleimhaut sind dichtstehende, zu riesigen Platten mit himbeerartiger Oberfläche konfluierende Adenofibrome. Das Cowden-Syndrom ist in einem sehr hohen Prozentsatz mit Mamma-Karzinomen und anderen Malignitäten korreliert.

Diverses

Haarzunge (Lingua nigra)

Hypertrophie der filiformen Papillen am Zungenrücken, die ein strähniges mattenartiges Geflecht mit mißfarbigen Belägen ergeben. Wegen des Debris und der darin verfangenen Speisereste entsteht ein idealer Nährboden für diverse Mikroorganismen, die eine Verfärbung von weißlich bis gelb-braun und schwarz ergeben können (letztere Farbe von Schimmelpilzen). Ein harmloses Geschehen, meist in Verbindung mit Rauchen oder Antibiotikatherapie (reaktive Überwucherung durch Pilze).

Lingua geographica (Exfoliatio areata linguae)

Eine höchst charakteristische, gutartige, chronisch entzündliche Affektion der Schleimhaut des Zungenrückens; sie ist durch das Nebeneinander von Regionen mit hypertrophen und atrophen filiformen Papillen gekennzeichnet, wobei die Begrenzung sehr scharf, polyzyklisch und bizarr (landkartenähnlich) verläuft.

Pathogenese. Entzündliche Infiltration der Zungenschleimhaut unbekannter Ursache, die in erster Phase zur Hypertrophie und im späteren Verlauf zur Abstoßung der hypertrophen Papillen in großen Fetzen führt; anschließend wieder Aufbau hypertropher Papillen; daher sehr wechselhaftes Bild!

Differentialdiagnose. Mundschleimhautveränderungen bei M. Reiter und Psoriasis vulgaris.

Therapie. Nicht erforderlich.

Lingua plicata (Lingua scrotalis)

Eine etwa 2 % der Normalbevölkerung betreffende architektonische Anomalie der Zunge, die durch tiefe multiple Furchung (nach der treffenden und deftigen Sprache der alten Dermatologen „hodensackähnlich") gekennzeichnet ist. Häufig bei Mongolismus, Teilsymptom des Melkersson-Rosenthal-Syndroms.

Schleimzyste

Eine der häufigsten Läsionen der Mundschleimhaut; bis 1 cm groß, mit viskoser klarer, bläulich schimmernder Flüssigkeit gefüllte, fluktuierende Zyste, meist an der Mukosa bzw. am Lippenrot der Unterlippe.

Differentialdiagnose. Seniles Angiom („Blutsee") der Unterlippe.

Entstehung. Traumatisch bedingte Ruptur des Ausführungsganges einer Schleimdrüse, Akkumulation des Schleims im dermalen Gewebe; es handelt sich also nicht eigentlich um eine *Zyste* (definitionsgemäß ein epithelausgekleideter Hohlraum).
Im späteren Verlauf chronisch entzündliche Reaktion („Schleimgranulom").

Bemerkung: Morphologisch ähnlich, aber pathogenetisch unterschiedlich sind die sogenannten Mucoidzysten der Haut (Prädilektionsstelle: Fingerendglieder). Diese entstehen durch umschriebene mucoide Degeneration des Bindegewebes unbekannter Ursache und stellen subjektiv symptomlose pralle, durchscheinende Gebilde dar.

Mukokutane Melanose mit gastrointestinaler Polypose (Peutz-Jeghers-Syndrom)

Ein relativ seltenes, familiär gehäuftes Syndrom (autosomal-dominant?); die Hautsymptome sind ephelidenähnliche, gelegentlich zu größeren Herden konfluierende hellbraune bis schwärzliche Flecken perioral, am Lippenrot sowie an der Lippen- und Wangenschleimhaut. Diese Pigmentflecken treten kurz nach der Geburt auf und erreichen während der Kindheit ihre volle Ausprägung, können sich jedoch im Laufe des späteren Erwachsenenlebens wieder weitgehend oder gänzlich zurückbilden.

Differentialdiagnose. Epheliden (unterscheiden sich nur durch andere Lokalisation)', dispositionelle periorale Pigmentierung (ist nicht so fleckig) und Pigmentierung bei M. Addison (diffus).

Die assoziierte gastrointestinale Polypose schwankt in ihrer Ausprägung von winzigen Adenomen bis zu mehrere Zentimeter großen Polypen (vorwiegend im Dünndarmbereich), die durch Intussuszeption attackenartige Schmerzzustände, Ileussymptomatik und gastrointestinale Hämorrhagien hervorrufen können. Maligne Entartung solcher Polypen ist (entgegen der früheren Lehrmeinung) selten.

Epitheliale Hauttumoren

Allgemeines. Die Haut hat die höchste Tumorinzidenz und Tumorvielfalt aller Organe des Körpers, die überwiegende Mehrzahl davon allerdings benigner Natur.

Ursachen: die Größe der Haut, ihr komplexer und strukturreicher Aufbau und ihre Exposition gegenüber karzinogenen Stimuli der Umwelt. Jeder Baustein der Haut und der Hautadnexe ist möglicher Ausgangspunkt eines Spektrums von Tumoren, das von harmlosen Hamartomen zu malignen Neoplasmen reicht. *Folge:* eine komplexe, auch heute noch etwas im Fluß befindliche Klassifikation der Hauttumoren. Beispiele für nur teilweise gelöste Probleme: die verschwimmende Grenze zwischen Hamartomen und echten benignen Tumoren (bei manchen Adnextumoren, Nävuszellnävi); Abgrenzung von echten benignen Tumoren und sog. „reaktiven" Wucherungen und schließlich die Histogenese mancher Tumoren.

Epitheliale Nävi

Definition. Der Begriff „Nävus" bedeutete ursprünglich lediglich ein „Mal", also eine umschriebene Fehlbildung der Haut auf angeborener Grundlage. Heute wird dieser Begriff für 2 verschiedene Gruppen von Läsionen verwendet: 1) *Pigmentnävi,* die durch das Vorhandensein der sog. Nävuszellen charakterisiert sind (s. unten) und 2) sog. *Nävi im weiteren Sinn:* Diese sind als umschriebene Fehlbildungen der Haut auf angeborener Grundlage definiert, die auf einem Zuviel oder einem Zuwenig von an sich normalen Gewebselementen oder Organen beruhen. Nävi sind daher *keine echten Tumoren,* sondern *ontogenetische Fehlprogrammierungen;* trotzdem werden sie wegen der schwierigen Grenzziehung ins System der Hauttumoren eingegliedert. Generell gilt für Nävi, daß sie trotz ihrer angeborenen Natur einen charakteristischen Entwicklungsgang nehmen: sie sind bei der Geburt meistens noch nicht oder in geringem Umfang vorhanden und entwickeln sich über die Jahre der Kindheit, um meistens nach der Pubertät ihre endgültige Ausdehnung und Ausprägung zu erlangen und dann unabänderlich bestehenzubleiben. Vielen Nävi ist eine „systemische" Anordnung zu eigen: sie folgen den Blaschko-Linien (vgl. S. 57) und zeigen eine streifenartige, oft symmetrische Anordnung.

Naevus verrucosus (hyperkeratotischer Nävus, epidermaler Nävus)

Meist streifenförmige hyperkeratotisch-verruköse Läsionen, die in Ausdehnung, Form und verrukösem Charakter sehr verschieden sein können. Die Farbe schwankt von hautfarben bis dunkelbraun (gelegentlich Verwechslung mit Tierfellnävus!). Subjektive Beschwerden: keine.

Histologie. Massive Orthohyperkeratose.

Sonderform. Inflammatorischer Nävus verrucosus. Hier finden sich zusätzlich entzündliche Veränderungen und oft beträchtlicher Juckreiz.

Therapie. Wenn vom Patienten gewünscht. In Frage kommt nur Exzision; alle lokalen Maßnahmen, auch Schleifen, sind erfolglos. *Entartet niemals maligne!*

Haarfollikelnävus

Eine umschriebene Verdichtung von Haarfollikeln.

Naevus comedonicus

Eine seltene Verhornungsstörung des Follikelepithels, die sich als multiple komedonenähnliche follikuläre Hornpfröpfe, oft in linearer (systemischer) Anordnung manifestiert. Neigung zur pyodermischen Superinfektion!

Naevus sebaceus

Ein relativ häufiger Nävus, der stets am Kapillitium lokalisiert ist und ein streifiges, gelb-rötliches Kolorit, weiche Konsistenz und höckrige Oberfläche aufweist. Die Läsion ist haarlos und tritt im Kindesalter in Erscheinung. Histologisch findet sich ein Bild analog dem Naevus verrucosus, zusätzlich reichlich Talgdrüsenanlagen und apokrine Schweißdrüsen. Im Naevus sebaceus entwickeln sich im Erwachsenenalter sehr häufig Basaliome; er ist daher der einzige epitheliale Nävus, dessen *Entfernung medizinisch indiziert* ist.

Schweißdrüsennävi

Sehr selten; sowohl apokrine als auch ekkrine Schweißdrüsennävi kommen vor.

Benigne Tumoren der Epidermis

Verruca seborrhoica (seborrhoische Warze)

Diese als *benignes Papillom der Epidermis* definierte Läsion ist außerordentlich häufig; fast jedes Individuum entwickelt in der zweiten Lebenshälfte seborrhoische Warzen, deren Zahl von wenigen bis zu hunderten reichen kann.

Typisches klinisches Bild (Abb. 137, 138). Die Läsionen beginnen als zart bräunliche, matte, scharf abgegrenzte, regelmäßig konturierte Flecken, die

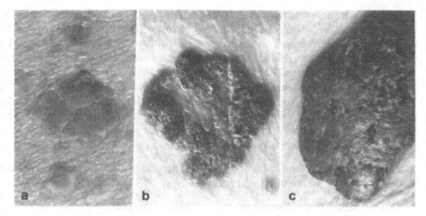

Abb. 137 a–c. Stadiengemäße Erscheinungsformen seborrhoischer Warzen. **a** kleine flache Verruca seborrhoica (noch hautfarben!). **b** mittleres Kaliber; der zentrale Anteil hat sich offenbar spontan abgelöst (kommt nicht selten vor). **c** knotige, dunkelpigmentierte seborrhoische Warze mit zahlreichen Hornpfröpfchen. Allen Formen gemeinsam ist der papilläre Aufbau, Neigung zu bröckeliger Beschaffenheit und ein „wie aufgeklebtes" Aussehen

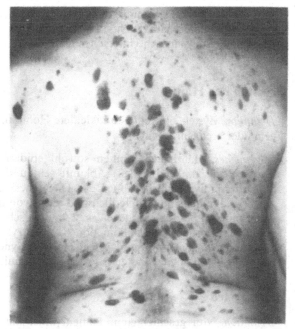

Abb. 138. Multiple seborrhoische Warzen verschiedener Größe und Tinktion

457

langsam anwachsen und eleviert werden (vgl. Abb. 143 a). Kardinalsymptom: die *regelmäßige papilläre Oberfläche* (erweiterte Haarfollikel, Hornpfröpfe). Seborrhoische Warzen können mehrere Zentimeter groß und mehrere Millimeter hoch werden, bis zu dunkelbraun-schwarz (enthalten Melanozyten!) gefärbt sein; sie sehen charakteristischerweise „wie aufgeklebt" aus und greifen sich paradoxerweise meist glatt („fettig") an. Subjektive Symptome: keine; gelegentlich Juckreiz. Durch Kratzen oder andere Traumatisierung entsteht die **Verruca seborrhoica irritata,** die durch entzündliche Veränderungen ein pseudoepitheliomatöses Aussehen haben kann. Maligne Entartung seborrhoischer Warzen kommt (wahrscheinlich) *nie* vor!

Histologie. Oft mächtige „wirbelige" Hyperplasie und Orthohyperkeratose der Epidermis, reichlich Hornzysten.

Differentialdiagnose. Compoundnävus, Melanom, etc.

Therapie. Nicht erforderlich; mechanische Entfernung sehr leicht (scharfer Löffel).

Sonderform. **Eruptive Verrucae seborrhoicae;** plötzliches Auftreten von sehr vielen, oft heftig juckenden, kleinen seborrhoischen Warzen; wird von manchen Autoren als Paraneoplasie betrachtet (Leser-Trélat-Zeichen!).

Klarzellakanthom

Sehr seltener benigner Tumor, der durch glykogenspeichernde Epidermalzellen (klare Zellen) charakterisiert ist. Uncharakteristischer elevierter rötlicher Knoten, meistens an den Unterschenkeln.

Zysten der Haut

Definition. Zysten sind epithelumkleidete Hohlräume der Dermis mit flüssigem oder breiigem Inhalt.

Allgemeines. Hautzysten können sowohl epidermaler als auch adnexaler (Schweißdrüsen, Haarfollikel) Abkunft sein und stellen daher ein weites Spektrum individueller Läsionen dar. Die Genese der verschiedenen Zystentypen ist durchaus unterschiedlich und reicht von traumatischer Verlagerung von Epidermis in das Bindegewebe (traumatische Hornzyste), Obstruktion von Follikelostien (Riesenkomedonen, Hornzysten) über anlagebedingte Fehlentwicklungen (Dermoidzysten, Gardner-Syndrom) zu möglicherweise neoplastisch bedingten Zysten (Steatocystoma multiplex, Hidrozystome).

Hornzysten

Definition. Von geschichtetem Plattenepithel mit epidermoidalem Verhornungstyp ausgekleidete Zysten, die von lamellierten Hornmassen erfüllt sind.

Milien

Meist multiple, oberflächliche, halbkugelige, kleine (1–2 mm), weißliche, derbe Hornzystchen, die besonders häufig im Gesicht (periorbital, Wangen) auftreten. Eine häufige Läsion, meistens ein unbedeutender Nebenbefund, jedoch auch ein fast obligates Begleitsymptom von bullösen Dermatosen mit subepidermaler Spaltbildung (Epidermolysis bullosa dystrophicans, Porphyria cutanea tarda, toxische epidermale Nekrolyse, Verbrennungen). Milien entstehen wahrscheinlich durch versprengte adnexale Epithelinseln.

Therapie. Ritzen der das Milium bedeckenden Epidermis mit einem Skalpell, Expression.

▸ **Merke:** Milien können ohne Kontinuitätstrennung der bedeckenden Epidermis *nicht* exprimiert werden! Derartige, meist von wohlmeinenden Damen unternommene Versuche sind schmerzhaft und fruchtlos.

Traumatische Epithelzyste

Oberflächliche, derbe, kugelige Hornzyste von meist kleiner Dimension; entsteht durch traumatische Verlagerung von Epidermis in die Dermis (typisches Beispiel: Nadelstich).

Epidermoidale Hornzyste

Bemerkung zur Terminologie: Epidermoidale Hornzysten wurden und werden gemeinsam mit den Trichilemmalzysten (s. unten) häufig als „Atherome", Talg-, Horn-, Epithelzysten oder Steatome bezeichnet.

Allgemeines. Diese sehr häufige Läsion betrifft meist jüngere Erwachsene und entsteht durch Obstruktion des Haarfollikelostiums und epidermoidale Metaplasie der Talgdrüsen.

Klinisches Bild. Kugelige, bis mehrere Zentimeter große, teigig-weiche Läsionen mit Prädilektion der seborrhoischen Areale. Histologisch ist das Epithel durch epidermoidale Verhornung (Stratum granulosum!) gekennzeichnet; der Zysteninhalt besteht aus Keratin-Lipid-Massen (Cholesterinkristalle!), die sich nach Inzision als käsig-bröckeliges Material von üblem ranzigen Geruch exprimieren lassen. Hohe Neigung zu Sekundärinfektion („Atheroma inflammatum").

Therapie. Schlitzen der Haut über der Zyste und Ausschälen derselben mitsamt der Zystenwand („Balg"). Bloße Inzision und Entleerung des Inhalts genügt nicht, da sich die Zyste bald wieder füllt.

Trichilemmalzyste

Klinisch der epidermoidalen Hornzyste sehr ähnliche Läsion, die jedoch familiär gehäuft, fast ausschließlich am Kapillitium multipel auftritt und sich von der äußeren Haarwurzelscheide (Trichilemm) ableitet. Sie zeigt daher den trichilemmalen Verhornungstyp, der durch abrupte Verhornung *ohne* Ausbildung eines Stratum granulosum und ein kompaktes Hornmaterial gekennzeichnet ist. Trichilemmalzysten können manchmal pseudokanzerös hypertrophieren („proliferierende Trichilemmalzyste").

Steatocystoma multiplex

Diese autosomal-dominant vererbbare, sehr seltene Genodermatose, ist durch unzählige „Talgzysten" gekennzeichnet; letztere sind epidermoidale Zysten mit lobulärer Talgdrüseneinlagerung in der Zystenwand (diagnostischer Befund!). Manifestation: nach der Pubertät.

Klinisches Bild. Unzählige Talgzysten an Rumpf, Gesicht und proximalen Extremitäten, die einschmelzen, durchbrechen (öliger Inhalt), fistulieren und eitern können.

Therapie. Wegen der Multiplizität der Läsionen unpraktikabel.

Maligner Tumor der Epidermis: Plattenepithelkarzinom

Allgemeines. Das Plattenepithelkarzinom (frühere Bezeichnung: „Spinaliom") umfaßt eine Reihe klinischer Varianten von sehr unterschiedlicher Malignität; die durchschnittliche Aggressivität ist geringer als die von malignen Tumoren der inneren Organe. Das Erkennen von Plattenepithelkarzinomen wird dadurch erheblich erleichtert, daß sie fast stets aus typischen Vorgängerläsionen *(Präkanzerosen)* hervorgehen; deren Kenntnis ist daher von großer Bedeutung.

Karzinogenese der Haut

Auf die Haut wirkt eine Reihe karzinogener Faktoren ein, die physikalischer oder chemischer, hereditärer und viraler Natur sein können. Die Zellen der Haut verfügen, wie Zellen generell, über ein System von Reparationsmechanismen, mit dessen Hilfe unablässig DNS-Schäden durch derartige Noxen behoben werden (s. S.39). Unterläuft dem Reparationssystem ein Fehler kommt es zu einer bleibenden Änderung des Genoms (Mutation). Die mutierte Zelle unterscheidet sich im Phänotyp durch nichts von normaler Zellen; die neoplastische Transformation des Phänotyps wird erst durch eine zweite Mutation oder durch sog. Tumorpromotoren (bekanntestes Beispiel Phorbolester) ausgelöst. Hierbei kommt es zum Zusammenbruch der Kontrollmechanismen der zellulären Proliferation und zum schrankenlosen Wachstum. *Karzinogenese* ist also ein in zumindest zwei *(Initiation* und *Promotion),* wahrscheinlich aber in viel mehr Schritten (bis zu sieben) ablaufender Prozeß, zwischen denen oft viele Jahre dauernde Latenzphasen liegen.

Von ausschlaggebender Bedeutung sind aktivierende oder amplifizierende Mutationen im Bereich von Protoonkogenen (Gene, die zusammen mit Antionkogenen und modulierenden Genen die Homöostase der Gewebsproliferation und -differenzierung regulieren). Bei manchen Plattenepithelkarzinomen wurde eine Mutation des c-erbB-1-Protoonkogens gefunden.

Das Genom der transformierten Zelle ist auch *nach* Auftreten eines neoplastischen Phänotyps instabil, so daß häufig weitere Mutationen auftreten und dadurch Tumorklone entstehen. Diese Klone sind oft schon makroskopisch erkennbar (Beispiel: invasive Knoten in einem Melanom). Die aggressivsten Tumorklone verdrängen die weniger aggressiven und bestimmen daher weitgehend die Prognose; die Klonbildung bewirkt auch die Resistenzentwicklung gegen Zytostatika (Selektion resistenter Klone).

Der wichtigste und häufigste karzinogene Stimulus auf der Haut ist das *UV-Licht* (vgl. Abb. 139, S. 463). Diese Tatsache ist überreichlich experimentell bewiesen, geht aber auch aus klinischen Beobachtungen klar hervor: die meisten Plattenepithelkarzinome der Haut treten an den sonnenexponierten Körperregionen auf (Gesicht, Handrücken, Unterarme) und folgen auch hier in ihrer Häufigkeit sehr genau der Sonnenbelastung: Prädilektionsstellen sind die am meisten exponierten Stellen (Nasenrücken, Unterlippe, Stirn). Ferner ist die Neigung zur Entwicklung von Plattenepithelkarzinomen der Haut von der Hautfarbe abhängig. Neger (ideal durch Melanin gegen UV-Licht geschützt) entwickeln fast nie Hautkarzinome; charakteristische Ausnahme: Negeralbinos. Die Karzinominzidenz bei Weißen ist sehr deutlich abhängig vom Pigmentierungstyp. Menschen mit dunkler Komplexion neigen viel weniger dazu als solche mit heller Komplexion, insbesondere die vom sog. „keltischen" Typ: hellhäutig, zahlreiche Epheliden, blauäugig, rotblond. Ferner konnte gezeigt werden, daß die geographische Inzidenz der Hautkarzinome linear korreliert ist mit der pro Jahr eingestrahlten Sonnenenergie; die Karzinomhäufigkeit beträgt in tropischen Gegenden ein Vielfaches von der in gemäßigten Breiten.

Ähnliche karzinogene Wirkung wie die UV-Strahlen besitzen ionisierende Strahlen (Röntgen-, Gammastrahlen). Röntgenkarzinome sind heute selten zu beobachten, da durch die bessere Einsicht in die Gefahren und den modernen Strahlenschutz die Exposition gering gehalten wird. Sie traten in 2 typischen Konstellationen auf:

- *beim Patienten* (typische Beispiele: Karzinome im Rahmen einer chronischen Radiodermitis nach Nachbestrahlung von Tumoren, etwa Mammakarzinom; Karzinome nach einer sog. „Epilationsbestrahlung", die früher bei Behandlung von Mykosen durchgeführt wurde);
- *beim Röntgenologen:* Charakteristisch war hier die chronische Radiodermitis der rechten Hand mit Entwicklung von Röntgenkeratosen und -karzinomen (gewohnheitsmäßiges Zeigen mit der bloßen Hand am Bildschirm!). Wegen der jahrzehntelangen Latenz der durch Röntgenbestrahlung gesetzten DNS-Schäden können auch heute noch derartige Fälle zur Beobachtung kommen.

▶ **Merke:** Röntgenexponierte Haut muß besonders achtsam vor weiteren karzinogenen Schäden bewahrt werden, um die Auslösung des zweiten Schrittes der Karzinogenese zu verhindern oder zu verzögern (Vermeidung von UV-Bestrahlung, aber auch mechanischer und sonstiger Beanspruchung).

Auch die *chemische Karzinogenese* spielt heute eine geringe Rolle, da durch Arbeitsschutz und Einsicht die Exposition sehr abgenommen hat. Das wichtigste chemische Karzinogen ist *Arsen,* das früher als Schädlingsbekämpfungsmittel (Weinbau), als Bestandteil von Farben und Beizmitteln, aber auch als Medikament verwendet wurde (Arsen ist ein vorzügliches Roborans und wurde bis vor etwa 30 Jahren bei allerlei konsumierenden Krankheiten eingesetzt; beispielsweise Anämien, Tuberkulose, aber auch bei Psoriasis u.ä.). Arsen bewirkt nach jahre- bis jahrzehntelanger Latenz (je weniger Arsen zugeführt wurde, desto länger die Latenz) das Auftreten multipler Hauttumoren von sehr charakteristischer Morphologie: sie entstehen entweder als sog. *Arsenkeratosen* (warzige Läsionen an Handflächen und Fußsohlen) oder als multipel auftretende oberflächliche Basaliome und Bowen-Herde am Rumpf; ein zusätzliches charakteristisches Merkmal ist die *Arsenmelanose* (gesprenkelte schmutzigbraune Pigmentierung am Rumpf; Vergleich: „Regentropfen im Sand"). Diese arseninduzierten Veränderungen haben Signalwirkung, da sehr häufig gleichzeitig maligne Tumoren innerer Organe bestehen (Magen-Darm-Trakt, Respirationstrakt, Urogenitaltrakt).

Unter einer großen Zahl anderer chemischer Karzinogene sind aromatische Kohlenwasserstoffe, vorwiegend *Teerinhaltsstoffe,* zu nennen (Methylcholanthren, Dimethylbenzanthrazen; Schornsteinfegerkrebs!). Teerstoffe sind ein wichtiges Karzinogen bei der Entstehung von Mundschleimhautkarzinomen bei Rauchern.

Genetische Faktoren der Karzinogenese sind bei Hauttumoren eher selten; das bekannteste Beispiel ist ein genetisch determinierter Defekt des Reparationsmechanismus bei Xeroderma pigmentosum; Gendefekte werden als Grundlage mehrerer Syndrome mit vererbbarer Tumorneigung betrachtet (Basalzellnävussyndrom, multiples Hamartomsyndrom, familiäre Melanome).

Viren als karzinogener Faktor sind bei manchen Tiertumoren nachgewiesen; bei menschlichen Hauttumoren wurden sie immer wieder vermutet, jedoch nie als kausativ bewiesen.

Präkanzerosen

Definition. Hautläsionen, die nach meist jahrelanger Latenz zu Plattenepithelkarzinomen führen *(obligate Präkanzerosen)* oder führen können *(fakultative Präkanzerosen).* Obligate Präkanzerosen sind präinvasive Plattenepithelkarzinome (Definition eines präinvasiven Karzinoms: eine Läsion, bei der die neoplastischen Zellen die Basalmembran noch nicht durchbrochen haben und demnach *zur Gänze* intraepithelial gelegen sind); fakultative Präkanzerosen sind heterogene *nichtneoplastische* Zustandsbilder der Haut, in denen karzinogene Stimuli wirksam sind.

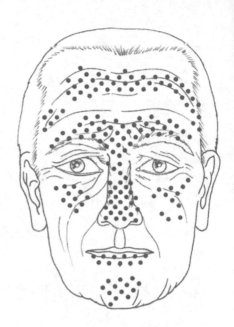

Abb. 139. Prädilektionsstellen der aktinischen Keratosen und Plattenepithelkarzinome im Gesicht; deutliche Abhängigkeit vom Grade der Lichtexposition!

Obligate Präkanzerosen

Aktinische Keratosen (Abb. 140)

Diese häufig vorkommenden, früher als „senile" Keratosen bezeichneten Veränderungen treten auf chronisch UV-geschädigter Haut auf. Prädilektionsstelle: Gesichtshaut, insbesondere Stirn, Glatze, Nasenrücken; sie beginnen als kleine umschriebene, viel besser tastbare als sichtbare Rauhigkeiten der Haut *(flache Keratosen):* matte Oberfläche, hellbräunliche, manchmal rötliche Farbe, meistens multipel. Im Verlauf von Monaten und Jahren wachsen die Keratosen zentrifugal und in die Höhe, werden als unregelmäßig höckerige, weißliche oder mißfarbige, warzige Läsionen sichtbar und greifen sich rauh und hart an *(hypertrophe Keratosen).* Treffender Vergleich: „Mörteloder Kalkspritzer im Gesicht". Diese Läsionen sind festhaftend; bei gewaltsamer Entfernung Bluten. Im weiteren Verlauf wachsen diese Läsionen in dorn- oder hornartige Höcker von oft beträchtlicher Länge aus *(Cornu cutaneum).* An der Basis solcher Hauthörner infiltrieren gewöhnlich schon Tumorzapfen die Dermis; in diesem Fall ist die Basis des Hauthorns infiltriert, oft ringartig verbreitert, in der Tiefe schlecht abgrenzbar und mangelhaft verschieblich (eigentlich schon ein Plattenepithelkarzinom).

Histologie. Oft exzessive Orthohyperkeratose; Kernatypien der Basalschicht.

Differentialdiagnose. Seborrhoische Warze, Lentigo simplex, chronisch-diskoider Lupus erythematodes.

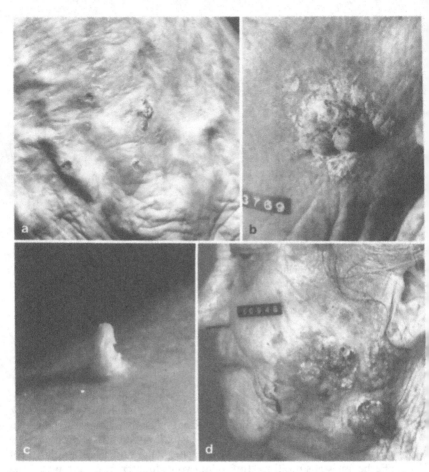

Abb. 140 a–d. Gradueller Übergang von aktinischen Keratosen in Plattenepithelkarzinome. **a** multiple aktinische Keratosen: klein, steinhart, kalkspritzerartig. Das weitere Wachstum geht entweder mehr **b** *flächig*, hier eine ausgedehnte, unregelmäßig gebukkelte Keratose mit beginnender Invasion oder **c** *säulenförmig* vor sich (Cornu cutaneum). **d** voll ausgeprägte multiple primäre exulzerierte Plattenepithelkarzinome

Aktinische Cheilitis

Diffuse fleckige, weißliche Verfärbung des Lippenrotes, v.a. der Unterlippe mit leicht papillärem Charakter; Neigung zur Entwicklung von Erosionen und Fissuren.

Bemerkung: Obwohl aktinische Keratosen und die aktinische Cheilitis zu den obligaten Präkanzerosen gezählt werden, kommt es im Anfangsstadium manchmal zu teilweiser spontaner Rückbildung, wenn weitere UV-Exposi-

464

tion verhindert wird. Grund: Verdrängung des neoplastischen Zellklones durch normale Zellen (natürlich nur bei geringer Aggressivität der ersteren möglich).

Leukoplakie

Definition. Umschriebene weißliche Verfärbung der Mundschleimhaut.

Merke: Nicht alle Leukoplakien sind Präkanzerosen! Leukoplakien sind deswegen weiß, weil die Schleimhaut hier verhornt ist. Normale, nur inkomplett verhornende Hornschicht der Mundschleimhaut (kernhaltig, kein Stratum granulosum) ist durchscheinend und gibt den Blick auf das blutreiche Bindegewebe frei. Ähnlich wie die Schwielen der Körperhaut kann die Mundschleimhaut auf ein weites Spektrum von Reizen mit stärkerer Verhornung reagieren; die meisten der dadurch entstehenden Läsionen sind harmlos. Beispiele: Leukoplakien durch Zahnmaterial, Biß, Hitze. All diese harmlosen Leukoplakien zeichnen sich durch den offensichtlichen Zusammenhang mit der Ursache (liegen beispielsweise gegenüber einer Zahnruine), durch ihre glatte Oberfläche, unscharfe Begrenzung und ihre regelmäßige Form aus *(flache Leukoplakie).*

Präkanzeröse (papilläre, verruköse) Leukoplakien sind meist solitär, relativ scharf und unregelmäßig begrenzt und besitzen eine rauhere, papilläre Oberfläche. Kausaler Faktor: meistens Teerstoffe bei Rauchern. Prädilektionsstellen: Unterlippe (Zigarettenraucher), harter Gaumen (Pfeifenraucher). Die Unterscheidung von benignen und präkanzerösen Leukoplakien kann klinisch schwierig sein; eine gewisse Hilfe erlaubt hier der *Toluidinblautest:* bei Aufpinselung dieses Farbstoffes kommt es bei papillären Leukoplakien wegen der gestörten Verhornung zu einer Imbibition (erscheint blau), während die flachen Leukoplakien weiß bleiben (Hornschicht von normaler Beschaffenheit).

Histologie. Hyperkeratose, Stratum granulosum vorhanden, basale Kernatypien.

Arsenkeratosen

Flache bis warzige hyperkeratotische Läsionen v.a. an Handflächen und Fußsohlen (s. unter Karzinogenese, S. 462).

Morbus Bowen

Eine relativ häufige Läsion von ekzemähnlicher Beschaffenheit. Sie wird während ihres oft jahrelangen Bestehens meist sowohl vom Patienten als auch vom Arzt als Ekzem interpretiert und erfolglos behandelt. Befallen sind Individuen mittleren und höheren Alters, Prädilektionsstellen sind Rumpf und distale Extremitäten.

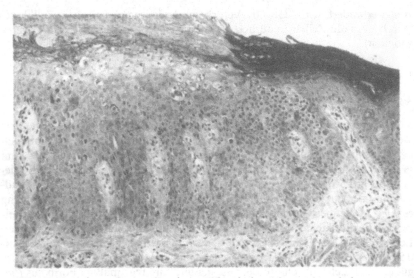

Abb. 141. Inzipientes Bowen-Karzinom. Wie mit dem Messer abgeschnitten, grenzt die akanthotische neoplastische Epidermis an die normale Haut. Beachte das Fehlen der normalen Stratifizierung der Epidermis, ausgeprägte Zellpolymorphie, Dyskeratosen, Mitosen, HE, Vergr. 25 : 1

Klinisches Bild. Ein scharf und unregelmäßig begrenzter, meist hellroter Herd mit samtiger, verschieden intensiv schuppender Oberfläche. Subjektive Beschwerden: keine. Über die Jahre langsames peripheres Wachstum, bis plötzlich das invasive Wachstum einsetzt (schnell wachsender Knoten - Bowenkarzinom).

Sonderform. Hyperkeratotischer M. Bowen.

Differentialdiagnose. Chronische Ekzemplaques, Psoriasis, oberflächliches Basaliom.

Histologie (Abb. 141). Epidermis verbreitert, Verlust der normalen Schichtung („Zellen bunt durcheinander gewürfelt"). Starke Kernpolymorphie, reichlich Mitosen, dyskeratotische Zellen (Einzelzellverhornung).

Erythroplasie (Abb. 142)

Läsion analog zu M. Bowen, jedoch an Glans penis oder Präputium, seltener an den Labien. Lokalisationsbedingte klinische Unterschiede zum M. Bowen: ein scharf begrenzter, düsterroter, scharf und unregelmäßig polyzyklisch begrenzter Fleck von mattem Glanz und samtiger Oberfläche. Langsame Vergrößerung über die Jahre, keine subjektiven Beschwerden.

Differentialdiagnose. Balanitis bei Diabetes, Soorbalanitis, Balanitis plasmacellularis (Zoon-Balanitis; ein nicht allgemein anerkannter erythroplasieähnlicher Prozeß bei alten Männern, der einer atrophisierenden Balanitis circinata entspricht).

Therapie der obligaten Präkanzerosen. Wenn die präinvasive Natur der Läsion (histologisch) gesichert ist, ist eine *chirurgische Behandlung wünschenswert aber nicht erforderlich.* Grundsätzlich kommen 2 konservative Therapiemöglichkeiten in Frage:

● *Kryotherapie* (flüssiger Stickstoff): durch Applikation von flüssigem Stickstoff (−190 °C) erreicht man oberflächliches Einfrieren der Läsion, Nekrose der Epidermis und ihre Abhebung in der Lamina lucida der Basalmembran; epidermale Läsionen werden dadurch entfernt, durch Reepithelisierung vom Rande her kommt es zur Restitutio ad integrum (keine Narbenbildung).

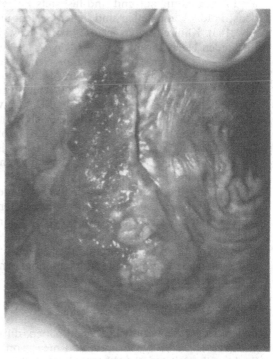

Abb. 142. Erythroplasie. Beachte die zackige, „zufällige" Konfiguration und die typische granuläre Oberfläche des Herdes. Am unteren Rand schon ein Bereich invasiven Wachstums

467

- *Lokale Chemotherapie* (5-Fluorouracil): Die Behandlung erfolgt gewöhnlich unter Okklusivverbänden über mehrere Tage; die Keratosen (Erythroplasie) werden mit einer heftigen entzündlichen Reaktion abgestoßen (nur stationär!)

Fakultative Präkanzerosen

Chronische, entzündliche Prozesse und Narben unterschiedlichster Genese, aus denen sich mit statistischer Häufung, jedoch immer noch selten, Plattenepithelkarzinome entwickeln können. *Typische Beispiele:* Plattenepithelkarzinome in alten Verbrennungsnarben, Karzinome in jahrelang bestehenden Ulcera cruris (ein ungemein seltenes Vorkommen; solche Karzinome sind jedoch sehr aggressiv), Carcinoma in lupo vulgari.

Plattenepithelkarzinome

Plattenepithelkarzinome der Haut sind relativ häufig, haben ihren Häufigkeitsgipfel im 6. und 7. Lebensjahrzehnt, treten bei beiden Geschlechtern etwa gleich häufig auf und sind fast stets Folge eines chronischen UV-Schadens; Prädilektionsstellen sind daher Gesicht und Handrücken (s. oben; vgl. Abb.145). Klinisch unterscheidet man 3 (bzw. 4) Grundtypen mit allerdings fließenden Übergängen: 1) das *exophytische,* 2) das *ulceröse* und 3) das *diffus infiltrierende* Plattenepithelkarzinom. Gemeinsam ist diesen 3 Formen eine sehr derbe Konsistenz, oft bretthartte Infiltration der Unterlage, die grobgebuckelte, unregelmäßige Oberfläche, relativ geringe Verletzlichkeit, geringe oder fehlende subjektive Beschwerden. Die Entwicklung erfolgt fast stets aus aktinischen Keratosen, deshalb finden sich in der Umgebung der Plattenepithelkarzinome meist reichlich aktinische Keratosen oder jüngere Karzinome. Das Wachstum ist relativ langsam (Monate bis Jahre), die Metastasierung erfolgt lymphogen, erst relativ spät und langsam. Die regionären Lymphknotenmetastasen sind oft sehr groß und brettthart.
Von diesen 3 Formen grundsätzlich verschieden ist 4) das *dedifferenzierte Plattenepithelkarzinom.* Diese seltene Variante entsteht meist nicht aus aktinischen Keratosen, sondern aus M. Bowen, Erythroplasie, fakultativen Präkanzerosen oder aus nicht vorgeschädigter Haut. Es handelt sich um schnellwachsende, meist exophytische, eher weiche, zerreißliche, leicht blutende und zerfallende Tumoren, die früh lymphogen metastasieren und schnell zum Tode führen können.

Histologie der Plattenepithelkarzinome. Epidermal differenzierte Tumormassen, die in verschiedenem Grade Differenzierungszeichen (dyskeratotische Zellen, Hornzysten) zurückbehalten haben, diffus infiltrieren und damit das präexistente Gewebe zerstören, und meist von einer heftigen entzündlichen Reaktion begleitet sind (Abb.143b). Typische (allerdings nicht regelmäßige) morphologische Facetten: Areale mit pseudoglandulärer Differenzierung oder Akantholyse („Tumorakantholyse", Erklärung: Kohäsionsschwäche neoplastischer Keratinozyten als Dedifferenzierungsphänomen). Je nach dem Grade der Dedifferenzierung werden die Plattenepithelkarzinome nach einer IV Grade umfassenden Skala (nach Broders) eingeteilt, wobei Grad I sehr gut differenziert und Grad IV völlig dedifferenziert (anaplastisch) ist. Karzinome des letzteren Grades können schwer von Sarkomen unterscheidbar sein. Die Malignität eines gegebenen Plattenepithelkarzinoms und damit dessen Prognose ist grob mit dieser Gradeinteilung korreliert.

Therapie der Plattenepithelkarzinome. Grundsätzlich chirurgische Exzision mit einem 1–2 cm breiten Sicherheitsrand. Besondere Schwierigkeiten bereiten die Plattenepithelkarzinome der Mundschleimhaut (mit Ausnahme der Lippen), die wegen vitaler Funktion (Zunge, weicher Gaumen) oder Knochennähe eine radikale Entfernung erschweren. Für solche Tumoren werden heute gewöhnlich kombinierte chirurgische und radiotherapeutische Behandlungen durchgeführt. Röntgenbestrahlung von primären Plattenepithelkarzinomen der äußeren Haut ist, von Ausnahmefällen abgesehen, obsolet, doch als Alternative zur operativen Therapie von regionären Metastasen unentbehrlich.

Inoperable metastasierende Plattenepithelkarzinome der Haut werden mit *Bleomycin,* einem Zytostatikum mit spezifischer Wirkung auf verhornende Plattenepithelkarzinome (generell, nicht nur solche der Haut) behandelt. Bleomycin ist gut wirksam, führt im Gegensatz zu fast allen übrigen Zytostatika nicht zur Myelosuppression, kann jedoch eine potentiell lebensbedrohliche Lungenfibrose induzieren. Das Risiko hierzu ist dosisabhängig und steigt mit zunehmendem Alter an.

Sonderformen des Plattenepithelkarzinoms:
Verruköses Karzinom

Definition. Außerordentlich chronisch verlaufende Plattenepithelkarzinome von niedrigem Malignitätsgrad, die durch exophytischen, papillomatös-verrukös-vegetierenden Wuchstyp, langsame flächenhafte Ausbreitung, im späteren Verlauf lokale Destruktion und seltene Metastasierung gekennzeichnet sind.

Allgemeines und Terminologie. Das „verruköse" Karzinom ist ein Überbegriff und umfaßt mehrere seltene, historisch gewachsene klinische Entitäten, die früher als Pseudokanzerosen betrachtet wurden und teils noch werden. Sie bevorzugen das letzte Lebensdrittel und entstehen in der Regel auf dem Boden einer chronischen Irritation (mechanisch, chemisch, entzündlich). Prädilektionsstellen sind die hautnahen Schleimhäute, Hautschleimhautgrenzen und distalen Extremitäten. Nach jahrelanger langsamer Progredienz kommt es manchmal zur „explosionsartigen" Steigerung der Aggressivität mit Metastasierung; dies häufig in Zusammenhang mit unzureichender Radio- oder Chemotherapie.

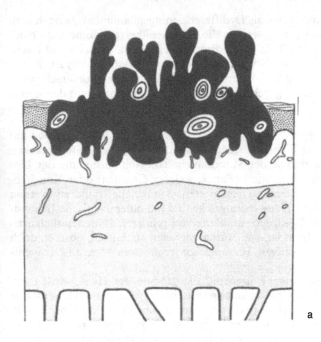

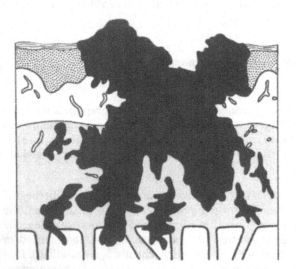

Abb. 143a, b

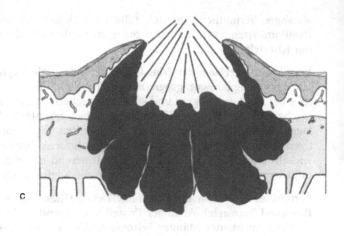

c

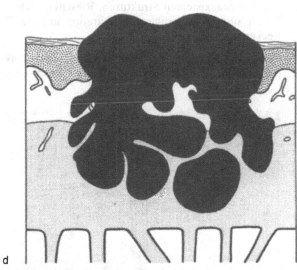

d

Abb. 143 a–d. Bautypen einiger charakteristischer epidermaler Tumoren. **a** Seborrhoische Warze; papillär, exophytisch, Hornzwiebeln. **b** Plattenepithelkarzinom; unregelmäßig, mit multiplen bizarren Tumorzapfen infiltrierend. **c** Keratoakanthom; ein zu zwei Drittel in der Haut versunkener, gelappter Hornbeutel; konzentrisch aus den einzelnen Kompartimenten zusammentreffende Hornmassen ergeben einen zentralen Hornkegel. **d** Basaliom; mit zahlreichen wohlgerundeten Tumorlappen vorwachsend

Ätiologie. Vermutlich sind viele (alle?) verrukösen Karzinome mit humanen Papillom-Viren assoziiert; nachgewiesen ist dies allerdings nur für die Riesen-Kondylome.

Verruköses Karzinom der Mundhöhle (Floride orale Papillomatose). Ein bis jahrzehntelang langsam progredienter Prozeß, häufiger bei Männern und fast stets bei Prothesenträgern und starken Rauchern. Beginn mit meist multizentrischen, leukoplakischen Herden mit rauher, granulärer Oberfläche, die sich langsam peripher ausdehnen und zu papillären Vegetationen, pflastersteinartigen verrukösen Plaques und fissurierten blumenkohlartigen Knoten fortentwickeln (Abb.144), und schließlich destruierend in tiefere Gewebsschichten infiltrieren und exulzerieren. Invasion in die Kieferknochen kommt vor.

Verruköses Karzinom des Genitalbereiches (Riesen-Condylomata acuminata Buschke-Löwenstein). Analoger Prozeß vorwiegend an Glans und Präputium nichtzirkumzidierter Männer, seltener an Vulva (Abb.145), Vagina und Perineum. Rhagadenbildung und Exulzeration führt zu Superinfektion, übelriechenden Belägen. Nach meist jahrelangem Verlauf Destruktion und Mutilation der präexistenten Strukturen. Riesenkondylome sind aggressiver als die floride orale Papillomatose (Infiltration in tiefe Gewebsschichten – kleines Becken!).

Verruköses Karzinom der Haut (Papillomatosis cutis carcinoides, Epithelioma cuniculatum, kutanes Riesenpapillom). Chronisch-progrediente, papillär-ver-

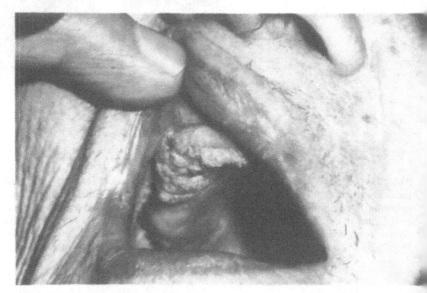

Abb. 144. Floride orale Papillomatose. Eine große, karfiolartig konfigurierte hyperkeratotische verruköse Läsion am Alveolarfortsatz

472

ruköse Läsionen, die sich nach jahrelangem Bestand in erosive, blumenkohlartige Vegetationen umwandeln können. Prädilektionsstellen: Unterschenkel und Narbenareale (Osteomyelitis). Eine häufige Variante ist das Epithelioma cuniculatum (verruköses Karzinom der Sohlenhaut), das aus mechanischen Gründen teilweise endophytisch und fistulierend wächst.

Ungewöhnliche Lokalisationen des verrukösen Karzinoms. Larynx, Konjunktiva, Ösophagus, u. a.

Histologie. Plumpe, keulenartige Akanthose und Papillomatose, breite ortho- und parakeratotische Hornschicht. Auffallend reife Differenzierung des Epithels, weitgehendes Fehlen von Kernatypien, dyskeratotischen Zellen und geringe Zahl von Mitosen. Die normale Stratifizierung des Epithels ist erhalten.

Differentialdiagnose. Viruspapillom, verruköse Leukoplakie, Plattenepithelkarzinom.

Prognose und Therapie. Solange möglich, muß der operativen Behandlung der Vorzug gegeben werden (allerdings sind häufig ausgedehnte plastische

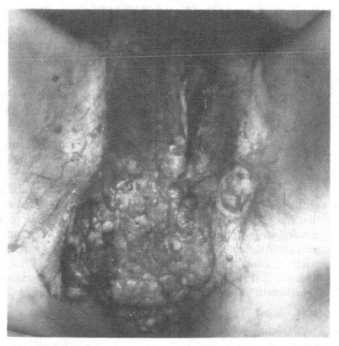

Abb. 145. Verruköses Karzinom der Vulva (Riesencondylomata Buschke-Löwenstein). Die Patientin hatte vorher jahrelang Condylomata acuminata

Eingriffe erforderlich). Bei inadäquater chirurgischer Therapie (zu knapp, zu oberflächlich, elektrokaustisch oder durch Kryotherapie) kommt es unweigerlich zum Rezidiv. Als alleinige Alternative scheidet Radiotherapie aus, da das verruköse Karzinom meist wenig strahlenempfindlich ist und nicht selten durch Bestrahlung sogar in ein aggressiv wachsendes Plattenepithelkarzinom umgewandelt wird. Ausgedehnte Fälle werden am ehesten durch Kombinationsregimen beherrscht (Operation, Bestrahlung und Chemotherapie – Methotrexate, Bleomycin).

Pseudokanzerosen

Definition. Eine Reihe von pathogenetisch unterschiedlichen Zuständen, die sowohl klinisch als auch histologisch („pseudoepitheliomatöse Hyperplasie") Plattenepithelkarzinome *imitieren, jedoch benigne sind.*

„Pseudoepitheliomatöse Hyperplasie" bezeichnet eine plattenepithelkarzinomähnliche Hypertrophie der Epidermis, die durch Mitosenreichtum, Kernatypien und scheinbar infiltratives Wachstum gekennzeichnet ist. Sie tritt bei kausal sehr verschiedenartigen hyperproliferativen Prozessen auf; häufigstes Beispiel: Wundheilung, Rand von Ulzera.

Keratoakanthom (Abb. 146; vgl. Abb. 143 c)

Definition. Ein vom infundibulären Anteil des Haarfollikels ausgehender benigner, selbstlimitierter knotiger Tumor (?), der durch einen zentralen Hornpfropf gekennzeichnet ist.

Allgemeines. Keratoakanthome sind etwa gleich häufig wie Plattenepithelkarzinome; keine Geschlechtsprädilektion, höchste Inzidenz im letzten Lebensdrittel. Sie treten meist in lichtexponierten Regionen (Gesicht) auf (Trigger UV-Licht?).

Klinisches Bild. Ein schnellwachsender (Wochen, Monate), derber, kugeliger Knoten mit einem zentralen Hornpfropf, der spontan ausgestoßen wird und einen Krater hinterläßt; daraufhin spontane Abheilung mit schüsselförmiger Narbe. Keratoakanthome treten meist einzeln auf und werden meist nicht größer als 1 cm im Durchmesser (selten: Riesenkeratoakanthome; plattenartige Tumoren mit mehreren Hornpfröpfchen bzw. Kratern nebeneinander).
Sonderformen: *multiple Keratoakanthome* (familiär gehäuft, nehmen mit steigendem Alter an Aggressivität zu), *eruptive Keratoakanthome* (äußerst zahlreiche, kleine Läsionen; extrem therapieresistent), Riesenkeratoakanthome und multifokale Keratoakanthome (ringförmig, polyzyklisch, ausgedehnt – „korallenriff"-artig).

Pathogenese. Plötzlich einsetzende Hyperproliferation und Hyperkeratose des Haarfollikels unbekannter Ursache.

▶ **Merke:** Paradoxerweise können (sehr selten) Keratoakanthome auch an unbehaarten Körperstellen auftreten (subungual, Mundschleimhaut).

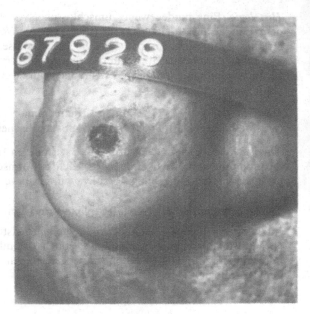

Abb. 146. Keratoakanthom. Eine kugelige, unscharf begrenzte, hautfarbene Läsion; die Epidermis spannt sich straff über die Seitenflächen und bedeckt schmallippig zirkulär einen zentralen dunklen Hornpfropf

Histologie. Kugeliges Gebilde, dessen Zentrum ein beutelartiger Hornpfropf ist, umgeben von solidem, in die Umgebung einwuchernden, pseudoepitheliomatös-hyperplastischen Epithel. Starke entzündliche Reaktion.

Therapie. Exzision angezeigt (da Spontanheilung mit Narbenbildung erfolgt, kann es zu kosmetisch störenden Destruktionen der Gesichtshaut kommen, etwa der Nase). Bei sehr großen oder multiplen Keratoakanthomen kann eine medikamentöse Therapie mit Etretinat erfolgen (gut wirksam, aber langwierig).

Proliferierende Trichilemmalzyste

Definition. Ein zystischer Tumor (?) der äußeren Haarwurzelscheide (Trichilemm).

Allgemeines. Selten vorkommend, entsteht vorwiegend am Kapillitium älterer Frauen. Meist kombiniert mit gewöhnlichen Trichilemmalzysten.

Klinisches Bild. Ein schmerzloser, langsam wachsender derber Knoten, der anfangs von einer Trichilemmalzyste ununterscheidbar ist, aber weit über deren Endgröße (~5 cm) hinaus anwachsen kann, exulzeriert und sich in eine „kastenartige", verbackene, vegetierende Läsion umwandelt.

Histologie. Eine bindegewebig umschlossene, von trichilemmal verhornendem Epithel ausgekleidete Zyste (trichilemmale Verhornung: Fehlen eines Stratum granulosum, abrupter Übergang in kernlose, kompakte Hornmasse). Der Inhalt besteht aus Hornmaterial, das von bizarren, gyrierten und regellos verflochtenen epidermoidalen Zellsträngen durchsetzt ist. Bei älteren Läsionen Fistelbildung.

Differentialdiagnose. Gewöhnliche Trichilemmalzyste, Epithelioma calcificans Malherbe, Haarfollikelkarzinom, amelanotisches Melanom, Metastase.

Therapie und Prognose. Chirurgische Exzision. Im frühen Stadium läßt sich die prolilferierende Trichilemmalzyste leicht chirurgisch ausschälen, später verbäckt sie mit der Umgebung. Rezidive wurden beschrieben, sind aber selten.

„Bowenoide Papeln" des Genitales (plane Condylome s. S.212)

Infektion mit high-risk Papillomviren; heilen meist nach Monaten spontan ab, Entstehung eines Karzinoms jedoch grundsätzlich möglich. Das unscheinbare klinische Bild steht im Gegensatz zur erschreckend „bowenoiden" Histologie.

Basaliom

Allgemeines. Basaliome sind der häufigste, nicht benigne Tumortyp der Haut. Sie sind durch ein charakteristisches klinisches und histologisches Bild gekennzeichnet und treten, mit einem Gipfel im Greisenalter, bei beiden Geschlechtern etwa gleich häufig auf. Sie werden als „semimaligne" bezeichnet, da sie zwar schrankenlos lokal wachsen, aber so gut wie nie metastasieren. Ein Basaliom kann daher nur durch lokale Zerstörung lebenswichtiger Strukturen zum Tode führen (etwa Arrosion von Arterien, Eindringen in die Schädelkapsel: Meningitis).

Aufgrund des histologischen Aussehens glaubte man früher, daß sich Basaliome von der Basalschicht der Epidermis ableiten (Name); heute ist man der Meinung, daß Basaliome von persistierenden „primordialen" Haarfollikelkeimen ausgehen. Hierfür spricht neben dem histologischen Bild (ähnlich dem Haarfollikelepithel) der Umstand, daß Basaliome *nie an Körperstellen ohne Haaranlagen* auftreten (Handflächen, Fußsohlen, Mund- und Genitalschleimhaut). Hinsichtlich karzinogener Faktoren gilt dasselbe wie für das Plattenepithelkarzinom der Haut, jedoch ist die Abhängigkeit viel weniger evident. Auch die Basaliome zeigen Abhängigkeit von UV-Exposition, doch folgt ihre Verteilungshäufigkeit im Gesicht nicht der Intensität der Strahlenbelastung. Fast alle Basaliome (90 %!) treten zentrofazial auf, d.h. an Nase, Orbital- und Präaurikulärregion (vgl. Abb.150). Auch ist die Abhängigkeit von der Intensität des UV-Schadens viel weniger stark ausgeprägt: Basaliome treten viel eher als Plattenepithelkarzinome in wenig oder nicht vorgeschädigter Haut auf.

Klinisches Bild (Abb. 147). Basaliome sind durch eine charakteristische, diagnostisch bedeutsame Primäreffloreszenz gekennzeichnet: das sog. Basaliomknötchen. Es handelt sich um ein bis mehrere Millimeter großes, derbes, hautfarbenes, halbkugeliges Knötchen von perlmutterartigem Glanz, das von kleinen bis größeren Teleangiektasien umgeben und überzogen ist. Ein Basaliom besteht aus einem einzigen oder mehreren aggregierten derartigen Basaliomknötchen (vgl. Abb. 143 d, S. 471). Sehr langsames Wachstum (Jahre!); im späteren Verlauf Exulzeration.

Folgende klinische Unterformen werden unterschieden:

- **Knotiges Basaliom** (Abb. 147): Entspricht der oben gegebenen Beschreibung.
- **Zystisches Basaliom:** Durch seboglanduläre Differenzierung entstanden; sieht aus wie oben beschrieben, schimmert jedoch zystisch durch, fluktuiert manchmal; bei Anstechen kann sich seröse Flüssigkeit entleeren.
- **Pigmentiertes Basaliom** (Abb. 148): Wie oben beschrieben, jedoch von bräunlicher bis schwarz-brauner Farbe. Durch die Farbe bedingt, kann man manchmal gut einen feinen Läppchenaufbau erkennen. Pigmentierte Basaliome können auch vom oberflächlichen Typ sein (s. unten).
- **Oberflächliches Basaliom** (Rumpfhautbasaliom, psoriasiformes Basaliom): Eine seltene Variante; die Herde sind im Niveau der Haut oder etwas eingesunken, nur ganz leicht infiltriert, nummulär, leicht gerötet und besitzen lediglich am Rande einen Saum von Basaliomknötchen. Die Herde kommen meist multipel *am Rumpf* (Ausnahme!) vor, sind häufig mit chroni-

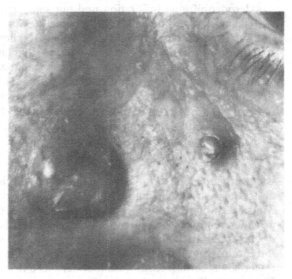

Abb. 147. Knotiges Basaliom (Nase): hautfarben, transparent wirkend, glatt, gegliedert (warenballenartige Unterteilung in Einzelknötchen), Teleangiektasien

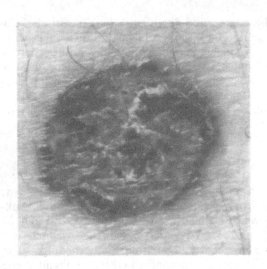

Abb. 148. Pigmentiertes Basaliom.
Beachte den peripheren Knötchensaum

schem Arsenizismus korreliert (s. M. Bowen) und sehen Psoriasisherden
ähnlich. Die oberflächlichen Basaliome sind durch multiple, kleinste
Basaliomzellkonglomerate charakterisiert, die von der Epidermis tropfen-
artig in die oberflächliche Dermis herunterhängen.

- **Sklerodermiformes Basaliom:** Am schwierigsten zu erkennen, da es sich
  um flache Herde im Niveau der Haut handelt, die sich lediglich durch
  sklerodermiforme Infiltration und nur sehr wenig Basaliomknötchen und
  Teleangiektasien auszeichnen. Ursache hierfür ist die exzessive fibromatöse Reaktion des Stromagewebes. Die Basaliomherde sind beim sklero-
  dermiformen Basaliom zart verästelt und können oft weit über die klinisch
  sichtbare Grenze des Tumors in die benachbarte Dermis vorragen. Bei
  knappen Exzisionen kommt es daher häufig zu Rezidiven.
- **Exulzerierte Basaliome** (Abb. 149): Nach längerer Bestandsdauer kommt
  es zum geschwürigen Zerfall von Basaliomen. Man unterscheidet 2 Typen:
  1) flächenhaft sich oft weitflächig ausbreitende, polyzyklisch begrenzte,
  exulzerierte Basaliome (Ulcus rodens) und 2) in die Tiefe wuchernde
  Basaliome (Ulcus terebrans).

Metastasierung von Basaliomen. Kommt praktisch nicht vor, da Basaliome
anders als wirklich maligne Tumoren nicht aus verschleppten Einzelzellen
Metastasen bilden können, sondern hierfür ihr Stroma (begleitendes Bindegewebe) benötigen. Basaliome sind daher zwar theoretisch transplantierbar,
doch wird klinisch nur unter sehr ausgesuchten Umständen Basaliomgewebe
mit Stroma vom Primärtumor weg verstreut; Beispiel: Aspiration von Tumor-
material aus zerfallendem Basaliom der Nase in den Bronchialbaum.
Ein seltener Tumor ist das sog. *Basalzellkarzinom,* das wahrscheinlich nicht
primär auftritt, sondern durch ungenügende Strahlenbehandlung (Induktion

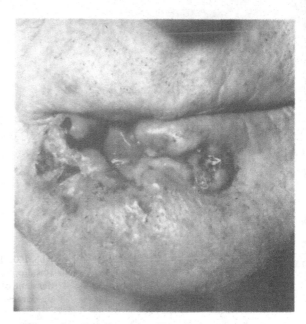

Abb. 149. Ausgedehntes multilierendes Basaliom der Unterlippe (Ausgangspunkt *unterhalb* des Lippenrots). Beachte den gegliederten Tumorrand mit Basaliomknötchen. Der Patient suchte ärztliche Hilfe nur deshalb, weil er nicht mehr trinken konnte

weiterer Mutationen!) zustande kommt. Es handelt sich um sehr dedifferenzierte, maligne, basaloide Tumoren mit Metastasierungspotenz.

Histologie. Basaliome bestehen aus lappigen, strang- oder fingerförmigen Tumorzellnestern (große Ähnlichkeit mit Haarfollikeln!), die stets gut von der Umgebung abgegrenzt sind (s. Abb. 143); sie wachsen zwar infiltrierend, aber nicht destruierend. Typisches Merkmal: fibrosierende Stromareaktion! Der Tumorzelltyp ist basaloid (leicht basophiles Plasma, hohe Kern-Plasma-Ratio). Kernatypien sind sehr gering, Mitosen relativ selten. Gelegentlich finden sich Zeichen von Differenzierung: pseudoglanduläre Strukturen (Imitation von Schweißdrüsen) und abrupt einsetzende Verhornung (Hornperlen: Haarimitation). In manchen Tumoren finden sich zusätzlich reichlich Melanozyten (pigmentierte Basaliome).

Therapie. Exzision mit relativ knappem Sicherheitsrand. *Ausnahme:* Sklerodermiformes Basaliom (größerer Sicherheitsabstand). Oberflächliche Basaliome können mit Kryotherapie behandelt werden. 5-Fluorouracil ist meist wenig oder nicht wirksam. Röntgenstrahlenbehandlung von Basaliomen wird nur in besonderen Fällen durchgeführt. Gründe: Bei Exzision hat man die Möglichkeit der histologischen Sicherung der Entfernung in toto; bei Bestrahlung besteht diese Möglichkeit nicht. Der Heilungsverlauf ist bei

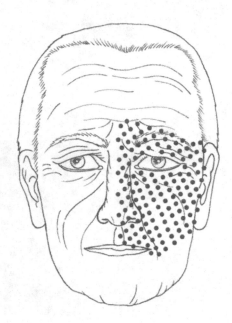

Abb. 150. Prädilektionsstellen von Basaliomen im Gesicht: Bevorzugung der zentrofazialen Anteile (nur halbseitig dargestellt)

Exzision kürzer, die Narbe ist schöner, und es entsteht *kein Locus minoris resistentiae* (wie bei Strahlenatrophie). Schließlich wird das Risiko einer Induktion eines Basalzellkarzinoms vermieden.

Basalzellnävussyndrom. Dieses autosomal-dominant vererbbare Zustandsbild ist durch Auftreten sehr zahlreicher klinisch typischer Basaliome am gesamten Körper (auch Rumpf!), beginnend in der frühen Jugend, charakterisiert. Assoziiert sind zahlreiche Entwicklungsdefekte (Kieferzysten, Anomalien von Zähnen, Augen, Knochen etc.). Charakteristisches Zeichen: palmare Auspunzungen („pits"). Assoziation mit Medulloblastom, Fibrosarkom.

Adnextumoren der Haut

Allgemeines. Es handelt sich um eine große Vielfalt zumeist benigner Tumoren, von denen nur wenige eine typische klinische Morphologie besitzen; die meisten der Adnextumoren werden erst retrospektiv histologisch diagnostiziert. Adnextumoren können von jedem der Hautadnexe ausgehen (Haare, Talgdrüse, apokrine und ekkrine Schweißdrüse) und können je nach Grad der Dedifferenzierung sowohl als Adenom, als Epitheliom, oder als Karzinom charakterisiert sein (zur Klassifikation s. Tabelle 23.)
Wichtige oder klinisch typische Adnextumoren:

Tabelle 23. Klassifikation der Adnextumoren

Differenzierungsgrad \ Differenzierungsrichtung	Haarfollikel	Talgdrüsen	Apokrine Schweißdrüsen	Ekkrine Schweißdrüsen
Hamartom	Haarfollikelnävus	Naevus sebaceus	Apokriner Schweißdrüsennävus	Ekkriner Schweißdrüsennävus
Adenom	Trichofollikulom	Talgdrüsenadenom	Apokrines Hidrozystom Apokrines Syringocystoadenoma papilliferum Hidradenoma papilliferum	Ekkrines Hidrozystom Ekkrines Syringocystoadenoma papilliferum Syringom
(Benignes) Epitheliom	Trichoepitheliom Epithelioma calcificans	Talgdrüsenepitheliom	Zylindrom	Klarzellhidroadenom Ekkrines Spiradenom
Basaliom (semimalignes, „primordiales" Epitheliom)	Keratotisches Basaliom	Basaliom mit Talgdrüsendifferenzierung	Adenoides Basaliom	Adenoides Basaliom
Karzinom	Haarfollikelkarzinom	Talgdrüsenkarzinom	Apokrines Schweißdrüsenkarzinom M. Paget	Ekkrines Schweißdrüsenkarzinom

Syringom

Adenom des intraepidermalen Schweißdrüsenausführungsganges. Kleine, hautfarbene, mäßig derbe Knötchen, fast stets multipel am Unterlid; im Wachstum selbstlimitiert.

Differentialdiagnose. Xanthelasmen (meist größer, gelb, am Oberlid), Milien.
Therapie. Nicht erforderlich.

Trichoepitheliom

Benignes *Epitheliom* mit Haarfollikeldifferenzierung. Genetisch determiniert, autosomal-dominant vererbt.

Klinisches Bild. Multiple, hautfarbene, mäßig derbe Knötchen im Gesicht, v. a. im Sulcus nasolabialis.

Differentialdiagnose. Dermale Nävi; Auftreten nach der Pubertät, langsame Progression.

Therapie. Exzision, wenn erwünscht.

Zylindrom

Benignes Epitheliom mit apokriner Differenzierung. Multiple, fleischfarbene, mäßig derbe Knoten, die ausschließlich am Kapillitium vorkommen und mehrere Zentimeter groß werden können *(Turbantumoren)*. Autosomal-dominant vererbt, häufig kombiniert mit Trichoepitheliomen. Maligne Degeneration von Zylindromen ist selten, kommt jedoch vor.

Differentialdiagnose. Multiple Trichilemmalzysten der Kopfhaut, Metastasen von inneren Tumoren.

Therapie. Aus kosmetischen Gründen meist chirurgischer Eingriff erforderlich.

Bemerkung: Sowohl Trichoepitheliome, als auch Zylindrome kommen solitär vor und sind dann nicht Ausdruck einer genetischen Störung.

Pilomatrixom (Epithelioma calcificans Malherbe)

Gutartiges benignes Epitheliom des Haarfollikels; meist solitärer Tumor, bis mehrere Zentimeter groß, kutan-subkutan gelegen und mit der Haut verbakken, steinhart (verkalkt!) und manchmal von lappiger Struktur. Vorkommen: besonders häufig bei Kindern. Prädilektionsstellen: Arme, Gesicht.

Histologie. Solide Epithelmassen mit unregelmäßig gestalteten Verkalkungszonen. Typisches Zeichen: „Schattenzellen" (nekrotische Zellhaufen, in denen bei fast geschlossener Blende deutlich Zellgrenzen und Kernreste zu erkennen sind).

Therapie. Exzision.

Karzinome von Talg-, ekkrinen und apokrinen Schweißdrüsen

Sehr seltene Tumoren, die sich klinisch nicht von Plattenepithelkarzinomen unterscheiden. Ausnahme: Karzinom der Meibom-Drüsen (Lokalisation an den Augenlidern). Alle diese Karzinome sind sehr maligne und metastasieren schnell. Histologisch kann die Unterscheidung solcher Karzinome von Basaliomen mit teilweiser Drüsendifferenzierung Schwierigkeiten bereiten.

Morbus Paget mamillae (Abb. 151)

Höchst malignes intraduktales Karzinom des Milchdrüsenausführungsganges, das die Epidermis der Areola mammae durchsetzt („Ekzem"); wurde früher unter die Präkanzerosen gerechnet *(falsch,* da die an der Haut sichtbaren Veränderungen *nur die Spitze des Eisberges* darstellen; darunter, sich im Milchgangssystem verzweigend und nicht immer tastbar, liegt meist der Hauptteil des Karzinoms, der bei bloß lokaler Exzision liegenbleiben würde. Daher: Lege-artis-Mammaexstirpation unbedingt erforderlich!)

Klinisches Bild. Scharf begrenzter, rötlicher, leicht infiltrierter und leicht schuppender Bezirk an der Areola mammae. Keine subjektiven Beschwerden! Palpatorisch ist retromamillär häufig ein Tumorknoten zu tasten.

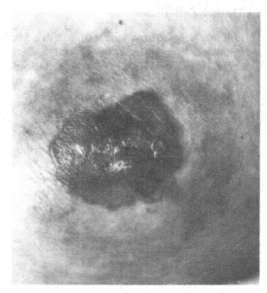

Abb. 151. Morbus Paget mamillae (initiales Stadium). Innerhalb des Warzenhofs, konzentrisch um die Mamille, ein scharf und polyzyklisch begrenztes Erythem mit angedeutetem Randwall. Die Kontur der Mamille ist verstrichen, die Hauttextur verwaschen

Differentialdiagnose. Mamillarekzem (meist beidseits, lichenifiziert und juckt!).

Histologie. Diffuse Durchsetzung der Epidermis mit „Paget-Zellen": helle, vakuolisierte (PAS-positive) Zellen mit atypischen pyknotischen Kernen. Die Beschränkung der Paget-Zellen auf die Epidermis täuscht eine Präkanzerose vor!

Extramammärer Morbus Paget. Klinisch analoge Herde in Axillen, inguinal, anal (Erklärung: die Milchdrüsen sind modifizierte apokrine Schweißdrüsen; M.-Paget-Herde können überall dort entstehen, wo solche vorhanden sind). Bei *analem extramammärem M. Paget* (häufigste Lokalisation!) liegt häufig ein *Rektumkarzinom* zugrunde.
Allgemeine Regel: Extramammärer M. Paget hat eine etwas bessere Prognose als M. Paget mamillae (Erklärung: Tumorzellstränge können in Schweißdrüsen nicht so leicht und tief intraluminal weiterwachsen wie an der Brustdrüse!).

Differentialdiagnose. Analekzem (fast jeder anale M. Paget wird zuerst für ein Analekzem gehalten.)

Merkel-Zell-Tumor

Ein sehr seltener, maligner Tumor der Merkelzellen (S. 19). Klinisch wenig charakteristischer, relativ rasch wachsender erosiver Knoten meist im Gesicht älterer Personen. Histologisch aus trabekulären Tumorsträngen mit verwaschen-basophilen Zellen aufgebaut. Ultrastrukturell: die für Merkel-Zellen typischen sekretorischen Granula.

Therapie. Weite Exzision. Metastasierung wurde beobachtet.

Mesodermale Hauttumoren

Bindegewebige Tumoren

Bindegewebsnävus

Definition. Dermales Bindegewebshamartom.

Klinisches Bild. Ein meist solitärer, mäßig erhabener, aus mehreren flachen Knoten aggregierter, manchmal „systemisch" gestalteter hautfarbener Herd von mäßig derb-elastischer Konsistenz; die Epidermis ist unverändert. Meist am Rumpf, Größe: von einigen Zentimetern bis Handflächengröße; multiple disseminierte Bindegewebsnävi sind mit tuberöser Hirnsklerose und Osteopoikilose assoziiert.

Histologie. Lokale Bindegewebsvermehrung, wobei der Zuwachs entweder vorwiegend die Kollagen- oder die elastischen Fasern betreffen kann. Je nach dieser Relation wird von Kollagen- bzw. Elastikanävi gesprochen.

Differentialdiagnose. Nävus lipomatosus superficialis (von ähnlichem Aussehen, ist aber immer an den Hinterbacken lokalisiert, schimmert gelblich durch).

Benigne bindegewebige Tumoren

Dermatofibrom (hartes Fibrom, Histiozytom)

Definition. Dermaler benigner Bindegewebstumor.

Allgemeines. Einer der häufigsten Tumoren überhaupt; seine Tumornatur ist allerdings umstritten („subepidermal nodular fibrosis").

Klinisches Bild (Abb. 152). Einige Millimeter bis Zentimeter großer, kreisrunder, derber, knapp unter der Epidermis sitzender und an diese fixierter, meist plattenartiger Knoten („in die Haut eingelassene Linse"). Typisches diagnostisches Zeichen: wenn man von beiden Seiten ein Fibrom zusammendrückt, wird es in die Tiefe verdrängt und zieht gleichzeitig die Epidermis nach unten (Eindellung!). Fibrome sind meist hell-, selten dunkelbraun pigmentiert; in letzterem Fall kann die Unterscheidung von dermalen Nävi schwierig sein. Keine besonderen Prädilektionsstellen, Auftreten in jedem Alter. Subjektive Beschwerden: keine. Spontane Rückbildung kommt vor (Schwangerschaft!).

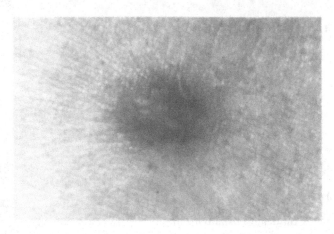

Abb. 152. Dermatofibrom-Histiozytom. Unscharf begrenzt, derb, „wie in die Haut eingelassen". Die allseitige Adhärenz des Knotens zeigt sich in den bogigen Abweichungen der Hautlinien (ähnlich den Kraftlinien in einem Magnetfeld)

Histologie. Kutaner Knoten aus derb-faszikuliertem Kollagen. Man unterscheidet 2 Typen, zwischen denen allerdings fließende Übergänge bestehen: das faserreiche *Fibrom* und das zellreiche *Histiozytom*. Letzteres besitzt Zellen mit den Charakteristika von Histiozyten: Speichervermögen (Siderophagen, Pseudoxanthomzellen), mehrkernige Riesenzellen. Treten gelegentlich disseminiert in großer Zahl auf: *eruptive Histiozytome.*

Weiches Fibrom (Fibroma molle, Fibroma pendulans, Akrochordon)

Vorkommen in 2 Varianten:

- als multiple, kleine filiforme Hautanhängsel in oft enormer Zahl in Achseln und Leistenbeugen beleibter Individuen; ergeben zusammen mit der für die Intertrigoareale adipöser Leute typischen Hyperpigmentierung und Lichenifikation das Bild der sog. „Pseudoakanthosis nigricans";
- als solitäres, großes Fibroma molle: seltener, bis mehrere Zentimeter groß, sackartiges Gebilde („halbes Skrotum").

Beide bestehen histologisch aus lockerem Bindegewebe. Große weiche Fibrome können auch Fettgewebe enthalten *(Lipofibrom).* Komplikation: Stieldrehung (Infarzierung).

Therapie. Elektrokaustische Abtragung.

Digitale Fibrome

Relativ seltene, multiple Tumoren an Finger- und Zehenendgliedern; man unterscheidet:

- *Infantile Digitalfibrome:* diese treten schon bei oder bald nach der Geburt in Erscheinung und neigen nach Monaten oder Jahren zur Spontaninvolution. Histologie: pseudo-fibrosarkomatöser Aspekt, eosinophile zytoplasmatische Einschlußkörper (*keine* Viruspartikel).

- *Erworbene Digitalfibrome:* bei Erwachsenen, eher solitär, Rückbildungstendenz gering; verruköse Oberfläche.

Merke: Die infantilen Digitalfibrome sind der häufigste Vertreter der sog. „juvenilen Fibromatosen", eine Gruppe seltener Zustände, die durch Beginn in utero oder kurz nach der Geburt gekennzeichnet sind; meist benigner Verlauf. Schwerste Manifestation: die *kongenitale, generalisierte Fibromatose,* bei der die Haut und die meisten inneren Organe von Fibromen durchsetzt sind. Diese Form führt in der frühen Kindheit zum Tode.

Angiofibrome (gefäßreiche Fibrome)

Man unterscheidet:

- **Solitäre Angiofibrome** von uncharakteristischem Aussehen; sie kommen vorwiegend im Gesicht von Individuen in der 2. Lebenshälfte vor. Eine Sonderform ist die häufige sog. *„fibrous papule of the nose",* ein hautfarbenes Knötchen der Nase mit Teleangiektasien, das meist klinisch für ein Basaliom gehalten wird (möglicherweise kein echtes Angiofibrom, sondern alter dermaler Nävus mit völligem Untergang von Nävuszellen).
- **Multiple Angiofibrome.** Treten am häufigsten als sog. „Hirsuties papillaris coronae glandis" auf: eine Reihe von silbrig-weißen, kleinen Papeln im Sulcus coronarius glandis, die von Heranwachsenden oft als Krankheit oder Mißbildung mißinterpretiert wird. Es handelt sich um eine harmlose, atavistische Varietät (findet sich physiologischerweise am Penis mancher Tierarten).

Wichtigste Manifestation multipler Angiofibrome: das **„Adenoma sebaceum":** Diese Bezeichnung ist zwar in die Literatur eingegangen, aber falsch, da die Läsionen nichts mit Talgdrüsen zu tun haben. Es handelt sich um multiple, kleine, hautfarbene bis rötliche Papeln der Nasolabialfalten und Wangen. Das Adenoma sebaceum ist assoziiert mit der *tuberösen Hirnsklerose (M. Pringle),* dessen dermatologisches Leitsymptom es (in etwa 90% der Fälle) darstellt. Selten tritt es auch außerhalb der tuberösen Hirnsklerose auf, dann allerdings meistens bei ansonsten erscheinungsfreien Verwandten von Patienten mit tuberöser Hirnsklerose (Abortivformen).

Morbus Pringle ist eine autosomal-dominant vererbte, neurokutane Systemkrankheit, die durch multiple, tumorartige Neubildungen vorwiegend im ZNS und an der Haut charakterisiert ist; es handelt sich allerdings nicht um echte Tumoren, sondern um fokale Hypertrophien verschiedener Zellen und Gewebstypen (Fibroblasten, Glia- und Neuroblasten): die Läsionen im Zentralnervensystem sind von gliomähnlichem (knotige „Sklerosen"), die der Haut von fibromähnlichem Charakter.

Krankheitsentwicklung. Bei Geburt sind die Kinder meist normal, erst im Laufe der ersten Lebensjahre stellen sich die Kardinalsymptome von Entwicklungsrückstand, Epilepsie, Schwachsinn und schließlich ein individuell verschieden ausgeprägtes Spektrum neurologischer Symptome ein, die durch den Sitz der jeweils gegebenen Hirnherde bestimmt werden (reichen von Hydrozephalus bis Paraplegie, Gesichtsfeldausfällen etc.). Die Hautherde erscheinen erst spät in der Kindheit; neben dem oben beschriebenen *Adenoma sebaceum* entwickelt sich ein weiteres höchst charakteristisches Symptom: hypomelanotische Flecken (sog. „Eschenlaubflecke": Eschenblätter haben eine charakteristische Form; sie sind länglich und besitzen ein rundes und ein zugespitztes Ende). Diese Flecken sind einige Zentimeter groß und meist nicht besonders auffällig, da es sich nur um einen partiellen Melaninverlust handelt. Ursache: Melanozyten sind im betroffenen Areal zwar vorhanden, produzieren jedoch weniger Melanosomen. Diese Flecken können durch Wood-Licht deutlich sichtbar gemacht werden. Einzelne Eschenlaubflecken kommen gelegentlich auch bei normalen Individuen vor, 4 oder 5 solche Flecke sind jedoch gleichbedeutend mit der Diagnose eines M. Pringle. Weitere charakteristische Hautsymptome: *Chagrinflecke* (umschriebene Plaques mit, wegen ihrer grobtexturierten Oberfläche, lederartigem Aussehen; beruhen auf fokaler Kollagenverdichtung) und die *Koenen-Tumoren* (fibromähnliche Knoten an den distalen Fingergliedern und subungual; treten gewöhnlich erst in der Pubertät auf). Hauptsächlichste Manifestation an inneren Organen: Retinagliome, Rhabdomyome des Herzmuskels, Angiomyolipome der Niere.

Bemerkung: M. Pringle kommt häufig nur abortiv vor; in solchen Fällen ist die Wood-Lichtuntersuchung von großer Wichtigkeit für die genetische Beratung.

Keloide und hypertrophe Narben

Definition. Überschießende, posttraumatische Bindegewebsproliferation; *hypertrophe Narben sind auf den Bereich des Traumas beschränkt, Keloide greifen über diesen hinaus.* Beim sog. Spontankeloid (meist über dem Sternum gelegen) geht die Entwicklung des Keloids scheinbar ohne vorhergehendes Trauma vor sich.

Klinisches Bild. Wulstartig erhabene, derbe, prall gespannt wirkende Läsionen von anfangs hellroter, im späteren Verlauf hautfarbener oder etwas hyperpigmentierter Farbe, mit gelegentlich krähenfußartigen Ausläufern in die Umgebung. Histologisch zeigt sich eine enorm verbreiterte Dermis mit wirbeligen Kollagenmassen, fibroblastenreich.

Zur Entwicklung von Keloiden ist eine besondere individuelle Disposition nötig; Neger neigen hierzu viel mehr als Weiße, Kinder mehr als Erwachsene. Auch die Situation bei der Wundheilung ist von Bedeutung: postinflammatorische (Pockenimpfnarben, Aknenarben) oder Verbrennungsnarben disponieren hierzu viel mehr als die Narben nach blanden Schnittwunden Ausgedehnte Keloide können zu Wachstumsstörungen und funktionellen Behinderungen (Atmungshindernis bei Lokalisation am Rumpf!) führen.

Therapie. Chirurgische Behandlung von Keloiden allein ist *kontraindiziert,* da die resultierende Narbe wieder zu einem – und zwar noch größeren – Keloid wird. Bei plastischer Deckung wird auch die Entnahmestelle zu einem Keloid, da die Keloidneigung natürlich ubiquitär ist. Wichtig ist daher die Prophylaxe: Bei Auftreten erster Anzeichen von Narbenhypertrophie ist Lokalbehandlung mit Kortikoiden, evtl. deren intraläsionale Injektion angezeigt; Druckverbände sind ein wertvolles zusätzliches Mittel, evtl. kann eine Röntgen-Bestrahlung vorgenommen werden. All diese Maßnahmen sind erfolgreich bei frischen, wenig jedoch bei alten Keloiden.
Keloide bilden sich nach jahrelangem Bestand teilweise spontan zurück.

Dupuytren-Kontraktur (palmoplantare Fibromatose)

Hyperproliferation, knotige Verdickung und Kontraktur der palmaren (manchmal auch plantaren) Aponeurose; tritt in der 2. Lebenshälfte auf, etwa 10mal so häufig bei Männern wie bei Frauen.
Typisches Initialsymptom: der 4. Finger kann nicht mehr ganz ausgestreckt werden, an der Handfläche entsteht hierbei ein derber Strang mit einer Einziehung am 4. Metakarpalköpfchen. Im späteren Verlauf Beugekontraktur der beiden ulnaren Finger.
Die Kontraktur ist häufig mit *Induratio penis plastica* korreliert, einem ähnlichen Prozeß am fibrösen Septum zwischen den Corpora cavernosa und dem Corpus spongiosum penis. Folge: bei Erektion Abknickung des Gliedes nach einer Seite.

Therapie. In frühen Phasen Röntgenbestrahlung; Exzision der Aponeurose.

Desmoidtumor

Hauptsächlich am Stamm lokalisierte, knotige, tiefsitzende, reaktive Bindegewebshypertrophie mit Infiltration der Umgebung; Ausgangspunkt: tiefe Faszien.

Therapie. Weite Exzision.

Semimaligner Bindegewebstumor: Dermatofibrosarcoma protuberans

Definition. Lokal aggressiv wachsender, infiltrierender, sarkomähnlicher Bindegewebstumor, der nie (oder sehr selten) metastasiert.

Allgemeines. Dermatofibrosarcoma protuberans ist ein seltener, klinisch anfangs fibromähnlicher Tumor, der typischerweise im weiteren Verlauf nach Exzisionsversuchen immer wieder rezidiviert und dabei erhebliche Größe (faustgroß) erreichen kann. Häufiger bei Männern als bei Frauen, gewöhnlich in der zweiten Lebenshälfte, häufig am Rumpf.

Klinisches Bild. Ein aus mehreren derben, plattenartigen und knotigen Anteilen zusammengesetzter, hautfarbener, unregelmäßig gebuckelter Tumor mit häufig vorgebirgsartigen Ausläufern in die Umgebung. Die Haut über diesem Knoten ist gespannt, atroph und besitzt reichlich Teleangiektasien.

Histologie. Fibromähnliches Aussehen, sehr zellreich; besonders auffällige, wirbelige Anordnung von Kollagenfasern und Zellkernen („storiform", Radspeichenstrukturen).

Therapie. Weite Exzision.

Bemerkung: Analoge Tumoren kommen auch an inneren Organen vor (Retroperitonealraum, Niere, Herz).

Maligne Bindegewebstumoren: subkutane Sarkome

Allgemeines. Seltene Gruppe von Tumoren, denen der Ursprung aus den tiefen Faszien oder Sehnen, die oft recht schnelle Metastasierung mit tödlichem Ausgang und eine gewisse Prädilektion der Akren der Extremitäten gemeinsam ist.

Subkutanes Fibrosarkom

Aus äußerst polymorphen, fibroblastischen Tumorzellen mit reichlich Mitosen aufgebauter Knoten mit Tendenz zu muzinöser Degeneration („Myxosarkom"). Typisches klinisches Bild: knollige, schnellwachsende, exulzerierende Tumoren mit lympho- und hämatogener Metastasierung. Histologie: höchst polymorphe Spindelzellzüge, häufig in Fischgrätenformationen.

Fibroxanthosarkom (malignes Histiozytom)

Der Unterschied zum Fibrosarkom ist hauptsächlich ein histologischer: der Tumor besteht aus histiozytenähnlichen Tumorzellen mit oft sehr ausgeprägten Arealen von Fett- (Pseudoxanthomzellen) und Eisenspeicherung. Sehr polymorphes Bild. Analoge Tumoren kommen auch an inneren Organen vor (Retroperitonealraum, Niere etc.).

Epitheloidzellsarkom

Oft von den Sehnenscheiden ausgehender, relativ langsam wachsender, aber häufig metastasierender Tumor, der durch Inseln kuboidaler Tumorzellen („Epitheloidzellen"), granulomähnliches Aussehen und Tumornekrosen charakterisiert ist.

Therapie aller Sarkome. Ausgedehnte Tumorresektion; bei Metastasierung Polychemotherapie. Sarkome sind zumeist röntgenstrahlenresistent.

Bindegewebige Pseudoneoplasmen (Pseudosarkome)

Definition. Eine Reihe von Krankheitsbildern entzündlicher, „reaktiver" Natur, die klinisch und histologisch Sarkome imitieren.

Bemerkung: Ähnlich wie bei den analogen Zuständen der Epidermis, müssen „pseudosarkomatöse Reaktionen" – die eine Reihe von Dermatosen begleiten können (Tabelle 24) – von den selbständigen Krankheitsbildern der „Pseudosarkome" unterschieden werden. Letztere können aus jedem mesenchymalen Gewebstyp hervorgehen (Tabelle 25).

Tabelle 24. Pseudosarkomatöse Reaktionen sind fakultative Befunde bei:

Chron. Entzündungen:
   Fremdkörperreaktionen („Fremdkörpersarkome")
   Granulome (Xanthogranulome etc.)
   Strahlenreaktionen
      („atypisch proliferierende Strahlenfibrosen")
   „aktivierte Fibroblasten"

Fibromatosen:
   palmoplantare Fibromatose
   Induratio penis plastica
   „fibrous hamartoma of infancy"

Benigne Tumoren bzw. reaktive Hyperplasie:
   Fibrom
   Neurom
   subunguales Osteochondrom
   hypertrophes Angiom
   Lipom mit Fettzellnekrose

Tabelle 25. Pseudosarkome

Bindegewebe:
   atypisches Fibroxanthom
   noduläre Fasciitis
   pseudosarkomatöses Dermatofibrom

Fettgewebe:
   Spindelzell-Lipom
   polymorphes Lipom

Muskel:
   proliferierende Myositis

Gefäße:
   Pseudo-Kaposi-Sarkom
   papilläre endotheliale Hyperplasie
   histiozytoide Hämangiome

Noduläre Fasziitis

Knotige Läsionen der tiefen Faszien, meistens an der oberen Extremität, rasch wachsend (Wochen!). Nach Erreichen der maximalen Ausdehnung (einige Zentimeter) entweder Bestehenbleiben oder (seltener) spontane Regression.

Klinisches Bild. Tiefe, unverschiebliche, derbe Knoten; subjektive Beschwerden gering.

Histologie. Zell- und mitosenreiche, häufig enkapsulierte Spindelzellproliferation mit lymphozytärem Infiltrat; kapillarreich. Zelluläre Polymorphie meist wenig ausgeprägt.

Therapie. Exzision.

Pseudosarkomatöses Dermatofibrom

Analoger Prozeß der Dermis.

Atypisches Fibroxanthom

Ein schnellwachsender (Monate), meist kleiner (<1 cm), hautfarbener, derber Knoten, fast stets im Gesicht älterer Personen (wahrscheinlich UV-induziert). Wird klinisch meist für ein Basaliom gehalten.

Histologie. Ein außerordentlich polymorpher, spindelzelliger Knoten mit partieller histiozytärer Differenzierung (mehrkernige Riesenzellen, Eisen- und Fettspeicherung). Die histologische Differentialdiagnose zum Fibroxanthosarkom ist manchmal fast unmöglich.

Therapie. Exzision.

Vaskuläre Tumoren

Gutartige Blutgefäßtumoren: Hämangiome

Allgemeines. Es handelt sich um ein Spektrum häufiger, benigner, vaskulärer Läsionen, bei dem die Schwierigkeiten der Grenzziehung zwischen Hamartom, reaktiver Hyperplasie und echtem Tumor besonders ins Auge fallen. Es existieren 3 grundsätzliche Bautypen, wobei allerdings Überlappungen vorkommen:

- *Teleangiektasie:* bloße Erweiterung, nicht aber Vermehrung dermaler Kapillaren; *keine Gefäßproliferation* (dynamisch betrachtet: *ein Endzustand*).

- ▶ **Merke:** Als klinischer Begriff bezeichnet das Wort „Teleangiektasie" individuelle, mit freiem Auge sichtbare Gefäße der oberen Dermis.

- *Kapilläres Angiom:* Vermehrung dermaler Kapillaren mit Proliferationsaktivität der Intimazellen *(aktive Läsion).*
- *Kavernöses Angiom:* Vermehrung dermaler und tiefer Kapillaren und deren exzessive Ausweitung ohne Proliferationstendenz (*Endzustand;* oft Folgeläsion eines kapillären Angioms).

Naevus flammeus (Feuermal)

Definition. Teleangiektatisches Hamartom.

Allgemeines. Eine der häufigsten nävogenen Fehlbildungen. Naevi flammei sind meist schon bei Geburt vorhanden und entwickeln sich in den ersten Lebensjahren zur bleibenden Größe. Rückbildungstendenz besteht nicht, einzige teilweise Ausnahme: der mediane nuchal-frontale Naevus flammeus („Storchenbiß").

Klinisches Bild (Abb. 153). Umschriebene, meist bandartige, wechselnd hell- bis lividrote, scharf abgegrenzte, diffuse Rötungen der Haut („Portweinnävus"); tritt besonders häufig im Gesicht auf und hat eine besondere Tendenz zur „systemischen" Anordnung (entsprechend Versorgungsgebieten von Ästen des Trigeminus). Als Ursache wird ein lokaler Gefäßrezeptorenmangel vermutet, der im betreffenden Bereich eine Gefäßkonstriktion verhindert.

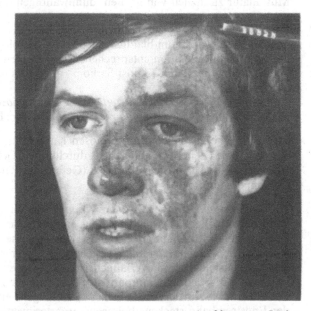

Abb. 153. Naevus flammeus. Eine diffuse, fleckige, blaurote, scharf begrenzte Läsion im Bereich des 1. und 2. Astes des Trigeminus. Beachte die unilaterale, meist scharf mit der Medianlinie koinzidierende Begrenzung der Läsion („systemische Anordnung")

Trotzdem haben die betroffenen Kapillaren eine gewisse Restreagibilität (Feuermale wechseln oft erheblich in ihrer Farbintensität nach Umgebungstemperatur und psychischer Lage).

Histologie. Erweiterte, aber nicht vermehrte kapilläre Gefäße; frühe Läsionen zeigen oft auch *keine* pathologischen Veränderungen.

Therapie. Naevi flammei können ein erhebliches kosmetisches Problem darstellen. Alle therapeutischen Versuche durch Verödungsbehandlung, Kryotherapie und Röntgenbestrahlung (kontraindiziert!) sind hoffnungslos. Einzig wirksame Behandlung ist die Laserlicht-(Argon) oder Infrarot-Koagulation. Eine vernünftige Behandlung ist immer noch die Überdeckung des Naevus flammeus (Bart oder Schminke).

Mißbildungssyndrome mit ausgedehnten Naevi flammei

Klippel-Trenaunay-Syndrom. Es setzt sich aus einem eine gesamte Extremität (meist Bein) umfassenden *Naevus flammeus,* einer *„primären" Varikose* und *Riesenwuchs* der gesamten betroffenen Extremität zusammen (letzterer tritt erst im Schulalter oder noch später in Erscheinung). Folgen: Beckenschiefstand, Fehlhaltungen der Wirbelsäule mit den sich daraus ergebenden orthopädischen Konsequenzen, Hinken. Die Varizen *dürfen nicht ausgeschaltet* werden, da die tiefen Venen meist gleichzeitig unterentwickelt sind und die oberflächlichen Venen notwendige Abflußwege darstellen. Sehr häufig ist die Muskulatur zusätzlich von großen, dünnwandigen Venenkonvoluten durchsetzt.

Fakultative Symptome: plattenartige oder *knotige,* entzündliche Läsionen, manchmal schwarzbraun-bläulicher Farbe, die histologisch Gefäßkonvoluten mit Endothelproliferation entsprechen. Diese Knoten werden aufgrund ihrer Ähnlichkeit mit dem Kaposi-Sarkom auch als *Pseudo-Kaposi-Sarkom* bezeichnet.

Kongenitale, meist mehrfache arteriovenöse Anastomosen (in diesem Fall wird das Mißbildungssyndrom als *Parkes-Weber-Syndrom* bezeichnet).

▶ **Merke:** Die kongenitalen arteriovenösen Kurzschlüsse haben ernste Folgen die Peripherie (Zehen) ist mangelhaft durchblutet (Gefahr der Gangrän), das Herz ist auf die Dauer stets überlastet (Gefahr der Rechtsherzinsuffizienz mit Dekompensation).

Die *Differentialdiagnose* zwischen Klippel-Trenaunay- und Parkes-Weber-Syndrom ist daher sehr wichtig. Ist das erkrankte Bein viel wärmer, ist schon klinisch der Verdacht auf arteriovenöse Kurzschlüsse gegeben. Die Diagnose wird durch *Serienarteriographie* gesichert, die aber nicht immer alle Kurzschlüsse darstellen kann. Verläßlich ist nur die *Isotopenuntersuchung;* man injiziert ^{99m}Tc-Makroalbuminpartikel (Durchmesser 20–70 μm) intraarteriell in die Leiste. Normalerweise bleiben diese Kügelchen wegen ihrer Größe in der Endstrombahn stecken; bei größeren arteriovenösen Kurzschlüssen treten sie jedoch durch die Anastomosen hindurch, gelangen in die Lunge und sind dort szintigraphisch nachweisbar.

In seltenen, günstig gelegenen Fällen kann man diese Kurzschlüsse chirurgisch ausschalten.

Sturge-Weber-Syndrom (kraniofaziale Angiomatose mit zerebraler Verkalkung). Es umfaßt einen meist ausgedehnten Naevus flammeus im Versorgungsbereich des N. ophthalmicus, angiomatöse Veränderungen im Auge (Buphthalmos, Blindheit) und ZNS (v.a. parietookzipitaler Kortex; Verkalkungsherde röntgenologisch ab dem Schulalter nachweisbar); häufigste ZNS-Symptomatik: spastische Hemiparese kontralateral, Hemianopsie, Epilepsie.

Kapilläre und kavernöse Hämangiome

Kutanes infantiles Hämangiom („Erdbeerangiom"). Dies ist eine häufige, meist harmlose, wegen ihrer blutroten Farbe etwas erschreckende Läsion.

Klinisches Bild (Abb. 154). Meist nicht größer als 2–3 cm, scharfbegrenzte, erhabene, weiche, ausdrückbare Knoten von intensiver hellroter Farbe und manchmal etwas gelapptem oder gekämmertem Aussehen. Entstehen meist kurz nach der Geburt (Initialläsion: ein unscharf begrenzter, blasser Fleck), wachsen manchmal rasch innerhalb einiger Monate an und bilden sich dann in fast allen Fällen (90%) spontan durch Fibrosierung innerhalb 2–3 Jahren wieder zurück.

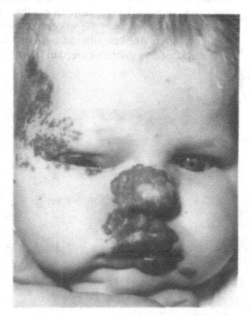

Abb. 154. Multiple kutane und subkutane Angiome im Gesichtsbereich. Beachte den durch einen tiefen Angiomanteil bedingten erzwungenen Lidschluß des rechten Auges

Histologie. Ein *frühes* Angiom besteht aus tumorartig angeordneten Kapillaren mit erheblicher Intimaproliferation; im *weiteren Verlauf* tritt eine fibrosierende Komponente mit Verödung der Gefäßhohlräume hinzu. Klinischer Ausdruck der Fibrosierung: weißliche, netzartige, eingesunkene Areale innerhalb des Hämangioms, die sich ausdehnen und es schließlich ersetzen. In manchen Fällen bleibt eine solche Fibrosierung aus; dann wandelt sich das Angiom durch Ausweitung der Gefäßhohlräume in ein kavernöses Angiom um.

Subkutanes infantiles Hämangiom (Abb. 155). Diese etwas selteneren Läsionen erscheinen als unscharf abgegrenzte, bläulich durchschimmernde, ausdrückbare Schwellungen. Sie sind im Durchschnitt größer als die kutanen Hämatome (bis 10 cm Durchmesser und mehr) und stellen zumeist von vornherein kavernöse Angiome dar. Solche tiefe Angiome treten entweder (meist) in Verbindung mit den kutanen („kutan-subkutane Hämangiome"), als alleinige Läsion oder im Rahmen systemischer vaskulärer Fehlbildungssyndrome auf. *Subkutane Hämangiome haben eine viel geringere spontane Regressionstendenz als kutane und bleiben oft lebenslang bestehen.*
Komplikationen infantiler Hämangiome: Treten fast immer nur bei großen, kutan-subkutanen Hämangiomen auf und können *lokaler* Natur (Blutung, Thrombose, Exulzeration; lokale Entwicklungshemmungen, etwa des Auges bei Oberlidhämangiomen) oder auch *systemisch* sein. **Kasabach-Merritt-Syndrom:** ausgedehnte Thrombose in Riesenhämangiomen, die zu Thrombopenie und Verbrauchskoagulopathie führt. Ein lebensbedrohliches Zustandsbild, dessen Therapie in der augenblicklichen Unterbrechung der Thrombusbildung durch Antikoagulation besteht. Als zweiter Schritt muß das Angiom zur Rückbildung gebracht werden (Röntgenbestrahlung).

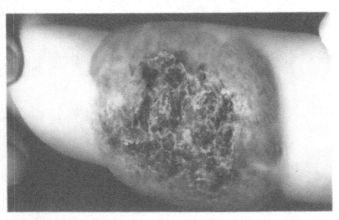

Abb. 155. Ausgedehntes kutan-subkutanes Angiom des Unterarmes mit beginnender Nekrose

Tiefe (subkutane) kavernöse Angiome treten manchmal multipel auf und werden dann als „blue rubber bleb-Nevus" bezeichnet. Die manchmal riesigen Angiome sind hauptsächlich am Rumpf lokalisiert und durchsetzen oft auch innere Organe und Muskeln. Charakteristisch ist der Befall des Gastrointestinaltrakts; Folge: gastrointestinale Blutungen, die potentiell tödlich verlaufen können. Der „blue rubber bleb-Nevus" tritt familiär gehäuft auf (autosomal-dominant?).

Tiefe, kavernöse Angiome von Haut und inneren Organen sind ferner Teilsymptom des *Mafucci-Syndroms:* Zusätzlich zu den Angiomen finden sich hier multiple Knochendeformationen (Ursache: Dyschondroplasie, d.h. fehlerhafte Knorpelentwicklung) und multiple knotige Osteochondrome, die sich in Chondrosarkome umwandeln können.

Therapie der infantilen Angiome: Kutane Hämangiome werden grundsätzlich *nicht* behandelt, sondern ihre spontane Rückbildung wird abgewartet. Behandlung ist lediglich bei Ausbleiben einer solchen oder bei Komplikationen geboten.

Therapiemöglichkeiten:
- Röntgenbestrahlung; soll nur in Ausnahmefällen durchgeführt werden, da die Gefahr von Entwicklungshemmungen darunterliegender Organe durch strahleninduzierte Atrophie besteht (Mamma, reduziertes Längenwachstum von Knochen etc.).
- Infiltration mit Kortikoiden oder systemischer Kortikoidstoß; nur bei strenger Indikation!
- Intraläsionale Injektionen mit hypertoner Kochsalzlösung (induziert Thrombose; schmerzhaft, wenig erfolgreich).
- Plastisch-chirurgische Rekonstruktion: nur bei Gefahr der Funktionsbehinderung indiziert, da eine kosmetische Situationsbesserung nicht immer sicher zu erreichen ist.

Angiokeratome

Allgemeines. Eine heterogene Gruppe von Läsionen, die durch Teleangiektasien der oberen Dermis mit einer begleitenden hyperproliferativ-hyperkeratotischen Reaktion der Epidermis charakterisiert ist. Sie sind zumeist benigne, entweder nävogene oder erworbene Läsionen; Ausnahme: generalisiertes Vorkommen als dermatologisches Leitsymptom des M. Fabry (s. unten).

Das **Angiokeratoma circumscriptum** ist eine schon bei der Geburt vorhandene, umschriebene warzige, rot-schwärzliche Läsion, deren Größe von münzgroß bis eine gesamte Extremität bedeckend reichen kann. Ähnliche, meist kleinere Läsionen auf erworbener Basis (Auftreten im Schulkind- bis Erwachsenenalter) werden als **solitäre Angiokeratome** bezeichnet; besondere Thromboseneigung! (Differentialdiagnose: Melanom!). Gleichfalls erworben sind die multiplen, relativ häufigen **Angiokeratomata scroti.**

Angiokeratoma corporis diffusum (Morbus Fabry)

Allgemeines. Eine seltene X-chromosomal rezessiv vererbte Stoffwechsel-krankheit (Defizienz der α-Galaktosidase A). Dieses Enzym ist in zahlreichen inneren Organen vorhanden und spaltet ein bestimmtes Glykolipid (Galactosylgalactosylglycosylceramid) auf; beim Enzymmangel wird dieses Trihexosylceramid in zahlreichen Organen abgelagert. Es handelt sich also um eine *Glykolipidspeicherkrankheit*, die dem M. Gaucher und dem M. Faber ähnlich ist, sich von diesen jedoch durch späten Beginn und protrahierten Verlauf (das Trihexosylceramid ist relativ gut wasserlöslich und wird daher nicht so schnell gespeichert!) sowie eine äußerst vielgestaltige klinische Symptomatik unterscheidet. Der M. Fabry führt bei Männern zum Tode (um das 5. Lebensjahrzehnt), Frauen sind klinisch gesunde Überträger („carrier"), an denen der Defekt jedoch an Fibroblastenkulturen demonstriert werden kann. Solche dienen auch zum pränatalen Nachweis durch Amniozentese.

Klinisches Bild. In der Kindheit uncharakteristische Symptome (Fieber-schübe, Episoden von Muskelschwächen etc.). Mit der Pubertät Beginn einer disseminierten Aussaat kleiner Angiokeratome, vorwiegend an Skrotum und in den großen Beugen; im Erwachsenenalter Generalisation. Zusätzlich viel-gestaltige *neurologische* (vorübergehende Hemiplegien, epileptische Anfälle, psychotische Episoden, unklare Schmerzzustände), *kardiovaskuläre* (Hyper-tension, Angina pectoris, Myokardinfarkt) und *gastrointestinale* Symptomatik (Diarrhöen). Todesursache: Nierenversagen, Myokardinfarkt.

Diagnostische Kriterien. Neben den typischen Hautläsionen charakteristische Augenveränderungen (konjunktivale Teleangiektasien, Katarakt der hinteren Kapsel, Hornhauttrübungen) und die sog. „Maulbeerzellen" im Harn (lipid-speichernde Makrophagen; für M. Fabry diagnostisch). Das Trihexosylcera-mid kann durch Fettfärbung in der Histologie der Haut nachgewiesen wer-den (Speicherung in kapillaren Endothelien und Perizyten). Elektronenmi-kroskopisch sind die Lipidablagerungen in Lysosomen lokalisiert („Myelinfi-guren": lamellierte Gebilde mit einer charakteristischen Periodizität).

Therapie. Keine; Verbesserung der Prognose durch *Nierentransplantation* möglich. Letztere verfolgt zwei Ziele: Hinausschieben des Nierenversagens und Verbesserung der Gesamtsituation durch Enzymproduktion durch die gesunde, transplantierte Niere.

Granuloma pyogenicum

Definition. Eruptives kapilläres Angiom mit leukozytärer Entzündung, das sich als Sekundärläsion in Pyodermien entwickelt.

Klinisches Bild (Abb. 156). Ein häufiger, schnell wachsender, schmerzhafter dunkelroter, erosiv-nässender, oft schmalbasig aufsitzender Knoten mit serös hämorrhagischen Krusten. Prädilektionsstellen: akral, kann jedoch überall auftreten. Entwickelt sich meist sekundär in superinfizierten Erosionen. Wächst bis zu einer Größe von 1–2 cm und bleibt dann meist unverändert bestehen. Nur geringe spontane Regressionstendenz.

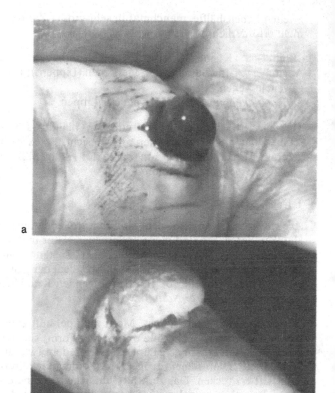

Abb. 156a, b. Granuloma pyogenicum. **a** frisches Stadium: glatt, halbkugelig, schmal-basig, blutend, erosiv, schmerzhaft. Der Knoten ist von einem Randwall umgeben („sitzt wie in einem Kelch"). **b** älteres, organisiertes Granuloma pyogenicum

(*Seltene Variante des Granuloma pyogenicum:* Granuloma pyogenicum mit Satellitenläsionen.)

Histologie. Exzessive Kapillarproliferation in einem locker ödematösen, reichlich von Leukozyten durchsetzten Stroma, Nekrosen.

Differentialdiagnose. Unpigmentiertes Melanom (klinisch); Kaposi-Sarkom (histologisch).

Therapie. Exzision oder elektrokaustische Entfernung.

Diverse knotige kapilläre Angiome

Senile Angiome. Meist multipel auftretende, stecknadelkopfgroße, hellrote, subjektiv symptomlose Angiome; Prädilektionsstelle: Rumpf. Treten in der zweiten Lebenshälfte, manchmal in sehr großer Zahl auf. Harmlos, Therapie nicht erforderlich.

„Blutseen". Kleine, bläuliche, leicht erhabene, weiche, auspreßbare Angiome, v. a. im Gesicht alter Menschen (Lippen!); Histologie: exzessiv ausgeweitete Venen.
Differentialdiagnose. Schleimzyste der Lippen.

Thrombosiertes Angiom. Entzündlicher, bläulich-schwarzer, derber, etwas schmerzhafter Knoten, meistens im Gesicht. Präexistente Läsionen: Angiokeratom, Varixknoten oder unverändertes Hautgefäß.
Differentialdiagnose. Melanom.

Teleangiektasien

Allgemeines. Teleangiektasien sind mit freiem Auge sichtbare, erweiterte Hautkapillaren. Sie sind meist erworbener Natur und treten bei einem Spektrum sehr verschiedener pathologischer Zustände auf (chronisch-venöse Insuffizienz, bei Licht-, Wärme-, Kälteschäden, bei Kollagenosen, Karzinoidsyndrom etc. s. Tabelle 26). Bei den folgenden Krankheiten sind Teleangiektasien jedoch *primärer Natur* bzw. hereditär:

Naevus araneus (Spider-nevus). Meist multipel auftretende, harmlose, vaskuläre Läsionen von Münzgröße und runder Form; sie bestehen aus einem zentralen hellroten erhabenen Pünktchen, von dem (wie die langen Beine eines Weberknechts von seinem Körper) sich dünne Gefäßreiserchen in die Nachbarschaft erstrecken. Das zentrale Pünktchen ist eine erweiterte Hautarterie, deren Pulsation manchmal erkennbar ist und aus dem das gesamte Mal gespeist wird. Drückt man den Naevus araneus aus, füllt er sich in Sekundenschnelle wieder von diesem zentralen Gefäß aus.
Therapie. Verödung des zentralen Gefäßes; die abhängigen Gefäßreiserchen bilden sich dann von selbst zurück.
Naevi aranei treten häufig in der Schwangerschaft und bei Leberzirrhose auf

Tabelle 26. Krankheitszustände mit generalisierten Teleangiektasien

Essentielle Teleangiektasie
generalisierte Naevi aranei (Schwangerschaft, Hepatopathie)
Ataxia teleangiektatica
M. Osler
Rothmund-Thomson-Syndrom
Poikilodermie bei Prämykose
Teleangiektasia macularis perstans (Mastozytose)
CREST-Syndrom
chron. UV-Schaden
chron. Kortikoid-Schaden

Essentielle Teleangiektasie *(alter Name: Angioma serpiginosum).* Progressive nävoide Fehlbildung, die aus einer Vielzahl punkt- und strichförmiger Teleangiektasien mit Tendenz zur Ausbildung von gruppierten und bizarr konfigurierten Herden besteht. Manchmal familiär gehäuft; beginnt meist in der Pubertät, die unteren Extremitäten sind meist stärker befallen. Essentielle Teleangiektasien können auch halbseitig vorkommen oder nur einzelne Körperteile befallen.
Therapie. Keine.

Familiäre hämorrhagische Teleangiektasie (Morbus Osler). Autosomal-dominant vererbtes Krankheitsbild, das durch zahlreiche zarte Teleangiektasien der Haut, der hautnahen Schleimhäute und der inneren Organe, insbesondere des Gastrointestinaltrakts, gekennzeichnet ist. Im Gegensatz zu den Teleangiektasien der Haut sind die der Schleimhäute sehr vulnerabel und bluten leicht. Das Initialsymptom des M. Osler ist häufig Epistaxis; gastrointestinale Blutungen sind regelmäßige Begleiterscheinung, allerdings häufig asymptomatisch. Assoziierte Symptome: arteriovenöse Fisteln der Lunge, Leberzirrhose.
Therapie. Keine.

Glomustumor

Definition. Benigner Tumor der Glomuszellen (myovaskuläre Zellen an arteriovenösen Anastomosen – besonders zahlreich an den Akren! –, deren Funktion die Konstriktion des Verbindungsganges ist).

Glomustumoren kommen in 2 Varianten vor:

Der solitäre Glomustumor ist eine klinisch charakteristische Läsion: ein kleiner, dunkelroter, derber, sehr berührungsschmerzhafter und auch spontane Schmerzparoxysmen verursachender Knoten zumeist am Fingerendglied.

Histologie. Ein von einer fibrösen Kapsel umgebener Knoten aus zahlreichen vasculären Hohlräumen mit dazwischenliegenden Inseln aus kuboidalen Zellen („Glomuszellen")
Therapie. Exzision.

Multiple Glomustumoren werden autosomal-dominant vererbt, sind nicht schmerzhaft, tief gelegen und ausdrückbar (gleichen subkutanen Hämangiomen, denen sie auch histologisch ähneln). Sehr selten.

Maligne Blutgefäßtumoren

Kaposi-Sarkom (Haemangiosarcoma haemorrhagicum multiplex)

Allgemeines. Das Kaposi-Sarkom (klassischer Typ) ist ein nicht so seltenes, malignes, jedoch sehr langsam verlaufendes Angiosarkom, das mit multiplen primären Herden akral beginnt, langsam progredient ist und spät (nach Jahren, Jahrzehnten) oder nicht metastasiert (führt nur bei etwa 10–20% der

Betroffenen zum Tode). Bei Negern ist der Verlauf bösartiger (schneller, viszerale Läsionen häufiger). Geschlechtsprädisposition: Männer; Altersprädilektion: 2. Lebenshälfte. Rassische Prädisposition: mediterrane Völker, Neger. Möglicherweise virale Genese (Zytomegalievirus?); Assoziation mit einer höheren Inzidenz an Lymphomen.

Epidemisches Kaposi-Sarkom (s. unter AIDS, S. 230)

Klinisches Bild (Abb. 157). Beginn mit multiplen Knötchen, Plaques und Tumoren an beiden Füßen und Unterschenkeln (etwa symmetrisch); die Herde sind dunkelrot, livid, derb und teilweise auspreßbar, im späteren Verlauf bräunlich (Hämosiderin). Die Läsionen sind teils symptomlos, teils schmerzhaft. Manche Läsionen vergrößern sich, andere regredieren spontan; insgesamt langsam progressives Geschehen mit Entstehung zahlreicher z. T.

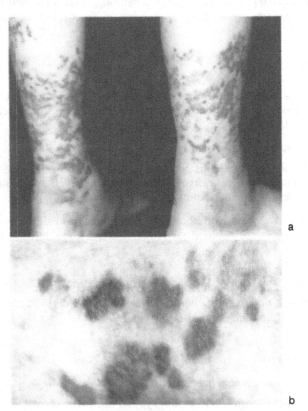

a

b

Abb. 157 a, b. Kaposi-Sarkom (klassischer Typ). **a** die Unterschenkel sind geschwollen und induriert; multiple derbe, braun-rote, konfluierende Knoten verschiedener Größe teils oberflächlich, teils tieferliegend (schummerig). **b** Detail

exulzerierender Tumoren. Typisches zusätzliches Symptom: Ödem und diffuse Schwellungen der betroffenen Region. Zentripetale Ausbreitung und Entstehung neuer Herde akral an den oberen Extremitäten und inneren Organen, Respirationstrakt, Gastrointestinaltrakt, Perikard etc. Todesursachen: Hämorrhagien, Funktionsbeeinträchtigung befallener Organe, Kachexie.

Histologie. Das histologische Erscheinungsbild ist vielgestaltig:

- *Neoplastische Komponente:* Tumorzellaggregate von angiomatöser (von Endothelzellen) oder spindelzelliger (von Adventitiazellen) Natur. Erstere sind durch unregelmäßige schlitzartige vaskuläre Hohlräume durchsetzt.
- *Entzündliche Komponente,* gefäßreichem Granulationsgewebe ähnlich, besonders häufig bei frühen Läsionen.
- Ausgedehnte Hämorrhagien und Nekrosen.

Differentialdiagnose. Indurierte Plaques bei chronisch-venöser Insuffizienz. Insbesondere bei Vorliegen von arteriovenösen Fisteln im Unterschenkelbereich können plattenartige und knotige Infiltrate entstehen, die dem Kaposi-Sarkom klinisch wie auch histologisch (Gefäßproliferation) sehr ähnlich sehen. Man spricht in diesen Fällen von *Pseudo-Morbus-Kaposi* (s. unter Klippel-Trenaunay-Syndrom, S. 494).

Bei fortgeschritteneren Fällen kommen alle Krankheitszustände mit multiplen pigmentierten oder angiomatösen Knoten an den unteren Extremitäten differentialdiagnostisch in Betracht: Melanom, Glomustumoren, Lymphome, Madurafuß, Filariasis.

Therapie. Das Kaposi-Sarkom ist sehr röntgenempfindlich; bestrahlte Hautläsionen verschwinden, doch wird ein Rezidiv nicht verhindert. Bei ausgedehntem Befall Chemotherapie (Vincristin; verschiedene Kombinationsschemen).

Hämangioperizytom

Ein seltener Tumor, der meist an der Haut, gelegentlich auch an den inneren Organen entsteht, nur in seltenen Fällen metastasiert, langsam und nur in einem Teil der Fälle lokal infiltrierend wächst. Besitzt kein typisches klinisches Erscheinungsbild; histologisches Charakteristikum: reichlich verzweigte Endothel-ausgekleidete vaskuläre Hohlräume, die von dicht gepackten Perizyteninseln umgeben werden.

Malignes Angioendotheliom

Ein malignes Sarkom von typischem klinischem Bild: schnell wachsende, derbe, hautfarbene oder dunkellivid-rote Knoten, die so gut wie immer am Skalp alter Menschen (häufiger Männer als Frauen) entstehen, sich durch zentrifugale Infiltration und Tochterherde vermehren und bald das gesamte Kapillitium und Gesicht umfassen können. Der ganze Kopf ist von gebuckelten, teilweise exulzerierten und nekrotischen Tumorherden bedeckt; schnelle regionale und Fernmetastasierung.

Histologie. Mitosereiche, höchst atypische Tumorzellmassen mit schlitzförmigen und tubulären Gefäßspalten, Nekrosen, Hämorrhagien.

Sonderform des Angioendothelioms: Stewart-Treves-Syndrom (Angioendotheliom im Lymphödem der oberen Extremitäten nach Mastektomie); leitet sich wahrscheinlich von Endothelien der Lymphgefäße her; entsteht erst nach vieljährigem Bestand des Lymphödems und nimmt einen foudroyanten Verlauf.

Pseudosarkome der Blutgefäße

Pseudo-M. Kaposi (s. S. 494)

Papilläre endotheliale Hyperplasie

Eine sehr seltene Krankheitseinheit; derber, schmerzhafter, langsam wachsender subkutaner Knoten im Kopf-Halsbereich, manchmal bläulich durchschimmernd.

Histologie. Tumorähnliche Proliferation verästelter Kapillaren inmitten eines thrombosierten Gefäßes. Tritt häufig in Angiomen, Varizen etc. auf und entspricht einer Reaktionsform des Endothels nach Thrombose.

Therapie. Exzision.

Angiolymphoide Hyperplasie mit Eosinophilie

Ein eher seltenes, chronisches Krankheitsbild vorwiegend bei Frauen mittleren Alters, das durch multiple hautfarbene bis rötliche, derbe Knoten an Kapillitium, Ohr- und Nackenbereich gekennzeichnet ist.

Histologie. Proliferation von Kapillaren mit charakteristischen, polsterartig ins Lumen vorspringenden Endothelzellen, umgeben von dichten, oft pseudolymphomatösen lymphozytären Infiltraten mit reichlich Eosinophilen. Die Einschätzung dieses Krankheitsbildes, dessen Klassifikation als „reaktiv" oder neoplastisch (Endotheliom niederen Malignitätsgrades) noch immer umstritten ist, hat sich in den letzten Jahren geändert: Histochemische und elektronenmikroskopische Untersuchungen wiesen bei den pathognomonischen Endothelzellen Eigenschaften von Histiozyten nach („histiozytoide Endothelzelle"). Analoge Gefäßläsionen treten auch extrakutan auf (Knochengefäße, große Gefäße, Lymphgefäße, Endokard); dies führte zum Konzept der „histiozytoiden Hämangiome", einer neuen Klasse von Gefäßläsionen, die grundsätzlich in allen Organen vorkommen kann und in der Haut durch die angiolymphoide Hyperplasie mit Eosinophilie repräsentiert wird.

Therapie. Exzision störender Läsionen, lokale Kortikoidinfiltration.

Lymphangiome

Allgemeines. Lymphangiome sind viel seltener als Hämangiome und treten manchmal mit diesen gemeinsam auf. Man unterscheidet *kapilläre* und *kavernöse* Lymphangiome, die jeweils *lokalisierte* oder *ausgedehnte, oberflächliche* oder *tiefe* Läsionen darstellen können. Sind zumeist schon bei der Geburt vorhanden, doch wachsen v. a. die kavernösen Lymphangiome oft noch über mehrere Jahre an.

Klinisch unterscheidet man 3 Haupttypen.

- *Lokalisiertes Lymphangiom* (entspricht dem lokalisierten Angiokeratom): ein meist kleiner (etwa 1 cm) Herd, der durch sagokornartige, klare Bläschen der papillären Dermis gekennzeichnet ist; hämorrhagische Tingierung mancher dieser Bläschen kommt vor. Hyperproliferativ-hyperkeratotische Reaktion der Epidermis ist nicht selten *(Lymphangiokeratom).*
- *Lymphangioma circumscriptum* (entspricht dem Angiokeratoma circumscriptum): größere Herde, die meist „systemisch" konfiguriert sind. Im Gegensatz zum Angiokeratom sind hier allerdings in etwa der Hälfte der Fälle tiefer gelegene ausgedehnte kavernöse Lymphangiome in Bindegewebe und Muskeln vorhanden, die mit den oberflächlichen, sichtbaren Portionen kommunizieren. Während beim lokalisierten Lymphangioma circumscriptum die bloße Exzision erfolgreich ist, ergibt sich hier stets ein Rezidiv.
- *Tiefe Lymphangiome* (alter Name: zystisches Hygrom): oft weit ausgedehnte Lymphangiome des Bindegewebes und der Muskulatur, die als schlecht ausdrückbare diffuse Schwellungen erscheinen; fast stets finden sich noch zumindest einzelne oberflächliche Lymphangiome. Solche tiefen Lymphangiome können eine beträchtliche Mißbildung des Kindes bewirken und schwere funktionelle Störungen bedingen: wegen der häufigen Lokalisation im Gesichts- und Halsbereich kann es zu Makroglossie, Makrocheilie etc. mit Sprech-, Eß- und Atembehinderung kommen.

Merke: Alle Lymphangiome werden häufig durch Erysipele kompliziert (Circulus vitiosus!).

Differentialdiagnose. Oberflächliche Lymphangiome können ähnlich aussehen wie Lymphektasien aufgrund eines lokalen Lymphödems, etwa nach einem Erysipel.

Therapie. Chirurgisch, nur bei strenger Indikation (Rezidivneigung).

Anhang: Hereditäres Lymphödem (Morbus Milroy): Ein familiär gehäuft auftretender Zustand, der sich bei der Geburt durch Lymphödem meist an einer unteren Extremität manifestiert. Frauen sind häufiger betroffen als Männer. Das Ödem ist hart und zeigt einen langsam progressiven Verlauf. Wahrscheinliche Ursache: angiomähnliche Dysplasie der Lymphgefäße in der Inguinalregion mit fibrosierender Reaktion und Lymphstau der abhängigen Regionen.

Melanozytäre Tumoren

Benigner melanozytärer Tumor: Naevus pigmentosus (Muttermal)

Allgemeines. Pigmentnävi stellen eine Gruppe gutartiger melanozytärer Läsionen dar, bei denen die Grenzziehung zwischen Hamartom und Tumor kaum möglich ist. Sie umfassen ein großes Spektrum morphologischer Vielfalt, gehören zu den häufigsten Läsionen der Haut überhaupt und sind deshalb von großer Bedeutung, weil ihre Unterscheidung vom Melanom (der bösartigste Tumor der Haut) schwierig sein kann.

Alle Pigmentnävi entsprechen im Grunde umschriebenen Vermehrungen von Melanozyten; in den allermeisten Fällen geschieht dies durch Entwicklung sog. Nävuszellnester; solche Nävi werden als Nävuszellnävi oder kurz als Naevi pigmentosi im engeren Sinne bezeichnet. In seltenen Fällen ist die Pigmentzellenvermehrung *orthotoper* Natur (d.h. keine Nävuszellnester), die vermehrten Melanozyten finden sich daher an ihrem natürlichen Platz im Stratum basale; ein solcher Nävus wird als Naevus spilus bezeichnet. Eine dritte, gleichfalls seltene Möglichkeit ist die Aggregation dendritischer Melanozyten in der Dermis (blauer Nävus).

Nävuszellnävi

Allgemeines. Nävuszellnävi sind die häufigste nävogene Fehlbildung des Hautorgans. Im Durchschnitt entfallen etwa 30–50 Nävuszellnävi auf jedes Individuum, wobei allerdings die Häufigkeit sehr starken individuellen Schwankungen unterworfen ist. Manche Personen haben eine ausgesprochene „Nävuskonstitution" und entwickeln während ihres Lebens viele Hunderte derartiger Nävi, häufig auch solche vom dysplastischen Typ (s. unten).

Bei Geburt sind lediglich die seltenen „kongenitalen" Nävi ausgebildet, meist noch oberflächlich und hell, jedoch schon in der endgültigen, relativen Ausdehnung (das weitere Wachstum erfolgt in der Proportion zum Körperwachstum). Kongenitale Nävi sind durch ihre besondere Morphologie und Prognose gekennzeichnet (siehe unter Melanompräkursoren). Die „gewöhnlichen" Nävuszellnävi entwickeln sich erst im Laufe der Kinderjahre und erreichen etwa mit der Pubertät ihre endgültige Zahl und Größe. Allerdings können auch im Erwachsenenalter noch Nävi hinzukommen („Naevi tardi")

Solchen Nävi schreibt man eine höhere Wahrscheinlichkeit einer Umwandlung in Melanome zu.

Nävuszellnävi können in sehr großer morphologischer Vielfalt auftreten, die sich als logische Konsequenz der Primärläsion (das Nävuszellnest) und des charakteristischen Entwicklungsganges der Nävi ergibt.

Nävuszellnester beginnen als kugelige Gebilde in der dermoepidermalen Junktionszone, die durch eine fokale Proliferation von Melanozyten entstehen. Melanozyten unterscheiden sich von den meisten anderen Zellen dadurch, daß sie mit großer Zähigkeit an ihrer natürlichen Unterlage, der dermoepidermalen Junktionszone, haften. Kommt es also zu einer Melanozytenproliferation, zeigen die neugebildeten Zellen wenig Tendenz zur horizontalen Ausbreitung entlang der Junktionszone, sondern bilden dreidimensionale Zellaggregate, eben die genannten Nävuszellnester. Diese Zellhaufen können zu beachtlicher Größe anwachsen (man kann sie manchmal mit freiem Auge als kleine Pünktchen innerhalb von Nävi erkennen) und tropfen im Laufe der Jahre nach unten in die Dermis ab, wo sie ihre Kugelform verlieren und zu größeren strang- oder nestartigen Aggregaten kuboidaler Zellen werden.

Es war lange Zeit eine Streitfrage, ob Nävuszellen normalen Melanozyten entsprechen oder eine eigene Tumorzellart darstellen. Sicher ist, daß zwischen Nävuszellen und Melanozyten folgende grundsätzliche Unterschiede bestehen:

- Nävuszellen sind nicht dendritisch, sondern kuboidal oder gelegentlich spindelförmig;
- den Nävuszellen geht parallel zum Abtropfungsvorgang die Fähigkeit, Melanin zu synthetisieren, verloren. Dermale Nävuszellnester sind deswegen so gut wie immer unpigmentiert.

Der Lebensweg eines Nävuszellnävus umfaßt folgende Schritte (Abb. 158a–c):

- die Entstehung als umschriebene Melanozytenverdichtung an der Junktionszone mit Elongation und Verplumpung der Retezapfen (sog. „Naevus incipiens") und mit Einlagerung von Nävuszellnestern in der Junktionszone *(„Junktionsnävus");*
- Abtropfung der Nävuszellnester in die Dermis, so daß diese sowohl an der Junktionszone („junktionale Aktivität") als auch in der Dermis vorhanden sind. Solche Nävi nennt man *„Compoundnävi";*
- wenn der Prozeß der Abtropfung abgeschlossen ist, finden sich die (unpigmentierten) Nävuszellnester nur noch in der Dermis *(„dermaler Nävus").*

Klinisches Bild

Junktionsnävi sind meist kleine (einige Millimeter Durchmesser), flache, gerade noch tastbare, hell- bis dunkelbraune Läsionen von regelmäßiger (meist runder oder ovaler) Konfiguration und von nicht immer scharfer Begrenzung. Junktionale Nävi (wie übrigens alle Nävuszellnävi!) wirken

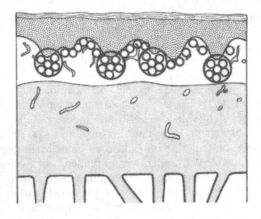

a Junktionsnavus

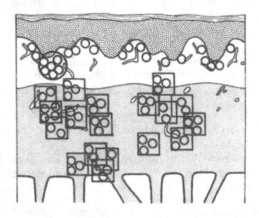

b Compoundnavus

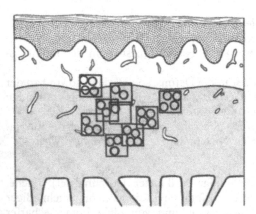

c dermaler Nävus

Abb. 158a–c. Entwicklungsgang der Pigmentzellnävi *(Erläuterung s. Text)*

sowohl im Aufbau, als auch in Farbe homogen („wie aus einem Stück gegossen"; Abb 159).

Histologie. „Nävuszellnester" lediglich in der Junktionszone (s. oben!).

Compoundnävi zeigen eine mehrgestaltige Morphologie und oft auch komplexeren Aufbau. Durch die Volumenvermehrung (Abtropfung!) sind sie prominenter, knotiger, und sie zeigen eine grobtexturierte, manchmal papillomatöse Oberfläche *(Naevi papillomatosi).* Ihre Farbe reicht von hell- bis schwarzbraun und ist gleichfalls homogen; allerdings finden sich in älteren Compoundnävi gelegentlich unpigmentierte Knötchen, die dermalen Nävi entsprechen und nicht mit depigmentierten Herden in Melanomen verwechselt werden dürfen (letztere sind meist eingesunken und bizarr konfiguriert). Im Compoundnävus wachsen oft dunkelpigmentierte, borstenartige Haare *(Naevi pilosi),* die manchmal von den dermalen Nävuszellmassen stranguliert und zu Hornzysten umgewandelt werden; solche Hornzysten entzünden sich leicht und stellen die häufigste Ursache von Juckreiz bei den ansonsten subjektiv symptomlosen Nävi dar (Differentialdiagnose zum Melanom!).

Histologie. Junktionale und dermale Nävuszellnester.

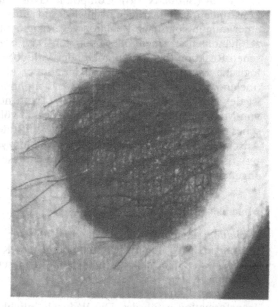

Abb. 159. Compoundnävus. Ein braunschwarzer, aus zahlreichen Einzelknötchen zusammengesetzter, runder Herd. Diese Läsion erfüllt die Kriterien der Regelmäßigkeit: homogene Farbe, regelmäßige Begrenzung, homogene Oberfläche. Die Oberflächenarchitektur entspricht einer Übertreibung der präexistenten Textur der Haut

Dermale Nävi finden sich erst in der 2. Lebenshälfte und werden vom Patienten meist als Warzen gedeutet (Volksmund: „Hexenwarzen"). Es handelt sich um hautfarbene, meist halbkugelig prominente, derbe, fibromähnliche Gebilde, aus denen manchmal noch einzelne borstige Haare (s. oben) ragen.

Histologie. Lediglich dermale Nävuszellnester; häufig sog. „neuroide Strukturen" (nervenähnliche Zellzüge).

Sonderformen von Nävuszellnävi

Spindelzellnävus (Spitz-Nävus). Ein nicht seltener Nävustyp, der vorwiegend bei Kindern, gelegentlich auch bei Erwachsenen vorkommt. Er ist klinisch durch fast völligen Mangel an Pigment und durch seinen rötlichen Farbton gekennzeichnet; histologisch entspricht er einem Compoundnävus mit spindeligen Nävuszellen von pseudoneoplastischem Aussehen. Wegen dieses Umstandes wurde früher die unglückliche Bezeichnung „juveniles Melanom" geprägt, die immer wieder zu ungerechtfertigten, radikalen Exzisionen verleitete. Spindelzellnävi sind völlig harmlos und wandeln sich im Laufe der Jahre in typische Compound- und später dermale Nävi um.

Klinische Differentialdiagnose: Nävoxanthoendotheliom, Klarzellakanthom.

Halonävus (Sutton-Nävus). Compoundnävus mit einem bis 2 cm messenden kreisrunden, vitiligoartigen, weißen Randsaum. Halonävi sind der Ausdruck einer immunologischen Reaktion gegen Pigmentzellen, die entweder als Einzelphänomen an einem oder mehreren Nävi oder im Rahmen einer systemischen Reaktion (bei Melanomen oder Vitiligo) auftreten kann. Die immunologische Reaktion kann sowohl humoraler als auch zellulärer Natur sein (melanozytotoxische Antikörper bzw. Lymphozyten). In den Anfangsstadien ist der Nävus selbst in der Mitte der Läsion noch gut erkennbar, im Laufe von Monaten bis Jahren kommt es zu dessen völliger Rückbildung (histologisches Korrelat: dichte lymphozytäre Infiltrate um die Nävuszellnester). Anschließend wird die Läsion durch Melanozyten aus der Peripherie repopularisiert („Zuwachsen"). Halonävi treten besonders häufig am Rumpf von Jugendlichen auf.

Melanom-Präkursoren

Definition. Pigmentläsionen, die mit höherer Wahrscheinlichkeit als „gewöhnliche" Nävi in ein Melanom übergehen: Kongenitale und dysplastische Nävi. Die Lentigo maligna (manchmal in diesen Begriff einbezogen) ist ein Melanom *in situ*.

Bemerkung: Klarerweise ist *jede* Präkursorläsion hinsichtlich neoplastischer Transformation gefährdet. Die Wahrscheinlichkeit einer solchen (wird beim großen kongenitalen Nävus auf bis 30%, beim dysplastischen Nävussyndrom bis 10% geschätzt) bezieht sich jedoch auf das *Individuum*, nicht aber auf individuelle Läsionen oder Läsionsteile.

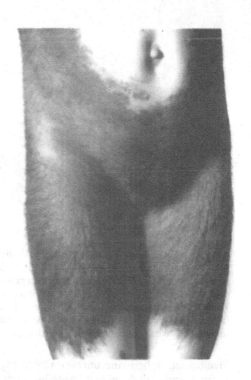

Abb. 160. Tierfellnävus. Im Englischen werden solche Nävi treffend als „Badetrikotnävi" bezeichnet

Kongenitale Naevi (Abb. 160). Unterscheiden sich von den „gewöhnlichen" Nävi durch 1.) Zeitpunkt des Auftretens (schon bei Geburt), 2.) Größe (von einigen Zentimetern bis riesig; „Tierfellnaevus"), 3.) ihre voluminöse Beschaffenheit (chagrinlederartig, gebuckelt, papillär; histologisch massenhaft sehr tief reichende Nävuszellnester, oft mit neuroiden Formationen); 4.) dunkle braun-schwarze Farbe und 5.) Behaarung (oft sehr intensiv, fellartig). Ausgedehnte kongenitale Nävi sind manchmal von analogen Läsionen der Meningen begleitet („Melanophakomatose").
Therapie. Ausgedehnte kongenitale Nävi müssen – meist in mehreren Sitzungen – exzidiert und plastisch-chirurgisch versorgt werden. Da das Melanomrisiko mit der Masse des Nävus korreliert ist, brauchen kleine kongenitale Naevi nicht unbedingt exzidiert zu werden; wo hier die Grenze zu ziehen ist, unterliegt bislang subjektiver Beurteilung.

Dysplastische Nävi (Abb. 161). Sind morphologisch von „gewöhnlichen" Nävi unterscheidbar und können entweder als isolierte Läsionen oder im Rahmen des *dysplastischen Nävussyndrom* auftreten.
Erscheinungsform (Abb. 161): Dysplastische Nävi sind etwas größer als „gewöhnliche" und zeigen die *morphologischen Charakteristika des Melanoms en miniature:* Sie sind nicht homogen, sondern aus zwei oder mehreren verschieden gefärbten und texturierten (z. B. erhaben und flach) Anteilen zusam-

511

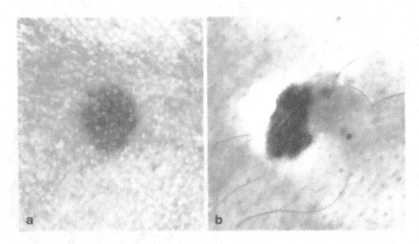

Abb. 161. Gegenüberstellung eines „gewöhnlichen" **(a)** und eines *dysplastischen* **(b)** Nävus. Ersterer ist von regelmäßiger (kreisrunder) Figur, unscharf begrenzt, homogen pigmentiert und von normaler (etwas akzentuierter) Oberflächentextur. Der dysplastische Nävus zeigt eine unregelmäßige Figur, besteht aus zwei verschieden gefärbten Anteilen, ist scharf und polyzyklisch begrenzt, zeigt eine milde Atrophie der Epidermis (zigarettenpapierartiges Runzeln) und ist von einem hellen Halo umgeben. Der normale Nävus wirkt „bodenständig", der dysplastische als „Fremdkörper in der Haut"

mengesetzt, haben eine unregelmäßige Figur und Begrenzung; ein typischer Befund sind rötlich gefärbte Anteile. Auch histologisch unterscheiden sie sich durch angedeutete Kernatypien und Ausbildung mehrschichtiger Nävuszellagen und -brücken zwischen einzelnen Retezapfen (Naevuszellnester). Infiltrierendes Wachstum fehlt, entzündliche Reaktion gering bis fehlend.

Therapie. Jeder dysplastische Nävus muß exzidiert werden.

Auflicht-(Epilumineszenz)-Mikroskopie: Die Unterscheidung zwischen „gewöhnlichen" und dysplastischen Nävi bzw. kleinen Melanomen ist naturgemäß schwierig und in manchen Fällen trotz großer Sachkenntnis unmöglich. Hier kann die Auflichtmikroskopie als diagnostisches Hilfsmittel dienen. Verdächtige Pigmentläsionen werden mit einem Tropfen Immersionsöl bedeckt und unter einem Glasobjektträger (hierdurch wird die Epidermis transparent) durch ein Operationsmikroskop betrachtet (Vergrößerung bis etwa 50 ×). Diese Methode gestattet die Analyse des Läsionsrandes und anderer morphologischer Kriterien (Abb. 162).

Dysplastisches Nävussyndrom (Abb. 163). Ist durch Auftreten manchmal exzessiv zahlreicher Nävi, darunter vieler dysplastischer, bis weit in das Erwachsenenalter gekennzeichnet. Dieses Syndrom kann *sporadisch* auftreten, ist jedoch oft *familiär* gehäuft (autosomal dominant). Solche Personen entwickeln frühzeitig und häufig Melanome, nicht selten multiple primäre (gewöhnlich vom SSM-Typ). Das individuelle Melanom-Risiko ist hierbei umso größer, je stärker der genetische Faktor in der Familie manifest ist (an

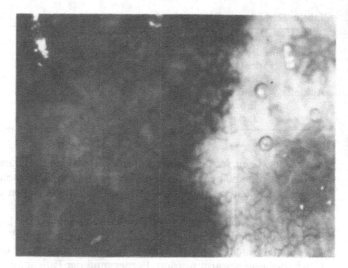

Abb. 162. Auflichtmikroskopie eines SSM (Randzone). Man erkennt plumpe, vom Melanom zungenartig in die benachbarte Haut einfließende Zellzüge. Dieses Zeichen ist bei pigmentierten Läsionen fraglicher Dignität eine zusätzliche diagnostische Hilfe

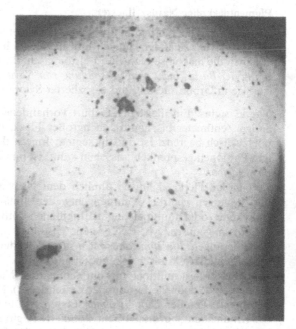

Abb. 163. Familiäres dysplastisches Nävuszellsyndrom. Inmitten einer Vielzahl von dysplastischen Nävi drei primäre Melanome (SSM); gleichzeitig bestand ein weiteres primäres Melanom an der Conjunctiva bulbi

Tabelle 27. Melanom-Warnzeichen

Wachstum (Ausdehnung, Dicke)
Veränderung des Randes
der Oberfläche
der Farbe
Auftreten von Entzündung
Erosion, Blutung
Juckreiz

niedrigsten beim sporadischen, am höchsten beim familiären Syndrom mit multiplen Melanomen betroffener Verwandter). Ein molekularer Defekt wurde noch nicht aufgedeckt, doch sind kultivierte Zellen erhöht UV-empfindlich.

Therapie und Kontrollen. Neben der selbstverständlichen Exzision aller verdächtiger Läsionen müssen lebenslang engmaschige Kontrollen (6 bis 12 Monate) durchgeführt und der Patient eindringlich vor den Gefahren der UV-Exposition gewarnt werden. Ferner muß der Patient auf die Warnzeichen hingewiesen werden, die die drohende (oder schon erfolgte) Umwandlung eines Nävus in ein Melanom anzeigen (Tabelle 27).

Pigmentnävi ohne Nävuszellnester

Allgemeines. Die hierher gehörenden Läsionen sind (mit Ausnahme des Becker-Nävus) einander klinisch und histologisch sehr ähnlich. Gemeinsam ist ihnen die makulöse Natur und histologisch die *Vermehrung von Melanozyten in der Basalschicht ohne Ausbildung von Nävuszellnestern;* unterschiedlich sind sie in Größe, Gestalt und assoziierter Symptomatik.

Naevus spilus. Ein meist bei Geburt vorhandener, hell- bis dunkelbrauner, einige Zentimeter bis handflächengroßer Fleck, der scharf und manchmal polyzyklisch begrenzt ist und in seinem Innern durch umschriebene, dunklere Portionen gesprenkelt aussehen kann; ist im Gegensatz zu Junktionsnävi *nicht tastbar!*

Café-au-lait-Flecke. Klinisch ähnlich dem Naevus spilus, aber meist heller und homogen gefärbt; kommen entweder solitär bei ansonsten gesunden Individuen oder multipel bei neurokutanen Mißbildungssyndromen vor (*M.Recklinghausen,* M.Pringle etc.). Histologisch finden sich als typische Veränderungen *Riesenmelanosomen* innerhalb der Melanozyten, die häufig schon lichtmikroskopisch erkennbar sind.

Lentigines. Meist multipel vorkommende, dem Naevus spilus ähnliche, aber kleinere und rundliche Läsionen („Linsenfleck"). Man unterscheidet die *Lentigo simplex* von der *Lentigo senilis.* Erstere tritt in meist nur geringer Zahl in der Kindheit auf, bevorzugt lichtexponierte Regionen und zeigt in ihrer Farbintensität *keine* Sonnenabhängigkeit. Klinisch oft kaum von flachen Junktionsnävi zu unterscheiden! Exzessiver Befall wird als *Lentiginosis profusa* bezeichnet, die ein Teilsymptom von Mißbildungssyndromen sein kann

514

(„Leopardsyndrom", Peutz-Jeghers-Syndrom). Die *Lentigo senilis* hingegen ist ein lichtinduzierter, erworbener Zustand (Teilsymptom der „Altershaut"). Sie tritt multipel an lichtexponierten Arealen auf und ähnelt klinisch und histologisch flachen seborrhoischen Warzen (basale Hyperpigmentierung, Epidermis leicht papillomatotisch), mit denen sie möglicherweise verwandt oder identisch ist.

Differentialdiagnose. Epheliden (Sommersprossen), die lichtinduzierte, multiple, kleinfleckige Hyperpigmentierungen an lichtexponierten Regionen in genetisch disponierten Individuen darstellen („keltische Komplexion"). Epheliden beruhen *nicht* auf einer Vermehrung, sondern auf einer *Funktionsänderung* der Melanozyten (dendritischer, größer, produzieren mehr Melanin; können jedoch sogar an Zahl vermindert gegenüber umgebener blasser Haut sein!). Im Gegensatz zu Lentigines besteht starke Abhängigkeit der Pigmentierungsintensität von UV-Bestrahlung: Epheliden treten nach Sonnenbestrahlung hervor, blassen im Winter ab und kommen im Frühling wieder („Gedächtnis").

Becker-Nävus. Eine kombinierte nävogene Fehlbildung von Melanozyten (nach Art des Naevus spilus) und Haarfollikeln (Hypertrichose). Der Becker-Nävus ist immer an der Schulter von Männern lokalisiert und erscheint als ein handflächengroßer, wohlabgegrenzter, dunkelpigmentierter, von Haaren bestandener Fleck.

Blaue Nävi

Allgemeines. Blaue Nävi werden auch als „dermale Melanozytome" bezeichnet; sie werden als benigne Tumoren von im Laufe der Ontogenese im Bindegewebe liegengebliebenen Melanozyten betrachtet (s. „Allgemeiner Teil"). Der Baustein blauer Nävi ist ein dendritischer, dunkelpigmentierter Melanozyt, der in der mittleren und tiefen Dermis sitzt und sich von dermalen Nävuszellen durch seine Form (dendritisch und nicht kuboidal) und der erhaltenen Funktion (Pigmentproduktion) unterscheidet. Das produzierte Pigment wird an oft sehr reichlich vorhandene Melanophagen abgegeben.

Klinisches Bild. Einige Millimeter bis etwa 1 cm große, meist halbkugelig prominente, derbe, glatte Knoten von stahl- bis graublauer Farbe; die Epidermis über dem Knoten ist unauffällig. Prädilektionsstellen: Gesicht und Nacken, distale Extremitäten. Blaue Nävi entstehen meist im Kindesalter und wachsen außerordentlich langsam.

Histologie. Ein fibromatöser Knoten mit Einlagerungen dendritischer Melanozyten und Melanophagen.

Sonderform. **Zellulärer blauer Nävus:** Dieser ist meist etwas größer und derber, manchmal schmalbasig aufsitzend, und zeichnet sich histologisch zusätzlich zu den genannten Kriterien durch inselartige, kuboidale, pigmentierte Nävuszellen aus. Letztere können erhebliche Kernpolymorphie besitzen und dadurch einem Melanom ähnlich sehen.

Blaue Nävi sind harmlos; Umwandlung in Melanome wurde beschrieben, ist aber außerordentlich selten. Man glaubt, daß zelluläre blaue Nävi ein höheres Risiko einer solchen Entartung aufweisen als gewöhnliche blaue Nävi.

Differentialdiagnose blauer Nävi: Compoundnävus, Melanommetastase, thrombosiertes Angiom.

▶ **Merke:** Dermale dendritische Melanozyten finden sich außer bei blauen Nävi auch bei den sog. „dermalen Melanozytosen". Der Begriff umfaßt Zustände, bei denen derartige Melanozyten nicht in Haufen, sondern bandförmig in der mittleren Dermis angeordnet sind. Hierher werden 3 Zustände gerechnet: der *Mongolenfleck* (ein ausgedehnter, zarter, unscharf begrenzter, graublauer Fleck am Rücken Neugeborener vorwiegend – aber nicht ausschließlich – der mongolischen Rasse; bildet sich in den ersten Lebensmonaten spontan zurück) sowie die hauptsächlich bei Japanern vorkommenden *Ota-* und *Ito-Nävi;* letztere stellen bleibende schiefergraue bis blaue, flächige, nävogene Mißbildungen im Gesicht dar.

Therapie der Pigmentnävi. Diese ist fast stets von kosmetischer, nicht medizinischer Indikation. Ausnahmen: Tierfellnävi (s. oben), dysplastische Nävi, Junktionsnävi, die einer ständigen Traumatisierung ausgesetzt sind (Nävi der Fußsohlen, am Hosenbund etc.) und blaue Nävi. Das Gesagte gilt selbstverständlich nur für die Nävi, die man klinisch unzweifelhaft als solche erkennt; kann ein Melanom nicht mit absoluter Sicherheit ausgeschlossen werden, ist in jedem Falle die Exzision und histologische Untersuchung indiziert. Die Exzision kann knapp erfolgen; auch elektrokaustische Abtragung ist erlaubt. Die Vorstellung, daß Pigmentnävi durch Manipulation maligne entarten können, ist falsch!

Maligner melanozytärer Tumor: Melanom

Allgemeines. Das Melanom ist der maligneste Tumor des Hautorgans und – mit Einschränkungen – einer der malignesten Tumoren überhaupt. Seine Inzidenz ist weltweit im Anstieg, besonders stark in den geographischen Regionen mit intensiver Sonneneinstrahlung. In mittleren Breiten ist die Inzidenz etwa 8 pro 100000 Menschen (Weiße!) pro Jahr.

Auslösende bzw. prädisponierende Faktoren: Eine ganze Reihe solcher Faktoren sind hier wirksam. Der wichtigste Faktor ist wieder, wie bei Plattenepithelkarzinom und Basaliom (s. S. 461), das *Sonnen(UV)licht.* Auch hier ist die geographische Inzidenz bei den Weißen mit der eingestrahlten UV-Energie korreliert; die höchste Inzidenz von Melanomen findet sich daher in Australien. Auch hier trifft zu, daß Neger aufgrund ihres eingebauten UV-Filters außerordentlich selten Melanome entwickeln; diese seltenen Ausnahmen sind dann Melanome der Handflächen und Fußsohlen (die ja bei Negern hell sind) oder Schleimhautmelanome. Allerdings korreliert – im Gegensat zum Plattenepithelkarzinom – die Verteilung der Melanome am Körper nicht oder nur sehr bedingt mit dem Ausmaß der Sonnenexposition. Die sog. „sonnenexponierten Körperteile" (Gesicht, Handrücken, Unterarme) sind Prädilektionsstellen nur *einer* Unterart des Melanoms, und zwar der *Lentigo maligna* (gerade die vergleichsweise benigneste Variante). Generell sind die Melanome ziemlich gleichmäßig über den Körper verteilt, wobei bei den Männern eine relative Häufung am Rücken und bei den Frauen eine solche an den unteren Extremitäten gegeben ist. Warum dies so ist, ist nicht völlig klar. Ein Teil der Erklärung liegt jedoch darin, daß nicht allein die kumulative eingestrahlte UV-Energie der bestimmende karzinogene Faktor ist, sondern auch die Abruptheit, mit der die Sonnenexpositionen erfolgt sind. Bei chronischer Sonnenexposition filtert ja die permanente Bräunung einen beträchtlichen Teil der kumulativen UV-Belastung aus; dies ist jedoch nicht der Fall, wenn der bleiche Körper intermittierend massiv der Sonne ausgesetzt wird. Es sind also gerade die Großstädter, die sich immer wieder durch exzessive Sonnenbestrahlung eine „sportive" Bräunung innerhalb kurzer Zeit erwerben wollen („ich fahre immer an die Adria und lasse mich abbrennen"), mehr melanomgefährdet als die Landbewohner, die lebenslang der Sonne ausgesetzt sind. Ein solcher sozialer Trend geht aus den Melanomstatistiken eindeutig hervor.

Ein weiterer wichtiger prädisponierender Faktor ist die *Rasse;* abgesehen von der Selbstverständlichkeit, daß Weiße und insbesondere Personen mit „keltischer" Komplexion besonders gefährdet sind und Neger so gut wie ungefährdet (s.oben), bleibt der Umstand, daß Ostasiaten (trotz ihrer vergleichsweise hellen Hautfarbe) sehr selten an Melanomen erkranken. Von Bedeutung ist ferner eine *familiäre Belastung;* es gibt sog. „Melanomfamilien", innerhalb derer das Auftreten von Melanomen autosomal-dominant vererbt zu werden scheint; (familiäres dysplastisches Nävussyndrom, s.oben). Der Verlauf solcher familiärer Melanome scheint etwas milder zu sein als der sporadisch auftretenden. Schließlich gibt es noch eine *Geschlechtsdisposition:* Melanome sind etwa wie 60:40 zwischen Frauen und Männern verteilt, wobei allerdings bei Frauen die häufigere Inzidenz durch den generell etwas milderen Verlauf ausgeglichen wird.

Klassifikation des Melanoms. Die Einteilung in verschiedene Untergruppen geht weit über bloßen Formalismus hinaus, da die Einteilungskriterien nach der biologischen Verhaltensweise ausgerichtet sind und daher erhebliche prognostische Bedeutung haben. Der morphologischen Klassifikation liegen 2 wesentliche, kausal verknüpfte Phänomene zugrunde:
- die Tendenz der Melanozyten, in ihrem Biotop (die dermoepidermale Junktionszone) zu verbleiben; diese Tendenz (die schon oben bei den Nävi erwähnt wurde) geht mit zunehmender Dedifferenzierung verloren;
- der gesetzmäßige zeitliche Ablauf in der Wachstumsweise von Melanomen: die verschieden lang währende *horizontale Wachstumsphase,* die schließlich von einer *vertikalen Wachstumsphase* (die schnell zur Metastasierung führt) abgelöst wird (Abb. 164a–c).

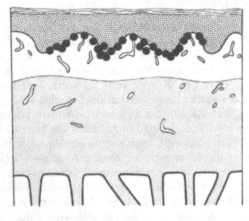

a Lentigo maligna

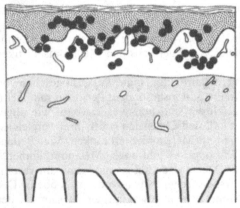

b superficial spreading melanoma

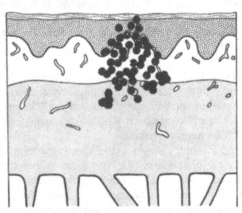

c noduläres Melanom

Abb. 164a–c. Schematische Darstellung der klinischen Melanomtypen *(Erläuterung s. Text)*

Sind Melanomzellen nur in geringem Maße dedifferenziert, wachsen sie lediglich flächenhaft im natürlichen Biotop, also entlang der Junktionszone, und entsprechen somit einem *Fleck*. Da die Basalmembran noch nirgends durchstoßen ist, handelt es sich vorerst um ein präinvasives Melanom. Eine solche Läsion wird als *Lentigo maligna* bezeichnet. Im Zuge weiterer Dedifferenzierung durch Selektion aggressiverer Klone kommt es später (nach Jahren bis Jahrzehnten; benignester Verlaufstyp!) fokal zum Durchbrechen der Basallamina, es entsteht das sog. „Lentigo-maligna-Melanom". Klinisch zeigt sich dies durch Auftreten von Knötchen oder beetartigen Erhabenheiten innerhalb des Flecks. Die Ausbreitung dieser subepidermalen Zellstränge erfolgt entweder weiterhin horizontal, meist jedoch kommt es zum vertikalen Einwachsen.

Sind die Melanomzellen etwas mehr dedifferenziert, ist die Haftung in der Junktionszone von Anfang an nur mangelhaft. Die Folge ist dann zweierlei: die Hauptzahl der Melanomzellen liegt zwar weiterhin an der Junktionszone, doch wird ein Teil von ihnen – im Gegensatz zu den normalen Melanozyten und auch zu den Melanomzellen der Lentigo maligna – vom Förderband der aufsteigenden Keratinocyten mitgerissen und durchsetzt daher die gesamte Epidermis; histologisch erinnert dies an das Aussehen des Morbus Paget. Die zweite Folge ist, daß Melanomzellen dieser Art viel leichter die Basalmembran durchbrechen können; *präinvasive* Melanome vom „pagetoiden Typ" sind daher eine ausgesprochene Rarität. Klarerweise entsprechen solche Läsionen klinisch nicht einem Fleck, sondern einer beetartigen Erhabenheit: Melanome dieser Bauart werden als *„superficial spreading melanoma"* (SSM) bezeichnet. Diese Melanome zeigen in besonders auffälliger Weise das Vorhandensein verschiedener Zell-Klone. Aus einem derselben ergibt sich später ein vertikal in die Tiefe wachsender Zellstrang. Das SSM stellt in prognostischer Hinsicht das Mittelfeld der Melanome.

Sind die Melanomzellen völlig dedifferenziert, zeigen sie überhaupt keine Tendenz zum Verbleiben in ihrem natürlichen Biotop und wuchern daher von vornherein vertikal in die Dermis ein. Dieser Typ, der als „noduläres Melanom" bezeichnet wird, hat die schlechteste Prognose.

Neben diesen 3 Grundtypen werden noch die sog. „akral lentiginösen" Melanome, die Schleimhautmelanome und die Melanome des Auges, des ZNS und – extrem selten – der inneren Organe unterschieden.

Häufigkeit der Melanomtypen. Das SSM stellt etwa die Hälfte, das Lentigo-maligna-Melanom und das noduläre Melanom je ein Sechstel, und die übrigen Typen zusammen den Rest aller Melanome.

Klinisches Bild

Lentigo maligna (Abb. 165). Die Lentigo maligna ist definiert als fleckartiges präinvasives Melanom, das sich nach jahre- bis jahrzehntelangem Bestand in das *Lentigo-maligna-Melanom* umwandelt. Sie ist eine Läsion des Alters (Inzidenzgipfel im 7. und 8. Lebensjahrzehnt) und findet sich fast ausschließlich in sonnenexponierten Körperregionen (Gesicht, Handrücken, Unterarme). Sie besteht aus einem einige Millimeter bis handtellergroßen Fleck

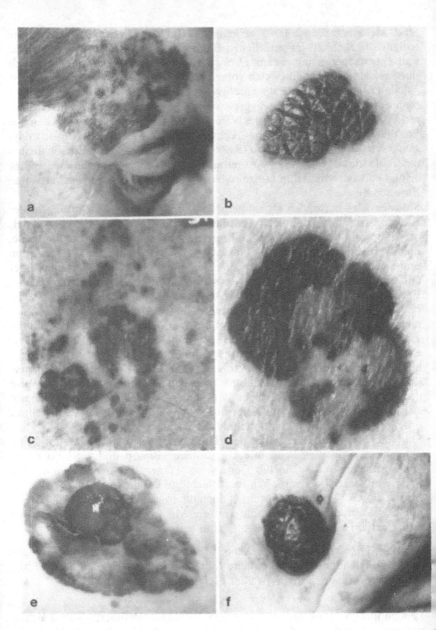

Abb. 165 a-f. Die Melanomtypen. **a** Lentigo maligna; **b** SSM (plaqueförmig); **c** und **d** SSM in verschiedenen Graden von Rückbildung; **e** SSM mit exulceriertem nodulärem Anteil; **f** primär noduläres Melanom. Allen sind die Kriterien der Unregelmäßigkeit in Figur, Begrenzung, Oberflächentextur und Pigmentierung gemeinsam

(nicht tastbar!) mit scharfer polyzyklischer Begrenzung, unregelmäßiger Gestalt, dunkelbrauner bis schwarzer Farbe und von scheckigem Aussehen. Die Scheckigkeit wird durch Tumorklone verschiedener Melanisierungspotenz sowie durch fokale Rückbildung bedingt.

Histologie. Die Epidermis ist an der Basalschicht wie umrändelt von einem einschichtigen Band vakuolisierter, teils melanisierter Zellen mit deutlichen Kernatypien und relativ reichlich Mitosen. Die neoplastischen Melanozyten wandern *auch in die Haarfollikel* ein.

Differentialdiagnose. Lentigo simplex, flache seborrhoische Warzen, flache aktinische Keratosen.

Ein *Lentigo maligna-Melanom* zeigt zusätzlich zu den beschriebenen Veränderungen tastbare Erhabenheiten, die entweder knotig oder beetartig sein können (vertikale Wachstumsphase).

„Superficial spreading melanoma" (Abb. 165). Altersgipfel: Erwachsenenalter. Das SSM verfügt über die größte morphologische Vielfalt; grundsätzlich handelt es sich um einen beetartig erhabenen, dunkelbraunen bis schwarzen Herd von einigen Millimetern bis Zentimetern Größe, der – wegen der Vielfalt vorhandener Zellklone von verschiedener Charakteristik – ein in vielen Beziehungen heterogenes Bild bietet: die *Begrenzung* ist polyzyklisch, unregelmäßig, bizarr, meist aber scharf. Die *Höhe* des Tumors ist unterschiedlich, erhabene und eingesunkene Areale gehen ineinander über, so daß die *Oberfläche* unregelmäßig gestaltet ist und nicht (wie beim Nävus) lediglich einer Vergröberung der präexistenten Hautstruktur entspricht. Die *Farbe* ist gleichfalls inhomogen: verschieden pigmentierte, oft scharf voneinander abgegrenzte Bezirke ergeben eine Mischung von hell- bis dunkelbraun und schwarz; daneben Areale mit blau-schwarzer oder stahlblauer Farbe (pigmentierte Tumormassen in der tiefen Dermis), daneben wieder rötliche (Gefäßreichtum!) und weißliche Areale (entsprechend depigmentierten Tumorzellaggregaten oder partieller Involution). Das SSM bietet daher (wie generell alle Melanome) ein *scheckiges buntes Bild* (treffender Vergleich: „die Farben der amerikanischen Flagge").

Das SSM ist mäßig derb bis weich, relativ leicht verletzlich. Es wächst vergleichsweise rasch (Monate bis Jahre); der Übergang von der horizontalen in die vertikale Wachstumsphase ist wieder durch das Auftreten von Knoten innerhalb des SSM gekennzeichnet.

Histologie. Die Tumorzellen ergeben ein mehrschichtiges Band in der Junktionszone, das teils oberhalb, teils unterhalb der Basalmembran gelagert ist; zusätzlich disseminierte Durchsetzung der Epidermis durch Melanomzellen (M.-Paget-artig).

Differentialdiagnose. Junktionsnävus, Verruca seborrhoica, pigmentiertes Basaliom.

Noduläres Melanom (Abb. 165). Die aggressivste Variante des Melanoms, die durch das Fehlen einer horizontalen Wachstumsphase und sofortiges vertikales Einwachsen in die Haut gekennzeichnet ist. Das noduläre Melanom besteht aus einem Knoten wieder von einigen Millimetern bis einigen Zentimetern Größe, der meist dunkelbraun-schwarz pigmentiert ist, aber, wie das SSM, ein scheckiges buntes Farbgemisch bietet. Das noduläre Melanom ist meist relativ weich, verletzlich, nicht selten erosiv oder exulzeriert, teilweise nekrotisch. Blutungsneigung! Wächst rasch (Monate!).

Histologie. Die Melanomzellen bilden einen großen Knoten, der die Epidermis nach oben halbkugelig verdrängt.

Differentialdiagnose. Pigmentiertes Basaliom, Histiozytom, thrombosiertes Angiom, Granuloma pyogenicum.

▶ **Merke:** Die gegebene Beschreibung der Melanomtypen ist eine idealisierende, Überlappungsformen kommen vor. Dies trifft besonders für flache Formen von SSM zu, die nahtlos (klinisch wie histologisch) in eine Lentigo maligna übergehen können. Wichtig ist ferner, daß knotige Tumorareale in einem Lentigo-maligna-Melanom oder SSM morphologisch völlig einem nodulären Melanom gleichen; bei besonders schnellem Wachstum solcher Knoten kann es sogar zur Überdeckung und daher zum Unkenntlichwerden der ursprünglichen Wuchsform des Melanoms kommen.

Akral-lentiginöses Melanom. Eine Sonderform des SSM, die durch ihre Lokalisation an den Akren (physiologisch hypertrophe Epidermis) flacher (lentiginöser!) aussieht, als es ihrer biologischen Wertigkeit und dem histologischen Bild entspricht. Das akral-lentiginöse Melanom entspricht klinisch einem polyzyklischen, bizarr konfigurierten, dunkelbraunen bis schwarzen Fleck, in dem histologisch die Melanomzellen die unteren malpighischen Schichten bandartig durchsetzen. Das akral-lentiginöse Melanom findet sich meist an Handflächen und Fußsohlen, den Finger- oder Zehenendgliedern, aber auch subungual oder in der Nagelmatrix, und erscheint dann als longitudinaler brauner Strich des Nagels (Melaninniederschläge in der Nagelplatte); es hat eine relativ schlechtere Prognose als das SSM der Körperhaut.

Schleimhautmelanome. Entsprechen meist im Aufbau dem nodulären Melanom; auch Schleimhautmelanome haben eine vergleichsweise schlechtere Prognose als Melanome der Körperhaut.

Sonderformen der Melanome

Depigmentiertes Melanom. Meist vom nodulären Typ, setzt sich aus besonders dedifferenzierten Zellen zusammen, die zur Melaninproduktion nicht befähigt sind. Entsprechen klinisch hautfarbenen, gebuckelten, erosiven exulzerierten Tumorknoten, die von dedifferenzierten Plattenepithelkarzinomen oder einem Granuloma pyogenicum oft nur schwer unterscheidbar sind. Zumeist bleiben jedoch kleinere, oft sehr unauffällige Bezirke mit Melaninproduktion übrig, die die Diagnose erleichtern.

(Partiell oder total) rückgebildetes Melanom. Die partielle Rückbildung ist ein charakteristischer durchgehender Charakterzug sämtlicher Melanomtypen; er beruht auf der immunologischen Abwehr humoraler wie zellulärer Natur, die beim Melanom viel stärker ausgeprägt ist als bei den meisten anderen malignen Tumoren; auf ihr beruht auch die nicht seltene konkomitante Entwicklung von Vitiligo und Halonävi (s. oben). Die partielle Rückbildung eines Melanoms äußert sich meistens in einer bezirksweisen Durchsetzung des Melanoms mit weißlichen, eingesunkenen, unregelmäßig konfigurierten Arealen, in denen eine grau-blaue Pünktelung (dermale Melanophagennester oder Melanomzellinseln) sichtbar sein kann. Während die partielle Rückbildung verschiedenen Ausmaßes ein sehr häufiges, fast obligates Phänomen ist, ist eine totale Rückbildung vor Ausbildung von Metastasen wahrscheinlich eine große Seltenheit (über die Häufigkeit einer solchen Entwicklung ist man natürlich auf Vermutungen angewiesen). Nicht ganz so selten ist hingegen die totale Rückbildung des Primärherdes bei bestehender Metastasierung; solche Fälle, die man als „metastasierendes Melanom ohne Primärtumor" bezeichnet, stellen wahrscheinlich das Gros jener Fallbeschreibungen dar, in denen primäre Melanome der inneren Organe vermutet wurden. Ein völlig zurückgebildeter Primärherd kann meist nur indirekt erschlossen werden (unauffällige hypopigmentierte Stelle im Versorgungsbereich der befallenen Lymphknotenstation, die anamnestischen Angaben, daß hier früher ein Muttermal bestanden habe etc.).

Desmoplastisches Melanom. Ein noduläres Melanom, das sich durch eine intensive fibrosierende Stromareaktion auszeichnet, meistens depigmentiert ist und histologisch aus Spindelzellen aufgebaut ist. Solche Melanome sehen klinisch uncharakteristisch aus (ähnlich einem Dermatofibrosarcoma protuberans, atypischem Fibroxanthom etc.) und können häufig nur mittels elektronenmikroskopischem Nachweis von Melanosomen diagnostiziert werden.

Prognose des Melanoms. Sie wird von einer Vielzahl von Faktoren bestimmt. Der wesentlichste Faktor ist hierbei das *Stadium,* in dem die Therapie des Melanoms durchgeführt wird. Die Fünfjahresheilungsquote von Melanomen (ohne Rücksicht auf Wuchstyp) im Stadium I (Primärtumor ohne Metastasen) beträgt etwa 70%, im Stadium II (Primärtumor plus regionäre Lymphknotenmetastasen) etwa 20%, im Stadium III (Fernmetastasen) knapp über 0%. Da die meisten jener überlebenden 20% von Stadium-II-Fällen nach dem Ablauf von 5 Jahren an Metastasen sterben, kann man die grobe, nur in Ausnahmefällen unrichtige Regel aufstellen, daß das Auftreten von klinisch faßbaren regionären Lymphknotenmetastasen einem Todesurteil gleichkommt. An dieser Situation hat sich auch heute trotz der modernen Therapieformen (s. unten) wenig geändert; verbessert hat sich hingegen die Prognose insofern, als die Melanome durchschnittlich viel häufiger in frühen, prognostisch günstigen Stadien diagnostiziert werden (Lernprozeß von Arzt *und* Patienten) und einer rationaleren Therapie unterzogen werden.

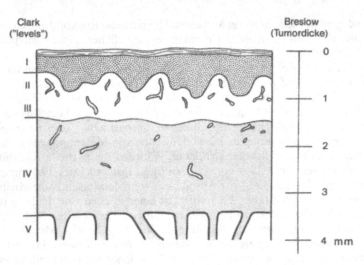

Abb. 166. Messung der Eindringtiefe von Melanomen mit dem Clarkschen und dem Breslowschen Einteilungssystem (Millimeterskala nicht maßstabgerecht)

Für Melanome im Stadium I sind ein außerordentlich wichtiges und eine lange Reihe weniger wichtiger prognostischer Kriterien von Belang. Das wichtige Kriterium, das durch zahllose Statistiken untermauert wurde, ist das Ausmaß, in dem das Melanom vertikal in das Gewebe eingedrungen ist. Um dieses Ausmaß zu messen, gibt es 2 Einteilungskategorien (Abb. 166):

a) Das *Clarksche Schema* beruht auf einer relativen Beurteilungsmethode, bei der das Eindringen des Tumors in den präexistenten anatomischen Strukturen der Haut gemessen wird; Level I bedeutet Melanomzellen lediglich in der Epidermis (präinvasiv); bei Level II ist ein Durchbruch der Tumorzellen an einigen Foci erfolgt; bei Level III ist die gesamte papilläre Dermis von Tumorzellen erfüllt. Dringen die Tumorzellen in die retikuläre Dermis vor, liegt ein Level IV, bei Erreichen der Subcutis ein Level V vor. Die Fünf-Jahres-Überlebensquoten sind deutlich mit dem Level des Primärtumors korreliert und reichen von 100% (Level I) bis 20% (Level V). Eine noch genauere prognostische Beurteilung erlaubt

b) die *absolute Messung der maximalen Tumordicke nach Breslow*. Bei dieser Einteilung ist die prognostische Verläßlichkeit deswegen besser, weil man von den regionären Kaliberschwankungen der Haut unabhängig ist. Melanome mit einer maximalen Tumordicke bis 0,75 mm sind prognostisch gut (Fünfjahresüberlebensquote bei 80%), Tumoren, die dicker sind als 1,5 mm hingegen prognostisch schlecht (Überlebensquote <30%).

Der *Tumorwuchstyp* als solcher hat nur eine geringe prognostische Bedeutung; die Fünfjahresüberlebensquote eines nodulären Melanoms ist nur um weniges schlechter als die eines Lentigo-maligna-Melanoms von derselben

Tumordicke; der Unterschied liegt jedoch darin, daß bei dem viel protrahierteren Verlauf der Lentigo maligna die Behandlung viel häufiger zu einem weniger fortgeschrittenen Zeitpunkt durchgeführt wird (geringere Tumordicke).

Von geringerer prognostischer Bedeutung sind folgende Faktoren: Melanome bei Männern zeigen ein etwas aggressiveres Verhalten als bei Frauen, ulzerierte, exophytische, mitosenreiche etc. Melanome sind aggressiver als gleich dicke Tumoren ohne diese Charakteristika.

Ein weiterer wesentlicher prognostischer Punkt ist jedoch die Abwehrlage des Organismus. Bei Vorliegen einer unvorteilhaften Immunsituation nehmen Melanome oft einen foudroyanten Verlauf (Patienten unter Immunsuppression, bei Lymphomen, Niereninsuffizienz etc.). Diese Beobachtung zeigt wieder die wesentliche Rolle, die die Immunabwehr des Organismus im Verlauf des Melanoms spielt; auf ihr beruht die sog. Immuntherapie und -prophylaxe des Melanoms (s. unten).

Therapie des Melanoms. Die *Therapie des Primärtumors* ist grundsätzlich eine chirurgische; die Entfernung des Primärtumors erfolgt weit (nach allen Seiten 3–5 cm vom Primärtumor) und tief (bis zur Faszie); lediglich bei Melanomen von Level I und II ist eine knappere Exzision statthaft. Der entstandene Defekt wird durch Spalthaut gedeckt. Bei akral-lentiginösen Melanomen erfolgt Teilamputation. Bei Lokalisation im Gesicht und an den Schleimhäuten ist die radikale Entfernung der Melanome meist nur mit Kompromissen möglich und jedenfalls eine sehr eingreifende Operation. Die Frage der *begleitenden Lymphknotenexstirpation* ist noch nicht einheitlich geregelt; einerseits steht fest, daß bei einer erstaunlich hohen Zahl (ca. 30%) von primären Melanomen die klinisch unbefallenen Lymphknoten bei Serienschnitten Mikrometastasen aufweisen; andererseits zeigen große Statistiken, daß die Fünfjahresüberlebensrate nur dann bei regionaler Lymphknotenexstirpation besser ausfiel, wenn die Lymphknoten *klinisch* tastbar gewesen waren; die Interpretation dieses Befundes ist, daß Mikrometastasen offenbar in vielen Fällen der körpereigenen Immunabwehr zum Opfer fallen und daher *kein sehr großes prognostisches Gewicht* haben.

Von der noch bis vor wenigen Jahren üblichen verstümmelnden, sog. Monobloc-Resektion ist man heute abgekommen, da deren Resultate nicht besser sind als bei den viel weniger eingreifenden oben geschilderten Strategien.

Bei primären Melanomen von geringem Tumordurchmesser ($<0,75$ mm) ist die chirurgische Exzision ausreichend. Bei tieferen Melanomen wird zusätzlich eine *Immunprophylaxe* durchgeführt, zumeist in Form einer BCG-Vakzination, die über etwa 2 Jahre, jedenfalls aber bis zum Positivwerden eines vorher negativen Tuberkulintests, iterativ fortgesetzt wird. Die BCG-Immunisierung wurde vor etwa 15 Jahren eingeführt und gründet sich auf die Vorstellung, daß zwischen dem Bacillus Calmette-Guérin (BCG) und Melanomzelldeterminanten eine Antigengemeinschaft besteht; die kontinuierliche Zuführung des Tuberkelantigens bewirke daher eine starke Immunantwort gegen etwa zurückgebliebene Melanomzellen. Der Wert dieser Maßnahme wurde früher offensichtlich überschätzt und erstreckt sich wahrscheinlich nur auf solche Fälle, die im Tuberkulintest negativ reagiert hatten. Die BCG-Impfung hat auch den potentiellen Nachteil von lokalen (Granulome!) und systemischen Nebenwirkungen (grippeähnlich, aber auch BCG-Hepatitis und -Pneumonie wurden beschrieben). Bei Überschwemmung des Organismus mit BCG-Keimen ist auch eine Lähmung des Immunapparates und eine dadurch bedingte Verstärkung des Tumorwachstums möglich. Immunprophylaxe mit anderen Mitteln (Bacillus subtilis, Corynebacterium parvum, Levamisole, DNCB) unterscheiden sich in ihrer Effektivität wenig von der BCG-Immunisierung.

Bemerkung: Die Akten über den Wert der BCG-Therapie des Melanoms sind noch nicht geschlossen, aber ihre Anhänger sind im Schwinden.

▶ **Merke:** Der Volksglaube, daß durch „Schneiden" ein „Muttermal" bösartig werde und daher ein Melanom nicht exzidiert werden dürfe, ist *falsch* und hat vielen Patienten das Leben gekostet. Gerade das Gegenteil ist richtig: *nur bei richtiger Exzision* kann das Leben des Patienten gerettet werden.

Therapie metastasierender Melanome. Die Grundstrategie in solchen Fällen ist die radikale oder zumindest weitgehende Entfernung der Tumorherde

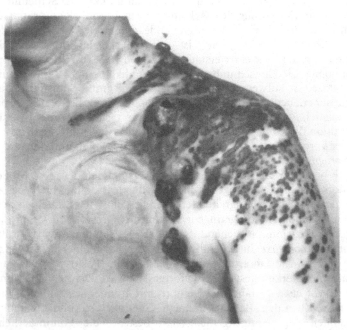

Abb. 167. Kutane Metastasierung (lymphogen) nach einem primären Melanom der linken Brustseite

("Reduktion der Tumorlast", um das Immunsystem zu entlasten). In allen Fällen wird eine Chemotherapie mit Dacarbazin (DTIC) angeschlossen; dies ist das bislang einzige Zytostatikum, von dem eine palliative Wirkung (in sehr seltenen Fällen auch eine komplette Ausheilung) von metastasierenden Melanomen gesichert ist; allerdings sprechen nur etwa 25% der Fälle darauf an. DTIC erzeugt als wichtigste Nebenwirkung zwar Übelkeit und ist in seltenen Fällen hepatotoxisch, ist aber nur wenig myelosuppressiv. DTIC ist nicht liquorgängig; die Behandlung intrazerebraler Metastasen (häufiger Metastasierungsort des Melanoms!) kann daher nur auf neurochirurgischem Weg erfolgen, sofern möglich. Weitere in Gebrauch stehende Zytostatika sind CCNU, Vinca-Alkaloide (Vindesin) und cis-Platin. Alle diese, ähnlich α- und γ-Interferon, sind DTIC weder in Monotherapie, noch in den bisher erprobten Kombinationen überlegen.

Die meisten Melanome sind nur wenig strahlenempfindlich, *Radiotherapie* kann daher nur versuchsweise bei inoperablen Fällen angewandt werden.

Metastasierungstypen des Melanoms

Man unterscheidet grundsätzlich 3 Typen:

- *Kutane Metastasierung* (Abb. 167): Multiple, kleine, schwarze bis schwarzbläuliche Knötchen, die *lymphogen* in der Nachbarschaft des Primärtumors oft in exzessivem Ausmaß auftreten. Vergleichsweise protrahierter Verlauf.

- *Subkutane Metastasierung:* Multiple, große hautfarbene Knoten (liegen zu tief, als daß das Pigment durch die Haut durchschimmern könnte). Dieser Metastasierungstyp erfolgt *hämatogen* und ist daher in der Regel mit inneren Metastasen verknüpft. Prädilektionsorgane: ZNS, Leber, Lunge.

- *Diffuse Metastasierung:* Der gesamte Körper wird von disseminierten, einzeln stehenden Melanomzellen durchsetzt ("der Körper ist eine einzige Metastase"); Folge: diffuse grau-bräunliche Verfärbung der Haut. Solche Patienten scheiden (wie gelegentlich auch Patienten mit dem subkutanen Typ der Metastasierung) Melanin und dessen Vorstufen im Harn aus.

Tumoren des Fett-, Muskel- und Nervengewebes

Tumoren des Fettgewebes

Naevus lipomatosus superficialis

Definition. Kutanes Fettgewebshamartom. Ein seltener, fast stets in der Glutäalregion vorkommender Herd, der plattenartig aus mehreren weichen, leicht gelblichen Knötchen und Knoten zusammengesetzt ist.

Histologie. Fettgewebsinseln in retikulärer Dermis.

Differentialdiagnose. Kollagennävus.

Lipom

Definition. Benigner, enkapsulierter Tumor des Fettgewebes. Meist nur bis einige Zentimeter großer, derb-elastischer, typischerweise *gelappter* Knoten in subkutaner Lage, der die darüberliegende Haut polsterartig vorwölbt. Kommt einzeln oder gehäuft vor; exzessive Ausprägung: *multiple symmetrische Lipomatose* (hauptsächlich bei Männern).

Lipome sind meist subjektiv symptomlos, gelegentlich aber schmerzhaft (Druckschmerz und spontane Schmerzattacken von unklarem Mechanismus); dies ist besonders bei den sog. *Angiolipomen* (gefäßreich) der Fall. Bei Vorhandensein zahlreicher derartiger schmerzhafter Lipome spricht man von *Adipositas dolorosa* (M. Dercum); diese kommt bei Frauen häufiger vor als bei Männern, ist wahrscheinlich autosomal-dominant erblich, beginnt gewöhnlich im mittleren Alter und bringt außer undefinierten Schwächegefühlen keine Systemmanifestationen mit sich. Trotzdem stellt sie ein überaus problematisches Krankheitsbild dar, da medikamentöse Therapie wenig erfolgreich ist und die chirurgische Behandlung an der Zahl der Lipome scheitert. Häufig hysteriforme psychiatrische Symptomatik.

Differentialdiagnose. Subkutane Metastasen (gelappter Aufbau fehlt).

Sonderformen
Hibernom. Selten; klinisch von normalen Lipomen nicht zu unterscheiden; jedoch aus „braunen" Fettzellen (zahlreiche kleine Fettvakuolen, runder zentraler Kern) aufgebaut. Prädilektionsstelle: Rücken.

Pseudosarkomatöse Lipome

Spindelzell-Lipom: selten, hauptsächlich am Rücken älterer Männer, subjektiv symptomlos, relativ groß (mehrere Zentimeter). Histologisch durch Durchsetzung mit Fibroblasten-ähnlichen Spindelzellinseln gekennzeichnet. Gutartig, keine Rezidivneigung.

Pleomorphes Lipom: wie oben, darüber hinaus Zellatypien, Mitosereichtum, Riesenzellen.

Liposarkom

Liposarkome umfassen ein Spektrum verschieden aggressiver Tumoren des Fettgewebes, wobei die aggressiven Typen überwiegen. Sie entstehen selten im subkutanen Fett, häufig in den tiefen Faszienräumen (hauptsächlich der Extremitäten), vorwiegend bei älteren Männern. Sie entstehen *de novo* und nicht als maligne Entartung präexistenter Lipome! Tendenz zur Entwicklung riesiger Dimensionen (Tumoren von mehr als 20 kg wurden beobachtet). Histologisch können Liposarkome außerordentlich vielgestaltig sein, wobei der Grad der Aggressivität mit dem histologischen Typ korreliert. Am aggressivsten sind die *rundzelligen* und *pleomorphen,* am benignesten die *wohldifferenzierten* und die *myxoiden* Liposarkome.

Tumoren des Muskelgewebes

Leiomyom

Definition. Benigner Tumor des glatten Muskelgewebes.

Allgemeines. Glatte Muskeln innerhalb der Haut finden sich in den Mm. arrectores pilorum, in der Tunica dartos, der Brustwarze und in den Gefäßwänden. Von den ersteren leiten sich die *multiplen,* von den übrigen die *solitären* Leiomyome ab.

Klinisches Bild. Kugelige oder elliptische, mäßig derbe, rötlich-bräunliche Knoten. Die *multiplen* Leiomyome sind bis etwa 1 cm groß, oberflächlich gelegen, mit der Haut verbacken, aber über der Unterlage frei verschieblich. Prädilektionsstellen: Gesicht, Nacken, oberer Rumpf. Anordnung: manchmal gruppiert (näviform). Typisches Symptom: Schmerzhaftigkeit bei Berührung (insbesondere bei Zusammenpressen). Manchmal familiär gehäuft (autosomal-dominant). Die von Gefäßen abstammenden solitären *Angioleiomyome* werden mehrere Zentimeter groß, treten meist an den unteren Extremitäten von Frauen auf, sitzen tiefer und sind nur gelegentlich schmerzhaft.

Histologie. Ein aus multiplen Faszikeln glatter Muskeln aufgebauter, wohl abgegrenzter Tumor; Angioleiomyome sind durch zahlreiche schlitzartige Gefäße durchsetzt.

Differentialdiagnose. Histiozytom, Trichoepitheliom, dermale Nävi.

Leiomyosarkom

Maligner Tumor der glatten Muskulatur der Haut. Außerordentlich selten, entsteht de novo (nicht aus präexistenten Leiomyomen) vorwiegend an den unteren Extremitäten von Männern. Ein aggressiver Tumor, der oft noch Jahre nach der Exzision Metastasen ausbildet.

Tumoren der peripheren Nerven

Neurofibrom

Definition. Benigner Tumor (oder auch organoide reaktive Hyperplasie) der Schwann-Zellen und des Endoneuriums.

Allgemeines. Neurofibrome treten entweder solitär oder multipel im Rahmen der Neurofibromatose Recklinghausen auf; an der Haut kommen *kutane* (von Hautnerven entstandene) und *subkutane* („plexiforme", von größeren Nervensträngen ausgehende) Neurofibrome vor.

Klinisches Bild. Kutane Neurofibrome sind meist halbkugelige weiche oder mittelderbe Knoten von Hautfarbe oder (bei Gefäßreichtum) rötlichblauer Farbe. Sie wechseln in ihrer Größe außerordentlich; solitäre Neurofibrome sind kaum größer als 1 cm, Neurofibrome im Rahmen der Neurofibromatose können von wenigen Millimetern bis (relativ) nahezu unbegrenzter Größe reichen. Charakteristisches klinisches Zeichen: *Knopflochphänomen* (das Neurofibrom kann mit dem Finger unter die Haut invaginiert werden. Ursache: umschriebener Defekt des dermalen Bindegewebes). *Subkutane* (plexiforme) Neurofibrome bewirken eine diffuse Verdickung der Nervenstränge und -plexus mit ihren Verzweigungen; das Resultat sind oft mächtige, harte strangartig verwobene fibröse subkutane Platten (treffender Vergleich: „stromkabelartig").

Histologie. Ein den Nerven spindelartig auftreibender faszikulierter Tumor aus fibroblastenähnlichen Zellzügen, teilweise mit Palisadenstrukturen. Mit Spezialfärbungen sind Axone nachweisbar. Subkutane Neurofibrome sind enkapsuliert, kutane nicht. Neigung zu myxoider Degeneration, reich an Mastzellen.

Neurofibromatose (Recklinghausen)

Definition. Autosomal-dominant erbliches Multisystem (neurokutanes) - Mißbildungssyndrom (Phakomatose), das durch multifokale Proliferation der aus der Neuralleiste abstammenden Zellen (Melanozyten und Schwann-Zellen) gekennzeichnet ist; seine bestimmende Hauptläsion ist das *Neurofibrom.*

Allgemeines. Es handelt sich um ein nicht seltenes Zustandsbild (1:30000) mit weltweiter Verbreitung und geringer Prädilektion des männlichen Geschlechts; abortive Erscheinungsbilder („formes frustes") sind häufig. Die

Lebenserwartung ist etwas niedriger als bei der Normalbevölkerung (u.a. wegen Neigung zu maligner Degeneration). Charakteristischer Verlauf: Die ersten Neurofibrome entwickeln sich gewöhnlich während der Kindheit und vermehren sich dann progressiv; der Zenit wird erst im mittleren Erwachsenenalter erreicht.

Klinisches Bild. Die Neurofibromatose ist eine klassische „Blickdiagnose": Das gesamte Integument ist von -zig bis – in Extremfällen – hunderten von Neurofibromen verschiedener Größe übersät; in ausgeprägten Fällen findet sich eine Tendenz zum Riesenwuchs der Neurofibrome. Ab etwa Nußgröße weisen die *kutanen* Neurofibrome gewöhnlich eine gewisse schlaffe Konsistenz auf und entwickeln polypoide, manchmal lappige oder sackartige Formen (treffender Vergleich: „Skrotum ohne Testikel") und pendulieren. Es entstehen dann gelegentlich riesenhafte, manchmal schürzenartig herabhängende, dann wieder Extremitätenteile zu unförmigen Massen umwandelnde Tumoren; durch die begleitende Hypertrophie von Haut und oft auch Knochen und Bindegewebe ergibt sich das Bild der „Elephantiasis" (in früheren Zeiten stellten sich manchmal Patienten mit Neurofibromatose als „Elefantenmänner" zur Schau).

Neurofibrome sind die zwar eindrucksvollste, nicht aber die früheste Manifestation der Neurofibromatose. Schon bei Geburt sind die sehr charakteristischen *Café-au-lait-Flecke* (s. S. 514) – in fast allen Fällen die *zweite Grundläsion* der Neurofibromatose – vorhanden. Sie stellen ein wichtiges diagnostisches Zeichen dar: 6 oder mehr Café-au-lait-Flecke bei Kleinkindern sind ein nahezu sicheres Indiz künftiger Entwicklung der Neurofibromatose. Meist findet sich zusätzlich eine *diffuse Lentiginose* des Rumpfes, vorzüglich der Axillen (wichtig!).

Assoziierte extrakutane Symptome. Neurofibrome (und Neurilemmome) finden sich auch häufig im Bereich der Spinalganglien sowie im Bereich der Hirnnerven (typisch: Trigeminus, Statoakustikus, N. opticus). Die hierdurch bedingte Symptomatik ist verständlicherweise komplex und unterschiedlich; zusätzlich manchmal Epilepsie (manchmal Erstsymptom!), Minderbegabung, Pubertas praecox und Syringomyelie.

Häufig sind ferner *Knochensymptome:* Knochenzysten, osseäre Hypertrophie, pathologische Frakturen, Kyphoskoliose, Meningozele, Defekt der Orbitahinterwand (Folge: pulsierender Exophthalmus!). In manchen Fällen ist die neurologische Symptomatik die initiale Symptomatik (insbesondere bei abortiven Erscheinungsbildern).

Maligne Entartung der Neurofibrome zu Neurofibrosarkomen stellt sich in 5-10% der Fälle ein.

Therapie. Exzision der Neurofibrome ist nur angezeigt, wenn schwerwiegende kosmetische Gründe, neurologische Symptomatik oder Verdacht auf maligne Entartung bestehen (schnelles Wachsen der Läsion), da die Exzision eines Neurofibroms den Funktionsausfall des betroffenen Nerven nach sich zieht.

Schwannom (Neurilemmom)

Definition. Seltener, gutartiger Tumor der Schwann-Zellen.

Allgemeines. Schwannome unterscheiden sich von Neurofibromen durch *solitäres* Auftreten (können allerdings auch im Rahmen der Neurofibromatose auftreten), Prädilektion der zentralen Partien peripherer Nerven (Spinalganglien, Kleinhirnbrückenwinkel) und seltenes Vorkommen in der Haut (entlang Nervensträngen).

Klinisches Bild. Tiefsitzende (subkutane), derbe, symptomlose Knoten v.a. an Kopf und Akren.

Histologie. Ein enkapsulierter Knoten, der von einem Nerven in exzentrischer Weise ausgeht und diesen komprimiert; er ist aus Bündeln fibroblastischer Zellen in Palisadenstellung (Antoni-A-Muster) und streifigen, locker angeordneten fibroblastischen Zellsträngen (Antoni-B-Muster) aufgebaut.

Differentialdiagnose. Fibrom, Pilomatrixom.

Therapie. Ausschälung.

Histiozytosen

Definition. Ein Spektrum umschriebener und systemischer Krankheitszustände, die durch Proliferation und Akkumulation von Histiozyten gekennzeichnet sind.

Allgemeines. Die Histiozytosen umfassen wahrscheinlich kausal, sicherlich aber dem klinischen Bild nach und prognostisch sehr verschiedenartige Zustandsbilder. Gemeinsam ist allen die Proliferation von Histiozyten bei unbekanntem Proliferationsstimulus. Histiozytosen manifestieren sich ferner meist im Kindesalter.

Der *Histiozyt* ist eine relativ undifferenzierte Bindegewebszelle (alte Namen: retikuloendotheliale Zellen, fixe Gewebsmakrophagen), deren Hauptaufgabe in der Exekution der granulomatösen Bindegewebsreaktion nach Gewebsschädigung liegt. Histiozyten besitzen die Fähigkeit der Phagozytose, der Speicherung (Lipide, Eisen) und der Ausbildung mehrkerniger Riesenzellen (Fremdkörper-, Langhans- und Touton-Riesenzellen).

Juveniles Xanthogranulom (alter Name: Nävoxanthoendotheliom) (s.a. S.567)

Definition. Selbstlimitierte benigne knotige Histiozytenproliferation bei Kindern.

Klinisches Bild. Charakteristisch orangefarbene Papeln, die in der Neugeborenen- oder Säuglingsperiode auftreten, rasch bis knapp 1 cm Größe anwachsen können, über einige Monate bestehenbleiben, sich dann langsam zurückbilden und mit zarter Atrophie abheilen. Meist bestehen nur einige wenige, in Ausnahmefällen zahlreiche Herde. Prädilektionsstellen: Skalp, Gesicht und proximale Extremitätenanteile. Subjektive Symptome fehlen, die Kinder sind ansonsten gesund, die Laborwerte unauffällig. In Ausnahmefällen: analoge Läsionen an den inneren Organen und Assoziation mit Neurofibromatosis Recklinghausen.

Histologie. Xanthom mit fokaler histiozytärer Proliferation.

Differentialdiagnose. Spindelzellnävus.

Therapie. Nicht erforderlich.

Histiozytose X

Definition. Gruppe von Histiozytosen unbekannter Ursache, aber charakteristischer klinischer Symptomatik, die von lokalisierten, selbstlimitierten Formen (eosinophiles Granulom des Knochens) über systemische Verlaufsformen (Hand-Schüller-Christian-Syndrom) bis zu foudroyant verlaufenden Schwerstformen (Abt-Letterer-Siwe-Syndrom) reichen. Die Zellen der Histiozytose X sind durch Langerhans-Zellgranula gekennzeichnet, besitzen auch deren immunologische Marker und sind wahrscheinlich maligne Langerhans-Zellen.

Allgemeines. Ein Spektrum relativ seltener Krankheiten, die zum überwiegenden Teil das Kindesalter betreffen, weltweit vorkommen und das weibliche Geschlecht bevorzugen (2:1). Charakteristisch ist die sehr große individuelle Unterschiedlichkeit im Verlauf und in der Ausprägung des klinischen Bildes; die oben genannten Verlaufstypen stellen eher Mustertypen dar, deren Symptomatik man meist in gemischter Form begegnet. Primärläsionen sind histiozytäre Granulome von diffus infiltrierendem Charakter mit Beimischung von Eosinophilen, Neutrophilen und Rundzellen, mit wechselnder Ausbildung von Pseudoxanthomzellen. Solche Granulome finden sich insbesondere an Haut, in Knochen (Mark), Lunge, Leber, Milz und Lymphknoten. Die Lokalisation, Zahl der Granulome und die Art der durch sie hervorgerufenen Destruktion bestimmen die Symptomatik der Krankheit. Folgende typische Verlaufsformen können unterschieden werden:

Eosinophiles Granulom des Knochens. Häufigste Verlaufsform (50% der Fälle); es finden sich lediglich ein oder wenige Granulome im Knochen (Prädilektionsstellen: Schädel, Schulter- und Beckengürtel, Wirbelsäule). Benigne, selbstlimitiert.

Eosinophiles Knochengranulom mit milder Systembeteiligung. Zusätzlich Anämie, Haut- und Schleimhautläsionen, meningeale Granulome mit eventueller Entwicklung von Diabetes insipidus.

Eosinophiles Granulom mit Systemsymptomatik (Hand-Schüller-Christian-Syndrom). Zusätzlich Infiltrate in Lungen, milde Hepatomegalie und Lymphadenopathie, ausgeprägter Hautbefall.

Systemischer Befall (Abt-Letterer-Siwe-Syndrom). Rasch verlaufender Krankheitszustand mit Fieber, Panzytopenie, Hepatosplenomegalie, generalisierte Lymphadenopathie, Lungeninfiltration. Schlechte Prognose: Exitus innerhalb von Wochen bis Monaten an sekundärer Sepsis.

Lokal aggressiver Typ mit Destruktion des befallenen Organs (meistens Lungen) ohne sonstige schwere Systemsymptomatik.

Klinisches Bild der Hautläsionen. Histiozytose X ist durch eine Vielzahl verschiedener Hautläsionen gekennzeichnet, die nicht selten die Primärsymptome darstellen und daher von besonderer diagnostischer Wichtigkeit sind. Folgende Haupttypen bestehen:

- Disseminierte schuppig-erosive Papeln von bis einigen Millimetern Größe und einer charakteristisch ockerfarbenen Beschaffenheit. Prädilektionsstellen: Skalp, Schultern, Rücken.
  Differentialdiagnose. Seborrhoisches Ekzem, M. Darier.
- Aus diesen hervorgehend, treten im späteren Verlauf ausgeprägte, teilweise konfluierende größerflächige Veränderungen vegetierenden, verrukös-nässenden, heftig juckenden und übelriechenden Charakters auf. Prädilektionsstellen: wieder Skalp sowie u.a. die intertriginösen Regionen *(besonders wichtige Stelle: Perigenital- und Analregion).*
  Differentialdiagnose: Windelekzem bzw. dessen granulomatöse Komplikation, das sog. „Granuloma glutaeale infantum".
- Petechien.
- Xanthome.

Therapie. Bei eosinophilem Granulom keine Systemtherapie, evtl. Radiotherapie. Bei systemischen Verlaufsformen ist Polychemotherapie erforderlich. die Prognose ist bei milder verlaufenden Systemformen gut, bei foudroyant verlaufenden Formen ist die Therapie häufig erfolglos. *Faustregel:* Je älter der Patient bei der Erstmanifestation ist, um so besser ist seine Prognose.

Mastozytosen

Definition. Ein Spektrum von Krankheitszuständen, die durch fokale Akkumulation von Mastzellen in verschiedenen Organen gekennzeichnet sind; ihre biologische Wertigkeit reicht von selbstlimitierten benignen Verlaufstypen bis zur Mastzellenleukämie.

Allgemeines. Es handelt sich durchwegs um seltene Krankheitsbilder, die ohne Rassen-, Geschlechts-, wohl aber mit einer Altersprädisposition auftreten (Kinder häufiger befallen als Erwachsene). Man unterscheidet grob zwischen kutanen und systemischen Mastozytosen, wobei der Übergang zwischen diesen beiden Gruppen kontinuierlich ist. Die Natur der Mastzellenvermehrung ist (mit Ausnahme der neoplastischen Mastzellenleukämie) unklar; die Mastzellenleukämie ist ein möglicher, aber seltener Endzustand systemischer Mastozytosen.

Die *Mastzelle* ist eine Bindegewebszelle von typischer Morphologie (relativ große polygonale Zelle mit rundem Kern und metachromatischen Granula), die wahrscheinlich von Makrophagen abstammt, zahlreiche innere Organe (u.a. Lunge, Gastrointestinaltrakt etc.) besiedelt und in der Haut vorwiegend perivaskulär in der papillären Dermis vorkommt. Die Mastzelle hat Ähnlichkeiten mit basophilen Leukozyten; wie diese speichert sie Heparin und Histamin und besitzt IgE-Membranrezeptoren; ihre Physiologie ist komplex; ihre Funktion besteht letztlich in der sog. Degranulation, d.h. im Freisetzen ihrer Mediatoren; diese Degranulation kann durch Bindung von IgE an Membranrezeptoren, aber auch durch unspezifische Stimuli wie mechanische Reize („triple response"), pharmakologische Stimuli (Histaminliberatoren, Chinin, Alkaloide u.a.), durch verschiedene bakterielle und andere Gifte, Hitze sowie durch Azetylcholin erfolgen. Der Mechanismus der Degranulation ist die Fusion der Granula mit der Zellmembran und Ausschüttung ihres Inhalts in den Interzellularraum. Der für die Mehrzahl der Systemzeichen verantwortliche Mediator ist Histamin, das am Erfolgsorgan an Histaminrezeptoren gebunden wird. Man unterscheidet 2 Arten von Histaminrezeptoren (H_1- und H_2-Rezeptoren), die organspezifisch verteilt und durch unterschiedliche Antihistaminika blockiert werden können. An der Haut finden sich vorwiegend H_1-Rezeptoren.

Folgende charakteristische klinische Symptome werden durch Histamin ausgelöst (Tabelle 28):

Tabelle 28. Durch Histamin ausgelöste Reaktionen

Haut:	Urtikaria, Dermographismus, Pruritus
	Flushsyndrom
	Teleangiektasien
Herz-Kreislauf-System:	Vasodilatation, Schocksymptomatik
Gastrointestinaltrakt:	Nausea, Erbrechen
	Diarrhö
	Ulcus ventriculi
Respirationstrakt:	Rhinorrhö
Peripheres Blut:	Eosinophilie

Kutane Mastozytosen

Allgemeines. Ein Spektrum von auf die Haut begrenzten Erscheinungsbildern; Übergänge von kutanen zu systemischen Mastozytosen sind allerdings möglich.

Mastozytom (umschriebene Mastozytose)

Sehr selten; eine bei oder bald nach der Geburt auftretende, plaqueartige oder knotige rot-braune Läsion ohne besondere Prädilektionsstelle. Ein selbstlimitiertes Geschehen ohne Beteiligung der inneren Organe und ohne Systemzeichen.

Generalisierte Mastozytose

Die generalisierte Form tritt in 3 grundverschiedenen klinischen Spielarten auf:

* die extrem seltene erythrodermische *„diffuse Mastozytose"* bei Neugeborenen und Säuglingen. Diese ist durch eine exzessive, oft durch Weinen ausgelöste Flushsymptomatik, Systemzeichen von Histaminausschüttung und ein vergröbertes Hautrelief (Mastzellinfiltrate) charakterisiert; Spontanheilung meist nach Wochen oder Monaten. Ein gleichfalls seltener Zustand ist
* die sog. *„Teleangiectasia macularis eruptiva perstans"*, ein bei Erwachsenen auftretender, chronisch progressiver Zustand ohne Spontaninvolution und mit gelegentlichem Übergang in eine Mastzellenleukämie.
* Der häufigste Verlaufstyp ist die sogenannte *„Urticaria pigmentosa"*, die durch eine disseminierte Aussaat makulopapulöser Läsionen regellos am gesamten Integument gekennzeichnet ist. Diese Läsionen haben einen hellbräunlichen Farbton und werden daher häufig für eine generalisierte Lentiginose gehalten. Nahezu diagnostisch ist das *Darier-Zeichen:* bei Reiben solcher makulöser Läsionen kommt es (durch Histaminausschüttung) zur Entstehung einer Quaddel.

Urticaria pigmentosa kann grob in eine juvenile und eine adulte Verlaufsform eingeteilt werden. Die *juvenile Form* ist sehr selten mit Befall innerer

Organe korreliert, selbstlimitiert und heilt nach einigen Jahren spontan aus. Die *adulte Form* ist chronisch progressiv, häufig mit Systemmanifestationen gekoppelt und kann gelegentlich in eine Mastzellenleukämie übergehen. Systemzeichen von Histaminausschüttung finden sich gleichfalls häufiger bei der adulten Form als bei der infantilen, im Durchschnitt in etwa einem Drittel der Fälle. Der Befall innerer Organe durch Mastzelleninfiltrate betrifft hauptsächlich das Skelett (Aufhellungsherde der Calvaria und der Röhrenknochen), Leber, Milz und Lymphknoten (Hepato- und Splenomegalie, Lymphadenopathie). In der Blutbahn finden sich außer bei Mastzellenleukämie keine oder nur sehr wenige Mastzellen.

Systemische Mastozytose

Mastzellinfiltrate der inneren Organe; entweder als Begleit- bzw. dominierendes Symptom generalisierter kutaner Mastozytose oder *ohne* Hautläsionen. Maligneste Spielart: *Mastzellenleukämie;* eine seltene, schnell verlaufende Leukämieform mit zirkulierenden Mastzellen und Anschoppung des Knochenmarks.

Differentialdiagnose der Mastozytosen. Urticaria pigmentosa kann mit Nävuszellnävi, eruptiven Xanthomen und Xanthogranulomen, Teleangiectasia macularis eruptiva perstans mit M. Osler verwechselt werden. Systemische Mastozytose muß vom Karzinoidsyndrom unterschieden werden.

Histologie. Ansammlungen von Mastzellen, entweder disseminiert, flächenartig in der papillären Dermis (Urticaria pigmentosa) oder in knotigen Zellhaufen. Schwierigkeiten bei der Diagnosestellung ergeben sich, wenn die Mastzellen im Biopsiepräparat durch die Manipulation degranuliert wurden und die metachromatischen Granula daher nicht mehr nachweisbar sind.

Therapie. Sämtliche Formen der Mastozytose sind sehr therapieresistent. Bei kutanen Mastozytosen führt Photochemotherapie zu gewissen Erfolgen Symptomatische Unterdrückung der Histaminliberalisierung kann durch Chromoglicat erreicht werden.

Maligne Lymphome und Pseudolymphome der Haut

(P. Fritsch, H. Kerl)

Definition. Klonale Proliferationen lymphatischer Zellen in der Haut. Pathogenetisch sind sie als Neoplasien des Immunsystems aufzufassen.

Allgemeines. Das Gebiet der Lymphome ist schwierig, komplex und noch in Entwicklung. Eine endgültige Klassifikation steht noch aus, daher besteht eine verwirrende und oft widersprüchliche Vielfalt von Begriffen und Lehrmeinungen. Trotz grundlegender Erkenntnisse der letzten Jahre klaffen noch erhebliche Wissenslücken in Pathomechanismen, Diagnostik und Therapie. Die wesentlichsten Fortschritte sind: die Aufklärung der Entwicklungsreihe der lymphatischen Zellen, v.a. ihrer Dichotomie (B- und T-Zellreihen, s. Abb. 168) und die Aufdeckung von Oberflächen- und enzymzytochemi-

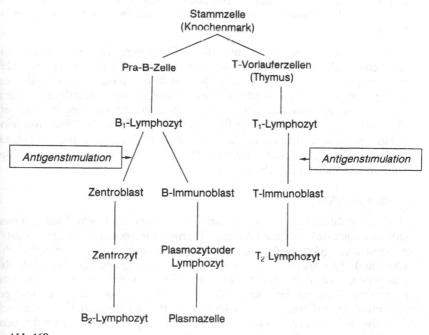

Abb. 168

539

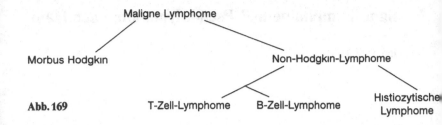

Maligne Lymphome

Morbus Hodgkin

Non-Hodgkin-Lymphome

Abb. 169

T-Zell-Lymphome   B-Zell-Lymphome   Histiozytische Lymphome

schen Markern zur Differenzierung der verschiedenen Tumorzelltypen. Durch diese Vergleichsgrundlage können viele Erscheinungsbilder von Lymphomen morphologisch und funktionell charakterisiert werden; eine endgültige Klärung vieler Fragen kann von molekularbiologischen Methoden erwartet werden. Ein wesentlicher therapeutischer Fortschritt ist die Entwicklung neuer Zytostatika und -kombinationsschemen, durch die die Prognose mancher sehr maligner Lymphome dramatisch verbessert wurde.

Die Haut nimmt bei den Lymphomen eine besondere Stellung ein: einerseits, weil sie (v. a. bei Lymphomen niedrigeren Malignitätsgrades) relativ häufig befallen ist – überwiegend allerdings sekundär (mit Ausnahme der Mykosis fungoides und der Pseudolymphome). Andererseits besitzen die Hautmanifestationen von Lymphomen eine gewisse Autonomie durch histologisch-architektonische Eigenheiten und – bei sekundärem Hautbefall – durch eine gewisse Unabhängigkeit ihres Auftretens vom Stadienablauf des Grundprozesses.

Klassifikation. In den modernen Klassifikationen wird der am besten erforschte und im Stadienverlauf gut klassifizierbare M. Hodgkin allen anderen Lymphomen gegenübergestellt. Weil sich die malignen lymphatischen Zellen ihre physiologische Identität zumindest teilweise bewahren, werden sie im Vergleich mit der normalen Lymphozytenentwicklung klassifiziert (Abb. 168). Dies stellt die Grundlage der Nomenklatur der Non-Hodgkin-Lymphome dar, und man spricht von T-Zell- und von B-Zell-Lymphomen (Abb. 169, Tabelle 29). Die Kategorie der echten histiozytischen Lymphome muß noch genauer erforscht werden.

Morbus Hodgkin

Hauterscheinungen im Rahmen des M. Hodgkin sind sehr häufig, meist jedoch *unspezifischer* Natur (Pruritus, Prurigo, Melanodermie, Herpes Zoster generalisatus, ichthyosiforme, erythematourtikarielle und ekzemähnliche Läsionen). *Spezifische* Veränderungen, also lymphogranulomatöse Infiltrate, sind selten, können in jedem Stadium des M. Hodgkin auftreten und sind von monotoner Ausprägung: kutane oder subkutane, knotige oder plattenartige, teils ulzerierte Infiltrate, die je nach Sitz hautfarben (tief) oder rot-bräunlich (oberflächlich) sind und sich v. a. in der Umgebung befallener Lymphknotenstationen sowie am Rumpf finden.

540

Tabelle 29. Klassifikation kutaner Non-Hodgkin-Lymphome (in Anlehnung an Lennert und die Kieler Lymphomgruppe)

T-Zell-Lymphome
  T-Lymphoblastisch/Leukämie
  Mykosis fungoides, Sézary-Syndrom
  T-Chronisch-lymphozytische Leukämie
  T-Pleomorph
  T-Immunoblastisch
  Andere

B-Zell-Lymphome
  B-Lymphoblastisch/Leukämie
  B-chronisch-lymphozytische Leukämie
  Keimzentrumszelltumoren
  B-Immunoblastisch
  Lymphoplasmozytoid (Immunozytom)
  Plasmozytom
  Andere

Histologie. Entspricht dem Bild des M. Hodgkin in den Lymphknoten, ist jedoch meist weniger klar ausgeprägt. Für die Diagnose ist der Nachweis von Sternberg-Reed-Zellen, die wahrscheinlich aktivierte T-Lymphozyten repräsentieren, notwendig.

Non-Hodgkin-Lymphome

Allgemeines. Die Non-Hodgkin-Lymphome umfassen ein Spektrum lymphoproliferativer Zustände sehr verschiedener morphologischer und klinischer Expression und Prognose; zu ihrer Klassifikation sind mehrere Systeme in Gebrauch, von denen sich die „Kieler Klassifikation" vor allem in Europa durchgesetzt hat. Diese Klassifikation beruht auf den oben genannten morphologischen und funktionellen wie auch biologischen Kriterien (Tabelle 29). Eine scharfe Trennung zwischen Lymphomen und Leukämien erfolgt nicht, da *alle Lymphome fallweise leukämisch verlaufen können.*
Die Hautveränderungen bei Non-Hodgkin-Lymphomen sind, wie beim Hodgkin-Lymphom, z.T. *unspezifische Begleitphänomene* (Pruritus, Exantheme etc.), z.T. *spezifische Infiltrate* primärer oder metastatischer Natur.
Abgesehen von den sehr charakteristischen Läsionen bei Mykosis fungoides sind die *spezifischen Läsionen* zumeist von wenig typischer Ausprägung. Es finden sich groß- oder kleinknotige oder plattenartige, derbe Infiltrate, deren Farbe von hautfarben bis lividrot oder rotbraun schwankt; die großknotigen Formen können bis faustgroße, manchmal exulzerierende Tumoren ergeben. Knotige Läsionen treten häufig exanthematisch auf, bevorzugen Gesicht und Rumpf und zeigen eine gewisse Neigung zur symmetrischen Verteilung. Eine weitere charakteristische Hautveränderung, v.a. bei leukämisch verlaufenden Lymphomen, ist die *Erythrodermie.*

541

Die *Histologie* spielt neben Spezialtechniken wie Enzym- und Immunhisto-chemie (Anwendung monoklonaler Antikörper zur Charakterisierung der verschiedenen Lymphozyten – Subpopulationen), seltener Elektronenmikro-skopie, die zentrale Rolle bei der Diagnostik kutaner Lymphome. Beurteilt wird hierbei nicht nur die Morphologie der Tumorzelle, sondern auch die Architektur der Läsion: beim sog. *T-Zellmuster* durchsetzen die Lymphom-zellen die papilläre Dermis und von hier aus diffus die Epidermis („Epider-motropismus"); beim *B-Zellmuster* hingegen bilden die Lymphomzellen dichte fleckige Infiltrate um Gefäße und Haarfollikel in der tiefen Dermis und Subkutis. B- und T-Zellmuster können allerdings nur einen groben dia-gnostischen Hinweis abgeben (stimmen keinesfalls immer!) und sind nur bei Lymphomen von niedrigem Malignitätsgrad gegeben.

Kutane T-Zell-Lymphome

Definition. Neoplasien des Immunsystems, charakterisiert durch eine Prolife-ration von T-Lymphozyten, die bevorzugt die Haut infiltrieren und eine besondere Affinität zu den T-Zonen des lymphatischen Gewebes aufweisen. Mykosis fungoides und Sézary-Syndrom sind die wichtigsten T-Zell-Lym-phome der Haut (s. Tabelle 29).

Mykosis fungoides

Definition. Primäres T-Zellymphom der Haut von niedrigem Malignitäts-grad.

Allgemeines. Mykosis fungoides ist das häufigste primäre kutane Lymphom, weltweit verbreitet, mit Krankheitsbeginn in der Lebensmitte. Prädilektion des männliches Geschlechtes (2:1). Der Name „Mykosis fungoides" leitet sich von der angeblich pilzartigen Gestalt der Tumoren später Stadien ab und ist eine irreführende (Mykosis fungoides hat mit Mykosen natürlich nichts zu tun), aber durch einen 150jährigen Gebrauch sanktionierte Bezeichnung.

Mykosis fungoides ist eine exzessiv chronische, sich manchmal über Jahr-zehnte erstreckende und erst in den Spätphasen über Hautbefall hinausgrei-fende Krankheit. Die Hautsymptome zeigen meist, jedoch nicht immer, einen charakteristischen Stadienverlauf (klassische Verlaufsform nach Alibert-Bazin, s. Tabelle 30). Diese entwickelt sich in 3 Stadien, dem *erythematösen* (ekzematoiden), dem *Plaque-* und dem *Tumorstadium.* Die Verweildauer in ersteren ist Jahre bis Jahrzehnte, in den beiden letzteren erheblich geringer. Alle 3 Stadien werden nach der neueren Klassifikation als „Kutane Mykosis fungoides" (T-Stadium) bezeichnet. Im Laufe des Tumorstadiums stellt sich eine generalisierte Lymphknotenschwellung zuerst unspezifischer („dermo-pathische Lymphadenopathie"; *Stadium N1*), später spezifischer Natur *(Stadium N2)* ein. Im weiteren Verlauf kommen Absiedlungen in inneren Organen (Knochenmark, Milz, Leber, Lungen) hinzu *(Stadium M);* letzteres Stadium führt meist rasch zum Tod.

Tabelle 30. TNM-Stadieneinteilung der Mykosis fungoides

T-Stadium: Kutane Mykosis fungoides	T1	Plaquestadium <10% Oberfläche
	T2	Plaquestadium >10% Oberfläche
	T3	Tumorstadium
	T4	Erythrodermische Form
N-Stadium: Kutane Mykosis fungoides mit Lymphknotenbefall	N1	Dermatopathische Lymphadenitis
	N2	Spezifischer Lymphknotenbefall
M-Stadium: Kutane Mykosis fungoides mit Befall innerer Organe		

Klinisches Bild. Die *Initialläsionen* der Mykosis fungoides sind zumeist regellos am Rumpf disseminierte, scharf polyzyklisch begrenzte, zart atrophe gelbrötlich-braune Flecken, die kaum schuppen und subjektiv symptomlos sind. Diese Läsionen entsprechen dem Krankheitsbild der sog. „großfleckigen Parapsoriasis en plaques" (s. S. 99). Verdachtszeichen bevorstehender Weiterentwicklung in spätere Stadien der Mykosis fungoides ist ein deutlich poikilodermischer und atrophischer Charakter. Solche Läsionen werden auch als „Prämykose" bezeichnet (besonders ausgeprägte Form: „Poikiloderma atrophicans vasculare"). *Alternative Initialsymptome* sind ekzem- oder psoriasisähnliche Läsionen. Die makulösen Läsionen der frühen Mykosis fungoides zeichnen sich durch oft jahrelanges Bestehen am selben Ort aus, wobei jedoch partielle Regressionen und Auftreten von Läsionen an anderen Stellen vorkommen. Die oft nur zarten Veränderungen werden durch sommerliche Bräune übertüncht, um beim winterlichen Abblassen charakteristischerweise an derselben Stelle wieder hervorzutreten.

Im Laufe von Jahren werden die einzelnen Läsionen mehr infiltriert, werden als plattenartiges Infiltrat tastbar *(Plaquestadium)* und nehmen an Menge und Ausdehnung zu. Manche Plaques werden erosiv nässend, in Ausnahmefällen bullös. Das Bild wird durch das Nebeneinanderbestehen verschiedener Entwicklungsstadien bunter, und schließlich treten in einzelnen Läsionen die für das Spätstadium charakteristischen weichen, roten, oft halbkugeligen und bald nekrotisch zerfallenden Tumoren („Tomatentumoren") auf. Alle diese Läsionen sind meist subjektiv symptomlos, doch kann ein quälender, manchmal universeller Juckreiz bestehen (durch Infiltration der Hautnerven; resistent gegen Antipruriginosa!). Die Tumoren treten zunächst meist innerhalb von Plaques, im späteren Verlauf jedoch auch de novo auf; Prädilektionsstellen: Gesicht (Facies leonina; Abb. 170).

Sonderformen der Mykosis fungoides:
- **Mykosis fungoides d'emblée.** Seltene, besonders rapid verlaufende Form, bei der die Krankheit schon mit dem Tumorstadium einsetzt.
- **Erythrodermatische Mykosis fungoides.** Spezifische Erythrodermien können in jedem Stadium der Mykosis fungoides einsetzen und auch die primäre Manifestationsform sein.
- **Sézary-Syndrom.** Leukämische Form der Mykosis fungoides. Eine seltene Manifestation, die nach uncharakteristischem exanthematischem (psoria-

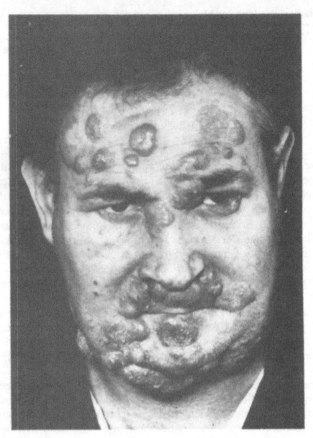

Abb. 170. Mykosis fungoides, knotiges Stadium. Multiple, dunkellividrote, teils konfluierende sukkulente Läsionen im Gesichtsbereich

siformem oder ekzematoidem) Beginn in eine Erythrodermie übergeht. Die Haut ist diffus infiltriert, ödematös, stark schuppend und bräunlich rötlich verfärbt („homme rouge"); Hyperkeratose von Handtellern und Fußsohlen, Haar- und Nagelveränderungen. Starker Juckreiz! *Diagnostischer Befund: Sézary-Zellen* (s. unten) im peripheren Blutbild (oft mehr al 30000/mm³).

- **Pagetoide Retikulose.** Extrem seltene Variante der Mykosis fungoides mi histologisch besonders ausgeprägtem Epidermotropismus.

Histologie. In den Anfangsphasen schüttere perivaskuläre lymphozytäre Infil trate ohne auffällige zytologische Anomalien (histologische Diagnose meis noch nicht definitiv möglich). Im weiteren Verlauf stellt sich das charakteri stische T-Zellmuster ein (s. oben); in der Epidermis bilden sich fokale Akku

544

mulationen von Lymphozyten *(Pautrier-Mikroabszesse)*. Die pathognomonische Zelle der Mykosis fungoides ist die Sézary-Zelle (meist eine T-Helfer-Zelle), ein Lymphozyt mit zerebriform gewundenem Kern; kann lichtmikroskopisch vermutet, aber nur ultrastrukturell diagnostiziert werden (Abb. 171). Im Tumorstadium findet man nicht selten einen Wandel in Richtung eines relativ monomorphen, großzelligen Infiltrates (Transformation in ein T-immunoblastisches Lymphom).

Prognose. Trotz des manchmal jahrzehntelangen Verlaufs beträgt die mittlere Überlebenszeit (ohne Behandlung) vom Zeitpunkt der Diagnosestellung unter 5 Jahre. Durch die moderne Therapie ist die Prognose erheblich verbessert worden.

Therapie. Diese ist noch nicht so standardisiert wie die Therapie der soliden malignen Tumoren. Wie bei der Behandlung maligner Lymphome überhaupt, schwanken die Positionen bei Mykosis fungoides zwischen 2 extremen Positionen („Falken" und „Tauben"): erstere befürworten eine möglichst aggressive Therapie mit dem idealen Endziel einer völligen Eliminierung der Tumorzellen, letztere akzeptieren die Mykosis fungoides als unabänderliches, wenn auch sehr protrahiertes Schicksal und sehen ihr Ziel darin, durch das jeweils adäquate Mittel das vorliegende Stadium möglichst zu verlängern. Beide – im Augenblick mehr philosophisch als durch Fakten untermauerte – Extrempositionen können gute Argumente nennen, die „Tauben" allerdings im Augenblick die besseren; möglicherweise wird die im Initialstadium befindliche Therapie mit schnellen Elektronen (nur an besonderen Zentren durchführbar; Ziel: Eliminierung aller kutaner Tumorzellen durch universelle Oberflächenbestrahlung; bringt oft jahrelange Remissionen!) eine Synthese dieser beiden Standpunkte bringen.

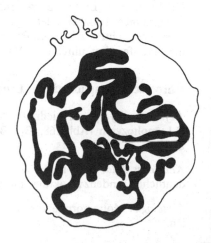

Abb. 171. Sézary-Zelle *(Erläuterung s. Text)*

Derzeit wird in den Frühphasen (Prämykose, Plaquestadium) mit wenig aggressiver Lokaltherapie (Kortikoide, *orale Photochemotherapie*), alternativ mit aggressiverer Lokaltherapie (Pinselungen mit Stickstofflost) verfahren. Ab dem Tumorstadium wird zusätzlich röntgenbestrahlt (entweder als eher riskante Ganzkörperbestrahlung oder Lokalbestrahlung einzelner Tumoren; Mykosis fungoides ist sehr strahlenempfindlich!). Systemische Chemotherapie wird als Ultima ratio eingesetzt und kann gleichfalls noch monate- (bis jahre)lange Remissionen induzieren.

Pleomorphe T-Zell-Lymphome

Es handelt sich um eine heterogene Lymphom-Gruppe mit Proliferation von T-Zellen verschiedener Größe und unregelmäßigen Kernen. Hautbeteiligung wird häufig beobachtet. Hierher gehört u.a. auch die ‚Adult T-Cell Leukemia' (ATL), die besonders in Japan vorkommt. Diese Erkrankung wird durch ein Retrovirus vom Typ HTLV-I hervorgerufen, welches Helfer-Lymphozyten angreift und zu deren maligner Transformation führt.

Kutane B-Zell-Lymphome

Definition. Neoplasien des Immunsystems, die das zytologische Spektrum der B-Lymphozyten-Subpopulationen in verschiedenen Stadien ihrer Differenzierung repräsentieren (Abb. 168, Tabelle 29).

Lymphoblastische Lymphome – Leukämien (B-Typ)

Ein bestimmter Teil dieser Lymphome, die einen hohen Malignitätsgrad aufweisen, entspricht der akuten lymphatischen Leukämie (ALL). Auch das Burkitt-Lymphom (Epstein-Barr-Virus positiv) zählt zu den lymphoblastischen Lymphomen. Hautveränderungen (Knoten) sind selten und werden bei Kindern beobachtet (z.B. sog. Prä-B-Zell-Lymphom). Histologisch sieht man eine Proliferation ‚unreifer' B-Vorläuferzellen.

Chronische lymphozytische Leukämie (B-CLL)

Definition. Lymphom niedrigen Malignitätsgrades mit Proliferation kleiner B-Lymphozyten (Abb. 168, $B_1 > B_2$?). Das Blutbild ist in der Regel leukämisch.

Klinisches Bild. Man findet oft große, knotige, rot-blau-livide Knoten mit deutlicher Tendenz zu akraler Lokalisation und Gesicht („Facies leonina").

Histologie. Monomorphe kutan-subkutane Infiltrate kleiner lymphoider Zellen.

Keimzentrumszelltumoren

Definition. Lymphome, die das morphologische Differenzierungsspektrum und immunologische Marker der Keimzentrum-spezifischen Zellen des Lymphknotens, nämlich der Zentrozyten und Zentroblasten, zeigen.

Zu den Keimzentrumszelltumoren gehören: zentrozytisches Lymphom, zentroblastisch-zentrozytisches Lymphom (groß-follikuläres Lymphom Brill-Symmers) und zentroblastisches Lymphom. Die klinischen Hautmorphen entsprechen dem Bild der übrigen kutanen B-Zell-Lymphome.

Immunoblastisches Lymphom (B-Typ)

Definition. Großzelliges Lymphom hohen Malignitätsgrades mit Proliferation von B-Immunoblasten. Diese Lymphome wurden früher als Retikulosarkome bezeichnet.

Klinisches Bild. Schnell wachsende, solitäre, halbkugelige Knoten, Plaques, ulzerierte Herde sowie seltener multiple kleinknotige Läsionen.

Histologie. Dichte monomorphe Infiltrate großer basophiler Zellen mit großen zentralen Nukleolen.

Lymphoplasmozytoides Lymphom (Immunozytom)

Definition. Lymphom von niedrigem Malignitätsgrad, das durch Proliferation lymphoider und plasmozytoider B-Zellen mit Produktion von Immunglobulinen gekennzeichnet ist.

Allgemeines. Hautbeteiligung ist häufig. Die sezernierten Immunglobuline gehören meist zur IgM-Klasse und erscheinen elektrophoretisch als monoklonale Gammopathie (der M. Waldenström ist eine klinische Erscheinungsform des Immunozytoms); nicht alle Immunozytome sind jedoch von einer Paraproteinämie begleitet, da durch Dedifferenzierung ein Defekt im Sekretionsmechanismus auftreten kann; in diesen Fällen läßt sich das Immunglobulin intrazytoplasmatisch nachweisen.

Klinisches Bild. Solitäre oder multiple bis faustgroße Knoten mit blau- oder braunrotem Farbton.

Histologie. Dichte tumorförmige Infiltrate aus kleinen lymphoiden bzw. lymphoplasmozytoiden Zellen und Plasmazellen. Die Abgrenzung von Pseudolymphomen ist schwierig.

Ähnlichkeiten mit dem Immunozytom weist das *Plasmozytom* auf, das gleichfalls primär kutan auftreten kann, dessen Hautherde aber meist Metastasen von Plasmozytomen des Knochen darstellen. Die Hautherde sind knotig oder papulös (s. oben); die produzierten Paraproteine sind meist vom IgG- und IgA-Typ. Unspezifische Begleiterscheinungen: nekrotisierende Vaskulitis, Kryoglobulinämie, Pyoderma gangraenosum.

Therapie kutaner Lymphome. Je nach Art, Sitz, Multiplizität und Organbefall sehr unterschiedliche Kombination chirurgischer, strahlentherapeutischer und chemotherapeutischer Maßnahmen. Durch die modernen Kombinationsschemen können in manchen Fällen langfristige Remissionen, in Ausnahmefällen auch Dauerheilungen (z. B. immunoblastisches Lymphom, Immunozytom) erzielt werden.

Pseudolymphome der Haut

Definition. Gutartige lympho(-histio)zytäre Proliferationen der Haut, welche klinisch und histologisch maligne Lymphome imitieren.

Allgemeines. Pseudolymphome der Haut sind ein Spektrum wohl umschriebener Krankheitsbilder, die man gedanklich von der „lymphomähnlichen" Gewebsreaktion" unterscheiden muß, die als histologische Facette einer Reihe von Dermatosen beobachtet werden kann: chronisch-entzündliche Prozesse etwa um benigne oder maligne Tumoren der Haut, Pityriasis lichenoides, Erythema anulare centrifugum, chronisches Ekzem („lymphomatoide Kontaktdermatitis") sowie als seltene Manifestation von Arzneimittelexanthemen (Hydantoin, Mentholpräparate, Allopurinol, nach Impfungen). Der häufigste Fall von pseudolymphomatöser Gewebsreaktion ist die *persistierende Arthropodenreaktion,* die sich sowohl nach Insektenstichen (knotige Läsionen von mehreren Wochen bis manchmal Monaten Dauer mit oft außerordentlich „malige" wirkender Histologie) als auch bei der „nodulären Skabies" entwickeln kann.
Gemeinsam sind der lymphomähnlichen Gewebsreaktion und den Pseudolymphomen folgende histologische Charakteristika, die sie von den echten malignen Lymphomen unterscheiden: polymorpher Charakter des Infiltrats mit oft reichlich Eosinophilen, Entzündungszeichen, Gefäßproliferation manchmal granulomatöse Reaktion mit Riesenzellbildung und Ausbildung lymphoider Follikel mit Keimzentren. Im Gegensatz zu malignen Lymphomen fehlen Nekrosen, infiltrierendes und destruierendes Wachstum in Hautadnexe und Gefäße und hohe Mitoseaktivität. Trotz dieser Kriterien kann jedoch die Unterscheidung zwischen Pseudolymphomen und echten malignen Lymphomen sehr schwierig sein.

Lymphadenosis cutis benigna (Lymphozytom)

Die meist solitär, manchmal multipel auftretende, knotige, weiche, wohl abgegrenzte, polsterartige Läsion von dunkel- bis livid-roter Farbe tritt v. a. bei Kindern und, in zweiter Linie, bei Frauen in der 2. Lebenshälfte auf. Charakteristische Prädilektionsstellen: Ohrläppchen, Mamillargegend, Gesicht, Hals, Axillen, Skrotum.

Histologie. Scharf abgegrenzte polymorphe lymphoide Infiltrate mit Keimzentren.

Verlauf und Therapie. Spontaninvolution nach Wochen bis Monaten; schnelle Abheilung nach Penicillintherapie, weil in vielen Fällen eine durch Zecken übertragene Spirochäteninfektion (Borrelia Burgdorferi) vorliegt.

„Lymphocytic infiltration"

Die (seltenen) blau- bis braunrötlichen Knötchen bzw. plattenartigen Infiltrate kommen v. a. bei erwachsenen Männern an Stirn und Gesicht vor und weisen klinisch und histologisch Ähnlichkeiten mit CDLE auf; *wesentliche Unterschiede* sind jedoch das Fehlen epidermaler Mitbeteiligung und Vernarbung.

Verlauf. Chronisch mit wechselhafter Intensität.

Lymphomatoide Papulose

Betroffen sind vorwiegend Frauen ohne Altersprädilektion; das Krankheitsbild ist charakterisiert durch ein disseminiertes papulöses bis knotiges Exanthem, bestehend aus rotbraunen, manchmal erosiven oder hämorrhagisch-nekrotischen Einzelläsionen, und hat klinisch und auch histologisch Ähnlichkeit mit der Pityriasis lichenoides (chronica oder acuta), deren lymphomatoide Variante es möglicherweise darstellt. Die lymphomatoide Papulose klingt meist nach einigen Wochen oder Monaten spontan ab. Vereinzelte Fälle von Übergang in ein malignes Lymphom wurden beschrieben.

Aktinisches Retikuloid

(Siehe unter Lichtdermatosen, S. 167.)

Myeloproliferative Erkrankungen der Haut

Hautveränderungen treten in der Regel erst im Verlauf der vom Hämatologen bereits diagnostizierten *myeloischen* oder *(myelo-)monozytären Leukämie* auf. Es werden aber auch Fälle beobachtet, bei denen die Hautveränderungen anscheinend das erste Symptom der Erkrankung darstellen und den entscheidenden Hinweis auf die Diagnose Leukämie geben.

Unspezifische Begleitsymptome sind Hautblässe (Anämie), Blutungen, Nekrosen, Prurigo und Pruritus. Als besondere Beispiele seien bullös-hämorrhagische Läsionen oder figurierte Erytheme unter dem Bild der akuten febrilen neutrophilen Dermatose angeführt.

Das klinische Bild der spezifischen Hautveränderungen zeigt erythematopapulöse, kleinere oder größere Knoten (Myelosarkom oder Chlorom) und plattenartige Infiltrate. Die Läsionen sind eher weich und von braunroter, lividroter oder blaugrauer Farbe. Bei Monozyten- bzw. myelomonozytären Leukämien findet man nicht selten generalisierte blaßrote Flecke und Papeln, die an ein Exanthem bei Syphilis II erinnern. Große diagnostische Bedeutung haben höckrige Infiltrate oder eine diffuse Hyperplasie der Gingiva.

Hautveränderungen bei Tumoren innerer Organe

Hautmetastasen

Allgemeines. Hautmetastasen kommen bei etwa 5% von malignen Tumoren innerer Organe vor, doch schwankt die Inzidenz erheblich nach der Art des Primärtumors. Die höchste Neigung zur Metastasierung in die Haut haben Mamma-, Urogenital-, Bronchuskarzinome sowie Karzinome des Gastrointestinaltrakts. Die Diagnose der Abkunft von Hautmetastasen kann bei unbekanntem Primärtumor sehr schwierig sein, da sie nicht selten histologisch nur sehr mangelhaft differenziert sind (einer der klassischen Problemfälle der Pathohistologie). Eine gewisse Hilfe ergibt sich manchmal durch die Lokalisation: Metastasen der Bauchwand stammen häufig aus dem Gastrointestinaltrakt, Niere und Ovarium; solche der Brustwand und des Rückens häufig von Karzinomen der Lunge und der Mamma; solche des Skalps aus Brust und Lunge, und solche des Gesichts von oropharyngealen Karzinomen.

Klinisches Bild. Man unterscheidet mehrere Erscheinungsformen von Hautmetastasen, die sich allerdings im fortgeschrittenen Stadium überlappen. Am häufigsten sind:

- in der *tiefen Dermis* und Subkutis sitzende große *knotige Metastasen,* die durch hämatogene Streuung zustande kommen, anfangs meist solitär und subjektiv symptomlos sind und im späteren Verlauf häufig zu riesigen nekrotisierenden und exulzerierenden Massen werden können.
  Differentialdiagnose. Lipome (Unterschied: gelappter Aufbau) und Talgzysten (teigig-fluktuierend);

- oberflächliche, „lentikuläre" Metastasen (Abb. 172), die in der oberen Dermis gelegen und meist multipel sind; sie werden lymphogen gestreut und finden sich daher vorwiegend in der Umgebung des Primärtumors. Sie sind gleichfalls subjektiv symptomlos und besitzen eine geringere Tendenz zur Exulzeration. Solche lentikulären Metastasen sind besonders typisch für Mammakarzinome und Melanome.
  Differentialdiagnose. Histiozytom, dermale Nävi, Leiomyome.

- das sog. „Carcinoma erysipelatodes" (Abb. 172), das sich fast ausschließlich bei Mammakarzinomen (gelegentlich bei Ovarialkarzinomen) findet und durch lymphogene Ausbreitung des Tumorgewebes per continuitatem gekennzeichnet ist („karzinomatöser Lymphbahninfarkt"). Das erysipelatöse Karzinom kann sowohl Primärmanifestation als auch die Erschei-

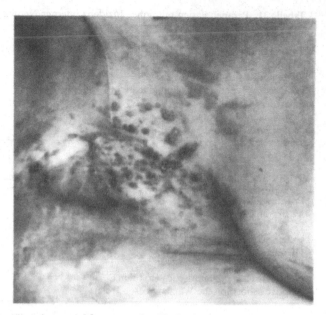

Abb. 172. Lentikuläre (lymphogene) Metastasen im Narbenbereich nach Mammaamputation. In der Peripherie erkennt man unregelmäßig gestaltete Erytheme: Karzinomatöse Lymphbahninfarkte (Erysipelas carcinomatosum)

nungsform eines Lokalrezidivs sein. Es findet sich eine diffuse, sich peripher in flammenartige Ausläufer (Lymphbahnen!) auflösende plattenartige Rötung und Infiltration der Haut, die sich klinisch von einem echten Erysipel nur durch die geringere entzündliche Symptomatik (hitzt weniger), das Fehlen von Allgemeinsymptomen, den langsamen Beginn sowie die meist derbere Infiltration unterscheidet. Wichtig ist, daß auch echte Erysipele keine seltene Komplikation in alten Mastektomienarben mit chronischer Radiodermitis darstellen (chronische erosive Radiodermitis ist eine gute Eintrittspforte!).

Paraneoplasien

Definition. Eine Gruppe seltener Hautkrankheiten und -symptome, die als Begleiterscheinungen interner Neoplasmen auftreten.

Allgemeines. Es ist eine große Zahl derartiger Syndrome bekannt, von denen jedoch nur wenige streng mit internen Neoplasien korreliert sind (Tabelle 31). Paraneoplasien sind durch einen engen Zusammenhang ihres Verlaufs mit dem Verlauf des Neoplasmas gekennzeichnet: synchrones Auftreten (können auch ein wenig vorauseilen oder nachhinken) und synchrone Remissionen

Tabelle 31. Paraneoplasien mit hoher Inzidenz interner Neoplasien

Akanthosis nigricans
Thrombophlebitis migrans
Akrokeratosis Bazex
Dermatomyositis
akquirierte Hypertrichosis lanuginosa
Pachydermoperiostose
Erythema gyratum repens
acquirierte Ichthyose

Tabelle 32. Paraneoplasien mit niedriger Inzidenz interner Neoplasien

Pruritus sine materia
M. Bowen, Arsenkeratosen
Herpes zoster
systemische Amyloidose
Hirsutismus, Gynäkomastie
Sweet-Syndrom
Nekrolytisches migratorisches Erythem
eruptive seborrhoische Warzen (Leser-Trélat)

Tabelle 33. Mißbildungssyndrome mit hoher Inzidenz interner Neoplasien

Cowden Syndrom
Neurofibromatose
M. Pringle
Gardner Syndrom
Basalzellnävus-Syndrom
Peutz-Jeghers-Syndrom
Ataxia teleangiektatica
Bloom-Syndrom
Werner-Syndrom
Wiskott-Aldrich-Syndrom
Dyskeratosis congenita

und Rezidive. Bei der überwiegenden Mehrzahl der Paraneoplasien ist die pathogenetische Verknüpfung mit dem Neoplasma unklar, bei vielen ist der Zusammenhang umstritten (Tabelle 32). Die wenigen unzweifelhaften Paraneoplasien haben jedoch eine erhebliche Signalwirkung, die zur intensiven Suche nach dem Primärtumor verpflichtet. Dasselbe gilt für eine Reihe von Mißbildungssyndromen, die gleichfalls in hohem Maße mit internen Neoplasien assoziiert sind (Tabelle 33).

Akanthosis nigricans

Allgemeines. Eine klinisch höchst charakteristische, in wahrscheinlich 100% der Fälle mit internen Neoplasien (fast ausschließlich Adenokarzinome insbesondere des Magens) korrelierte Paraneoplasie.

Klinisches Bild. Unscharf begrenzte, grau-bräunlich bis schwarze Verfärbung der Intertrigostellen (Axillen, Inguinalregion) mit milder bis erheblicher papulös-verruköser Hyperplasie der Epidermis, lichenifizierte Hauttextur; zusätzlich manchmal zahlreiche weiche Fibrome. Im späteren Verlauf greifen ähnliche Veränderungen auf Hals und Gesicht und Streckseiten der Extremitäten über. Subjektiv symptomlos.

Differentialdiagnose. Die echte maligne Acanthosis nigricans muß von der sog. *Pseudoacanthosis nigricans* unterschieden werden, die konstitutionell bei adipösen Individuen mit dunkler Komplexion auftritt. Hier kommt es zu einer diffusen schmutzig-braunen Verfärbung der Intertrigines mit zahlreichen pendulierenden Fibromen (Pathogenese: Friktionstrauma). Unterschied zur echten Acanthosis nigricans: Adipositas, Auftreten in der Jugend, Fehlen der Primäreffloreszenz (verruköse Papel). Acanthosis-nigricans-ähnliche Zustände können ferner als Teil verschiedener Mißbildungssyndrome, bei gewissen hormonellen Störungen (etwa Akromegalie) und als erbliche Disposition auftreten.

Akrokeratosis Bazex

Eine psoriasiforme, symmetrische Eruption an Akren und Gesicht, später Rumpf; Onychodystrophie; Schuppung und Fissuren der Fingerbeeren. Assoziation mit Bronchus- oder Ösophaguskarzinom.

Thrombophlebitis migrans

Eine seltene Paraneoplasie, die häufig mit Pankreaskarzinomen assoziiert ist.

Klinisches Bild. Eine meist nur kurzstreckige Entzündung oberflächlicher Venen von beliebiger Lokalisation, im Grad der Entzündung und der subjektiven Beschwerden weniger intensiv als die übliche Thrombophlebitis. Therapieresistent, doch kommt es nach einigen Wochen zur spontanen Rückbildung und dann zu einem Rezidiv benachbarter Venen oder desselben Venensegmentes. Histologisch findet sich kein auffälliger Unterschied zur Thrombophlebitis vom gewöhnlichen Typ; neoplastische Zellen finden sich *nicht* in der Venenwand, auch die Gerinnungsfaktoren sind normal.

Hypertrichosis lanuginosa

Plötzliches exzessives Wachsen lanugoähnlicher, weicher, manchmal rötlich gefärbter Haare, beginnend im Gesicht, später am gesamten Körper. In Ausnahmefällen können diese Haare mehrere Zentimeter lang werden. Sehr selten, fast stets mit malignen inneren Tumoren assoziiert.

Differentialdiagnose. Hereditäre Hypertrichosis lanuginosa.

Pachydermoperiostose

Selten; mächtige Verdickung der Haut insbesondere an Stirn, Gesicht und Skalp („Cutis verticis gyrata") mit tiefer bizarrer Furchung; Makroglossie. Gleichzeitig hypertrophe Osteoarthropathie der Akren. Pachydermoperiostose kann außer mit malignen Tumoren (meistens Bronchuskarzinom) auch mit chronischen Lungenkrankheiten (Tuberkulose, Bronchiektasien etc.) assoziiert sein.

Differentialdiagnose. Familiäre Form der Pachydermoperiostose.

Erythema gyratum repens

Eine sehr seltene, sehr stark ausgeprägte Form des Erythema anulare centrifugum („holzmaserungsähnliches" Bild). Assoziierte Tumoren: Adenokarzinome von Brust bzw. Gastrointestinaltrakt oder Bronchuskarzinom.

Pädiatrische Dermatologie

Allgemeines. In der Neugeborenenperiode und im Kindesalter sind Hautkrankheiten besonders häufig, wobei Intoleranzreaktionen und Infektionen überwiegen. Einige Dermatosen sind für das Kindesalter spezifisch, andere verlaufen lediglich anders als bei Erwachsenen. Bestimmende Faktoren sind hierbei die Beschaffenheit der kindlichen Haut selbst, Umweltfaktoren und die Unreife des Immunsystems.

Morphologie und Physiologie der Neugeborenen- und kindlichen Haut

Die *Epidermis* des reifen Neugeborenen entspricht in Dimension, Aufbau und Gehalt an Organellen (Filamente, Desmosomen etc.) weitgehend der des Erwachsenen. Trotzdem besteht eine physiologische Schwäche der mechanischen Kohärenz, die Blasenbildung bei sonst nicht blasenbildenden Dermatosen erleichtert (z. B. Mastozytose, Urtikaria). Die *Melanozyten* sind noch spärlich und weniger aktiv (Neugeborene auch dunkelhäutiger Rassen sind hellhäutig und dunkeln erst sukzessive nach; Ausnahme: Mamillen und Genitalgegend – hormon-sensitive Melanozyten).

Die *Dermis,* besonders das Stratum reticulare, ist dünn und wegen zahlreicher Kollagen-synthetisierender Fibroblasten zellreicher. *Kollagen-* und *elastische* Fasern sind feiner und kürzer; letztere enthalten weniger Elastin (geringere Färbbarkeit) und zeigen noch nicht ihre charakteristische kandelaberartige Anordnung in der papillären Dermis. Nerven und Blutgefäße sind in Form von noch eher regellosen Netzwerken angeordnet; die Architektur der subpapillären Plexus stellt sich erst im Lauf einiger Monate ein. Die *Hautanhangsgebilde* sind bei Geburt vollzählig und vollständig ausgebildet; die *Behaarung* besteht aus Lanugohaaren, die *Talgdrüsen* sind hypertroph und aktiv (mütterliche Hormone!), die *Schweißdrüsen* in den ersten Lebenswochen noch nicht funktionstüchtig. Die Fähigkeit zu Schwitzen stellt sich erst sukzessive ein (Gesicht und Kopf, später Handflächen und Fußsohlen und schließlich der restliche Körper). Die Unreife der Schweißdrüsen ist eine der autonomen nervösen Kontrolle; volle Reife wird erst nach 2 bis 3 Jahren erreicht.

Die *Barrierefunktion* der Hornschicht ist bei reifen Neugeborenen hingegen weitgehend ausgereift, wenngleich die Haut empfindlicher gegenüber Irritantien ist. Exogen applizierte Stoffe penetrieren kaum rascher als bei Erwachsenen; trotzdem kommt es leichter zu Intoxikationen durch Resorption, weil der kindliche Körper eine ungünstigere Volumen-Oberflächen-Ratio hat (zusätzliche Ursache: Okklusion durch Windelhose und warme Babywäsche). In scheinbarem Gegensatz dazu steht die bei Neugeborenen *geringe transepidermale Abdunstung* (Fehlen des Schweißes). Unreif ist zum Zeitpunkt der Geburt ferner die nervöse Kontrolle des Blutgefäßsystems (Beispiel: Der Axonreflex ist nur mangelhaft auslösbar). Alle genannten Faktoren und schließlich der noch spärliche Fettpolster bewirken eine Labilität des Neugeborenen in der *Thermoregulation* (Neigung zu sowohl Überhitzung als auch Unterkühlung).

Bei der Geburt ist die Haut von *Vernix caseosa* bedeckt, einem schmierigen Gemisch von in utero produziertem Talg und Hornzellendebris. Der pH-Wert der Haut ist neutral und sinkt erst im Lauf des ersten Lebensmonats langsam auf den physiologischen pH ~5,5 ab. Die anfangs hohe Talgproduktion wird fast gänzlich eingestellt, die Talgdrüsen atrophisieren. Als Resultat ist die Haut im Kindesalter trocken, jedoch geschmeidig und wegen des hohen Gewebsturgors prall.

Die Haut des Frühgeborenen. Diese ist in allen Abschnitten dünn und noch nicht voll ausdifferenziert (Zellorganellen, z.B. Desmosomen, noch spärlich). Folgen sind höhere Verletzlichkeit und *Insuffizienz der Barrierefunktion*.

Immunsystem des reifen Neugeborenen. Manche Bestandteile des humoralen Immunsystems sind in noch niedrigen Spiegeln vorhanden (Immunglobuline, Komplementkomponenten – insbesondere C3 und C5). Folgen sind Schwäche der Keimneutralisation, Opsonisation und der Chemotaxis. Die Migration von Leukozyten und Monozyten ist träger, die intrazelluläre Bakteriozidie mangelhaft. Auch das zelluläre Immunsystem ist noch nicht voll funktionstüchtig; so ist z.B. das Auftreten einer Kontaktallergie im Säuglingsalter eine Rarität.

Mikrobiologie der Neugeborenen- und kindlichen Haut. Schon im Geburtskanal taucht das anfangs sterile Neugeborene in die Keimwelt der Umgebung und wird innerhalb einiger Tage kolonisiert. Diese Phase ist für das Neugeborene kritisch, da unspezifische wie spezifische Abwehrmechanismen noch nicht voll ausgebildet sind und Keime eine oder zwei gute Eintrittspforten finden: Nabelschnurstumpf, Zirkumzisionswunde. Foudroyant verlaufende Infekte sind demnach unter schlechten hygienischen Verhältnissen keine Seltenheit.

Die Keimbesiedelung nimmt von Nabelschnur-, Anogenital- und Intertrigoregionen, und später Nasopharynx ihren Ausgang; die Keimdichte steigt sprungartig an und erreicht nach etwa 6 Wochen Erwachsenenwerte. Allerdings unterscheidet sich die Mikroflora erheblich von der des Erwachsenen. Am schnellsten besiedeln koagulasenegative Mikrokokken (Staphylococcus epidermidis) die Haut und dominieren die Flora; aerobe und anaerobe Diphtheroide treten erst später und in geringerer Zahl auf. Pityrosporum ovale gewinnt erst ab der Pubertät Bedeutung. Neben den apathogenen Keime treten auch – meist asymptomatisch – pathogene Keime auf, insbesondere Staphylococcus aureus (s. unten).

Die Keimflora älterer Kinder zeigt zwar gleiche Dichte wie beim Erwachsenen, jedoch ein breiteres Keimspektrum mit erhöhter Präsenz von Gramnegativen (verschobenes Keimgleichgewicht durch Fehlen der antimikrobiell wirkenden freien Fettsäuren aus dem Talg?).

Dermatosen der Neugeborenen- und Säuglingsperiode

Passagere nichtinfektiöse Dermatosen

Allgemeines. In der Postpartalperiode tritt die Anpassung des Neugeborenen an die geänderte Umwelt ein. Ein sichtbares Zeichen davon ist ein kurz nach der Geburt auftretendes physiologisches diffuses Erythem, das manchmal von psoriasiformer Schuppung begleitet ist und sich nach einigen Tagen in eine ausgeprägte Livedozeichnung auflöst. Wahrscheinlich sind auch die folgenden Dermatosen Ausdruck der Anpassung.

Erythema toxicum neonatorum

Eine häufige (30–70% der reifen Neugeborenen; bei Frühgeburten seltener), charakteristische und selbstlimitierte Dermatose unbekannter Ursache. Gewöhnlich am dritten oder vierten Lebenstag erscheinen regellos disseminierte, teils konfluierende fleckige Erytheme, Papeln oder (seltener) Pusteln in individuell sehr unterschiedlicher Dichte (einzelne bis Hunderte); Handflächen und Fußsohlen bleiben frei. Allgemeinsymptome fehlen; Spontanheilung innerhalb von zwei Wochen. Im Pustelausstrich finden sich Eosinophile, histologisch eosinophile Infiltrate um die Haarfollikel. Bei dichter Aussaat auch Bluteosinophilie.

Therapie. Nicht erforderlich.

Transiente neonatale pustulöse Melanose

Ähnlich, aber seltener (weniger als 5%) und hauptsächlich bei dunkelhäutigen Rassen. Schon bei Geburt oberflächliche Vesikulopusteln an Gesicht und Extremitäten (inklusive Handflächen und Fußsohlen), die schnell einreißen, colleretteartig abschuppen und innerhalb einiger Tage abheilen. Zurück bleiben über Monate persistierende hyperpigmentierte Flecken. Systemzeichen fehlen.

Histologie. Subkorneale neutrophile Pusteln.

Therapie. Nicht erforderlich.

Miliaria rubra

Im ersten Lebensmonat nach Einsetzen des Schwitzens besonders häufig. Pathogenese: Okklusionseffekt durch Babykleidung und vermutlich auch Unreife der Verhornung (vgl. S.321).

Akne neonatorum

Hauptsächlich bei männlichen Säuglingen (assoziiert mit erhöhten Testosteronspiegeln – Eigenproduktion in utero); Beginn am Ende der Neonatalperiode oder später, spontane Abheilung fast stets innerhalb des ersten Lebensjahres. Die Akne neonatorum ist hauptsächlich an den Wangen lokalisiert und zeigt die typische Morphologie der Akne vulgaris, doch fehlen meist tiefsitzende abszedierende Infiltrate. Knaben mit Akne neonatorum entwickeln in der Pubertät besonders schwere Akne vulgaris.

Subkutane Fettnekrose

Eine relativ seltene, selbstlimitierte Krankheit unklarer Ätiologie sonst gesunder reifer Neugeborener. Zugrunde liegt wahrscheinlich eine erhöhte Kälteempfindlichkeit neonatalen Fettgewebes (höherer Schmelzpunkt wegen höheren Anteils gesättigter Fettsäuren), möglicherweise in Kombination mit Geburtstraumen. Beginn innerhalb der ersten Lebenstage oder -wochen: einzelne oder mehrere bis einige Zentimeter große derbe bis steinharte subkutane Knoten mit oft gelappter Oberfläche, über denen die Haut rotviolett verfärbt ist. Nur gelegentlich schmerzhaft. Prädilektionsstellen: Wangen, Nates, proximale Extremitäten. Meist kommt es innerhalb einiger Wochen zur spontanen Auflösung, manchmal aber zu Einschmelzung, Fistelbildung oder Verkalkung (dann eingezogene Narben).

Therapie. Nicht erforderlich. Fluktuierende Läsionen werden punktiert.

Sklerema neonatorum

Eine sehr seltene, lebensbedrohliche Krankheit, der subkutanen Fettgewebsnekrose wahrscheinlich wesensverwandt, aber von generalisierter Ausbreitung. Sie tritt vorwiegend bei Frühgeborenen auf und ist meistens mit schweren Systemkrankheiten assoziiert (Sepsis, Herzmißbildungen, respiratorischer Distreß, Dehydration, etc.). Der Prozeß beginnt symmetrisch an den Beinen und Nates und schreitet schnell über den gesamten Körper fort: Die Haut wird gelblich-weiß, marmoriert, steinhart und leichenähnlich, die Extremitäten unbeweglich, das Gesicht maskenartig. Schwere Systemzeichen, Appetitlosigkeit, Stupor, Schock. Die Mortalität liegt bei 50–75%.

Therapie. Behandlung der begleitenden Systemkrankheit, intravenöse Elektrolyt- und Flüssigkeitskorrektur, Wärme- und Sauerstoffzufuhr, Kortikosteroide.

Infektiöse Dermatosen der Neonatalperiode

Allgemeines. Infektionen der Neugeborenen können schon in utero (konnatal) oder während bzw. kurz nach der Geburt erfolgen. Konnatale Infektionen zeigen trotz der Verschiedenheit der verantwortlichen Erreger oft ähnliche klinische Bilder: Minderwuchs, Zeichen der Unreife, Hepatosplenomegalie, Ikterus, Anämie und Thrombozytopenie, Chorioretinitis etc. Wegen dieser Ähnlichkeit hat sich im angloamerikanischen Schrifttum der Sammelbegriff „TORCH-Syndrom" eingebürgert – ein Akronym für die hauptsächlichen Erreger: Toxoplasmose, „other infections" (konnatale Syphilis, diverse Virusinfektionen), Rubeolen, Cytomegalie, Herpes simplex. Diagnostik und Therapie des TORCH-Syndroms sind schwierige perinatologische Probleme und sprengen den Rahmen dieses Buches. Im Gegensatz zu den konnatalen sind die *peri- und postnatalen Infektionen* dadurch gekennzeichnet, daß die Frucht klinisch gesund geboren wird und die Krankheitssymptome erst nach mehrtägiger Inkubationszeit einsetzen. Viele dieser Infektionen sind potentiell lebensbedrohlich.

Herpes neonatorum

Die Infektion erfolgt gewöhnlich schon im Geburtskanal (florider Herpes genitalis der Mutter ist Indikation zur Sektio!). Beginn meist zwischen dem vierten und achten Lebenstag; die Infektion kann auf die Haut lokalisiert bleiben oder systemisch verlaufen. Bloßer Hautbefall ist entweder auf die Prädilektionsstellen (Kapillitium und Gesicht – Kontakt mit dem Zervikalkanal; Mundschleimhaut) beschränkt oder disseminiert; charakteristisch sind gruppierte, heftig entzündliche Vesikopusteln, doch kommen auch unscheinbare aphlegmasische Läsionen vor. Systemische Infektion (Herpes-Sepsis, -Enzephalitis) ist häufig – aber nicht stets – mit ausgedehnten Hautläsionen assoziiert und führt in etwa der Hälfte der Fälle zum Tod. Die überlebenden Kinder entwickeln schwere zentralnervöse Restzustände. Diagnose: Tzanck-Test, Immunfluoreszenz, negative stain. Bei Fehlen typischer Hautläsionen kommt bakterielle Sepsis, Toxoplasmose oder Cytomegalieinfektion in *Differentialdiagnose.*

Therapie. Acyclovir.

Staphylokokkeninfektionen

Staphylococcus aureus ist der häufigste bakterielle Erreger der Neonatalperiode. Etwa ein Drittel der Neugeborenen wird innerhalb einer Woche mit Staphylokokken besiedelt (Prädilektionsstellen: Nabelstumpf, Intertrigostellen und Nasenschleimhaut), viele werden Keimträger (Nasopharynx). Der Carrierstatus ist mit häufiger Inzidenz von Pyodermien assoziiert.

Das Spektrum der Krankheitserscheinungen ist breit; das klinische Bild wird vom Infektionsmodus, dem befallenen anatomischen Substrat und der Virulenz der Keime (bzw. deren Toxinbildung) bestimmt. Die mildeste Form ist die **Staphylokokken-Pustulose:** in den vorwiegend kolonisierten Regionen entstehen disseminierte, oft ausgedehnte Eruptionen kleiner, oberflächlicher Pusteln. Diese Manifestation kann zu schwerwiegenderen Pyodermien fortschreiten oder spontan abheilen. Bedeutsamer ist die eitrige **Omphalitis;** aus dem entzündeten Nabelstumpf ergießt sich ein eitriges Sekret; Infektion des umgebenden Gewebes kann zu Phlegmone, Peritonitis und Sepsis führen. Eitrige *Paronychien* führen häufig zu Osteomyelitis (Phalanx oder in metastatischer Lokalisation). Bei Kontinuitätstrennungen der Haut (Blutabnahmen etc.) können *Abszesse, Phlegmonen und Osteomyelitis* entstehen. Weitere Manifestationen: *Furunkel, metastatisch-embolische Abszesse, Gangrän* und *Sepsis*. Infektion mit Staphylococcus aureus der Phagengruppe II führt (bei Hautbefall) zur *bullösen Impetigo* und bei systemischer Verbreitung von Epidermolysin zum *SSSS* (s. S.183).

Therapie. Systemische geeignete Antibiotika (Penicillinase-resistentes Penicillin) ist bei allen Manifestationen mandatorisch.

Bemerkung: Die Übertragung der Staphylokokken erfolgt durch Schmierinfektion; die Isolierung infizierter Kinder ist daher angezeigt (Gefahr von Epidemien).

Staphylococcus epidermidis als Krankheitserreger. Dieser normalerweise apathogene Keim ist Teil der mikrobiellen Hautflora, doch kommen Infektionen bei Frühgeborenen und immundefizienten Kindern vor. Hauptmanifestationen: Kopfschwartenphlegmonen und eitrige Konjunktivitis (Begleitkeim bei Chlamydienkonjunktivitis?).

Streptokokkeninfektionen

Vergleichsweise selten. Hauptmanifestationen: Omphalitis, Paronychien, Impetigo, Erysipel und Phlegmonen. Streptokokken sind typischerweise transiente Keime (können sich nur einige Wochen an der Haut halten), doch kann der Nasopharynx und das Rektum längerfristig kolonisiert werden.

Infektionen durch gramnegative Keime

Obwohl häufige Ursache schwerwiegender Systeminfektionen (Sepsis, Meningitis, Pneumonie) führen gramnegative Keime nur selten zu Hautinfektionen bei Neugeborenen. Meist handelt es sich um metastatische Absiedelungen im Rahmen einer Sepsis (hämorrhagisch-nekrotisierende Knoten, schwere Systemzeichen). Primäre Hautinfektionen erfordern eine Eintrittspforte (Traumen mit Kontinuitätstrennung; Resultat: Phlegmonen). *Haupterreger:* Escherichia coli, Pseudomonas aeruginosa, Klebsiellen, Serratien, Proteus etc.

Pseudomonas aeruginosa nimmt eine Sonderstellung ein. Die lebensbedrohliche Infektion mit diesem Erreger kann sich sehr verschiedenartig manifestieren: erythematöse Papeln, hämorrhagische Vesikulopusteln, tiefe Knoten, Abszesse, Phlegmonen und Erythema multiforme-ähnliche Läsionen. Wichtigste Manifestation und pathognomonisch ist das **Ekthyma gangränosum**. Dieses entsteht zumeist auf metastatisch-embolischer Basis bei Pseudomonas-Sepsis (gelegentlich auch durch direkte Inokulation) und besitzt eine charakteristische Morphologie: fokales Ödem und Erythem mit einer zentral hämorrhagischen Vesikulopustel, die platzt und sich sehr schnell (12–24 Stunden) in ein nekrotisches Ulkus mit eleviertem Randsaum umwandelt.

Diagnose. Gramabstrich und Kultur aus Aspirat einer Läsion.

Therapie. Breitspektrum-Penicillin kombiniert mit Aminoglykosid (sofort, noch vor Eintreffen des Kulturbefunds!).

Candidiasis

Die Besiedlung des Neugeborenen mit *Candida albicans* erfolgt zumeist schon im Geburtskanal; Ort der Kolonisation ist zunächst die Mundhöhle (hier können die Hefen bei 20% der Neugeborenen schon nach einer Woche, nach einem Monat bei fast allen nachgewiesen werden). Von hier wird der Gastrointestinaltrakt und Teile der Haut (hauptsächlich Intertrigines) besiedelt (s. unten).

Weniger als 10% der gesunden Neugeborenen entwickeln eine *orale Candidiasis* (Mundhöhlensoor): Zwischen dem 5. und 8. Lebenstag erscheinen weißliche, wegwischbare Beläge der Mundschleimhaut auf erythematösem Grund, um sich nach etwa 1 Monat wieder spontan zurückzubilden.

Therapie. Lokalapplikation von Nystatinsuspension.

Bei Frühgeburten, immundefizienten Neugeborenen sowie nach Geburtstrauma, protrahierter Geburt, Malnutrition und systemischer Behandlung mit Antibiotika und Kortikosteroiden tritt der Mundhöhlensoor nicht nur viel häufiger auf sondern kann auch Ausgangspunkt einer **systemischen Candidiasis** (Candidasepsis) werden (alternative Streuquelle: Venenkatheter etc.). Candidasepsis ist durch schwere Systemzeichen und Organbefall (Endokarditis, Meningitis, Hirnabszesse, Peritonitis, Pneumonie, Nierenabszesse u. a. m.) gekennzeichnet; zumeist bestehen auch ausgedehnte Herde an Haut und Schleimhaut. Die Hautläsionen umfassen neben papulopustulösen Primärherden auch knotige erythematöse Läsionen *(metastatisch-embolische Abszesse).*

Diagnose. Oft schwierig: Abstriche und Pilzkulturen aus Blut, Urin, Biopsiematerial.

Therapie. Amphotericin B und 5-Fluorocytosin (kombiniert), Ketokonazol.

Eine seltene Spielart ist schließlich die **konnatale kutane Candidiasis,** eine präpartal aszendierte Infektion von Amnionhöhle und Fötus, die auch bei intakten fötalen Membranen zustande kommen kann (möglicher Wegbereiter: Fremdkörper, z. B. Pessar). An Plazenta und Nabelschnur finden sich multiple miliare weißliche Knötchen (Candidagranulome), das Fruchtwasser ist trüb; das Neugeborene zeigt eine generalisierte papulo-pustulöse Eruption (Handflächen und Fußsohlen typischerweise *befallen*), die nach einigen Tagen abschuppt. Die konnatale kutane Candidiasis bleibt meist auf die Haut beschränkt und führt nur selten zu Komplikationen (Pneumonie, Sepsis).

Diagnose. Direkter und kultureller Pilznachweis aus den Pusteln.

Therapie. Lokaltherapie (Nystatin, Clotrimazol) ist meist ausreichend. Bei Verdacht auf Progredienz Systembehandlung (s. oben).

Ichthyosiforme Dermatosen der Neonatalperiode

Die milderen Ichthyosen (Ichthyosis vulgaris, X-rezessive Ichthyose) sind in der Neonatalperiode nicht oder kaum ausgeprägt und entwickeln sich erst in den Folgemonaten. Von den schweren Ichthyosen ist lediglich die *epidermolytische Hyperkeratose* regelmäßig durch Erythrodermie, Schuppung, aber auch durch disseminierte Blasenbildung bei Geburt gekennzeichnet. Die *lamelläre Ichthyose* präsentiert sich meist als „Collodiumbaby" (s. S.325). Die Collodiumhaut ist zwar typisch, aber nicht spezifisch für die lamelläre Ichthyose; sie kann auch bei anderen Ichthyosen und sogar später völlig hautgesunden Kindern auftreten. Die schwerste Verhornungsstörung der Neonatalperiode ist der *Harlekinfötus;* hierbei ist der Fötus in massive, panzerartige Keratinplatten eingescheidet. Harlekinföten sind nicht lebensfähig (meist Totgeburten). Zugrunde liegt eine autosomal rezessive Störung wahrscheinlich des Keratinstoffwechsels.

Differentialdiagnose ichthyosiformer Erythrodermie. „Physiologische" Abschuppung bei Frühgeburten und übertragenen Föten, konnatale psoriatische Erythrodermie.

Bullöse Dermatosen

Die wesentlichen, hierher gehörenden Dermatosen sind die Gruppe der Epidermolysis bullosa hereditaria (S.332), die epidermolytische Hyperkeratose (S.327), Incontinentia pigmenti (S.442), die diffuse kutane Mastozytose (S.537) und die bullöse Impetigo (S.182).

Fehlbildungen und Nävi

Von den mannigfaltigen embryonalen Fehlbildungen fallen nur wenige in den eigentlichen Bereich der Dermatologie. Eine davon ist die **Aplasia cutis congenita:** anlagebedingtes Fehlen der Haut an umschriebener Stelle, meistens am Hinterkopf. Es handelt sich um ovaläre, meist nur kleine Ulzera (einige Zentimeter) oder auch Substanzdefekte, in denen die Haut durch eine zellophanartig dünne, durchsichtige Lamelle ersetzt ist.

Therapie. Operative Korrektur.

Häufig und kosmetisch, aber oft auch funktionell bedeutsam sind die *kapillären* und *cavernösen Angiome* (s. S.493). *Nävogene Fehlbildungen* sind in der Neonatalperiode manchmal noch nicht oder nicht zur Gänze ausgebildet

Dies gilt insbesondere für die *epidermalen* und *appendikalen*, weniger für die *Bindegewebsnävi* (s. S. 455, 485). Wohl vorhanden, jedoch noch oberflächlich und wenig pigmentiert und behaart sind die *konnatalen Pigmentnävi* (s. S. 511).

Ekzeme und ekzemähnliche Dermatosen

Allgemeines. Neonatale und kindliche Haut ist leicht irritierbar und bereit, auf verschiedenste Noxen mit dem morphologischen Ausdruck eines Ekzems zu reagieren. Man unterscheidet zwar einige Grundtypen kindlicher Ekzeme, doch sind deren Ätiologie und auslösende Faktoren häufig nicht gänzlich bekannt bzw. schlecht voneinander trennbar und überlappend.

Grundtypen kindlicher Ekzeme

Irritatives Kontaktekzem

Sehr häufig, eher milde, in Verteilung und Charakter abhängig von der auslösenden Noxe. Beispiele: *Periorales Ekzem* durch Herabfließen von Speichel oder Kindernahrung; *intertriginöses Ekzem* am Hals, Axillen und Fettfalten durch Schwitzen; *disseminiertes Ekzem* durch mangelhaft entfernte Waschmittel, Badezusätze, kitzelnde Babykleidung (Wolle) oder diverse Präparationen der Babykosmetik. Wichtigstes Beispiel ist die oft hochentzündliche, erosive *irritative Windeldermatitis* (Ätzwirkung des Fäzes – s. unten).
Bemerkung: Die irritative Kontaktdermatitis wird, wie übrigens auch alle anderen Ekzemarten bei Kindern, meist als „allergisch" vermutet.

Atopische Dermatitis

Diese meist charakteristisch ausgebildete Ekzemform (s. S. 123) entsteht in voller Ausprägung erst im zweiten oder dritten Lebensmonat; sie geht jedoch häufig aus vorbestehenden Läsionen hervor, die als irritatives oder seborrhoisches Ekzem imponieren. Alle oben genannten Manifestationen eines irritativen Ekzems können auch Vorboten einer noch nicht manifesten atopischen Dermatitis sein (am häufigsten: Windelekzem).

Seborrhoisches Ekzem

Die verwirrendste der kindlichen Ekzemformen. Sie ist bei klassischer Ausprägung leicht, häufig jedoch schlecht von den anderen Grundtypen zu unterscheiden. Das seborrhoische Ekzem ist nicht, wie der Name nahelegt und früher vermutet wurde, an vermehrte Talgproduktion gebunden, sondern vielmehr ein Ekzem mit wenig exsudativer Komponente, das zu trockenen, sich fettig anfühlenden Schuppen neigt (am Kapillitium manchmal sehr massiv) und die „seborrhoischen Areale" bevorzugt. Beginn in den ersten Lebenswochen, spontanes Ende spätestens am Ende des ersten Lebensjahres. Häufige Assoziation mit Windeldermatitis; von diesen ausgehende nummuläre Streuherde haben oft ein psoriasiformes Aussehen und werden gelegentlich als infantile Psoriasis fehlinterpretiert. Ein Zusammenhang mit zirkulierenden mütterlichen Hormonen wird vermutet.

Therapie der kindlichen Ekzeme. Elimination der Noxen, adäquate Lokaltherapie mit Kortikoidsalben, pflegerische Maßnahmen (Bäder, Pflegesalben).

Bemerkung: Die erfolgreiche Führung kindlicher Ekzeme ist eine komplexe Aufgabe und bedarf Erfahrung, Einfühlsvermögen und Geschick. Leider sind Kortikoidsalben heute Opfer einer Verteufelung, die selbst weisen Gebrauch dieser segensreichen Topika erschwert und die Mütter in die Hände von Naturheilern treibt.

Windeldermatitis

Definition. Eine ekzematöse Reaktionsform der Windelregion bei Neugeborenen und Säuglingen, die durch das Milieu im Windelbereich, Candida albicans und die individuelle (atopische, seborrhoische oder psoriatische) Disposition bestimmt wird.

Allgemeines. Eine außerordentlich häufige Dermatose, die wahrscheinlich bei jedem Säugling zumeist mild oder vorübergehend auftritt und ein Musterbeispiel polyätiologischer Genese darstellt.

Pathogenese. Das Windelekzem ist eine Zvilisationskrankheit, deren Ursache in der beabsichtigten Verhinderung des freien Abflusses von Harn und Fäzes liegt: Die zu diesem Zweck applizierten Windeln halten beides in der anogenitalen Region zurück und mit dieser in Kontakt. Irritierend ist besonders der an Proteasen, Bakterien und deren Stoffwechselprodukten reiche Stuhl; die ammoniakalische Harngärung, früher als Hauptschuldiger verdächtigt, spielt wahrscheinlich eine geringe Rolle. An den Kontaktstellen entsteht eine primär irritierende Dermatitis, die durch den Okklusionseffekt der undurchlässigen Windelhosen (Durchfeuchtung und Quellung der Hornschicht, Steigerung der Permeabilität) verstärkt wird. Die Dermatitis beschränkt sich anfangs auf die Anogenitalgegend, breitet sich jedoch bald im gesamten Windelhosenbereich aus. Der zweite wesentliche Faktor ist die Besiedlung mit der im Stuhl meist reichlich vorhandenen Candida albicans. Diese führt zur Verstärkung der Entzündungsreaktion und zum Auftreten von Pusteln und zirzinärer Schuppung. Stehen diese Symptome im Vordergrund, spricht man häufig von „Windelsoor". Das Ausmaß der ekzematösen Reaktion wird durch die individuelle Ekzembereitschaft bestimmt. Diese ist bei Kindern mit atopischer oder „seborrhoischer" Disposition besonders hoch; die Windeldermatitits kann in solchen Fällen als Köbnerphänomen aufgefaßt werden. Ähnliches gilt auch für den (seltenen) Fall einer kindlichen Psoriasis: Im Windelbereich entsteht eine ausgedehnte psoriatische Läsion, die durch ihre Trockenheit, ziegelrote Farbe und scharfe polyzyklische Begrenzung gekennzeichnet ist. Die Existenz einer solchen „Windelpsoriasis" ist zwar unbestreitbar, jedoch häufig überschätzt.

Therapie. Zum Erfolg führt nur die Elimination der Ursache, also des Kontakts von Fäzes und Haut. Am besten, wenn auch unbequemsten, ist häufiges Offenstehenlassen und Austrocknen der Windelregion; ein brauchbarer Kompromiß sind die modernen, stark saugenden Windeln (Pampers), insbesondere bei häufigem Wechsel. Zur Behandlung des akuten Schubs sind (mäßig dosiert) Kortikoidsalben unentbehrlich. Als Alleinmedikation sind sie jedoch untauglich und führen wegen der Okklusionssituation besonders leicht zu Hautatrophie und Teleangiektasien. Bei „Windelsoor" zusätzlich Nystatin lokal.

Granuloma glutaeale infantum

Eine benigne, selbstlimitierte Dermatose, die klinisch durch lividrote bis nußgroße Knoten der Windelregion, selten außerhalb dieser (Abdomen, Hals, Axille) gekennzeichnet ist. Es handelt sich um eine granulomatöse Gewebsreaktion (auf Candidaantigene?) innerhalb mazerierter Hautareale.

Differentialdiagnose. Kaposi-Sarkom, Lues II (alter, treffender Ausdruck: „Pseudolues papulosa").

Therapie. Wie bei Windeldermatitis; Spontanregression innerhalb einiger Monate.

Erythrodermia desquamativa Leiner

Eine seltene Dermatose, die durch generalisiertes Ekzem, schwere Diarrhoen, Gedeihstörungen und Neigung zu System- und Hautinfektionen (häufig gramnegative Keime) gekennzeichnet ist und als Maximalvariante des seborrhoischen Ekzems gilt. Die Ätiologie ist unbekannt, eine Defizienz der Komplementkomponente C5 wird angeschuldigt. Die Krankheit beginnt meist zwischen dem zweiten und vierten Lebensmonat, befällt Mädchen häufiger als Knaben und manifestiert sich klinisch als Erythrodermie mit intensiver Schuppung und Krustenbildung (Skalp).

Allgemeinsymptome. Fieber, Dehydration, Infektionen (Respirationstrakt, Haut).

Bemerkung: Ähnliche klinische Zustandsbilder zeigen zwei seltene genetisch determinierte Immundefizienzsyndrome: die *schwere kombinierte Immundefizienz* (Severe combined immunodeficiency) und die *multiple Karboxylasedefizienz.* Die Unterscheidung ist nur mit Hilfe von Laborparametern möglich.

Therapie. Mildere Formen der Erythrodermia desquamativa sprechen auf pflegerische Maßnahmen und lokale Kortikosteroide an. In schweren Fällen sind Frischplasmainfusionen (zur Korrektur der C5 Defizienz) angezeigt.

Ekzemähnliche Dermatosen

Manche Systemkrankheiten des Kindesalters können Ekzemreaktionen täuschend imitieren: Acrodermatitis enteropathica (S. 412), Histiocytosis X (S. 534) und das Wiskott-Aldrich Syndrom (S. 124). Auch Infektionen der Haut können ekzemähnlich verlaufen; etwa die konnatale neonatale Candidiasis (S. 561) und die Skabies (S. 263).

Dermatosen des Klein- und Schulkindalters

Allgemeines. In diesem Lebensabschnitt erfolgt der erste Kontakt mit zahlreichen Erregern, daher dominieren infektiöse Dermatosen (s. entsprechende Kapitel). Nur wenige Hautkrankheiten haben ein für dieses Alter spezifisches Gepräge.

Infantile papulöse Acrodermatitis (Gianotti-Crosti-Syndrom)

Eine relativ seltene, exanthematische Krankheit des Kleinkindesalters; gilt als altersspezifisch und milde verlaufende Manifestation einer (Erst)Infektion mit dem Hepatitis-B-Virus.

Klinisches Bild. Monomorphes Exanthem aus nicht juckenden, dunkelroten Papeln an Wangen, Nates und distalen Extremitätenanteilen, generalisierte Lymphknotenschwellung und meist anikterische, akute Hepatitis; Grippe-ähnliche Systemzeichen.

Labor. Lymphozytose, Entzündungsparameter, HBs-Ag nachweisbar, Transaminasen erhöht. Exanthem und Lymphadenopathie klingen nach 3–4 Wochen spontan ab, die Hepatitis nimmt einen zumeist milden Verlauf, kann jedoch in eine chronisch aggressive Hepatitis münden. Die Infektion soll peroral erfolgen.

Differentialdiagnose. Papulovesikulöses akrolokalisiertes Syndrom (s. unten), diverse Virusexantheme.

Therapie. Symptomatisch

Papulovesikulöses akrolokalisiertes Syndrom

Ein ähnliches Krankheitsbild wie oben beschrieben, jedoch häufiger, bunter (Exanthem besteht aus Papeln, Vesikeln und Erythemen), meist von kürzerer Dauer, oft mit Juckreiz assoziiert; Lymphadenopathie, Leberbeteiligung und Systemzeichen fehlen. Gilt als gemeinsamer Ausdruck verschiedener (Virus)Infektionen; manchmal kann Epstein-Barr-Virus nachgewiesen werden, meist wird kein ätiologisches Agens gefunden.

Differentialdiagnose. Infantile papulöse Akrodermatitis, Hand-Foot-Mouth Disease, diverse Virusexantheme.

Therapie. Symptomatisch

Kawasaki-Syndrom (Mukokutanes Lymphknotensyndrom)

Definition. Eine wahrscheinlich durch Retroviren hervorgerufene Systemkrankheit, die durch Fieber, zervikale Lymphknotenschwellung, charakteristische Hautsymptome und Organkomplikationen (insbesondere Aneurysmen der Koronararterien) gekennzeichnet ist.

Allgemeines. Eine meist selbstlimitierte, jedoch potentiell lebensbedrohliche Krankheit des Kleinkindesalters (im Mittel 2–3 Jahre; kann jedoch auch bei Adoleszenten und sogar jungen Erwachsenen auftreten). Kommt vorwiegend in Japan und den USA vor, seit 10 Jahren auch in Europa beschrieben. Eine infektiöse Genese wurde immer vermutet; kürzlich wurde in Lymphozyten Erkrankter reverse Transkriptase nachgewiesen. Die klinischen Manifestationen haben Ähnlichkeit mit Scharlach.

Klinisches Bild. Man unterscheidet eine Früh- und eine Spätphase von je 7–10 Tagen. Beginn akut mit hohem Fieber (bis 40 °C) von wechselndem Verlauf und zumindest 5 Tagen Dauer; gleichzeitig zervikale Lymphknotenschwellung, konjunktivale Injektion, Enanthem (gerötete, geschwollene Mundschleimhaut mit prominenten Papillen - Erdbeerzunge), Erytheme der Handflächen und Fußsohlen; hinzu treten skarlatiniforme, multiformeartige oder uncharakteristische Exantheme. Die Kinder sind unruhig und weinerlich; häufig besteht Nackensteifigkeit (lymphozytäre Meningitis), gelegentlich grippale Symptomatik mit Bronchitis, Gastroenteritis und Ikterus. Die gravierendsten Veränderungen spielen sich am Herzen ab: in ⅔ der Fälle kommt es zumindest elektrokardiographisch zu milder Myokarditis und Myokarderguß, Arrhythmien und bei etwa 10% zu Verschluß oder Aneurysmen der Koronararterien; die Herzsymptomatik setzt oft erst in der 3. Woche nach scheinbarer Abheilung ein (Herzinfarkt!). In der Abheilungsphase nehmen Fieber, Haut- und Systemzeichen sukzessive ab, meist Restitutio ad integrum. Ähnlich wie bei Scharlach charakteristisches handschuhartiges Abschuppen von Handflächen und Fußsohlen.

Labor. Leukozytose, Thrombozytose, IgE-Erhöhung, Transaminasenerhöhung, zirkulierende Immunkomplexe. Assoziation mit HLA-BW22 und HLA-B5.

Therapie. In Ermangelung einer spezifischen Behandlung Thrombozytenaggregationshemmung mit Aspirin. Systemische Kortikoide wirken wahrscheinlich verschlechternd (häufiger Koronaraneurysmen). Antibiotikatherapie ist wirkungslos.

Differentialdiagnose. Scharlach, toxisches Schock-Syndrom, Virusexantheme, Polyarteritis nodosa.

Juveniles Xanthogranulom

Ein benignes, selbstlimitiertes, histiozytäres Granulom mit Fettspeicherung unbekannter Ursache. Dem Krankheitsbeginn im 1. Lebenshalbjahr folgt eine Wachstumsperiode von 1–2 Jahren (Läsionen werden größer und zahlreicher), anschließend Regression (im Schulalter meist abgeschlossen). Zahl der Läsionen: einzelne bis Hunderte, Prädilektionsstellen: Gesicht, Kapillitium, zentraler Rumpf. Klinisches Bild: bis etwa 1 cm große, orange-gelbe bis goldfarbene mittelweiche Papeln bzw. Knoten. In der Regressionsphase Hyperpigmentation und Übergang in flache bzw. eingesunkene Narben. Die befallenen Kinder sind fast stets gesund, Systemzeichen fehlen; in Ausnahmefällen bilden sich gleichartige Läsionen auch an inneren Organen (Lunge, Knochen, Leber). Übergang in monozytisch-myeloische Leukämien wurde beschrieben. Gelegentlich assoziiert mit Neurofibromatose.

Differentialdiagnose. Spindelzellnävus, Mastozytom, Histiozytosis-X, Xanthoma disseminatum.

Einschub: Xanthoma disseminatum. Eine seltene, normolipämische Xanthomatose von selbstlimitiertem Charakter, die durch eine große Zahl orangeroter Xanthome an der Haut (Prädilektionsstellen: große Beugen, Gesicht, orbital) sowie der Schleimhäute, Cornea und Sklera, und der Meningen gekennzeichnet ist. Beginn meist in früher Kindheit, aber auch im jungen Erwachsenenalter. Xanthoma disseminatum bildet sich zwar nach einigen Jahren spontan zurück, doch können durch den Sitz der Läsionen Schäden entstehen: Blindheit, Heiserkeit (Larynxbefall), Obstruktion der Bronchien, zentralnervöse Erscheinungen (Epilepsie, Diabetes insipidus).
Therapie. Abwarten der Spontanheilung; bei störendem Sitz operative Maßnahmen.
Differentialdiagnose. juvenile Xanthogranulome, Xanthome anderer Art, Histiozytosis X.

Juveniles squamöses palmoplantares Ekzem

Allgemeines. Kinder dieser Altersperiode neigen in besonderer Weise zu palmoplantaren Ekzemen, wahrscheinlich als Ausdruck noch nicht vollzogener Gewöhnung an die mechanische Beanspruchung durch die Umwelt (Mazeration). Eine verschlechternde Rolle spielt atopische Disposition. Beginn der Beschwerden fällt meist in jene Zeit, wo das Kind schuhbewehrt (häufig Okklusiveffekt – Moonboots) seine Welt zu erforschen beginnt und gern überall hingreift (meist ins Nasse) („Pritschelekzem").

Klinisches Bild. Die Haut ist trocken, mit fetzigen Schuppen bedeckt (ein Teil des Forscherdranges richtet sich auf das Abziehen der Schuppen) und oft durch radiäre Rhagaden durchzogen (typische Anamnese: „Dem Kind kommt immer das rohe Fleisch heraus!").

Therapie. Aufklärung, abdeckende Salben, Neutralseifen; manchmal kurzzeitige Behandlung mit Steroidsalben erforderlich.
Bemerkung: ein sehr gewöhnliches Krankheitsbild; seine Bedeutung liegt darin, daß es immer wieder als „Pilz" diagnostiziert, dementsprechend behandelt und dadurch perpetuiert wird.

Geriatrische Dermatologie

Allgemeines. Im letzten Lebensdrittel sind Dermatosen besonders häufig. Viele davon laufen im wesentlichen gleich ab wie in früheren Lebensabschnitten, andere sind für das Alter hoch charakteristisch: „physiologische" Alterungsvorgänge der Haut, altersbedingte Krankheiten des Hautorgans und Hautzeichen von Systemkrankheiten. Geriatrische Hautprobleme stellen einen Großteil der Alltagsarbeit des Dermatologen dar.

Morphologie und Physiologie der Altershaut

Der *physiologische Alterungsprozeß* der Haut setzt mit etwa 30 Jahren ein und schreitet individuell sehr verschieden schnell fort. In reiner Form tritt er nur an den bedeckt getragenen Körperregionen in Erscheinung, da sich an den lichtexponierten Hautarealen die *„Lichtalterung"* überlagert – ein zwar ähnlicher, aber doch unterschiedlicher Prozeß. Die Kennzeichen der Hautalterung sind wohlbekannt: Schlaffheit, Elastizitätsverlust, Faltenbildung, Trockenheit und fleckige Pigmentverschiebungen. Zahlreiche weitere, meist subtilere Kennzeichen sind Ausdruck davon, daß sämtliche Anteile der Haut in den Alterungsprozeß – meist im Sinn von Reduktion – einbezogen sind.

Die *Epidermis* ist verdünnt, die Hauttextur verwischt; histologisch steht Abflachung oder Verschwinden der Retezapfen im Vordergrund. Letzteres beruht auf der Verringerung der – hauptsächlich in den Retezapfen konzentrierten – epidermalen Stammzellen. Dies hat mehrere Konsequenzen: Einerseits führt die Abflachung des beim Jugendlichen sägezahnartigen Profils der dermoepidermalen Junktionszone zu gesteigerter *mechanischer Verletzlichkeit* (gegenüber Schertraumen). Andererseits kommt es zur Reduktion der Proliferationstätigkeit (der ^{3}H-Thymidin-Markierungsindex sinkt von 5% auf 3% im Alter) und damit zur *Verlangsamung* des epidermalen *Turnovers* und der *Reepithelisation* bei Wundheilung (beides bis zur doppelten Dauer).

Die *Hornschicht* der Altershaut ist zwar in Aufbau und Zahl der Zellagen gleich der jugendlichen Haut, doch verweilen durch den verlangsamten Turnover die Hornzellen fast doppelt so lang im Stratum corneum und werden dementsprechend länger schädigenden Umwelteinflüssen ausgesetzt. Dies ist vermutlich eine wichtige Teilursache (allerdings kaum die alleinige) der bekannten Trockenheit der Altershaut. Die Barrierefunktion der Hornschicht ist im wesentlichen intakt (kein Anstieg des transepidermalen Wasserverlusts und der transepidermalen Resorption). Allerdings ist die Altershaut durch schwache Laugen verstärkt irritierbar; dies beruht wahrscheinlich auf dem Klaffen der Follikelöffnungen und feinen Kontinuitätstrennungen der Hornschicht (Sprünge).

Die *epidermalen Symbionten* (Melanozyten und Langerhans-Zellen) nehmen linear während des Alterns an Zahl ab. Ersteres manifestiert sich im Ergrauen der Haare **(Canities)** und im Verlust von Pigmentnävi, kaum jedoch im Pigmentierungsgrad der Haut selbst (Erklärung: Die Reduktion von Melanozyten und Keratinozyten in der Epidermis ist etwa parallel). Letzteres ist Ausdruck einer generellen Abnahme der Immunkompetenz im Alter.

Von den *Hautanhangsgebilden* zeigen die *Haare* die auffälligsten Veränderungen, nämlich Verdünnung und Rarefizierung sowohl der Kopf- als auch der Körperhaare. Im Gegensatz dazu kommt es an manchen Regionen zu verstärktem Haarwachstum (Augenbrauen, Haare der Ohrmuschel etc.). Altersbedingt ist auch der Verlust der Kräuselung von Scham- und Achselhaaren. *Schweiß- und Talgdrüsen* sind einer progredienten Funktionseinschränkung unterworfen: bei Greisen ist die Haut ähnlich talgarm wie bei präpubertären Kindern. Dies erklärt allerdings die altersbedingte Trockenheit der Haut nicht, denn präpubertäre Kinder haben keinesfalls eine trockene Haut, und bei alten Menschen ist die „Trockenheit" nicht mit dem Ausmaß der Talgproduktion korreliert. Die Talgdrüsen sind bei alten Menschen dennoch häufig hypertroph (Reservoirfunktion).

Für den Alterungsprozeß noch wesentlicher ist die Rarefikation aller Bestandteile der *Dermis*. Es kommt zu einem progredienten Verlust an *Interzellularsubstanz,* der in verringerten Gewebsturgor (Wasserbindungsvermögen) und damit in Schlaffheit der Haut resultiert. Die *Kollagenfaserbünde* sind dichter gepackt, zusätzlich jedoch in ihrer Anordnung verändert: Sie verlaufen gestreckter und sind weniger filzartig verflochten als in der Jugend, woraus eine geringere Dehnbarkeit resultiert. Die einzelnen Kollagenfasern sind reißfester, wahrscheinlich durch einen höheren Grad von Quervernetzung. Die *elastischen Fasern* sind teils dichter gepackt, teils rarefiziert (besonders an der dermoepidermalen Junktionszone), die einzelnen Fasern verplumpt; Folgen sind Verlust der Elastizität und Bildung feiner Falten. Die elastischen Fasern sind auch der Hauptschauplatz des „Lichtalterns" („Elastose" – Ablagerung von Elastin in granulären Massen zwischen den elastischen Mikrofibrillen, was im Extrem zu amorphen knotigen Anhäufungen führen kann).

Wesentlich ist schließlich das *Gefäßsystem* der Haut am Alterungsprozeß beteiligt: Besonders an den postkapillären Venen kommt es zum sukzessiven Verlust von Adventitiazellen, zur Weitstellung und Wandstarre. Die Zahl der Kapillaren nimmt oft erheblich ab (Verlust von bis zu 30% der Gefäßquerschnitte in der papillären Dermis). Hieraus ergeben sich auch klinisch deutliche Folgen: die im Alter typische Blässe, Auftreten von Teleangiektasien, verschlechterte Thermoregulation (hier spielen allerdings auch der oft rarefizierte Fettpolster und die Abnahme der Schweißproduktion eine Rolle) und

570

verzögerter Abtransport von Substanzen aus dem Bindegewebe der Haut (etwa nach intrakutaner Injektion). Die Altershaut besitzt gegenüber der jugendlichen Haut erheblich *veränderte Reaktionsweisen:* Sie ist irritabler (Schäden der Hornschicht?), doch tritt die Reaktion wegen des rarefizierten Gefäßsystems später und milder auf (typisches Beispiel: Ältere Personen neigen weniger zu Sonnenbränden). Hinzu kommt, daß an der Altershaut *entzündliche Reaktionen* überhaupt schwächer ablaufen und die *Schmerzempfindlichkeit* generell nach dem 50. Lebensjahr abnimmt (Brandverletzungen verlaufen bei alten Menschen häufig schwerer). Beides erklärt die Neigung der Altershaut zu chronischen irritativen Ekzemen. Die Haut ist *verletzlicher,* die Wundheilung *verzögert.*

Für das Alter charakteristische Dermatosen

Ekzematische Krankheiten

Exsikkose (Asteatose) der Haut und ihre Folgeerscheinungen

Die **Exsikkose** ist eine der häufigsten Dermatosen überhaupt. Die Ursache ist nicht gänzlich klar (s. oben), doch ist die Rolle häufiger Entfettung der Haut durch heiße Bäder (Duschen!) und Seife ein wohl bekannter aggravierender Faktor. Die Haut ist trocken, matt, in ausgeprägten Fällen „wie mit Puder bestreut" (typischer Befund: „Rieseln" beim Ablegen der Unterwäsche). Am stärksten betroffen sind Unterschenkel (und Unterarme), die eine charakteristische Hautfelderung ähnlich wie Ichthyosis vulgaris zeigen (**„Pseudo-Ichthyose"**). Die Exsikkose bleibt manchmal vom Träger unbemerkt, verursacht jedoch häufig subjektive Symptome, die von einem unangenehmen „Organgefühl" bis zu sehr quälendem Juckreiz (**„Pruritus senilis"**) reichen können. Exsikkose prädisponiert ferner zur Irritation durch ekzematogene Noxen.

Therapie. Rückfettende Bäder, Pflegesalben.

Bemerkung: Vor der Diagnose eines „Pruritus senilis" müssen andere Ursachen eines Pruritus sine materia stets ausgeschlossen werden (okkulte Neoplasmen, Lymphome, Diabetes, Leber- und Niereninsuffizienz).
Das **exsikkotische (asteatotische) Ekzem** ist eine häufige Komplikation der Exsikkose: ein generalisiertes Ekzem mit meist trockenem, papulosquamösem, oft nummulärem Charakter, aufgepfropft auf die Zeichen der Exsikkose. Meist handelt es sich um ein chronisch irritatives Ekzem (gesenkte Irritationsschwelle). Nicht selten treten jedoch allergische Kontaktekzeme mit Streuung hinzu (häufige Ursache: Selbstbehandlung mit sensibilisierenden Hautpräparaten).

Bemerkung: Zur Stillung des Juckreizes werden oft ungeeignete Hausmittel verwendet, z. B. Tinkturen (Franzbranntwein, Arnika etc. – Alkohol trocknet noch mehr aus, Inhaltsstoffe können sensibilisieren) oder verschiedene kosmetischen oder anderen Zwecken dienende Salben (durchblutungsfördernde

Salben etc.) und Präparate aus dem Repertoire der Naturheilkunde (etwa Ringelblumensalbe – ein bekannt gutes Allergen).

Therapie. Meist sehr schnelle Besserung auf Kortikoidsalben, anschließend Hautpflege wie oben.

Andere ekzematische Manifestationen

„Alterserythrodermie". Ein nicht allgemein akzeptierter Krankheitsbegriff; er bezeichnet eine ekzematöse Erythrodermie unklarer Genese mit reaktiver generalisierter Lymphknotenschwellung, wenig Allgemeinsymptomen und schlechtem therapeutischem Ansprechen. Dieser historische Begriff umfaßt wahrscheinlich ein Spektrum von Erythrodermien, das von Kontaktekzemen bis zu nicht erkannten Fällen von Sézary-Syndrom reichte, und wird wegen der verfeinerten Diagnostik heute immer seltener verwendet.

Lichen simplex chronicus. Umschriebene, stark lichenifizierte Ekzemherde, heftig juckend; meist okzipital und am Nacken.

Altersspezifische Tumoren und Hyperplasien

Bemerkung: Die meisten Hauttumoren treten im Alter gehäuft auf (Basaliome, Plattenepithelkarzinome, Kaposi-Sarkom); manche verlaufen im Alter schwerer (Melanome). Die im folgenden genannten Läsionen sind jedoch geradezu Kennzeichen der Altershaut.

Seborrhoische Warzen

Siehe. S.456.

Angiomatöse Neubildungen

Besonders häufig sind die „senilen" Angiome, die „Blutseen" und die Naevi aranei (s. S.499, 500).

Talgdrüsenhyperplasie

Kleine, flach erhabene, gelbliche Knötchen mit gelapptem Aufbau im Gesicht. Kleinen Basaliomen oft täuschend ähnlich.

Stukkokeratosen

Hautfarben-bräunliche, warzenähnliche, kleine Hyperkeratosen an Unterschenkeln und Unterarmen.

Histologie. Umschriebene Verdickungen des Stratum corneum ohne Veränderung der Epidermis (der häßliche Terminus will ausdrücken, daß das Hornmaterial der unveränderten Epidermis wie Stuck aufsitzt).

Therapie. Keratolytische Salben (Salizylsäure bzw. harnstoffhaltige Salben).

Diverses

Purpura senilis

Flächenförmige Hämorrhagien an Handrücken und Unterarmen nach geringfügigen mechanischen Traumen. Meist bestehen nebeneinander Blutungen in verschiedenen Stadien der Resorption (lividrot bis gelbbraun).

Pathogenese. Rarefizierung der Gefäßwände.

Therapie. Keine.

Differentialdiagnose. Kortikoid-Purpura.

Perlèche (Faulecke)

Die Mundwinkel sind mazeriert, schmerzhafte Fissuren. Diese häufige Läsion beruht auf ständiger Durchfeuchtung des Mundwinkels mit Speichel. Ursache: die altersbedingte vertiefte Faltenbildung im Mundwinkelbereich, auslösender Faktor häufig Einreißen der mazerierten Haut bei Einführen von Zahnprothesen.

Therapie. Bewußtmachen der Ursache; austrocknende und antibiotische Präparate.

Chondrodermatitis helicis nodularis

Am freien Rand der Helix (seltener an anderen Stellen der Ohrknorpel) bildet sich ein derbes, bis kirschkerngroßes, am Knorpel adhärentes Knötchen. Milde Entzündungszeichen der Haut. Die Läsion ist sehr druckschmerzhaft (charakteristische Anamnese: „Ich kann auf diesem Ohr vor Schmerzen nicht schlafen").

Histologie. Fibrinoide Nekrose des Perichondriums, begleitendes entzündliches Infiltrat. Relativ häufig, sehr charakteristisch aber ätiologisch unklar.

Therapie. Exzision; konservative Therapie erfolglos.

Differentialdiagnose. Aktinische Keratosen mit perifokaler Entzündung.

„Klimakterielle" Beschwerden ohne faßbares morphologisches Substrat

Allgemeines. Im Rahmen der Involution können – bei Frauen häufiger als bei Männern – sehr charakteristische Beschwerdekomplexe ohne faßbares klinisches Korrelat auftreten. Oft besteht ein zeitlicher Zusammenhang mit dem Klimakterium der Frau; diese Zeichen werden als „Depressionsäquivalente" betrachtet, sind jedoch viel weniger bekannt als häufig und werden immer wieder als organische Leiden fehlinterpretiert („Pilzkrankheiten"). Sie zeichnen sich durch quälenden Juckreiz, Brennen und „Organgefühl" aus. Die Patienten sind häufig durch Leidenswege über mehrere Ärzte verunsichert. Patienten mit derlei Beschwerden kommen oft mit sehr ausgefeilten rationalen Erklärungen und beträchtlicher Beharrlichkeit zum Arzt; die Grenzziehung zu phobischen Zuständen analog der Parasitophobie und Kanzerophobie, neuerdings auch der AIDS-Phobie, fällt dem Nicht-Psychiater gelegentlich schwer.

Pruritus vulvae

Quälender Juckreiz und Brennen der Genital- und Analregion.

Pruritus der Kopfhaut

Quälender brennend-schmerzhafter Juckreiz der Kopfhaut. Typisches klinisches Zeichen: Schmerzhaftigkeit der Haarfollikel, die besonders bei Kämmen und Umlegen von Locken empfunden wird („verlegte Haare").

Brennen von Zunge (Glossodynie) und Gingiva

Außer einer meist gegebenen milden Atrophie keine pathologischen Veränderungen faßbar. Diese Beschwerden werden häufig auf schlecht passende Zahnprothesen oder auf Allergien gegenüber Prothesenmaterial zurückgeführt (was oft zusätzlich stimmt).

Differentialdiagnose. Atrophie der Zunge bei perniziöser Anämie („Spiegelzunge").

Generalisierter Pruritus sine materia

Therapie. In vielen Fällen können die Beschwerden bei Patientinnen in der Menopause schlagartig durch Östrogensubstitution beseitigt werden; Beiziehung eines psychiatrischen Konsiliarius ist häufig angezeigt.

Bemerkung: Klarerweise dürfen die oben genannten „klimakteriellen" Beschwerden erst dann diagnostiziert werden, wenn organische Ursacher ausgeschlossen sind.

Dekubitus (Druckbrand)

Definition. Ischämische Drucknekrosen der Haut und des subkutanen Gewebes an den Aufliegestellen bei bettlägrigen Patienten.

Allgemeines. Eine häufige und potentiell lebensbedrohende Komplikation der Immobilität bei Bettlägrigen, die früher oft die ausschlaggebende Todesursache im hohen Alter, bei Marasmus, nach apoplektischen Insulten, komatösen Zuständen verschiedenster Art etc. darstellte. Durch besseres Verständnis der Genese und bessere Hilfsmittel zu Prophylaxe und Therapie ist der Dekubitus heute zwar besser beherrschbar, doch nimmt das Ausmaß des Problems wegen der steigenden Zahl geriatrischer Patienten insgesamt eher zu.

Pathogenese. Ein Dekubitus entsteht, wenn auf das Gewebe durch längere Zeit (ein bis zwei Stunden) konstant ein Druck ausgeübt wird, der den Blutdruck in den präkapillären Arteriolen (im Mittel 32 mm Hg) übersteigt. Der hypoxische Gewebsschaden bewirkt zunächst eine Permeabilitätssteigerung der Gefäße, Plasmaexsudation und eine entzündliche Reaktion, die sich als Rötung (reaktive Hyperämie) manifestiert. In diesem Grad I (s. Tabelle 34) ist der Dekubitus noch reversibel. Hält der Druck weiter an, kommt es zur ischämischen Nekrose, die in ihrem Ausmaß von einer oberflächlichen schwärzlichen Schorfbildung bis zu einer tiefen Nekrose (bis zum Knochen) reichen kann. Der Nekrose folgt nach Tagen bis Wochen ein geschwüriger Zerfall, der in sehr ausgedehnten und tiefen Gewebsverlust resultieren kann. Nekrose und Substanzdefekt verstärken durch Eiweiß- und Elektrolytverlust Katabolismus und Marasmus und bedeuten eine gefährliche Eintrittspforte für Infektion und Sepsis.

Bei jungen, organisch gesunden Patienten kommen Dekubiti nur im Rahmen eines Komas vor (posttraumatisch, bei Intoxikationen, insbesondere bei Suizidversuchen). Im Alter treten wichtige Sekundärfaktoren hinzu, die das Auftreten eines Dekubitus auch ohne länger dauerndes Koma ermöglichen: Schwäche, Einschränkung der Mobilität verschiedenster Ursache, neurologische Störungen, Diabetes mellitus, Einschränkungen des Sensoriums sowie Zustände, die trophische Störungen begünstigen (Anämie, kardiale Dekompensation, Hypalbuminämie, arterielle Mangeldurchblutung). Eine wesentliche Rolle spielt ferner die altersbedingt herabgesetzte Schmerzempfindlichkeit (Ausfallen des Alarmsignals bei Ischämie).

Klinisches Bild. Entsprechend dem Stadium des Dekubitus (s. Tabelle 34) findet sich entweder ein scharf umschriebenes Erythem (Grad I) oder nekrotische Ulcera verschiedener Ausdehnung und Tiefe (Grad II–IV). Dekubiti von Grad IV heilen mit konservativen Mitteln nicht mehr ab und sind meist auch durch chirurgische Eingriffe nicht beherrschbar. Septische Komplikationen sind häufig.

Prädilektionsstellen sind jene Aufliegeregionen, wo die Haut von der harten Unterlage des Knochens nur duch eine dünne Fettschicht getrennt wird: die Sakral-, Fersen- und Malleolarregion, sowie die Haut über den Trochanteren und den Sitzbeinhöckern. Je nach Bestanddauer bzw. Pflegezustand können Dekubitalgeschwüre das Bild einer heftig entzündlichen Infiltration, gegebenenfalls mit septischer Streuung („Zustand C"), von Nekrosen und schmierig belegter Granulationen („Zustand B") oder von sauberem, rotem Granulationsgewebe („Zustand A") bieten.

Tabelle 34. Gradeinteilung bei Dekubitus

Grad I:	Umschriebene Hautrötung, Epidermis intakt
Grad II:	oberflächlicher Schorf oder Exulzeration, Blasenbildung
Grad III:	Gewebsdefekt bis in Subkutis und Muskulatur
Grad IV:	Gewebsdefekt bis zum Knochen, Osteomyelitis

575

Dekubitusprophylaxe. Grundprinzip ist die Vermeidung längerfristiger konstanter Belastung der Aufliegestellen bei dekubitusgefährdeten Patienten. Zu diesem Zweck stehen zahlreiche Hilfsmittel zur Verfügung: superweiche „Dekubitusmatratzen", Gummiringe (Fersen), Wasserpolster (sakral) sowie diverse Spezialbetten (unterteilte Luftmatratzen, Drehbetten, Sandbetten); sie alle verteilen den Aufliegedruck und entlasten die hauptgefährdeten Stellen. Mindestanforderung ist das Einhalten einer 30°-igen Schräglage und die regelmäßige Umbettung (jede Stunde). Selbstverständlich ist ferner, sofern möglich, das Ausschalten der oben genannten Sekundärfaktoren; physikalische Therapie und, falls erzielbar, frühzeitige Mobilisation.

Therapie. Wesentliche erste Maßnahme ist die Druckentlastung. Oberflächliche Nekrosen (Grad II) sollten trocken (Puder) behandelt und ihre Spontandemarkation und Abstoßung abgewartet werden. Decubiti von Grad III und IV bedürfen einer operativen (in manchen Fällen enzymatischer) Abtragung der Nekrosen, geeigneter antibiotischer Therapie und, bei nicht all zu großer Ausdehnung und entsprechendem Allgemeinzustand, einer plastisch-chirurgischen Versorgung. Spalthautlappen führen hier selten zum Erfolg, meistens sind Vollhautlappen bzw. Hautmuskellappen erforderlich.

Haut und Psyche

Die Interaktion zwischen psychischen Vorgängen und Hautkrankheiten ist ein aktuelles Thema. In der Laienwelt – und auch in manchen medizinischen Kreisen – ist die Meinung weit verbreitet, daß psychosomatische Erkrankungen des Hautorgans vergleichsweise häufig seien. Auch viele Patienten sind gerne bereit, psychosomatische Ursachen für ihre Hautbeschwerden zu akzeptieren; starken persönlichen Überzeugungen (auf allen Seiten) steht jedoch ein dürftiges Faktenmaterial gegenüber.

Wenn der Verdacht auch schwer widerlegt werden kann, daß die Psychosomatik häufig als goldener Weg aus diagnostischen und therapeutischen Zwickmühlen benützt wird, ist die prinzipielle Möglichkeit psychischer Wirkungen auf die Haut (bzw. Hautkrankheiten) unzweifelhaft. Jedem Laien sind die neurovegetativen Phänomene der Schamesröte, Zornesbleiche und des Angstschweißes ebenso bekannt wie die Regulierbarkeit von Juckreiz und Schmerz durch psychische Faktoren. Die noch junge Psychoimmunologie hat darüber hinaus gezeigt, daß Momente wie Angst, Streß, Schmerz, Freude und Trauer sich auch nachhaltig auf das Immunsystem auswirken, wobei jedoch die vermittelnden Mechanismen wenig geklärt sind (z. B. Endorphinrezeptoren an Lymphozyten) und ihr Effekt im Rahmen schwerer organischer Prozesse nicht überschätzt werden darf. Hierher gehört etwa die bekannte Verschlechterung eines systemischen Lupus erythemtodes durch psychischen Streß. Untersuchungen haben gezeigt, daß psychische Momente (Angst) histaminliberalisierend wirken; dies könnte ein Teilfaktor in der Pathogenese unter anderem der chronisch rezidivierenden Urtikaria (Anekdote: Eine Ehefrau erleidet urtikarielle Schübe immer anschließend an Seitensprünge) und der Neurodermitis sein. Endgültiges läßt sich heute sicherlich noch nicht sagen.

Für die alltägliche Praxis wichtiger ist jedoch die Plethora von Zuständen, denen psychische Faktoren auf indirekte Weise zugrunde liegen. Diese reichen oft tief in das Reich des Trivialen und werden treffend als „Dermatological Non-Disease" bezeichnet.

Selbstbeobachtungsphänomene

Hier handelt es sich meist um junge, etwas neurotische Männer, die von normalen oder an der Grenze des Normalen liegenden Hautstrukturen beunruhigt sind und die vermeintliche Symptomatik häufig gewissensbeladen mit (eher harmlosen) sexuellen Umständen in Verbindung setzen. Die häufigsten derartigen Symptome sind: *Hirsuties papillaris coronae glandis, freie Talgdrüsen* am Penisschaft, *Talgzystchen* am Skrotum, Smegma, die *granuläre Beschaffenheit* der Glans penis, die bei manchen Individuen bei Intumeszenz zutage tritt. An zweiter Stelle steht die Mundschleimhaut: *freie Talgdrüsen* der Zahnschlußleiste oder die granuläre Beschaffenheit der Lippen und Wangenschleimhaut durch *prominente Schleimdrüsen.*

Bemerkung: Es ist oft schwer, die Patienten von der Normalität der gezeigten Strukturen zu überzeugen, während die „psychosomatische" Natur anderer (mit Sicherheit organischer) Krankheiten nicht bezweifelt wird.

Subjektive Beschwerden ohne objektives Korrelat im Rahmen der Involution

Diese „Menopausebeschwerden" sind hoch charakteristisch: Brennen von Zunge, Gingiva und Lippen, Jucken und Brennen des Kapillitiums (Haarwurzeln) und der Anal- und Genitalgegend (s. Kapitel „geriatrische Dermatologie").

Bemerkung: Bei Hormonsubstitution (sofern möglich) verschwindet anfänglicher Unglauben gewöhnlich so schnell wie die Symptomatik selbst.

Psychische Fixierung auf tatsächliche dermatologische Symptome

Beschwerden solcher Art scheinen sich vorwiegend (aber keineswegs ausschließlich) beim weiblichen Geschlecht zu finden und bewegen sich um Attribute mit ästhetischer Konnotation. Hauptvertreter sind diffuse Effluvien, Fettigkeit der Gesichtshaut, „übelriechender Talg" und als extrem störend empfundene, kaum sichtbare Papeln und Punkte ungewisser Dignität.

Dermatologische Zeichen spielerischer oder neurotischer Gewohnheiten („Faxen")

Diese Gruppe umfaßt ein großes Spektrum trivialer Einzelerscheinungen. Hauptakteure sind meist Kinder, deren Eltern die Symptome als organische Krankheit werten und die Aufklärung nicht immer willig akzeptieren. Hierher gehören: trockene, oft rissige und verkrustete Lippen *(Cheilosis), Perlèche* und *periorales Ekzem* durch gewohnheitsmäßiges Schlecken, *Handekzem* durch nervöses Händereiben und Hautzupfen; *Tylose* am Handrücken durch Reiben der Zähne beim Auslösen des Brechreflexes (Bulimie); die *Trichotillomanie,* die von bescheidenen münzgroßen Alopezien durch Lockenzwirbel bis zur nahezu völligen Depletion des Kapillitiums reichen kann. Weitere Manifestationen sind die *Akne excoriée,* chronische Entzündungen de Mamille durch Reiben, *Onychodystrophie* durch Nagelbeißen und rezidivierende Erysipele des äußeren Ohrs durch gewohnheitsmäßiges Stochern in äußeren Gehörgang u. a. m.

Bemerkung: Es braucht nicht mehr sonderlich erwähnt zu werden, daß viel der genannten Symptome immer wieder als „Pilz" fehl„diagnostiziert" werden.

Artefakte

Solche sind keinesfalls selten und werden oft erst nach langer Zeit (oder nicht) erkannt. Aus verschiedensten Motiven (Selbstbestrafung, Protest gegen die Umwelt, Wunsch nach Außerordentlichkeit, Zwangsvorstellungen) fügen sich Patienten Wunden, Verätzungen, Infektionen (z. B. Einreiben von Fäzes in Hautwunden etc.) zu. Resultat sind uncharakteristische Läsionen, deren Analyse oft lange Zeit in Anspruch nimmt. Manche Patienten entwickeln eine erstaunliche Geschicklichkeit und medizinische Sachkenntnis in der Täuschung der Ärzte und wandern von Spital zu Spital um oft sehr ausgedehnte Untersuchungen und Operationen über sich ergehen zu lassen *("Münchhausen-Syndrom")*. Von psychotischem Charakter sind schließlich Fälle von Selbstverstümmelung, bei denen vermeintliche Parasiten, maligne Tumoren oder andere Schädlichkeiten mit oft brutalen Mitteln aus der Haut entfernt werden.

Parasitophobie

Die wohl schwierigste und frustrierendste psychodermatologische Krankheit. Die Patienten sind von ihrem Befall durch Parasiten überzeugt, bringen unaufhaltsam, mit wortreicher Liebe zum Detail oft sehr komplexe und bizarre Anamnesen vor und sind durch nichts von ihrer Meinung abzubringen. Mitgebrachte Schmutzpartikel etc. werden zur Überprüfung vorgelegt, ein „negatives" Resultat wird auf Unzulänglichkeit der Untersuchung zurückgeführt. Die Patienten stehen unter großem Leidensdruck, fühlen sich im Mittelpunkt obskurer Machenschaften und sind kaum je zum Besuch eines Psychiaters zu bewegen. Analoge phobische bzw. schizoide Syndrome sind die Venero- und letztens auch die AIDS-Phobie. Zugrunde liegen degenerative organische ZNS-Schäden, deren genaue Diagnostik und Behandlung die Grenzen der Dermatologie übersteigt (manchmal Ansprechen auf Psychopharmaka).

Erwähnt soll schließlich die selbstverständliche Tatsache sein, daß chronische Hautkrankheiten schwere psychische Beeinträchtigungen beim Betroffenen bewirken können. Dies um so mehr, je früher im Leben eine solche Dermatose beginnt. Dementsprechend sind beispielsweise Kinder mit Neurodermitis viel eher Opfer einer ungünstigen psychodynamischen Entwicklung als Erwachsene mit ausgedehnter Psoriasis.

Phlebologie

(R. May†, H. Partsch)

Anatomie des Venensystems des Beines

Fußvenen

Die Fußsohle besitzt ein dichtes Venengeflecht; wir gehen nicht nur auf einem Fettpolster, sondern auch auf einem „Venenpolster", das wir mit jedem Schritt auspressen. Die Venen des Fußes werden zwar in oberflächliche und tiefe Venen unterteilt, sind aber eine funktionelle Einheit: die Verbindungsvenen zwischen oberflächlichen und tiefen Venen des Fußes sind z.T. klappenlos, die meisten mit Klappen besetzten lassen jedoch nur eine Strömung von plantar nach dorsal zu. Ganz gegensätzlich verhalten sich die Venen des Beins.

Beinvenen

Hier sind die oberflächlichen und tiefen Venen (Abb. 173) durch die Faszie wie durch eine Mauer getrennt, die nur einzelne Pförtchen hat; ein *Kollateralsystem* zwischen oberflächlichen und tiefen Venen *existiert nicht*. Kommunikation zwischen den beiden Systemen ist nur durch Verbindungsvenen möglich, die durch diese Faszienlücken verlaufen *(Vv. perforantes)*.

Oberflächliche Venen

Die *V. saphena magna* läuft, vom medialen Fußrand kommend, ventral des Malleolus medialis und weiter an der Medialseite des Unter- und Oberschenkels und mündet in der Fossa ovalis knapp unter der Leiste in die V. femoralis.
Die *V. saphena parva* zieht von der lateralen Malleolusgegend entlang der Dorsalseite des Unterschenkels und mündet in sehr variabler Höhe in der Kniekehle in die V. poplitea.

Tiefe Venen

Sie folgen den Beinarterien und sind nach diesen benannt. Am Unterschenkel sind sie paarig, *Vv. tibiales anteriores et posteriores, Vv. fibulares*. Sie vereinigen sich in der Kniekehle in sehr variabler Höhe zur *V. poplitea* (häufig paarig, gelegentlich dreifach angelegt), diese setzt sich als *V. femoralis* fort

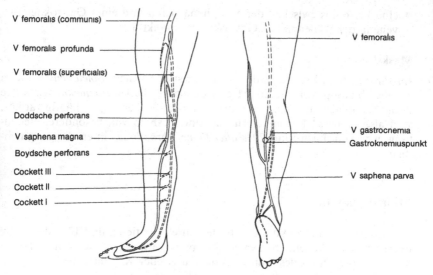

Abb. 173. Venensystem der unteren Extremität

(der Chirurg nennt die V. femoralis am Oberschenkel V. femoralis superficialis). Rund 4 Querfinger unter dem Leistenband mündet in sie eine starke Muskelvene, die *V. profunda femoris* ein. Von da an nennt sie der Chirurg V. femoralis communis. Der Anatom kennt diese Unterscheidungen nicht; sie sind aber praktisch wichtig: eine Unterbindung der V. femoralis superficialis ist funktionell von geringer Bedeutung, die Ligatur der V. femoralis communis jedoch, wie sie immer wieder irrtümlich bei Varizenoperationen vorkommt, funktionell sehr schwerwiegend.

Venae perforantes

Durch Faszienlücken verlaufende Verbindungsvenen zwischen oberflächlichem und tiefem Venensystem (Unterscheide: *Vv. communicantes* sind Verbindungsvenen in *derselben* Schicht!). Die Klappen der Vv. perforantes stellen sicher, daß das Blut nur *in Richtung zu den tiefen Venen* fließen kann. Es gibt rund 100 Vv. perforantes. Praktisch wichtig sind jedoch nur wenige (vgl. Abb. 173):

- die *Cockettschen* Perforantes; verbinden den hinteren Ast der V. saphena magna und die Vv. tibiales posteriores. Sie finden sich an der Medialseite der Wade in einer Höhe von 7 cm (Cockett I), 14 cm (Cockett II) und 18 cm (Cockett III) vom Boden;
- die *Boydsche* Perforans; verbindet dieselben Venen in einer Höhe von 24 cm über dem Boden;
- die *Doddsche* Perforans; verbindet die V. saphena magna mit der V. femoralis proximal des Kniegelenks;

581

- eine Perforans zwischen der V. saphena parva und einer Gastroknemius-vene in der Wadenmitte („Gastroknemiuspunkt").

Muskelvenen

Im Inneren des M. soleus finden sich sehr starke Venen *(Soleusvenen),* die in die Vv. tibiales posteriores, im M. gastrocnemius die *Gastroknemiusvenen,* die in die V. poplitea münden. Sie entarten ab dem 30. Lebensjahr häufig varikös, sind also „innere" Krampfadern; sie sind deshalb von besonderer Bedeutung, weil von ihnen rund *70% aller tiefen Thrombosen* ihren Ausgang nehmen.

Hämodynamik

Normalerweise fließen 90% des Blutes durch die tiefen und 10% durch die oberflächlichen Venen. Die venöse Strömung wird unterhalten durch die
- *Vis a tergo* (Druck des Blutes aus dem arteriellen Kapillarschenkel),
- *Muskelpumpe der Wade,*
- *Vis a fronte* (kardiothorakale Aspiration durch die Saugwirkung des Herzens und den Druckwechsel im Thorax bei der Atmung).

Venöse Strömung unter Normalverhältnissen

Bei ruhigem, entspanntem Stehen fließt das Venenblut langsam und stetig, von der Vis a tergo getrieben, herzwärts. Alle Klappen des oberflächlichen und tiefen Venensystems sind offen, nur die Klappen der Vv. perforantes sind geschlossen (da in den tiefen Venen ein etwas höherer Druck herrscht als in den oberflächlichen).
Beim Gehen, also bei Kontraktion der Wadenmuskeln („Systole"), wird das Blut herzwärts gepreßt. Die sich in Richtung zur Peripherie schließenden Klappen stellen sicher, daß das Blut nur nach proximal fließt.
Bei Muskelerschlaffung („Diastole") kommt es zu einem rapiden Druckabfall in den tiefen Beinvenen. Die Klappen der tiefen Venen schließen sich, daher kann kein Blut retrograd fließen. Dieser Druckabfall in den tiefen Venen wirkt als Sog auf die oberflächlichen Venen und die Muskelvenen, aus denen das Blut daher in die tiefen Venen strömt (Öffnen der Klappen der Vv. perforantes, „Blow in"), bis der Druckausgleich wiederhergestellt ist (Schließen der Klappen der Vv. perforantes). Der Druckabfall in den tiefen Venen bei Bewegung der Wadenmuskeln kann durch die Venendruckmessung bestimmt werden.
Das Auspressen der Sohlenvenen bei jedem Schritt, die Bewegung im Sprunggelenk und die Tätigkeit der Beinmuskulatur sind wichtige Hilfsmechanismen für den venösen Rückfluß. Wir sprechen von einer „venösen Beinpumpe" (Gelenks-Muskelpumpe).

Venöse Strömung bei Varizen

Bei ruhigem, entspanntem Stehen fließt das Blut in den tiefen Venen, von der Vis a tergo getrieben, herzwärts. In den Varizen und Vv. perforantes hingegen steht das Blut völlig still, es herrscht *keine Strömung* (wichtig!).
Bei Beinbewegung fließt das Blut in den Varizen (Klappeninsuffizienz!) nach *distal, also zurück.* Diese veränderte Strömung erklärt alle Beschwerden bei Varizen und bestimmt auch die Therapie.

Folgen der Strömungsumkehr:

- Die veränderte – retrograde – Strömung führt zu einem Überdruck in der Peripherie. Dies hat schon Trendelenburg 1882 beschrieben und als „venösen Privatkreislauf" bezeichnet. Wir sprechen heute von einem „Blow down".

- Die Vv. perforantes werden durch das stark vergrößerte Blutangebot erweitert; die Klappen werden insuffizient (sofern sie dies nicht schon anlagebedingt waren oder durch variköse Degeneration gleichzeitig zur Varizenentstehung wurden) und degenerieren. Daraus ergibt sich folgende Konsequenz: Das Varizenblut fließt zwar noch durch die Vv. perforantes in die tiefen Venen („Blow in"); durch das Fehlen der Klappen kann aber bei Wadenmuskelkontraktion nun auch Blut von den tiefen Venen nach außen fließen: „Blow out".

- ▶ **Merke:** Auch bei Varizen überwiegt stets die Strömung von außen nach innen; „Blow in" ist größer als „Blow out"!

- Die tiefen Venen erhalten durch die Varizen erheblich mehr Blut als bei normaler Strömung, sie werden überlastet und erweitert. Ihre Klappen können daher gleichfalls insuffizient werden.

Aus den Varizen ergibt sich somit die Situation der *venösen Stase,* aus der sich sämtliche Komplikationen (s. unten) ableiten. Die Konsequenz für jede Therapie der Varizen heißt daher in erster Linie: Beseitige den „Blow down", in zweiter Linie: Beseitige bei größeren Venae perforantes den „Blow out".

Venöse Strömung bei Insuffizienz der tiefen Venen

Bei Klappeninsuffizienz in den tiefen Venen („tiefe Leitveneninsuffizienz", postthrombotisches Syndrom) kann in den betroffenen Venenabschnitten ein pathologischer Rückfluß, in insuffizienten Venae perforantes ein „Blow out" überwiegen.

Klinische Symptomatik

Varizen (Krampfadern)

Definition. Varizen sind unregelmäßige, geschlängelte Venen mit meist sackartigen Erweiterungen; ihre Klappen schließen nicht mehr (Insuffizienz) oder sind zugrunde gegangen. Eine Unterscheidung in primäre, anlagebedingte und sekundäre Varizen als Folge eines entarteten Kollateralkreislaufes bei chronischem Verschluß bzw. bei Insuffizienz von tiefen Venen ist in der Praxis oft schwierig. *Namensdeutung:* Das Wort stammt vom althochdeutschen „Krimpfan", Mittelhochdeutsch: „Krimpfen"=Krümmen, aus dem später die Krummader wurde. Krampfadern haben also mit Krämpfen nichts zu tun und verursachen keine Wadenkrämpfe.

Als *Phlebektasien* oder *Venektasien* bezeichnen wir erweiterte, gerade verlaufende Hautvenen (z.B. „Athleten- oder Sportlervenen").

Varizentypen

- Besenreiservarizen: intradermal gelegene, feine Krampfäderchen.
- Retikuläre Varizen: Netzartige größere Krampfadern an der Dermis-Subkutisgrenze gelegen.
- Stammvarizen: variköse Entartung bzw. Klappeninsuffizienz der großen Venenstämme (V. saphena magna bzw. parva).
- Nebenastvarizen: Varikose der V. circumflexa anterior (Vorderseite des Oberschenkels) oder der V. circumflexa posterior (Hinterseite des Oberschenkels).
- Insuffiziente Vv. perforantes: in seltenen Fällen können auch von einer isolierten insuffizienten V. perforans Varizen ausgehen.

Vorkommen, Häufigkeit, Geschlechtsverteilung. Primäre Varizen finden sich nur an den unteren Extremitäten des Menschen und bei keinem anderen Lebewesen. Sie hängen offenbar mit dem aufrechten Stand des Menschen zusammen. Wir finden sie auch bei Naturvölkern und in 5000 Jahre alten Papyrusaufzeichnungen der Ägypter. Eine hohe Prädisposition von Frauen beim Vorkommen von Varizen wird zwar allgemein vermutet, trifft aber nicht zu. Global haben die Frauen zwar etwas häufiger Varizen, sehr ausgeprägte Formen überwiegen aber bei Männern.

Entstehungsursachen. Primäre Varizen sind im wesentlichen ein anlagebedingtes Leiden. Begünstigende Faktoren sind erbliche Belastung (77%), das Alter und hormonelle Einflüsse. Sekundäre Varizen entstehen bei Abflußhindernissen im Bereich der tiefen Venen vor allem nach Thrombosen. Varizen über dem Mons pubis (präpubische Varizen) sind ein Zeichen für (ältere) Verschlüsse der Beckenvenen nach Thrombosen. (Sekundäre) Varizen am (Unter-)Bauch sind ein Zeichen für einen chronischen Verschluß der Vena cava inferior.

In der Praxis wichtig ist die Unterscheidung blander, unkomplizierter Varizen von Krampfadern, die mit Hautveränderungen am distalen Unterschenkel und Ödem einhergehen („chronische Veneninsuffizienz").

Chronische Veneninsuffizienz (CVI)/Postthrombotisches Syndrom (PTS)

Definition. Im Rahmen von chronischen venösen Abflußstörungen im Bereich der Beine auftretende Ödeme, subfasziale Stauung und Hautveränderungen an den distalen Unterschenkeln.

Stadieneinteilung

Stadium I: Ödem, subfasziale Stauung (Konsistenzerhöhung in der Tiefe der Wade bei Palpation), „Corona phlebectatica paraplantaris" (= „ankle flare", besenreiserartige Hautvenen unterhalb des Innenknöchels).

Stadium II: Induration der Haut des distalen Unterschenkels, Dermatosklerose, Hyperpigmentation („dermite ocre"), Ekzem, Atrophie blanche.

Stadium III: Ulkus oder Ulkusnarbe.

Vorkommen und Häufigkeit. Derartige Hautveränderungen an den Beinen finden sich in wechselndem Ausmaß bei durchschnittlich 13 bis 15% unserer erwachsenen Bevölkerung. Mehr als 1% haben ein venöses Beingeschwür (in der deutschen Bundesrepublik schätzungsweise 1 Million Menschen).

Entstehungsursachen. Wie der Begriff „chronische Veneninsuffizienz" impliziert, ist die Ursache in einer Funktionsstörung des venösen Rücktransportes zu suchen. Diese tritt auf:

* bei ausgeprägten Varizen, die meist mit einer Insuffizienz tiefer Venen („tiefe Leitveneninsuffizienz") und von Vv. perforantes einhergehen („dekompensierte Primärvarikose").

* Im Rahmen eines postthrombotischen Syndroms durch organische Schäden von Venenwand und Klappen in den tiefen Venen (Organisation und Rekanalisation von Thromben).

* bei Störung oder Nichtbetätigung der venösen Gelenks-Muskelpumpe aus orthopädischer oder neurologischer Ursache, bei Kompressionssyndromen, Angiodysplasien, arteriovenösen Fisteln.

Klinisches Bild

Ödeme und **Induration** führen zu einem der Leitsymptome der CVI, der Beinschwellung (s. Tabelle 35). **Dermatosklerose** und **Hyperpigmentation** an den distalen Unterschenkeln und manchmal auch an den Fußrücken sind weitere häufige venöse Stauungsfolgen. Gelegentlich bestehen schmerzhafte, gerötete, derbe Infiltrate *(„Hypodermitis"),* die oft mit einem Erysipel verwechselt werden (Unterscheidungsmerkmale: kein Fieber, keine Lymphknotenschwellung). Hyperpigmentierte Areale und Platten auch an Fuß- und Zehenrücken *(„Akroangiodermatitis")* können klinisch und histologisch Ähnlichkeiten mit einem M. Kaposi aufweisen *(„Pseudo-Kaposi").*

Unterschenkelekzeme sind in der Regel primär durch die venöse Zirkulationsstörung bedingt („Stasis-dermatitis"), wobei Sensibilisierung durch äußerliche Behandlung oder mikrobielle Besiedelung zusätzliche Bedeutung haben kann.

Ulcus cruris venosum. Vorwiegend in der Gegend des Innenknöchels liegende Substanzdefekte in pathologisch veränderter (indurierter, meist ekzematisierter) Haut. Oft führt eine Krampfader vom Ulkus weg („Muttervarize", „Nährvene"). *Entstehung.* Pathologische Rückflüsse, die sich bis in die Veno-

Tabelle 35. Differentialdiagnose des „Dicken Beins"

Venöse Abflußbehinderung	Chronische Veneninsuffizienz Tiefe Thrombose Postthrombotisches Syndrom „Dependency syndrome" (bei langem bewegungslosem Sitzen)
Kardiale Ödeme	Symmetrisch, Zeichen der Herzdekompensation
Onkotisch bedingte Ödeme	Hypoproteinämie bei Nephropathie, Hepatopathie, Malignomen
Störung der Kapillarpermeabilität	Entzündliche Ödeme (Umgebung einer Arthritis, Erysipel, Phlegmone etc.) „Zyklisch-idiopathische Ödeme" (bei geschlechtsreifen Frauen wahrscheinlich hormonell bedingt) Postischämische Ödeme (nach Rekonstruktion eines arteriellen Verschlußes)
Lymphödem	Benignes Lymphödem (M. Nonne-Milroy; Meige-Syndrom) „Malignes" (sekundäres) Lymphödem bei Metastasen der inguinalen Lymphknoten
Lipödem („Fettbein", „Säulenbein")	Symmetrische, weiche Schwellung, besonders proximal der Sprunggelenke bei älteren Frauen (Fußrücken frei!)

len der Haut fortsetzen, führen zu einer lokalen Mikroangiopathie und Lymphangiopathie. Folge: Ernährungsstörung der Haut, Gewebstod.

Differentialdiagnose
Arterielles Ulcus cruris. Vorwiegend an der Außenseite des Unterschenkels lokalisiert, sehr schmerzhaft, ausgestanzte Ränder, arterielle Verschlußkrankheit als Ursache.
Arterioläre und mikroangiopathische Ulzera. Hautnekrosen bei offener Stammarterien. *Ursachen:* Diabetes mellitus, Polyzythämie, Thrombozytose u. a. m. Tabelle 36 stellt die häufigsten Formen von Unterschenkelgeschwüren zusammen.

Oberflächliche Venenentzündung (Thrombophlebitis)

Typisch sind die klassischen Entzündungssymptome im Verlauf einer Krampfader (Rötung, schmerzhafte Verhärtung, Hitzen).

▶ **Merke:** Bei Entzündungserscheinungen in nichtvarikös veränderten Hautvenen, die oft auch wandern bzw. springen können (Phlebitis migrans, saltans) immer an eine Systemerkrankung denken (Endangitis obliterans Winiwarter Buerger, Malignom)! *Sonderform:* Mondor'sche Phlebitis am seitlichen Rumpf.

Tabelle 36. Ätiologie von Unterschenkelgeschwüren

I Exogene Noxen (oft von zusätzlicher Bedeutung)

Mechanische Traumen:	Verletzungen, Druckstellen, Dekubitus, Artefakte
Thermische Noxen:	Verbrennung, Erfrierung
Aktinische Noxen:	z. B. Röntgenstrahlen
Chemische Noxen:	Verätzung, Sensibilisierung
Iatrogene Noxen:	Phlebographie, Verödung
Mikrobielle Noxen:	Pyodermien, Ekthyma, Leishmaniose

II (Vorwiegend) Vaskuläre Noxen

Arterielle Ulzera:	bei arterieller Verschlußkrankheit
Arterioläre Ulzera:	Nekrotische Angiodermitis, Sonderform: Ulcus hypertonicum Martorell; diabetische Ulzera
Ulzera durch Embolisation:	Cholesterinemboli
Vaskulitische Ulzera:	z. B. Livedovaskulitis, exulzerierte Nodularvaskulitis
Ulzera bei Kollagenosen, Bluterkrankungen, Malignomen:	Erythematodes, PcP, Kryoglobulinämie, Lymphome, Immunkomplexvaskulitis
Venöse Ulzera:	Infolge chronischer venöser ambulatorischer Hypertension bei chronischer Veneninsuffizienz
Arteriovenöse Fisteln:	Können zur chronischen Veneninsuffizienz führen
„Ulcus mixtum":	Arterielle Verschlußkrankheit + chronische Veneninsuffizienz

III Neurotrophische Ulzera
(immer an Druckstellen besonders der Sohlen, oft Knochenmitbeteiligung im Sinne einer Akroosteolyse, akrale bis sockenförmige Sensibilitätsstörungen)

Periphere Neuropathien:	Diabetes mellitus
	Exogen-toxische Ursachen (Alkoholismus, Polyvinylchlorid, INH)
	Nervenverletzungen
	Gastrointestinale Resorptionsstörungen (z. B. Perniciosa)
	Lepra
	Hereditäre Formen („Acropathie ulcéromutilante pseudo-syringomyélique familiale")
Zentralnervöse Ursachen:	Syringomyelie
	Myelodysplasie

Tiefe Phlebothrombose

Allgemeines. Eine sehr häufige und schwerwiegende Krankheit; die Inzidenz steigt linear mit dem Alter an: im Obduktionsgut können wir sie bei 30- bis 40jährigen in 16%, bei 50- bis 60jährigen in 50% und bei 60- bis 80jährigen in 68% der Fälle nachweisen. Der Ernst der Krankheit ist durch die *mögliche Folge der Lungenembolie* und die *obligate Folge der lebenslangen irreparablen Schädigung der tiefen Beinvenen* (wenn Thrombus nicht entfernt oder lysiert wird) gekennzeichnet.

Lungenembolien sind in rund 18 % aller Autopsien die unmittelbare Todesursache, nichttödliche Lungenembolien werden bei 50 % registriert. Der Ausgangspunkt der Embolie ist bei rund 90 % eine Thrombose der Beinvenen, bei 10 % der Beckenvenen. Dennoch ist die Beckenvenenthrombose die gefährlichere, da sie in 70 % der Fälle zu Embolien führt.

Schädigung der tiefen Beinvenen beruht auf der stets insuffizienten Rekanalisation und der Zerstörung der Klappen. Beides führt zu dauernden Stauungserscheinungen („postthrombotisches Syndrom").

Pathogenese. Die Ursache der tiefen Thrombophlebitis liegt in der sog. Virchow-Trias: Strömungsverlangsamung, Schädigung des Gefäßendothels, Veränderung der Blutzusammensetzung.

Der Hauptfaktor ist hierbei die *Strömungsverlangsamung,* da es durch Stase allein sekundär zu Schädigungen des Gefäßendothels und zur Anreicherung von gerinnungsfördernden Blutfaktoren kommen kann. Strömungsverlangsamung kommt zumeist bei Bettruhe zustande, daher tritt die Thrombose in der Mehrzahl der Fälle bei Bettlägrigen auf. Wir kennen aber auch eine *„ambulante" tiefe Thrombose,* die sich scheinbar aus heiterem Himmel ereignet. Der auslösende Faktor ist hier häufig überlanges Sitzen, etwa bei Flügen und Autofahrten, wobei die V. poplitea weitgehend abgeknickt ist. Der Beginnpunkt der Thrombose liegt natürlich am Ort der stärksten Strömungsverlangsamung; das sind bei Bettlägrigen v. a. (in 80 % der Fälle) die Wadenmuskelvenen. In den heutigen Kulturstaaten sind diese Venen wahrscheinlich infolge mangelnder körperlicher Bewegung ab dem 30. Lebensjahr bei 30–60 % der Bevölkerung praktisch klappenlos und oft varikös erweitert, was die Stagnation des Blutes erheblich begünstigt.

Im Bereich der Beckenvenen wird die Strömungsverlangsamung durch den Beckenvenensporn begünstigt: die *linke* V. iliaca communis wird durch die sie überkreuzende Arterie gegen den Wirbelkörper gepreßt. Dadurch entsteht eine Intimawucherung („Beckenvenensporn"), der ähnlich einem Brückenpfeiler in einem Fluß Wirbelbildungen auslöst, die die Entstehung von Thrombosen begünstigen. Dieser Sporn findet sich bei rund 23 % aller Erwachsenen und erklärt damit auch die Prädilektion der Beckenvenenthrombose für die linke Körperseite.

Gefäßwandveränderungen: Besonders orale Kontrazeptiva in Kombination mit Rauchen führen zu thrombosebegünstigenden Endothelveränderungen.

Änderungen der Blutzusammensetzung: Postoperativ, vor allem nach Bauchoperationen, werden gerinnungsfördernde Substanzen ausgeschüttet, ebenso bei manchen Karzinomen (Prostata-, Ovarial- und Pankreaskarzinom).

Übergewichtige haben 3mal häufiger Thrombosen und 8mal häufiger Embolien als Normalpersonen.

Klinik und Diagnose. Die Diagnose muß gestellt und gesichert sein, *bevor das* Bein anschwillt, da zu diesem Zeitpunkt der Thrombus noch flottiert und daher die Emboliegefahr am größten ist. Sobald das Bein geschwollen ist, ist der Thrombus schon an der Wand adhärent; die größte Emboliegefahr ist dann zwar schon vorüber, aber die Chancen für eine optimale Therapie sind versäumt.

Frühsymptome: Diese sind leider wenig eindrucksvoll: *einseitiger Waden-schmerz,* der einem Muskelkater ähnelt. Die subfasziale Konsistenz ist bei sorgfältiger Palpation erhöht. Der Schmerz verstärkt sich auf *Druck* und bei *brüsker Dorsalflexion* des Vorfußes. Bei beginnender Beckenvenenthrombose ist die Leiste leicht verstrichen, die Gefäßloge druckschmerzhaft. Beim Aufstehen färbt sich das Bein leicht livid. Sehr häufig ist eine Lungenembolie das erste Frühzeichen; die Symptome am Bein sind oft so geringfügig, daß sie erst einige Tage nach der Embolie registriert werden.

➤ **Merke:** Jede „Pleuritis" bei Bettlägrigen, besonders rechts basal, ist verdächtig auf eine Lungenembolie. Ein Kreislaufkollaps mit längerem Blutdruckabfall, Tachykardie bedeuten sehr häufig eine versteckte Lungenembolie.

Vollbild der tiefen Thrombose: Schmerzhafte, diffuse teigig-weiche bis pralle Schwellung und livide Verfärbung des Unterschenkels oder gesamten Beines; Fieber.

Differentialdiagnose. Erysipel, Phlegmone.

➤ **Merke:** Im Gegensatz zur oberflächlichen Venenentzündung, die eindeutige Symptome macht, ist die Diagnose einer tiefen Beinvenenthrombose allein nach klinischen Kriterien schwierig und unzuverlässig. Schon geringer Verdacht (alle unklaren einseitigen Beinbeschwerden besonders bei Bettlägrigen) stellt die Indikation zur sofortigen objektiven Klärung dar. Zu dieser stehen neben der Phlebographie heute eine Reihe von nicht-invasiven Untersuchungsmethoden zur Verfügung (siehe unten).

Untersuchungsmethoden

Klinische Untersuchung

Zunächst erfolgt die Inspektion der unbedeckten Beine des stehenden Patienten von vorne und hinten. Folgende Punkte sind besonders zu beachten: eventuelle Deformitäten der Zehen bzw. des Fußgewölbes, Hautveränderungen in der Umgebung des Innenknöchels („Charly Chaplin-Stellung": hier manifestieren sich erste venöse Stauungserscheinungen), Schwellung des Beines, Längendifferenz, Beurteilung des Varizentyps. Bei Stammvarikose Palpation der insuffizienten Saphenamündung, Klopftest (s. unten). Eventuelle suprapubische Varizen: Symphysenkollateralen bei persistierendem Beckenabflußhindernis („Spontanpalma").

Klopftest nach Schwartz. Im Stehen des Patienten tastet eine Hand die oberste Mündung der V. saphena parva (Kniekehle) bzw. V. saphena magna (Leiste). Mit der anderen Hand wird eine distal davon gelegene Varize perkutiert, wodurch eine Welle ausgelöst wird, die mit der tastenden Hand gespürt werden kann. Dieser Test dient nur zur Lokalisation der Mündung, ist aber zum Nachweis einer Insuffizienz ungeeignet.

Hustentest. Man palpiert die Mündung der V.saphena magna, ohne die Mündung mit der tastenden Hand zu komprimieren. Der Patient wird zum Husten aufgefordert: Bei insuffizienter Mündungsklappe wird eine retrograde Blutströmungswelle palpiert.

Trendelenburg-Test
Zweck. Feststellung der Suffizienz der Mündungsklappe der V.saphena magna.
Durchführung. Der Patient liegt auf dem Rücken, das Bein wird stark angehoben. Folge: Entleerung aller oberflächlichen Varizen. Nun preßt man mit einem Finger kräftig auf die Mündung der V.saphena magna in der Leiste. Der Patient steht nun auf. Die oberflächlichen Varizen, insbesondere die varikös veränderte V.saphena magna, bleiben zunächst leer. Man läßt nun den Fingerdruck los; schießt nun das Blut von proximal in die Varizen (Blow down!) ist der *Trendelenburg-Test positiv,* d.h. die Klappen sind insuffizient. Wären sie suffizient *(Trendelenburg-Test negativ),* so würden sich die Varizen nach Loslassen des Fingerdruckes nur langsam von distal her füllen.

Doppler-Ultraschalluntersuchung
Zweck. Ortung der insuffizienten Mündung, Nachweis einer retrograden Strömung in den Stammvarizen, Beurteilung proximaler Strombahnhindernisse (Becken).

Prinzip. Ultraschallwellen, welche in einer bleistiftartigen Sonde von einem Piezokristall emittiert werden, dringen durch die Haut ein und werden an strömenden Blutpartikeln in oberflächlichen Gefäßen mit einer Frequenzänderung reflektiert (Dopplereffekt). Die Frequenzdifferenz zwischen emittierten und reflektierten Wellen liegt im hörbaren Bereich und kann über Lautsprecher akustisch wahrnehmbar gemacht oder auch in Kurvenform mittels Schreiber registriert werden.
Über insuffizienten Venen können durch Stuhlpressen („Valsalva-Versuch" sowie durch Kompressionsmanöver retrograde Strömungen nachgewiesen werden (Nachweis von Klappeninsuffizienz in Varizen, Vv. perforantes, tiefe Beinvenen).

Andere Indikationen der Dopplersonde. Wichtigste apparative Methode für die praktische Diagnostik von arteriellen Gliedmaßenverschlüssen, Karotisdiagnostik, tiefer Venenthrombose (s. Screening-Methoden bei Verdacht au tiefe Beinvenenthrombose), arteriovenösen Fisteln.
„Direktionale" Geräte erlauben die Bestimmung der Strömungsrichtung. Frequenzanalyse, gepulste Geräte und Kombinationen mit einem bildgebenden B-Scan („Duplex-Scan") haben noch kaum Eingang in die praktische Phlebologie gewonnen.

Photoplethysmographie, Lichtreflexionsrheographie

Zweck. Beurteilung der venösen Pumpfunktion speziell nach gezielter Kompression des Saphenastamms bzw. der Vv. perforantes.

Prinzip. In die Haut eingestrahltes Infrarotlicht wird in Abhängigkeit von der lokalen Blutfülle (dermaler Plexus) reflektiert. Mit Hilfe von kleinen Sensoren können so Schwankungen von lokalen Blutvolumina in den untersuchten Hautregionen registriert werden.

Durchführung. Unter standardisierten Bewegungsübungen (Fußwippen, Kniebeugen) entleeren sich die Venenplexus der Haut am Fuß oder distalen Unterschenkel, der resultierende Anstieg der Lichtreflexion wird in Kurvenform registriert. Normalerweise ist die „Auffüllzeit", also der Ausgleich der Lichtreflexionsverhältnisse nach Bewegungsübung länger als 25 Sekunden, bei venösen Refluxen (Klappeninsuffizienz) bzw. venösen Abflußhindernissen verkürzt. Durch Kompressionsversuche am Saphenastamm bzw. an Vv. perforantes, welche pathologische Rückströmungen verhindern, kann – ebenso wie durch eine daraufhin durchgeführte therapeutische Varizenausschaltung – eine pathologisch verkürzte Wiederauffüllzeit verlängert oder sogar normalisiert werden.
Volumenänderungen von ganzen Extremitätensegmenten können durch aufwendigere plethysmographische Verfahren (Dehnungsmeßstreifen, Fußvolumetrie) quantitativ erfaßt werden (s. Screening-Methoden bei Verdacht auf tiefe Beinvenenthrombose).

Phlebographie

Zweck. Nachweis bzw. Lokalisation einer Thrombose (sicherste Nachweismethode) oder Darstellung von Varizen und Vv. perforantes (eventuell präoperativ).

Prinzip. Nach Einspritzen eines Kontrastmittels in eine Fußrückenvene kann man unter Monitorkontrolle die oberflächlichen und tiefen Venen exakt darstellen, ebenso die Vv. perforantes.
Zur genauen Lokalisation der Saphena-parva-Mündung sowie bei Rezidivvarizen zur Darstellung des Abflußes in die Tiefe genügt oft eine *Varicographie,* also eine Injektion von Kontrastmittel in eine Varize.

Venendruckmessung

Zweck. Wiedergabe der Venendrainage unter Betätigung der Muskelpumpe, evtl. bei gleichzeitiger Kompression (= Ausschaltung) der Varizen („dynamische Venendruckmessung").

Prinzip. Am stehenden Patienten wird eine Fußrückenvene punktiert, an die Nadel ein Katheter und an diesen ein Manometer angeschlossen. Der gemessene Venendruck entspricht dem Gewicht der Blutsäule zwischen der Meßstelle (also in diesem Fall der Fußrückenvene) und dem „hydrostatischen

Indifferenzpunkt". Letzterer ist als jener Punkt definiert, an dem der venöse Druck bei jedem Lagewechsel des Körpers gleichbleibt. Beim Menschen liegt der hydrostatische Indifferenzpunkt rund 5–10 cm unter dem Zwerchfell. Man kann approximativ sagen: man mißt einen Druck, der dem einer Blutsäule von der Meßstelle bis zum rechten Vorhof entspricht.

Der *normale Ruhedruck* beträgt bei mittlerer Körpergröße rund *90 mm Hg ($\approx$ 12 kPa)*. Durch Aktion der Muskelpumpe (Zehenstände, Kniebeugen) sinkt der Druck erheblich ab *(normaler Druckabfall 50–60 mg Hg $\approx$ 6,7–8 kPa)*.

Bei *chronischer Veneninsuffizienz* ist der Druckabfall durch den Blow down erheblich geringer (10–40 mm Hg = 1,3 bis 5,3 kPa), bei *primären unkomplizierten Varizen* ist der Druckabfall im Vergleich zum Gesunden nur mäßig eingeschränkt.

▶ **Merke:** Der Ruhedruck ist von geringer Bedeutung. Wichtig ist nur das Ausmaß des Druckabfalles bei Betätigung der venösen Beinpumpe.

Ein eingeschränkter Venendruckabfall im Gehen, also eine sogenannte *chronische venöse ambulatorische Hypertension*, ist das entscheidende pathophysiologische Substrat für alle klinischen Erscheinungen der chronischen Veneninsuffizienz. *Eine funktionelle Indikation zur Varizenausschaltung bei Vorliegen von schweren Hautveränderungen am Bein im Sinne einer chronischen Veneninsuffizienz besteht dann, wenn bei Kompressionsversuchen von Varizenabschnitten ein verstärkter Venendruckabfall, also eine Reduktion der chronischen venösen ambulatorischen Hypertension nachgewiesen werden kann.*

Screening-Methoden bei Verdacht auf tiefe Beinvenenthrombose

Doppler-Ultraschalluntersuchung. Bei gesunden Venen registriert man infolge der atemsynchronen Schwankung des venösen Blutstromes ein gleichmäßiges Auf- und Abschwellen des Tons oder eine Wellenbewegung der Kurve. Bei einem venösen Strombahnhindernis wird distal davon ein *kontinuierliches*, nicht von der Atmung moduliertes Strömungssignal registriert.

Die Untersuchung ergibt bei Beckenvenenverschlüssen und Untersuchung der V. femoralis in der Leiste eine Trefferquote von rund 90%. Je weiter distal der Thrombus sitzt, umso höher wird die Fehlerquote. Vorteil der Dopplermethode: Einfach, nicht belastend.

Mit Hilfe von Ultraschall B-Scan bzw. Duplex-Scan können Thromben in verschiedenen Venenabschnitten dargestellt werden.

Plethysmographie. Mit dieser Methode wird der venöse Abstrom des Blutes aus dem größten Wadensegment registriert (Volumenabnahme nach Aufhebung einer 3 Minuten dauernden Stauung am distalen Oberschenkel). Die Methode hat eine Treffsicherheit von ca. 90% bei proximalen Thrombosen.

Thermographie. Hier wird die Überwärmung der Haut bei Vorliegen einer Thrombose registriert. *Nachteile:* Geringe Spezifität (oberflächliche Phlebitis, Hämatome und Entzündungen anderer Art müssen vor der Untersuchung ausgeschlossen werden); Telethermographie-Kameras sind sehr teuer.

Radio-Fibrinogen und Technetium-Plasmintest. Radioaktiv markierte Thrombosemarker (^{125}J-, ^{131}J-Fibrinogen, 99m Tc-Plasmin) lagern sich nach intravenöser Injektion im Bereich eines Thrombus ab, und können dort durch Oberflächenmessung mit Szintillationssonden nachgewiesen werden (markiertes Fibrinogen frühestens nach 6 Stunden, Technetium-Plasmin nach 30 Minuten). Dieser Test ist am empfindlichsten, man kann damit Thromben ab 4 mm Länge feststellen.

Isotopenphlebographie. *Vorteile* dieser Methode im Vergleich zur Röntgenphlebographie sind das geringe Injektionsvolumen (~1 ml) sowie die Beurteilbarkeit der pulmonalen Perfusionsverhältnisse (Embolienachweis!) durch das bei Verwendung von markierten Mikrosphären mitgelieferte Lungenszintigramm. *Nachteil:* schlechtes Auflösungsvermögen, sichere Aussagen nur im Beckenbereich möglich.

Therapie

Varizenbehandlung

Physikalische Behandlung

Allgemeines. Anpassung der Lebensführung. *Merksatz:* „Sitzen und Stehen ist schlecht. Lieber Liegen oder Laufen" (3S-3L-Regel).

Konkretes
- *Bewegungsübungen der Wadenmuskeln bei hochgelagerten Beinen.*
- *Richtiges Hochlagern:* Der Unterschenkel soll in Herzhöhe liegen und das Knie gebeugt sein.
- *Übermäßige Wärme vermeiden!*
  Schlecht: heiße Bäder, Sonnenbäder, Thermalbäder, Fangopackungen.
  Gut: kalte Duschen, Schwimmen im kühlen Wasser (bis 27 °C).
- *Übergewicht bekämpfen!*

▶ **Merke:** Übergewicht bewirkt zwar nicht die Ausbildung, wohl aber Verschlechterung *vorhandener* Varizen.

- *Kompressionsstrümpfe („Gummistrümpfe"):* Es gibt 4 Kompressionsklassen; bei leichten Krampfadern genügt die Kompressionsklasse I, sonst II. Nicht ausreichend sind *Stütz*strümpfe („Supphose"strümpfe).

Medikamentöse Behandlung

Allgemeines. Diese Behandlungsart ist umstritten, wobei subjektive Meinungen über objektive Daten überwiegen. Der medikamentösen Behandlung kommt bestenfalls eine *unterstützende* Wirkung zu.

- **„Venenmittel" auf pflanzlicher Basis:** Sie enthalten entweder Aescin (Roßkastanienextrakt) oder Flavonoide (Pflanzenfarbstoffe). *Wirkung:* ödemprotektiv, lindern die *subjektiven* Beschwerden.

- **Dihydroergotamin:** Wirkt auf Venen im allgemeinen und Varizen tonisierend.

▶ **Merke:** Blande Varizen ohne subjektive Symptomatik *müssen* nicht unbedingt komprimiert oder medikamentös behandelt werden.

Aktive Behandlung – Verödung und Varizenoperation
Ziel der Behandlung: Beseitigung des Blow down.

Indikation zur aktiven Behandlung
Grundsatz: Krampfader*träger* (geringe Beschwerden, keine Komplikationen) *kann* man aktiv behandeln, Krampfader*kranke* (erhebliche Beschwerden, haben oder hatten Komplikationen) *muß* man aktiv behandeln.
Das Verhältnis von Krampfader*kranken* zu Krampfader*trägern* verschiebt sich mit zunehmendem Alter: Unter 50 Jahren hat jede zwanzigste Person deutliche Krampfadern, aber nur jede fünfzigste ist venenkrank. Ab 50 Jahren hat jede sechste Person erhebliche Krampfadern, und jede vierte ist venenkrank.

Wann veröden – wann operieren?
Sind die großen Venenstämme (die Klappen der Stammvarizen) suffizient (negativer Trendelenburg-Test, negativer Doppler), soll man die variкösen Äste veröden. Zeigt ein positiver Trendelenburg-Test bzw. ein Reflux bei der Doppler-Untersuchung an, daß die Klappen der großen Venenstämme insuffizient sind, ist die *Indikation zur Operation* gegeben.

Varizenverödung
Prinzip. Durch chemische Reizung der Venenintima wird eine lokale, fest haftende Thrombose im Bereich des geschädigten Endothels erzeugt. Gleichzeitig werden durch einen Kompressionsverband die Venenwände zusammengepreßt. Dadurch wird die Rekanalisation des organisierten Thrombus verhindert und seine Umwandlung in einen fibrösen Strang bewirkt.
Verödungsmittel. Die modernen Verödungsmittel haben oberflächenaktive Eigenschaften (Netzmittel), worauf ihre intimaschädigende Wirkung beruht.
Verödungstechnik. Ohne Stauung punktiert man die Krampfadern am leicht herabhängenden Bein, anschließend wird das Bein etwas über die Horizontale gehoben. Man injiziert je nach Größe der Krampfadern 0,5–2 cm³ des Verödungsmittels (Gesamtmenge von 5 cm³ soll in einer Einzelsitzung nicht überschritten werden). Sofort nach der Injektion, bei noch leicht angehobenem Bein, legt man eine Schaumgummiplatte auf die verödete Krampfader und darüber einen festen Kompressionsverband. Bei Bedarf entleert man nach einer Woche durch kleine Stichinzisionen den als harten Strang gut fühlbaren Thrombus. Der Patient ist angewiesen, so lange zu bandagieren, bis jede harte Stelle am Ort früherer Krampfadern verschwunden ist. Bettruhe ist während der Behandlung kontraindiziert.

594

Kontraindikationen zur Verödung:
- Zustand nach frischer Thrombose;
- Schäden an den tiefen Venen;
- Arterielle Verschlußkrankheit Stadium III und IV;
- Bettlägrigkeit des Patienten;
- gleichzeitig bestehende Infekte, Eiterungen, Grippe, Fieber etc.;
- bekannte Unverträglichkeit des Verödungsmittels (in diesem Fall: Versuch mit einem anderen Verödungsmittel).

Komplikationen der Verödung:
- *Überempfindlichkeit gegenüber dem Verödungsmittel* (anaphylaktischer Schock bzw. -fragment); Behandlung nach den Prinzipien der Schockbehandlung (s. oben). Die *nötigen Medikamente müssen stets bereitliegen, bevor eine Verödung ausgeführt wird!*
- *Lungenembolien* sind so selten, daß im Einzelfall der ursächliche Zusammenhang mit der Verödung sehr fraglich ist (sofern die Maximaldosis von 5 cm^3 eingehalten und Bettruhe vermieden wurde!).
- *Gangrän* bei versehentlicher intraarterieller Injektion.
- *Lokale Hautnekrosen,* meist infolge paravenöser Injektion oder Überdosierung des Verödungsmittels. Die Nekrosen sollten so bald wie möglich exzidiert werden.
- *Zu starke entzündliche Reaktion;*
  Behandlung mit lokalen Antiphlogistika (Umschläge, Salben), evtl. orale Antiphlogistika.
- *Verfärbung der Haut* (Hämosiderin) nach der Verödung am Ort der früheren Krampfader kann nicht immer ganz verhütet, durch exakte Stichinzision und Entleerung des Thrombus aber reduziert werden. Kompressionsverbände und Vermeidung der Sonnenbestrahlung 2 Monate nach der Verödung. Die Verfärbung verschwindet in einem Jahr fast vollständig.

Technik der Verödung insuffizienter Venae perforantes
Man injiziert *nicht direkt* in die kugelig aufgetriebene V. perforans (damit das Verödungsmittel nicht in die tiefen Venen gelangt und dort die Klappen schädigt), sondern in die unmittelbar *distal liegende* Krampfader.

Varizenoperation (hohe Ligatur der V. saphena magna; „Venenstripping")
Die V. saphena magna wird in Narkose dicht an der Einmündung in die V. femoralis freigelegt und mit allen Seitenästen unterbunden. Sodann wird das distale Ende der V. saphena magna vor dem inneren Knöchel durch eine kleine Inzision freigelegt. Von der unteren Inzision führt man einen schmiegsamen Draht (Stripper), der am Ende mit einem Knopf versehen ist, bis zur Leiste vor und zieht so die Vene heraus. Große Seitenäste werden durch zusätzliche Schnitte herausgezogen, kleine Seitenäste nachträglich verödet. Sehr große insuffiziente Vv. perforantes werden durch separate kleine Schnitte freigelegt und an der Stelle, wo sie aus der Faszie austreten, unterbunden. Die Faszienlücke wird durch eine Naht verschlossen.

Kombinierte operative und Verödungsbehandlung
Man ligiert zuerst die V. saphena magna in Lokalanästhesie samt allen Seitenästen in der Leiste und verödet eine Woche später die Varizen. Dies gelingt
dann leicht, weil der Blow down, der Druck von oben, weggefallen ist. Vorteil der kombinierten Behandlung: kann ambulant durchgeführt werden; die
Berufsunfähigkeit beträgt nur wenige Tage.

Therapie der oberflächlichen Venenentzündung (Thrombophlebitis)

Exakte Kompressionsverbände, zusätzlich Schaumgummiplatten, auf die ent-
zündete Venen legen (verstärken die Wirkung des Kompressionsverbandes);
entzündungshemmende Salben („Venensalben"). Während der Nacht Hochlagerung. *Bettruhe ist streng kontraindiziert.*
In Abhängigkeit vom Lokalbefund Stichinzision (ev. nach Dermojet-Anäs-
thesie) mit Expression von Koagula, anschließend fester Kompressionsverband mit Schaumgummipolstern. Nach Abklingen der Entzündung können
die Krampfadern verödet sein – „Spontanheilung"; andernfalls können sie
durch Verödung oder Operation ausgeschaltet werden.

Therapie der Krampfadernblutung

Hochlagerung des Beins und Anlegen eines festen, durch eine Schaumgummiplatte verstärkten Kompressionsverbandes. Der Patient muß gehen. Nach
Sistieren der Blutung kann die zuführende Varize oberhalb der Blutungsstelle
verödet werden.

Therapie der chronischen Veneninsuffizienz und des postthrombotischen Syndroms

Die Basisbehandlung besteht in einer exakten Dauerkompression für den
Alltag. Durch entsprechende Funktionstests (Photoplethysmographie/Licht
reflexionsrheographie, Venendruckmessung, Fußvolumetrie) kann eruier
werden, ob eine Ausschaltung von Varizenabschnitten bzw. Venae perforan
tes zu einer Funktionsverbesserung führt. In diesen Fällen ist eine Sanierung
der betreffenden Leckstellen durch Operation oder Verödung angezeigt.
Im übrigen muß dem Patienten erklärt werden, daß sein Leiden irreparabel
ist und Komplikationen nur duch lebenslange Behandlung verhütet werden
können. Da die Grundursache eine venöse Stauung des Beines durch Ausfall
der venösen Pumpe ist, zielt die Behandlung auf eine Aktivierung diese
Pumpe (Kompressionsverband + Gehen) ab. Damit wird die Abflußstauung
verhütet bzw. beseitigt. Für die Kompressionsbehandlung eignen sich an
besten Kurzzugbinden, welche auch über Nacht belassen werden können
und je nach Ausmaß des Ödems alle zwei bis sieben Tage gewechselt werden
Unterlegte Schaumgummiplatten unterstützen die Wirkung (s. Tabelle 37)
Derartige unnachgiebige Fixverbände verzeihen kaum Fehler beim Anlegen
so daß die Wickeltechnik gelernt werden muß.

Tabelle 37. Kompressionstherapie

„Wechselverbände"	*„Fixverbände"*
elastische, nachgiebige Binden mit starker Dehnbarkeit („Langzugbinden")	(relativ) unelastische, unnachgiebige Binden mit begrenzter Dehnbarkeit („Kurzzugbinden")
● **Vorteil:** täglicher Wechsel, gute Hygiene, Hautpflege möglich	● **Vorteil:** nur von geschultem Personal angelegt, übt Tag und Nacht Kompression aus, hoher Arbeitsdruck beim Gehen, gute Tiefenwirkung.
● **Nachteil:** wird vom Patienten (oft insuffizient) angelegt, geringer Arbeitsdruck, geringe Wirksamkeit besonders auf die tiefen Venen	● **Nachteil:** anspruchsvolle Verbandtechnik, Hautpflegeprobleme
Wichtigste Indikationen	
Varizenverödung, nässende Ulzera, Unterschenkelekzem	tiefe Thrombosen, starke Stauung bei postthrombotischem Syndrom, hartnäckige Ulzera (anfangs Verbandwechsel alle 2–3 Tage, später alle 1–3 Wochen)

Medizinische Kompressionsstrümpfe
Dauertherapie für ambulante Patienten: Kompressionsklasse II–IV. (Klasse I: Thromboseprophylaxestrümpfe bei Bettlägrigen)

Apparative Kompression
mit aufblasbaren Manschetten, die intermittierende Drucke ausüben, ev. auch mehrkämmrige Druckwellenmassagegeräte.
Indikationen: Thromboseprophylaxe bei Bettlägrigen, Entstauungstherapie (zusätzlich zu Kompressionsverbänden und manueller Therapie) besonders bei Lymphödemen und anderen schweren Ödemursachen.

Merke: Ein Kompressionsstrumpf kann niemals ein Ödem beseitigen, sondern lediglich das Wiederauftreten von Ödemen verhüten (Kompressionsklasse II–III!).

Therapie des Ulcus cruris postthromboticum

Voraussetzung: Bei jedem Ulcus cruris postthromboticum muß die intakte arterielle Durchblutung durch Ultraschalluntersuchung der Fußpulse gesichert sein. Bei herabgesetztem systolischen Knöchelarteriendruck darf nur völlig unnachgiebiges Material mit einem sehr geringen Andruck und guter Polsterung der Sehnen verwendet werden.

Konservative Therapie

1. Grundprinzip: Beseitigung der Stauung durch unnachgiebigen Verband und Gehübungen bei Tag, exakte Hochlagerung bei Nacht.
2. Grundprinzip: Aufhebung der „Rammstöße" in den Venae perforantes durch Gegendruck: zusätzliche Auflage von Schaumgummiplatten.

Die *Lokalbehandlung* ist nebensächlich, die lokale Keimbesiedelung von untergeordneter Bedeutung (antiseptische Puder, desinfizierende Farbstofflösungen in der Umgebung, Ekzembehandlung). Die systemische Therapie mit Antibiotika ist überflüssig, Bettruhe obsolet.

Chirurgische Therapie

Eine plastische Deckung von Ulcera cruris mit der Maschentransplantattechnik *(Meshgraft)* ist besonderen Situationen vorbehalten. Viel rascher führt oft die *Diszision bzw. Ligatur von insuffizienten Vv. perforantes* proximal von Unterschenkelgeschwüren (ev. auch deren Verödung) zur Heilung bzw. zu längerer Rezidivfreiheit. Derartige Eingriffe können ambulant in Lokalanästhesie durchgeführt werden. Funktionsuntersuchungen mittels Photoplethysmographie/Lichtreflexionsrheographie, peripherer Venendruckmessung oder Fußvolumetrie mit und ohne digitaler Kompression von insuffizienten Vv. perforantes liefern eine gute Entscheidungshilfe für eine Perforantesdiszision.

Therapie der Beinvenenthrombose

Folgende Behandlungsmethoden stehen zur Verfügung:

Fibrinolytika. Verwendet werden Streptokinase (Stoffwechselprodukt aus hämolytischen Streptokokken) und Urokinase (aus menschlichem Urin oder neuerdings auch synthetisch gewonnen).
Grundsätzliche Vorteile: Beide Medikamente sind in der Lage, frische, auch sehr ausgedehnte Thromben aufzulösen. Die Venenklappen können weitgehend erhalten bleiben, so daß die Entwicklung eines postthrombotischen Syndroms bei erfolgreicher Lyse verhindert werden kann.
Nachteile. Positive Resultate nur bei ganz frischen Thrombosen (am besten bis 1 Woche alt). Ferner ist die Behandlung belastend, nicht ungefährlich (Hauptkomplikationen: schwere Unverträglichkeitsreaktionen, Loslösung von Thrombusteilen und Lungenembolie) und teuer. Die Anwendung dieser Medikamente erfordert die laufende Kontrolle einer Reihe von Gerinnungsfaktoren durch ein gut eingespieltes Gerinnungslabor (am besten in Intensivstationen). Behandlung mit Urokinase ist sicherer aber auch erheblich kostspieliger.
Patienten jenseits des 65. Lebensjahres werden sinnvollerweise nicht mehr einer Lysebehandlung unterzogen.
Kontraindikationen. Wie bei Behandlung mit Antikoagulanzien, jedoch strengere Auswahl!

Thrombektomie. Innerhalb der ersten Woche kann der Gefäßchirurg der Thrombus operativ durch Inzision der Vene in der Leiste mittels eines Ballonkatheters (Fogarty-Katheter) aus den Becken- und Beinvenen (Vv. popliteae) entfernen. Die Ergebnisse sind der fibrinolytischen Therapie ebenbürtig.
Wichtigste Indikation. Isolierte, frische Beckenvenenthrombose, Phlegmasia coerulea dolens.

Nachteil. Der Blutverlust während des Eingriffes ist stets sehr hoch (Transfusionen!).

Konservative Therapie. Bei zu hohem Thrombosealter (über 1 Woche), bei Patientenalter über 65 Jahre und bei ganz distalen, nur auf den Unterschenkel beschränkten Thrombosen ist eine restituierende Therapie durch Lyse oder Thrombektomie nicht indiziert. In diesen Fällen verbleibt nur die konservative Therapie. Dabei werden folgende wichtige Effekte angestrebt:

- Fixation des Thrombus mit der Venenwand
- Förderung der lokalen Fibrinolyse
- Verhinderung eines Fortschreitens der Thrombose durch venöse Strömungsbeschleunigung
- Verhinderung eines Thrombosewachstums durch Antikoagulation.

Die Punkte 1 bis 3 können am besten durch eine exakte *Kompressionsverbandstherapie* erreicht werden, wobei feste, unnachgiebige Fixverbände vorzuziehen sind (s. Tabelle 37). Soweit möglich sollten Patienten, welche gehend zur Beobachtung kommen, unter engmaschigen Kontrollen weiter gehen. Bei bettlägrigen Patienten erfolgt die Mobilisierung nach einwöchiger Bettruhe, während der eine frische Thrombenbildung durch entsprechende Antikoagulation verhindert wird. Nach dieser Zeit kann angenommen werden, daß die Thromben mit der Gefäßwand fixiert sind.

Antikoagulanzien

- *Direkt wirkend: Heparin,* es hemmt in einer ganzen Reihe von Ansatzpunkten das Gerinnungssystem, v.a. das Thrombin. Sofortwirkend! Anwendung i.v. oder s.c.
Nachteile. Kurze Wirkungsdauer (4–6 h); in therapeutisch wirksamen Dosen ist es wegen häufiger toxischer Nebenwirkungen nur 2–3 Wochen anwendbar (Haarausfall u.a.m.).
Kontrollmethoden. Bestimmung der Thrombinzeit bzw. partiellen Thromboplastinzeit. Der optimale therapeutische Wert beträgt das 2- bis 3fache des Ausgangswertes.
Komplikationen. Blutungsgefahr.
Gegenmittel. Protaminsulfat i.v., es hemmt die Heparinwirkung sofort.
- *Indirekt wirkend: Cumarine* (Sintrom, Marcumar), sie hemmen in der Leber die Bildung der Gerinnungsfaktoren VII und X und auch II und IX.
Der Wirkungseintritt erfolgt bei Sintrom in 24 h, bei Marcumar in 2–3 Tagen.
Vorteile. Perorale Anwendung und unbegrenzte Anwendungsdauer. Cumarine sind daher das *Mittel der Wahl* für eine Langzeitbehandlung.
Kontrollmethoden. Die Thromboplastinzeit nach Quick (therapeutisches Optimum beträgt 15–30% des Normalwertes); noch genauer ist der Thrombotest nach Owren (therapeutisches Optimum: 5–15%).
Komplikationen. Blutungsgefahr.
Gegenmittel. Vitamin K_1 (p.o. oder i.v. anwendbar). Die Wirkung tritt jedoch erst *nach 12 h* ein. Eine *sofortige* Gegenwirkung erzielt man durch das Prothrombinkonzentrat PPSP (Behring).

Grundsätzliches zur Antikoagulanzienbehandlung
Antikoagulanzien verhindern *nur das Weiterwachsen* von Thromben. Der entscheidende Nachteil ist, daß der *Thrombus selbst unberührt* bleibt, die Rekanalisation des Gefäßes wie bei unbehandelten Fällen erst nach rund einem Jahr erfolgt und daher stets Dauerschäden der tiefen Venen resultieren. Bei Patienten über 65 Jahren kommen diese Dauerschäden allerdings kaum mehr zur Auswirkung. Da Heparin schneller wirkt als die Cumarine, beginnt man die Behandlung während der ersten 2–3 Wochen mit diesem und setzt erst dann mit einem Cumarinpräparat fort.
Vorteile der Antikoagulanzien. Die Behandlung ist risikoarm, die Kontrollmethoden sind einfach, die Medikamente billig. Antikoagulanzien können auch im hohen Alter angewandt werden. Die Emboliegefahr, und das ist besonders wichtig, wird erheblich verringert (im gleichen Ausmaß wie durch die Fibrinolytika). Beachte Wechselwirkung mit anderen Medikamenten! (Barbiturate, Salizylate, orale Antidiabetika, Herzglykoside, Diuretika u. a.).

Kontraindikationen:
- Hypertonie (diastolische Werte über 110),
- Blutungsgefahr bei Ulcera ventriculi und duodeni und besonders nach Operationen,
- Leber- und Nierenschäden,
- Gravidität: Heparin ist in den ersten 12 Wochen verboten, bei Cumarinen besteht eine absolute Kontraindikation während der ganzen Schwangerschaft,
- Zerebralsklerose.

Nach einer einmaligen Thrombose sollte durchschnittlich mindestens 6 Monate antikoaguliert werden, bei rezidivierenden Thromboembolien praktisch lebenslänglich bzw. bis eine Operation oder eine Zahnextraktion das Absetzen der Antikoagulation erzwingt.

Thromboseprophylaxe bei Bettlägrigen

Da die Thrombosehäufigkeit mit zunehmendem Alter steil ansteigt, betrachtet man jeden Bettlägrigen über 23 Jahren als thrombosegefährdet; dies gilt besonders im Anschluß an Bauchoperationen oder bei Immobilisierung des Beins durch Gipsverbände o. ä.

Physikalische Prophylaxe. *Hochlagerung der Beine,* um den Venendruck in den Beinvenen auf Null zu reduzieren, die Wadenvenen zu entleeren und den venösen Rückstrom zu beschleunigen; *systematische Beingymnastik,* Bandagen, Thromboseprophylaxestrümpfe.
Physikalische prophylaktische Maßnahmen allein sind jedoch nicht ausreichend, daher:

Medikamentöse Thromboseprophylaxe. *Low-dose-Heparin-Therapie.*
Durchführung: Heparin (3mal 5000 I.E. s.c./Tag) als Monotherapie oder in Kombination mit Dihydroergotamin.

Proktologie

(S. Unterkircher, P. Fritsch)

Allgemeines. Proktologie, die Lehre von den Krankheiten des Enddarmes und des Analbereiches, ist eine interdisziplinäre Spezialität von Chirurgie, Dermatologie und Gastroenterologie. Sie ist eine wichtige Disziplin, da sie sowohl außerordentlich häufige als auch schwerwiegende Krankheiten umfaßt: *Hämorrhoiden* und *Analekzem* sind Massenleiden (etwa ⅓ der Bevölkerung!); das *anorektale Karzinom* ist einer der häufigsten malignen Tumoren, ist für die höchste Malignom-bedingte Mortalität verantwortlich und zeigt eine immer noch steigende Frequenz. Die Zuständigkeit des Dermatologen ist zwar vorwiegend auf den hämorrhoidalen Symptomenkomplex beschränkt, doch sind Grundkenntnisse der Gesamtdisziplin zur sachgerechten Beurteilung des Patienten unerläßlich.

Normale Anatomie und Physiologie

Funktionen von Enddarm und Anus sind *Defäkation* und *Kontinenz;* sie werden durch ein komplexes Zusammenspiel einer Reihe anatomischer Strukturen erfüllt (*„anorektales Kontinenzorgan"*, Abb. 174): dem *Rektum,* der *Muskulatur, dem Corpus cavernosum recti* (Plexus haemorrhoidalis), dem *Anoderm* und dem zugehörigen *Nervensystem.* Viele proktologische Zustandsbilder lassen sich auf durch Zivilisationsfaktoren bedingte Funktionsstörungen des anorektalen Kontinenzorgans zurückführen.

Aufbau

Rektum und Analkanal

Das Rektum geht 15 bis 18 cm über dem Anus aus dem Sigmoid hervor, liegt in seinem kranialen Teil intra- und retroperitoneal, in seinem kaudalen Teil jedoch extraperitoneal. Letzterer ist bindegewebig an das Kreuzbein fixiert und dadurch stark nach hinten konvex gekrümmt. Dieses „Rectum fixum" ist zur Aufnahme des Stuhles vor der Defäkation bestimmt (im Intervall ist es leer!) und daher stark erweiterungsfähig (Ampulla recti). Die Ampulla recti schlägt fast rechtwinkelig in den Analkanal um *(Rektoanalwinkel).* Dieser Winkel wird durch den Tonus eines Teiles des M. levator ani (des M. puborectalis) aufrechterhalten und ist ein Teilfaktor der *Grobkontinenz.*

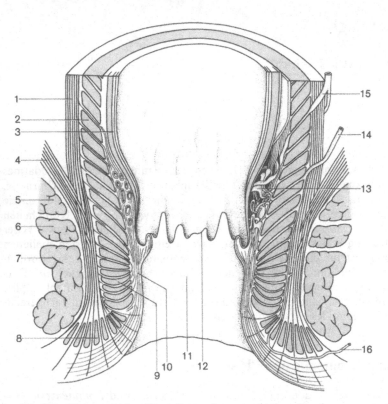

Abb. 174. Schematische Darstellung des anorektalen Kontinenzorgans (Frontalschnitt). *1* Längsmuskulatur des Rektums, *2* Ringmuskulatur des Rektums, *3* Muscularis mucosae, *4* M. pubococcygeus, *5* M. puborectalis, *6* M. sphincter ani externus profundus, *7* M. sphincter ani externus superficialis, *8* M. sphincter ani externus subcutaneus, *9* M. sphincter ani internus, *10* M. canalis ani, *11* Analkanalhaut, *12* Kryptenlinie, *13* Corpus cavernosum recti, *14* Gefäßabfluß zur Vena rectalis media, *15* Gefäßabfluß zur Vena rectalis superior, *16* Gefäßabfluß zur Vena rectalis inferior. (Aus Hansen und Stelzner 1981)

Das Rektum besitzt eine kräftige, mit Dehnungsrezeptoren ausgestattete Ringmuskulatur, die drei charakteristische transversale Falten in das Darmlumen vorspringen läßt (Plicae rectales; die kräftigste davon ist die mittlere = Kohlrauschfalte).

Innenauskleidung. Das Zylinderepithel des Rektums setzt sich bis ins mittlere Drittel des Analkanales fort. Es folgt ein schmaler Streifen von „Übergangsepithel", in dem sukzessive die Umwandlung zum geschichteten Plattenepithel erfolgt. Diese Region (Abb. 174) ist entwicklungsgeschichtlich interessant (Lokalisation der ehemaligen Proktodäalmembran, der Grenzmembran zwischen Ektoderm und Entoderm) und von komplexem Aufbau: taschenartige Ausstülpungen *(Morgagni'sche Analkrypten)* wechseln mit zipfelförmigen Vorstülpungen (Analpapillen, *Columnae anales*) und ergeben dadurch eine wellige Linie *(„Linea dentata", „Kryptenlinie")*. Sie ist auch pathophysiologisch von Bedeutung: Die Krypten können Anlaß zu Kotstau und Entzündungen geben (Kryptitis); durch Infektion der hier mündenden *Proktodäaldrüsen* (Rudimente der Kloakendrüsen) können Fisteln entstehen. Kaudal der Kryptenlinie findet sich nur mehr geschichtetes Plattenepithel, das nicht verhornende, hochsensible *Anoderm*. An der Anokutanlinie geht das Anoderm in die dunkelpigmentierte haar- und drüsenreiche Analhaut über.

Die Muskulatur

M. levator ani. Der tragende Teil der *Beckenbodenmuskulatur;* er entspringt in mehreren Portionen zirkulär an der vorderen und seitlichen Beckenwand, zieht trichterförmig nach dorsokaudal, umfaßt schleifenförmig das Rektum und setzt an Fasern der Gegenseite, am Os coccygis und am Septum anococcygicum an. Die Aufgabe dieser derben Muskelplatte ist der Verschluß des Beckenausgangs (Tragen des Gewichts der Eingeweide); ferner spielt er eine wichtige Rolle bei der Kontinenz (Anpressen des Rektums gegen Prostata oder Vagina; Aufrechterhalten des Rektoanalwinkels).

M. sphincter ani internus. Fortsetzung der (glatten) Ringmuskulatur des Rektums, durch Längsfaserbündel verstärkt. Dieser Muskel besitzt *keine intramuralen Ganglienzellen* (Integrationsapparat der Peristaltik in der Ringmuskulatur des Darmes); er ist daher in Ruhestellung in einem *dauernden Kontraktionszustand* und somit der *wesentliche Mechanismus der Grobkontinenz*.

M. sphincter ani externus. Ein aus mehreren Anteilen (subkutane, oberflächliche und tiefe Schicht) bestehender ovalärer Ring aus quergestreifter, willkürlich kontrahierbarer Muskulatur.

Corpus cavernosum recti

Ein submuköses Schwellkörpergewebe im kranialen Drittel des Analkanales (zwischen Anorektallinie und Kryptenlinie, Abb. 174), das vom M. canalis ani durchsetzt wird und die anatomische Grundlage der Analpapillen bildet. Es handelt sich um ein Geflecht weitlumiger, dünnwandiger Gefäße, die direkt und in *konstanter topographischer Lage* aus Endarterien der A. rectalis superior (bei *3, 7 und 11 Uhr* in Steinschnittlage) mit arteriellem Blut versorgt werden. Es handelt sich also nicht um einen „venösen Plexus", sondern um einen Schwellkörper, dessen Funktion die *Feinkontinenz* des Analkanals ist. Der venöse Abfluß erfolgt zum Teil über retrorektale Venen, zum anderen Teil durch den M. sphincter ani internus (pathophysiologisch wichtig!).

Merke: Hypertrophie des Corpus cavernosum ist die pathophysiologische Grundlage der inneren Hämorrhoiden.

Nervensystem

Afferente und efferente Nervenfasern aus der Rectumampulle, dem Anoderm und dem Perineum sind über das Ganglion pelvinum und das Sakralmark zu einem komplexen Regelkreis verbunden. Die Innervation des M.sphincter ani internus erfolgt über den N.hypogastricus, die des M.sphincter ani externus über den N.pudendus.

Funktionen

Kontinenz

Man unterscheidet zwischen *Grobkontinenz* und *Feinkontinenz*. Erstere ist eine ausschließlich muskuläre Funktion, die durch den anorektalen Winkel (M.puborectalis), den Dauertonus des unwillkürlichen M.sphincter ani internus und den willkürlichen M.sphincter ani externus bewirkt wird. Letzterer kann bei anflutenden Peristaltikwellen aus dem Rektum, die mit Erschlaffung des M.sphincter ani internus einhergehen, den Defäkationsreiz kurzfristig (etwa 30 Sekunden) unterdrücken. Nur etwa 30% der Dauerkontinenzleistung des anorektalen Kontinenzorgans werden durch den M.sphincter ani externus geleistet. Querschnittsgelähmte sind daher häufig noch kontinent.

▶ **Merke:** Anal- und Urethralsphinkter sind die einzigen Sphinktermuskeln des Menschen, die im Ruhezustand fest verschlossen sind (Ruhedruck 40–100 mm H_2O).

Die *Feinkontinenz* wird durch das in der Kryptenlinie polsterartig vorragende Corpus cavernosum recti bewirkt, das als Widerlager des Muskelringes dient (Kontraktion eines Ringmuskels allein kann nur zum unvollständigen Verschluß eines Lumens führen!). Die Lokalisation des Corpus cavernosum recti entspricht genau dem Punctum maximum des Muskeldruckes des M.sphincter ani internus.

Defäkation

In die (ansonsten leere) Ampulla recti eintretende Stuhlmassen führen zur Erregung der Dehnungsrezeptoren des Rektum, zu kaudalwärts gerichteten peristaltischen Wellen in diesem und zur Reizung der Schleimhaut an der Kryptenlinie, die zur Diskrimination des Rektuminhalts (fest, flüssig oder gasförmig) imstande ist. Reflektorisch erfolgt nun die Erschlaffung des M.sphincter ani internus und die Kontraktion des M.sphincter ani externus und des M.puborectalis (anorektaler Reflex) – Bereitschaft zur Defäkation. Der eigentliche Defäkationsakt wird durch die Bauchpresse eingeleitet. Es kommt zur Erschlaffung der Beckenboden- und Sphinctermuskulatur, der anorektale Winkel verschwindet, gleichzeitig setzt die entleerende Peristaltik von Sigma und Rektum ein.

Untersuchungsgang

Anamnese

Dieser kommt in der Proktologie ein hoher Stellenwert zu, da häufig durch gezielte Befragung auf bestimmte Erkrankungen geschlossen und der Untersuchungsablauf darauf abgestimmt werden kann. Sie umfaßt Fragen nach Stuhlgewohnheiten und deren Veränderung (Obstipation, Diarrhoe, Bleistiftstühle, Gebrauch von Abführmitteln), Blutungen (spritzend oder dem Stuhl aufgelagert, Beimengung von Eiter oder Schleim), Schmerzen (defäkationsabhängig oder andauernd, drückend, krampfartig, brennend), Juckreiz (besonders nachts, dauernd), Prolapserscheinungen (nur nach Defäkation oder dauernd, reponierbar); Inkontinenzbeschwerden (für Gase, für Stuhl), bekannte Allergien (Kontaktallergien und Medikamentenallergien – besonders bezüglich Sklerosierungsmittel und Lokalanästhetika), Medikamenteneinnahme (Antikoagulantien), Allgemeinzustand (Schwangerschaft, Diabetes), früher durchgemachte Krankheiten und Eingriffe im Analbereich.

Merke: Bei jeder proktologischen Untersuchung sollte an die Möglichkeit eines Rektumkarzinoms gedacht werden. Neben Fragen nach Blutungen und Änderungen von Stuhlfrequenz und -kontinenz muß daher nach Darmkrebs in der Familie gefragt werden (familiäre Polypose – Präkanzerose!).

Klinische Untersuchung

Die *Inspektion* des Analbereiches erfolgt in Knie-Ellenbogenlage, Seitlage links oder in der (von uns bevorzugten) Steinschnittlage (SSL); letztere ermöglicht eine gleichzeitige Palpation der Abdominalorgane, wird vom Patienten als relativ angenehm empfunden und läßt eine gute Kontaktaufnahme zu. Bei guter Beleuchtung werden die Nates auseinander gezogen und die Aftergegend inspiziert. Hat der Patient beim Entfalten des Anus heftige Schmerzen, muß eine akute Analfissur vermutet werden – die digitale oder instrumentelle Untersuchung muß dann in örtlicher Betäubung erfolgen. Man fordert nun den Patienten zum Pressen und zur aktiven Sphinkterkontraktion auf, um einen nicht fixierten Prolaps sichtbar werden zu lassen bzw. die Sphinkterfunktion grob zu beurteilen. Eine genauere Einschätzung derselben ermöglicht die immer anschließende *digitale Tastuntersuchung;* diese ist für die Früherkennung von Rektumkarzinomen von eminenter Bedeutung (etwa ⅔ aller Rektumkarzinome können so erfaßt werden), andererseits können entzündliche Infiltrate und Polypen erkannt werden. Zur genaueren Lokalisation verwendet man die Einteilung des Ziffernblattes (vordere Kommissur: 12 Uhr in SSL). Man beurteilt auch die Beschaffenheit der Prostata oder der Portio uteri. Schließlich wird der Patient durch die Palpation auch auf die meist anschließende instrumentelle Untersuchung (Proktoskopie oder Rektoskopie) vorbereitet.

Die *Proktoskopie* dient im wesentlichen zum Nachweis innerer und intermediärer Hämorrhoiden (sind weder der Digitaluntersuchung noch der Rektoskopie zugänglich!). Verwendet werden Proktoskope mit seitlichem Fenster (nach Blond) oder vorne offene Instrumente (nach Morgan). Neuerdings stehen Geräte mit Kaltlichtbeleuchtung und wegwerfbaren Einmaltuben zur Verfügung. Die Proktoskoptuben sind 8–15 cm lang und erlauben dadurch eine Beurteilung des Analkanals wie auch der unteren bis mittleren Rektumabschnitte. Instrumente mit besonders kurzem Tubus zur Beurteilung des distalen Analbereiches werden Anuskope genannt. Bei Vorliegen von Fissuren, Kryptitiden und Fisteln kann eine zusätzliche Untersuchung mit dem Analspreizspekulum, einem scherenartig spreizbaren Instrument notwendig sein; dieses läßt einen besonders guten Einblick in der Längsrichtung auf das jeweils interessierende Segment des Analkanals zu.

► **Merke:** Patienten über 40 Jahre und alle jüngeren, bei denen die Symptomatik nach Abschluß der Proktoskopie nicht mit Sicherheit zugeordnet werden konnte, müssen einer Rektoskopie zum Ausschluß eines Rektumkarzinoms zugeführt werden. 60% aller Dickdarmkarzinome werden längere Zeit übersehen, weil die Beschwerden auf gleichzeitig bestehende Hämorrhoiden zurückgeführt werden.

Die häufigsten Veränderungen im Analbereich

Innere Hämorrhoiden

Definition. Innere Hämorrhoiden sind aufgrund chronisch erhöhten Drucks entstandene hypertrophe und fibrosierte Konvolute des Corpus cavernosum recti.

Allgemeines. Innere Hämorrhoiden sind ein zivilisationsbedingtes Massenleiden (ca. ⅓ der Gesamtbevölkerung); es besteht weder eine Geschlechts- noch eine Rassendisposition, die Manifestation erfolgt gewöhnlich im zweiten Lebensdrittel. Innere Hämorrhoiden stellen den Ausgangspunkt eines Spektrums weiterer krankhafter Veränderungen des Analbereichs dar (Abb. 175).

Pathogenese (Abb. 176). Beginn der pathogenetischen Entwicklung sind stets Fehlregulationen der Defäkation. Ballastarme Ernährung, chronische Obstipation, seltener Diarrhoen, chronischer Laxantienabusus und unregelmäßige Stuhlgewohnheiten führen zu habituellen Defäkationsversuchen unter forcierter Bauchpresse bei *nichterschlafftem M. sphincter ani internus* (s. oben Mechanismus der Defäkation). Da hierdurch die wesentlichen venösen Abflüsse gedrosselt sind, resultiert ein Überdruck im Corpus cavernosum recti, der zur Ausweitung und Hypertrophie der Gefäßkonvolute und schließlich zur reaktiven Fibrose und zur Zerstörung des M. canalis ani führt. Erstmanifestation sind halbkugelige prominente Hämorrhoidalknoten an den Mündungsstellen der arteriellen Zuflüsse (bei 3, 7, und 11 Uhr in Steinschnittlage). Bei Fortschreiten des Leidens entstehen Satellitenknoten und vergrößern sich die Hämorrhoidalknoten nach kaudal in das Anoderm. Diese Ausweitung bedingt nicht nur einen Verlust der Feinkontinenz (Folge

606

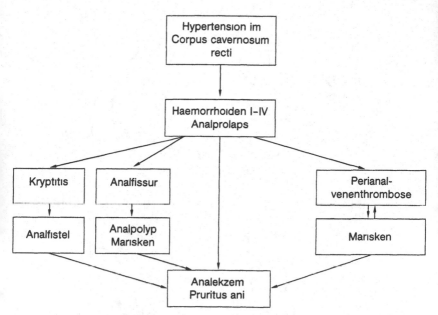

Abb. 175. Vereinfachtes Schema der pathogenetischen Zusammenhänge im Bereich des anogenitalen Kontinenzorgans

der Analkanal wird für Schleim etc. durchlässig, Entstehung des Analekzems), sondern die bislang kaum bemerkten Hämorrhoiden werden *schmerzhaft* (das Anoderm ist hochsensibel!), was insbesondere bei der Defäkation zu reflektorischen Spasmen des M. sphincter internus führt und dessen Erschlaffungsfähigkeit im Sinne eines Circulus vitiosus weiter schädigt. Bei weiterer Vergrößerung der Hämorrhoidalknoten wandern diese noch weiter nach kaudal, prolabieren vorerst vorübergehend (bei Ausübung der Bauchpresse), später irreversibel. In diesem Stadium ist der M. canalis ani zerstört, der Venenabfluß durch bindegewebige Stränge stark behindert und die Architektur des gesamten Analkanals in Mitleidenschaft gezogen.

Klinik. Die inneren Hämorrhoiden werden durch drei Hauptsymptome bestimmt: Blutung, Schmerzen und Prolaps. Im *1. Stadium* besteht lediglich Abgang von hellrotem *Blut,* meistens in Form von Schmierblutungen, selten starke, spritzende Blutungen; bei längerem Verlauf Eisenmangelanämie. Hämorrhoiden 1. Grades sind weder bei äußerer Inspektion des Anus noch durch die digitale Palpation des Analkanals feststellbar (Knoten sind weich und ausdrückbar!): Die Diagnose kann nur mit Proktoskopie gestellt werden. Der Tonus der Analmuskulatur ist unauffällig.

Im *2. Stadium* sind drückende *Schmerzen* bei Defäkation das führende Symptom, Blutungen treten in den Hintergrund. Der Analkanal ist rigide verhärtet, die Hämorrhoiden sind als derbe Knoten im Analkanal tastbar. In fortge-

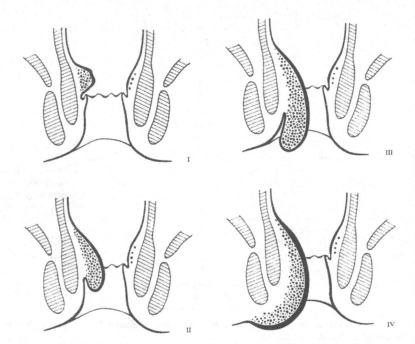

Abb. 176. Stadieneinteilung der inneren Hämorrhoiden. (Nach Wienert 1980)

schrittenen Fällen erscheinen die Knoten beim Pressen in der Analöffnung ziehen sich jedoch spontan zurück. Auch hier erfolgt die Diagnose mit de Proktoskopie. Der Tonus der Analmuskulatur ist stark erhöht – Gefahr de Inkarzeration eines prolabierten Hämorrhoidalknotens! („akuter Hämorrhoi dalvorfall"). Hierbei handelt es sich um eine extrem schmerzhafte, sic schnell entwickelnde pralle Knotenbildung (venöse Drosselung, Ödem Thrombose). Im Lauf einiger Tage entweder Abklingen der Entzündung Organisation des Thrombus und spontane Reposition, oder Progression i Gangrän, Abszeß und Verjauchung.

Differentialdiagnose. Prolabierende Anal- oder Rektumpolypen, Perianalve nenthrombose, Marisken, Analkarzinom.
Breitet sich der hypertrophierende Plexus cavernosus parallel zum Analkana bis unter das Anoderm aus, spricht man von *intermediären Hämorrhoiden.*

Im 3. und 4. Stadium sind die Hämorrhoidalknoten permanent *prolabiert* un können nur mehr manuell (Stadium 3) bzw. überhaupt nicht mehr (Sta dium 4) reponiert werden. Der Prolaps unterhält einen ständigen Schleimflu aus dem Analkanal (Folge: Pruritus ani, Analekzem). Schmerzen und Blu tung kommen in diesem Stadium wohl noch vor, subjektive Hauptbeschwe den sind jedoch die durch den Analprolaps gestörte Kontinenz.

Therapie. Voraussetzung einer erfolgreichen Therapie ist eine entsprechende Stuhlregulierung (ohne Laxantiengebrauch; ballaststoffreiche Ernährung). Die eigentliche Behandlung erfolgt stadiengerecht durch Sklerotherapie, Dehnungsbehandlung oder Operation.

→ **Merke:** Die so häufig durchgeführte Behandlung mit diversen Salben und Zäpfchen bringt bestenfalls passagere Linderung und ist als Therapiekonzept abzulehnen. Fast jeder Patient mit einem Leiden des Enddarms kommt mit der selbstgestellten Diagnose „Hämorrhoiden" zum Arzt. Verschreiben von Hämorrhoidalzäpfchen ohne exakte Untersuchung ist Unfug.

- **Sklerotherapie:** Die heute am weitesten verbreitete „kausale" Behandlung. Sie wird im Stadium 1 (Erfolgsquote 90%) und im Stadium 2 (Erfolgsquote 25%) angewendet.
  Durchführung. Eine besondere Vorbereitung (etwa Einlauf) ist nicht notwendig bzw. eher störend. Zwei Methoden stehen zur Verfügung:
  Methode nach Blanchard: Ca. 1 ml eines phenol- oder jodhaltigen Verödungsmittels wird oralwärts der Hämorrhoidalknoten in die Zuflußgebiete der Hämorrhoidalknoten bei 3, 7 und 11 Uhr *submukös* injiziert. Die Injektion ist schmerzlos.
  Methode nach Blond: Mittels Tropfspritze nach Roschke wird durch das seitliche Proktoskopfenster direkt in den sich vorwölbenden Hämorrhoidalknoten tropfenweise (ca. 0,1 ml) 20%-ige Chinin-dihydrochloridlösung injiziert. Pro Sitzung erhält der Patient maximal 0,1 ml verteilt auf bis zu 10 Injektionsstellen.
  Bemerkung: Ziel der Behandlung ist *nicht* (wie bei Verödung von Varizen) die Induktion einer Intimareaktion, sondern Erzeugung einer *Fibrose,* die den arteriellen Zustrom drosselt.
  Üblicherweise sind 4 bis 8 Sitzungen in monatlichen Abständen vorgesehen, mehrwöchige Injektionsintervalle sind erforderlich! Vor jeder Sitzung wird der Patient gezielt befragt, ob die vorausgegangene Injektion gut vertragen wurde; durch rektale Tastung werden Restinfiltrate ausgeschlossen.
  Komplikationen. Bei richtigem Sitz der Injektion außerordentlich selten (Nekrosen, Ulzera, Abszesse, Fisteln). *Erfolgt die Injektion in das Anoderm, sind heftige Schmerzen die Folge!.*
  Kontraindikationen (beide Methoden). Allergie gegen das Verödungsmittel, Schwangerschaft, Antikoagulantientherapie, hochdosierte Steroidtherapie, akute entzündliche Prozesse, starke Schmerzen und Restinfiltrate nach vorausgehender Injektion.
- **Dehnungsbehandlung:** Ziel der Behandlung ist die Beseitigung des im 2.Stadium stark erhöhten Tonus und der verminderten Dehnbarkeit des M.sphincter internus, und dadurch Unterbrechung des Circulus vitiosus (s. oben). Die Erfolgsquote ist hoch (bis zu 90%). Die Sphinkterdehnung kann entweder in Narkose durch den Arzt (einmalig, manuell) oder täglich durch den Patienten selbst mit einem Analdilatator durchgeführt werden.

- **Hämorrhoidektomie:** Hämorrhoiden im 3. und 4. Stadium können meist nur operativ erfolgreich behandelt werden; am meisten geübt ist die Operation nach Milligan. Sie gehört in die Domäne der Chirurgie und wird hier nicht weiter beschrieben.
- **Alternative Methoden** der Hämorrhoidenbehandlung wie Infrarotkoagulation, Kryotherapie und Gummiringligatur können in speziellen Fällen Vorteile bringen, haben sich jedoch nicht generell durchgesetzt.

Analprolaps

Ein meist gleichzeitig mit Hämorrhoiden im 4. Stadium vorkommender Prolaps der Analschleimhaut. Solange dieser reponibel ist, kann Sklerotherapie (in reponiertem Zustand) und/oder Gummiringligatur versucht werden, ansonsten bleibt nur die Möglichkeit der Hämorrhoidektomie. Als *Komplikation* kann sich der *inkarzerierte* Analprolaps, eventuell mit Fortschreiten in eine Gangrän, einstellen.

Wichtig ist die Unterscheidung vom *Rektumprolaps* (Mastdarmvorfall); bei diesem ist die gesamte invaginierte Darmwand zirkulär vorgestülpt. Rektumprolaps tritt gehäuft bei Frauen auf, besonders Multiparae mit Inkontinenz bei chronischer Obstipation. Bei Kleinkindern kommt es relativ häufig zu Prolaps mit guter Spontanheilungstendenz, im Erwachsenenalter ist hingegen die operative Fixierung notwendig (Rektopexie).

Analekzem

Definition. Dermatitis des Anoderms und der Anal- und Perianalhaut.

Allgemeines. Das häufigste proktologische Zustandsbild überhaupt; es ist von polyätiologischer Natur und kann fast alle übrigen anorektalen Krankheitsprozesse begleiten (s. Tabelle 38, Abb. 175). Man unterscheidet ein *akutes* („Wolf") von einem *chronischen Analekzem;* ersteres entsteht vorwiegend durch episodische, meist exogene Reize (mangelnde Hygiene, Schwitzen, Durchfälle, Reiben), letzteres fast durchwegs durch Sekretion aus dem Analkanal im Rahmen der Hämorrhoidalkrankheit. Chronische Analekzeme können notorisch quälend und außerordentlich therapieresistent sein. Charakteristischerweise sucht der Patient den Arzt erst nach längerer Zeit de

Tabelle 38. Ursachen des Analekzems

Hämorrhoiden	Darmparasiten
Hämorrhoidal-, Analprolaps	falsche Hygiene (zuviel, zuwenig)
Marisken	Trichteranus
chronische Analfissur	Kontaktallergie
Analpolypen	
Analfisteln	
anorektale Tumoren	

Selbstbehandlung mit diversen Topika, üblicherweise Kortikoidmischpräparaten, auf.

Pathogenese. Der bei weitem wichtigste ursächliche Teilfaktor ist die Störung der Feinkontinenz des anorektalen Kontinenzorgans im Rahmen innerer Hämorrhoiden. Hierdurch kommt es zur ständigen Befeuchtung der Analhaut („Symptom des feuchten Afters"); diese zusammen mit Stuhlresten und dem neutralen pH-Wert der Perianalregion führen zu einer exzessiven regionalen Keimvermehrung, darunter auch Candida (aus dem Darmtrakt). Alle Faktoren führen zu Mazeration, Irritation und Juckreiz, Ekzematisation und Lichenifikation. Eine verstärkende, aber meist überschätzte Rolle spielt das Schwitzen bei adipösen Patienten mit sitzender Tätigkeit. Ein weiterer prädisponierender Faktor ist der Trichteranus (Hygiene erschwert).

Klinisches Bild. Rötung, Lichenifikation sowie häufig Erosionen und Rhagaden der Anal- und Perianalhaut. Im akuten Stadium überwiegt Brennen, im chronischen Stadium ein oft quälender Juckreiz. Typisches anamnestisches Symptom: Wäscheverschmutzung (Schleim, Sekret, Kotreste) sowie Blutreste am Papier (durch Kratzeffekte).

Therapie. Dauerhafte Ausheilung ist nur nach Ausschaltung der Ursachen möglich (d.h. Sklerosierungsbehandlung der Hämorrhoiden bzw. Elimination der in Tabelle 38 angegebenen übrigen Ursachen). Kortikoidhaltige Externa sind meist schlagartig wirksam, dürfen aber nur kurzfristig angewendet werden. Bei längerer Verabreichung kommt es zu Wirkungsverlust, Auftreten von Nebenwirkungen (z.B. Atrophie der Analhaut; Wirkungsverstärkung durch Okklusionseffekt!), und schließlich zur Perpetuation der Symptomatik. Besonders wichtig ist eine ausführliche Anleitung zur Analhygiene: Verzicht auf Toilettenpapier über längere Zeit und stattdessen Waschen (Neutralseife) nach der Defäkation. Allerdings sollte auch eine übertriebene Pflege durch zu häufiges Waschen unterbleiben. Derartige Hinweise sollen dem Patienten spontan gegeben werden, da er aus falscher Scheu diesbezügliche Fragen meist unterläßt.

Differentialdiagnose. Inverse Psoriasis (scharfe Begrenzung, Ausdehnung nach sakral) und extramammärer Morbus Paget (Biopsie bei Therapieresistenz von Analekzemen!), Candidamykose (Pilzbefund!), M. Bowen.

Pruritus ani

Ursachen wie bei Analekzem, allerdings fehlen sichtbare äußere Veränderungen. In diesen Fällen ist es besonders notwendig, den Patienten zu beruhigen, daß keinerlei Hinweis für ein Malignom gegeben ist. Mögliche psychische Komponenten sollten berücksichtigt werden (Pruritus ani und genitalis sine materia sind häufige Menopausebeschwerden!).

Marisken (Analläppchen, -falte, -karunkel)

Definition. Harmlose und sehr häufige (bis 80% im Senium) fibromatöse Falten an der Linea anocutanea.

▶ **Merke:** Marisken werden manchmal fälschlich als „äußere Hämorrhoiden" bezeichnet.

Marisken verursachen nur selten Beschwerden (Juckreiz, Analekzem), vor allem wenn ab einer gewissen Größe die Analhygiene erschwert wird. Ihre Entfernung ist nur in Ausnahmefällen nötig (Abtragung in Lokalanästhesie mit Skalpell oder Elektroschlinge; einzeitige Behandlung der gesamten Zirkumferenz birgt die Gefahr von Analstenosen!). Verschluß auch relativ großer Wundflächen durch Naht ist zu vermeiden, da es ansonsten zur Taschen- und Fistelbildung kommen kann. Offene Wunden im Analbereich heilen erstaunlich gut ohne Superinfektion ab!

Differentialdiagnose. Condylomata acuminata, Analkarzinom, hypertrophe Analpapille.

Condylomata acuminata (Feigwarzen)

Definition. Viruspapillome, vorwiegend durch HPV 6 und 11 hervorgerufen und gewöhnlich durch sexuelle Kontakte übertragen.

Condylomata acuminata (s. S.211) sind spitzkegelige, weiche, hautfarbene Wärzchen, die meist zu beetartigen Aggregaten oder auch zu blumenkohlartigen Knoten auswachsen und (nach dem Genitale) die Analregion zur Prädilektionsstelle haben. Sie setzen sich häufig in den Analkanal bis zur Linea dentata fort, können diese aber auch im Extremfall überschreiten. Symptome sind Verlust von Feinkontinenz, übelriechender Fluor, Analekzem.

▶ **Merke:** Maligne Entartung von Condylomata acuminata ist möglich, aber extrem selten. Höher ist die Gefahr bei *flachen* Kondylomen (sind durch die high risk HPV Typen 16 oder 18 erregt – s. S.208).

Therapie. Bei weniger ausgedehnten Kondylomen kann eine Ätzbehandlung mit Podophyllin oder Trichloressigsäure versucht werden. Bei ausgedehnten und tiefsitzenden Kondylomen ist die chirurgische Abtragung unumgänglich (elektrokaustisch). Bei zu ausgiebiger Abtragung Gefahr der Analstenose.

Perianalvenenthrombose

Definition. Akute Thrombose einer Vene des Analkanals, meist an der Anokutangrenze.
Wird fälschlich als „entzündeter Hämorrhoidalknoten" bezeichnet. Ist häufig mit inneren Hämorrhoiden assoziiert! Auslösende Faktoren: forcierte Defäkation, Obstipation oder Diarrhoe, körperliche Anstrengung.

Klinik. Ein meist sehr schmerzhafter, bis zu pflaumengroßer, bläulich durchscheinender perianaler Knoten, der den Patienten bis zur Gehunfähigkeit behindern kann. Im subakuten Stadium läßt die Schmerzhaftigkeit nach, spontane Rückbildung innerhalb einiger Tage bis Wochen. Rezidive sind häufig (Rezidivprophylaxe: Sklerosierung innerer Hämorrhoiden!). Komplikationen: Spontanperforation, Blutung.

Therapie. In erster Linie konservativ (systemische und lokale Antiphlogistika, Bettruhe, kühle Kompressen); führt binnen weniger Tage zu Schmerzfreiheit und Abheilung. Bei drohender Spontanperforation großer, sehr schmerzhafter Knoten schafft eine Inzision in Lokalanästhesie umgehend Erleichterung; die Koagula sollten jedoch immer mit dem scharfen Löffel zur Gänze entfernt werden (bei gekammerten Perianalvenenthrombosen schwierig).

Differentialdiagnose. Perianaler Abszeß bzw. Fistel, Mariske.

Analfissur (Afterriß)

Definition. Ein ovaläres, tiefes (bis in die Fasern des M.sphincter ani internus reichendes) Ulkus des Anoderms unmittelbar distal der Linea dentata.

Ätiologie. Multifaktoriell. Meist liegen innere Hämorrhoiden vor, das Ulkus entsteht durch einen mechanischen Trigger (z. B. harter Stuhl) oder durch einen Entzündungsreiz (Perianalvenenthrombose, Kryptitis etc.). Etwa 80% der Analfissuren finden sich bei 6 Uhr in SSL.

Klinik. Die akute Analfissur ist das schmerzhafteste Zustandsbild der Proktologie; meist im Lauf oder nach einer forcierten Defäkation kommt es neben (meist geringer) Blutung zu einem heftigen, bis zu mehrere Stunden anhaltenden krampfartig-stechenden Schmerz, der zu einer spastischen Sphinkterkontraktion, Stuhlverhaltung aus Angst und dadurch zu einem Circulus vitiosus führt. Die akute Fissur kann spontan heilen oder auf *konservative Therapie* mit Salben, Injektionen eines Lokalanästhetikums in den Fissurgrund oder Selbstanwendung eines Analdehners über einige Wochen zur Abheilung gebracht werden. Andernfalls geht sie in die *subakute* bzw. *chronische Analfissur* über. Letztere ist weit weniger schmerzhaft, führt jedoch reaktiv zur Entwicklung einer sogenannten *Vorpostenfalte* am analen Fissurende (Mariske) und einer *hypertrophen Papille* am kranialen Ende. Chronische Analfissuren haben *keine* Selbstheilungstendenz; sie können Ausgangspunkt von Analfisteln sein. Konservative Therapieversuche sind hier selten erfolgreich, operative Fistelspaltung und Sphinktertomie meist unumgänglich.

Differentialdiagnose. Rhagade (weniger tiefreichend, weniger schmerzhaft, diffus brennend, bei Analekzem), syphilitischer Primäraffekt, Analkarzinom, Morbus Crohn.

Hypertrophe Analpapille (Analpolyp, Katzenzahn)

Fibromatöse Wucherungen einer (oder mehrerer) Analpapillen bei chronischen Reizzuständen verschiedener Art (Proktitis, Kryptitis, Hämorrhoiden, Analfissur etc.). Es handelt sich um breitbasige oder gestielte bis walnußgroße, blaßrosa bis weißliche Knoten an der Linea dentata. Eine maligne Entartung dieser Polypen kommt (im Gegensatz zu den Rektumpolypen!) praktisch *nicht* vor. Chirurgische Abtragung in Lokalanästhesie ist nur bei Beschwerden nötig (größere Polypen sind bei Defäkation schmerzhaft und können prolabieren!)

Differentialdiagnose. Rektumpolyp, Condylomata acuminata, Analkarzinom.

Kryptitis

Definition. (Abszedierende) Entzündung der Morgagni'schen Krypten (Proktodäaldrüsen).

Allgemeines. Ein häufiges Zustandsbild, das meist mit inneren Hämorrhoiden assoziiert und Ausgangspunkt von Analfisteln ist (s. unten).

Pathogenese. Die Morgagni'schen Krypten sind taschenartige Ausstülpungen des Darmepithels an der Linea dentata, in die die Proktodäaldrüsen in einem kranialwärts etwas spitzen Winkel einmünden. Diese anatomisch ungünstige Situation prädisponiert zum Eindringen von Kotmaterial und Sekretstau. Entscheidend verschärft wird diese Situation bei inneren Hämorrhoiden; es kann zum Verschluß des Lumens und damit zu einer abszedierenden Entzündung der Krypte kommen, die sich entlang der Proktodäaldrüse ausbreiten kann. Die weitere Entwicklung hängt wesentlich von der individuell recht unterschiedlichen anatomischen Beschaffenheit der Proktodäaldrüse ab: Je nach Tiefe und Verzweigung des Drüsenkörpers im submukösen Raum und den Logen der Sphinktermuskeln kann es zu unterschiedlich lokalisierter Fistelbildungen kommen (s. unten).

Klinik. Die Kryptitis bleibt oft lange unbemerkt; erst bei Abszedierung stellen sich deutliche Symptome ein: dumpf stechende, schlecht lokalisierbare Schmerzen im tiefen Analbereich bei und nach Defäkation, häufig auch als Intervallschmerz. Die schmerzhafte Stelle kann bei Palpation meist genau lokalisiert werden. Die Diagnosestellung erfolgt mit Proktoskopie und durch retrograde Sondierung der Krypte mit der Hakensonde.

Therapie. Voraussetzung eines anhaltenden Therapieerfolges ist die Sanierung der Hämorrhoiden (Sklerosierung); gleichzeitig konservative Therapie mit adstringierenden Suppositorien, Analtampons. Nur bei Therapieresistenz Kryptotomie oder Kryptektomie.

Differentialdiagnose. Submuköse und intersphinktäre Analabszesse, Analfissur, anorektale Gonorrhoe.

Analabszeß, Analfisteln

Definition. Abszedierende Entzündungen verschiedener Lokalisation im submukösen und muskulären Raum des Analbereiches, die ihren Ausgangspunkt von einer Kryptitis nehmen. Fisteln unterscheiden sich von Abszessen durch ihre gangartige Ausbreitung ohne (inkomplette Fistel) oder mit (komplette Fistel) Perforation zur Perianalhaut.

Allgemeines. Mit etwa 10% der proktologischen Patienten ein relativ häufiges Krankheitsbild. Die meisten Abszesse bzw. Fisteln liegen dorsokaudal und submukös bzw. intersphinktär (s. Abb.174). Auch weit verzweigte fuchsbauartige Gänge kommen vor (nur bei solchen ist eine radiologische Kontrastmitteldarstellung zweckmäßig).

Klinik. Abszesse bewirken dumpfe, klopfende und drückende, meist heftige Schmerzen im Analbereich, Sitzbeschwerden, Fieber und allgemeines Krankheitsgefühl. Bei Fistelbildung kommt es zusätzlich zu ständiger eitrigseröser Sekretion und rezidivierenden Entzündungsschüben durch Sekretstau. Der Verlauf ist chronisch progredient, spontane Heilung ist nicht zu erwarten.

Diagnostik. Bei perianaler und analer Palpation finden sich schmerzhafte entzündliche Schwellungen, die Diagnose wird durch Proktoskopie und Sondierung gestellt.

Therapie. Abszesse werden breit inzidiert und genau nach Vorhandensein inkompletter Fisteln sondiert. Ungenügende Inzisionen führen zur Fistelbildung! Fisteln müssen durch vollständige Exzision aller Fistelgänge saniert werden (*keine* Stichinzisionen!). Eine Ausnahme sind submuköse Fisteln, bei denen eine *Fadendrainage* durchgeführt werden kann: Ein Faden wird durch den Fistelgang gelegt, im Anallumen zu einem Ring verknotet und belassen. Es kommt zur Drainage und Reinigung des Fistelganges; nach einigen Wochen bis Monaten wandert der Faden durch das Darmepithel durch und wird schließlich abgestoßen. Es resultiert komplette Ausheilung.

Merke: Alleinige Antibiotikabehandlung von Analabszessen und -fisteln ist erfolglos. „Reifenlassen" von Abszeßen führt zur Ausbreitung und ist daher *nicht* angezeigt.

Differentialdiagnose. Morbus Crohn und Colitis ulcerosa können ausgedehnte, meist atypisch gestaltete Fisteln verursachen.

Analkarzinom

Karzinome des Anoderms und der Analhaut sind selten; meist handelt es sich um Plattenepithelkarzinome (Assoziation mit high risk-humanen Papillomviren); manchmal Entstehung aus Condylomata acuminata. Viel seltener sind Basaliome und kloakogene Karzinome. Auftreten fast stets im höheren Lebensalter.

Klinisches Bild. Knotige, derbe Läsionen, im späteren Verlauf ulzerierend. Die Symptome sind oft uncharakteristisch, bei Sitz im Analkanal bleiben die Analkarzinome nicht selten vom Patienten unbemerkt. Im fortgeschritteneren Stadium kommt es zu Fremdkörpergefühl, Juckreiz oder Schmerzen, Nässen, Analekzem, Defäkationsstörungen und Blut im Stuhl.

Differentialdiagnose. Mariskens, Condylomata acuminata, chronische Analfissur, Melanom.

Therapie. Exzision bzw. gegebenenfalls kombinierte chirurgische, radiologische und Chemotherapie.

▶ **Merke:** Bei therapieresistentem Analekzem sollte immer an ein Karzinom des Analkanals gedacht werden.

Inkontinenz

Definition. Unkontrollierter Abgang von Stuhl oder Gasen. Vorkommen besonders bei älteren weiblichen Patienten, nach Analoperationen, bei Analprolaps, Querschnittläsion, aber auch bei Analkarzinom. Aktives Schließmuskeltraining führt häufig zur Besserung des Leidens. Andernfalls kann eine Beckenbodenplastik durchgeführt werden; dem sollte eine digitale und apparative Messung des Resttonus des Sphinkters vorausgehen. Als ultima ratio ist in manchen Fällen ein Anus praeter notwendig.

Krankheiten des Rektums und Colons

Bemerkung: Diese Krankheiten gehören zum Fachgebiet der Gastroenterologie bzw. Chirurgie und werden hier daher nur kursorisch behandelt. Für der Dermatologen dient die Kenntnis dieser Krankheiten ausschließlich zur korrekten Überweisung.

Proktitis

Unter Proktitis versteht man entzündliche Veränderungen des unteren Rektums. Es handelt sich um ein nicht seltenes polyätiologisches Zustandsbild Mögliche Ursachen sind Infektionen (z. B. Herpes simplex, Amöbenruhr Dysenterie, Gonorrhoe etc.), Colitis ulcerosa und Morbus Crohn, Störunge der Darmflora (Antibiotikaproktitis-Tetracycline!) und schließlich Röntgen bestrahlung maligner Tumoren im Urogenitalbereich (Strahlenproktitis) Unabhängig von der Ursache manifestiert sich die Proktitis mit schleimig blutigen, bisweilen eitrigen Stühlen, Tenesmen und dumpfen Unterbauch schmerzen. Die Diagnostik erfolgt durch Prokto- und Rektoskopie, mikro biologischem und/oder serologischem Erregernachweis und eventuell Biop sie. Die Therapie richtet sich nach dem Grundleiden.

Kolorektale Polypen

Kolorektale Polypen sind knotige, manchmal gestielte Vorwölbungen der Darmschleimhaut. Dieser morphologische Begriff impliziert keine ätiologische Diagnose; man unterscheidet neoplastische (Adenome, Carcinoma in situ) und nicht-neoplastische (Hamartome, entzündliche) Polypen. Alle Polypen müssen – bis zum histologischen Ausschluß – als Präkanzerosen gelten. Im Rahmen der familiären Polypose kommt es *stets* zur malignen Transformation, nicht jedoch beim Peutz-Jeghers-Syndrom. Kolorektale Polypen sind besonders im höheren Lebensalter häufig, zu etwa 75% distal der linken Kolonflexur gelegen und meist asymptomatisch. Gelegentlich Abgänge von Blut und Schleim. Diagnostischer Hinweis: Test auf okkultes Blut im Stuhl positiv; Nachweis mit Rektoskopie und Koloskopie bzw. radiologisch. Komplikationen der Kolorektalpolypen sind maligne Entartung, Blutungsanämie, Ileus.

Therapie. Chirurgische Entfernung (Polypektomie). Keine Biopsie!

Rektumkarzinom

Entsteht in der Regel sekundär durch maligne Entartung von Rektumpolypen (meist Adenokarzinome von unterschiedlichem Differenzierungsgrad); Männer sind etwas häufiger befallen als Frauen, Häufigkeitsgipfel im Senium. Rektumkarzinome sind im Anfangsstadium – außer okkultem Blut im Stuhl – meist symptomlos; im weiteren Verlauf Abgänge von Blut und Schleim, Tenesmen, Defäkationsstörungen (Bleistiftstühle). Die Diagnose erfolgt durch digitale Tastuntersuchung, Prokto- und Rektoskopie sowie histologische Untersuchung der Biopsien. Die Therapie richtet sich nach Sitz und Differenzierung des Rektumkarzinoms; chirurgische Alternativen sind lokale Exzision, Kontinenzerhaltende Resektion oder Rektumamputation. Zusätzlich kommen Chemotherapie und Bestrahlung in Frage. Komplikationen sind neben Metastasierung Ileus und Fistelbildung in Nachbarorgane.

Kolonkarzinom

Dieser häufigste maligne Tumor der westlichen Welt ist zu etwa 70% im Grenzbereich zwischen Sigmoid und Rektum lokalisiert und kommt daher bei der Untersuchung durch den Dermatologen mit dem Proktoskop nicht zur Darstellung. Auch die klinische Symptomatik wirkt sich nicht im Bereich des anorektalen Kontinenzorgans aus (im Gegensatz zu Analkarzinomen und tiefsitzenden Rektumkarzinomen): im Frühstadium bestehen – wieder abgesehen von okkultem Blut im Stuhl – meist keine Symptome. Später kommt es zu Blut- und Schleimabgang, Stuhlunregelmäßigkeiten, Meteorismus und tumorassoziierten Systemzeichen (Gewichtsverlust, Anämie etc.). Die Aufgabe des Dermatologen beschränkt sich darauf, die anamnestischen Angaben des Patienten stets im Hinblick auf ihm nicht zugängliche Karzinome von

Rektum und Kolon zu überdenken und ihn bei Verdachtsmomenten dem Chirurgen zur geeigneten Diagnostik und Therapie zu überweisen.

▶ **Merke:** Wegen der Häufigkeit kolorektaler Karzinome sollten ab dem 45. Lebensjahr in regelmäßigen Abständen (jährlich) Gesundenuntersuchungen durchgeführt werden. Dem Dermatologen fällt diese Aufgabe nicht zu, da seine Tätigkeit auf Diagnostik und Behandlung von Beschwerden des anorektalen Kontinenzorgans beschränkt ist. Er muß sich jedoch bewußt sein, daß auch er eine Anlaufstelle für Patienten mit kolorektalen Karzinomen ist, die ihre Beschwerden irrtümlicherweise dem Analbereich zuschreiben.

Colitis ulcerosa und Morbus Crohn

Diese beiden Systemkrankheiten mit Hauptmanifestation im Kolon sind Teilgebiet der Gastroenterologie; adäquate Diagnostik und Therapie fällt dieser Disziplin anheim. Für den proktologisch tätigen Dermatologen stellt sich die Aufgabe, Verdachtszeichen für das Vorliegen dieser Krankheiten zu erkennen und für die Überweisung zu sorgen. Solche Verdachtszeichen sind häufige, blutige, schleimige Durchfälle, abdominelle Schmerzen, Tenesmen, Systemsymptome (Krankheitsgefühl, Kachexie, Anämie), rektale Blutungen. Bei der Untersuchung des Darmes finden sich im Anal-, vor allem aber Rektalbereich entzündliche Infiltrate, Ulzerationen, Abszesse und Fistelbildungen, Fissuren, Stenosen und gelegentlich Perforationen. Morbus Crohn (Ileitis terminalis) ist relativ häufig mit dermatologischen Manifestationen wie Pyoderma gangraenosum und Erythema nodosum assoziiert.

Anhang I

Differentialdiagnostische Tafeln

Vorbemerkung. Zweck dieser Tafeln ist nicht eine komplette Erfassung und Beschreibung der Hautkrankheiten. Es werden vielmehr Bündel von – wichtigen oder häufigen – Zuständen zusammengestellt, die tatsächlich verwechselt werden können („vernünftige" Differentialdiagnosen), aber dennoch klare *morphologische* Unterscheidungsmerkmale besitzen. Letztere werden unter Auslassung nebensächlicher Aspekte genannt; die angegebenen Kriterien orientieren sich am „Idealbild" der Läsion und sind daher nicht stets vollzählig ausgebildet. Manche Läsionen haben mehrere charakteristische Erscheinungsformen und werden daher an mehreren Stellen aufgeführt (z. B. Basaliom, seborrhoische Warze etc.). Diese Tafeln – ein kleines Einmaleins der klassischen Diagnostik – setzen die Kenntnis der Effloreszenzenlehre und der Systematik zum Gebrauch voraus und zielen auf die Beherrschung der morphologischen Analyse ab. Darüber hinausgehende Diagnostik – also Laboruntersuchungen aller Art – liegt außerhalb der Grenzen dieser Tabellen.

Es erübrigt sich hinzuzufügen, daß Auswahl, Abgrenzung und Gewichtung der in diesen Tafeln enthaltenen Diagnosen zwangsläufig etwas künstlich und daher auch subjektiv geprägt sein müssen.

Tafelübersicht

A Läsionsbezogen

1 Umschriebenes homogenes Erythem
2 Makulöses Exanthem
3 Dunkelpigmentierter Fleck
4 Helle Flecken
5 Papulöses Exanthem (entzündlich)
6 Papulöses Exanthem (hyperkeratotisch)
7 Ringförmiger papulöser Herd
8 Hautfarbener Knoten (nicht exulzeriert)
9 Dunkelpigmentierter Knoten
10 Subkutaner Knoten
11 Urtikarielles Exanthem
12 Vesikulöses Exanthem
13 Gruppierte, oberflächliche Vesikeln (Pusteln)
14 Tiefe, abszedierende Pyodermie
15 Makulo-squamöses Exanthem (Rumpf)
16 Nummuläre schuppende Plaque
17 Hyperkeratotische Plaque
18 Exulzerierter nichtpigmentierter Knoten

B Lokalisationsbezogen

1 Schuppung am Kapillitium
2 Alopezische Herde am Kapillitium
3 Multiple Knoten am Kapillitium
4 Akneiforme Eruption des Gesichts
5 Lippenschwellung
6 Weißliche Plaque der Mundschleimhaut
7 Erosionen der Mundschleimhaut
8 Ulkus der Mundschleimhaut
9 Palmare Schuppung
10 Mißgestalteter Nagel
11 Scheibenförmiger Herd inguinal
12 „Balanitis"
13 „Warzen" am Genitale
14 Ulkus am Penis
15 Entzündliche, flache Knoten am Unterschenkel
16 Ulcus cruris
17 „Warzen" der Fußsohle

A 1. Umschriebenes homogenes Erythem

		Begleitkriterien
Erysipel	Konfiguration unregelmäßig, Begrenzung mittelscharf, mit Stufe gegen Umgebung abgesetzt, zungenförmige Ausläufer, Oberfläche glatt, hellrot, hitzend, Lymphadenitis	Systemzeichen, Ausbreitung schnell, Bestandsdauer kurz. Eintrittspforte nachweisbar
Dermatitis (akut)	Konfiguration artefiziell, Begrenzung scharf, sattrot, Oberfläche matt bis „grießig", mäßig hitzend	keine Ausbreitung, Bestandsdauer kurz, Anamnese klar
Verbrennung I° (Verbrühung)	Konfiguration artefiziell, Abrinnspuren, Begrenzung scharf, Oberfläche matt	sehr schmerzhaft, Systemzeichen bei großer Ausdehnung, Anamnese klar
fixes Arzneimittelexanthem	Konfiguration rund-regelmäßig, Begrenzung mittelscharf, lividrot, Oberfläche glatt	Anamnese: Medikamenteneinnahme; Rezidive in loco
Erythema migrans	Konfiguration rund, Begrenzung mittelscharf, Oberfläche glatt, lividrot, zentrale Rückbildung, Ringe (Ringsegmente)	Ausbreitung langsam zentrifugal, subjektiv mildes Brennen, Hitzen, keine Systemzeichen, Anamnese: Zeckenbiß
Naevus flammeus	angedeutet segmental, Begrenzung scharf und unregelmäßig, oft in Einzelherden gegliedert, hell-lividrot, kein Hitzen	Anamnese: seit Geburt, unveränderlich

andere: Sonnenbrand, chronischer Kälteschaden, Dekubitus I°, Schmetterlingserythem und Erysipelas perstans (LE, Dermatomyositis), Flushsymptom, slapped-face-Erythem (Ringelröteln)

© Springer-Verlag 1990
Fritsch, Dermatologie, 3. Auflage

A 2. Makulöses Exanthem

		Begleitkriterien
infektiöses Exanthem	morbilliformer, rubeoliformer, scarlatiniformer Aspekt	Allgemein- bzw. krankheitsspezifische Symptome
medikamentös-toxisches Exanthem	morbilliformer, rubeoliformer, scarlatiniformer Aspekt mit eher verwaschener Ausprägung	Allgemeinsymptome unspezifisch (Fieber etc.), Medikamentenanamnese
Erythema multiforme	makulo-urtikarielle Läsionen, lividrot, kreisrund; Irisphänomen: konzentrische Ringe mit leicht hämorrhagischen (fakultativ blasigen) Zentren	Allgemeinsymptome, Befall Extremitätenstreckseiten mehr als Rumpf; Schleimhautbefall
Purpura*	Läsionenform „flohsticharig" bis großflächig, rund, Begrenzung scharf, konfluierend, sattrot, **nicht wegdrückbar.** Keine Entzündungszeichen, keine Nekrose. Schleimhäute befallen.	Allgemeinsymptome in Abhängigkeit von Grundkrankheit. Blutungen aus Körperöffnungen. Verteilung von hydrostatischen Faktoren mitbestimmt.
luetisches Exanthem (Primärexanthem und frühe Rezidivexantheme)	Lokalisation an Körpermitte bzw. Flanken, lividhellbräunlich, Begrenzung unscharf („lasiert"), diskret	von anderen luetischen Symptomen begleitet (Lymphadenopathie, lokalisierte Papeln, Mundschleimhautläsionen)

* ausgenommen sämtlicher Formen von Vaskulitis, da diese mit **palpabler** Purpura abläuft, also nicht zu den makulösen Exanthemen zählt.

andere: Urtikaria in Rückbildung, Erythema pudicitiae, Pityriasis rosea, Pityriasis versicolor (erythematöse Form), Exanthem bei Kollagenosen, Erythema rheumaticum, Nävi aranei

A 3. Dunkelpigmentierter Fleck

		Begleitkriterien
Lentigo maligna	groß, Figur unregelmäßig, Begrenzung polyzyklisch und scharf, Farbe schwarz, scheckig, Oberfläche glatt, meist einzeln	Prädilektion: Gesicht, chron. UV-Schaden, Senium
Lentigo simplex	mittelgroß, rund, Begrenzung scharf, Farbe (hell-mittel) braun, homogen, Oberfläche glatt, meist einzeln	Prädilektion: Rumpf
Lentigo senilis (actinica)	wie Lentigo simplex, kleiner, meist multipel	Prädilektion: sonnenexponierte Areale
flache seborrhoische Warze	wie Lentigo senilis, Oberfläche etwas papillär, meist multipel	Prädilektion: Gesicht
Naevus spilus	groß, Figur regelmäßig, Begrenzung scharf, Farbe hellbraun, häufig punktförmige Pigmentverdichtungen, Oberfläche glatt, meist einzeln	Prädilektion: Rumpf
Café au lait-Fleck	wie Naevus spilus; Farbe milchkaffeebraun, homogen; meist multipel	Zeichen der Neurofibromatose
Melasma	Herde groß, ovalär bis streifig, Begrenzung scharf, bronzefarben, Schläfen und Stirn	Schwangerschaft, Kontrazeptiva, wird bei Sonnenexposition dunkler
Berloque-Dermatitis	wie Melasma, mehr artefiziell konfiguriert (Abrinnspuren)	Anamnese: Kölnisch Wasser o. ä.; wird bei Sonnenexposition dunkler

andere: postinflammatorische Hyperpigmentierung (z. B. nach Incontinentia pigmenti), Areal normaler Haut bei subtotaler Vitiligo, umschriebene Haemosiderinablagerungen (z. B. nach Purpura senilis), Mongolenfleck, Naevus Ota und Ito, Minozyklin-Pigmentierung

A 4. Hellpigmentierte Flecken

		Begleitkriterien
Vitiligo	depigmentiert, großflächig, Begrenzung scharf und polyzyklisch, Hauttextur erhalten	Prädilektionsstellen: periorifiziell, akral
multiple Halo-Naevi	depigmentiert, kleinflächig, kreisrund, Begrenzung scharf, im Zentrum meist Überreste des Pigmentnävus	einzelne oder wenige Läsionen
Leukoderm (psoriatisches, syphilitisches etc.)	hypopigmentiert, Begrenzung eher unscharf, Hauttextur erhalten	Verteilung und individuelle Form dem vorhergehenden Exanthem entsprechend (nummuläre oder Plaque-Psoriasis, lokalisierte Papeln bei Lues II)
Narben (z. B. Verbrennung, Verätzung, Herpes zoster)	depigmentiert, Hauttextur narbig (atroph, hypertroph, „gestrickt")	Größe, Konfiguration und Verteilung artefiziell bzw. der vorangehenden Läsion entsprechend (z. B. zosteriform)
CDLE (ausgebrannt)	depigmentiert, nummulär, Begrenzung scharf, diskret oder konfluierend, atroph. Häufig aktiver Randsaum, randständige Hyperpigmentierung	Prädilektionsstelle: Gesicht
Pityriasis versicolor alba	hypopigmentiert, konfettigroß, Begrenzung scharf, konfluierend, pityriasiform schuppend	Prädilektion: Nacken, Schultern, obere Brust, typische Anamnese
Pityriasis alba	zart hypopigmentiert, nummulär, verwaschen, pityriasiform schuppend	assoziiert mit Exsiccosis cutis und atopischer Diathese Prädilektion: Oberarme, Gesicht, Rumpf

andere: Naevus depigmentosus, Naevus anaemicus, Morphea, Lichen sclerosus, Atrophie blanche, Lepra maculo-anästhetica, Papulosis maligna Degos

A 5. Papulöses Exanthem (entzündlich)

		Begleitkriterien
Lichen ruber	Papeln abgeflacht, kegelstumpfartig, lividrot. Gruppiert, teilweise konfluent oder disseminiert. Mundschleimhautbefall	typische Prädilektionsstellen (Handbeugen etc.), Juckreiz, schubweiser Verlauf; Vorbestand: Wochen
Lichenoides Arzneimittelexanthem	ähnlich Lichen ruber, Effloreszenzen jedoch weniger typisch ausgeprägt	Anamnese: Medikamenteneinnahme, schnelle Entwicklung
Graft vs. Host-Reaktion (chronisch)	Läsionen ähnlich Lichen ruber, zusätzlich Pseudosklerodermie, Alopezie	Allgemeinsymptome, St. p. Knochenmarkstransplantation
Pityriasis rubra pilaris	Papeln sattrot, teils follikulär, Konfluenz zu Erythrodermie, inselförmige Aussparungen gesunder Haut. Diffuser Befall von Handflächen und Fußsohlen, „seborrhoische" Läsionen am Kapillitium	Entwicklung schubweise, oft rasch, Vorbestand oft Monate
Miliaria rubra	Papeln sattrot, „saftig", zentrales Krüstchen; regellos disseminiert, Rumpf	kurze Bestandsdauer; Exposition feucht-heißen Klimas, heftiger Juckreiz
Papulöses Exanthem bei Syphilis II	bräunlichrote Papeln, regellos disseminiert, eher schütter	Prädilektion: Rumpf, proximale Extremitäten, andere Zeichen der Syphilis II

andere: Follikulitis, Steroidakne, klein-papulöse Sarkoidose, Insektenstiche, Hautlymphome, Pityriasis lichenoides, nekrotisierende Vulitis, Gianotti-Crosti-Syndrom.

A 6. Papulöses Exanthem (hyperkeratotisch)

		Begleitkriterien
Lichen pilaris	follikuläre Hornkegel, schütter, nicht entzündlich, Prädilektion: Streckseiten der Extremitäten	meist präpubertäre Kinder, häufig Ichthyosis vulgaris, atopische Disposition, Familienanamnese: positiv
Morbus Darier	follikuläre und nichtfollikuläre hyperkeratotische Papeln, „reibeisenartig", dicht, konfluierend, erythematös. Prädilektion: Rumpf, Gesicht charakteristischer Teint (bräunlichrot)	Beginn meist frühes Erwachsenenalter, typische assoziierte Symptome (palmoplantar, Hand-, Fingerrücken, Nägel, Kapillitium, Mundschleimhaut) Familienanamnese: positiv
seborrhoische Warzen (eruptiv)	hautfarben bis hellgraubraun, rund, klein (bis einige Millimeter), weich, „wie aufgeklebt", Oberfläche papillär. Sehr zahlreich. Prädilektion: Rumpf, Hals, Gesicht, Handrücken	manchmal Juckreiz, letztes Lebensdrittel
Stukkokeratosen	ähnlich eruptiven seborrhoischen Warzen, weißlich, leicht abkratzbar, kein papillärer Aufbau, vorwiegend an Unterschenkeln und Unterarmen	andere Zeichen der Altershaut
Verrucae planae	multipel, rund, flach (kaum tastbar), matt, zart bräunlich. Prädilektion: Gesicht, Handrücken	meist Kindesalter, oft lineäre Anordnung durch Autoinokulation
Kortikoidakne (INH-Akne)	disseminierte, follikuläre Hornkegel, erythematöser Hof, selten Pusteln und Krusten. Prädilektion: Rumpf	begleitende Akne vulgaris (oft milde). Anamnese: Kortikoid-(INH)-Einnahme

andere: Ernährungsstörungen (Mangelernährung, Phrynoderm = Vit.A Defizienz, Hypothyreose, Skorbut etc.), Morbus Kyrle, Mucinosis follikularis, Lichen amyloidosus, Lichen nitidus

A 7. Ringförmiger papulöser Herd

		Begleitkriterien
Granuloma anulare	Knötchen hautfarben, derb, tiefsitzend (nur kalottenartig prominent – besser tast- als sichtbar), Hauttextur erhalten, Zentrum des Herdes unauffällig	Prädilektionsstellen: akral, Streckseiten. Subjektiv symptomlos
Basaliom	peripherer Saum von Basaliomknötchen (oberflächlich, transluzent, Teleangiektasien etc.), Zentrum unregelmäßig und atroph, manchmal Sekundäreffloreszenzen (Krusten, Erosionen)	Prädilektion: Gesicht
„Siegelring"-Warze	hyperkeratotisch-papillärer Randwall, Zentrum unauffällig	andere Viruswarzen
Lichen ruber (anulär)	Randwall aus typischen Lichen ruber-Papeln (pyramidenstumpfartig, hellividrot), Zentrum unauffällig	Prädilektion: Penis
Chronisch-diskoider Lupus erythematodes (hypertroph)	Figur polyzyklisch, Randwall aus erythematösen konfluierenden Papeln, festhaftende Schuppung, Reißnagelphänomen; Zentrum atroph, depigmentiert	Prädilektion: Gesicht; meist andere CDLE-Herde

andere: Sweetsyndrom, Elastosis perforans serpiginosa, Riesen- („Korallenriff")Keratoakanthom, anuläre Sarkoidose.

A 8. Hautfarbener Knoten (nicht exulzeriert)

		Begleitkriterien
Basaliom (noduläres)	aus aggregierten Einzelknötchen zusammengesetzt, Oberfläche glatt, gespannt, matt glänzend, derb, perlmuttfarben-durchscheinend, Teleangiektasien	Prädilektion: Gesicht (zentrofazial), drittes Lebensdrittel
aktinische Keratose	„kalkspritzerartig", hart, rauh, verrukös, matt, manchmal hornartig, exophytisch, an Basis **nicht** infiltriert	chron. UV-Schaden Prädilektion: sonnenexponierte Regionen, zweite Lebenshälfte
Plattenepithelkarzinom	unregelmäßig gebuckelt, hart, Oberfläche rauh und matt, Hornmassen, Infiltration der Basis	chron. UV-Schaden, aktinische Keratosen; Prädilektion: sonnenexponierte Regionen, drittes Lebensdrittel
Keratoakanthom	rund, derb, halbkugelig, zentraler Hornpfropf oder (später) Krater, Seitenfläche glatt, gespannt und matt glänzend	chron. UV-Schaden Prädilektion: sonnenexponierte Regionen, zweite Lebenshälfte
Nävus, dermaler	halbkugelig, Epidermis locker-intakt, Konsistenz fleischig-fibrös	„Hexenhaare"
Fibrom-Histiozytom	halbkugelig, „in Haut eingelassen", wenig prominent, hart, Epidermis verbacken, Hauttextur erhalten, bräunlicher Stich	diagnostischer Handgriff: wird bei beidseitigem Fingerdruck in Tiefe verlagert (Adhärenz)
Talgdrüsenhypertrophie	klein, weich, kaum prominent, aus einzelnen Läppchen aufgebaut, gelblicher Stich	Prädilektion: Gesicht letztes Lebensdrittel

andere: die meisten Adnextumoren der Haut, nichtpigmentierte seborrhoische Warze, atypisches Fibroxanthom, Keloidnarbe, Dermatofibrosarcoma protuberans

A 9. Dunkelpigmentierter Knoten

		Begleitkriterien
Melanom (SSM, nodulär)	> 1 cm*, tiefbraunschwarz; unregelmäßig in Konfiguration, Begrenzung, Oberflächengestaltung und Oberflächengestaltung; partielle Regression; Sekundärveränderungen (Entzündung, Exulzeration, Blutung etc.)	oft aus Nävus hervorgegangen, Wachstum in den letzten Monaten
Naevus pigmentosus (Compound)	< 1 cm, braun; regelmäßig in Konfiguration, Begrenzung, Farbe und Oberflächengestaltung; keine Sekundärveränderungen, mit Haaren bestanden	Bestand seit Kindheit
pigmentiertes Basaliom	Basaliomknötchen nachweisbar, meist oberflächlicher Typ, Pigment graubraun, gesprenkelt	langsames Wachstum (Jahre)
seborrhoische Warze	„wie aufgeklebt", rund, schmutzig-braun bis schwarz, regelmäßig in Begrenzung, Aufbau (papillär) und Farbe, stumpfer Glanz, erweiterte Follikelöffnungen, Hornpfröpfe	meist multipel
Histiozytom	linsenförmig, „in die Haut eingelassen", an der Epidermis adhärent, grau- bis goldbraun, derb	diagnostischer Handgriff: wandert bei beidseitigem Fingerdruck in die Tiefe (Adhärenz)
Angiokeratoma circumscriptum, thrombosiertes Angiom	düsterrot-schwarz, flach erhaben bis knotig, oft entzündlich, Sekundärveränderungen (Exulzeration, Infektion, hämorrhagische Krusten)	

* Wegen der Wichtigkeit korrekter Diagnostik sei noch einmal festgehalten, daß die hier angeführten Kriterien die Regel darstellen, von der es Ausnahmen gibt. Klarerweise gibt es auch Melanome, die kleiner als 1 cm sind – alle beginnen schließlich als solche –, nur ist dieses Anfangsstadium meist schon vorüber, wenn sie der Arzt zu Gesicht bekommt.

andere: Melanommetastase, blauer Nävus, Riesenkomedo, Mastozytom, Kaposi-Sarkom.

A 10. Subkutaner Knoten

		Begleitkriterien
Lipom	derb-prall-elastisch, etwas verschieblich, gelappt	meist mehrere (disseminiert), manchmal schmerzhaft, Bestanddauer lang (Jahre), kein Wachstum
Metastase	derb-solid, schlecht verschieblich	meist mehrere (regional), Bestanddauer kurz, Wachstum
Fibrom (tiefes!)	derb-hart, schlecht verschieblich	meist solitär
Dermatofibrosarkoma protuberans	komplexes, aus multiplen, tiefen und oberflächlichen Knoten zusammengesetztes Gebilde, derb, weder gegen Haut noch Unterlage verschieblich	langsam wachsend; meist Rumpf
Granuloma anulare (tiefes)	derb, schlecht abgrenzbar, nicht an Haut fixiert, oberflächlich gelegene Satellitenknoten	häufig bei Kindern. Prädilektion: akral
Talgretentionszyste	teigig-weich, an Haut adhärent, verschieblich gegen Unterlage	Prädilektionsstellen: Rumpf, Gesicht
Neurofibrom (tiefes)	derb, strangartig, allseits adhärent, kabelartige Gliederung tastbar	Zeichen des Morbus Recklinghausen

andere: alte verkalkte Panniculitis, Calcinosis cutis, chronisch-entzündlicher Lymphknoten, Sarkome und Pseudosarkome der Weichteile, Phlebolith (Unterschenkel), Trichilemmalzyste (Kapillitium), tiefe Pilzinfektion, Polyarteritis nodosa, Gicht-tophi, Rheumaknoten

A 11. Urtikarielles Exanthem

		Begleitkriterien
Urtikaria	generalisiert; Quaddeln groß- oder kleinflächig, flüchtig (Stunden)	Quincke-Ödem, Allgemeinsymptome, serumkrankheitsähnliche Begleitsymptome
urtikarielle Vaskulitis	generalisiert, „Quaddeln" eher großflächig, konfluierend, beständig (Tage), elfenbeinfarben, zentral flohstichartige Purpura	Fieber, Arthralgien, Verlauf chronisch rezidivierend
Erythema anulare centrifugum	generalisiert, Exanthem meist schütter; „Quaddeln" persistent (Tage–Wochen) mit peripherer Ausbreitung; Ringformen, polyzyklisch; häufig Schuppung (einwärts des aktiven Randsaums)	Verlauf chronisch-rezidivierend
Erythema multiforme	„Quaddeln" kreisrund, persistent (Tage), zumindest einige Irisläsionen erkennbar (zentral livide, hämorrhagisch oder bullös)	Allgemeinsymptome, Prädilektionsstellen: Streckseiten der Extremitäten, Schleimhautbefall
akute neutrophile Dermatose (Sweet-Syndrom)	„Quaddeln" derb, aus Papeln und Pseudovesikeln agminiert, beständig (Tage–Wochen)	Fieber; Prädilektionsstellen: Gesicht, obere Extremitäten

andere: „urtikarielle" Läsionen bei Virusexanthemen (Rubeolen, Ringelröteln etc.), SLE, Pityriasis rosea irritata, Begleitreaktion bei Neurodermitis, Insektenstiche, „papulöse Dermatitis"

A 12. Vesikulöses Exanthem

		Begleitkriterien
Varizellen	Bläschen zart, klein, auf erythematösem Grund (Halo), regellos disseminiert, meist schütter, manchmal hämorrhagische Komponente, verschiedene Entwicklungsstadien nebeneinander	Kapillitium und Mundschleimhaut befallen, Allgemeinsymptome, Auftreten epidemisch
Strophulus (Prurigo simplex acuta)	Bläschen meist größer, prall, dichter, **keine** hämorrhagische Komponente, Entwicklungsstadien synchron	**keine** Allgemeinsymptome, Auftreten sporadisch, Juckreiz
Ekzema herpeticatum	Bläschen und runde („ausgepunzte") Erosionen, teilweise Konfluenz, heftig entzündlich, regional verdichtet (Gesicht, Hals, Beugeseiten), regionale Lymphadenitis	schwere Allgemeinsymptome, Zeichen des präexistenten (atopischen) Ekzems
Insektenstiche	disseminierte Quaddeln mit zentralem Porus bzw. Krüstchen, praller Vesikel oder Blase, Anordnung artefiziell (lineär, in Gruppen etc.)	Juckreiz, Anamnese
Miliaria cristallina	kleinste, wasserklare Bläschen ohne Entzündung, oberflächlich, disseminiert	symptomlos, Prädilektion Rumpf

andere: Bullöse Dermatosen im Initialstadium, Virusinfektionen anderer Art (Hand-Fuß-Mund-Krankheit, akrolokalisierte papulovesikulöse Eruption), Follikulitis, Psoriasis pustulosa (Initialstadium)

A 13. Gruppierte oberflächliche Vesikeln (Pusteln)

		Begleitkriterien
Bullöse Impetigo	Herd umschrieben und relativ großflächig, Streuherde; Primäreffloreszenz Blase (> 0,5 cm), schnelle Umwandlung in Pustel, teilweise Konfluenz, schlaff, auf gerötetem Grund	Ausbreitung in Tagen; fast stets Kleinkinder
Pustulöse Psoriasis (generalisierte)	exanthematisch, aber mit Einzelherden beginnend; Herd scheibenförmig, Pusteln stecknadelkopfgroß, randständig, kurzlebig; Grund erythematös	Ausbreitung in Stunden, Allgemeinsymptome
Herpes simplex (rezidivierend)	Herd umschrieben, Konfiguration rund, meist solitär; Primäreffloreszenz: Bläschen, Umwandlung in Pusteln, Krusten; konfluierend, Entzündungsreaktion stark, Entwicklungsstadien der Einzelbläschen asynchron	subjektiv juckendes Brennen, Anamnese: frühere Episoden Lymphadenitis
Herpes zoster	wie Herpes simplex, Bläschen jedoch gruppenweise in synchronen Entwicklungsstadien; Ausbreitung segmentär	Schmerzen, Allgemeinsymptome
Bakterielle Follikulitis	disseminiert mit Neigung zu Gruppierung; meist ausgedehnt; Primäreffloreszenz: follikuläre Papulopustel	Prädilektion: Rumpf
Oberflächliche Trichomykose	Herd scheiben- bzw. ringförmig, entzündlicher, infiltrierter aktiver Randwall, Primäreffloreszenz: follikuläre Papulopustel	Anamnese: Kontakt mit infiziertem Tier
Candidamykose	Herd rund-polyzyklisch, düsterrot-erosiv, an Peripherie matsche Pusteln mit Konfluenz, halskrausenartige „Schuppung"; Satellitenpusteln	Prädilektion: Intertrigostellen, Diabetes mellitus

andere: inzipiente bullöse Dermatosen, Psoriasis pustulosa Typen Barber und Hallopeau, gramnegative Follikulitis, Rosacea, periorale Dermatitis, Pustulosis superficialis Sneddon-Wilkinson

A 14. Tiefe abszedierende Pyodermie

		Begleitkriterien
Furunkel	follikuläres, knotiges Infiltrat, zentraler nekrotischer Pfropf, Abszeßhöhle mit starker Eiterung, kollaterales Ödem	sehr schmerzhaft, Allgemeinsymptome, regionäre Lymphadenitis
Karbunkel	scheibenförmiger Herd, bestehend aus mehreren konfluierenden Furunkeln	wie oben
Tiefe Trichomykose	wie Furunkel oder Karbunkel, etwas weniger heftig entzündlich, Eiterung oft profus, Haare schmerzlos entfernbar	wie oben, jedoch milder Anamnese: Kontakt mit mykotischen Tieren
Gramnegative Follikulitis	meist auf Akne aufgepfropft, tiefe knotige Entzündung, ausgedehnt und konfluierend, buckelige Oberflächenkontur, relativ wenig Eiterbildung	schmerzhaft, Allgemeinsymptome, regionäre Lymphadenitis
Ekthymata	disseminierte Pusteln mit matschig-nekrotischer Basis	häufig akral, manchmal assoziierte Zeichen von Pyocyaneus-Sepsis
Pustula maligna (Milzbrand)	nekrotisierende, tiefe Vesikopustel mit gallertigem Inhalt, einzelne oder wenige Läsionen	Allgemeinsymptome, Lymphangitis, Lymphadenitis, Prädilektion: Akren
Pyoderma gangraenosum	nekrotisierendes Ulkus mit schneller Ausdehnung, peripher hämorrhagische matsche Nekrose und konfluierender Pustelsaum (z. T. oberflächlich)	Fieber, Assoziation mit Colitis ulcerosa
Phlegmone	teigig-weiche (Fingerdruck bleibt bestehen!) diffuse Schwellung, Begrenzung unscharf, hautfarben bis lividrot; im späteren Stadium Einschmelzung, Nekrose, Exulceration	sehr schmerzhaft, regionale Lymphadenitis, Fieber (meist nicht hoch)

		Begleitkriterien
Pityriasis rosea	Herde lachsrot, ovalär mit Collerette-Schuppung, keine Konfluenz. Prädilektion seitliche Rumpfpartien, Anordnung in Spaltlinien der Haut. Primärplaque	Gesicht, Extremitäten frei (außer bei P. r. irritata)
seborrhoisches Exzem (Ekzema petaloides)	Herde bräunlich-rot, konfluierend, Schuppung diffus pityriasiform. Prädilektion der Median-region	seborrhoische Dermatitis an Kapillitium und Gesicht, Extremitäten frei
Psoriasis guttata (exanthematische Psoriasis)	Herde rundlich, ziegelrot, Schuppung psoriasiform	auch Extremitäten (Streckseiten) befallen
Pityriasis lichenoides	Herde rundlich, Schuppung psoriasiform mit hämorrhagischer, serös-krustöser Komponente. Regellos disseminiert	Extremitäten befallen
Pityriasis versicolor	Herde homogen braun, rund, konfluierend, Schuppung mild pityriasiform. Nacken, obere Rumpfhälfte	Gesicht, Extremitäten frei
Parapsoriasis en plaques (fingerprint dermatosis)	Herde gelb-rot-bräunlich, mittelgroß (mehrere Zentimeter Durchmesser), rundlich, Begrenzung unscharf, Schuppung milde blätterteigartig, regellos disseminiert, spärlich	monomorphes Bild
Prämykose	wie Parapsoriasis en plaques, die Einzelherde jedoch größer, Begrenzung unregelmäßig, scharf, Zeichen von Atrophie (zigarettenpapierartige Fältelung) und Poikilodermie (Teleangiektasien)	„jeder Herd sieht etwas anders aus"

andere: luetisches Exanthem, Pityriasis alba, nummuläre Ekzemstreuherde, subakut – cutaner LE, multiple M. Bowen-Herde, oberflächliche Basaliome, M. Paget (mammär, extramammär), Necrobiosis lipoidica.

A 16. Nummuläre schuppende Plaque

		Begleitkriterien
Psoriasis vulgaris	rund, Begrenzung scharf, ziegelrot, Textur vergröbert aber **nicht** lichenifiziert, Schuppung groblamellös, silbrig-weiß, locker haftend	Köbner-, Auspitzphänomene, Nagelveränderungen, typische Prädilektionsstellen (Streckseiten der Extremitäten, Kapillitium, sakral). Multipel
nummuläres Ekzem	rund, Begrenzung unscharf, lichenifiziert, Schuppung kleinlamellös, schmutzigweiß, festhaftend, nässend bzw. serös-hämorrhagische Krüstchen	Prädilektionsstelle: Unterschenkel, Streuherde, Juckreiz, Kratzeffekte. Multipel
Epidermomykose	Begrenzung mäßig scharf, Figur polyzyklisch, Randwall, Zentrum normal erscheinend, Schuppung randständig	Juckreiz, Prädilektion: inguinal, meist einzeln
Chronisch diskoider Lupus erythematoses	rund, polyzyklisch, Begrenzung scharf, sattrot, Schuppung festhaftend, Reißnagelphänomen; aktiver Randsaum, Zentrum atroph, narbig, depigmentiert	Prädilektion: Gesicht. Einige-wenige Herde
Mykosis fungoides, Plaquestadium	Figur rund bis unregelmäßig, beetartig erhaben, Begrenzung scharf, lividrot-braun (poikilodermatisch), Schuppung meist bescheiden, feinlamellös, Oberfläche glatt, Zeichen der Atrophie	multipel, daneben auch erythematöse Herde und Knoten; „jede Läsion sieht anders aus"
Mucinosis follikularis	rund, Begrenzung unscharf, stumpf gerötet, hypopigmentiert, leicht erhaben, milde pityriasiforme Schuppung, haarlos, Haarfollikel „gänsehaut"-ähnlich prominent	Prädilektion: junges Erwachsenenalter (idiopathische Form); Assoziation von Lymphomen (symptomatische Form). Mehrere Herde

andere: Trichomykose (oberflächlich), M. Bowen, Syphilid

A 17. Hyperkeratotische Plaque

		Begleitkriterien
Schwiele	haut-bernsteinfarben, Figur regelmäßig, Begrenzung unscharf, glatt, derb	Lokalisation an Stellen chronischer mechanischer Traumen
Viruswarzen (beetförmiger Herd)	hautfarben, Figur unregelmäßig, papillär, rauh, matt, derb	meist noch andere Viruswarzen Prädilektion: Akren
Seborrhoische Warze	hautfarben bis dunkelbraun, Figur regelmäßig rund, „wie aufgeklebt", papillär, Hornpfröpfchen und klaffende Follikelostien, glatt, „fettig"	meist multipel, Rumpf
Tuberculosis verrucosa cutis	Herd mittelscharf begrenzt, rundlich, unregelmäßig hyperkeratotisch, **nicht** papillär, randwärts braunrötliches Infiltrat (Diaskopie: apfelgeleeartig)	meist akral, Streckseiten; lange Bestandsdauer, langsames Wachstum, einzeln
Hypertropher CDLE	Herd mittelscharf begrenzt, polyzyklisch, sattrotes Infiltrat, unregelmäßig hyperkeratotisch und schuppend, follikuläre Hornpfröpfe, **nicht** papillär	Prädilektion: lichtexponierte Körperstellen, meist mehrere Läsionen
Verruköses Karzinom	Herd groß, unregelmäßig konfiguriert, unregelmäßig hyperkeratotisch gebuckelt, fissuriert, nässend, mäßig infiltrierend, teils nekrotisch, Fistelbildung	jahrelange Bestandsdauer, langsames Wachstum, einzeln

andere: M. Bowen, aktinische Keratose – inzipientes Plattenepithelkarzinom, hypertropher Lupus vulgaris, „Korallenriff"-Keratoakanthom, palmo-plantares Keratoderm, Clavus.

A 18. Exulzerierter nichtpigmentierter Knoten

		Begleitkriterien
Exophytischer Typ des Plattenepithelkarzinoms	hart, mit Unterlage verbacken, unregelmäßig gebuckelt, hyperkeratotische Massen Fakultativ: reg. Lymphknotenbefall	Bestanddauer: Jahre, langsames Wachstum. Prädilektion: lichtexponierte Areale; assoziiert mit aktinischen Keratosen, anderen UV-induzierten Tumoren
Bowen-Karzinom	breitbasig, unregelmäßig gebuckelt, nässend-verkrustet, teils hyperkeratotisch, teils weich-zerreißlich, leicht blutend, an Peripherie oft Reste eines Morbus Bowen; Fakultativ: reg. Lymphknotenbefall (derb)	Anamnese: Bestanddauer jahrelang, letztens aber rasches Wachstum
Granuloma pyogenicum	schmalbasig aufsitzend, Oberfläche granulär-papillär, nässend-blutend-verkrustet, stark entzündlich, weich, zerreißlich	Bestanddauer: Tage– Wochen Anamnese: Verletzung, Eiterung Prädilektion: Akren. Schmerzhaft!
Amelanotisches Melanom	Figur unregelmäßig, meist breitbasig aufsitzend, Konsistenz „fleischig", weniger zerreißlich, oft bescheidene Reste von Pigment am Tumor oder in unmittelbarer Umgebung, entzündlicher Halo. Fakultativ: reg. Lymphknotenbefall	Anamnese: oft aus Pigmentläsion entstanden. Bestanddauer: Monate
Basaliom	(zumindest peripher) aus Basaliomknötchen aufgebaut, unregelmäßig gebuckelt, wie „geschnitzte" Substanzdefekte, manchmal „glasige" Transparenz	Bestanddauer: Jahre, langsames Wachstum Prädilektion: zentrofazial

andere: alle exulzerierenden malignen epithelialen und mesenchymalen Tumoren, exulzerierende Metastasen, Gichttophi, Kalzinoseherde, infektiöse Granulome (z. B. Kryptokokkoseherde), Gummen, Churg-Strauß-Granulome

B 1. Schuppung am Kapillitium

		Begleitkriterien
Psoriasis	Herde disseminiert, münzgroß, Begrenzung scharf, zu oft großen Plaques konfluierend; Konturen folgen der Haargrenze; groblamellöse, oft exzessive Schuppung	subjektiv symptomlos, **kein** Haarverlust, psoriatische Läsionen an anderen Lokalisationen
Pityriasis simplex („Schuppen")	diffuse pityriasiforme Schuppung, Haut reizlos	subjektiv symptomlos, ev. milde Seborrhoe; kein Haarverlust
seborrhoisches Ekzem (Erwachsener)	diffuse pityriasiforme Schuppung, Haut diffus gerötet, Follikulitis, Kratzeffekte, Pyodermien	Haare stumpf-fettig, häufig (Androgen)-Effluvium, Juckreiz
Neurodermitis	diffuse pityriasiforme Schuppung, Rötung, Kratzeffekte	Haare trocken, andere Manifestationen der Neurodermitis
Mikrosporie	Herde klein, fleckig, konfluierend, Schuppung pityriasiform, Entzündungszeichen gering, Haare herdförmig über Haarboden abgebrochen	bei präpubertären Kindern, wenig Juckreiz, Anamnese: kurze Bestanddauer, schnelle Ausbreitung, epidemisch in Umgebung
Pediculosis capitis	Kratzeffekte, Schuppen, Krusten, Pyodermien, Nissen – und natürlich Läuse	heftiger Juckreiz, regionale Lymphadenitis

andere: Tinea amiantacea, Morbus Darier, Pemphigus seborrhoicus, Mucinosis follicularis, Favus

B 2. Alopezische Herde am Kapillitium

		Begleitkriterien
Androgenetisches Effluvium	Herde an typischer Lokalisation (Hofratsecken, hintere Scheitelgegend, etc.)	fakultativ Seborrhoe, seborrhoisches Ekzem. Bei Frauen: Hirsutismus, Einnahme von entsprechenden Hormonpräparaten
Alopecia areata	Herde über münzgroß, rund, konfluierend, reizlos, völlig kahl bis auf einzelne Resthaare, Follikelostien erhalten, Ausrufungszeichenhaare	Haare in der Umgebung leicht ausziehbar, Poliosis circumscripta
Alopecia areolaris specifica (luetica)	Herde kleinfleckig, "mottenfraß"-artig, reizlos, Follikelostien erhalten, Schläfen und Hinterkopf bevorzugt	andere Zeichen der Lues II
Follikulitis decalvans	kleinfleckig, zu größeren Arealen konfluierend, Scheitelhöhe und Hinterkopf bevorzugt, Einzelherd glatt-atroph-eingesunken, dazwischen Büschel gesunder Haare, Pusteln, Krusten, Entzündungszeichen	Anamnese: sehr chronischer Verlauf. Neigung zu Pyodermien anderer Art, manchmal mit Immundefizienzen assoziiert
"Pseodopelade Brocq"	großflächig, meist einzelner Herd, paramedian an Scheitelhöhe, eingesunken atroph, Follikelostien verschwunden, reizlos, unscharf zur Umgebung abgegrenzt	andere Manifestationen der jeweiligen Grundkrankheit: Lichen ruber, CDLE, streifige Sklerodermie u. a.
Mikrosporie	Herde kleinfleckig, konfluierend, "mottenfraß"-artig, nur **scheinbar** haarlos (Haare abgebrochen, Haarstumpfe verschieden lang; "schlecht gemähte Wiese"), Haut **fast** reizlos, pityriasiforme Schuppung	Woodlicht: grüne Fluoreszenz. Kindesalter, epidemisches Auftreten
Trichotillomanie	großflächig, meist tonsurartig, nur **scheinbar** haarlos (Haarstummel verschiedener Länge erhalten), Haut reizlos	psychologische Anamnese meist fündig

andere: Narben nach: (Geburts)Traumen, Aplasia cutis congenita, Infektionen (Furunkel, tiefe Trichomykose), Atrichia (Hypotrichia) con-

640

B 3. Multiple Knoten am Kapillitium

		Begleitkriterien
Tricholemmalzysten ("Atherome")	einzelstehend, halbkugelig, hautfarben, prall-weich, etwas fluktuierend, an Haut fixiert, auf Unterlage verschieblich	subjektiv symptomarm, lange Bestandsdauer
proliferierende Tricholemmal-zyste	solitär, aber meist mit Tricholemmalzysten asso-ziiert, riesig, derb, verbacken, entzündlich, exul-zeriert, verkrustet	
Metastasen	einzelstehend, etwa gleich groß, derbsolid, wenig verschieblich, hautfarben, Epidermis gespannt	subjektiv symptomarm, kurze Bestandsdauer
Zylindrome	zahlreich, aggregiert, verschiedenste Kaliber, oft zu riesigen, gebuckelten Platten aufgetürmt, solid-derb, rötlich bis braun, manchmal exulze-rierend	autosomal-dominant vererbt, mit anderen Adnex-tumoren assoziiert
angiolymphoide Hyperplasie mit Eosinophilie	einzelstehend, flach-kalottenförmig, derb, livid-braun, vorwiegend Schläfe und Hinterkopf	subjektiv symptomlos

andere: Basaliome, Pigmentnävi, Lipome, chron. entzündliche Lymphknoten, Churg-Strauß-Granulome

B 4. Akneiforme Eruption des Gesichts

		Begleitkriterien
Akne vulgaris	Komedonen, Papeln, Pusteln, abszedierende tiefe Infiltrate	jugendliches Alter, Seborrhoe
Akne excoriée	Restläsionen einer Akne vulgaris, zahlreiche zerkratzte, fibrotische Papeln, Knoten, eingesunkene Närbchen, Prädilektionsstelle: seitliches Kinn	frühes Erwachsenenalter, oft milde Zeichen der Androgenisierung, Kratzzwang
senile Komedonen	multiple, klaffende, große Komedonen, Prädilektion seitlicher Gesichtsbereich, Haut reizlos, multiple hypertrophe Talgdrüsen	letztes Lebensdrittel, mit chronischem UV-Schaden assoziiert
Rosacea	Teleangiektasien, lividrote Papeln und Infiltrate, Pusteln, tiefe abszedierende Infiltrate und Komedonen fehlen. Talgdrüsenhypertrophie (Rhinophym)	Zweite Lebenshälfte, Labilität der Hautgefäße im Gesicht (Blushneigung), Konjunktivitis
Periorale Dermatitis	Haut „verquollen", diffuses, meist zartes helles Erythem, flache rote Papeln um Unterlider und Mund, selten Pusteln	subjektives Gefühl der Hauttrockenheit, gepflegte Frauen, Kosmetikaabusus, manchmal atopische Disposition
Adenoma sebaceum (Angiofibrome bei Mb. Pringle)	multiple, mittelderbe, kleine, gerötete Papeln, zentrofacial (Nasolabialfalten)	Symptome des M. Pringle (Eschenlaubflecken, Könentumoren etc.)

andere: Polymorphe Lichtdermatose, „Seropapeln" bei seborrhoischer Disposition, lokalisierte Papeln bei Lues II, gramnegative Follikulitis

B 5. Lippenschwellung

		Begleitkriterien
Quinckeödem	massiv, teigig-weich, meist von Schwellungen der Lider, Zunge, Larynx u. a. m. begleitet	häufig Urtikaria; subjektiv symptomlos, Allgemeinzeichen, kurze Bestandsdauer, plötzlicher Beginn, vorhergehende gleichartige Episoden häufig
Lippenfurunkel	prall, asymmetrisch, zentral einschmelzend, nekrotischer Pfropf, regionäre Lymphadenitis	schmerzhaft, Allgemeinsymptome
Herpes simplex rezidivans	mäßige Schwellung, Herpesbläschen oft geringfügig ausgebildet, Lymphadenitis	Jucken, Brennen, frühere Episoden
Gesichtserysipel	Schwellung, Rötung über Lippen hinausgreifend, Lymphadenitis	plötzlicher Beginn, kurze Bestandsdauer, Eintrittspforte erkennbar, Allgemeinsymptome (Fieber)
Melkersson-Rosenthal-Syndrom	asymmetrisch, im Intervall radiergummiartige, tiefsitzende Infiltration, anfallsweise Hinzutreten ödematöser Schwellungen	subjektiv symptomlos, Facialisparese, Lingua plicata

andere: Trauma, Kontaktdermatitis, Schleimzyste, luetischer Primäraffekt

B 6. Weißliche Plaque der Mundschleimhaut

		Begleitkriterien
Leukoplakie, plan	klein, Figur ebenmäßig, Begrenzung unscharf, Oberfläche matt und intakt	jahrelanger Bestand, Läsion stabil; Beziehung zu lokalem Störfaktor (Zahnruine, Prothese etc.)
Leukoplakie, verrukös (Präkanzerose)	größer, Figur unregelmäßig, Begrenzung scharf, Oberfläche matt-papillär-verrukös	jahrelanger Bestand, Läsion wächst langsam; häufig ohne Bezug zu lokalem Störfaktor
Morsicatio („Biß")	weißlich-verquollen, in Höhe der Zahnschlußleiste, Abdruck der Zähne (Läsion wie „hineingesogen")	Erosionen und kleine Hämorrhagien, gewohnheitsmäßiges Wangenkauen
„White sponge nevus"	groß-streifenförmig, Begrenzung geradlinig, Oberfläche matt-verquollen	seit früher Kindheit
Floride orale Papillomatose	groß, bizarre Form und Begrenzung, Oberfläche papillär bis karfiolartig knotig, oft sehr ausgedehnt, im späteren Verlauf Nekrosen	jahrelanger Bestand, langsames Wachstum, Prothesenträger, Raucher, letztes Lebensdrittel, Foetor ex ore
Lichen ruber	multiple Läsionen, Prädilektionsstelle vordere Wangenschleimhaut, Herde plaqueförmig, streifig, lichenoid	andere Manifestationen des Lichen ruber
CDLE	mittelgroß, rund, Begrenzung scharf, Neigung zu Erosionen	Hautherde eines CDLE
Schleimhautwarzen	disseminierte, weiche, schleimhautfarben-weißliche Papeln, Konfluenz zu Beeten	meist Kinder
Candida-Mykose der Mundschleimhaut	multiple, weißliche, wegwischbare Beläge, darunter milde Entzündung	bei Erwachsenen assoziierte Zeichen von Immundefizienz
freie Talgdrüsen	weißgelbliche Pünktchen, streifenförmig, in	häufiger Vorstellungsgrund bei Selbstbeobachtung

B 7. Erosionen der Mundschleimhaut

		Begleitkriterien
Erythema multiforme	großflächig, Prädilektion: Wangen- und Lippenschleimhaut, Lippenrot; düsterrot, hoch entzündlich, fetzige Blasenreste, Fibrinbeläge, Hämorrhagien; sehr schmerzhaft	Allgemeinsymptome; gleichzeitig meist (nicht immer!) Befall der Konjunktiven, Anogenitalregion und Haut. Kurze Bestandsdauer (Tage), akuter Beginn. Junges Erwachsenenalter; häufig Rezidiv nach früheren Episoden. Herpes simplex!
Pemphigus vulgaris	mittel- bis großflächig, Prädilektion: Gingiva, Lippen-, Wangenschleimhaut; scharf und polyzyklisch begrenzt, düsterrot, hämorrhagisch, Schleimhautfetzen, Fibrinbeläge; sehr schmerzhaft. Umgebende Schleimhaut bland	Allgemeinsymptome fehlen; schleichender Beginn; oft Erstmanifestation des Pemphigus. Lebensmitte
Vernarbendes Schleimhautpemphigoid	chronisch-torpide Läsionen, wenig entzündlich, ausgedehnte Narbenbildung, Verlötung der Rezessus; wenig schmerzhaft	analoge Läsionen an Konjunktiven, Anogenitalregion, Ösophagus, Pharynx. Schleichender Beginn, langer Vorbestand. Zweite Lebenshälfte
Gingivostomatitis herpetica	düsterrote Injektion der gesamten Mundschleimhaut; zahllose kleine, kreisrunde, konfluierende Erosionen; Fibrinbeläge; Sialorrhoe, Foetor ex ore, regionale Lymphknotenschwellung: sehr schmerzhaft	Kindesalter; akuter Beginn, oft erhebliche Allgemeinsymptome
Herpetiforme Aphthen	ähnlich Gingivostomatitis herpetica, aber geringere diffuse entzündliche Reaktion. Prädilektion: Gingiva, Lippen-, Wangenschleimhaut; sehr schmerzhaft	Allgemeinsymptome **fehlen**. Junges Erwachsenenalter, oft frühere Episoden

B 7 (Fortsetzung)

		Begleitkriterien
Erosiver Licher ruber	typische Lichen ruber-Läsionen (lichenoide, netz- und plaqueartig); innerhalb dieser ausgedehnte, unregelmäßig konfigurierte düsterrote Erosionen, mäßig entzündlich. Prädilektion: Wangenschleimhaut	Beschwerden nur bei Nahrungsaufnahme; schleichender Beginn. Lichen ruber der Haut
Erosiver CDLE	einzelne runde Herde, teils konfluent, Begrenzung scharf, düsterrot, partiell weißlich-hyperkeratotisch. Prädilektion: hintere Wangenschleimhaut	CDLE-Herde der Haut; wenig Beschwerden; schleichender Beginn
Exfoliatio areata linguae	scharf begrenzte, rundliche polyzyklische Herde der Zunge; hier Schleimhaut flach, rosa, Papillenmuster verstrichen. „Normale" Schleimhaut plateauartig höher, weißlich-hyperkeratotisch, Papillenmuster betont	wird häufig für Erosionen gehalten, sind jedoch keine!; Beschwerden sehr mild (empfindlich gegenüber heißen und sauren Speisen)

andere: MSH-erosionen bei SLE, Epidermolysis bullosa hereditaria und acquisita, Zytostatika-Stomatitis, Herpangina, Hand-Fuß-Mund-Krankheit, desquamative Gingivitis, fixes Arzneimittelexanthem der Mundschleimhaut

B 8. Ulkus der Mundschleimhaut

		Begleitkriterien
Plattenepithelkarzinom	derb, unregelmäßig gehöckert, hyperkeratotisch, nekrotisch zerfallend, knotig-adhärent; indolent. Prädilektion: Zunge, Mundboden, Gaumen. Regionäre Lymphknotenschwellung (derb, schmerzlos)	Assoziation mit Leukoplakien; lange Bestandsdauer, langsames Wachstum
Aphthen (Major-Typ)	solitär oder wenige Herde; rundes, knotiges Infiltrat mit tiefem, nekrotischen Ulcus, aufgeworfene Ränder; sehr schmerzhaft	Anamnese: frühere Episoden
luetischer Primäraffekt	Prädilektion: Lippen, Zunge. Wie PA an Genitale, entzündliche Infiltration stärker ausgeprägt. Massive Lymphknotenschwellung (derb, indolent)	Anamnese aufschlußreich
Tuberculosis ulcerosa mucosae	multipel, seicht, zackig-polyzyklisch, speckig belegt. Prädilektion: weicher Gaumen; sehr schmerzhaft	Lungentuberkulose, anerge Reaktionslage

andere: Ulkus nach Verletzung, Verätzung, Verbrennung. Fistulierende Zahnprozesse, eosinophiles Granulom (Histiozytosis X), CDLE der Mundschleimhaut, Mundschleimhautulcera bei SLE, Angina Plaut-Vincenti, Gumma, Aktinomykose, M. Behçet

B 9. Palmare Schuppung

	Begleitkriterien
chronisches Kontaktekzem (allergisch, toxisch)	beidseitig, stark hyperkeratotisch, rhagadiform, Hand- und Fingerrücken betroffen, diffus gerötet, dyshidrotische Bläschen, Onychodystrophie	Streuherde (fakultativ), typische Anamnese
palmare Epidermomykose	einseitig, meist hyperkeratotisch, trockene halskrausenförmige Schuppung, Handlinien durch pityriasiforme Schuppung betont, auf Dorsalseiten bogig übergreifend mit entzündlichen Papeln	Onychomykose
inverse Psoriasis	Bezirke oder Handflächen zur Gänze, scharf abgegrenzt, diffus gerötet, groblamellös schuppend, psoriatische Onychopathie	andere psoriatische Manifestation
„Pritschel"-Ekzem	Beidseits feinlamellös aber großflächig schuppend, keine Hyperkeratose, trocken, rissig	Kinder, ev. atopische Disposition
Sézary-Syndrom	beidseitig, Ventral- und Dorsalseiten befallen, distale Betonung, intensive groblamelläre festhaftende Schuppung, Onychodystrophie	Erythrodermie, generalisierte Lymphadenopathie, typische Laborbefunde
abschuppendes Exanthem	beidseitig, nicht entzündlich, großflächig bis handschuhartig, fetzig	typische Vorkrankheit (SSSS, Scharlach, Masern, Kawasaki Syndrom etc.)
Morbus Bowen	einseitig, „zufällig" lokalisiert, polyzyklisch, gut begrenzt, milde gerötet, hyperkeratotisch schuppend	Einzelherd; meist jahrelang als Ekzem vorbehandelt

andere: abschuppendes dyshidrotisches Ekzem (Dyshidrosis lamellosa sicca), Retinoid-Nebenwirkung

B 10. Mißgestalteter Nagel

		Begleitkriterien
Onychomykose (Dermatophyten)	Befall von distalen Ecken ausgehend, Nagel verdickt, Ventralseite des Nagels in gelblich-mißfärbige pudrig-krümelige Massen umgewandelt, Oberfläche unverändert	meist mit Epidermomykose assoziiert; Beginn meist Großzehennagel
Onychomykose (Candida)	Befall von proximal ausgehend, Nagel mißfärbig, verdickt, unregelmäßig gebuckelt	chronische Paronychie meist mehrerer Finger; berufliche Prädilektion (Krankenschwestern, Wäscher etc.)
Onychodystrophie (posttraumatisch)	Nagel verdickt, mißfärbig, unregelmäßig gebuckelt und gerieft, verhärtet	Wachstum verlangsamt; Anamnese meist fündig
psoriatischer Nagel	Nagel durch lamellierte, weißliche Hornmassen in einzelnen runden Herden oder gänzlich abgehoben, zerschichtet; „Tüpfelnägel", „Ölfleck"	andere Symptome der Psoriasis
Lichen ruber-Nagel	Nagel verdünnt, verkürzt („verhungert auf halbem Weg"), längsgerieft, ev. Pterygium unguis	andere Symptome des Lichen ruber

andere: Nagelbefall bei Kontaktekzem, Alopecia areata, Sézary-Syndrom; angeborene Nagelmißbildungen, Nagel-Patella-Syndrom, Nagelkauen, Onychodystrophie bei Tumor in Matrixgegend (perionychiale Warze, Glomustumor, Melanom) oder subungual (Osteochondrom, Keratoakanthom)

B 11. Scheibenförmiger Herd inguinal

		Begleitkriterien
Epidermomykosis inguinalis	Konfiguration polyzyklisch, Randwall aus zerkratzten, schuppenden Knötchen, Zentrum rückgebildet (unauffällige Haut) mit Rezidivknötchen	Neigung zu Schwitzen Juckreiz
intertriginöse Candidiasis	ausgedehnte, düsterrote, nässende Erosion, randwärts durchgehende "Halskrause" aus zerreißlicher mazerierter Epidermis, Satellitenpusteln	Diabetes mellitus subjektiv: Brennen
Erythrasma	scharf begrenzt, hell- bis dunkelbraun, homogen, reizlos, normale Hauttextur	Neigung zu Schwitzen subjektiv: symptomlos rote Fluoreszenz im Woodlicht
Intertrigo	scharf begrenzt, diffuse Rötung an korrespondierenden Hautstellen mit gegenseitigem Kontakt, nässend, schmierig, übelriechend. **Keine** Lichenifikation	häufig alte, immobile Personen subjektiv: mildes Brennen
intertriginöses Ekzem	Anordnung wie Intertrigo, aber unscharf begrenzt, trocken, lichenifiziert	Neigung zu Adipositas, Schwitzen, Juckreiz
Psoriasis inversa	scharf begrenzt, ziegelrot, homogen, **keine** Schuppung, **nicht** lichenifiziert	andere Symptome der Psoriasis subjektiv: symptomlos

650

B 12. „Balanitis"

		Begleitkriterien
Erythroplasie	Einzelherd; regellose Lokalisation, scharf begrenzt, polyzyklisch, sattrot, Oberfläche samtig-papillär, matt	meist Senium, persistierend, zentrifugal wachsend, subjektive Beschwerden gering
atrophe Balanitis	mehrere Herde; Prädilektion dorsal, scharf bis unscharf begrenzt, polyzyklisch, Oberfläche glatt-erosiv, nässend, frischere und ältere Hämorrhagien, dunkelrot „lackfarben"	> 50 Jahre; wechselhafter Verlauf, vorübergehende Abheilung, subjektiv: Brennen (mild) häufig Exazerbation postkoital
chronisch-irritative Balanitis („Reinlichkeitsbalanitis")	diffuse Rötung und Chemose von Glans und innerem Vorhautblatt, vermehrte Smegmabildung, matt	zweite Lebenshälfte, gewohnheitsmäßiges Waschen mit Seife, subjektiv: Brennen
Candidabalanitis	wie chronisch-irritative Balanitis, zusätzlich matschige, oft halskrausenartige Schuppenbildung, Entzündung meist intensiver	Brennen, Jucken Diabetes
Erythema multiforme	großflächige, düsterrote Erosion, hoch entzündlich	schmerzhaft, akuter Beginn, oft frühere Episoden, andere Symptome des E. multiforme (oft nur Schleimhautbefall!)
Herpes genitalis	herpetiforme Eruption aus Bläschen oder Erosionen, Ausdehnung und Intensität der Entzündung sehr unterschiedlich, Lymphadenitis	frühere Episoden
zirzinäre Balanitis	polyzyklisch, konfluierend, düsterrot-erosiv	Morbus Reiter

andere: Kontaktdermatitis, Balanitis bei anaerober Vaginitis der Partnerin, fixes Arzneimittelexanthem

B 13. „Warzen" am Genitale

		Begleitkriterien
Condylomata acuminata	spitzkegelig, weißrötlich, „fleischig", weich, in Beeten stehend, manchmal zu karfiolartigen, schmalbasigen Konvoluten konfluierend	
bowenoide Papeln (plane Condylome)	flach, bräunlichrot, wenig Neigung zu Konfluenz, intakte matte Oberfläche, trocken	
Condylomata lata	breitbasig, bräunlichrot, wenig Neigung zu Konfluenz, oft nässend-erosiv	andere Symptome der Lues II
Mollusca contagiosa	einzeln, diskret stehend, halbkugelig, hautfarben, gedellt, durchscheinend, Molluscumbrei ausdrückbar, Neigung zu sekundären Pyodermien	meist Penisschaft, perigenital und Körperbeugen
(freie) Talgdrüsen, Talgzysten	stecknadelkopfgroße, gelbe, disseminierte Papeln an Penisschaft und Scrotum (hier auch größer). Talg ausdrückbar	Vorstellung meist bei Selbstbeobachtung
Hirsuties papillaris coronae glandis (Angiofibrome)	stecknadelkopfgroß, halbkugelig-perlartig, weiß, relativ derb, bandförmig am Sulcus coronarius glandis	Vorstellung meist bei Selbstbeobachtung
Lichen ruber	kegelstumpfartige, lividrote bis weißliche Papeln, Neigung zur Ausbildung ring-, gemmenund netzartiger Formationen	andere Symptome des Lichen ruber

andere: Lichen nitidus, Lichen sclerosus, Carunculae hymenales

B 14. Ulkus am Penis

	Begleitkriterien
Luetischer Primäreffekt	derb, rund, scharf begrenzt, schüsselförmig, schinkenbraunrot, solitär, wenig schmerzhaft, regionale Lymphadenitis (derb, schmerzlos)	Prädilektion: Sulcus coronarius, Frenulum präputii; frühes Erwachsenenalter. Kurzer Bestand (Tage–Wochen); Auftreten 2–3 Wochen nach „suspektem" Geschlechtsverkehr
Ulcus molle	weich, oval bis schlitzförmig, flach, überhängende Ränder, stark entzündlich, multipel, sehr schmerzhaft, regionale Lymphadenitis (weich, schmerzhaft)	Prädilektion: wie oben; kurze Bestandsdauer (Tage), Auftreten 1–5 Tage nach „suspektem" Geschlechtsverkehr
Pyodermie (posttraumatisch, z. B. nach Haarschnitt)	oberflächlich, weich, stark entzündlich, rundpolyzyklisch, fibrinös-eitrig belegt	Anamnese: entsteht einige Tage nach traumatischem Geschlechtsverkehr
Herpes genitalis	meist oberflächlich, polyzyklisch, aus noch erkennbaren runden Einzelläsionen zusammengesetzt, stark entzündlich, regionale Lymphadenitis	meist Rezidiv nach früheren Episoden
Ulcus gangraenosum penis	matschige Nekrose mit Exulzeration, schnelle Ausbreitung, regionale Lymphadenitis (milde)	bei anergen Individuen, meist in Senium; wenig Allgemeinsymptome, meist nach Trauma
Peniskarzinom	hart, unregelmäßig konfiguriert, Ulkusgrund unregelmäßig gebuckelt, Basis infiltriert, schmerzlos, derbe Lymphknotenschwellung (schmerzlos)	Senium; lange Bestandsdauer, langsames Wachstum

andere: Lymphogranuloma inguinale, chronisch-rezidivierende Aphthen, M. Behçet, Artefakt (z. B. Verätzung)

B 15. Entzündliche, flache Knoten am Unterschenkel

		Begleitkriterien
Erythema nodosum	multipel; beidseitig symmetrisch, Streckseiten, hellrot, hitzend, sehr schmerzhaft	Systemzeichen, kurze Anamnese
Nodulärvaskulitis („E. induratum")	einseitig; Beugeseite, wenig entzündlich, in der Tiefe verbacken, buckelige Reliefänderungen, Neigung zur Fistelbildung	**keine** Systemsymptome, chronisch-torpid, schubweiser Verlauf, kaum schmerzhaft
altes Hämatom	(teigig) weich, hautfarben oder rot-blau-grün-gelb	schmerzhaft, Anamnese meist klar
Phlegmone	teigig weich (Fingerdruck bleibt bestehen!) Begrenzung unscharf	schmerzhaft, Entwicklung subakut, Systemzeichen
prätibiales Myxödem	Streckseiten distales Drittel, symmetrisch, derbweich, Fingerdruck bleibt **nicht** bestehen, bräunlich-rötlich, klaffende Follikelostien (Orangenhaut), kühl	**keine** subjektiven Beschwerden, assoziierte Symptomatik (Exophthalmus)
Perniones (Frostbeulen)	multipel; meist über Akren, symmetrisch, voluminös-flach-knotig, lividblau bis lividrot, im Intervall kühl, bei Aktivität hitzend	typische Anamnese
Hypodermitis („Pseudoerysipel")	oberhalb der Innenknöchel, symmetrisch, infiltriert, Begrenzung unscharf, livid-bräunlich, schmerzhaft	keine Allgemeinsymptome, chronisch-venöse Insuffizienz
Thrombophlebitis (entzündlicher Varixknoten)	hellrot, knotig-strangartig, schlecht begrenzt, hitzend, gegliedert, manchmal Fluktuation	schmerzhaft, kurze·Anamnese, milde Systemzeichen, meist bei Varikositas

andere: Gummen, Nekrobiosis lipoidica, Pannikulitis verschiedener Ursachen, Osteomyelitis, Kaposi-Sarkom, Pseudo-Morbus Kaposi

B 16. Ulcus cruris

		Begleitkriterien
Venöses Ulkus	scharf begrenzt, rund-polyzyklisch, Rand kallös, tief, schüsselförmig, schmierig belegt. Prädilektionsstelle: um Malleolus internus	Zeichen der chronischen venösen Insuffizienz (Ödem, Sklerose, Hyperpigmentierung, Ekzematisation, Narben, Varizen), mäßig schmerzhaft. Beginn schleichend
Arterielles Ulkus	großflächig, unregelmäßig konfiguriert (bis Sehnen bzw. Knochen), nekrotisierend. Prädilektion: akral	Zeichen der arteriellen Mangeldurchblutung (akrale Atrophie von Haut, Hautanhangsgebilden und Muskulatur, Blässe, Kälte, Fehlen der Pulse); schmerzhaft, Beginn oft plötzlich
Posttraumatisches Ulkus	Konfiguration artefiziell, oft tief, nekrotisierend, Reste eines Hämatoms. Prädilektion: Schienbeinvorderkante	häufig mit venöser oder arterieller Zirkulationsstörung assoziiert. Anamnese eindeutig
Ulcus hypertonicum	kreisrund, tief, düsterrot, lateraler Unterschenkel, distal	Hypertonie sehr schmerzhaft
Livedovaskulitis	multipel, tief, streifen-, strangartig; Atrophie blanche, unregelmäßige Livedo racemosa. Prädilektion: äußere Malleolarregion	keine Zeichen venöser Insuffizienz, regelmäßig rezidivierend (sommers und winters); Beginn als schmerzhafter Knoten, hämorrhagische Nekrose mit langsamer Ausbreitung, sehr schmerzhaft
Gumma	„wie mit Locheisen ausgestanzt" (kreisrund, tief), derb infiltriert, am Periost adhärent, meist über Schienbeinkante	andere Zeichen der Spätsyphilis, langer Bestand, langsame Ausbreitung; keine Zeichen venöser oder arterieller Insuffizienz; wenig schmerzhaft
Plattenepithelkarzinom	derb, unregelmäßig konfiguriert, gebuckelt, zerklüftet, manchmal exophytisch, teilweise nekrotisch zerfallend; regionäre Lymphknotenschwellung (derb, schmerzlos)	meist auf Basis chronischer Unterschenkelgeschwüre entstanden; lange Bestandsdauer, langsame Vergrößerung, wenig schmerzhaft

andere: Nodulärvaskulitis, Osteomyelitis, exulzerierte Phlegmone, diabetische Gangrän, kutane Panarteritis nodosa; s. auch Tabelle 36

655

B 17. „Warzen" der Fußsohle

		Begleitkriterien
Verrucae plantares	einzelstehend oder zu mosaikartigen Platten konfluierend, derbe hyperkeratotische Knoten, endophytisches Wachstum, zentraler „Porus", Oberfläche rauh, papillär, Lokalisation vorwiegend an Kontaktflächen zum Boden (Ferse, Fußballen)	Jugendliche, meist auch Warzen anderen Typs, relativ schmerzhaft
Clavi plantares („Hühneraugen")	einzeln oder wenige, hyperkeratotische Platten, Oberfläche glatt, in die Tiefe reichender zentraler Sporn, Lokalisation an Stellen maximalen Drucks (Fußballen zentral, über Gelenksköpfchen, interdigital, Zehen-Dorsalseite)	zweite Lebenshälfte, Fehlstellung und Verformung des Fußskeletts, sehr schmerzhaft
verruköses Karzinom	solitär, meist große Läsion, hyperkeratotisch, unregelmäßig gebuckelt, endophytisch, nässend, multiple Fistelbildung, wenig schmerzhaft	Bestand Jahre, Wachstum sehr langsam
beginnendes Mal perforant	clavusähnlich, auf matschiger Nekrose aufsitzend, zentrale Fistelbildung akral, Vorfuß	Neuropathie, Fehlstellung und Verformung des Fußskeletts, Diabetes
palmoplantares hereditäres dissipiertes Keratoderm	multiple, hyperkeratotische, diskrete Knoten, streifige Anordnung, regellos verteilt, an belasteten Stellen größer, hautfarben, kein papillärer Aufbau, hart, exophytisch, „wie eingelassene Steinbrocken"	auch an Handflächen, Läsionen stabil, Beginn frühes Erwachsenenalter autosomal-dominant vererbt
Arsenkeratosen	Multipel, diskret, meist unscheinbar, bräunlich-hautfarben	auch an Handflächen, andere Zeichen von Arsenspätschäden
„Clavi syphilitici" (palmoplantare lokalisierte Papeln)	diskret, regellos disseminiert, bräunliche hyperkeratotische Papeln	andere Zeichen der Syphilis II·

andere: Tylosis (Schwielen), Pitted keratolysis, hyperkeratotischer Mb.Bowen, „pits" bei M. Darier, Basalzellnävussyndrom

Anhang II

(J. Auböck, P. Fritsch)

Therapeutische Tabellen

Tabellenübersicht

▶ Antibiotika

Medikament	Indikationen	Regimen	Bemerkungen
Penicilline	Infektionen mit Penicillin-empfindlichen Erregern (Staphylo-, Streptokokken; Borrelien; Neisserien; Erysipelothrix insidiosa, Actinomyces israeli etc.)		**bakterizid** (Hemmung der Bakterienzellwandsynthese) NW: Penicillin-Allergie (vorwiegend Typ I), Neurotoxizität in hohen Dosen, Drug Fever, Eosinophilie
Benzylpenicillin G (als Na$^+$ bzw. K$^+$ Salz)	**schwere Infektionen:** Erysipel, Phlegmone, Gangrän, Sepsis, etc.	10–40 Mio IE tägl. in 4–6 ED als Kurzinfusion	nicht penicillinasefest! rasch hohe Blutspiegel, jedoch sehr kurze HWZ (< 40 Min.) Dosisreduktion bei Niereninsuffizienz! Beachte Menge der Na$^+$ bzw. K$^+$ Zufuhr bei Hypertonie, Herzinsuffizienz etc.!
Depot Penicilline Procain-Penicillin G	**mittelschwere Infektionen:** – Scharlach, Erysipeloid, etc. – Borreliosen	300000–1200000 IE alle 12 h i.m.	nicht penicillinasefest! ausreichende Blutspiegel erst nach 12–24 Stunden nachweisbar
Clemizol-Penicillin G Benzathin-Penicillin G	Fokussanierung (Streptokokkenpharyngitis bei Psoriasis gutt. etc.)	1 Mio IE tägl. i.m. 1,2–2,4 Mio IE monatl. i.m.	niedrige Blutspiegel (0,01–0,15 IE/ml) bleiben durch 3–4 Wochen aufrecht
Oral-Penicilline (Penicillin V, Pheneticillin, Propicillin)	**leichtere Infektionen:** – streptogene Impetigo, Lymphangitis, Pyodermien etc. – Fokussanierung	1,2–4,5 Mio IE tägl. verteilt auf 4 ED	nicht penicillinasefest! 400000 IE ≈ 250 mg

Penicillinasefeste Penicilline (Oxacillin, Dicloxacillin, Flucloxacillin, Nafcillin)	Infektionen mit penicillinaseproduzierenden Staph. aureus (Furunkel, Karbunkel, bullöse Impetigo, SSS-Syndrom, toxic shock syndrome etc.)	per os: 2–4 g tägl. in 4 ED (1 h vor oder 2 h nach den Mahlzeiten) i.v.: 4–8 g tägl. in 4 ED	Nafcillin und Oxacillin peroral weniger geeignet
Breitspektrum–Penicilline Penicilline der 2. Generation (Ampicillin, Amoxycillin etc.)	Haut- und Weichteilinfektionen mit Enterokokken, Haemophilus influenzae, E.coli, Proteus mirabilis (z.B. Phlegmone, abszedierende Prozesse, Sepsis)	Ampicillin: i.v.: 4–12 g tägl. in 4 ED per os: 2–6 g tägl. in 4 ED Amoxycillin: i.v.: 2–6 g tägl. in 3 ED per os: 1–3 g tägl. in 3 ED	erweitertes Wirkungsspektrum im gramnegativen Bereich; Einsatz nach Antibiogramm (zunehmende Resistenz)! nicht penicillinasefest! **Amoxycillin/Clavulanat** hochwirksam gegen Penicillinase- und β-Lactamase-bildende Staph. aureus, Streptokokken, N. gonorrhoeae, H.influenza etc.
Penicilline der 3. (Carbenicillin, Ticarcillin) und 4. (Azlocillin, Mezlocillin, Piperacillin) Generation	Infektionen mit gramnegativen Problemkeimen (z.B. Pseudomonas, B.fragilis, Klebsiellen)	parenteral	ausschließlich nach Antibiogramm!
Cephalosporine 1. Generation: Cephalotin, Cefazolin, Cepirin Cefalexin etc.	Infektionen mit Staphylo- und Streptokokken	Cefalexin (peroral): 1–4 g tägl. in 4 ED Cefazolin (i.v./i.m.): 2–4 g tägl. in 2–3 ED	bakterizid (Hemmung der Zellwandsynthese) wirksam gegen penicillinaseproduzierende Staph. aureus (vorwiegend 1.Generation); breites Wirkungsspektrum; erhöhte Nephrotoxizität in Kombination mit Aminoglykosiden!

Medikament	Indikationen	Regimen	Bemerkungen
2. Generation: Cefamandol, Cefoxitin, Cefaclor etc.	milde bis mittelschwere, gemischt aerob-anaerobe Infektionen	Cefaclor (peroral): 1–3 g tägl. in 3 ED Cefoxitin (i.v.): 4–8 g tägl. in 4 ED	
3. Generation: Cefotaxim, Moxalactam, Ceftriaxon etc.	gramnegative Wundinfektionen (bes. E. coli, Klebsiellen; Proteus, Haemophilus influenzae etc.) (als Ersatz von Aminoglykosiden geeignet)	Ceftriaxon (i.v.) 1–2 g tägl. in 1–2 ED; meist in Kombination mit Antibiotika gegen grampositive Erreger	gering wirksam gegen Staph. aureus
Neue β-Lactam-Antibiotika Aztreonam	Infektionen mit gramnegativen Erregern (als Ersatz von Aminoglykosiden geeignet)	0,5–2 g tägl. in 2–4 ED i.v., meist in Kombination mit Antibiotika gegen grampositive Erreger	bakterizid, ähnlich wie Penicillin; β-Lactamase-resistent; nicht nephrotoxisch
Imipenem/Cilastatin	Schwere Mischinfektionen mit Staph. aureus, Strepto-, Enterokokken, gramnegativen und anaeroben Keimen (z.B. Fournier'sche Gangrän)	1–4 g tägl. in 4 ED i.v.	β-Lactamase-resistent; breitest antimikrobielle Substanz überhaupt, hemmt 90 % aller klinisch relevanten Keime
Aminoglykoside (Gentamicin, Tobramycin, Netilmicin, Amikacin)	Schwere Infektionen mit nosokomialen gramnegativen Erregern (z.B. Pseudomonas)	Gentamicin, Tobramycin, Netilmicin (i.m./i.v.):	bakterizid; geringe therapeutische Breite, Nephro- und Ototoxizität! Serumspiegelbestimmung empfehlenswert Streptomycin s. Tuberkulostatika

Clindamycin	Infektionen mit Anaerobiern (B. fragilis, C. perfringens etc.); Alternative bei Infektionen mit grampositiven Erregern bei Penicillin/Cephalosporinallergie	**peroral:** 1,2–1,8 g in 4 ED **i. v.:** 0,9–2,4 g in 3–4 ED	bakterizid NW: Pseudomembranöse Kolitis! Nicht leichtfertig einsetzen!
Chloramphenicol	Schwere anaerobe Infektionen. Nur nach strenger Indikationsstellung!	**peroral:** 50–75 mg/kg tägl. in 4 ED **i.v.:** 50–100 mg/kg tägl. in 4 ED	bakterizid Knochenmarkstoxizität (überwiegend dosisabhängig, i. e. > 4 g tägl.), Gesamttherapiedauer max. 14 d! Hämolyse bei G6PD-Mangel; Neurotoxizität
Sulfonamide Sulfadiazin etc.	Nocardiose, Toxoplasmose	**peroral:** 4 g tägl. in 4 ED	bakteriostatisch, Interferenz mit Folsäurestoffwechsel der Bakterien
Trimethoprim-Sulfamethoxazol (TMPS)	– Infektionen mit grampositiven Kokken; – Alternativ-Antibiotikum bei Erysipel und leichteren Weichteilinfektionen	**peroral:** 2 × tägl. 80/400 mg TMP/S **i.v.:** 8–10 mg/kg TMP und 400–500 mg/kg S tägl. in 2–4 ED	bakterizid; synergistische Hemmung des Bakterien-Folsäurestoffwechsels; Sulfonamide verstärken Wirkung von oralen Antidiabetika, oralen Antikoagulantien und Methotrexat; häufigste Ursache für toxische epidermale Nekrolyse
Erythromycin (Josamycin)	– Mittel der Wahl gegen Korynebacterien (Diphtherie; Akne vulg.) – Alternative bei Infektionen mit Strepto-, Staphylokokken und Borrelien – Alternativtherapie bei Rosazea	**peroral:** 1–2 g tägl. in 4 ED (auf nüchternen Magen) **i. v.:** 1–4 g tägl. in 4 ED	„nur" bakteriostatisch „sicherstes", hervorragend wirksames Antibiotikum zunehmende Resistenz gegen Staphylokokken!

Medikament	Indikationen	Regimen	Bemerkungen
Tetrazykline 1. Tetrazyklin, Chlortetrazyklin, Oxytetrazyklin 2. Dimethylchlortetrazyklin 3. Doxyzyklin 4. Minozyklin	– Borreliosen, Akne vulgaris – Empirisch: Rosazea, periorale Dermatitis, seborrh. Dermatitis; Nodulärvasculitis, Pityriasis lichenoides, Purpura pigmentosa etc.	**peroral:** 1. 1–2 g tägl. in 4 ED 2. 0,3–1,2 g tägl. in 2–4 ED 3. 0,1–0,2 g tägl. in 1–2 ED 4. 0,1 g tägl. in 2 ED **i. v.:** 3. 0,1–0,2 g tägl. in 1–2 ED	bakteriostatisch; häufig Resistenzen gegen grampositive (bes. Streptokokken) und -negative Erreger! Nüchtern einnehmen! Kontraindikation: Schwangerschaft, Laktation, Kinder unter 8 Jahren (Einlagerung in Knochen und Zähne), häufig phototoxische Reaktionen
Vancomycin	Schwere Staphylokokkeninfektionen bei Penicillinallergie oder Oxacillinresistenz	i. v.: 1,0–2,0 g tägl. in 2–4 ED	bakterizid; nur gegen grampositive Bakterien wirksam Oto-, Nephrotoxizität! Reservemittel!
Metronidazol	a) Infektion mit Anaerobiern (B. fragilis) b) Therapieresistente Rosazea	**i. v.:** a) Initialdosis 15 mg/kg, dann alle 6 h 7,5 mg/kg (jeweils über 1 h infundieren) **peroral:** b) 0,5–1,0 g in 2–3 ED	bakterizid; bes. wirksam gegen Anaerobier Alkoholintoleranz! möglicherweise karzinogen, Neurotoxizität
Rifampicin	– Sanierung von Staph. aureus-Carriern mit rezidiv. Furunkulose – kutane Leishmaniose Tuberkulose (s. Tuber-	600 mg (bis 20 mg/kg) tägl. als ED (evtl. in Kombination mit penicillinasefestem Penicillin	Breitspektrum-Antibiotikum, rasche Resistenzentwicklung; Orange-Verfärbung des Harns, influenzaähnliches Syndrom, Hepatotoxizität Interferenz mit Kontrazeptiva

Chinolone (Ciprofloxacin, Norfloxacin, Ofloxazin etc.)	Infektionen mit Staph. aureus, Staph. epidermidis (Pyodermien etc.)	Norfloxacin: 2×400 mg tägl.	Reservemittel!

▶ Sulfone

| Diaminodiphenylsulfon (= Dapson, Avlosulfon) Diason Sulfapyridin Salazosulfapyridin | – Lepra
– Therapie der Wahl bei Dermatitis herpetiformis Duhring;
– Alternative bei Pyoderma gangraenosum, leukozytoklast. Vaskulitis, Sweet Syndrom, M. Behçet, CDLE, Granuloma anulare etc. | Dapson:
50–100 mg tägl.
(300 mg nicht überschreiten!)
Sulfapyridin:
2–6 g tägl.
Salazosulfapyridin:
4–8 g tägl. | entzündungshemmend; Hemmung der Chemotaxis und der Freisetzung lysosomaler Enzyme etc.; bakteriostatisch
verläßliche Resorption nur bei Dapson, Sulfapyridin wird schlecht resorbiert, Salazosulfapyridin muß im Darm erst gespalten werden
Toxizität: Methämoglobinämie, Hämolyse (G6PDH bestimmen!), Exantheme, Agranulozytose, Neuropathien |
| Clofazimin | – Lepra
– Empirisch: Pyoderma gangraenosum, Lupus erythematodes, Melkersson-Rosenthal-Syndrom, Sweet Syndrom | initial 300–400 mg tägl.
dann Reduktion auf 100 mg jeden 2. Tag | bakteriostatisch
entzündungshemmend, Stabilisierung von Lysosomenmembranen; Steigerung der Phagozytose.
NW: orange-gelbe Verfärbung von Haut, Haaren, Urin und Sputum |

▶ Antimykotika

Medikament	Indikationen	Regimen	Bemerkungen
Amphotericin B	systemische Hefemykosen (Histoplasmose, Candida-Sepsis, Kryptokokkose, Kokkidioidomykose u. a. m.)	**1. Tag:** Testdosis zu 1 mg **2. Tag:** 5 mg, **3. Tag:** 10 mg, dann tägl. um 5–10 mg steigern bis 1 mg/kg tägl. als Infusion; schnellere Steigerung um 0,25 mg/kg ist möglich	hohe Toxizität (Nephro-, Hepato- und Neurotoxizität; Fieber etc.) nur bei strenger Indikation!
Flucytosin	System- und Organmykosen durch Candida albicans, Crytococcus neoformans, Aspergillus fumigatus etc.	**oral:** 100–200 mg/ kg KG tägl. in 4 ED **i. v.** (Kurzinfusion): Dosierung wie oral; Therapiedauer für Monotherapie maximal 3 Wochen, für Kombinationstherapie 6–8 Wochen	Knochenmarkstoxizität! Kombination mit Amphotericin B bei Kryptokokkose, Aspergillose und Candidiasis zur Verhinderung sekundärer Resistenzentwicklung strenge Indikation!
Ketokonazol	chron. mukokutane Candidiasis, Candidaparonychie, therapierefraktäre Candida Vulvo-vaginitis; Parakokzidioidomykose. Alternativpräparat bei Dermatomykosen	**oral:** 200–600 mg tägl. als ED	**nicht empfohlen** bei system. Candidiasis, invasiver Aspergillose, tiefen Pilzinfektionen (Histoplasmose, Kryptokokkose etc.) und Pityriasis versicolor. Hepatotoxizität, Hemmung der adrenalen und gonadalen Steroidsynthese (Antiandrogen!)

Griseofulvin	Dermatomykosen	**oral:** 500 (–1000) mg tägl. in 1–2 ED	**unwirksam** bei Hefe- und Schimmelpilzmykosen NW: verminderte Alkoholtoleranz; Leukopenie, Leberfunktionsstörungen
Kaliumjodid	Kutane Sporotrichose	**oral:** 3–4 mg gesättigte Lösung 3 × tägl.	
▶ **Tuberkulostatika**	Tuberkulose der Haut		Wegen Gefahr von Resistenzentwicklung **immer** Kombinationstherapie **„Kurzzeit" (9-Monate)-Behandlung:** - während der ersten 6–8 Wochen Isoniazid plus Rifampicin plus ein zusätzliches Tuberkulostatikum (Ethambutol, Streptomycin oder Pyrizinamid) - im weiteren Verlauf Isoniazid plus Rifampicin entweder täglich oder zweimal wöchentlich
Isoniazid		**oral:** 300 mg tägl. als ED	
Rifampicin		**oral:** 600 mg tägl. als ED	
Ethambutol		**oral:** 15–25 mg/kg KG tägl. als ED	
Streptomycin		**i.m.:** 15 mg/kg KG (bis 1 g) tägl. als ED; nach 2–8 Wochen 20 mg/kg zweimal pro Woche	
Pyrazinamid		**oral:** 15–30 mg/kg KG (bis 2 g) tägl.	

Medikament	Indikationen	Regimen	Bemerkungen
▶ **Nichtsteroidale Antiphlogistika** (Auswahl)			
	Fieber (fieberhafte Virus-exantheme etc.), Schmerzen (Herpes zoster etc.), Entzündung (Arthritiden bei Psoriasis, Kollagenosen, Erythema nodosum etc.)		analget., antipyret. und antiphlogistische Wirkung NW: Magen-Darm-Störungen, Lebertoxizität, Nephrotoxizität, kutane Intoleranzreaktionen (Urtikaria, E. exsud. multiforme, TEN, phototox./-allerg. Reaktionen), Knochenmarkstoxizität, Anaphylaxie, zahlreiche Interferenzen (u.a. mit Antikoagulantien) **Beachte:** Auf die besonders risikoträchtigen Pyrazolone (Metamizol etc.), Butazone, Oxicame und analgetischen Mischpräparate sollte gänzlich verzichtet werden!
Paracetamol	Fieber, leichte bis mittel-schwere Schmerzen	bis 2 g tägl. in 3–4 ED	Ausweichpräparat bei Intoleranz auf andere NSAP wirkt **nicht** antiphlogistisch
Azetylsalicylsäure	Fieber, Schmerzen, Ent-zündungen des Bewegungsapparates Thrombozytenaggregationshemmung	2–5 g tägl. in 4–5 ED 40 mg alle 48 Stunden bis 250 mg tägl.	Gefahr des Reye-Syndroms (Hepato-, Enzephalopathie; 30 % Mortalität) bei Kindern und Jugendlichen mit Grippe und Varizellen!
Ibuprofen	mittelstarke Schmerzen	bis 1,2 g tägl. in 3–4 ED; ggf. jeweils 1 Supp. anstelle der abendlichen peroralen Dosis	Gefahr der asept. Meningitis bei SLE!

Naproxen	entzündliche Gelenkserkrankungen	0,5–0,75 g tägl. in 1–2 ED; abends ggf. als Supp.	
Diclofenac	stärkere Schmerzen	50–150 mg tägl. in 2–3 ED	
Indomethacin		50–150 mg tägl. in 2–3 ED; ggf. Supp.	wirksam bei urtikarieller Vaskulitis

▶ Zytotoxische und immunsuppressive Substanzen

Cyclophosphamid	– Mycosis fungoides, Histiocytosis X – System-Vaskulitiden (Panarteritis nodosa, granulomatöse Vaskulitiden, Wegener'sche Granulomatose) – SLE, Dermatomyositis, Mb. Behçet	**oral:** 1–2 (–3) mg/kg in 2–3 ED **Experimentell:** Bolustherapie (z.B. 0,75–1 g/m² KOFL) alle 3–4 Wochen meist in Kombination mit Kortikosteroiden	Alkylans; Tagesdosen von > 200 mg führen meist zur Myelosuppression! Immunsuppressiver Effekt betrifft vorwiegend B-Zellen, gefolgt von T-Suppressor Zellen; rel. resistent sind T-Helfer Zellen; gute Wirksamkeit bei Immunglobulin-medierten Erkrankungen. Steroidsparender Effekt. NW: Knochenmarksdepression, Sterilität, Cystitis, Alopezie
Methotrexat	– intraktable Verlaufsformen der Psoriasis (Erythrodermie, P. arthropathica, P. pustulosa), Pityriasis rubra pilaris – Mycosis fungoides, Sézary Syndrom; – Mb. Reiter	**oral:** 7,5–25 mg wöchentlich in 3 ED im Abstand von 12 Stunden oder **oral, i.m. i.v.:** 7,5–25(–50) mg wöchentlich als ED	Antimetabolit, Folsäureantagonist; NW: Knochenmarksdepression; Mukositis, Neurotoxizität, Hepatotoxizität **Zahlreiche Interferenzen** mit anderen Medikamenten (Salizylate, Sulfonamide, Barbiturate etc.); gesteigerte Toxizität bei gleichzeitiger Gabe system. Kortikosteroide!

Medikament	Indikationen	Regimen	Bemerkungen
Azathioprin	- Bullöses Pemphigoid, Pemphigus vulgaris; - SLE, Dermatomyositis, progressive system. Sklerodermie; - nekrotisierende und granulomatöse Vaskulitiden, Wegener'sche Granulomatose - Pyoderma gangränosum, M. Behçet	oral: 2–3 mg/kg KG tägl. in 3 ED (durchschnittl. Tagesdosis 150 mg, kaum > 200 mg) meist gemeinsam mit Kortikosteroiden	Purinanalog; unterdrückt Antikörperproduktion; hemmt vorwiegend B-Zell-Proliferation, in geringerem Ausmaß T-Suppressor Zellen, kaum T-Helfer-Zellen Kortikosteroid-sparender Effekt, bei gleichzeitiger Gabe mit Allopurinol unbedingt Dosisreduktion!
Vincaalkaloide Vinblastin	Kaposi-Sarkom, Histiozytosis X, Mycosis fungoides	i.v., als Bolus oder Infusion 0,1 mg/ kg KG wöchentlich, manchmal in Kombination mit anderen Zytostatika	Wirkungsmechanismus unbekannt! NW: Leukopenie
Vincristin	Kaposi-Sarkom Histiozytosis X	i.v., 25–75 μg/kg KG wöchentlich, Maximum: 2 mg	NW: Neuropathien
Bleomycin	Plattenepithelkarzinome der Haut und Schleimhaut Mykosis fungoides	i.v., i.m., 5–10 mg/m² wöchentlich bis zu einer Gesamtdosis von 200 mg	Antibiotikum, Hemmung der DNA-Synthese NW: Lungenfibrose, Hautnebenwirkungen

Chlorambucil	Mykosis fungoides, Sézary-Syndrom; Mb. Behçet; SLE, Sarkoidose	oral, 0,1–0,2 mg/kg KG tägl. in 1–2 Einzeldosen	Wirkungseintritt oft 2–4 Wochen verzögert NW: Knochenmarksdepression, Sterilität
Dacarbazin (DTIC)	metastasierendes Melanom	i.v., 250 mg/m² tägl. durch 5 Tage alle 3 Wochen Bolustherapie: i.v., 400 mg/m² alle 3 Wochen	Alkylans; Monotherapie NW: Knochenmarksdepression, Hepatotoxizität
Cisplatin	metastasierendes Melanom	i.v, 80–120 mg/m² alle 3 Wochen	in Kombinationsregimen NW: Renale Tubulusschädigung, Ototoxizität, Knochenmarksdepression
Dactinomycin	Kaposi-Sarkom metastasierendes Melanom	10–15 µg/kg KG tägl. durch 5 Tage	Gemisch aus Peptidantibiotika Hauptwirkstoff Aktinomycin D NW: Knochenmarksdepression
Gold (Aurothioglucose, Aurothiomalat)	Pemphigusgruppe Psoriasis arthropathica	i.m.: Initialdosis 10 mg, eine Woche später 25 mg, in der Folge wöchentlich 50 mg	immunosuppressiv; hemmt auf verschiedenen Ebenen immunologische und entzündliche Vorgänge (Immunglobulinsynthese, Phagozytose etc.), häufige Hautnebenwirkungen. Auranofin: orales Goldpräparat, kann derzeit noch nicht generell empfohlen werden.
Colchicin	Alternativpräparat bei M. Behçet, nekrot. Vaskulitis, Sweet-Syndrom Erythema nodosum, palmoplantare Pustulose	1–3 mg tägl. in 2–3 ED	Hemmung von Chemotaxis, Phagozytose und Freisetzung lysosomaler Enzyme; gastrointestinale NW!

Medikament	Indikationen	Regimen	Bemerkungen
Cyclosporin A	Noch überwiegend experimentelle Anwendung bei Autoimmunkrankheiten (Kollagenosen, Pemphigusgruppe), M. Behçet, Pyoderma gangraenosum; Graft-vs-Host-Erkrankung; kutane T-Zell-Lymphome; Psoriasis	noch nicht endgültig etabliert; bei Transplantationen > 10 mg/kg/KG p.o.; bei dermat. Indikationen < 10 mg/kg/KG p.o.	reversible, nahezu selektive Hemmung der T-Helfer-Zellen und Verschiebung des Gleichgewichts zugunsten der Suppressor-T-Zellen. NW: Nephrotoxizität, Lymphome, kutane und mukokutane NW (Hypertrichose, Gingivahyperplasien etc.)

▶ Glukokortikoide

Medikament	Indikationen	Regimen	Bemerkungen
Orale Kortikoide Prednison, -olon Methylprednisolon Fluocortolon Paramethason	– bulläse Autoimmundermatosen: Pemphigus, Pemphigoid, Herpes gestationis – Kollagenosen: Lupus erythematodes, Dermatomyositis, prog. systemische Sklerodermie; Systemvaskulitiden – Intoleranzreaktionen der Haut: Erythema exsud. multiforme, toxische epidermale Nekrolyse, Erythema nodosum, Sweet-Syndrom; – andere: polymorphe Lichodermatosen	Prednisolondosis: 0,5–2(–5) mg/kg je nach Krankheit und Schwere des Verlaufs. Verabreichung entweder der gesamten Tagesdosis tägl. oder der doppelten Tagesdosis jeden 2. Tag (= alternate day Schema) zwischen 6 h und 8 h früh	wirken antiproliferativ, antiinflammatorisch und immunosuppressiv Betamethason und Dexamethason sind wegen stärkerer NW auf Eiweißstoffwechsel, ZNS, hormonelle Regulation etc. **nicht** zur Dauerbehandlung geeignet! Kortison und Hydrokortison eignen sich nur zur Substitutionstherapie alternate day Therapie ist nebenwirkungsärmer als die tägliche Gabe NW: Cushing; Hautveränderungen (u.a. Atrophie, Striae, Purpura, Myopathie, Osteoporose, asept. Knochennekrose, gastro-intest. Komplikationen, Psychose, Katarakt.

	Lichen ruber, Pyoderma gangraenosum, Sarkoidose, ausgeprägte Ekzeme, Lymphome (Mykosis fungoides, Sézary Syndrom) Prävention der Zoster-Neuralgie		
Intravenöse Kortikoide Prednisolon Methylprednisolon	– Anaphylaktische Reaktionen – schwere bzw. therapieresistente Verlaufsformen von TEN, Pyoderma gangraenosum, Pemphigus, SLE, Dermatomyositis etc.	50–250 mg Methylprednisolon i.v. **Puls-Therapie:** 1 g Methylprednisolon als Infusion durch 5 Tage jeweils frühmorgens	Elektrolytentgleisung, Arrhythmien
Intraläsionale Kortikoide (= Kristallsuspension) Methylprednisolon Prednisolon Paramethason Triamcinolon	Alternative bzw. zusätzliche Therapiemaßnahme bei Akne conglobata, Alopecia areata, Keloiden, Plaque-Psoriasis, Lichen simplex chronicus, Prurigo nodularis, CDLE, Necrobiosis lipoidica, Prätibiales Myxödem, Sarkoidose, Granuloma anulare, Lichen planus, Mykosis fungoides, Lymphadenosis benigna cutis, Mukoid-Zysten etc.	2,5–5 mg Methylprednisolon pro ml Injektionslösung Gesamtdosis von 20 mg nicht überschreiten	Cave Atrophie! Schon mit ≤ 20 mg Auswirkung auf die Hypophysenfunktion!

Medikament	Indikationen	Regimen	Bemerkungen
Intramuskuläre Kortikoide (= Kristallsuspensionen, s. oben)			im Vergleich zur peroralen Therapie weniger effektiv und risikoreicher, **nicht empfehlenswert!**
▶ **Antihistaminika**			
H₁-Blocker	allerg. Rhinitis, Konjunktivitis, akute-, chron. Urticaria, Pruritus, anaphylakt. Reaktionen		Wechselwirkung mit Alkohol und ZNS-dämpfenden Stoffen; sedierender Effekt
Alkylamine (Pheniramin, Chlorpheniramin, Triprolidin, Dimetinden)		Dimetinden: 3 × tägl. 1–2 mg	weniger sedierend, zum Gebrauch während des Tages geeignet
Piperidine (Cyproheptadin, Azatadin)	(Kälteurtikaria)	Cyproheptadin: 3–4 × tägl. 4 mg	auch anti-serotoninerg
Phenothiazine (Promethazin, Chlorpromazin)		Promethazin: 2–4 × tägl. 25 mg	neuroleptisch wirksam
Äthanolamine (Diphenhydramin, Clemastin, Carbinoxamin, Dimenhydrinat)		Clemastin: 2 × 1 mg (3 × 2 mg) oral oder 2 × 2 mg i.v.	sehr stark sedierend

Äthylendiamine (Tripelenamin, Clemizol, Cyclicin, Mezlocin)	Clemizol: 2–4 × tägl. 20 mg	Bei Äthylendiaminunverträglichkeit ausweichen auf Alkylamine, Piperidine oder Phenothiazine! Kreuzreaktivität mit Aminophyllin!
Hydroxizin	4 × 10 mg bis 4 × 25 mg tägl.	Tranquilizer
Astemizol Terfenadine Tritoqualin	1 × 10 mg tägl. 2 × 60 mg tägl. 3 × 100–200 mg tägl.	nicht sedierend, in Einzelfällen kann jedoch zentrale Dämpfung nicht ausgeschlossen werden, geringe juckreizstillende Wirksamkeit
H₂-Blocker Cimetidin (Ranitidin)	400–1600 (200–600) mg tägl. in 2–4 ED	meist in Kombination mit H₁-Blockern weitere Effekte: antiandrogen, immunomodulatorisch
	therapieresistente chron. Urtikaria; intraktabler Juckreiz bei Systemkrankheiten; Flush bei Karzinoidsyndrom	
Cromoglizinsäure	allerg. Asthma bronchiale	hemmt Mastzelldegranulation nur lokal anwendbar
		4 × tägl. 1 Kps (20 mg) mit Spinhaler bzw. 4 × tägl. 1 Brechampulle inhalieren bzw. 4 × tägl. 2 Sprühstöße (Dosieraerosol)
	allerg. Rhinitis	4 × tägl. 1 Kps mit Insuflator in die Nase einstäuben
	allerg. Konjunktivitis	Augentropfen
Ketotifen	2 × tägl. 1 mg	hemmt Mastzelldegranulation Maximaleffekt erst nach mehreren Wochen
	Prophylaxe des allerg.Asthma bronchiale therapierefraktäre chron. Urtikaria	

Medikament	Indikationen	Regimen	Bemerkungen
▶ Psychopharmaka			
Neuroleptika (Pimozid, Haloperidol, Benzperidol, etc.)	postzosterische Neuralgien, intraktabler Juckreiz, Neurot.Exkoriationen Dermatozoenwahn	Pimozid: initial 2–4 mg tägl. dann wöchentlich um 2–4 mg steigern (bis 10 mg tägl.)	einige Neuroleptika haben starke anti-H$_1$-Wirksamkeit (z. B. Phenothiazine)
Trizykl. Antidepressiva (Amitriptylin, Imipramin, Nortriptylin, Doxepin etc.)	intraktabler Juckreiz, Pruritus senilis, Zungenbrennen etc. als Organsymptome bei larvierter Depression Kälteurtikaria	Amitriptylin: 3 × 25 mg tägl. Doxepin 3 × 25 mg	
Tranquillizer Hydroxizin – siehe Antihistaminika			
Carbamazepin	postzosterische Neuralgien	initial 0,1–0,2 g tägl.; tägl. Steigerung bis zur Schmerzfreiheit (0,8–1,2 g tägl.)	therapeut. Plasmakonz. (3–12 mg/l)
▶ Antimalariamittel			
a) Chloroquin b) Hydroxychloroquin	– Alternative bei CDLE, polymorpher Lichtdermatose, Sarkoidose, Morphea – Porphyria cutanea tarda	a) 250 mg tägl. b) 400 mg tägl. nach 1–4 Aderlässen 250 mg Chloroquin	erst nach mehreren Wochen Plasma-Gewebe Äquilibrium; Bindung an DNA, antiinflammatorische Eigenschaften (Lysosomen stabilisierend, Hemmung hydrolytischer Enzyme und der Prostaglandinsynthese, Hemmung der Chemotaxis und Phagozytose) NW: Exantheme, Leukopenie, Teratogenität, ophthal-

Augenuntersuchungen alle 4–6 Monate!
Kumulative Dosis von 100 g Chloroquin nicht überschreiten!

...ng Chloroquin	2–3 × wöchentlich über mehrere Monate	

▶ Entzündungshemmende Substanzen

Kaliumjodid	Alternative bei Erythema nodosum, nodulärer Vaskulitis, Sweet-Syndrom, Erythema exsudativum multiforme	oral: als gesättigte Lösung (i. e. 1 g/ml) Dosis: 900 mg tägl. durch 2–3 Wochen	antiinflammatorisch; antifungale Wirksamkeit gegen Sporotrichose und Chromoblastomykose NW: Jododerm
Penicillamin	progr. system. Sklerodermie, Morphäa	oral: initial 2 × 150 mg tägl.; in 1–2 monatigen Abständen Dosis jeweils um 150 mg erhöhen bis maximal 1,5 g tägl.; nach länger anhaltender Besserung Reduktion auf individuelle Erhaltungsdosis (300–750 mg)	antiinflammatorisch, immunosuppressiv; Komplexbildner, geht zyklische Verbindungen mit Aldehydgruppen ein, führt in sklerodermatischer Haut zur Erhöhung des löslichen Kollagenanteils. CAVE: Penicillinallergie! NW: Pemphigus, Pemphigoid, drug-induced LE, lichenoide Exantheme

▶ Retinoide

Isotretinoin (= 13-cis-Retinoid)	– therapieresistente Akne, gramneg. Follikulitis, schwere Rosazea, schwerste Seborrhoe – andere: kutane T-Zell-Lymphome, follikuläres Okklusionssyndrom	0,1–1 mg (–2 mg)/kg KG tägl. in 2 ED	Retinoide hemmen Keratinisierung und Sebumproduktion (Isotretinoin); fördern Zelldifferenzierung; wirken antiinflammatorisch und immunmodulatorisch; hemmen Ornithin-Decarboxylase, beeinflussen posttranslationale Glycosylierung

Medikament	Indikationen	Regimen	Bemerkungen
Etretinat (= aromatisches Retinoid)	Psoriasis vulg. u. pustulosa, M. Darier, Ichthyosen, Pityriasis rubra pilaris, Keratosis palmaris et plantaris, palmoplantare Pustulose, Lichen ruber planus andere: Porokeratose, kutane T-Zell-Lymphome, aktinische Keratosen, (Keratoakanthom), Xeroderma pigmentosum, sub-akut-kutaner LE etc.	0,5–1 mg (–2 mg)/kg KG	NW: – Haut und Schleimhäute (Xerosis, Cheilitis, Conjunktivitis, Abschuppung palmoplantar, Haarausfall) – Pseudotumor cerebri – Hyperostosen, Ligamentverkalkungen – Hypertriglyzeridämie – *hohe Teratogenität!* Konzeptionsschutz ist unbedingte Voraussetzung für Therapie und muß während, bei Etretinat sogar bis 2 Jahre nach Ende der Behandlung sichergestellt sein

▶ Gefäßerweiternde Mittel

Medikament	Indikationen	Regimen	Bemerkungen
Nifedipin	Raynaud-Syndrom (= vasospast. Durchblutungsstörung)	3 × tägl. 20–40 mg	Kalziumantagonist, Mittel der Wahl
Reserpin	Ulzera bei progr. system. Sklerodermie	0,25–1 mg tägl.	anti-adrenerge Wirkung
Pentoxifyllin	obstruktive arterielle Durchblutungsstörung	300–1200 mg tägl. in 2–3 ED	Beschwerdelinderung bei Claudicatio intermittens möglich therapeutischer Nutzen von Vasodilatantien bei **obstruktiven** Durchblutungsstörungen ist umstritten; Stealeffekt!

▶ Interferone

IFN-α, IFN-β, IFN-γ	Tumoren: M. Kaposi Mycosis fungoides etc. Viruskrankheiten: Viruspapillome etc.	systemische oder intraläsionale Applikation Dosen: 1–100 Mio Einheiten tägl.	wirken antiviral, antiproliferativ, antineoplastisch und immunomodulatorisch NW: grippeähnliche Symptome, reversible Myelosuppression, Neurotoxizität

▶ Antivirale Medikamente

Acyclovir	Infektionen mit Herpes simplex- und Varicella-Zoster Viren, vor allem bei Immunsupprimierten oder schweren Verlaufsformen (Primärinfektion, Sepsis, Encephalitis etc.)	i.v.: 3 × tägl. 5–10 (–15) mg/kg KG durch 5 (–10) Tage oral: 5 × 200 mg tägl. durch 5 Tage (bei Varicella/Zoster bis 4 fach höhere Dosierung notwendig)	wird intrazellulär von virusspezifischer Thymidinkinase in das Triphosphat übergeführt, in die DNA eingebaut und hemmt so die Virusreplikation
	Prophylaxe von Herpes simplex-assoziiertem E. exsudativum multiforme	oral: 200–600 mg tägl.	
Azidothymidin (AZT)	HIV-Infektion (AIDS und AIDS-related complex = ARC)	oral: 200 mg in 4stündlichen Abständen	Senkung der Mortalität, Abnahme opportunistischer Infektionen, Zunahme der T-Helfer-Zellen; AZT hemmt die Virusreplikation NW: Knochenmarkstoxizität, Neurotoxizität; gesteigerte Toxizität durch gleichzeitige Gabe von Cotrimoxazol und Paracetamol!

© Springer-Verlag 1988
Fritsch, Dermatologie, 2. Auflage

Quellenverzeichnis

Abb.7: Krieg T, Timpl R (1986) Protein components of the epidermal basement membrane. In: Bereiter-Hahn J, Matoltsy AG, Richards KS (eds) Biology of the integument, Vol 2: Vertebrates. Springer, Berlin Heidelberg New York Tokyo, pp 788–799

Abb.10: Wertz PW (1983) Lipids of keratinizing tissues. In: Bereiter-Hahn J, Matoltsy AG, Richards KS (eds) Biology of the integument, Vol 2: Vertebrates. Springer, Berlin Heidelberg, New York, Tokyo, pp 813–815

Abb.18: Uitto J (1983) Interstitial Collagens. In: Bereiter-Hahn J, Matoltsy AG, Richards KS (eds) Biology of the integument, Vol 2: Vertebrates. Springer, Berlin Heidelberg New York Tokyo, pp 800–809

Abb.59: Leyden JJ, McGinley K, Webster G (1983) Cutaneous microbiology. In: Goldsmith LA (ed) Biochemistry and physiology of the skin, Vol II. Oxford University Press, New York Oxford, pp 1153–1165

Abb.67: Palmer E, Martin M (1982) An atlas of mammalian viruses. CRC Press Inc, Boca Raton

Abb.89, 90, 91: Smith KGV (ed) (1973) Insects and other arthropods of medical importance. The Trustees of the British Museum (Natural History), London

Abb.117: Prystowsky S, Gilliam J (1983) Cutaneous subsets of lupus erythematosus In: Callen J (ed) Collagen vascular diseases, Dermatologic Clinics. Saunders, Philadelphia London Toronto

Abb.129: in Anlehnung an: Copeman (1975) Brit J Dermatol

Abb.174: Hansen H, Stelzner F (1981) Proktologie. Springer, Berlin Heidelberg New York

Abb.176: Wienert V (1985) Einführung in die Proktologie. Schattauer, Stuttgart

Tab.4: Ring, Fröhlich HH (1985) Wirkstoffe in der dermatologischen Therapie. Springer, Berlin

678

Weiterführende Literatur

I. Umfassende Lehr- und Handbücher

Braun-Falco O, Plewig G, Wolff HH (1984) Dermatologie und Venerologie, 3. Auflage, Springer, Berlin Heidelberg New York Tokyo

Fitzpatrick TB, Eisen AZ, Wolff K, Freedberg IM, Austen KF (1987) Dermatology in General Medicine, 3rd Edn. McGraw-Hill, New York

Jadassohn J, Marchionini A (Hrsg) (Ab 1960 laufend) Handbuch der Haut- und Geschlechtskrankheiten. Ergänzungswerk. Springer, Berlin Heidelberg New York

Moschella SL, Hurley HJ (1985) Dermatology, 2nd Edn. Vol. I, II. Saunders, Philadelphia London Toronto

Rook A, Wilkinson DS, Ebling FJG (1986) Textbook of dermatology, 4th Edn. Blackwell Scientific Publications, Oxford Edinburgh

II. Standardwerke

Grundlagen

Ackerman AB (1979) Histologic diagnosis of inflammatory skin diseases. Lea & Febiger, Philadelphia

Benacerraf B, Unanue ER (1982) Immunologie – Ein Kurzlehrbuch. Walter de Gruyter, Berlin New York

Bereiter-Hahn J, Matoltsy AG, Richards KS (1986) Biology of the Integument. 2. Vertebrates. Springer-Verlag, Berlin Heidelberg New York Tokyo

Beutner EH, Chorzelski TP, Bean SF (1987) Immunopathology of the Skin. 3rd Edn. Wiley Medical, New York

Breathnach AS (1971) An Atlas of the Ultrastructure of Human Skin. Churchill, London

Dahl M (1987) Clinical Immunodermatology. 2nd Edn. Year Book Medical Publishers Inc., Chicago London

Evans AS (1989) Viral Infections of Humans. 3rd Edn. Wiley & Sons, New York London Sydney Toronto

Goldsmith LA (1983) Biochemistry and Physiology of the Skin. Vol. I & II. Oxford University Press, New York Oxford

Harber LC, Bickers DR (1981) Photosensitivity Diseases. Principles of Diagnosis and Treatment. Saunders, Philadelphia

Hashimoto K, Mehregan AH, Kumakiri M (1987) Tumors of Skin Appendages. Butterworths, Boston

Hood LE, Weissmann IL, Wood WB, Wilson JH (1984) Immunology. The Benjamin Cummings Publ. Corp. Inc., Menlo Park, Ca.

Lewis GD (1986) Mediators of Inflammation. Wright, Bristol
Maibach H, Aly R (1981) Skin microbiology. Relevance to clinical infection. Springer, Berlin Heidelberg New York
Marks R, Plewig G (1986) Skin Models. Models to Study Function and Disease of Skin. Springer-Verlag, Berlin Heidelberg New York Tokyo
Marzulli F, Maibach H (1987) Dermatotoxicology, 3rd Edn. Hemisphere Publishing Corp., Washington
McKee P (1989) Pathology of the skin with clinical correlations. Lippincott, Philadelphia
Norris DA (1989) Immune mechanisms in cutaneous disease. Marcel Dekker, New York
Patterson R (1980) Allergic Diseases. Diagnosis and Treatment. JB Lippincott, Philadelphia Toronto
Ring J, Fröhlich HH (1985) Wirkstoffe in der dermatologischen Therapie. 2. Auflage. Springer, Berlin Heidelberg New York Tokyo
Roitt I (1988) Essential Immunology, 6th Edn. Blackwell Scientific Publications, Oxford
Schaumburg-Lever G, Lever WF (1988) Color Atlas of Histopathology of the Skin. J. B. Lippincott, Philadelphia
Stites DP, Stobo JD, Fudenberg HH, Wells JV (1982) Basic & Clinical Immunology Lange Medical Publications, Los Altos, Ca.

Klinische Dermatologie

Ackerman AB (1981) Pathology of Malignant Melanoma. Monographs in Dermatopathology. Masson, New York
Arndt KA (1988) Manual of Dermatologic Therapeutics. 4 Edn. Little & Brown, Boston
Bruinsma W (1987) A guide to Drug Eruptions. Krips, Meppel
Burg G, Braun-Falco O (1983) Cutaneous Lymphomas, Pseudolymphomas, and Related Disorders. Springer-Verlag, Berlin Heidelberg New York Tokyo
Balch CM, Milton GW (1985) Cutaneous Melanoma. J. B. Lippincott, Philadelphia
Czarnetzki BM (1986) Urticaria. Springer-Verlag, Berlin Heidelberg New York Tokyo
Enzinger FM, Weiss SW (1988) Soft Tissue Tumors. 2nd Edn. The CV Mosby Co. St Louis, Toronto London
Fisher AA (1986) Contact Dermatitis, 3rd Edn. Lea & Febiger, Philadelphia
Fitzpatrick TB, Polano MK, Suurmond D (1988) Color Atlas and synopsis of clinical dermatology. McGraw-Hill Book Co., New York
Fregert S (1980) Manual of Contact Dermatitis. 2nd Edn. Munksgaard, Copenhagen
Frey D, Oldfield RJ, Bridger RC (1981) A colour atlas of pathogenic fungi. Wolf Medical Publications Ltd., London
Harper J (1988) Pädiatrische Dermatologie. Ein Farbatlas für die Praxis. Gustav Fischer Verlag, Stuttgart
Hurwitz S (1981) Clinical pediatric Dermatology. Saunders, Philadelphia London Toronto
Lennert K, Feller AC (1990) Histopathology of Non-Hodgkin Lymphomas. Springer Berlin Heidelberg New York
Maddin S (1991) Current Dermatologic Therapy. 2nd Edn. Saunders, Philadelphia London Toronto
Male O (1981) Medizinische Mykologie für die Praxis. Thieme, Stuttgart

Mensing H, Walther H (1989) Dermatologie in der täglichen Praxis. Gustav Fischer Verlag, Stuttgart

Plewig G, Kligman AM (1975) Acne. Morphogenesis and Treatment. Springer, Berlin Heidelberg New York

Rajka G (1989) Essential Aspects of Atopic Dermatitis. Springer, Berlin Heidelberg New York

Samter M, Talmage DW, Frank MM, Austen KF, Claman HN (1988) Immunological Diseases, 4th Edn. Little, Brown & Co, Boston Toronto

Saurat JH (1985) Retinoids: New Trends in Research and Therapy. Retinoid Symposium, Geneva 1984. Karger, Basel

Schmoeckel C (1986) Diagnostisches und differentialdiagnostisches Lexikon der Dermatologie und Venerologie. CITA Verlags GmbH

Soter NA, Baden HP (1984) Pathophysiology of Dermatologic Diseases. McGraw-Hill Book Co., New York

Stegman SJ, Tromovitch TA, Glogau RG (1982) Basics of Dermatologic Surgery. Year Book Medical Publishers, Chicago

Sterry W, Merk H (1987) Checkliste Dermatologie und Venerologie. Thieme, Stuttgart

Wallace DJ, Dubois EL (1987) Dubois' Lupus Erythematosus, 3rd Edn. Lea & Febiger, Philadelphia

Wiedemann HR, Gross FR, Dibbern H (1982) Das charakteristische Syndrom. Schattauer-Verlag, Stuttgart

Phlebologie

Dodd H, Cockett FB (1976) The pathology and surgery of the veins of the lower limb, 2nd edition. Churchill Livingstone, Edinburgh London New York

Fischer H (1981) Venenleiden. Urban und Schwarzenberg, München Wien Baltimore

Fischer-Haid F, Haid H (1980) Venenerkrankungen. Thieme, Stuttgart New York

May R, Partsch H, Staubesand (1981) Venae perforantes. Urban und Schwarzenberg, München Wien Baltimore

Schneider W, Walker J (1984) Kompendium der Phlebologie. Die chronische Venen-Insuffizienz in Theorie und Praxis. C Wolf und Sohn, München

Widmer LK (1978) Venenkrankheiten. Häufigkeit und sozial-medizinische Bedeutung. Hans Huber, Bern Stuttgart Wien

Wienert V (1984) Die Beinveneninsuffizienz. FK Schattauer, Stuttgart New York

Wuppermann Th (1986) Varizen, Ulcus cruris und Thrombose. Springer, Berlin Heidelberg New York Tokyo

Proktologie

Hafter E (1986) Praktische Gastroenterologie. Georg Thieme, Stuttgart

Hansen H, Stelzner F (1981) Proktologie. Springer, Berlin Heidelberg New York

Hughes E, Cuthbertson A, Killingback M (1983) Colorectal Surgery. Churchill Livingstone, Edinburgh London Melbourne New York

Roschke W (1986) Die proktologische Sprechstunde, 6. Aufl. Urban und Schwarzenberg, München

Stein E (1986) Proktologie. Lehrbuch und Atlas. Springer, Berlin Heidelberg New York, Tokyo

Wienert V (1985) Einführung in die Proktologie. Schattauer Verlag, New York Stuttgart

III. Die wichtigsten dermatologischen Periodika und Buchserien

Acta Dermato-venereologica, Almqvist & Wiksell Periodical, Stockholm, Schweden
Advances in Dermatology, Year Book Medical Publishers, Chicago, USA
Archives of Dermatological Research, Springer, Heidelberg, BRD
Archives of Dermatology, American Medical Association, Chicago, Ill. USA
British Journal of Dermatology, Alden Oxford, UK
Current Problems in Dermatology, Karger, Basel, Schweiz
Dermatoligica, Karger, Basel, Schweiz
Dermatologic Clinics, W. B. Saunders, Philadelphia, USA
Hautarzt, Springer-Verlag, Heidelberg, BRD
International Journal of Dermatology, Lippincott, Philadelphia, Pa, USA
Jahrbuch der Dermatologie, Regensberg & Biermann, Münster, BRD
Journal of the American Academy of Dermatology, C. V. Mosby, St. Louis, Mi, USA
Journal of Investigative Dermatology, Williams & Wilkins, Baltimore, MA, USA
Progress in Diseases of the Skin. Grune & Stratton, New York, USA
Recent Advances in Dermatology, Churchill Livingstone, New York, USA
Seminars in Dermatology, Thieme-Stratton Inc. New York, USA
Year Book of Dermatology, Year Book Medical Publishers, Chicago, USA

Sachverzeichnis

691

F.-J. Kretz, Freie Universität Berlin;

J. Schäffer, Medizinische Hochschule Hannover;

K. Eyrich, Freie Universität Berlin

Anästhesie, Intensivmedizin, Notfallmedizin

1989. XIX, 439 S. 53 Abb. 32 Tab.
Brosch. DM 32,– ISBN 3-540-13926-5

In diesem Taschenlehrbuch werden die Grundlagen der Anästhesiologie, der Intensiv- und der Notfallmedizin kurz und teilweise stichwortartig dargestellt. Neben den theoretischen Grundlagen werden Physiologie und Pathophysiologie von Atmung, Herz-Kreislauf und Ernährung sowie spezielle Pharmakologie detailliert behandelt. Dabei wird besonderer Wert auf die vielfältigen Verknüpfungen mit den anderen klinischen Fächern gelegt.

Somit dient dieses Lehrbuch nicht nur dem Medizinstudenten bei der Prüfungsvorbereitung, es ist auch ein idealer Begleiter für in der Anästhesie tätige Studenten im Praktischen Jahr sowie für Ärzte im Praktikum und in der Facharztausbildung.

Springer-Lehrbuch

J. Krämer, Universität Bochum

Orthopädie

Begleittext zum Gegenstandskatalog

Unter Mitwirkung von R. Schleberger, A. Hedtmann,
A. Rößler

Mit 120 Prüfungsfragen und kommentierten Antworten

2., völlig überarb. Aufl. 1989. XVII, 430 S. 200 Abb. 19 Tab.
Brosch. DM 32,- ISBN 3-540-50425-7

Dieses Taschenbuch deckt den Gegenstandskatalog ab und
ermöglicht dem Studierenden eine rasche Überprüfung des
in der ärztlichen Prüfung geforderten Wissens im Fachgebiet Orthopädie.

Die typischen orthopädischen Krankheitsbilder werden
systematisch nach Ätiologie, Pathogenese, Klinik und
Therapie dargestellt. Zeichnungen und Tabellen heben die
Besonderheiten der Form- und Funktionsstörungen des
Bewegungsapparates hervor. Die Neuauflage enthält
in den letzten Jahren entwickelten Standardver-
fahren über Diagnostik und Therapie von
Erkrankungen am Bewegungsapparat.
Neu aufgenommen sind jetzt auch die
gängigen krankengymnastischen
Maßnahmen bei den einzel-
nen orthopädischen
Erkrankungen.

Springer-Lehrbuch